尿液生物化学与检验

主　编　查　艳　黄　山
副主编　达静静　袁　静　冯勤颖
编　者（以姓氏笔画为序）

王仕敏　王欲舟　龙艳君　田　禾　田茂露　冉　燕　冯勤颖
皮明婧　达静静　向　丽　刘　丽　刘　璐　孙　翼　苏凤籼
李　倩　李嘉宇　杨　丽　杨　霞　杨宇齐　杨能源　吴　静
吴立波　何　珊　何平红　佟小雅　余芳芳　沈　燕　宋晓钰
张　茜　张　栋　张维贞　陈　爽　陈立东　陈运芬　林　鑫
林贵州　郄淑文　周志文　周信忠　周朝敏　赵　强　赵健秋
胡　英　胡杉杉　查　艳　俞佳丽　饶玲玲　贺　蓉　袁　静
聂　杰　黄　山　黄　霞　黄斗全　黄芃铖　崔梦笔　彭艳哲
董　蓉　程世平　税　灵　曾　雯　谢　莹

人民卫生出版社

图书在版编目（CIP）数据

尿液生物化学与检验/查艳，黄山主编. —北京：
人民卫生出版社，2019
ISBN 978-7-117-28490-5

Ⅰ.①尿…　Ⅱ.①查…②黄…　Ⅲ.①生物化学-尿
液检验　Ⅳ.①R446.12

中国版本图书馆 CIP 数据核字（2019）第 095477 号

人卫智网	www.ipmph.com	医学教育、学术、考试、健康，购书智慧智能综合服务平台
人卫官网	www.pmph.com	人卫官方资讯发布平台

尿液生物化学与检验

主　　编：查　艳　黄　山
出版发行：人民卫生出版社（中继线 010-59780011）
地　　址：北京市朝阳区潘家园南里 19 号
邮　　编：100021
E - mail：pmph @ pmph.com
购书热线：010-59787592　010-59787584　010-65264830
印　　刷：天津安泰印刷有限公司
经　　销：新华书店
开　　本：787×1092　1/16　印张：28
字　　数：699 千字
版　　次：2019 年 8 月第 1 版　2019 年 8 月第 1 版第 1 次印刷
标准书号：ISBN 978-7-117-28490-5
定　　价：85.00 元

打击盗版举报电话：010-59787491　E-mail：WQ @ pmph.com
（凡属印装质量问题请与本社市场营销中心联系退换）

当今世界科学技术发展突飞猛进,新兴学科、交叉学科不断涌现,生命科学和生物技术的发展也正在展现出无可限量的前景。越来越多的人已经预见到,生命科学和生物技术的进步和发展与基础领域生物化学的发展是不可分开的。一个生命科学的新纪元即将来临,并将对科技发展、社会进步和经济增长产生极其重要而深远的影响。

尿液是人类和脊椎动物为了新陈代谢的需要,经由泌尿系统及尿路排出体外的液体排泄物,蕴藏了人体健康、饮食与环境污染物接触等方面的关键信息。尿液在医学研究方面的历史已有3000多年。早在远古时期,人们就了解到尿液的颜色、黏稠度和尿量与疾病的变化有关。古印度的医生将尿液倒在地上观察,如果这种尿液能够招来蚂蚁说明排出这种尿液的患者排出的是"蜜尿",这可能是人们最早知道尿液中含有糖的检测方法。公元前400年,古希腊名医希波克拉底注意到发热时成人及儿童尿液颜色和气味的变化,指出尿液检测对健康人和患者有重要作用。公元1000年,波斯名医伊斯梅尔总结了对尿液研究的7个方面,包括颜色、黏稠度、尿量、透明度、沉淀物、气味和泡沫。因此,确定尿液的化学成分,对于有针对性地改善人体健康具有长远影响。

2013年,加拿大艾伯塔大学戴维·威舍特研究小组利用多种先进的分析化学技术,经过7年多的研究并结合文献资料,对22名健康志愿者的尿液进行分析检测,共发现了3079种化学物质,包括了蛋白质、核酸以及体内代谢的最终产物等,提示尿液是一种极其复杂的生物流体,但是目前缺乏对尿液生物化学的系统阐述。

因此,《尿液生物化学与检验》一书从生物化学的角度出发,详细阐述了尿液的化学组成、尿液生物大分子物质的结构与功能、检测技术及临床应用价值。旨在充分挖掘无创性尿液生物标志物在全身各系统疾病的早期诊断、疗效评估及转归结局中的应用价值,为尿液的整合医学提供理论依据,为全身各系统疾病的诊断和治疗另辟蹊径,值得借鉴。同时,尿液生物化学,这门学科必将成为新兴的科学,在不久的将来,必定造福于人类。

方国祥

2018 年 1 月 12 日

前 言

　　尿液能反映泌尿系统及整个机体的生理和病理生理状态。尿液因获取方便、操作无创、不受稳态调节及生物学信息丰富等优势成为预警疾病标志物的重要标本。随着生物组学技术的进步,大规模研究尿液生物分子表达谱以及应用生物组学技术研究尿液疾病标志物得到快速发展,发现了多种尿液成分。

　　本书首先从"尿液生物化学"这一概念的提出入手,全面系统地介绍了尿液的形成与排泄过程,并详细介绍了尿液有形成分、尿液蛋白质及蛋白质组学、分子生物学及基因组学、代谢组学、酶学、激素及外泌体等多种生物标志物的生物学特点,与全身多个器官和系统疾病的关联性,最新的检验方法学等相关知识及最新研究进展。目的是让广大医学工作者对尿液生物化学与临床应用和检验有一个系统的了解,旨在推动尿液生物化学在肾脏疾病和非肾脏疾病的诊断、治疗和临床研究方面的发展。

　　本书既注重临床,也不脱离检验,两者兼顾,是一部临床应用与检验技术相结合的医学专著。可供肾内科、泌尿外科、儿科、急诊科、重症医学科、检验科等临床工作者参考,也可供从事细胞生物医学、分子生物学及遗传免疫学等相关学科科研工作人员和高等医学院校师生参考。

　　十分感谢国务院政府特殊津贴获得者、中华医学会肾脏病学分会前秘书长、香港大学玛丽医院和深圳五洲中西医结合医院国医堂名誉教授、博士生导师方国祥教授在百忙中为本书写了精彩的序言。感谢贵州省人民医院和贵州省临床检验中心各位领导对本书的精心指导和关心,感谢贵州省人民医院肾内科和贵州省临床检验中心全体工作人员的大力支持。

　　尽管我们做了最大的努力,但是由于水平有限,书中难免有缺点和疏漏,敬请各位专家和同行批评指正。

主编

2018 年 1 月

目 录

第 一 章

尿液生物化学概论

第一节　尿液生物化学的提出

生物化学(biochemistry)这一名词的出现大约在 19 世纪末、20 世纪初,但它的起源可追溯得更远,其早期的历史是生理学和化学的早期历史的一部分。例如 18 世纪 80 年代,拉瓦锡证明呼吸与燃烧一样是氧化作用,几乎同时科学家又发现光合作用本质上是植物呼吸的逆过程。又如 1828 年沃勒首次在实验室中合成了一种有机物——尿素,打破了有机物只能靠生物产生的观点,给"生机论"以重大打击。1860 年,巴斯德证明发酵是由微生物引起的,但他认为必须有活的酵母才能引起发酵。1897 年毕希纳兄弟发现酵母的无细胞抽提液可进行发酵,证明没有活细胞也可进行这样复杂的生命活动,终于推翻了"生机论"。因此,生物化学被定义为研究生命物质的化学组成、结构及生命活动过程中各种化学变化的基础生命科学。

生物化学对其他各门生物学科的深刻影响首先反映在与其关系比较密切的细胞学、微生物学、遗传学、生理学等领域。通过对生物高分子结构与功能进行的深入研究,揭示了生物体物质代谢、能量转换、遗传信息传递、光合作用、神经传导、肌肉收缩、激素作用、免疫和细胞间通信等许多奥秘,使人们对生命本质的认识跃进到一个崭新的阶段。生物化学若以不同的生物为对象,可分为动物生化、植物生化、微生物生化、昆虫生化等。若以生物体的不同组织或过程为研究对象,则可分为肌肉生化、神经生化、免疫生化、生物力能学等。因研究的物质不同,又可分为蛋白质化学、核酸化学、酶学等分支。研究各种天然物质的化学称为生物有机化学。研究各种无机物的生物功能的学科则称为生物无机化学或无机生物化学。20 世纪 60 年代以来,生物化学与其他学科融合产生了一些边缘学科如生化药理学、古生物化学、化学生态学等;或按应用领域不同,分为医学生化、农业生化、工业生化、营养生化等。

迄今为止,在正常尿液中共发现了包括蛋白质、核酸、酶、激素以及体内代谢终产物等共3079 个化学成分,提示尿液是一种极其复杂的生物流体。尿液因获取方便、操作无创、不受稳态调节及生物学信息丰富等优势成为预警疾病标志物的优质来源。随着生物组学技术的进步,大规模研究尿液生物分子表达谱以及应用生物组学技术研究尿液疾病标志物得到快速发展,发现了很多尿液生物标志物。但是目前缺乏对尿液生物化学的系统阐述。因此,本书首次提出"尿液生物化学",从生物化学的角度出发,详细阐述了尿液的化学组成、尿液生物大分子物质的结构与功能、检测技术及临床应用价值。旨在充分挖掘无创性尿液生物标志物在全身各系统疾病的早期诊断、疗效评估及转归结局中的应用价值，为尿液的整合医学提供理论依据。

第二节　尿液生物化学的重要内容

一、尿液的组成

加拿大艾伯塔大学戴维·威舍特研究小组共发现了 3079 种化学物质，包括了蛋白质、核酸以及体内代谢的最终产物等。戴维·威舍特教授指出："尿液是一种极其复杂的生物流体。我们没想到会有这么多种不同的化学物质进入尿液。"他说，目前多数尿检只检测六七种化学成分，多数医学教科书也仅列出尿液中的 50~100 种化学成分，而这项研究则将名单扩充了 30 倍。研究人员表示，这一成果将使利用尿液而非血液或组织切片的新一代医学检测技术成为可能，从而让检测成本下降，耗时变短。现在，针对结肠癌、前列腺癌、腹腔疾病、溃疡性结肠炎、肺炎与器官移植排斥等新一代尿液诊断技术已进入开发过程或即将进入医院。

从这个分析来看，尿液的组成除水及无机盐之外，主要还包括蛋白质、酶等有机物质，核酸及多种有生物学活性的小分子化合物，如维生素、激素、氨基酸及其衍生物、肽、核苷酸等。若从分子种类来看，那就更复杂了。以蛋白质为例，人体内的蛋白质分子，据估计不下 100 000 种。这些蛋白质分子中，极少与其他生物体内的相同。每一类生物都各有其一套特有的蛋白质；它们都是些大而复杂的分子。其他大而复杂的分子，还有核酸、糖类、脂类等；它们的分子种类虽然不如蛋白质多，但也是相当可观的。这些大而复杂的分子称为"生物分子"，经过人体新陈代谢或疾病状态时的丢失或消耗，汇聚在尿液中。生物体不仅由各种生物分子组成，也由各种各样有生物学活性的小分子所组成，足见生物体在组成上的多样性和复杂性。

大而复杂的生物分子在体内也可降解到非常简单的程度。当生物分子被水解时，即可发现构成它们的基本单位，如蛋白质中的氨基酸，核酸中的核苷酸，脂类中脂肪酸及糖类中的单糖等。这些小而简单的分子可以看作生物分子的构件，或称作"构件分子"，亦可存在于尿液之中，与大分子物质共存。它们的种类为数不多，在每一种生物体内基本上都是一样的。实际上，生物体内的生物分子仅仅是由几种构件分子，如氨基酸、核苷酸、脂肪酸和单糖，借共价键连接而成的。组成一个生物分子的构件分子的数目多，它的分子就大；因为构件分子不止一种，而且其排列顺序又可以是各种各样，由此而形成的生物分子的结构，当然就复杂。不仅如此，某些生物分子在不同情况下，还会具有不同的立体结构。构件分子在生物体内的新陈代谢中，按一定的组织规律，互相连接，依次逐步形成生物分子、亚细胞结构、细胞组织或器官，最后在神经及体液的沟通和联系下，形成一个有生命的整体。

二、尿液的代谢与调控

新陈代谢由合成代谢和分解代谢组成，前者是生物体从环境中取得物质，转化为体内新的物质的过程，也叫同化作用，后者是生物体内的原有物质转化为环境中的物质，也叫异化作用。同化和异化的过程都由一系列中间步骤组成。中间代谢就是研究其中的化学途径的。如糖原、脂肪和蛋白质的异化是各自通过不同的途径分解成葡萄糖、脂肪酸和氨基酸，然后再氧化生成乙酰辅酶 A,进入三羧酸循环,最后生成二氧化碳。新陈代谢是在生物体的调节控制之下有条不紊地进行的。这种调控有 3 种途径:①通过代谢物的诱导或阻遏作用控制酶的合成。这是在转录水平的调控,如乳糖诱导乳糖操纵子合成有关的酶;②通过激素与靶细胞的作用,引发一系列生化过程,如环腺苷酸激活的蛋白激酶通过磷酰化反应对糖代谢的调控;③效应物通过别构效应直接影响酶的活性,如终点产物对代谢途径第一个酶的反馈抑制。生物体内绝大多数调节过程是通过别构效应实现的。

尿液代谢是关于定量描述生物内源性代谢物质的整体及其对内因和外因变化应答规律的研究。其中心任务包括:①对内源性代谢物质的整体及其动态变化规律进行检测,量化和编录;②确定此变化规律和生物过程的有机联系。就细胞系统而言,不仅存在细胞自身的代谢物质组成问题,存在细胞之间代谢物质交换的问题,也存在代谢过程所发生的位点问题。因此,简单地分析代谢物质的总组成(即代谢组)缺乏“整体论”所要求的全面性,其意义有一定局限。研究代谢产物谱变化的代谢组学可提供生物过程中的完整信息。

代谢组学属于全局系统生物学研究方法,便于对复杂体系的整体进行认识。系统生物学研究就是要将给定生物系统的基因、转录、蛋白质和代谢水平所发生的事件、相关性及其对所涉及生物过程的意义进行整体性认识。我们已经发现,脱氧核糖核苷酸(deoxyribonucleic,DNA)、信使核糖核酸(message ribonucleic acid,mRNA)等核酸分子及蛋白质的存在为生物过程的发生提供了物质基础(但这个过程有可能不发生),而尿液代谢物质所反映的是已经发生了的生物学事件。因此研究尿液的代谢是对一个生物系统进行全面认识的不可缺少的一部分,是全局系统生物学的重要基础,也是系统生物学的一个重要组成部分。

例如,一个正常工作的人体包括“人体”本身和与之共同进化而来且共生的消化道微生物群体(或称菌群),孤立地研究“人体”本身的基因,转录子以及蛋白质当然可以为人们认识人体生物学提供重要信息,但无法提供使人体正常工作不可缺少的菌群的信息。人体尿液的代谢组却携带着包括菌群在内的每一个细胞的信息,因此代谢组学方法对研究如人体这样复杂的进化杂合体十分有效。正因如此,尿液代谢组学已经广泛地应用到了包括药物研发,分子生理学,分子病理学,基因功能组学,营养学,环境科学等重要领域。

三、尿液生物大分子的结构与功能

生物大分子的多种多样功能与它们特定的结构有密切关系。蛋白质的主要功能有催化、运输和贮存、机械支持、运动、免疫防护、接受和传递信息、调节代谢和基因表达等。由于结构分析技术的进展,使人们能在分子水平上深入研究它们的各种功能。酶的催化原理的研究是这方面突出的例子。蛋白质分子的结构分 4 个层次,其中二级和三级结构间还可有超二级结构,三、四级结构之间可有结构域。结构域是个较紧密的具有特殊功能的区域,连接各结构域之间的肽链有一定的活动余地,允许各结构域之间有某种程度的相对运动。蛋白质的侧链更是无时无刻不在快速运动之中。蛋白质分子内部的运动性是它们执行各种功能的重要基础。80 年代初出现的蛋白质工程,通过改变蛋白质的结构基因,获得在指定部位经过改造的蛋白质分子。这一技术不仅为研究蛋白质的结构与功能的关系提供了新的途径;而且也开辟了按一定要求合成具有特定功能的、新的蛋白质的广阔前景。基因本体论(gene ontology,GO)分析尿液蛋白质参与生物学过程主要包括调控炎症反应、免疫反应、外泌体的形成、氧化-还原代谢反应、凋亡细胞的清除等功能(图 1-1)。

核酸的结构与功能的研究为阐明基因的本质,了解生物体遗传信息的流动做出了贡献。

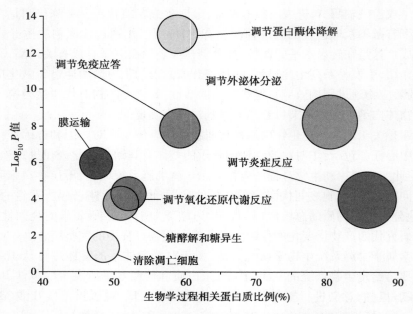

图 1-1　GO 分析尿液蛋白质组学参与的生物学过程

碱基配对是核酸分子相互作用的主要形式,这是核酸作为信息分子的结构基础。脱氧核糖核酸的双螺旋结构有不同的构象,J. D. 沃森和 F. H. C. 克里克发现的是 B-结构的右手螺旋,后来又发现了称为 Z-结构的左手螺旋。DNA 还有超螺旋结构。这些不同的构象均有其功能上的意义。核糖核酸(ribonucleic acid,RNA)包括 mRNA、转移核糖核酸(transfer RNA,tRNA)和核糖体核糖核酸(ribosomal RNA,rRNA),它们在蛋白质生物合成中起着重要作用。新近发现个别的 RNA 有酶的功能。

基因表达的调节控制是分子遗传学研究的一个中心问题,也是核酸的结构与功能研究的一个重要内容。人体内估计超过 1/3 的细胞转录组受微 RNA(micro RNA,miRNA)调节,虽然数目相对不多(少于 2000 种),但在常见的组织和体液中 miRNA 有很高的稳定性,miRNA 表达增殖的潜力可准确辅助定量分析与分散的组织类型和疾病状态有定位关系的

miRNA,从而作为一个诊断新工具。有研究认为外泌体是转运 miRNA 的细胞结构基础,外泌体是纳米级别的细胞单层膜结构,可由机体多种类型细胞释放,并广泛分布于尿液、唾液、血浆、乳汁等体液中(图 1-2)。外泌体可携带多种 mRNA、miRNA、蛋白质,参与细胞间通信,重启免疫系统,血管新生、肿瘤细胞生长等过程。在肿瘤等疾病中,这些分子都可以作为生物标志物。miRNA 也是重要的调节分子,涉及细胞生长全过程,如时序发育、干细胞分化和凋亡,可作为一种"肿瘤信号"。研究显示 miRNA 在病理

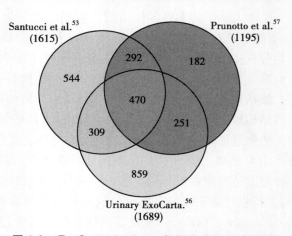

图 1-2　ExoCarta database 数据库中已经发现的外泌体

发展中会快速从组织中释放入血,在血清、血浆、唾液和尿液中,这些胞外 miRNA 与肿瘤的不同病理状态有关。

四、尿液中的"组学"

(一)尿液蛋白质组学

最新数据的人类尿蛋白质组数据库(human urinary database)收录了 13 020 个尿液样品。其中发现的人的生物标记物涉及的疾病主要有移植相关疾病(造血干细胞移植、肾移植、肝移植等),泌尿系统疾病(膀胱输尿管逆流、输尿管连接部梗阻、肾脏疾病、膜性肾小球肾炎、肾结石、IgA 肾病、局灶性节段性肾小球硬化症、糖尿病肾病、多囊肾病、急性肾损伤、范可尼综合征、微小病变性肾病等),生殖系统疾病(良性前列腺增生症、先兆子痫、多囊卵巢综合征等),脑血管疾病(脉管炎、血栓形成、高血压、心力衰竭、1 型与 2 型糖尿病、冠状动脉疾病等),肿瘤(嗜铬细胞瘤、卡波西肉瘤、膀胱癌、肾癌、前列腺上皮内瘤变、前列腺癌、法布里病、动脉瘤、结肠癌、肺癌、卵巢癌等),免疫性疾病(系统性红斑狼疮、人类免疫缺陷病毒、过敏性紫癜等),神经系统疾病以及其他一些疾病(肺炎、丙型肝炎、胆道闭锁、阿尔茨海默病、目盲)等。在这些疾病中,每一种疾病相关的蛋白标记物少则几种,多则一千多种,而这些标记物并不特异性的代表某一种疾病。有研究者从肾移植慢性移植肾功能障碍的 18 个生物标记物中筛选出了一种诊断肾移植慢性移植肾功能障碍的蛋白,它的敏感性和特异性也只有 93% 和 65%。

目前,国内外关于病理情况下尿液中蛋白质的数据已经非常丰富,但由于个体间以及个体内存在差异;早期小样本试验须经过大样本的验证才能确定;再者由于试验条件所限,单个研究机构研究的样本数和疾病种类都比较有限,很难解决生理和疾病相关标志物的可信度和特异性的问题,因此需要建立数据共享平台。如上面提及的人类尿蛋白质组数据库,还有尿液蛋白质生物标记物数据库(urinary protein biomarker database),它是基于 PubMed 数据库公布的可以用于标记疾病的蛋白质建立的,其中涉及到人类的 10 种癌症,31 种泌尿外科疾病和 15 种非泌尿道疾病;涉及动物的 21 种泌尿道疾病和 4 种非泌尿道疾病。再有尿液外核体蛋白质数据库(urinary exosome protein database),它是基于肾脏与电解质代谢实验室(laboratory of kidney and electrolyte metabolism,NHLBI)用两种质谱方法鉴定的外核体蛋白质而建立的,其中包括了 1600 种蛋白质。这些数据库的建立不仅可以解决数据的可靠性的问题,通过数据的比较还可以确定某种疾病的特异性蛋白。

(二)尿液代谢组学

目前,代谢组学被认为是系统生物学的一个重要学科之一,严格地说,代谢组学是指某一生物体或细胞所有的代谢产物与基因组学、转录组学和蛋白质组学相对应,代谢组学是一门通过对某一生物或细胞所有低相对分子质量的代谢产物进行定性和定量分析,并用以监测活细胞中化学变化的学科。其研究对象为体内所有分子量小于 1kD 的小分子代谢产物。著名学者 German 等曾在文章中写道:"基因组学反映了什么是可以发生的,转录组学反映的是将要发生的,蛋白质组学指出了什么是赖以发生的,只有代谢组学才真正反映已经发生的。"

常用代谢组学分析的生物分析技术包括光谱方法,如核磁共振(nuclear magnetic resonance,NMR)、液相色谱(liquid chromatography,LC)、气相色谱(gas chromatogram,GC)、毛细

管电泳(capillary electrophoresis,CE)和质谱(mass spectrum,MS)联用的技术。其中NMR和MS是目前最常见的两种检测技术。应用生物分析技术获得原始数据后,需要对其进行分析,其一般模式识别方法主要包括主成分分析(principal component analysis,PCA)、聚类分析(cluster analysis,CA)、偏最小二乘法(partial least square method,PLSM)、偏最小二乘法-显著分析(PLS-DA)等。

第三节　尿液生物化学的理论意义

一、尿液含有丰富的疾病生物信息分子

尿液中包含了丰富的疾病标志物信息,在临床诊断中一直具有重要的价值。尿液的颜色、性状、pH值常被用于辅助某些疾病的诊断与鉴别诊断。早在公元前5世纪,Hermogenes就指出尿液的颜色以及其他性质可能与某些特定的疾病相关。近年来,随着生物组学技术的兴起与发展,使用生物组学的方式在尿液寻找疾病标志物的研究逐渐受到重视。

目前在尿液中寻找标志物的研究主要集中在泌尿系统疾病,如急性肾损伤,急性肾移植排斥反应,肾癌,膀胱癌,前列腺癌等。在2003年,有研究者用表面增强激光解吸电离-飞行时间质谱(surface enhanced laser desorption/ionization time-of-flight mass spectrometer,SELDI-TOF-MS)的方式比较了正常人和肾细胞癌患者的尿液,发现了一些潜在的具有鉴别意义的蛋白信号。在2004年,也有学者使用二维凝胶电泳的方式比较了前列腺按摩之后的前列腺癌患者和良性前列腺增生患者的尿液蛋白质组,发现钙粒蛋白B(Calgranulin B),也叫迁移抑制因子相关蛋白-14(migration inhibitory factor-related protein 14,MRP-14)可能作为前列腺癌的潜在标志物等。尿液蛋白质组学不仅在泌尿系统疾病标志物的研究中发挥了重要的意义,在其他疾病的研究中也逐渐受到关注。在2008年,另外一位学者采用毛细管电泳-质谱(capillary electrophoresis-mass spectrum,CE-MS)联用的方式比较了冠心病患者和正常人的尿液蛋白质组,发现多种尿液多肽组合可以鉴别冠心病,灵敏度和特异性分别为98%和83%。2009年的一项研究,用二维凝胶电泳分别分析急性戊型肝炎与正常人的尿液蛋白质组,发现α1微球蛋白(α1-microglobulin)可能是潜在的疾病标志物。尿液蛋白的翻译后修饰信息(post-translational modification,PTMs),如糖基化和磷酸化亦是潜在的疾病标志物信息。

此外,已有一些报道指出对于某些疾病而言,特定的标志物在尿液比在血液中有更好的诊断意义。如尿液中的解整合素金属蛋白酶12和基质金属蛋白酶9水平可能与女性患乳腺癌的风险相关;尿液中锁链素(desmosine,DES)的升高可能与慢性阻塞性肺疾病的恶化相关。这些研究提示在尿液中寻找疾病标志物有着较好的应用前景。

二、尿液生物化学研究的优势

作为体液重要组成部分之一的尿液,在寻找疾病标志物的方面具有很大的理论优势。尿液能反映泌尿系统及整个机体的生理和病理生理状态。与常用的研究样本血液相比,尿液具有以下优势:①尿液可以完全无创、连续、大量收集。而血液收集是有创的,一般只在某个时间点采集,并且采血量有限制。这样在尿中就更容易监测随时间改变的生物标志物的

量的变化。②血液有严格的稳态调节,理论上血液中发生的变化会通过各种各样的机制,如肝脏降解,肾脏或者其他器官排出被清除,大部分的变化信息在血液中存在时间不长。而变化的信息正是疾病标志物的本质。尿液则没有稳态的调节,它可以累积更多种类、更大幅度的变化,机体的很多变化在尿中很可能得到体现,这样更容易在尿中找到疾病标志物。③尿液生物组信息含量丰富。尿液是最接近泌尿系统的体液,尿液生物组一部分来源于泌尿系统,一部分来源于血浆经肾小球滤过的产物。所以尿液生物组不仅能直接反映泌尿系统的功能状态,还能够保留血浆的一些信息,并在一定程度上反映血液和整个机体的状态。④尿液蛋白质组的组成复杂度相对较低,高丰度抑制效应不受高含量血浆白蛋白的影响,因此其中的低丰度蛋白(很有可能是潜在的疾病标志物)更容易得到鉴定。⑤有一些激素和细胞因子等分子量相对较小的蛋白在入血之后,会很快排泄进入尿液,这些蛋白在尿液中检测到的概率比在血中要大很多。⑥与血液不同,尿蛋白可以在较长时间内保持稳定。在尿液收集之前,尿中可能的蛋白降解过程已经完成。尿液在室温存放 6 小时或 4℃存放 3 天后,其蛋白组成没有明显变化。而血液收集过程常伴随着蛋白酶的激活,对血液的取样操作要求更为严格。在大规模处理血液样本时,操作因素带来的样本差异不容忽视。尿液则因其相对稳定、容易处理,操作因素导致的样本差异较小,实验数据较易分析,也更能反映样本的真实信息。

三、尿液生物化学的前景与展望

生物标志物的研究没有像很多人预想的那样很快地取得很多成果。人们主要关注的还是血液中的标志物,毕竟血液和所有的器官都联系得那么直接和紧密。寻找标志物的地方可能不合适吗? 可能有更好的生物标志物金矿吗?

稳定的内环境是高等生物的生存优势。血液更倾向稳定,而尿液是血液经过肾脏而生成,尿液完全没有稳定的必要性和机制。一个被引入到血液的变化,会被肝肾等器官利用各种机制把血液中的这个变化缩小,所以尿液有可能比血液更能体现这个引入的变化,当然这也决定了影响尿液的因素有很多。除了所研究的疾病的标志物,还有很多可能的干扰因素。影响尿液的因素越多,在生物标志物验证时就越需要大量的样本。由于尿液取得具有完全无创的特点,技术上、伦理上取得样本并不应该是瓶颈。尿蛋白质组样品能吸附在膜上,干燥真空的保存,这使得样品的保存不仅简便而且经济,像记录和保存病历一样,为全面系统地保存患者的生物学样品提供了可能性。非常有利于提高后续标志物大规模验证的效率和产出标志物的质量。由于尿液和泌尿系统天然的直接关系,从尿液中寻找泌尿系统疾病的生物标志物可能是生物标志物领域最容易取得突破的地方。

除此之外,亦有尿液生物化学相关交叉学科的研究,已经突破人们的常规思维而扩展出来。例如,2013 年时布里斯托实验室和英国巴斯大学的研究人员可以从尿液中获得能量,他们开发出了一种新的燃料电池,可以将尿液转化成电能。这种靠尿液充电的电池是一种"价格低廉,可再生,可保持碳平衡"的产品,它几乎不会造成任何浪费,而且其生产成本只有 2 英镑(约合人民币 18.5 元)左右。此外,专家表示现有型号的燃料电池能充满手机,不过与太阳能、风能和氢能相比,它还比较弱。但是,这些研究人员并没有放弃,正集中精力致力于尿液电池的改进中。2016 年 7 月,比利时根特大学科学家研究发明了一种用太阳能把尿液变饮用水和肥料的机器,相关技术可用在农村和发展中国家。

记录病历为分析病历,提高医疗水平奠定了基础,曾经改变了 20 世纪医学的面貌。全面大规模的保存尿液蛋白质组为深入解读患者的尿液信息提供了基础。现在的分析技术水平正在快速提高,如果能有更多的研究人员参加这个潜在金矿的挖掘,也许会极大地加快个体医学的发展,改变下一个世纪医学研究和医学实践的面貌。

第四节　大数据及精准医疗在尿液生物化学研究中的作用

随着互联网、社交网络、物联网、云计算等新一代信息技术的应用和推广,大数据时代应运而生。大数据库中含有丰富的信息资源,其潜在价值越来越大,数据信息的提取和挖掘能力成为了大数据时代的发展战略需求,需要利用多种数据挖掘工具来开发其潜在的有效价值,以促进多学科的发展和更新。医学的发展经历了传统医学和循证医学的阶段,如今发展到以分子生物学为本质出发点,对疾病精准的预防、诊断和治疗的精准医学时代。作为现代医疗模式的革命和创新——精准医学及精准医疗时代的到来,挖掘和整合涵盖流行病学、预防医学、临床医学、康复医学、卫生经济学和医学分子生物学等多学科领域的大数据将成为精准医学发展的首要任务之一,通过大数据挖掘分析技术提取有效的价值,可以指导和制订出适合每位患者的精准的个体化预防和治疗方案,以期达到治疗效益最大化和医疗资源配置最优化。

大数据是指无法在一定时间内用传统数据库软件工具对其内容进行抓取、管理和处理的数据集合,大部分专业人士认为它是继云计算、物联网之后信息技术产业又一次颠覆性的技术变革产物。它有别于以往的"海量数据",大数据不仅在于数据量大,更在于其具有数据类型繁多、价值密度低、处理速度快等属性特征。①数据量大:我国医疗卫生服务和各种医疗卫生信息系统产生了巨量数据,以每个 CT 图像约 150MB 的数据、每个基因组序列文件约为 750MB、每个标准病理图接近 5GB 计算,乘以我国人口数量和平均寿命,那么每个社区医院或中等规模制药企业均可以生成和累积达数个 TB 甚至数个 PB 级的结构化和非结构化数据。②类型繁多:医疗数据类型复杂,不仅限于电子病历中患者的基本数据、输入转出数据等结构化数据,还包括医学影像数据,临床实验室检测数据及互联网中存在的医学数据等海量的半结构化和非结构化数据。③价值密度低:目前大数据的价值存在稀疏的特点,价值密度的高低与数据总量的大小成反比,因此,需通过强大的机器算法和大数据处理技术来实行数据价值挖掘。④处理速度快:处理速度是大数据区分于传统数据分析最显著的特征,如在电子商务背景下,不管其采用批处理还是流处理方式,其衡量的是用户"交互点",如网站响应速度、订单完成速度、产品和服务的交付速度等。假设交互点是一个黑盒子,一边吸入数据,经过黑盒子处理后,在另一边流出价值,处理速度指的是吸入、处理和产生价值的速度。在医疗信息服务中可能包含大量在线或实时数据分析处理的需求。例如:临床决策支持中的诊断和用药建议、流行病学分析报表生成、健康指标预警等都需要更快的处理生成速度。因此,有大数据定义指利用常用软件工具捕获、管理和处理数据所耗时超过可容忍时间的数据集合。

当今人类产生的数据量远超过以前人类历史任何时代所产生的总和。数据的产生及来源大致经历了 3 个阶段:运营式系统阶段、用户原创内容阶段和感知式系统阶段。在运营式系统阶段,数据库的出现使得数据管理的复杂程度大大降低,该阶段的数据往往伴随一定的运营活动而产生,并记录在数据库中,如在医疗服务过程中,对就医患者的信息登记和记录保存,该类数据的产生往往是被动的。在用户原创内容阶段,互联网及 Web2.0 时代的诞生促使人类社会数据量再次飞跃,如社交网络、专业网站、信息平台的建成后,人们愿意主动地在网上发布思想见解、经验和经历等,医学中的专业数据网站、医疗信息平台可以收集大量的数据信息,如医疗事故信息的上报、统计;医生专业知识的交流和分享;医学科研数据的网络化交流和搜索等,这个阶段数据产生方式往往是主动的。在感知式系统阶段,系统的广泛使用导致了数据信息的爆发,促进了大数据的产生。这个阶段人们多使用微小的带有处理功能的传感器,并通过这些设备来对整个社会活动的运转进行监管,源源不断地产生新数据,如在医疗行业中的远程会诊、医学教学视频、移动医疗技术产生和传输的实时数据等,这个阶段数据的产生方式多是自动的。因此,可以说大数据的产生伴随着电子信息和通信技术的发展,经历了被动、主动和自动 3 个阶段,它们构成了大数据的来源。医疗卫生“大数据”的数据资源包括医疗服务的医院信息系统(HIS)、电子健康档案系统(EHRs)、实验室信息系统(LIS)、医学影像信息系统(PACS)、放射学信息系统(RIS)的数据等,医院与医保的结算与费用数据,医学研究的学术、社会、政府数据,医院药物采购与使用监管数据,居民的行为与健康管理数据及政府的人口与公共卫生数据,构成了医疗卫生领域大数据的初期数据资源。

至 2003 年完成“人类基因组计划”以来,医学诊断模式发生了革命性的变化,“基因组后科学”的发展又提出了新的目标——精准医学,2011 年美国基因组学与生物医学界的智库发表了《迈向精准医学:建立生物医学与疾病新分类学的知识网络》。随着分子生物学和高通量基因测序技术的发展,促进尿液基因组学及基因组后的转录组学、蛋白质组、脂类组学、糖类组学、表观遗传学等多种“组学”进步,它们产生了与尿液生物化学有关的海量大数据,为社会精准医学的发展提供了丰富的数据源。随着现代信息技术的更新和世界全球一体化的推进,世界各国之间的信息网络平台建设得到了飞速发展,尤其是医疗卫生事业领域的信息交流更加密切,各种临床、科研、政府决策、分子生物学等医学信息的交流与共享,极大地丰富和整合了医学数据信息资源,为整个人类医学卫生事业的发展提供了良好的数据源保障。

（查艳　黄山　达静静　袁静）

参 考 文 献

1. 查锡良. 生物化学. 7 版. 北京:人民卫生出版社,2008.

2. Maciel AT. Imed Research Group of Investigators. New concepts for bringing urine biochemistry back to clinical practice in the intensive care unit. Rev Bras Ter Intensiva,2014,26(4):330-332.

3. Aragón IM,Herrera-Imbroda B,Queipo-Ortuño MI,et al. The Urinary Tract Microbiome in Health and Disease. Eur Urol Focus,2016,http://dx. doi. org/10. 1016/j. euf. 2016. 11. 001.

4. Vallejo JR,Aparicio Mena AJ,González JA. Human urine-based therapeutics in Spain from the early 20th century to the present:a historical literature overview and a present-day case study. Acta Med Hist Adriat,2017,15(1):73-108.

5. Maciel AT,Vitorio D. Urine biochemistry assessment in critically ill patients:controversies and future perspectives. J Clin Monit Comput,2017,31(3):539-546.

6. Merchant ML, Rood IM, Deegens JKJ, et al. Isolation and characterization of urinary extracellular vesicles: implications for biomarker discovery. Nat Rev Nephrol, 2017, 13(12): 731-749.

7. Singh A, Bivalacqua TJ, Sopko N. Urinary Tissue Engineering: Challenges and Opportunities. Sex Med Rev, 2017, 6(1): 35-44.

8. Lukacz ES, Santiago-Lastra Y, Albo ME, et al. Urinary Incontinence in Women: A Review. JAMA, 2017, 318(16): 1592-1604.

第二章

泌尿系统的组成与结构

泌尿系统(urinary system)由肾、输尿管、膀胱及尿道组成。其主要功能为排泄。排泄是指机体代谢过程中所产生的各种不为机体所利用或者有害的物质向体外输送的生理过程,保持机体内环境的平衡和稳定。被排出的物质一部分是营养物质的代谢产物;另一部分是衰老的细胞破坏时所形成的废物。排泄物中还包括一些随食物摄入的多余物质,如多余的水和无机盐,蛋白质等。此外,肾脏通过调节细胞外液量和渗透压,保留体液中的重要电解质,排出氢,维持酸碱平衡,从而保持内环境的相对稳定。因此肾脏又是一个维持内环境稳定的重要器官。肾还有分泌功能,产生促红细胞生成素(erythropoietin),对血压有重要影响的肾素以及能调控钙和维生素 D 衍生物代谢的羟胆钙化醇[1,25-(OH)$_2$D$_3$]等物质。尿液的生成,血液流经肾小球时除大分子蛋白质和血细胞,血液中的尿酸、尿素、水、无机盐和葡萄糖等物质通过肾小球和肾小囊内壁的滤过作用,到肾小囊腔中,形成原尿(人一天中形成的原尿约有 180L)。当原尿流经肾小管时,原尿中对人体有用的全部葡萄糖、大部分水和部分无机盐被肾小管重新吸收,回到肾小管周围毛细血管的血液里。原尿经过肾小管的重吸收作用,剩下的水和无机盐、尿素和尿酸等就形成了尿液。之后尿液进入肾小盂,经过肾盂的收缩进入输尿管,再经过输尿管的蠕动进入膀胱。最终经尿道排出(图 2-1)。

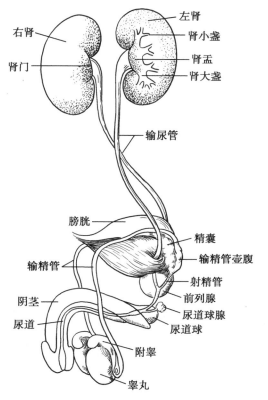

图 2-1　泌尿系统的组成与结构

第一节　肾

肾(kidney)是人体的重要器官,它的基本功能是生成尿液,借以清除体内代谢产物及某些废物、毒物,同时经重吸收功能保留水分及其他有用物质,如葡萄糖、蛋白质、氨基酸、钠离子、钾离子、碳酸氢钠等,以调节水、电解质平衡及维护酸碱平衡。肾脏同时还有内分泌功能,生成肾素、促红细胞生成素、活性维生素 D_3、前列腺素、激肽等,又为机体部分内分泌激素的降解场所和肾外激素的靶器官。肾脏的这些功能,保证了机体内环境的稳定,使新陈代谢得以正常进行。

一、肾的形态

肾为成对的扁豆状器官,红褐色,位于腹膜后脊柱两旁浅窝中。长 10~12cm、宽 5~6cm、厚 3~4cm、重 120~150g;左肾较右肾稍大,肾纵轴上端向内、下端向外,因此两肾上极相距较近,下极较远,肾纵轴与脊柱所成角度为 30°左右。肾表面光滑,可分为上、下两端,前、后两面,内、外侧两缘。肾门:肾内缘中部凹陷处称肾门,是肾血管、肾盂、神经和淋巴管出入肾的部位。肾门多为四边形,其边缘称为肾唇。前唇和后唇有一定的弹性,手术需分离肾门时,牵开前唇或后唇可扩大肾门,显露肾窦。肾窦:由肾门深入肾实质所围成的腔隙称肾窦,内有肾动脉的分支、肾静脉的属支、肾盂,肾大、小盏,神经、淋巴管和脂肪组织。肾蒂:由出入肾门的肾血管、肾盂、神经和淋巴管等所组成。肾蒂主要结构的排列由前向后依次为肾静脉、肾动脉和肾盂;由上向下依次为肾动脉、肾静脉和肾盂。有的肾动脉在肾静脉平面以下起自腹主动脉,经肾静脉的后面上行,然后绕至前方进入肾门。此种肾动脉可压迫肾静脉,使肾静脉血流受阻,静脉压增高,动脉血供也相对减少,尤其在直立位时,动脉压迫静脉则更明显,这可能是直立性高血压的病因之一。肾外缘为凸面,内缘为凹面,凹面中部为肾门,所有血管、神经及淋巴管均由此进入肾脏,肾盂则由此走出肾外。肾静脉在前,动脉居中,肾盂在后;若以上下论则肾动脉在上,静脉在下。每个肾脏由 100 多万个肾单位组成。每个肾单位包括肾小球、肾小囊和肾小管三个部分,肾小球和肾小囊组成肾小体(图 2-2)。

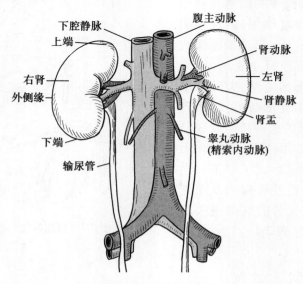

图 2-2　肾脏的血管

二、肾的位置和毗邻

肾位于脊柱两侧,紧贴腹后壁,居腹膜后方。左肾上端平第 11 胸椎下缘,下端平第 2 腰椎下缘。右肾比左肾低半个椎体。左侧第 12 肋斜过左肾后面的中部,右侧第 12 肋斜过右肾后面的上部。肾门的体表投影:在腹前壁位于第 9 肋前端,在腹后壁位于第 12 肋下缘与竖脊肌外缘的交角处,此角称肾角或脊肋角。肾病变时,此处常有压痛或叩击痛。肾的体表投影:在后正中线两侧 2.5cm 和 7.5~8.5cm 处各作两条垂线,通过第 11 胸椎和第 3 腰椎棘突各作一水平线,肾即位于此纵横标志线所组成的两个四边形范围内(图 2-3)。此范围内如有疼痛等异常表现时,常提示肾有病变。肾的位置可有变异,位于盆腔或髂窝者为低位肾;若横过中线移至对侧,则为交叉异位肾。肾的位置异常比较少见,在腹部肿块的诊断中,应注意与肿瘤相鉴别。临床上常将竖脊肌外侧缘与第 12 肋之间的部位,称为肾区(脊肋角),当肾有病变时,触压或叩击该区,常有压痛或震痛。肾脏的上方借疏松的结缔组织与肾上腺相邻,两者共同由肾筋膜包绕。肾脏的内下方以肾盂续输尿管。在内侧,左肾有腹主动脉,右肾有下腔静脉,内后方分别为左、右腰交感干(图 2-4)。肾的前方被腹膜覆盖,左右毗邻分别为:左肾上端为

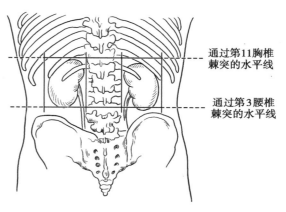

通过第11胸椎棘突的水平线

通过第3腰椎棘突的水平线

图 2-3　肾脏体表投影

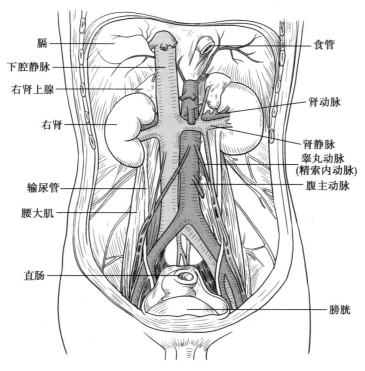

膈

下腔静脉

右肾上腺

右肾

输尿管

腰大肌

直肠

食管

肾动脉

肾静脉
睾丸动脉
(精索内动脉)

腹主动脉

膀胱

图 2-4　肾脏的局部解剖结构

左肾上腺;左肾前面后部与胃底后壁接触,中部与胰尾和脾血管相依,下半部邻接空肠;左肾外侧缘上方大部与脾毗邻,下部与结肠左曲相贴。右肾上端内侧被右肾上腺遮盖,右肾前面上 2/3 部分与肝邻贴,下 1/3 与结肠右曲接触,内侧缘邻接十二指肠降部(图 2-5)。

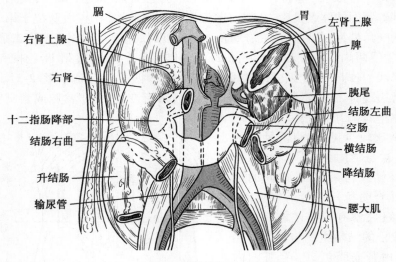

图 2-5　肾脏的毗邻结构

三、肾的被膜

肾的被膜有三层,由外向内依次为肾筋膜、脂肪囊和纤维囊。

1. 肾筋膜　质较坚韧,分为前、后两层,两层筋膜从前、后方共同包绕肾和肾上腺。在肾的外侧缘,两层筋膜相互融合,并与腹横筋膜相连接。在肾的内侧,肾前筋膜越过腹主动脉和下腔静脉的前方,与对侧的肾前筋膜相续。肾后筋膜与腰方肌、腰大肌筋膜汇合后,向内侧附于椎体和椎间盘。在肾的上方,两层筋膜于肾上腺的上方相融合,并与膈下筋膜相连续。在肾的下方,肾前筋膜向下消失于腹膜下筋膜中,肾后筋膜向下至髂嵴与髂筋膜愈着。由于肾前、后筋膜在肾下方互不融合,向下与直肠后隙相通,经此通路可在骶骨前方做腹膜后注气造影。由肾筋膜发出许多结缔组织小束,穿过脂肪囊与纤维囊相连,对肾有一定的固定作用。由于肾筋膜的下端完全开放,当腹壁肌减弱,肾周围脂肪减少,或有内脏下垂时,肾移动性可增大,向下形成肾下垂或称游走肾。如果发生肾积脓或有肾周围炎时,脓液可沿肾筋膜向下蔓延。

2. 脂肪囊　脂肪囊又称肾床,为脂肪组织层,成人的厚度可达 2cm,在肾的后面和边缘脂肪组织更为发达。脂肪囊有支持和保护肾的作用。经腹膜外作肾手术时,在脂肪囊内易于游离肾脏。肾囊封闭时,药液即注入此囊内。由于该层脂肪组织发达,易透过 X 线,在 X 线片上可见肾的轮廓,对肾疾病的诊断有一定意义。

3. 纤维囊　纤维囊又称纤维膜,为肾的固有膜,由致密结缔组织所构成,质薄而坚韧,被覆于肾表面,有保护肾的作用。纤维膜易于从肾表面剥离,利用这一特点,可将肾固定于第 12 肋和腰大肌上,以治疗肾下垂。在肾部分切除或肾外伤时,应缝合纤维膜,以防肾实质撕裂(图 2-6)。

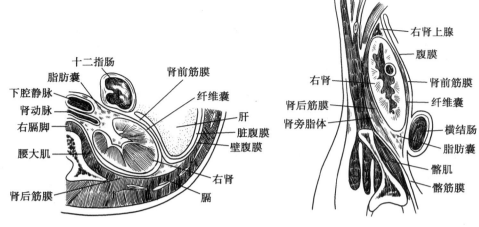

图 2-6　肾脏纤维囊结构

四、肾的组织结构

可分为肾实质和肾盂两部分。在肾纵切面可以看到肾实质分内外两层:外层为皮质,内层为髓质。肾皮质新鲜时呈红褐色。由肾小球和肾小管所构成,部分皮质伸展至髓质锥体间,成为肾柱。肾髓质新鲜时呈淡红色,为 10~20 个锥体构成。肾锥体在切面上呈三角形。锥体底部向肾凸面,尖端向肾门,锥体主要组织为集合管,锥体尖端称肾乳头,每一个乳头有 10~20 个乳头管,向肾小盏漏斗部开口。在肾窦内有肾小盏,为漏斗形的膜状小管,围绕肾乳头。肾椎体与肾小盏相连接。每肾有 7~8 个肾小盏,相邻 2~3 个肾小盏合成一个肾大盏。每肾有 2~3 个肾大盏,肾大盏汇合成扁漏斗状的肾盂。肾盂出肾门后逐渐缩窄变细,移行为输尿管(图 2-7)。

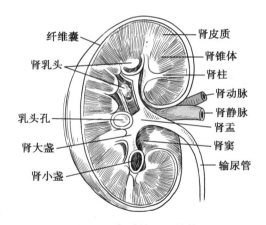

图 2-7　肾脏的组织结构

五、肾血管与肾段

1. 肾动脉和肾段　肾动脉多平第 1~2 腰椎间盘高度起自腹主动脉,于肾静脉的后上方横行向外,经肾门入肾。由于腹主动脉位置偏左,故右肾动脉较长,并经下腔静脉的后面右行入肾。肾动脉起始部的外径平均为 0.77cm,肾动脉的支数多为 1 支,2 支或 3~5 支者少见。肾动脉进入肾门之前,多分为前、后两干,由前、后干分出段动脉。在肾窦内,前干走行在肾盂的前方,分出上段动脉、上前段动脉、下前段动脉和下段动脉。后干走行在肾盂的后方,入肾后延续为后段动脉。每条段动脉均有相应供血区域,上段动脉分布于肾上端;上前段动脉至肾前面中上部及肾后面外缘;下前段动脉至肾前面中下部及肾后面外缘;下段动脉至肾下端;后段动脉至肾后面的中间部分。每一段动脉分布的肾实质区域,称为肾段。肾段共有五个:上段、上前段、下前段、下段和后段。肾各段动脉之间彼此没有吻合,若某一段动脉血流受阻时,其相应供血区的肾实质即可发生坏死。肾段的划分,为肾限局性病变的定位及肾段或肾部分切除术提供了解剖学基础。肾动脉的变异比较常见。将不经肾门而在肾上端或下端入肾的动脉,分别称为上极动脉或下极动脉。据统计,上、下极动脉的出现率约为28.7%,上极动脉比下极动脉多见。上、下极动脉可直接起自肾动脉、腹主动脉或腹主动脉与肾动脉起始部的交角处。上、下极动脉与上、下段动脉相比较,两者在肾内的供血区域一致,只是起点、行程和入肾的部位不同。手术时对上、下极动脉应引起足够重视,否则易被损伤,不仅可致出血,而且可导致肾上端或下端的缺血坏死。

2. 肾静脉　肾内的静脉与肾内动脉不同,无节段性,但有广泛吻合,结扎单支不影响血液回流。肾内静脉在肾窦内汇成2支或3支,出肾门后则合为一干,走行于肾动脉的前方,以直角汇入下腔静脉。肾静脉多为1支,少数有2支或3支,且多见于右侧。肾静脉的平均长度,左侧为6.47cm;右侧为2.75cm。其外径两侧亦不同,左侧为1.4cm;右侧为1.1cm。两侧肾静脉的属支不同。有肾静脉通常无肾外属支汇入;左肾静脉收纳左肾上腺静脉,左睾丸(卵巢)静脉,其属支还与周围的静脉有吻合。肝门静脉高压时,利用此点行大网膜包肾术,可建立门、腔静脉间的侧支循环,从而降低肝门静脉压力。左肾静脉约有半数以上与左侧腰升静脉相连,经腰静脉与椎内静脉丛、颅内静脉窦相通,因此左侧肾和睾丸的恶性肿瘤可经此途径向颅内转移(图2-8)。

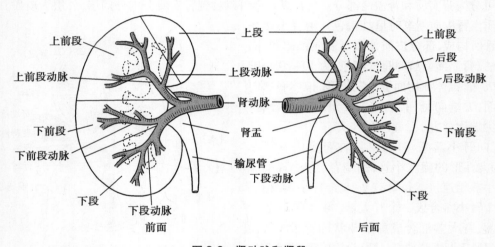

图2-8　肾动脉和肾段

六、肾的畸形与异常

1. 肾数目异常　①双侧肾缺失:见于无头怪胎,出生时已死亡或生后数分钟至数日死亡。无临床意义。②独肾:代偿性肥大,体积可达正常肾脏的两倍。伴膀胱三角区一侧不发育,同时无输尿管开口,即使有,输尿管也发育不全。如肾功能正常,不影响寿命。③重复肾:多与同侧肾实体融合成一体,但有两个肾盂和输尿管。

2. 肾结构异常　①肾脏不发育:可为单侧或双侧,肾实质仅有少许肾小管,肾无功能。②肾发育不全:肾没有充分发育,仅有少许泌尿功能。如两侧肾均发育不全,常出生后不久便死亡;如单侧肾发育不全,多因伴有同侧肾动脉发育不全和硬化而有高血压。患肾切除后,血压可恢复正常。健侧肾脏常代偿性增大。③肾脏增生或肥大:代偿性肥大见于对侧肾脏缺如、不发育或功能下降20%以上时,肥大是指肾小球及肾小管形态上增大,数目不增加。

增生是指肾单位数目增多,仅在出生前发生。

3. **肾形态异常**　①短、长、圆形或叶状肾:临床意义不大。②马蹄肾:两侧肾的上极或下极在体中线融合,下极融合占90%以上。有时可并发肾盂肾炎、肾结石及肾积水。体检时常可触及肾,静脉肾盂造影显示双侧肾融合。因为肾位置较低,输尿管短,易受压,使尿流不畅,所以容易发生肾积水、结石、感染等。另外,这种患者多有肾旋转不良,或多支肾动脉。患者常有腹部或腰部疼痛,疼痛剧烈时可考虑输尿管松解术、肾固定术等,必要时做输尿管导尿或肾盂冲洗等。一侧肾功能严重受损者,需做患肾切除。③盘形肾脏、乙状肾、块状肾:均甚少见。

4. **肾位置异位**　①简单异位肾(一侧性或双侧性):肾脏异位于腹腔内,位置固定,常伴有肾异常旋转,可压迫肠道、血管、神经、膀胱及子宫,引起相应的症状。②横过异位肾:一侧肾跨过中线,移位到对侧。③胸内肾:少见。④游走肾:肾在正常呼吸时移动的幅度超过3cm。较常见。⑤肾下垂:女性多见,其发病率可达18%。可为先天性,但大多数是后天性,多见于体重显著减轻者或多产妇,由于肾周围脂肪减少及维持肾于正常位置的软组织乏力所致。当患者于直立位时,肾下垂。一般以右肾常见,多无临床症状;下垂严重者(静脉肾盂造影可发现肾盂平第4腰椎或以下)偶可引起肾静脉及输尿管折曲,发生暂时性肾淤血或肾积水。只有肾下垂十分严重的患者(肾盂平第5腰椎或以下),才会发生轻度蛋白尿和镜下血尿。血尿在站立位时和运动后加重,卧床后可消失。严重肾下垂时,会引起腹痛和体位性低血压。偶可发生肾绞痛、短暂无尿、伴有癔症,称为迪特尔(Dietl)危象。上述各种症状,在卧床休息后能减轻,特别在早晨起床前无症状为重要特征。用双手触诊法可触及下垂的肾。静脉肾盂造影,在卧、立位分别照片,可以确诊(直立位肾下降超过1.5个椎体)。B超检查亦可协助诊断。一般根据立位静脉肾盂造影将肾下垂分为Ⅳ级:①Ⅰ级:肾盂平第3腰椎;②Ⅱ级:肾盂平第4腰椎;③Ⅲ级:肾盂平第5腰椎;④Ⅳ级:肾盂平第5腰椎以下。肾下垂患者易并发尿路感染。消瘦的肾下垂患者可用腹带压迫疗法。如肾下垂引起反复发作的严重腹痛等情况,可考虑进行手术固定。但手术的适应证须严格掌握,需手术的患者很少。

5. **肾盂的异常**　①蜘蛛状肾盂:肾盂细长,肾盏如蜘蛛腿,X线检查有时难与肾肿瘤引起者鉴别。②肾外肾盂:常并发于融合肾等肾畸形中,静脉肾盂造影可确诊,易招致尿路感染。③先天性肾盂积液:可见于先天性输尿管肾盂接合处狭窄等情况,可为单侧性或双侧性,静脉尿路造影,必要时逆行尿路造影可确诊。可用外科手术矫正。

6. **肾血管异常**　肾循环的轻微变异是相当常见的。肾动脉及静脉的分支异常是最常见的先天性异常。肾动脉异位可引起输尿管肾盂连接处梗阻,引起肾盂积液。肾血管异常有时可导致肾血液灌注不足及肾发育障碍。肾动脉瘤,常位于肾动脉的分支处,可引起高血压。动脉瘤可自发性穿破,特别是在妊娠时尤易发生。先天性动静脉瘘较罕见,可引起高血压。在肾切除、肾移植等肾脏手术时,了解肾血管有无先天性异常,是很重要的。

第二节　输　尿　管

输尿管(ureter)是位于腹膜后隙的细长管状器官,位于脊柱两侧,左、右各一。上端起自肾盂,下端终于膀胱,在成人长25~30cm。通常将输尿管分为三部:①腹部,自肾盂与输尿管交界处至跨越髂血管处;②盆部,从跨越髂血管处至膀胱壁;③壁内部,斜行穿膀胱壁,终于膀胱黏膜的输尿管口。输尿管腹部长 13~14cm,紧贴腰大肌前面向下内侧斜行,在腰大肌中点的稍下方有睾丸血管斜过其前方。输尿管腹部的体表投影:在腹前壁与半月线相当;在腹后壁约与腰椎横突尖端所作的连线一致。输尿管腹部的上、下端分别是解剖上的第 1、2 狭窄部。肾盂输尿管连接处的直径约 0.2cm;跨越髂血管处直径约 0.3cm;其中间部分较粗,直径约 0.6cm。输尿管的狭窄部常是结石的阻塞部位,尤其肾盂输尿管连接处的狭窄性病变,是导致肾盂积水的重要病因之一。右输尿管腹部的前方有十二指肠降部、升结肠血管、回结肠血管、精索内血管、回肠末段,右侧与盲肠及阑尾邻近,因此回肠后位阑尾炎常可引起有输尿管炎,尿中可出现红细胞及脓细胞。左输尿管腹部的前方,有十二指肠空肠曲、降结肠血管,精索内血管也斜越输尿管腹部的前方。抵达骨盆上口时,两侧输尿管跨越髂外血管的起始部进入盆腔。由于输尿管腹部的大部分与升、降结肠血管相邻,故行左或右半结肠切除术时,应注意保护输尿管腹部。输尿管变异比较少见。下腔静脉后输尿管容易发生输尿管梗阻,有时需要手术将其移至正常位置。双肾盂、双输尿管的行程及开口也有变异,如双输尿管开口于膀胱,可不引起生理功能障碍,但若其中一条输尿管开口于膀胱之外,特别在女性可开口于尿道外口附近或阴道内,因无括约肌控制,可致持续性尿漏。输尿管腹部的血液供应是多源性的,其上部由肾动脉、肾下极动脉的分支供应;下部由腹主动脉、睾丸动脉、第 1 腰动脉、髂总动脉、髂内动脉等分支供应。各条输尿管动脉到达输尿管边缘 0.2~0.3cm 处,分为升支和降支进入管壁,上下相邻的分支相互吻合,在输尿管的外膜层形成动脉网,并有小分支穿过肌层,在输尿管黏膜层形成毛细血管丛。输尿管腹部的不同部位有不同的血液来源,由于血液来源不恒定,且少数输尿管动脉的吻合支细小,故输尿管手术时若游离范围过大,可影响输尿管的血运,有发生局部缺血、坏死的危险。供血到输尿管腹部的动脉多来自内侧,手术时在输尿管的外侧游离,可减少血供的破坏。输尿管腹部的静脉与动脉伴行,分别经肾静脉、睾丸静脉、髂静脉等回流(图 2-9)。

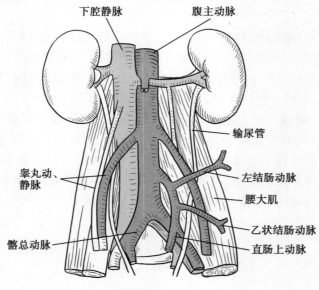

图 2-9　输尿管走行与血管关系

第三节　膀　胱

膀胱(bladder)是储存尿液的肌性囊状器官,其形态、大小、位置和壁的厚度随尿液充盈程度而异。一般正常成年人的膀胱容量为350~500ml,超过500ml时,因膀胱壁张力过大而产生疼痛。膀胱的最大容量为800ml,新生儿膀胱容量约为成人1/10,女性的容量小于男性,老年人因膀胱肌张力低而容量增大(图2-10)。

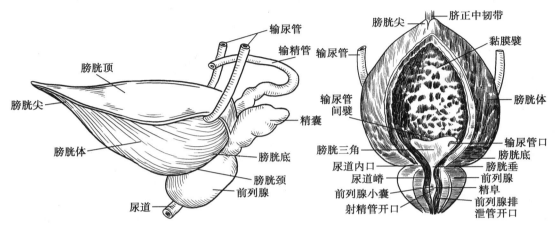

图2-10　膀胱的形态与结构

一、膀胱的形态

膀胱为锥体形囊状肌性器官,位于小骨盆腔的前部。成年人膀胱位于骨盆内,为一贮存尿液的器官。婴儿膀胱较高,位于腹部,其颈部接近耻骨联合上缘;到20岁左右,由于耻骨扩张,骶骨角色的演变,伴同骨盆的倾斜及深阔,膀胱即逐渐降至骨盆内。空虚时膀胱呈锥体形,充满时形状变为卵圆形,顶部可高出耻骨上缘。成人膀胱容量为300~500ml。膀胱底的内面有三角形区,称为膀胱三角,位于两输尿管口和尿道内口三者连线之间。膀胱的下部有尿道内口,膀胱三角的两后上角是输尿管开口的地方。

二、膀胱的结构

膀胱壁由三层组织组成,由内向外为黏膜层,肌层和外膜。肌层由平滑肌纤维构成,称为逼尿肌,逼尿肌收缩,可使膀胱内压升高,压迫尿液由尿道排出。在膀胱与尿道交界处有较厚的环形肌,形成尿道内括约肌。在括约肌收缩能关闭尿道内口,防止尿液自膀胱漏出。膀胱壁分为三层:即浆膜层、肌肉层和黏膜层。浆膜层:浆膜层为蜂窝脂肪组织,包围着膀胱后上两侧和顶部。肌肉层:①逼尿肌,逼尿肌为膀胱壁层肌肉的总称,由平滑肌构成。分为三层,内外层为纵行肌,中层为环状肌。环状肌最厚,坚强有力。②膀胱三角区肌:三角区肌是膀胱壁层以外的肌肉组织,起自输尿管纵肌纤维,向内、向下、向前扇状展开。向内伸展部分,和对侧肌彼此联合成为输尿管间嵴,向下向前伸展至后尿道部分,为贝氏(Bell)肌,另有一组左右肌纤维在三角区中心交叉成为三角区底面肌肉。黏膜层:黏膜层为极薄的一层移行上皮组织,和输尿管及尿道黏膜彼此连贯。黏膜在三角区由于紧密地和下层肌肉连合,所以非常光滑,但在其他区域则具有显著的皱襞,在膀胱充盈时,皱襞即消失。黏膜层有腺组织,特别是在膀胱颈部及三角区。黏膜下层只存在于三角区以外的区域,具有丰富血管,有弹性的疏松组织,它将黏膜和肌肉层彼此紧连着。

膀胱主要固定部分为底部、两侧和前面。膀胱底部固定在前列腺和尿道上,而前列腺和尿道则与尿生殖膈相连;前面由耻骨前列腺韧带固定于前列腺和耻骨后面;侧面由提肛肌反折所组成的侧韧带固定于盆腔边缘。此外,三个假韧带是脐尿管的残余,为一束带状结构,在胚胎时期,它将膀胱和腹壁,在脐孔处连接在一起。膀胱排空,降至耻骨联合时,起一定牵拉作用。脐尿管近端为管状组织,远端为筋膜结构,并分为三个韧带,中韧带和脐相连,两个侧韧带则与其动脉残支相连。脐尿管为腹膜外游离膀胱时首先遇到的一个障碍组织。腹膜在盆腔两侧的反折边缘也称为假韧带,对固定膀胱所起的作用不大。膀胱后,两侧膀胱上动脉蒂为一坚韧的纤维组织,有助于固定膀胱底部和两侧。腹膜自腹壁前面和侧面反折,遮着膀胱前面和两侧壁,后面在男性则向直肠反折,成为直肠膀胱陷凹,在女性则向子宫反折,成为直肠子宫陷凹。腹膜和膀胱顶部有一小块面积紧密黏着,其余部分较易剥离。膀胱空虚时,腹膜下降到耻骨联合处,充盈时随着膀胱上升,使大部分膀胱位于腹膜以外。

三、膀胱的位置和毗邻

膀胱空虚时呈三棱锥状,位于盆腔前部,可分尖、体、底、颈四部,但各部分无明显界限。充盈时呈球形,可升至耻骨联合上缘以上,此时腹膜返折处亦随之上移,膀胱前外侧壁则直接邻贴腹前壁。临床上常利用这种解剖关系,在耻骨联合上缘之上进行膀胱穿刺或做手术切口,可不伤及腹膜。儿童的膀胱位置较高,位于腹腔内,到六岁左右才逐渐降至盆腔。空虚的膀胱前方与耻骨联合相邻,其间为耻骨后隙;膀胱的下外侧面与肛提肌、闭孔内肌及其筋膜相邻,其间充满疏松结缔组织等,称之为膀胱旁组织,内有输尿管盆部穿行。男性膀胱底上部借直肠膀胱陷凹与直肠相邻,在腹膜返折线以下的膀胱底与输精管壶腹和精囊相邻;在女性与子宫及阴道前壁相邻。膀胱上面与小肠袢相邻,女性还与子宫相邻。膀胱的下部即膀胱颈,下接尿道,男性邻贴前列腺,女性与尿生殖膈相邻。膀胱虚时,完全位于小骨盆腔内,耻骨联合后方,充盈时可高出耻骨联合上缘水平以上。膀胱底的后方,女性邻子宫颈和阴道上段,男性邻直肠、输精管壶腹和精囊。

耻骨后间隙:耻骨后间隙为膀胱前壁和耻骨后的一个间隙,其中充满了蜂窝脂肪组织和静脉丛,手术后如果引流不畅,常易在这一间隙中引起感染(表2-1)。

表 2-1　膀胱空虚时的主要毗邻关系

	男性	女性
前方	耻骨联合后面	耻骨联合后面
后方	精囊腺、输精管壶腹、直肠	子宫、阴道
上方	有腹膜覆盖	
上方	小肠	子宫
下方	前列腺	尿生殖膈

腹膜会阴筋膜:腹膜会阴筋膜又称迪氏筋膜(Denonvillier's fascia),位于直肠和膀胱,精囊及前列腺之间,上起自腹膜,下则围绕着精囊和前列腺。它分为前后两叶,其间有一个间

隙。前叶紧贴着前列腺，也就是前列腺囊的组成部分，后叶实际上是直肠膀胱膈，位于前列腺、精囊之后。做膀胱全切术，分离精囊及前列腺时，如错误地进入直肠和膀胱间隙之后，也就是说进入了腹膜会阴筋膜后叶和直肠之间，就会损伤直肠，引起粪瘘。

膀胱的神经支配：膀胱的神经为内脏神经所分布，其中交感神经来自第 11、12 胸节和第1、2 腰节，经盆丛随血管分布至膀胱壁，使膀胱平滑肌松弛，尿道内括约肌收缩而储尿。副交感神经为来自脊髓第 2~4 骶节的盆内脏神经，支配膀胱逼尿肌，抑制尿道括约肌，是与排尿有关的主要神经。膀胱排尿反射的传入纤维，也是通过盆内脏神经传入。自主神经和体干神经皆参与膀胱和尿道的排尿功能。这两个神经系统，均包含着感觉和运动神经。自主神经包括交感和副交感神经，交感神经前神经节纤维，来自全部胸椎及第一、二、三腰脊髓段，它通过骶前神经即上腹下神经丛，在第五腰椎处分为左右两支腹下神经。这两支神经和腹下神经节接合后，进入膀胱。副交感神经，来自第二、三、四骶脊髓段，连合成为盆神经，供应膀胱及其颈部。体干神经来自第二、三、四骶脊髓段，以外阴神经为代表，其分支分别支配膀胱、前列腺、会阴及尿道外括约肌；在女性则支配膀胱、尿道及阴道。膀胱的感觉传入神经包括交感神经和副交感神经，其中交感神经传导膀胱痛觉，副交感神经传导膀胱的牵张感觉和膀胱颈的痛觉，交感神经收缩尿道内括约肌及膀胱颈平滑肌，松弛膀胱逼尿肌，副交感神经收缩膀胱逼尿肌。

膀胱的血液供应：膀胱的主要血液供应来自髂内动脉前支的膀胱上下动脉。膀胱上动脉供应上侧壁，下动脉供应底部、前列腺及上 1/3 尿道。次要的为痔中、闭孔及阴部内动脉等。在女性，除膀胱动脉以外，尚有阴道及子宫动脉供应膀胱。膀胱静脉：膀胱静脉网状分布于膀胱壁层，其主干走向膀胱底部静脉丛，在男性与膀胱及前列腺之间的静脉丛相汇合。膀胱上动脉起自髂内动脉的脐动脉近侧部，向内下方走行，分布于膀胱上、中部。膀胱下动脉起自髂内动脉前干，沿盆侧壁行向内下，分布于膀胱下部、精囊、前列腺及输尿管盆部等。膀胱的静脉在膀胱下面形成膀胱静脉丛，最后汇集成与动脉同名的静脉，再汇入髂内静脉。膀胱前部的淋巴管注入髂内淋巴结；膀胱后部及膀胱三角区的淋巴管，多注入髂外淋巴结，亦有少数注入髂内淋巴结、髂总淋巴结或骶淋巴结。

第四节　尿　　道

一、男性尿道

男性尿道既管排尿，又司排精，具有双重功能。男性尿道自膀胱颈部的尿道口至尿道外口，长 16~22cm。管径平均为 5~7mm。可分为阴茎部（海绵体部）、球部、膜部和前列腺部。临床上把前列腺部和膜部称后尿道。前尿道自尿道口起，至球部止，长约 15cm，外面包有尿道海绵体，附着于两个阴茎海绵体浅沟中，这段尿道能活动，因此不易受伤。前尿道的两端膨大，一个位于尿道口，称舟状窝，一个位于尿道球部。后尿道自尿道膜部起，至膀胱颈部为止，长约 4cm；尿道膜部最短，仅约 1cm，位于两层三角韧带之间，为横纹肌即外括约肌所包围，是最固定、又较薄弱的一段。应用尿道器械手法不当容易受伤，在会阴部受暴力挤压时亦是最易损伤的部位。尿道前列腺部长约 3cm，自三角韧带起，通过整个腺体，至膀胱颈部，为整个尿道最宽阔部分，在这一段尿道的后壁中央，有一个隆起称尿道嵴或精阜，其上正中有一隐窝。隐窝两侧有射精管开口，前列腺小管即开口于精阜两旁之沟中（图 2-11）。

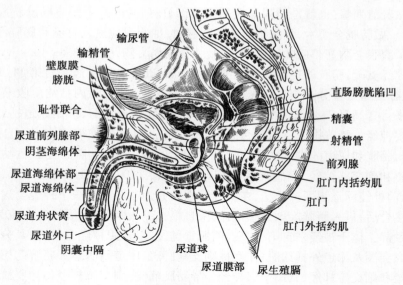

图 2-11 男性尿道

二、女性尿道

女性尿道甚短,长仅 2.5~5cm,平均为 3.5cm,直径约为 8mm,易于扩张,可达 10~13mm,没有弯曲,在阴道之前,耻骨联合之后,自膀胱颈部开始向下向前止于尿道口。女性尿道可分为上、中、下三部:上部的组织结构,和膀胱颈部是一致的。与男性膀胱颈部由左右中外层肌纤维交叉所组成的括约肌不同,女性膀胱颈部环状肌与尿道上部环状肌连贯,在颈部特别肥厚。女性内括约肌,完全是由环状平滑肌纤维围绕着整个膀胱颈部和尿道上部所构成。因此内括约肌的作用在女性特别有力。中部尿道在平滑肌层之外,还有随意环形肌。这一肌层虽然并不十分明显,但也有一些外括约肌作用,下部尿道即尿道开口部,无肌肉,只有两层三角韧带纤维组织。此外提肛肌,会阴深层肌肉和三角韧带,对女性膀胱尿液的控制亦有辅助作用(图 2-12)。

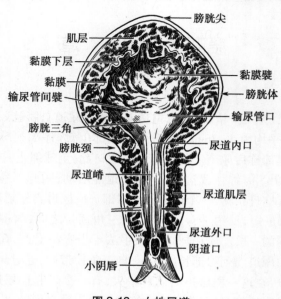

图 2-12 女性尿道

第五节　小儿泌尿系统的解剖特点

一、肾脏

婴儿肾脏相对较大,其上端位置较高,下端可低至髂嵴以下第4腰椎水平,2岁后才达髂嵴以上,因右肾稍低于左肾,故2岁以内小儿腹部触诊常可扪及肾脏。婴儿肾脏表面呈分叶状,至2~4岁时分叶完全消失,若此后持续存在,可视为畸形。

二、输尿管

婴幼儿输尿管长而弯曲,管壁肌肉及弹力纤维发育较差,易受压扭曲而致梗阻和尿潴留,诱发泌尿道感染。

三、膀胱

婴儿膀胱位置相对较高,尿液充盈时,其顶部常在耻骨联合之上,腹部触诊时易扪及;随着年龄增长逐渐下降入盆腔内。

四、尿道

新生女婴尿道仅长1cm(性成熟期3~5cm),外口接近肛门,因此易受污染而发生上行性感染。为防止感染,应勤换尿布,清洁臀部时应从前向后。男婴尿道长5~6cm,但由于包皮过长,尿垢积聚时也易引起上行性细菌感染。

(袁静　胡英)

参 考 文 献

1. 王海燕. 肾脏病学. 3版. 北京:人民卫生出版社,2012.
2. 邹万忠. 肾脏的结构和生理. 第2版. 北京:人民卫生出版社,2012.
3. Glass J. Kidney∥Standring S. Gray's Anatomy,39th ed. Philadelphia:Elsevier,2004.
4. Chade AR. Renal vascular structure and rarefaction. Compr Physiol,2013,3(2):817-831.
5. McCoy DE,Bhattacharya S,Olson BA,et al. The renal adenosine system:structure,function,and regulation. Semin Nephrol,1993,13(1):31-40.

第 三 章

肾脏的生理功能

第一节　肾小球滤过

　　血液流经肾小球毛细血管时，其血浆成分（除蛋白质分子外）在此处发生超滤（ultrafiltration），进入肾小囊。这是肾脏生成尿液的第一个步骤。用微穿刺方法取得肾小囊液体，分析其所含各种晶体物质的成分及浓度，发现与血浆的基本相同，还含有少量小分子量的血浆蛋白。由此人们认识到，在肾小球处发生的过滤是超滤而不是分泌，肾小囊内的液体是血浆的超滤液（ultrafiltrate）。由于滤过膜的结构特征，不带电的中性分子如直径小于 4nm，可以自由滤过，直径大于 8nm 的分子则很难通过；对于蛋白质来说，如果分子量小，且带正电荷，则能滤过，如带负电荷，则不易通过。例如分子直径为 7nm 的白蛋白，由于带负电荷，就不易通过。故肾小囊液中的蛋白质含量极低，其浓度不及血浆中蛋白质浓度的 0.2%。有人估计，一天中大约有 7g 白蛋白在肾小球滤过，但在肾小管中可被重吸收，故尿中不含蛋白质。

　　在研究肾小球滤过功能时，十分重要的是要了解单位时间内有多少血浆通过滤过膜进入肾小囊。在完整机体，每分钟两肾全部肾小球滤过的液量称为肾小球滤过率（glomerular filtration rate，GFR）。可以用菊粉（inulin）的清除率 C_{In} 代表 GFR 的值。用微穿刺的方法则可以在单个肾单位（single nephron）的水平上测定 GFR，称为单个肾单位肾小球滤过率（SNGFR）。成人的 GFR 平均值为 125ml/min，故每天经过两肾滤过的血浆超滤液总量可达 180L。

　　需要指出，流经肾小球的血浆，仅有一部分经滤过进入肾小囊。单位时间内滤过的液量（即 GFR）与肾血浆流量（renal plasma flow，RPF）的比值，称为滤过分数（filtration fraction，FF）。如果 RPF 为 660ml/min，GFR 为 125ml/min，则可算出 FF 为 19%。根据测定结果，当血液流经肾小球时，其血浆的 15%~20% 经滤过进入肾小囊。

一、决定肾小球滤过的因素

　　血浆在肾小球毛细血管处的超滤过程与身体其他部位毛细血管处组织液的生成一样，决定滤过的因素是：有效滤过压（effective filtration pressure）和滤过系数（filtration coefficient，K_f）。

（一）有效滤过压

　　在肾小球毛细血管上的任何一点，超滤的动力是有效滤过压，其数值等于跨毛细血管静水压差（ΔP）和跨毛细血管胶体渗透压差（$\Delta\Pi$）的差值，即 $\Delta P - \Delta\Pi$。

1. ΔP　跨毛细血管静水压差是指毛细血管血压(pressure of glomerular capillary,PGC)和肾小囊内静水压的差。用微穿刺方法在正常血容量的Munich-Wistar大鼠直接测量浅表肾小球的毛细血管血压,平均值为45~50mmHg,约为主动脉平均压的40%。一般认为,其他哺乳类动物的肾小球毛细血管平均压大约也在这一范围内。

在正常血容量的情况下,肾小球毛细血管两端(即入球小动脉端和出球小动脉端)之间的血压降落很小;肾小囊内的静水压平均为10~12mmHg;肾小球跨毛细血管静水压ΔP平均为33~35mmHg。

2. $\Delta \Pi$　跨毛细血管胶体渗透压差是指毛细血管内血浆的胶体渗透压Π_{GC}和肾小囊内液体胶体渗透压Π_T的差,即$\Pi_{GC}-\Pi_T$。

在大鼠的实验中证实,肾小球毛细血管入球端和出球端血浆中蛋白质的浓度是不同的,因此胶体渗透压也不相同。毛细血管入球端血浆蛋白的浓度与动脉血一致,5~6g/dl;由此可计算出血浆胶体渗透压Π_A为20mmHg。毛细血管出球端血浆蛋白的浓度CE一般为8~9g/dl,血浆的胶体渗透压Π_E约35mmHg。发生这种情况的原因,是由于只有极微量的蛋白质在肾小球毛细血管处滤过,因此,随着血浆的滤过,从入球小动脉端至出球小动脉端血浆中蛋白质的浓度逐渐升高,血浆胶体渗透压也逐渐升高。在出球小动脉端,血浆的胶体渗透压升高到35mmHg,已达到ΔP的水平;由于仅有极微量的蛋白质滤过。故肾小囊内液体的胶体渗透压常可忽略不计,因此在出球小动脉端有效滤过压$\Delta P-\Delta \Pi$的值为零,也就是说,已没有血浆滤过。这种情况称为滤过压平衡状态(filtration pressure equilibrium)。在一根肾小球毛细血管从入球小动脉端至出球小动脉端,其ΔP值仅有很小的降低,而$\Delta \Pi$值逐渐升高,因此有效滤过压逐渐降低。由于在毛细血管每一点上的滤过速率与该处的有效滤过压成正比,因此$\Delta \Pi$的上升不呈线性。在入球小动脉端,有效滤过压$\Delta P-\Delta \Pi$的值较高,故滤过较快,毛细血管内血浆胶体渗透压上升的速率较大。如果肾血浆流量(RPF)增大,则毛细血管内血浆胶体渗透压升高的速率变慢,到出球小动脉端血浆胶体渗透压仍低于ΔP,因此就不会出现滤过压平衡状态,也就是说,在整根毛细血管上都有滤过发生。

在大鼠实验中观察到的滤过压平衡现象,并非普遍存在于所有的哺乳类动物。由于在许多动物中,特别是人类,目前还不可能直接测量肾小球的ΔP值,故不能直接观察是否有滤过压平衡状态出现。一般可以用观察GFR(或SNGFR)对肾血浆流量(或肾小球血浆流量)的依赖程度来推测是否有滤过压平衡状态的发生。目前尚未肯定在正常情况下人的肾小球中是否有此现象。

(二) 滤过系数

滤过系数是指在单位有效滤过压的驱动下,单位时间内经滤过膜滤过的液量。一般认为,决定滤过系数K_f值的两个主要因素是滤过膜的有效通透性系数K值和滤过膜的面积S。对滤过系数的测定一般是在大鼠的单个肾单位进行的。在Munich-Wistar大鼠中用微穿刺方法测得K值为0.08nl/(s·mmHg)。有人计算大鼠的一个肾小球的滤过面积平均为0.0019m²。由于K_f等于K和S的乘积,故大鼠肾小球毛细血管的通透性系数K约为42.1nl/(s·cm²·mmHg)。这个数值比其他组织中的毛细血管通透性系数高1~2个数量级。因此,虽然平均有效滤过压常不到10mmHg,但肾小球处的滤过率仍相当高。

(三) 各种因素的改变对肾小球滤过率的影响

从前面的叙述可以得知,肾小球滤过率等于滤过系数K_f与平均有效滤过压$\Delta P-\Delta \Pi$的乘积。在单个肾单位,其肾小球滤过率也可同样计算(图3-1)。

$$SNGFR=K_f(\overrightarrow{\Delta P-\Delta\Pi})$$
$$=k\cdot s[(P_{GC}-P_T)-(\overrightarrow{\Pi_{GC}-\Pi_T})]$$

图 3-1　SNGFR 的计算公式

由上式可知，凡能影响肾小球毛细血管血压、血浆胶体渗透压、滤过膜面积和滤过膜通透性系数的因素，都可能影响 SNGFR，从而影响 GFR；另外，如前所述，肾小球血浆流量也是影响 SNGFR 的重要因素。

1. 肾小球血浆流量　在大鼠中，肾小球血浆流量（Q_A）较低时，由于有滤过压平衡现象，毛细血管的后段无血浆滤过。在实验中可看到，当 Q_A 值低于 130nl/min 时，SNGFR 随着 Q_A 增加而增加，两者之间呈线性关系。这主要是因为 Q_A 发生改变时可影响有效滤过压。当 Q_A 增加到滤过压平衡现象消失，则 Q_A 再增高时引起 SNGFR 增加的幅度就很小。狗在正常情况下无滤过压平衡现象，因此肾血浆流量的改变对 GFR 的影响不大。

2. 滤过系数　滤过系数 K_f 值可以用肾小球滤过膜的有效通透性系数 K 和面积 S 的乘积来表示。在正常情况下，K_f 值的变化很小。在正常大鼠中，K_f 值已经足够大，故能出现滤过压平衡现象。在这种情况下，SNGFR 仅取决于有效滤过压的大小；K_f 值的变化对 SNGFR 的影响不大。当 K_f 值小于 $0.07nl/(s\cdot mmHg)$ 时，SNGFR 才明显降低，并与 K_f 值成正比关系。狗由于没有滤过压平衡现象，因此 K_f 值的变化对 GFR 的影响比在大鼠中明显。

3. 跨毛细血管静水压差　如前所述，只有当 ΔP 值高于 $\Delta\Pi$ 值时，才能发生滤过；也就是说，如果 ΔP 等于或小于 $\Delta\Pi$（约 20mmHg），就没有滤过发生，即 SNGFR 等于零。SNGFR 随 ΔP 的增大而增大，但两者之间并不呈线性关系。因为当 ΔP 增大时，随着滤过率增加，毛细血管内血浆胶体渗透压就升高，因此有效滤过压不能与 ΔP 的增大成比例地增加。

在后面将要叙述，肾小球滤过有自身调节现象，因此在许多情况下有效滤过压是比较恒定的，它对 SNGFR 的影响不如 Q_A 明显。

4. 入球小动脉血液中血浆蛋白的浓度　在一定范围内，SNGFR 与动脉血中血浆蛋白浓度 C_A 成反变关系。C_A 降低时，Π_A 就较低，因此有效滤过压就增大。当 Π_A 升高到等于甚至高于 ΔP（35mmHg）时，有效滤过压等于零，就没有滤过发生。

5. 入球小动脉和出球小动脉的阻力　入球小动脉和出球小动脉呈串联关系，其间为肾小球毛细血管。假设仅某一个因素发生改变而其他因素无明显变化，则入球小动脉阻力 R_A 升高时，会导致 Q_A 和 $\overline{P_{GC}}$ 降低，从而使 SNGFR 降低；而出球小动脉阻力 R_E 升高时，对 Q_A 和 $\overline{P_{GC}}$ 的效应是相反的，即 Q_A 降低，而 $\overline{P_{GC}}$ 则增高，SNGFR 可能增大。

二、肾血流量和肾小球滤过率的自身调节

肾脏有一个特性，即当肾动脉灌注压在一个相当大的范围内（一般在 80～160mmHg 之间）发生变化时，肾血流量 RBF 能保持相对恒定。这就是说，当肾动脉灌注压降低时，肾血管阻力会相应降低；反之，当肾动脉灌注压升高时，肾血管阻力会相应增大，因此 RBF 能保持恒定。在将肾神经完全去除和将肾脏血流与全身循环隔离后，上述现象仍旧能够保持。所以说这是肾脏血管对其血流量的一种自身调节（autoregulation）。当肾动脉灌注压的变化超出上述范围后，RBP 就随灌注压的改变而发生相应的变化。肾脏的血管阻力主要取决于入球小动脉、出球小动脉和小叶间动脉的阻力；在自身调节中，入球小动脉的变化起主要作用。

（一）肌源性机制

一般认为，肾血流量的自身调节是由肾脏小动脉血管平滑肌的特性决定的，称为肌源性

机制(myogenic mechanism)。当动脉压降低时,肾脏入球小动脉壁的张力降低,即血管平滑肌所受的牵张减低,平滑肌就舒张,因此入球小动脉的阻力 R_A 降低。反之,当动脉血压升高时,R_A 也增高。

肾血流量、肾血浆流量是影响肾小球滤过率的重要因素。肾血流量的自身调节机制也同时成为肾小球滤过率自身调节的机制。也就是说,在一定的动脉血压变动范围内,GFR 能保持相对恒定。

RBF 和 GFR 的自身调节有重要的生理意义,机体在进行各种活动时,动脉血压常会发生变化。如果 RBF 和 GFR 很容易随动脉血压的变化而发生改变的话,则肾脏对水分和各种溶质的排出就会发生改变,从而影响体内水和电解质的平衡。因此,RBF 和 GFR 的自身调节的生理意义在于使肾功能不随动脉血压的变化而改变,使水和电解质的排出保持稳定。需要指出的是,自身调节只能使 RBF 和 GFR 保持相对的稳定;另外,RBF 和 GFR 还受多种神经和体液因素的调节,以适应机体不同生理活动的需要。

(二) 管球反馈

管球反馈的全称是肾小管-肾小球反馈(tubulo-glomerular feedback,TGF),它实际上是 GFR 自身调节的另一种机制,即当肾小管内液体的流量发生改变时,可以通过这一反馈机制调节同一肾单位的 SNGFR,使后者发生改变,从而使流经肾小管远端部分(如致密斑部位)的小管液的成分仅能在一个较狭小的范围内变动。

对 TGF 的现象和机制的认识,也是用微穿刺(micropuncture)和微灌流(microperfusion)的方法得到的。当人为地将肾小管微灌流的流量从 0nl/min 逐渐增加到 40nl/min 时,该肾单位的 SNGFR 减少 30%~40%。

微灌流实验证明,TGF 的感受部位是致密斑。在解剖学上,致密斑与肾小球、远球小管、入球和出球小动脉都很靠近,因此当小管液的流量和成分发生改变时,其信息被致密斑感受后,即可发动 TGF 机制,改变肾小球的滤过活动。致密斑处感受的信息主要是 Na^+、K^+、Cl^- 等离子的转运速率。小管液流量增加时,这些离子的转运速率增加,就可通过 TGF 机制使入球和出球小动脉收缩,故 Q_A 值减小;同时也可使系膜细胞收缩,故滤过膜面积缩小,K_f 值降低,最终结果是使 SNGFR 减少,于是肾小管内小管液的流量可趋向恢复。有人认为,致密斑部位 Cl^- 离子的转运增加在 TGF 中起重要作用。在上述微灌流实验中,如果用甘露或其他负离子(如 SO_4^{2-})取代 Cl^-,则在增加小管液流量时 TGF 现象就不能出现。实际上,在髓袢升支和致密斑处 Cl^- 的转运主要是由 Na^+-K^+-$2Cl^-$ 共同转运(cotransport)机制进行的,因此 TGF 是与该转运机制的活动有关的。

TGF 的机制也与肾脏局部的肾素-血管紧张素系统有关。小管液流量增加时,肾内的肾素-血管紧张素系统活动加强,生成的 ANG II 增多,使 Q_A 和 K_f 值变小。此外,肾脏局部的前列腺素(prostaglandin)、腺苷(adenosine)和一氧化氮(nitric oxide,NO)等可能也参与 TGF 的过程。需要指出,腺苷在多数血管床是引起血管舒张的,但在入球小动脉则引起血管收缩。

三、肾血流量和肾小球滤过率的神经体液调节

(一) 神经调节

入球小动脉和出球小动脉的血管平滑肌都受肾交感神经末梢支配。交感神经在平时有交感紧张(sympathetic tone),使血管平滑肌有一定程度的收缩。在某些情况下,如血容量减

少、强烈的伤害性刺激或情绪激动，交感神经活动就会加强，使入球小动脉明显收缩，导致 RBF 和 GFR 减少；反之，当血容量增加时，交感神经活动减弱，RBF 和 GFR 增加。

肾交感神经末梢释放的递质为去甲肾上腺素（norepinephrine，NE），后者作用于血管平滑肌的 α-肾上腺素受体（α-adrenoceptor），引起血管收缩。肾交感神经中也有少量末梢释放递质多巴胺（dopamine，DA），后者使小动脉舒张，RBF 和 GFR 增加。

（二）体液调节

体内有许多体液因素可改变肾脏入球小动脉、出球小动脉等血管平滑肌的舒缩状态，并能改变 K_f 值，从而改变 RBF 和 GFR。在不同的生理状态下，不同的体液因素对 RBF 和 GFR 起调节作用。

1. 血管紧张素 II　全身和肾脏局部的肾素-血管紧张素系统都能生成血管紧张素 II（ANG II），后者使血管平滑肌收缩，从而使 RBF 降低。ANG II 对 GFR 的影响比较复杂，取决于入球和出球小动脉收缩的程度。实验证明，出球小动脉对 ANG II 的敏感性较高，在 ANG II 浓度较低时，主要引起出球小动脉收缩。在这种情况下，虽然肾血流阻力有所增加，使 RBF 减少，但是肾小球毛细血管压升高，滤过分数增大，因此 GFR 变化不大。ANG II 浓度较高时，入球小动脉也明显收缩，则 GFR 降低。此外，ANG II 还能使系膜细胞收缩，故 K_f 值减小，也能使 GFR 降低。

失血时，血容量减少，肾素-血管紧张素系统活动加强中 ANG II 生成增多，使 RBF 和 GFR 降低。在失血的情况下，ANG II 还与交感神经活动增强及去甲肾上腺素、肾上腺素的增加发生协同作用，对于维持动脉血压和保留体液起重要的作用。

ANG II 也参与 GFR 自身调节的机制。当肾动脉血压降低时，肾内 ANG II 的生成增加，使出球小动脉收缩，故滤过分数增大，GFR 能维持正常。用血管紧张素转换酶抑制剂使 ANG II 的生成减少后，GFR 的自身调节现象就明显减弱。

2. 前列腺素 E2 和前列环素　前列腺素 E2（prostaglandin E2，PGE2）和前列环素（prostacyclin，PGI2）能在肾组织内生成，可使肾小动脉舒张，RBF 增加；但 GFR 无明显改变，主要是因为 PGE2 和 PGI2 同时能使系膜细胞收缩，故 K_f 值降低。

交感神经兴奋、末梢释放去甲肾上腺素（NE）增加、组织局部 ANG II 增多时，都能使肾组织生成 PGE2 和 PGI2 增加；PGE2 和 PGI2 能反过来调制 NE 和 ANG II 的缩血管效应，使血管收缩不致过强。如果先用吲哚美辛（indomethacin）等药物阻断前列腺素的合成，然后再刺激交感神经或给予 ANG II，则引起的缩血管效应明显加强。

3. 一氧化氮　一氧化氮（nitric oxide，NO）由血管内皮细胞产生，能使血管平滑肌舒张。在肾脏，NO 使入球和出球小动脉舒张。血流对小动脉血管内皮的切应力增大时，内皮细胞生成 NO 增加。一些体液因素，如乙酰胆碱、缓激肽、组胺等，作用于内皮细胞，也能使 NO 生成增加。

4. 内皮素　内皮素（endothelin）也可由肾脏血管内皮细胞分泌，引起强烈的缩血管效应，使入球和出球小动脉收缩，并使 RBF 和 GFR 降低。

5. 缓激肽　肾脏组织中的激肽释放酶（kallikrein）可使激肽原裂解，产生缓激肽（bradykinin）。缓激肽在肾脏产生舒血管作用，也能引起 NO 和前列腺素的生成，其结果是使 RBF 和 GFR 增加。

6. 心房钠尿肽　血压升高和血容量增加时，都能使心房细胞释放心房钠尿肽（atrial natriuretic peptide，ANP）增加。ANP 使入球小动脉舒张，但使出球小动脉收缩，故肾小球毛细血管血压升高,滤过分数增加;ANP 还能使系膜细胞舒张,故 K_f 值增大。所以 ANP 能使 GFR 增加。

第二节　肾小管与集合管的物质转运

血浆在肾小球处发生超滤(ultrafiltration),是生成尿液的第一步;肾小管内的液体(tubular fluid)还要经过重吸收(reabsorption)和分泌(secretion)的过程,最后成为尿液(urine)。重吸收是指肾小管(renal tubule)和集合管(collecting duct)上皮将小管液中的水分和各种溶质重新转运回血液;分泌则是指相反的过程,即血液中的某些溶质被转运入小管液。所以重吸收和分泌都是指跨肾小管和集合管上皮的物质转运(transport)过程、是不同的小管上皮细胞的功能。

一般来说,成人每天经过双肾全部肾小球的超滤液总量约 180L;如果一天的尿量是 1.5L,则最终的尿量不到超滤液总量的 1%。可见,肾小球超滤液中的水分,在经过肾小管和集合管后 99% 以上被重吸收,仅有不到 1% 被排出体外。其他溶质也发生不同程度的重吸收和分泌,因此最终形成的尿液成分与血浆的成分有很大不同。肾小管和集合管的这种功能,在维持机体体液的总量(body fluid volume)、渗透压(osmolality)、pH 以及各种溶质成分的相对稳定中起重要作用。

对于血浆中的任何一种溶质 X 来说,单位时间(每分钟)在肾小球滤过的量等于该溶质在血浆中的浓度 P_X 和肾小球滤过率(GFR)的乘积,即 $GFR \times P_X$。小管液在流经肾小管和集合管时经过重吸收和分泌,因此单位时间(每分钟)随尿液排出该溶质的量等于溶质在尿液中的浓度 U_X 和单位时间(每分钟)尿量(V)的乘积,即 $U_X \times V$。$GFR \times P_X$ 和 $U_X \times V$ 之间的差值,即表示单位时间内肾小管和集合管对该溶质重吸收和(或)分泌的净转运量(net amount transferred),可用 T_X 表示。也就是说,每分钟尿中排出溶质 X 的量 $U_X \times V$ 等于每分钟该溶质滤过的量 $GFR \times P_X$ 和 T_X 值之和。如果 $GFR \times P_X > U_X \times V$,表示该溶质为净重吸收,$T_X$ 为负值,例如葡萄糖;如果 $GFR \times P_X < U_X \times V$,表示为净分泌,$T_X$ 为正值,例如对氨基马尿酸。对于菊糖来说,在肾小管中无重吸收,也无分泌,故 $GFR \times P_X = U_X \times V$,即 $T_X = 0$。

一、肾小管和集合管中物质转运的方式

在肾小管和集合管,存在各种被动的和主动的物质转运过程,从而实现重吸收和分泌的功能。

(一) 被动转运

被动转运(passive transport)是指不需要由代谢直接供能就可进行的跨膜物质转运。例如电中性物质从浓度高的一侧向浓度低的一侧扩散(diffusion),负离子向膜的带正电荷的一侧移动,正离子向带负电荷的一侧移动,水分子从渗透压低的一侧向渗透压高的一侧的渗透(osmosis)等,都是被动转运的例子。膜上的某些通道(channel)蛋白在一定条件下可选择性地使某种离子顺电化学梯度快速通过,称为易化扩散(facilitated diffusion)膜上还存在某些转运蛋白,能选择性地转运某一种分子,如尿素和葡萄糖,称为单向转运(uniport)。当水分子被重吸收时,有些溶质可随着水分子一起被转运,称为溶剂拖曳(solvent drag)。上述扩散、渗透、易化扩散、溶剂拖曳等过程都属于被动转运。

（二）主动转运

主动转运（active transport）是指需要由某种代谢过程（如 ATP 的分解）来直接供能的跨膜物质转运，一般都是使溶质逆电化学梯度移动。肾脏中最重要的主动转运就是钠-钾-ATP 酶（即钠泵，sodium pump）对 Na^+ 和 K^+ 的逆电化学梯度转运；另外还有氢泵（H^+-ATPase，也称质子泵，proton pump）和钙泵（Ca^{2+}-ATPase）等。

肾小管上皮也存在许多联合转运（coupled transport/cotransport）的机制，即一种转运体（transporter）同时进行两种或两种以上物质的转运。如果几种物质向同一方向由膜的一侧移向膜的另一侧，则称为同向转运（symport），如 Na^+ 和葡萄糖、Na^+ 和氨基酸、Na^+-K^+-$2Cl^-$ 等的同向转运；反之，如果不同的物质向相反方向发生跨膜转运。则称为逆向转运（antiport），如 Na^+-H^+、Na^+-K^+ 等逆向转运。在联合转运的情况下，通常至少有一种物质是逆电化学梯度移动的；其逆电化学梯度所需的能量则是由另一种（或几种）物质的顺电化学梯度移动提供的。例如近球小管的 Na^+-H^+ 逆向转运，H^+ 从上皮细胞内经顶端膜逆电化学梯度转运入小管液，其所需的能量是由小管液中的 Na^+ 顺电化学梯度经顶端膜进入上皮细胞内提供的；而 Na^+ 的跨膜电化学梯度是由基底侧膜上的钠泵不断将 Na^+ 从细胞内泵出基底侧膜而建立的。可见，H^+ 逆电化学梯度转运所需的能量是间接从钠泵做功形成的 Na^+ 跨膜电化学势能得来的，因此这种形式的物质转运也称为继发性主动转运（secondary active transport）。

此外，肾小管上皮细胞还可通过入胞（endocytosis）的机制将小管液中的小分子蛋白质等物质重吸收。

（三）物质通过肾小管上皮转运的途径

各种物质可通过肾小管上皮的不同部位进行转运。肾小管上皮细胞的顶部，细胞之间形成紧密连接（tight junction）。紧密连接将上皮细胞的细胞膜分为形态和功能不同的两部分：在形态上，上皮细胞的管腔面，或称顶端膜（apical membrane），有大量微绒毛，形成刷状缘（brush border），使膜的表面积增大 35~40 倍；上皮细胞的侧面和基底面则称为基底侧膜（basolateral membrane）。在功能上，这两部分细胞膜上分布着不同的转运体，因此对物质的转运有不同的特性，例如在基底侧膜有 Na^+-K^+-ATP 酶，即钠泵；在顶端膜则无钠泵，但存在几种其他形式的钠转运机制，可允许小管液内的 Na^+ 顺电化学梯度进入上皮细胞内。在近球小管上皮的顶端膜有钠和其他物质的联合转运机制，小管液内的 Na^+ 可通过跨细胞转运途径（transcellular pathway）被重吸收。这一途径实际上包含两个过程，即小管液中的 Na^+ 经顶端膜进入上皮细胞内；上皮细胞内的 Na^+ 被基底侧膜 Na^+-K^+-ATP 酶逆电化学梯度转运至细胞外，并进入管周毛细血管。经上皮物质转运的另一途径是细胞旁转运途径（paracellular transport），例如小管液内的水分子和 Cl^-、Na^+ 可以通过上皮的紧密连接直接进入上皮的细胞间隙而被重吸收；在此过程中有些溶质（如钾、钙等离子）可随着水的转移以溶剂拖曳的方式被重吸收。

二、肾小管和集合管中各种物质的转运

在肾小管各段以及集合管中，各种物质的转运情况和机制不同。以下将对不同物质在肾小管及集合管的不同部分的转运进行讨论。

（一）Na^+、Cl^- 和水的重吸收

从物质转运的量来说，Na^+、Cl^- 和水的重吸收是肾小管及集合管最主要的活动。同时，许多其他溶质的转运也直接或间接与钠的重吸收有关。在钠的重吸收中起关键作用的是上

皮细胞基底侧膜的 Na^+-K^+-ATP 酶,即钠泵。由钠泵工作建立的跨细胞膜 Na^+ 浓度梯度实际上成为一种电化学能源,为其他许多物质转运提供能量。

1. 近球小管中的重吸收　小管液流经近球小管时,其中 Na^+、Cl^-、K^+ 等溶质和水的将近 70% 被重吸收;其中约 2/3 经跨细胞转运途径,1/3 经细胞旁途径被重吸收。

（1）钠和氯的重吸收:即使在近球小管,不同小管段落对 Na^+ 的重吸收方式或机制也不同,在近球小管的起始段,Na^+ 与 HCO_3^- 以及一些有机分子如葡萄糖、氨基酸、乳酸等一起被重吸收;在该段中,Cl^- 不被重吸收,故小管液中 Cl^- 的浓度上升,高于周围组织液中的 Cl^- 浓度;在近球小管的后段,Na^+ 主要和 Cl^- 一起被重吸收。葡萄糖、氨基酸等有机分子在近球小管的前段就几乎绝大部分被重吸收。

近球小管各段对 Na^+ 重吸收的不同,是由于在不同段落上分布的转运体不同。在近球小管起始段,Na^+ 的重吸收并非通过钠通道。而是通过 Na^+-H^+ 逆向转运以及 Na^+ 与葡萄糖、氨基酸、乳酸等有机分子和磷酸氢根离子等的同向转运而进入细胞内。进入细胞内的 Na^+ 被细胞基底侧膜上的钠泵转运至细胞间隙,然后被吸收入血液。进入细胞的葡萄糖等分子在基底侧膜由单一转运(uniport)机制转运入细胞间隙。

在近球小管的后段,有 Na^+-K^+ 和 Cl^--HCO_3^-（或其他负离子）两类相伴的逆向转运机制,其结果是 Na^+ 和 Cl^- 进入细胞,H^+ 和 HCO_3^- 进入小管液。小管液中的 HCO_3^-（和其他负离子）可重新进入细胞。进入细胞内的 Cl^- 与 K^+ 一起,由基底侧膜上的 K^+-Cl^- 同向转运机制转运入细胞间隙,再被吸收入血液。在近球小管后段。Na^+ 和 Cl^- 还可通过细胞旁途径进入细胞间隙。

（2）水的重吸收:近球小管中 Na^+、Cl^- 等物质的重吸收在上皮两侧建立起一个渗透浓度梯度,从而使水分子以渗透的方式被重吸收。水的重吸收也是通过跨细胞转运和细胞旁两种途径进行的。现在知道,体内许多种细胞(包括肾小管和集合管上皮细胞)存在水通道(water channel),可允许水分子快速通过细胞膜。许多水通道已被克隆,并被命名为水孔蛋白(aquaporin,AQP)。近球小管上皮细胞的水孔蛋白为 AQP-1。在水的重吸收过程中,又可以溶剂拖曳方式携带一些溶质(特别是 Ca^{2+} 和 K^+)一起被重吸收。溶质和水进入细胞间隙后,使细胞间隙内的静水压升高,从而有利于溶质和水进入毛细血管。

2. 髓袢　在肾小球处滤过的 NaCl 约有 20% 在髓袢被重吸收,且主要在升支粗段(thick ascending limb)中进行。在髓袢的薄壁段(包括降支和升支),钠泵的活性很低,细胞对 Na^+ 的吸收也极少。与近球小管相同,升支粗段上皮细胞基底侧膜的钠泵活动对溶质的重吸收起重要作用。用毒毛花苷 G 抑制钠泵后,Na^+ 和 Cl^- 的重吸收也就明显减少。升支粗段的顶端膜上有电中性的 Na^+-K^+-$2Cl^-$ 同向转运体,该转运使小管液中 1 个 Na^+,1 个 K^+ 及 2 个 Cl^- 同向进入细胞。在此过程中,Na^+ 和 Cl^- 顺电化学梯度移动,释放出能量,使 K^+ 能逆电化学梯度移动。呋塞米(furosemide,速尿)可抑制 Na^+-K^+-$2Cl^-$ 同向转运,从而抑制 Na^+、Cl^- 的重吸收。小管液中的 Na^+ 也有一部分由顶端膜上的 Na^+-H^+ 逆向转运机制运入细胞,与细胞内的 H^+ 发生交换。此外,由 Na^+-K^+-$2Cl^-$ 同向转运进入细胞的 K^+,经由顶端膜上的 K^+ 通道重新回到小管液,并使小管液带正电位(指小管液的电位较管周毛细血管内血液的电位为正),这一电位差又成为使小管液中 Na^+、K^+、Ca^{2+} 等正离子经细胞旁途径被重吸收的动力。升支粗段中 Na^+、Cl^-、K^+ 等离子的重吸收,约 50% 经跨细胞转运途径,50% 经细胞旁途径。进入细胞内的 Na^+ 由 Na^+-K^+-ATP 酶泵出细胞;Cl^- 则经 Cl^- 通道顺电化学梯度进入细胞间隙,也可由 K^+-Cl^- 同向转运体转运入细胞间隙。

髓袢中水的重吸收机制与 Na^+、Cl^- 等不同,水主要在髓袢降支薄壁段以渗透方式被重吸收。薄壁段降支上皮细胞的水孔蛋白也是 AQP-1。肾小球滤过的水,约 15% 在该段被重吸收。髓袢升支对水是不通透的,故随着小管液中 Na^+、Cl^- 等溶质被重吸收,髓袢升支中小管液的渗透压降低。呋塞米因抑制 Na^+-K^+-$2Cl^-$ 同向转运,即抑制髓袢升支处 Na^+、Cl^- 等的重吸收,因而使肾髓质中组织液的渗透压降低,水的重吸收也就减少。所以呋塞米可用作利尿剂,称髓袢利尿剂(loop diuretics)。

3. 远球小管和集合管 在肾小球处滤过的 Na^+,约 7% 在远球小管中被重吸收;最后有不到 3% 在集合管中被重吸收。因此,尿中排出的 NaCl 不到滤过量的 1%。远球小管和集合管段对水的重吸收量可有较大的变动,并与血浆中血管升压素(vasopressin)的浓度有关。

在远球小管的起始段,上皮对水仍不通透;小管液中的 Na^+ 和 Cl^- 由 Na^+-Cl^- 同向转运机制进入细胞。因此在此段肾小管中小管液的渗透压进一步降低。进入细胞的 Na^+ 由钠泵将之转运入细胞间隙,Cl^- 则通过基底侧膜上的 Cl^- 通道进入细胞间隙。噻嗪类(thiazide)利尿剂可抑制此处的 Na^+-Cl^- 同向转运。

远球小管后段和集合管的上皮有两类不同的细胞,即主细胞(principal cell)和闰细胞(intercalated cell)。主细胞基底侧膜上的钠泵将 Na^+ 泵出细胞,故细胞内 Na^+ 浓度低,于是小管液中的 Na^+ 通过顶端膜上的钠通道进入细胞。闰细胞的顶端膜可分泌 H^+,与尿液的酸化及体液的酸碱平衡有关。由于 Na^+ 被重吸收,小管液的电位为负,这一负电位又驱使小管液内的 Cl^- 经细胞旁途径被重吸收。

关于集合管中水的重吸收,现在已知集合管上皮细胞的管腔侧胞浆的囊泡内有水孔蛋白-2(aquaporins-2,AQP-2),而在基底侧膜有 AQP-3 和 AQP-4 分布。在后文将要讨论,AQP-2 是血管升压素诱导的水通道(vasopressin-inducible water channel),当不存在血管升压素时,含 AQP-2 的囊泡主要分布在细胞的胞浆内;而血管升压素可使这些囊泡插入上皮细胞的顶端膜,形成跨膜水通道,故管腔液中的水分子即经由水通道进入细胞内。如果再撤除血管升压素,则顶端膜上的 AQP-2 囊泡又可通过胞吞(endocytosis)的方式进入胞浆,顶端膜对水的通透性就明显降低。进入集合管上皮细胞的水,可经由基底侧膜上的 AQP-3 和 AQP-4 水孔蛋白进入细胞间隙而被吸收入毛细血管内。

(二)K^+ 的重吸收和分泌

体内 K^+ 的量也是保持相对稳定的。一般来说,体内总的 K^+ 量约为 50mmol/kg;其中绝大部分位于细胞内。细胞内 K^+ 的浓度平均为 150mmol/L,而细胞外液中 K^+ 的浓度仅 4mmol/L。细胞内、外 K^+ 的浓度差也是由 Na^+-K^+-ATP 酶的活动来维持的。血浆中的 K^+ 在肾小球毛细血管随血浆自由滤过;在肾小球滤过的 K^+,将近 70% 在近球小管中被重吸收,约 20% 在髓袢被重吸收,这些比例是比较固定的;而且,在肾小管的这些段落没有 K^+ 的分泌。在远球小管和集合管则同时有 K^+ 的重吸收和分泌,其重吸收及分泌的速率可受若干因素的调节而发生改变。

远球小管和集合管主细胞基底侧膜上的 Na^+-K^+-ATP 酶将细胞内的 Na^+ 泵出细胞,同时将细胞外的 K^+ 泵入细胞,形成细胞内高的 K^+ 浓度,使细胞内的 K^+ 在顶端膜顺电化学梯度通过 K^+ 通道进入小管液,此即 K^+ 的分泌(secretion)过程。应该指出,在基底侧膜上也有 K^+ 通道,但它对 K^+ 的通透性不及顶端膜上的 K^+ 通道,且 K^+ 的电化学梯度也有利于 K^+ 经顶端膜进入小管腔,故细胞内的 K^+ 主要经顶端膜的 K^+ 通道分泌入小管液。因此,凡能影响钠泵、跨顶端膜 K^+ 电化学梯度以及 K^+ 通道开放程度的因素,都能影响 K^+ 的分泌。例如阿米洛利可

抑制顶端膜的 Na^+ 通道,使小管液对细胞内液的负电位值减小,因此在减少 Na^+ 和 Cl^- 重吸收的同时,也减少 K^+ 的分泌。所以阿米洛利是一种"保钾"利尿剂(K^+-sparing diuretics)。而另一些利尿剂由于增加远球小管和集合管中的小管液流量,使小管液中的 K^+ 较快地被带至小管的下游,因此能刺激 K^+ 的分泌。

(三) Ca^{2+} 的重吸收

在肾小球随血浆滤过的 Ca^{2+} ,约70%在近球小管、20%在髓袢、9%在远球小管、<1%在集合管被重吸收,故仅不到1%最后在尿中排出体外。肾脏对 Ca^{2+} 的重吸收也受到体内若干机制的调节,使体内 Ca^{2+} 量维持稳态。

在近球小管, Ca^{2+} 的重吸收约20%经由跨细胞途径。由于上皮细胞内 Ca^{2+} 的浓度很低,约仅小管液 Ca^{2+} 浓度的万分之一;而且细胞内电位相对小管液电位为负。故此电化学梯度可促使小管液内的 Ca^{2+} 经顶端膜的 Ca^{2+} 通道进入细胞。细胞内的 Ca^{2+} 则由细胞膜上的 Ca^{2+}-ATP 酶和 $3Na^+$-Ca^{2+} 逆向转运机制逆电化学梯度转运出细胞。近球小管中的 Ca^{2+} 的重吸收约80%由溶剂拖曳方式经细胞间的紧密连接(即细胞旁途径)进入细胞间隙;小管液的相对正电位也有利于 Ca^{2+} 经细胞旁途径的重吸收。

在髓袢, Ca^{2+} 仅在升支粗段被重吸收。而在远球小管,由于小管液为负电位,故 Ca^{2+} 的重吸收是跨细胞途径的转运过程,与上述近球小管中的跨细胞转运机制相同。

(四) HCO_3^- 和 H^+ 的转运

体内代谢产生酸性和碱性的产物。在一般的膳食情况下,代谢的酸性产物多于碱性产物。代谢产生的 CO_2 以气体形式由肺排出体外;代谢产生的非挥发性酸(如硫酸、盐酸等)在体内缓冲系统(buffer system)的作用下生成酸的钠盐和 CO_2 。在此过程中消耗细胞外液中的 HCO_3^- 。肾脏通过对 HCO_3^- 的重吸收和 H^+ 的分泌,在维持体内的酸-碱平衡(acid-base balance)中起重要的作用。此外,肾脏还能通过生成和分泌铵(NH_4^+),回收 HCO_3^- ,这也是维持酸-碱平衡的一个重要机制。

1. HCO_3^- 的重吸收和 H^+ 的分泌　正常成人每天经肾小球滤过的 HCO_3^- 的总量约4320mmol;而滤过的 HCO_3^- 在经过肾小管和集合管后几乎全部被重吸收,也就是说,尿中已几乎没有 HCO_3^- 。肾小管滤过的 HCO_3^- ,80%以上在近球小管被重吸收;约15%在髓袢升支粗段被重吸收,其余的在远球小管和集合管被重吸收。 HCO_3^- 的重吸收在酸-碱平衡中起重要的作用,而仅仅通过肾小管重吸收 HCO_3^- ,还不足以补偿用于缓冲代谢产生的非挥发性酸的 HCO_3^- ,在肾中还能生成 HCO_3^- 。

(1) 近球小管中 HCO_3^- 重吸收的机制:由肾小球滤过的 HCO_3^- 与小管液中的 H^+ 结合,形成碳酸。碳酸形成后,又很快离解为 CO_2 和水。这一反应由于上皮细胞顶端膜表面存在碳酸酐酶(carbonic anhydrase)而得到催化。 CO_2 和水很容易通过顶端膜进入细胞内。在细胞内, CO_2 和 H_2O 又在碳酸酐酶的催化下形成碳酸,后者很快离解为 H^+ 和 HCO_3^- 。所以,小管液中的 HCO_3^- 是通过 CO_2 的形式被重吸收的。由于碳酸酐酶在上述过程中起重要的作用,因此该酶的抑制剂,如乙酰唑胺(acetazolamide),可抑制 H^+ 的分泌。

H^+ 的分泌是通过顶端膜上的 Na^+-H^+ 逆向转运,使 Na^+ 顺电化学梯度进入细胞,同时将细胞内的 H^+ 逆电化学梯度转运入管腔,这也是一种继发性主动转运。另外,小部分 H^+ 可以由顶端膜上的质子泵(proton pump,即 H^+-ATP 酶)转运入管腔。细胞内的 HCO_3^- 并不能以简单的扩散方式通过基底侧膜,而是与其他离子以联合转运的方式被转运出细胞。大部分

HCO_3^- 以 Na^+-HCO_3^-（1 个 Na^+ 与 3 个 HCO_3^-）共同转运的方式进入细胞间隙；小部分则通过 Cl-HCO_3^- 逆向转运的方式发生跨膜交换。需要指出的是，上述几种逆向和同向转运机制所需的能量也都来自基底侧膜上的 Na^+-K^+-ATP 酶。

（2）髓袢：髓袢对 HCO_3^- 的重吸收主要发生在升支粗段（thick ascending limb）。上皮对 HCO_3^- 重吸收的机制与近球小管处大致相同，主要是顶端膜的 Na^+-H^+ 逆向转运和基底侧膜上的 Na^+-HCO_3^- 同向转运及钠泵。

（3）远球小管和集合管：前面已经提到，集合管的闰细胞可分泌 H^+。在细胞内，CO_2 和 H_2O 在碳酸酐酶的催化下生成 H_2CO_3，后者即离解为 H^+ 和 HCO_3^-。顶端膜上有两种分泌 H^+ 的机制：①质子泵，即 H^+-ATP 酶，这些细胞的胞浆中有许多囊泡（vesicle），囊泡中包含 H^+-ATP 酶。囊泡插入顶端膜，就能发挥质子泵排 H^+ 的功能。在某些情况下，如细胞内 H^+ 浓度升高时，插入顶端膜的质子泵的数量增加。②H^+-K^+-ATP 酶，可将细胞内的 H^+ 转运入管腔，同时将小管液中的 K^+ 转运入细胞。细胞内的 HCO_3^- 则在基底侧膜通过 Cl-HCO_3^- 逆向转运机制被转运入细胞间隙。进入细胞的 Cl^- 又通过基底侧膜上的 Cl^- 通道回到细胞间隙。

在肾小管和集合管中，H^+ 分泌的量与小管液的酸碱度有关。小管液的 pH 降低时，H^+ 的分泌减少。当小管液的 pH 降至 4.5 时，H^+ 的分泌停止。由于小管液中存在缓冲物质，所以游离的 H^+ 可与缓冲剂发生反应而被带走，因此小管上皮细胞可不断分泌 H^+。小管液中的 H^+ 发生的反应有三类：①与 HCO_3^- 反应，形成 CO_2 和水；②与 HPO_4^{2-} 反应，形成 $H_2PO_4^-$；③与 NH_3 反应，形成 NH_4^+。在近球小管，由于上皮细胞刷状缘有碳酸酐酶存在，可促使小管液中的 H_2CO_3 离解为 CO_2 和 H_2O，因此小管液 pH 的降低较少（约 6.5）；而在远球小管和集合管，由于小管液中水的重吸收，故磷酸盐浓度较高。H^+ 与 HPO_4^- 生成 $H_2PO_4^-$ 的反应主要在此段小管中进行；H^+ 与 NH_3 生成 NH_4^+ 的反应则在近球小管和远球小管、集合管中都能进行。

需要指出，集合管中还有一些闰细胞能分泌 HCO_3^-。这些细胞的顶端膜上有 Cl-HCO_3^- 逆向转运体，使小管液中的 Cl^- 进入细胞内，HCO_3^- 则分泌入管腔；，而在基底侧膜上则存在质子泵。在正常情况下，集合管中以分泌 H^+ 的活动为主，小管液的酸化主要是在这里发生的。在代谢性碱中毒（metabolic alkalosis）时，则分泌 HCO_3^- 的活动加强。

2. NH_3 的分泌与 H^+、HCO_3^- 转运的关系　NH_3 的分泌过程与肾脏内生成 HCO_3^- 有关。肾小管上皮细胞内谷氨酰胺（glutamine）在谷氨酰胺酶的作用下发生脱氨，生成谷氨酸根（glutamate）和 NH_4^+，谷氨酸根又在谷氨酸脱氢酶的作用下生成 α-酮戊二酸（二价阴离子）和 NH_4^+。α-酮戊二酸的代谢用去 2 个 H^+，生成 2 个 HCO_3^-。在细胞内，NH_4^+ 与 NH_3+H^+ 两种形式之间处于一定的平衡状态。NH_4^+ 可通过上皮细胞的顶端膜进入小管腔，其机制是 NH_4^+ 替代 H^+，由 Na^+-H^+ 逆向转运体转运。NH_3 是脂溶性分子，可通过细胞膜自由扩散进入小管腔，也可通过基底侧膜进入细胞间隙。在小管液内，NH_3 与 H^+ 结合，成为 NH_4^+。髓袢升支粗段能重吸收 NH_4^+，其机制是 NH_4^+ 替代 K^+，由 Na^+-K^+-$2Cl^-$ 同向转运体转运；也有一部分 NH_4^+ 经细胞旁途径被重吸收。重吸收的 NH_4^+ 被保留在肾髓质的组织间隙中，也是与 NH_3 之间处于平衡状态。肾髓质组织间隙中的 NH_3 又通过集合管上皮扩散，进入集合管的管腔内。由于集合管上皮细胞没有转运 NH_4^+ 的机制，对 NH_4^+ 的通透性也很低，而管内液体呈酸性（pH 可低至 4.5），所以进入集合管腔内的 NH_3 与 H^+ 结合成为 NH_4^+，并随尿液排出体外。

小管液中的 NH_3 浓度降低,于是能保持细胞内与管腔液之间的 NH_3 浓度梯度,使细胞内的 NH_3 向管腔扩散。从上述的化学过程可知,尿中每排出一个 NH_4^+,就有一个 HCO_3^- 重吸收回血液。

NH_3 的分泌与 H^+ 的分泌密切相关。如果集合管 H^+ 的分泌被抑制,尿中排出的 NH_4^+ 也就减少;NH_4^+ 被重吸收回血液。

(五) 葡萄糖和氨基酸的重吸收

经肾小球滤过的葡萄糖和氨基酸都在近球小管,特别是其前半段,被重吸收。它们重吸收的方式都是继发性主动转运,即其能量都是由基底侧膜上的 Na^+-K^+-ATP 酶主动转运 Na^+ 和 K^+ 供应的。

1. 葡萄糖的重吸收　用微穿刺实验证明,滤过的葡萄糖在近球小管中几乎全部被重吸收,换句话说,在正常情况下,尿中几乎没有葡萄糖。假如血浆中葡萄糖的浓度 P_G 为 80mg/dl,则每分钟两肾滤过的葡萄糖量为 80mg/dl×GFR。设 GFR 为 125ml/min,则每分钟滤过的葡萄糖量为 100mg。近球小管重吸收葡萄糖的量与滤过的量成正比。当滤过量达到或超过近球小管对葡萄糖的最大转运率(maximal rate of transport for glucose,$T_{m\text{-}G}$)时,尿液中就出现葡萄糖。一般认为,正常成年男子的 $T_{m\text{-}G}$ 为 $375mg/(min×1.73m^2)$,如果 GFR 为 125ml/min,则可推测,当 P_G 达到 300mg/dl 时,尿中开始出现葡萄糖;因此,葡萄糖的肾阈(renal threshold for glucose)似应为 300mg/dl(P_G)。但实际上,动脉血的 P_G 达到 200mg/dl(临床上常测定静脉血的葡萄糖浓度,则为 180mg/dl)时,尿中已开始出现葡萄糖,因此这是葡萄糖的实际肾阈。出现这一差别的原因,是由于各肾单位的 $T_{m\text{-}G}$ 是不同的。有些肾单位的 $T_{m\text{-}G}$ 较低,当 P_G 为 200mg/dl 时,这些肾单位的近球小管转运葡萄糖的速率已达最大限度,不能将滤过的葡萄糖完全重吸收;而在近球小管以后的肾小管没有重吸收葡萄糖的能力,所以未被重吸收的葡萄糖就出现在尿液中。当 P_G 升高至 300mg/dl 时,则全部肾单位转运葡萄糖的速率都达到最大限度。此时每分钟葡萄糖的滤过量达到两肾重吸收葡萄糖的最大速率,即 $T_{m\text{-}G}$。

近球小管上皮细胞重吸收葡萄糖的机制,与小肠上皮重吸收葡萄糖的机制基本相同,在顶端膜上存在 Na^+ 与葡萄糖同向转运(symport)的机制,即钠依赖性葡萄糖转运体(sodium-dependent glucose transporter,SGLT),肾小管上皮细胞的 SGLT 为 SGLT2。进入细胞内的葡萄糖,由基底侧膜上的葡萄糖转运体 2(glucose transporter 2,GLUT2)转入细胞间隙。细胞内的 Na^+ 则由基底侧膜的 Na^+-K^+-ATP 酶泵出细胞,进入细胞间隙。

SGLT2 转运右旋葡萄糖(D-glucose)的速率远大于转运左旋葡萄糖的速率。胰岛素(insulin)对肾小管上皮转运葡萄糖并无影响。在糖尿病患者,肾小管对葡萄糖的重吸收基本正常。根皮苷(phlorhizin,一种植物糖苷)能与右旋葡萄糖竞争与 SGLT2 的结合,从而抑制葡萄糖的重吸收。

2. 氨基酸的重吸收　血浆中各种氨基酸在肾小球滤过后,也和葡萄糖一样,主要在近球小管的前段被重吸收。其重吸收的方式也是继发性主动转运,在肾小管上皮细胞的顶端膜有钠依赖性氨基酸转运体,即 Na^+ 与氨基酸同向转运;基底侧膜的 Na^+-K^+-ATP 酶将细胞内的 Na^+ 泵出,细胞内氨基酸经基底侧膜扩散入细胞间隙。

三、肾小管分泌有机阴离子

体内的有机阴离子可以是代谢产生的,也可以来源于多种药物、食物。部分有机阴离子可以从肾小球滤出。但更重要的排泄方式是通过近端小管的主动分泌,特别是对于那些与蛋白结合而不能从肾小球滤出的离子。

肾小管分泌有机阴离子的转运系统不像重吸收转运系统那样种类繁多,而是一种转运系统可适用于很多种有机阴离子。近端小管分泌对氨基马尿酸(para-aminohippuric acid,PAH)的转运系统(PAH 是该系统转运的典型物质之一,为方便表述,暂称其为 PAH 转运系统)是目前研究最深入,也是转运物质种类最广泛的系统。除该系统外,目前还证实存在一些特殊阴离子转运系统,主要介绍 PAH 转运系统。

肾小管主动分泌 PAH 的动力来源于基侧膜上的 Na^+-K^+-ATP 酶,通过 Na^+-K^+-ATP 酶首先建立钠离子梯度,然后通过钠离子和物质 X(通常是 α-酮戊二酸盐)的共转运建立物质 X 的浓度梯度,再通过物质 X 和 PAH 的反向共转运将肾间质的 PAH 逆浓度梯度转运至小管细胞内,最后小管细胞内富集的 PAH 通过小管细胞基底侧膜表面转运蛋白顺浓度梯度分泌至管腔中,同时管腔中另一些有机阴离子 Y(种类很多)反向共转运至细胞内。分析上述过程,可以发现物质 X 实际上只是在上皮细胞内与肾间质间循环,起了"能量邮递员"的作用。PAH 转运系统广泛适用于多种有机阴离子,这些阴离子的排泄可因竞争转运蛋白而相互抑制。

有些有机阴离子除了在近端小管中分泌外,还可以被近端小管、髓袢及远端小管重吸收和再分泌。以尿酸为例,尿酸在体内主要以有机阴离子(尿酸盐)形式存在。尿酸盐在肾脏中的转运过程至少可分为 3 个部分:①从肾小球毛细血管自由滤出;②在近端小管以 PAH 转运系统分泌至管腔;③在肾小管(主要是近端小管)主动吸收。那么为何机体既主动重吸收又主动分泌尿酸,实际上由于尿酸盐分子量较小且不与蛋白结合,肾小球中大量尿酸滤出,必须在肾小管主动重吸收,而肾小管分泌尿酸盐的量相对前两者要小得多,却是机体调控尿酸排泄量的关键步骤。当体内尿酸盐产生增多时,肾小管分泌的量也相应增多,从而保持体内尿酸浓度相对恒定。

第三节　肾脏的浓缩与稀释过程

前一节的内容是讨论在肾小管和集合管中各种溶质及水的转运过程及其机制;在这一节中主要讨论排出的尿液中溶质和水的关系,即尿液的稀释和浓缩,表现为单位时间排出的尿量(urine volume)和尿液的渗透浓度(urine osmolality)。24 小时中大约有 180L 血浆在两肾的肾小球滤过,而最终排出的尿量为 1.5L 左右。实际上,24 小时的尿量可以受许多因素影响而发生很大的变动:可以减少至 500ml 或更少,而尿液的渗透浓度高达 1200mOsm/L,即浓缩的尿液(concentrated urine);也可以增加至 20L 或更多,而尿液的渗透浓度低至仅50mOsm/L,即稀释的尿液(dilute urine)。这些情况说明,肾脏对小管液中的水和溶质是可以分别进行处理的。前一节已讨论过,在近球小管中,溶质的重吸收和水的重吸收是按一定比例进行的;微穿刺实验证明,在近球小管末端取得的小管液与血浆是等渗的。因此近球小管并不是对水和溶质分别处理的部位。对水和溶质能分开处理的主要场所是髓袢,特别是髓袢升支粗段。

一、髓袢对小管液中水和溶质的重吸收

如前所述,近球小管末端的小管液仍与血浆等渗。髓袢降支细段对水是高度通透的,而

NaCl 及尿素则不易通透。由于肾髓质的组织间隙是高渗的(见后),髓袢降支中的水被重吸收(被动渗透),故小管液的渗透浓度升高,与其周围的髓质组织液的渗透浓度相近;但小管液中 NaCl 的浓度高于周围组织液,而尿素浓度则低于周围组织液。

髓袢升支细段对水和溶质的通透情况与降支正好相反,即对水不通透,而 NaCl 和尿素则能通透。由于小管液 NaCl 的浓度高于周围组织液,故 NaCl 被重吸收;而小管液尿素的浓度低于周围组织液,故尿素扩散进入小管内。在升支细段中,重吸收的 NaCl 量多于进入小管内的尿素量,而小管液量不变,故该段中小管液被稀释,渗透浓度降低。

髓袢升支粗段对水和尿素都不通透,但能重吸收 NaCl,故小管液继续被稀释。至升支粗段末端,小管液为低渗(对血浆渗透浓度而言),约 150mOsm/L。

二、尿液的稀释

在有些情况下,可发生尿液的稀释。例如在饮大量清水后,血浆渗透压降低,使血管升压素(vasopressin)释放减少,引起水利尿(water dieresis)。

尿液的稀释主要是在远球小管和集合管中发生的。如前所述,髓袢升支粗段末端的小管液是低渗的。到远球小管和皮质部集合管,尿素不易通透,NaCl 则被重吸收;而水的重吸收取决于血管升压素的水平。水利尿时,血管升压素水平很低,上皮对水的通透性很低,由于小管液中 NaCl 被重吸收而水不被重吸收,因此小管液的渗透浓度继续降低,可降低至约 100mOsm/L。

髓质部集合管在没有血管升压素的情况下,仍重吸收 NaCl,但能使水和尿素有小量的通透,因此有少量尿素进入集合管,少量水被重吸收。

因此在水利尿的情况下,可排出大量低渗的尿液。

三、尿液的浓缩

在失水、禁水等情况下,血浆渗透压升高,血管升压素的水平升高,引起抗利尿(antidiuresis)效应,发生尿液的浓缩。

肾脏中水的转运只有被动的方式,即渗透。尿液的浓缩要求小管液中的水分被重吸收而溶质仍留在小管内,因此就必定要求小管周围的组织液是高渗的。事实上,肾皮质的组织液渗透浓度与血浆渗透浓度是相同的,两者之比为 1:1;而肾髓质的组织液是高渗的,由外髓部至内髓部(肾乳头),组织液的渗透浓度逐渐升高,与浆渗透浓度之比可逐渐升高至 4:1。在肾乳头处组织液的渗透浓度可高达 1200mOsm/L。

(一) 肾髓质渗透浓度梯度的形成

肾髓质渗透浓度梯度的形成,主要是由髓袢(特别是升支粗段)的形态和功能特性决定的。髓袢升支的细段和粗段对 NaCl 能重吸收,被重吸收的 NaCl 可滞留在肾髓质的组织间隙中,从而使组织液的渗透浓度升高。由于髓袢的形态结构和小管液的流动,以及髓袢各部分小管对溶质和水的通透性的特点,通过逆流倍增(countercurrent multiplication)的机制在肾髓质内形成渗透浓度由外髓部向内髓部逐渐升高的渗透梯度。肾髓质组织液中形成渗透压最主要的溶质是 NaCl 和尿素(urea),其他溶质如 K^+、NH_4^+ 等起的作用很小。所以下面主要讨论 NaCl 和尿素在形成肾髓质渗透梯度中的逆流倍增过程。

髓袢实际上是一个逆流倍增器(countercurrent multiplier)。作为一个逆流系统,所需要的条件是流体在两个相互平行而且靠紧的管道中以相反的方向流动。髓袢和直小血管都符合这些条件。髓袢之所以能成为一个逆流倍增器,还需靠以下几个因素:①髓袢升支粗段将小管内的 NaCl 主动转运入组织间隙;②髓袢降支和升支对溶质和水的通透性特点;③小管液由近球小管流入,经过髓袢,再流入远球小管。

下面再对肾髓质内渗透梯度的形成过程进行讨论。

1. 升支粗段　由于髓袢升支粗段主动重吸收 NaCl,而对水不通透,因此升支粗段内的小管液在流向远球小管时,渗透浓度逐渐降低;由于主动转运的 NaCl 滞留在小管周围组织中,故髓质组织液渗透浓度升高。

2. 降支细段　髓袢降支细段对水通透,而对 NaCl 和尿素不通透,由于髓质中的高渗透浓度,降支细段中的水进入组织间隙,故降支细段内的小管液渗透浓度逐渐升高。

3. 升支细段　髓袢升支细段对水不通透,而对 NaCl 和尿素则能通透,故 NaCl 顺其浓度梯度进入组织液。升支细段中的小管液在向粗段流动时,渗透浓度逐渐降低。

由于上述几个过程不断进行,而且等渗的小管液不断由近球小管流入,而低渗的小管液进入远球小管,因此髓质中形成高渗。髓袢的长度越长,这种逆流倍增过程越明显。近髓肾单位的髓袢可深入至肾乳头部,故该部分的渗透浓度最高。

4. 尿素的作用　除 NaCl 外,尿素在内髓部高渗的形成和集合管小管液的浓缩中也起重要的作用。在近球小管中,尿素可被动转运;但在近球小管之后,除内髓部集合管对尿素可通透外,其余各段对尿素均不能通透或只有较低的通透性(升支细段)。由于髓袢和远球小管内的水被重吸收,小管液中尿素的浓度逐渐升高。到髓质部集合管,由于上皮对尿素能通透,尿素就顺其浓度梯度进入髓质的组织液。血管升压素(vasopressin)可以促进集合管中尿素向髓质组织液的转运。由于尿素进入组织液,就进一步增高髓质的渗透浓度。在尿液浓缩的情况下,假如肾乳头处的渗透浓度为 1200mOsm/L,则 NaCl 和尿素起的作用大约各占一半,即各形成 600mOsm/L;而在肾髓质和皮质的交界处,组织液与血浆接近等渗,其渗透浓度约 300mOsm/L。此处的渗透浓度则几乎全部由 NaCl 形成。从外髓部至内髓部,NaCl 和尿素的浓度都逐渐升高,形成各自的浓度梯度。

由于升支细段对尿素有一定的通透性,故髓质中的一部分尿素可以进入升支细段,并随着小管液重新进入内髓部集合管,再扩散入髓质的组织液。这个过程称为尿素的再循环(urea recycling),有利于尿素滞留在肾髓质内。

在另一种情况下,如果尿液稀释,尤其是当尿液稀释持续时间较长时,则进入内髓部集合管的小管液中尿素的浓度较低,于是髓质组织液中的尿素进入集合管,肾髓质的渗透浓度就会降低。体内的尿素是由蛋白质代谢产生的,经肾小球滤过,进入肾小管。肾髓质内尿素的量以及尿中排出尿素的量,取决于每天蛋白质的摄入量。因此,高蛋白饮食可使肾髓质内尿素浓度增高,从而增强浓缩尿液的能力;反之,低蛋白饮食则使肾浓缩尿液的能力降低。

5. 直小血管的作用　直小血管对于肾髓质内高渗(即 NaCl 和尿素等渗透物质)的维持起着重要的作用。假如经过上述的过程在肾髓质内形成了高渗环境,但肾髓质内的渗透物质不断被血流带走,渗透物质不能在肾髓质内滞留,则高渗环境也就不能持久。这种情况之所以不会发生,是由于直小血管起着逆流交换器(countercurrent exchanger)的作用。直小血管是为肾髓质供血的毛细血管,它和髓袢相似。也在髓质中形成袢,符合前述逆流系统的条件。直小血管壁对水和溶质都是高度通透的,在直小血管的降支。肾髓质组织液中的溶质(NaCl 和尿素等)扩散入血管。而水则由血管进入组织液,因而直小血管内血浆的渗透浓度与周围组织液的渗透浓度达到平衡。由于直小血管升支在肾髓质内向皮质方向折返,因此血浆中的溶质和水发生与降支中相反方向的转运。这一逆流交换过程使肾髓质的渗透梯度得以维持。直小血管升支仅把肾髓质中多余的溶质和水带回血循环。

直小血管的这一作用与其血流量有关。当直小管的血流量增加时,可将肾髓质中的溶质带走,从而使渗透梯度变得不明显;反之,当直小血管的血流量减少时,肾髓质的供氧量降低,肾小管中的物质转运,特别是升支粗段主动吸收 NaCl 的功能受损,故肾髓质中的渗透浓度梯度也不能维持。

(二) 尿液浓缩的过程

理解了上述肾髓质渗透浓度梯度的形成,就容易理解尿液浓缩的过程。由于髓祥升支粗段及远球小管中 NaCl 被重吸收,而水不能通透,故进入集合管的小管液是低渗的,而集合管周围的组织液为高渗。在存在血管升压素的情况下,集合管上皮对水的通透性增加,水就因渗透而由小管液进入组织液,于是小管液的渗透浓度就升高,即尿液得到浓缩。内髓部集合管中小管液可达到的最高渗透浓度,就是其周围肾髓质组织液的渗透浓度,用前面所给的例子,即 1200mOsm/L。

(林鑫　王仕敏)

参 考 文 献

1. 王海燕. 肾脏病学. 3 版. 北京:人民卫生出版社,2012.
2. Scott RP,Quaggin SE. Review series:The cell biology of renal filtration. J Cell Biol,2015,209(2):199-210.
3. Maack T,Johnson V,Kau ST,et al. Renal filtration,transport,and metabolism of low-molecular-weight proteins:a review. Kidney Int,1979,16(3):251-270.
4. Brenner BM,Baylis C,Deen WM. Transport of molecules across renal glomerular capillaries. Physiol Rev,1976,56(3):502-534.
5. Thomson SC,Blantz RC. Biophysics of glomerular filtration. Compr Physiol,2012,2(3):1671-1699.
6. Thomson SC,Vallon V,Blantz RC. Kidney function in early diabetes:the tubular hypothesis of glomerular filtration. Am J Physiol Renal Physiol,2004,286(1):F8-F15.
7. Nagata M. Podocyte injury and its consequences. Kidney Int,2016,89(6):1221-1230.
8. Ren Y,Garvin JL,Liu R,Carretero OA. Cross-talk between arterioles and tubules in the kidney. Pediatr Nephrol,2009,24(1):31-35.
9. Salmon AH,Neal CR,Harper SJ. New aspects of glomerular filtration barrier structure and function:five layers (at least) not three. Curr Opin Nephrol Hypertens,2009,18(3):197-205.

第 四 章

肾脏内分泌功能

第一节　肾素-血管紧张素系统

肾素-血管紧张素系统（renin-angiotensin system，RAS）或肾素-血管紧张素-醛固酮系统（renin-angiotensin-aldosterone system，RAAS）是人体内重要的体液调节系统。RAS 既存在于循环系统中，也存在于血管壁、心脏、中枢、肾脏和肾上腺等组织中，共同参与对靶器官的调节。在正常情况下，它对心血管系统的正常发育，心血管功能稳态、电解质和体液平衡的维持，以及血压的调节均有重要作用。

一、RAS 的构成

RAS 主要由肾素（renin）、血管紧张素原（angiotensinogen，AGT）、血管紧张素转换酶（angiotensin converting enzyme，ACE）、血管紧张素（angiotensin，Ang）Ⅰ、Ⅱ、Ⅲ、Ⅳ和其他一些短肽及相关受体组成。有时也将醛固酮归为这一系统，统称为肾素-血管紧张素-醛固酮系统（renin-angiotensin-aldosterone system，RAAS）。

传统的观念认为，循环系统中肾素（renin）主要来自肾脏，它是由肾近球细胞合成和分泌的一种酸性蛋白酶，经肾静脉进入血液循环，以启动 RAAS 的链式反应。当各种原因引起的肾血流灌注减少时，肾素分泌就增多；当血浆中 Na^+ 浓度降低时，肾素分泌也增加。近十几年来随着分子生物学技术的广泛应用，以 Dzau 等为代表的学者发现，在心肌、血管平滑肌、骨骼肌、脑、肾、性腺等多种器官组织中均有肾素及血管紧张素原的基因表达，且这些组织富含 ACE 和血管紧张素Ⅱ的受体，从而证实除全身性的 RAS 外，在心血管等器官组织中还存在相对独立的局部 RAS，它们通过旁分泌和（或）自分泌方式直接调节心血管活动。越来越多的证据表明，这种局部 RAS 比循环 RAS 在心血管活动调节中起着更直接、更重要的生理与病理作用。RAS 链式反应过程如下（图 4-1）。

1. 血浆中，或组织中的肾素底物，即血管紧张素原（angiotensinogen），在肾素的作用下水解，产生一个十肽（1~10），为血管紧张素Ⅰ（angiotensin Ⅰ，Ang Ⅰ）。

2. 在血浆和组织中，特别是在肺循环血管内皮表面存在 ACE，Ang Ⅰ在 ACE 的作用下，其 C-末端水解切去 2 个氨基酸残基，产生一个八肽（1~8），为血管紧张素Ⅱ（angiotensin Ⅱ，Ang Ⅱ），也可在 ACE2 作用下，C-末端失去一个氨基酸残基而生成九肽（1~9）的血管紧张素 1~9（Ang 1~9）。

3. Ang Ⅱ被血浆和组织中的 ACE2、氨基肽酶和中性内肽酶（neutral endopeptidase，

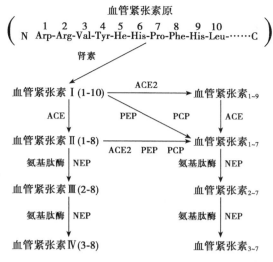

图 4-1　RAS 链式反应过程

NEP）酶解，在 N-末端切去一个氨基酸残基，生成七肽（2~8）的血管紧张素Ⅲ（Ang Ⅲ），N-再失去一个氨基酸残基而生成六肽（3~8）的血管紧张素Ⅳ（Ang Ⅳ）。

4. 在脯氨酰肽链内切酶（prolyl endopeptidase，PEP）和脯氨酸羧基肽酶（proline carboxypeptidase，PCP）的作用下，Ang Ⅰ 的 C-末端切去三个氨基酸残基，或 Ang Ⅱ 的 C-末端失去一个氨基酸残基而形成七肽（1~7）的血管紧张素 1~7（Ang 1~7）；Ang 1~9 也可在 ACE 作用下，在 C 末端失去两个氨基酸残基而形成 Ang 1~7，继而 Ang 1~7 在氨基肽酶和 NEP 作用下，在 N-末端再切去一个氨基酸残基而生成血管紧张素 2~7（Ang 2~7），在 N-末端再失去一个氨基酸残基而形成血管紧张素 3~7（Ang 3~7）。

5. 上述的血管紧张素家族成员还可在氨基肽酶、羧基肽酶和肽链内切酶的作用下继续降解为无活性的小肽片段。

（一）肾素的分泌与调节

肾素是一种天冬氨酰蛋白酶，最早于 1898 年由瑞典斯德哥尔摩卡罗琳学院生理学教授 Robert Tigerstedt 发现、描述并命名。是肾小球旁器（也称球旁复合体）的球旁细胞合成及释放的一种蛋白水解酶，它的作用是将血管紧张素原（AGT）分解产生 Ang Ⅰ 和增加醛固酮的生成，从而增加肾小管对 NaCl 和水的重吸收。肾素是 RAS 中的限速酶，其分泌的调节主要与两种感受器有关，一是肾小球入球小动脉处的牵张感受器，当动脉血压降低，循环血量减少时，交感神经兴奋，致密斑感受器兴奋，入球小动脉的血压和血流量均减少，对入球小动脉的牵张刺激减弱，激活了管壁的牵张感受器，促进球旁细胞释放肾素。另一个是存在于致密斑的化学感受器，肾小球滤过率随肾血流量减少而减少，流过致密斑的钠离子浓度减少，致密斑处的化学感受器被激活，转而促进球旁细胞释放肾素。此外，球旁细胞受交感神经支配，交感神经兴奋，也能促进肾素的释放。

（二）血管紧张素

血管紧张素（angiotensin）亦称血管收缩素、血管张力素，是一种寡肽类激素，是 RAS 的重要组成部分。血管紧张素能引起血管收缩，升高血压；促进肾上腺皮质释放醛固酮。它也具有很强的致渴作用。血管紧张素的前体是由肝脏合成的一种血清球蛋白——血管紧张素原。血管紧张素分为三类,即:Ang Ⅰ,Ang Ⅱ,Ang Ⅲ。

1. 血管紧张素的形成　因失血引起循环血量减少或肾疾病导致肾血流量减少等,可促进肾小球旁器的球旁细胞分泌肾素(一种酸性蛋白酶),进入血液后,使血中由肝生成的血管紧张素原(属 α 球蛋白)水解为血管紧张素 Ⅰ(10 肽),它随血液流经肺循环时,受肺所含的转化酶作用,被水解为 8 肽的 Ang Ⅱ,部分 Ang Ⅱ受血浆和组织液中血管紧张素酶 A 的作用,被水解为 7 肽的 Ang Ⅲ。

2. 血管紧张素的作用

(1) Ang Ⅰ 对体内多数组织、细胞不具有活性,但能刺激肾上腺髓质分泌肾上腺素,它直接收缩血管的作用不明显;

(2) Ang Ⅱ作用于血管平滑肌的血管紧张素受体,可使全身的微动脉收缩,动脉血压升高。Ang Ⅱ作用于交感神经末梢的血管紧张素受体,可使交感神经末梢释放递质去甲肾上腺素增多。可见,Ang Ⅱ对神经系统的作用,最终都是使外周血管阻力增加,血压升高。血 Ang Ⅱ 还可以强烈刺激肾上腺皮质球状带细胞合成和释放醛固酮,后者作用于肾小管,可促进肾小管对 Na^+ 的重吸收,起保钠、保水、排钾作用,可引起细胞外液量增加。

(3) Ang Ⅲ 可作用于 AT1 受体,产生与 Ang Ⅱ相似的生物效应,Ang Ⅲ 的缩血管作用较弱,只有 Ang Ⅱ 的 1/5,但刺激肾上腺皮质合成和释放醛固酮的作用较强。在某些病理情况下,如失血时,RAS 的活动增强,并对循环功能的调节起作用。

(4) Ang Ⅳ作用于 AT4 受体,产生与经典 Ang Ⅱ不同的甚或相反的生理作用。Ang Ⅳ能抑制左心室的收缩作用,加速左心室的舒张;它在促进收缩血管的同时,能刺激血管壁产生前列腺素类物质或一氧化氮,对血管收缩作用进行调节;Ang Ⅳ还能调节肾血流量及水盐平衡。正常情况下,由于肾素分泌很少,血中 Ang 也少,对血压调节不起明显作用。但当大失血时,由于动脉血压显著下降使肾血流量减少,Ang 生成增多,对防止血压过度下降而使血压回升却起重要作用。肾血管长期痉挛或狭窄的患者,因肾血流量减少,Ang 生成增多可导致肾性高血压。

(三) 血管紧张素受体

血管紧张素受体(angiotensin receptors)是以血管紧张素作为配体的 G 蛋白偶联受体。血管紧张素受体主要包括 1 型受体(angiotensin type 1 receptor,AT1 receptor)和 2 型受体(angiotensin type 2 receptor,AT2 receptor),此外还有 3 型和 4 型受体。Ang Ⅱ 是 RAS 中最重要的效应分子,在此着重讲述 Ang Ⅱ。Ang Ⅱ 主要通过两种 G 蛋白偶联受体,即 Ang Ⅱ1 型受体(angiotensin Ⅱ type 1 receptor,AT1)和 Ang Ⅱ2 型受体(angiotensin Ⅱ type 2 receptor,AT2)发挥作用。其中,AT1 介导了几乎所有 Ang Ⅱ 的经典作用,如收缩血管、促尿钠重吸收、增强渴觉、促醛固酮分泌、促细胞生长等。AT1 广泛分布于几乎所有的组织器官,如肝、肺、肾、心肌细胞、人脑、血管壁等处。其中肺、肝脏、胎盘仅有 AT1 表达;肾脏、肾上腺、心脏和动脉中 AT1 占优势。AT1 的生物学效应可分为近期效应和远期效应。以肾脏为例阐明如下。

1. 近期效应　AT1 的近期效应主要是引起血流动力学改变。表现为:①收缩肾小球入球小动脉,使肾皮质血流量、肾小球血浆流量下降;②收缩出球小动脉,使肾小球毛细血管内压升高;③直接收缩系膜细胞,使超滤系数下降。以上 Ang Ⅱ 的综合作用使得肾小球滤过率(GFR)下降。另外,Ang Ⅱ 也可抑制肾小球小动脉上特异性的内分泌细胞分泌肾素。Ang Ⅱ 的这些作用主要由磷脂酶 c-β(PLC-β)途径介导,使钙离子浓度升高,从而激活肌球蛋白轻链激酶,产生肌球蛋白轻链磷酸化,使平滑肌和系膜细胞收缩。同样,钙离子浓度的升高,抑制了肾素的分泌。此外,由于通过二酰甘油(diacylglycerol,DAG)的生成激活蛋白激酶C(protein kinase C,PKC),也在平滑肌细胞的收缩中起到了非常重要的作用,在近端肾小管 Ang Ⅱ 的主要作用也由 AT1 介导,低浓度的 Ang Ⅱ(0.01~0.1nmol/L)增加 Na^+/H^+ 交换作用,其机制可能是:①与 cAMP 浓度有关;②PKC 通路在其中起着重要的作用,PKC 抑制剂可抑制这种作用。高浓度 Ang Ⅱ 在近端肾小管的作用则相反,它抑制 Na^+/H^+ 交换。

2. 远期效应 AT1 的远期效应主要表现为促纤维化效应。大量的体外研究发现,Ang Ⅱ 可以促使细胞增生肥大以及细胞外基质(extracellular matrix,ECM)的生成。在肾系膜细胞、心肌细胞及成纤维细胞的研究中发现 Ang Ⅱ 有促细胞肥大的作用,而 AT1 拮抗剂则可抑制这种作用,在很多高血压、心功能恶化的实验模型中发现氯沙坦(losartan)可以阻止心肌肥厚,延缓心功能恶化。在肾的实验模型中,Ang Ⅱ 也有促肾纤维化作用,ACEI 和 AT1 拮抗剂均可延缓纤维化进程,Ang Ⅱ 的这一作用由其激活的许多血管活性物质和生长因子介导,如内皮素-1(endothelin,ET-1)等。Ang Ⅱ 在调节 ECM 的合成和降解中有非常重要的作用。很多肾系膜细胞的体外实验都发现 Ang Ⅱ 的刺激可使 ECM 中多种成分,如 Ⅰ 型胶原、纤连蛋白(fibronectin,FN)表达和合成增加。Kagami 等证实,抗 TGF-β 抗体可明显降低由 Ang Ⅱ 引起的 ECM 蛋白增加。除了影响 ECM 蛋白合成外,Ang Ⅱ 也影响 ECM 的降解。Ang Ⅱ 下调培养的内皮细胞、平滑肌细胞纤溶酶原激活剂的抑制剂-1(PAI-1)mRNA 的表达,PAI-1 抑制两种纤溶酶原激活剂、一组纵型纤溶酶原激活剂和尿激酶样纤溶酶原激活剂(PA),而这两种 PA 可使纤溶酶原转化为纤溶酶,从而使 ECM 成分降解。纤溶酶也可通过激活金属蛋白酶(MMP)使 ECM 中各种胶原降解。而 Ang Ⅱ 通过 PAI-1 使 ECM 降解减少。可见,Ang Ⅱ 通过使 ECM 成分合成增加,降解减少而导致 ECM 聚集。Arai 等在转染了肾素和血管紧张素原基因的小鼠肾小球中发现 ECM 增加,Ⅰ 型及 Ⅲ 型胶原表达增加。这也说明了 Ang Ⅱ 的促 ECM 聚集作用。

(四)醛固酮的功能及其分泌的调节

醛固酮(aldosterone)是由肾上腺球状带分泌的盐类皮质激素,其作用是促进远曲小管和集合管对 Na^+ 的主动重吸收,同时促进 K^+ 排出,对维持血浆 Na^+、K^+ 平衡和正常细胞外液量起到重要作用。醛固酮进入远曲小管和集合管上皮细胞后,与胞浆内受体结合,形成激素-受体复合体,后者通过核膜,与核中 DNA 特异性结合位点相互作用,调节特异性 mRNA 转录,最终合成多种醛固酮诱导蛋白,醛固酮诱导蛋白能够通过增强 Na^+ 泵转运,促进生物氧化以提供 ATP 以及增加管腔膜对 Na^+ 的通透性等作用来加强 Na^+ 的主动重吸收,同时 Cl^- 和水的重吸收增加,细胞外液容量增加,K^+ 的排出量增加。醛固酮的分泌是通过 RAS 系统实现的。

醛固酮的分泌主要受以下因素调节:①当动脉压下降,循环血量减少以及小管液 Na^+ 浓度降低时,可引起肾素分泌增加,启动 RAS,使 Ang Ⅱ 和 Ang Ⅲ 生成增加,刺激肾上腺皮质球状带合成和分泌醛固酮。②血 K^+ 浓度升高或血 Na^+ 浓度降低可直接刺激肾上腺皮质分泌醛固酮。③循环血量增多使心房壁受到牵拉时可引起心房肌合成和释放心钠素,而心钠素能抑制醛固酮的释放。

二、RAS 与其他生物活性物质的联系

RAS 的许多生物学作用是通过其他一些生物活性物质介导实现的,而多种生物活性物质也能通过 RAS 介导发挥一定的作用。

1. 一氧化氮　RAS 主要通过三个途径促进一氧化氮（nitric oxide，NO）合成：①Ang Ⅱ 作用于 AT2 后直接诱导一氧化氮合酶（NOS）表达，促进 NO 合成；②Ang Ⅱ 作用于 AT2 后通过上调缓激肽间接诱导 NOS 表达，促进 NO 合成；③Ang1~7 作用于相应受体促进 NO 合成。而 ACE 则可通过降解缓激肽和 Ang1~7 使 NO 合成减少。与此相反，NO 也可影响 RAS 的表达。研究发现，NO 可以拮抗 Ang Ⅱ 引起的血管收缩、细胞增殖及保钠的作用，甚至可以下调 AT1 和 ACE，从而在高血压及肾脏疾病中起到重要的保护作用，还有研究表明，当静脉注射 NOS 抑制剂后，肝、脑、肾的 AGT mRNA 表达增强，提示 NO 有抑制 AGT 表达作用。

2. 前列腺素　前列腺素（prostaglandins，PGs）是存在于动物和人体中的一类不饱和脂肪酸组成的、具有多种生理作用的活性物质，是甘油磷脂经磷脂酶 A2、环氧合酶（cyclooxygenase，COX）及相应的前列腺素合酶的作用生成的一组小分子脂类物质，在多种组织或细胞，Ang Ⅱ 可通过上调 COX2 来促进 PGE2 的产生，这两种物质具有舒张血管及利钠利尿等拮抗 Ang Ⅱ 的作用，而 PGE2 和 PGI2 又可通过增强肾脏球旁细胞 β-肾上腺素受体活性来促进肾素释放。

3. 缓激肽　ACE 可使缓激肽（bradykinin，BK）降解，来抑制 BK 的舒张血管及利钠利尿作用，ACE 抑制剂（ACE inhibitor，ACEI）可阻断这一过程，使 BK 降解减少，而且 ACEI 还能增强缓激肽 B2 受体对 BK 的敏感性。Ang Ⅱ 作用于 AT2 也能促进 BK 产生，AT2RA 阻断 AT1 后，可增强 AT2 活性，增加 BK 生成。另外，AT1 可以与缓激肽 B2 受体形成异源二聚体，并增强自身的活性，使磷脂酰肌醇和 Ca^{2+} 浓度升高，ACE2 酶解产生的 Ang1~9 和 Ang1~7 都能在极低水平增强缓激肽 B2 受体的敏感性，提高 PGs 和 NO 的释放，此外，有证据表明 BK 也可上调肾素的表达。

三、肾内 RAS 的功能与调节

（一）肾内 RAS 的表达

RAS 所有成分在肾内均有表达，肾素主要表达在入球小动脉的球旁细胞，在近端小管也有少量表达。AGT 存在于肾小球系膜细胞和小管上皮，ACE 主要表达在肾血管内皮细胞和小管细胞的胞膜上。AT1 表达于肾小球系膜细胞、近曲小管和远曲小管上皮、肾髓间质细胞以及肾内血管系统。在肾脏，Ang Ⅱ 与 AT1 结合后可通过 PKC、IP3、DAG 等多种信号转导通路实现其促进血管收缩、增强 Na^+ 重吸收、增加蛋白质合成、促进细胞生长等生物学效应。AT2 在胚胎时期的多种组织有高表达，但出生后表达量大大降低，在成年大鼠肾脏，AT2 仅低表达于入球小动脉、近端小管上皮细胞、间质细胞及肾小球毛细血管内皮细胞和系膜细胞等部位，而在成人肾脏，只发现在一些大的肾皮质血管有表达。其作用主要表现为舒张血管、利钠利尿、抗细胞增生和促细胞凋亡等。Ang Ⅳ 与 AT4 结合后能够促进 NO 释放以及通过上调 PAI-1 表达诱发肾纤维化。

（二）RAAS 在心血管疾病中的作用

1. 高血压　RAAS 在原发性高血压病发病中起重要作用。研究发现 RAAS 基因的变异参与了原发性高血压病的发生。Ang Ⅱ 不仅具有收缩血管的作用，还可通过氧化激活和炎症反应诱导高血压发生。此外，血浆肾素活性（PRA）和醛固酮（ALD）水平都可能影响血压的昼夜节律模式，与高血压对靶器官的损害密切相关。

临床上与肾功能异常有关的两种不同类型的血管收缩，一种是肾脏分泌过多的肾素，导致 Ang Ⅱ 增加，小动脉收缩、外周血管阻力升高，这一类型的血管收缩称为肾素型血管收缩

(肾素依赖性高血压);另一种是与 Na^+-血容量有关的血管收缩,这种类型的特点是肾素水平低,表明肾脏不能排泄足够的 Na^+,引起 Na^+ 潴留,导致血容量扩张,进而引起动脉收缩,外周阻力增加,这一类型称为钠依赖性高血压。

(1) 容量依赖型高血压:在急性肾实质性疾病时,由于 GFR 降低,导致水钠潴留,水钠潴留在血管内,会使血容量扩张,致使回心血量增加,心输出量增加,使血容量扩张,即可发生高血压。同时水钠潴留可使血管平滑肌细胞内水钠含量增加,血管壁增厚,弹性下降,血管阻力以及对儿茶酚胺的反应增强,这些亦可使血压升高。

(2) 肾素依赖型高血压:发病机制为肾动脉狭窄、肾内灌注压降低和肾实质疾病,以及分泌肾素的细胞肿瘤,都能使球旁细胞释放大量肾素,引起 Ang Ⅰ 活性增高,全身小动脉管壁收缩而产生高血压。肾素及 Ang Ⅰ 又能促使醛固酮分泌增多,导致水钠潴留,使血容量进一步增加,从而加重高血压。由于肾实质损害后舒张血管物质如激肽释放酶、内皮素、前列腺素等的释放减少,这些的减少也是高血压形成的重要因素。

2. 动脉粥样硬化及内皮功能失调　高血压时血管负荷增加产生的剪切力与 Ang Ⅱ 对血管平滑肌细胞的促有丝分裂作用可共同引起血管壁重构,造成血管内径减小,血管壁中膜层增厚,同时也是导致动脉粥样硬化的内在因素。有实验表明,经 Ang Ⅱ 诱导产生高血压的大鼠,经烟酰胺腺嘌呤二核苷酸酶/烟酰胺腺嘌呤二核苷酸磷酸氧化酶活化可在血管内产生双倍的超氧阴离子,进而改变血管松弛作用;而经去甲肾上腺素诱导产生高血压的大鼠,尽管血压升高的程度相似,却没有类似的对氧化还原反应及血管舒张反应的破坏。因此,循环或局部组织中 Ang Ⅱ 的水平升高也许是血管壁功能受损的一大因素。

3. 心肌肥厚　在培养介质中加入 Ang Ⅱ 后,可诱导心肌细胞体积增大,而 DNA 合成和细胞数目未改变;相反,对非心肌细胞,则在诱导促增生反应的同时还可引起蛋白质和 DNA 合成增加以及细胞数目的增多。日本一项研究发现,血管紧张素转换酶 DD 基因型(ACE/DD)是非高血压左室肥厚的独立危险因素,且其效能与性别、年龄和血压无关;而高血压心室肥厚与上述基因的联系则不确定,可能与心脏负荷因素导致心室肥厚掩盖了基因的效能有关。Ang Ⅱ 致心肌肥厚不依赖负荷因素,而是通过受体介导促进蛋白合成。因此,通过抑制其受体便可阻止 Ang 促蛋白合成作用。

4. 心力衰竭　最近研究显示,缓激肽效应在 ACEI 的器官保护方面起着重要作用。通过比较充血性心力衰竭患者使用和未使用肾上腺素受体(adrenergic receptor, AR)拮抗剂的疗效差异,发现应用 AR 拮抗剂的患者,冠状窦血醛固酮较高,提示衰竭心肌可摄取过多醛固酮。长期使用螺内酯治疗可降低心力衰患者血浆Ⅲ型前胶原氨基末端肽、心钠肽、脑钠肽浓度并改善心室重塑。RALES 研究显示:左室射血分数<35%的 NYHA 心功能Ⅲ、Ⅳ级心力衰竭患者,在用 ACEI、祥利尿剂和地高辛基础上,联合螺内酯组可使全因死亡率下降30%,心脏死亡率下降31%,非致死性心脏住院率下降30%,显示螺内酯联合 ACEI 在心力衰竭治疗中的良好作用。

5. 血管再生　Ang Ⅱ 通过与受体结合可调节血管内皮生长因子(vascular endothelial growth factor, VEGF)浓度,发挥促血管生成作用,其机制可能与 Ang Ⅱ 通过激活蛋白激酶 C,经 PI3K/Akt 途径刺激 VEGF 受体 mRNA 表达,促进内皮祖细胞(EPCs)分化有关。Roks 等研究发现,短期激活 RAS 可通过血管紧张素受体或还原型烟酰胺腺嘌呤二核苷酸磷酸(NADPH)信号通道增加血管生成相关祖细胞(VRPC)的数量;但持久长期激活 Ang Ⅱ 可使活性氧释放增加从而诱导 VRPC 凋亡。最新研究发现 RAAS 还存在另一个重要的调节轴即

ACE2-Ang-(1~7)-Mas 轴,该分支可作用于血管生成相关祖细胞参与血管生成及血管新生,对心血管起重要的保护作用。此外,Ang 1~7 还可由 Ang I 在中性肽链内切酶或者脯氨酸肽链内切酶的作用下直接形成,调节血管内皮的功能。

第二节　花生四烯酸代谢产物

一、花生四烯酸简介

花生四烯酸是 5,8,11,14-二十碳四烯酸的简称,是生物体内分布最广的一种必需多不饱和脂肪酸。它在细胞内主要以磷脂化的形式存在于细胞膜内表面。当细胞受到刺激时,花生四烯酸在磷脂酶 A2 的作用下被分解成游离形式并释放到细胞液中,进而在一系列代谢酶的作用下形成上百种生物活性代谢物。目前已知至少有三类酶参与了花生四烯酸的代谢,包括环氧化酶(cyclooxygenase, COX)、脂氧酶(lipoxygenase, LOX) 和细胞色素 P450 (cytochrome P450, CYP)。其中,COX 和 LOX 是双氧化酶,可将花生四烯酸分解成前列腺素、白三烯、羟基二十碳四烯酸(hydroxyeicosatetraenoic acid, HETE) 等二十碳衍生物;CYP 是单氧化酶,又包括表氧化酶和 ω-羟基化酶 2 种,前者将花生四烯酸分解成多种表氧二十碳三烯酸(epoxyeicosatrienoicacids, EETs),后者将花生四烯酸分解成 20-HETE 等小分子活性物质。

二、COX 途径

COX 是花生四烯酸代谢过程中前列腺素(prostaglandins, PGs) 合成的限速酶。传统观念认为,COX 有两种结构亚型,即结构型 COX-1 和诱导型 COX-2。近期,COX 的第三种同工酶——COX-3,在神经系统组织内被发现。COX-1 在人体生理状态下持续表达于血小板、内皮细胞、胃肠道、肾脏等处,而 COX-2 只有在细胞受到生长因子、细胞因子等刺激时才会表达。COX-1 主要存在于正常的组织细胞中,催化产生维持正常生理功能的 PGs。COX-2 是一种膜结合蛋白。研究证实,在巨噬细胞、成纤维细胞、内皮细胞和单核细胞中 COX-2 均可被诱导表达。生理状态下绝大部分组织细胞不表达 COX-2;而在炎症、肿瘤等病理状态下受炎性刺激物、损伤、有丝分裂原和致癌物质等促炎介质诱导后,呈表达增高趋势,参与多种病理生理过程,具体是细胞膜磷脂通过磷脂酶 A2 途径被水解释放出花生四烯酸,在 COX-2 的催化下,合成前列腺素 E2(prostaglandins E2, PGE2),最后产生系列炎症介质,并通过瀑布式级联反应参与机体各生理、病理过程。人类 COX-2 基因位于 1 号染色体 q25.2 ~ q25.3,长 8.3kb,含有 10 个外显子和 9 个内含子,编码 604 个氨基酸,含有 17 个氨基酸残基的信号肽。花生四烯酸在 COX 的作用下代谢生成前列腺素 G2,进而生成前列腺素 H2,并以此为底物生成其他种类的前列腺素产物,包括前列环素(PGI2)、前列腺素 E2(PGE2)、前列腺素 D2(PGD2)、血栓素 A2(thromboxane A2, TXA2) 等,具体生成哪类前列腺素与细胞的种类和状态有关。

1. PGI2　由花生四烯酸在血管壁中依赖 COX-2 和 PGI2 合成酶生成,有强大的抗血小板聚集的作用;TXA2 由花生四烯酸在血小板中依赖 COX-2 和 TXA2 合成酶生成,有促进血小板聚集、收缩血管、增强黏附分子和趋化因子的表达、促进白细胞对内皮细胞的黏附等作用。PGI2 和 TXA2 的活性作用正好相反。在正常生理状态下,循环血中 TXA2 和 PGI2 的水平处于相对平衡状态,是维持血液循环畅通的重要因素之一。

2. PGD2　主要经 COX-2 微粒体前列腺素 E 合成酶-1(microsomal PGE synthase-1,mPGES-1)途径形成,并通过调节基质降解金属蛋白酶(matrix-degrading metalloproteinase,MMP)发挥作用。与 PGE2 相反,PGD2 具有抗炎作用。核转录因子-κB(nuclear factor kappa B,NF-κB)在炎症反应中起着重要作用,PGD2 衍生出的 15d-PGJ2(15-deoxy-a12,14-PGJ2)可以抑制 NF-κB,并激活过氧化物酶体增殖物激活受体 γ 来发挥抗炎症反应的作用。

三、LOX 途径

在人体参与花生四烯酸代谢的 LOX 主要包括:5-LOX、12-LOX、15-LOX 等。花生四烯酸被 5-LOX 氧化,在 5-脂氧酶激活蛋白(FLAP)的辅助下,生成不稳定的白三烯 A4(A4,LAT4)。LAT4 一方面可以被 LAT4 水解酶水解成白三烯 B4(LTB4),另一方面通过白三烯 C4(LTC4)合成酶与谷胱甘肽结合生成 LTC4,继而生成白三烯 D4、白三烯 E4。LTB4 可以增强细胞间黏附分子-1(ICAM-1)和血管内皮细胞黏附分子-1 与单核/巨噬细胞膜的亲和力,促使单核细胞更易黏附于血管内皮。LTB4 还可以强烈诱导单核细胞趋化蛋白-1 的表达,使其趋化效应放大。LTB4 同时可上调单核/巨噬细胞膜表面氧化低密度脂蛋白受体 CD36 的表达,促进单核/巨噬细胞转化为泡沫细胞,促进脂质堆积,参与动脉粥样硬化斑块的形成和发展。

四、CYP 途径

花生四烯酸经 CYP 途径主要产生两类产物:通过 CYP 氧化酶生成的 EETs 和通过 CYP 羟化酶生成的 HETE。EETs 有 5,6-EET、8,9-EET、11,12-EET 和 14,15-EET 四种异构体,生物体中以 11,12-EET 和 14,15-EET 的表达为主。EETs 在心脑血管系统发挥着显著而多样的保护作用。EETs 通过开放血管平滑肌细胞膜上的 Ca^{2+} 活化的 K^+ 通道,使冠状动脉平滑肌细胞因 K^+ 外流、细胞超极化而引起血管舒张,所以 EETs 被认为是一种不同于一氧化氮和 PGI2 舒张血管作用的内皮衍生性超极化因子。随后的研究表明在外周动脉 EETs 也发挥着同样的作用,并发现 EETs 能激活心肌细胞 ATP 敏感性钾离子通道,从而调节心肌细胞的电生理特征和舒缩功能,并起到保护心肌的作用。

第三节　肾内激肽释放酶

激肽释放酶-激肽系统(kallikrein excitation peptide system,KKS)广泛存在于动物体内的多个系统。激肽释放酶-激肽系统由激肽、激肽原、激肽原酶及激肽酶等组成,激肽依靠与其受体结合发挥生物学作用。KKS 具有调节肾血流量和水排泄的作用,是维持血压平衡中降压系统的重要组成部分,并可通过与 RAS 以及 NO 之间的相互作用参与血压及肾脏功能的调节。

一、激肽释放酶-激肽系统的组成

激肽原(kininogen)是单链糖蛋白,主要属半胱氨酸蛋白酶抑制剂超家族,在肝脏中合成并存在于体液中的一组无活性肽,血管内皮细胞也能产生少量激肽原。人激肽原由于转录后的剪切方式不同,可以有高分子量激肽原(HMWK,626 个氨基酸,88~120kD)和低分子量激肽原(LMWK,409 个氨基酸,50~68kD)两种形式。高分子量的激肽原,经酶解后产生缓激肽及辅助因子;低分子量的激肽原经酶解后产生赖氨酰缓激肽。

激肽释放酶(kallikrein,KLK)分为血浆型激肽释放酶(plasma kallikrein,PK)和组织型激肽释放酶(tissue kallikrein,TK)。两种激肽释放酶都具有丝氨酸蛋白酶活性,但由完全不同的基因编码,在分子量、氨基酸组成、免疫学活性、释放激肽的类型及生物功能方面有很大差异,仅有的共同特点是两种酶都从激肽原中释放激肽。TK 分解 LMWK 生成激肽,参与多种生理过程,对血压调节、电解质平衡、炎症反应等生理或病理过程进行调控。血浆型 KLK 参与凝血和纤溶过程,作用于 HMWK 释放 BK 调节血管紧张性、炎症反应以及内源性血液凝固和纤维蛋白溶解过程。PK 特异地在肝细胞表达,而 TK 广泛分布机体各组织中,是一大类的多基因家族。已发现至少有 15 种人组织激肽释放基因(KLK 1~KLK 15),其中 KLK 1 编码的组织激肽释放酶 1 是产生激肽的主要物质。活化的 TK 催化低分子量激肽原转化为激肽和缓激肽(bradykinin,BK),后者作用于缓激肽 B1 受体(bradykinin B1 receptor,B1R)和 B2 受体(bradykinin B2 receptor,B2R)发挥一系列生物效应,如内皮依赖性血管舒张、非血管平滑肌收缩、炎症反应及疼痛等。在生理及病理状态下,B2R 激活能够减轻组织损伤,促进血管新生和靶器官功能恢复等。在应激状况(如缺血缺氧、炎症及外伤等)下,B1R 激活能够促进早期炎性因子的释放,增强炎症反应,加重缺血后组织水肿进而加剧组织损伤。此外,TK 还可激活缓激肽受体发挥作用,也可通过非缓激肽受体如蛋白激活酶受体发挥生物学效应。KKS 通过多条细胞内通路参与机体的生理及病理过程。研究显示,即使病理状态相似,不同组织器官 KKS 发挥作用的细胞内信号通路也不尽相同。

激肽主要通过自分泌和旁分泌途径以局部激素形式与 2 个不同类型的 BK 受体即 B1R 和 B2R 对邻近细胞发挥重要的生物学作用。B1R 和 B2R 都是 G 蛋白偶联受体。B1R 对羧基端缺如的激肽具有高度亲和力和敏感性,例如去 9 位精氨酸缓激肽和赖氨酸去精氨酸缓激肽。通常认为 B1R 在正常组织内缺如,主要在细菌脂多糖(内毒素)及白介素刺激和炎症时表达,可能与炎症反应和组织损伤有关。B1R 激活可刺激平滑肌细胞增殖和胶原形成,除了介导炎症介质外,还参与新生血管的形成过程。B1R 在接受兴奋剂后不易出现内体化和耐受,在同样的受体密度下 B1R 更依赖于基础信号。而 B2R 则存在于正常机体,密度较高,对 BK 和赖氨酸缓激肽敏感,一般认为 B2R 介导激肽的大多数心血管效应、电解质代谢及器官保护功能。BK 与 B2R 结合,刺激第二信使如一氧化氮(NO)/环磷酸腺苷(cAMP)和前列环素 I2(PGI2)/环磷酸鸟苷(cGMP)的释放,与 RAS 的作用相拮抗,从而发挥广泛的生物学效应,扩张小动脉,增加局部血流,抑制肾素分泌及增加扩血管性前列腺素合酶水平,增加血管通透性及使血管舒张,促使血压下降,调节血压及心血管功能。

二、激肽释放酶-激肽系统的生理功能

1. 调节肾脏血流和水盐代谢　早期的研究表明肾内灌注药理剂量的激肽释放酶和激肽可以导致肾脏血管舒张和利钠利尿效应;肾脏血流量的改变与尿激肽释放酶及激肽水平相关;使用特异性抗缓激肽抗体抑制内源性 KKS 活性后,等张盐水所致的利钠利尿作用消失,这些结果提示内源性激肽具有利钠及利尿效应。有研究者使用特异性 B1R 和 B2R 拮抗剂研究发现,BK 肾内灌注可以诱发显著的利钠利尿效应,增加 RBF 而不影响 GFR;同时灌注 B1R 拮抗剂时利尿作用没有改变,尿钠排泄一过性减少,而当用 B2R 拮抗剂并与缓激肽同时灌注时,可选择性的抑制缓激肽的利尿作用,但对利钠作用没有影响。此外,B1R 和

B2R 拮抗剂都完全拮抗缓激肽对 RBF 的作用,这些结果表明缓激肽的利钠及利尿效应与肾脏血流动力学改变无关。

有研究表明激肽可直接影响尿路上皮的转运功能,缓激肽可以抑制抗利尿激素(antidiuretic hormone,ADH)所致的蟾蜍皮肤 Na^+ 转运增加及膀胱的水渗透反应;抑制猪内髓集合管细胞氯离子流;与心房肽协同抑制皮质集合管系 MI 细胞的转运功能并降低细胞内的 cAMP 浓度。有研究发现,肾髓质间质输注缓激肽可以显著增加水排泄,而这种效应可能与 NO 介导的选择性乳头部血流增加有关。所以激肽的利钠及利尿作用可能部分由于远端肾单位、特别是集合管钠和水的转运改变所致。

2. 在肾脏生长发育调节中的作用　在肾脏成熟过程中,肾脏激肽释放酶表达随发育生长逐渐增加。而新生动物肾脏,B2 受体 mRNA 丰度却远较成年肾脏高。激肽释放酶抑制剂和 B2 受体拮抗剂可显著减缓新生鼠肾脏的生成,但对成年鼠没有影响,提示肾脏 KKS 可能在发育阶段对肾脏的生长有刺激作用,还有研究发现,肾脏激肽释放酶 mRNA 随肾脏成熟被逐渐上调,在老年大鼠该基因表达被进一步增强,提示 KKS 可能在老年动物肾功能增龄性改变中有一定作用。组织型激肽释放酶基因敲除小鼠($KLK1^{-/-}$)的大多数组织里不能产生显著水平的激肽,尽管血压正常,但早期心血管异常,这表明组织型激肽释放酶对局部器官发育和血管新生有很重要的作用。

3. 与 RAS 及其他血管活性物质的相互作用　能够直接通过酶促反应产生 Ang Ⅱ,B2R 可以与 AT1 受体形成异源性二聚体,激活 Gaq 和 Gai 能力加强,从而增强 Ang Ⅱ诱发的 AT1 信号传导,即磷脂酰肌醇和 Ca^{2+} 升高。B2R 拮抗剂艾替班特能够防止 AT1 拮抗时的某些效应,表明 BK 介导了 AT1 受体的某些功能,可能的机制是 AT1 受体拮抗时活化了 AT2 受体,从而使 PK 形成增加。这一机制也许介导了 AT2 依赖的血管舒张,从而平衡 AT1 受体依赖的血管收缩效应。另外,激肽释放酶也能够直接激活 B2R,ACE 抑制可以增加激肽水平。同时抑制 NEP 和 ACE 时,激肽的水平增加会更显著。ACEI 不仅抑制 PK 的代谢,而且可通过与 B2R 之间的联系而增强 PK 的作用,其结果是 ACEI 使 B2R 对 PK 更加敏感。还有证据表明,ACEI 不仅可以影响 BK 的降解,还可以影响 BK 的活性,通过与 B2R 相互作用,可以增加未被结合的 B2R 的内在活性,此外,ACEI 引起的 ACE 升高能够加强 BK 对 B2R 的活化。在没有 ACE 和 B1R 激动剂血管性激肽(des-Arg)和胰激肽(lys-BK)的情况下,ACEI 能够直接激活 B1R,在长期服用 ACEI 的个体其肾脏和血管的 B1R,而非 B2R 显著上调,说明 ACEI 也有可能通过影响炎症过程来调节 B1R,但这种上调的意义尚不清楚。

除 KKS 与 RAS 系统间存在复杂相互调节外,激肽也可调节其他血管活性因子的表达和(或)释放,研究显示,BK 可以增强肾小球毛细血管 ET-1mRNA 的表达,刺激 ADH 的释放和 PGI2 的产生;在内皮细胞,B2R 可以与内皮型一氧化氮合酶形成复合体而抑制其活性。

三、肾脏的 KKS 表达

肾脏含有激肽释放酶-激肽系统的所有组分。激肽释放酶可以在远端小管、皮质集合管和肾小球血管表达,激肽释放酶在肾脏皮质集合管里产生,其底物激肽原则在集合管的下游产生,这种解剖上的近距离使激肽在集合管中形成,并在其管腔面以及管周间隙发挥作用,影响肾血流、电解质和水排泄。LMWK 也可在肾脏局部合成;而在近端小管刷状缘存在中性内肽酶Ⅱ,血管内皮细胞、肾小球、近端肾小管及远端肾单位的上皮细胞表面有大量激肽酶

Ⅱ(ACE),此外,介导 KKS 最终功能活性的激肽受体也在肾脏皮质及髓质集合管中和肾小球中有较高的水平。正常情况下,B1R 在肾脏组织几乎没有表达。但在 LPS 刺激 18 小时后,B1R 在出球小动脉,髓质细段和远曲小管的表达显著增强;另外,肾小球、近曲小管、近端小管直段、髓质升支粗段及皮质集合管的表达也有所增加。而 B2R 在生理情况下除了表达在集合管内基底侧和管腔面细胞膜上外,也存在于近直小管、集合管和入球小动脉。

四、KKS 与疾病

1. 高血压 高血压可由收缩血管物质过多或舒张血管物质缺乏引起。激肽家族中的缓激肽(bradykinin,BK)能诱导血管内皮产生舒张因子,如一氧化氮(NO)和 PGI2 等,从而引起扩张血管,降低外周血管阻力及调节肾脏组织对钠盐的排泄,参与机体血压的调节。BK 具有强大的利尿钠效应,可使肾脏血流量增多,肾小管周围毛细血管压增高,抑制肾小管再吸收,并通过刺激入球小动脉压力感受器及致密斑而产生利尿钠作用。另一方面,BK 可抑制远端肾小管对钠和水重吸收及抑制抗利尿激素的作用,从而促进水钠排泄。在原发性高血压和肾性高血压患者中,血管对 BK 的降压反应明显增强,从而提示高血压状态下缺乏内源性激肽。KKS 中很多成分不足可导致 BK 的产生减少,从而引起高血压。

除原发性醛固酮增多症这种因盐皮质类固醇分泌过多的高血压外,其余的高血压都可能与肾脏 KKS 功能低下有关。BK 的降压作用通常是经过 B2R 介导的。有研究发现 B2R 拮抗剂能够阻断 BK 的降压作用,此外还能抑制 ACEI 卡托普利的降压作用,由此可推断 ACEI 的降压作用除减少 BK 的分解而增加血液中浓度外,还能阻止激肽 B2R 失敏,促使受体功能上调。较早的研究显示,口服猪胰腺 KLK 可明显降低高血压患者的血压,其缺点为降压作用短暂,须反复给药。给实验动物静脉注射提纯的组织型 KLK 可引起快速而短暂的降压效应,BK 受体抑制剂艾替班特(HOE140)能阻断此反应。已有多个应用组织 KLK 基因治疗高血压、逆转左心室肥大(left ventricular hypertrophy,LVH)、减轻肾功能损害等各种高血压模型的研究展示转基因治疗降压效果持久,且对心血管及肾脏疾病具有良好的保护作用。

激肽酶Ⅱ抑制剂即(ACEI)已被证实可有效治疗临床和实验性高血压,其降压机制可能是通过抑制 AngⅡ产生和抑制缓激肽降解实现的。有证据表明,B2R 阻断剂可逆转 ACEI 对高血压大鼠的降压效应;尿激肽释放酶活性低下的原发性高血压患者对 ACEI 的反应不佳,但在尿激肽释放酶活性正常的患者,ACEI 的降压作用显著增强。因而可以肯定 ACEI 的降压作用至少部分与 KKS 活性的增强有关。此外,激肽也可能通过刺激 NO 和 PGI2 的释放,参与了 ACEI 对血管损伤后的新生内膜形成的抑制作用。

2. 糖尿病肾病 多项临床研究已证实血管紧张素Ⅰ转换酶(ACE)抑制剂 ARB 对糖尿病肾病患者的益处,这种益处独立于其对血压和血浆 AngⅡ水平的影响。这表明该激肽释放酶-激肽系统(KKS)也参与该疾病。动物实验表明,无论在 B1R 缺乏还是 B2R 缺乏的糖尿病肾病大鼠模型中,NO 的水平均降低,同时可观察到这类大鼠的肾脏病变较重,提示 B1R 和 B2R 通过影响 NO 的水平从而发挥对糖尿病肾病的保护作用。

3. 肾脏纤维化 肾小球硬化症是由细胞外基质蛋白质累积所致,这些细胞外基质包括胶原蛋白Ⅰ、Ⅲ、Ⅳ及系膜间隙中的纤连蛋白,这些物质在糖尿病肾病及肾脏纤维化的发展中起到了重要作用。系膜细胞是肾小球损害的潜在介质,其可表达 B1R 和 B2R,这表明

KKS 参与了肾小球的硬化。研究表明,在 B2 受体基因敲除小鼠或给 B2R 拮抗剂的小鼠,单侧输尿管梗阻(unilateral ureteral obstruction, UUO)介导的肾间质纤维化明显增加,而 B2R 激活可抑制系膜细胞的增殖。给高盐诱导的肾损伤大鼠输注缓激肽可通过抑制氧化应激和 MAPK 活性防止肾脏炎症、细胞凋亡和纤维化,综上,KKS 可产生广泛而有益的生物学效应,对肾脏功能有重要的保护作用。

4. 急性缺血性肾衰竭 研究表明,缺乏 B2R 或同时缺乏受体 B1 和 B2,可加重急性缺血性肾衰竭大鼠的肾脏损害,增加 IARF 大鼠的死亡。血管紧张素-I 转换酶抑制剂可显著减低缺血性急性肾衰竭(ischemic acute renal failure, IARF)的组织损伤,包括肾小管坏死,内皮依赖性血管舒张因子的丢失及排泄功能障碍,而 ARB 类药物对 IARF 所致的组织损伤是否有益仍然是有争议的。可以明确的是,较之 ARB 类药物,ACEI 能更有效的防止缺血再灌注损伤。此外,B2R 拮抗剂和 NO 抑制剂可显著减弱 ACEI 对 IARF 的肾脏保护作用。提示 KKS 的激活有助于减轻缺血性组织损害。

5. 梗阻性肾病 慢性尿路梗阻可导致肾脏血管阻力显著增加、GFR 及 RBF 的明显下降,这种血流动力学的改变可能与肾内缩血管物质的产生增加及舒血管物质的合成减少有关。研究者发现梗阻肾的激肽释放酶活性剂 mRNA 表达都显著降低,而其激肽酶 II 活性却明显增强,提示 ACEI 可能有助于肾内血管活性物质平衡的恢复。在单侧输尿管梗阻(unilateral ureteral obstruction, UUO)大鼠模型中,可出现间质容积增加、单核巨噬细胞浸润、间质胶原和 α 平滑肌肌动蛋白表达增加;TGFβ-1、胶原IV和金属蛋白酶-1 组织抑制因子的 mRNA 表达也增加。应用 ACEI 或单独用 L-精氨酸处理后能够有效地减轻这些因子变化;而用 ACEI 和 L-硝基-精氨酸甲脂(L-NAME)同时处理,则对上述所有这些参数的改变没有影响。这些结果表明 ACEI 可能通过增加激肽水平,从而促进 NO 生成的增加,继而发挥其对 UUO 引起的小管间质纤维化的保护作用。

第四节 促红细胞生成素

促红细胞生成素(erythropoietin, EPO)是一种分子量为 30～39kD 的糖蛋白,为强效的造血生成因子,在 0.05～1U/ml 时即呈剂量依赖效应。EPO 主要由肾脏的氧感受器受缺氧刺激后产生,由皮质肾单位的肾小管周围毛细血管内皮细胞或成纤维细胞合成,也可由肝脏、巨噬细胞、有核红细胞产生,但肾外产生量不足总产生量的 10%～15%。EPO 的产生受机体内血容量和氧分压的调节,在失血或低氧的刺激下,EPO 水平迅速上升。

一、EPO 的分子结构

EPO 是一种含唾液酸的酸性糖蛋白,造血细胞因子超家族成员之一。天然人 EPO 含有 193 个编码氨基酸,其中前 27 个氨基酸残基组成的前导信号肽在分泌前被除去;成熟 EPO 羧基末端的一个精氨酸残基也会被除去,经糖基化修饰后形成含 165 个氨基酸的糖蛋白,相对分子质量为 30.4kD。EPO 由蛋白质和糖类两部分组成,其中糖类的含量为 40%。EPO 含有 4 个糖基化位点,分别位于 Asn24, Asn38, Asn83, Ser126,前 3 个为 N 糖基化位点。第 4 个为 O 糖基化位点。EPO 分子中第 7 位及 161 位、第 29 位和 33 位的半胱氨酸间形成两对二硫键,通过二硫键的连接形成 4 个稳定 α 螺旋结构。EPO 的氨基酸序列结构如图 4-2 所示。

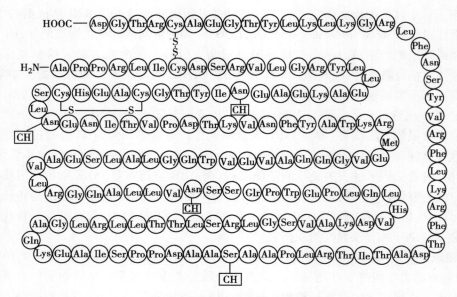

图 4-2　EPO 的氨基酸序列结构

二、EPO 的产生部位

1957 年 Jacobson 等发现并证实肾脏是控制血清 EPO 水平的主要器官。1988 年 Koury 等运用 EPO mRNA 原位杂交技术证实 EPO 由肾脏皮质的小管周细胞表达。1993 年 Maxwell 等通过免疫双标记和免疫电镜证实 EPO 生成细胞是肾间质中位于毛细血管与耗氧小管之间的形态学定义的 I 型细胞，I 型细胞包括两种细胞群即成纤维细胞和树枝状细胞。*EPO* 基因的表达是以一种全或无的方式进行，即从皮髓质交界处向外扩展。Koury 则认为缺氧程度决定了产生 EPO 细胞的分布，而缺氧时间的延长可使单个细胞 EPO mRNA 水平增加。随着组织氧增加及细胞对缺氧的适应，产生 EPO 细胞的数量将发生逆转。

肝脏是胎儿时期 EPO 合成的主要器官，也是成人肾外合成 EPO 的主要器官，产生 EPO mRNA 的细胞群现已证实为肝细胞和 Ito 细胞。人和啮齿动物在肝损伤时均产生更多的 EPO。对于损伤刺激的反应，肝细胞和 Ito 细胞均是以从中央静脉向外扩展的模式表达 *EPO* 基因。在肾病患者肝 EPO 产物并不能充分地代替肾源 EPO 的缺乏，肝的反应仅足够支持在对强刺激反应中有充足的红细胞生成，这在大鼠的实验中已取得了证据。也有人认为肝的 EPO mRNA 翻译效率低，或肝脏产生的 EPO 不释放入循环，或肝源 EPO 在循环的半衰期短于肾源 EPO，然而上述观点仍需进一步实验证实。EPO 产生的脏器从胎儿肝脏转变为成人肾脏的机制还不清楚，转变的时间可在不同种属的动物中有所不同。羊胎肝移植入成年个体后，仍然保持产生 EPO 的能力，提示基因表达的信号事先已决定。

除肾和肝以外，EPO mRNA 还存在于一些正常器官中，其中在未受刺激的啮齿动物的睾丸和大脑中 EPO mRNA 总量分别为肾内水平的 30% 和 10%。除此之外，EPO 的表达也在植入后早期小鼠胚胎、人胎盘和肿瘤中被证实。骨髓巨噬细胞也被认为具有合成 EPO 的功能。Vogt 等认为机体在正常状态下，骨髓巨噬细胞产生的 EPO 能调节红细胞的生成。而缺氧时调节红细胞产生的 EPO 才是由肾脏和肝脏分泌的。

三、EPO 的调节

生理状态下,肾脏皮质和外髓局部氧含量主要与肾血流量和肾小球滤过率有关,GFR 越高,局部组织氧含量越低。出现这种现象的主要原因在于:肾小管对钠重吸收是一个耗能的过程,钠重吸收多则耗氧多。由于 99% 的钠被重吸收,因此耗氧多少主要与 GFR 有关,GFR 越高,滤出的钠越多,重吸收消耗的氧也就越多。由于 GFR 受肾血流量的影响,而肾血流量又受血容量的影响,因此高血容量将导致相对较低肾脏局部氧含量,刺激纤维母细胞产生 EPO,以适应较大的血容量,保持血细胞比容(hematocrit,Hct)在 45% 左右。

肾脏产生 EPO 受肾脏皮质和外髓局部组织氧含量调节。肾脏重量只有体重的 1%,但其血流量占到了心输出量的 20%,并不是一个对缺氧敏感的器官(如心脏和脑对缺氧就比肾脏敏感得多)。但肾脏局部的独特结构使其将缺氧和血容量状态联系起来:①在外髓和髓质内带,血管相对较少;②像逆流倍增系统一样,氧从肾小球前通过短路直接进入静脉系统,导致皮质组织氧分压低于静脉氧分压。这些结构特点使得相应部位氧耗量大时,容易出现组织缺氧。

人类 EPO 基因位于染色体 7q21~q22,编码 EPO 的序列位于第 9.5kb 到 14kb(5'端);负调节单元位于第 0.4kb 到 6kb 序列;低氧诱导增强子位于第 120bp 到 170bp 序列(3'端)。3'端增强子可分为 3 段,靠近 5'端的一段是肝细胞核因子-4 的结合部位。这些结合部位与相应蛋白结合后可以协同作用激活 EPO 基因转录。HIF-1 在 EPO 转录中起重要作用,其基因位于 14q21~24,其编码蛋白质由 α 和 β 两个亚基组成。组织缺氧时 HIF-1 被诱导产生,并结合于 EPO 基因的增强子,启动 EPO 转录过程。如果组织不缺氧或缺氧状况改善,则 HIF-1 产生减低,并且 HIF-1 在有氧环境不稳定,其作用可迅速减退,这样就阻止了 EPO 进一步转录,防止出现过高的 Hct。

四、EPO 受体及其介导的信号通路

EPO 受体(erythropoietin receptor,EPOR)是一种单链结构的跨膜蛋白,属于 1 型细胞因子受体。EPO 与受体结合后引起受体的构象发生改变,促使相邻的 2 个受体互相靠近发生同源二聚化,导致 2 个 JAK2 酪氨酸激酶激活,然后 EPOR 的多个酪氨酸残基被磷酸化,PI3k/Akt 途径、JAK-信号转导子和转录因子 5(STAT5)、促分裂原活化蛋白激酶(MAPK)、核转录因子、钙离子通道及蛋白激酶 C 通路等。EPO 也可以通过 EPOR 单体和 CD131 组成的异质二聚体受体进行信号传导,与同型 EPOR 二聚体相比较,该途径的活化需要更高浓度的 EPO。Broxmeyer 等报道了包含丝氨酸蛋白酶抑制剂、溶酶体、组织蛋白酶级联反应的新型信号通路,该通路可能与 EPO 对成熟红细胞的细胞保护作用有关。Duan 等报道了新的细胞内信号传导途径,EPOR-JAK2-ATAT3,该通路介导多种细胞因子的信号活动,能够调节细胞的增殖、分化、成熟和细胞凋亡,还可能参与机体的免疫调节。

五、EPO 的作用

大量研究证实,EPO 的主要生物学作用是促进红系祖细胞的增殖、分化和成熟。早期红系祖细胞(BFU-E)增殖受 EPO、IL-3、M-CSF 多种因子的调控;晚期红系祖细胞(CFU-E)的增殖分化主要由 EPO 调节。此外 EPO 还有抗氧化稳定红细胞膜的作用,改善红细胞膜脂流动性和蛋白质构象,促进膜 Na^+,K^+-ATP 酶的活力,维持膜内外正常渗透压以及对多向祖细

胞（CFU-GEMM），巨核系祖细胞（CFU-Mcg），粒单系祖细胞（CFU-GM）也有一定的刺激作用。EPO 除了促红细胞生成外，还可以通过促进有丝分裂、抗氧化应激、抑制细胞凋亡等，对机体非造血细胞发挥非常重要的作用。另外，有研究表明，EPO 能增加内皮祖细胞的动员、增殖和存活，促进受损内皮细胞的修复，从而恢复内皮细胞正常的生理功能，并可进一步促进新血管的形成。

六、EPO 的应用

1. 肾性贫血的治疗　EPO 主要是由肾脏间质细胞分泌，慢性肾病患者长期 EPO 分泌不足，低水平 EPO 未能有效地刺激骨髓造血，多数会出现正细胞正色素性贫血，补充外源性 EPO 能有效刺激骨髓造血。肾性贫血是慢性肾脏病（chronic kidney disease，CKD）的重要并发症。CKD 患者几乎均会发生贫血，不仅严重影响患者的生活质量，并且是发生心血管并发症的独立预测因子，并可显著增加患者心血管病事件、终末期肾病和死亡的发生风险。CKD 患者贫血的原因很多，EPO 生成不足、铁剂缺乏，叶酸不足都是造成肾性贫血的因素。内源性 EPO 的不足是造成 CKD 患者贫血的主要原因。临床上，重组人促红细胞生成素（recombinant human erythropoietin，rhEPO）被广泛应用于肾性贫血，大部分患者应用后，血红蛋白（hemoglobin，Hb）水平明显升高，心功能状况、运动耐力、生活质量明显改善。研究结果显示，rhEPO 不仅可改善 Hb 水平和贫血症状，还可强烈刺激骨髓红系祖细胞，使红细胞的分化和增殖加速。

2. 在肿瘤中的作用　恶性肿瘤常伴随着肿瘤相关性贫血（cancer related anemia，CRA），近年来，肿瘤本身所致的慢性病性贫血也越来越受到重视。肿瘤引起的营养不良、肿瘤相关的出血、铁代谢异常、肿瘤侵犯骨髓、肾功能损伤以及肿瘤相关的各细胞因子对骨髓造血功能的影响，都会引起 CRA。多年来，输注全血或红细胞是治疗 CRA 的主要方式，但输血治疗 CRA 的缺点也较多，反复多次输血时更易引起各种不良反应、病毒感染等，并且治疗过程中 Hb 水平波动较大、维持时间短。20 余年前，应用促红细胞生成素类药物（erythropoiesis-stimulating agent，ESA）就已经成为治疗 CRA 最重要的方法。rhEPO 是临床上最常用，也是研究最多的 ESA。现在认为，rhEPO 和输血均为治疗肿瘤患者贫血的主要手段，但是，rhEPO 治疗的主要目标是减少输血。许多循证医学资料显示，rhEPO 治疗 CRA 能使输血需求下降，改善患者的生活质量。

3. 对心脑血管及内皮细胞等的保护作用　研究发现，EPO 是一种重要的细胞保护因子，不仅参与造血的调控，在肾小管、脑、心脏、肝脏等多种器官与组织中发挥着重要的细胞保护作用，而且对神经系统也具有直接保护作用。EPO 及其受体被证实在中枢神经系统中有广泛表达，外源的 EPO 能促进大鼠神经干细胞的分化和增殖，促进脑部细胞发育，发挥营养神经、保护神经及调节胚胎发育的作用。局部缺血和低氧均可促进 EPO 受体的表达并诱导机体产生内源性 EPO。EPO 神经保护的作用机制目前尚不十分清楚，已有的研究提示，EPO 的保护作用是通过影响神经细胞凋亡和炎性反应作用来实现的，EPO 通过改善损伤部位微环境，增加组织血液供应，为神经的再生提供大量营养物质，促进具有双向性的轴浆流恢复。有研究表明，EPO 通过抑制脑梗死局部的炎症反应及免疫损伤，减少神经细胞的凋亡，而起到保护神经、改善预后的作用。心肌缺血-再灌注损伤是心血管临床极其常见的问题之一。EPO 作为一种细胞刺激因子，最近研究发现，其可在体外改善缺氧/复氧心肌细胞凋亡，减少炎性细胞的激活和炎症介质的释放，具有心肌保护作用。但 EPO 对缺氧/复氧心肌保护的机制尚未完全阐明。研究发现，全心缺血再灌注心肌存在心功能不全，使用 EPO 可在一定程度上改善心功能，其改善的机制可能是通过抗心肌细胞凋亡来实现。有动物实验证实，EPO 可以改善窒息性心搏骤停大鼠心肺复苏后的心功能，减轻心肌损伤，其机制可能与减少线粒体损伤和心肌细胞凋亡有关。有研究证实，EPO 能减轻慢性肾衰竭大鼠肾脏的病理损害，改善肾功能，这种作用可能与其促进肾小球内皮细胞的修复和改善内皮功能有关。EPO 拮抗环孢素所致肾小管上皮损伤的作用，可能是通过减少细胞凋亡而实现的。另外，EPO 能促进成骨细胞的分化和影响其功能。在激活促红细胞生成素肝细胞受体 B4（erythropoietin hepatocellular receptor，EphB4）/Eph B 配体 B2（EprinB2）正向信号的情况下，EPO 对成骨细胞的分化及其功能有明显的促进作用。Shiozawa 等指出，EPO 可以活化造血干细胞的 JAK-STAT 信号，诱导骨形成蛋白 2 的产生，进而促进骨形成；同时，还发现 EPO 可以直接作用于骨髓间充质干细胞，诱导成骨细胞表型，增加 RUNX 2、Coll 和 OCN 等成骨细胞相关基因的表达。最近，已有研究证明了 EPO 还直接在体外激活间充质细胞分化为成骨细胞，EPO 能通过抑制成骨细胞和骨细胞凋亡，对大鼠糖皮质激素性股骨头坏死起到保护作用。

第五节　生长因子

生长因子（growth factors）是一类通过与特异的、高亲和的细胞膜受体结合，调节细胞生长与其他细胞功能等多效应的多肽类物质，是具有刺激细胞生长活性的细胞因子，存在于血小板和各种成体与胚胎组织及大多数培养细胞中，对不同种类细胞具有一定的专一性。在分泌特点上生长因子主要属于自分泌（autocrine）和旁分泌（paracrine）。各类生长因子都有其相应的受体，是普遍存在于细胞膜上的跨膜蛋白，不少受体具有激酶活性，特别是酪氨酸激酶活性（如 PDGF 受体、EGF 受体等）。生长因子有多种，如血小板类生长因子（血小板来源生长因子，PDGF；骨肉瘤来源生长因子 ODGF）、表皮生长因子类（表皮生长因子，EGF、转化生长因子，TGFα 和 TGFβ）、成纤维细胞生长因子（αFGF、βFGF）、类胰岛素生长因子（IGF-Ⅰ、IGF-Ⅱ）、神经生长因子（NGF）、白细胞介素类生长因子（IL-1、IL-1、IL-3 等）、红细胞生成素（EPO）、集落刺激因子（CSF）等。

一、血小板分泌的生长因子

血小板衍生生长因子（platelet derived growth factor，PDGF）是 1974 年发现的一种刺激结缔组织等组织细胞增长肽类调节因子，因其来源于血小板而得名。PDGF 是贮存于血小板 α 颗粒中的一种碱性蛋白质，当血液凝固时由崩解的血小板释放出来并且被激活，具有刺激特定细胞趋化与促进特定细胞生长的生物活性。它是低分子量促细胞分裂素。能刺激停滞于 G0/G1 期的成纤维细胞、神经胶质细胞、平滑肌细胞等多种细胞进入分裂增殖周期。此外，在组织受到损伤时巨噬细胞、血管平滑肌细胞、成纤维细胞、内皮细胞、胚胎干细胞等也可以合成并释放 PDGF。肝脏受损时，巨噬细胞、血小板、浸润的炎细胞、受损的内皮细胞及激活的肝星形细胞均可以分泌 PDGF。以自分泌、旁分泌的方式发挥作用。结合的 PDGF 是分子量为 30kD 的热稳定糖蛋白，是靠二硫键相连的 A、B 两条多肽链组合成的二聚体。有 AA、AB、BB 三种存在形式和两种类型的受体（α 和 β 受体），其活性依次是 BB>AB>AA。AB、BB 还能促进平滑肌迁移，而 AA 则不具有这一功能，相反还有抑制作用。所以一般认为 PDGF-

AB、BB 是促进病灶形成因子，PDGF-AA 是抑制因子。PDGF 可以促进肾小球系膜细胞、成纤维细胞、血管平滑肌细胞、上皮细胞及内皮细胞的增殖，并促进细胞外基质合成和分泌，参与炎症细胞如中性粒细胞和单个核细胞趋化，因此 PDGF 是参与肾脏纤维化的重要细胞生长因子之一。

二、转化生长因子

转化生长因子（transforming growth factor，TGF）是指两类多肽类生长因子，转化生长因子-α（transforming growth factor-α，TGF-α）和转化生长因子-β（transforming growth factor-β，TGF-β）。TGF-α 是由巨噬细胞，脑细胞和表皮细胞产生，可诱导上皮发育。TGF-β 是属于一组新近发现的调节细胞生长和分化的 TGF-β 超家族。这一家族除 TGF-β 外，还有活化素（activins）、抑制素（inhibins）、米勒管抑制质（Mullerian inhibitor substance，MIS）和骨形成蛋白（bone morpho-genetic proteins，BMPs）。TGF-β 的命名是根据这种细胞因子能使正常的成纤维细胞的表型发生转化，即在表皮生长因子（EGF）同时存在的条件下，改变成纤维细胞贴壁生长特性而获得在琼脂中生长的能力，并失去生长中密度信赖的抑制作用。TGF-β 与早先报道的从非洲绿猴肾上皮细胞 BSC-1 所分泌的生长抑制因子是同一物质。TGF-β 可由血小板、巨噬细胞分泌，同时肾脏内所有固有细胞均可表达和分泌，一般以无活性的形式分泌，在酸性条件下，可被蛋白酶活化。TGF-β 是一多功能蛋白质，可以影响多种细胞的生长，分化、细胞凋亡及免疫调节等功能。人类 TGF-β 有三个亚型，TGF-β1、TGF-β2、TGF-β3，是一种细胞生长的双向调节因子，即具有生长促进和生长抑制两重属性，可精细调节体内细胞的生长。许多细胞表面包括所有肾脏细胞表面都有 TGF-β 受体（TGF-βR）。TGF-βR 存在着 I、II、III 型三种形式，分子量分别为 53kD、70~85kD 和 250~350kD，I、II 型 TGF-βR 均为糖蛋白，它们和 TGF-β1 的亲和力要比和 TGF-β2 的亲和力大 10~80 倍；III 型受体是一种蛋白聚糖（proteoglycan），它与 TGF-β1、TGF-β2、TGF-β3 的亲和力近似，为 TGF-β 主要的受体，可能在 TGF-β 发挥生物学功能中起着主要作用。TGF-βR III 又名 endoglin，CD105、TGF-β1 和 TGF-β3 为其主要配体。II 型 TGF-βR 胞浆区具有丝氨酸/苏氨酸激酶区。这种结构也见于活化受体 II（ActR II）和 ActR II B。III 型 TGF-β 受体本身缺乏蛋白激酶活性，对于其如何参与信号的传递还不清楚。TGF-β 抑制上皮细胞的增殖，但对肾小球系膜细胞，成纤维细胞既促进细胞增殖，又促使其细胞外基质的合成。当 TGF-β 诱导增殖时 G 蛋白可能参与诱导过程，此外，TGF-β 促进 Ca^{2+} 内流和胞内 IP3 水平的升高，激活 PKC。TGF-β 影响细胞分泌、活化的作用机制复杂，是调节肾脏炎症、硬化的最重要的生长因子。

三、成纤维细胞生长因子

成纤维细胞生长因子（fibroblast growth factor，FGF）是由垂体和下丘脑分泌的多肽。成纤维细胞生长因子有酸性（acid fibroblast growth factor，aFGF）（pI 5.6）和碱性（basic fibroblast growth factor，bFGF）（pI 9.6）两种亚型。能促进成纤维细胞有丝分裂、中胚层细胞的生长，还可刺激血管形成，在创伤愈合及肢体再生中发挥作用。在动脉硬化灶中起作用的主要是 bFGF，bFGF 可以由内皮细胞、平滑肌细胞、巨噬细胞分泌。它的作用是促进内皮细胞的游走和平滑肌细胞的增殖，不能使平滑肌细胞游走。能够促进新血管形成，修复损害的内皮细胞。FGF 被认为是病灶形成促进因子，但从修复角度看它也有有利的一面：①对骨骼系统的作用，促进生成大量的成骨细胞、抑制破骨细胞。治疗骨质酥松、股骨头坏死、关节炎、风湿病和因钙缺乏导致的疾病。②对消化系统的作用,加强胃肠功能,促进消化酶的分解,增进食欲,治疗慢性胃炎。③对血液系统的作用,加强骨髓造血功能,促进干细胞生成,进而生成大量红细胞和白细胞。加强左心室厚度,增强心肌弹性力,高效治疗心脏病。有效清除血液中低密度蛋白,防止在血管壁沉积,治疗血栓。

四、肝细胞生长因子

肝细胞生长因子(hepatocyte growth factor,HGF)最早是 1984 年由日本的中村敏一教授从大鼠血浆中得到的,其结构实质是含 728 个氨基酸的肝素结合糖蛋白;是重要的保护性因子,它来自间质细胞,以旁分泌方式作用于邻近细胞,并与细胞表面的受体结合并激活酪氨酸激酶活性,能刺激多种上皮和内皮细胞进行有丝分裂、运动以及促进肾小管形态发生,在组织器官损伤修复、形态发生和肿瘤转移过程中发挥重要作用,在肾脏的发育、急性损伤、再生中具有较强的作用。

HGF 的受体是原癌基因 cmet 编码的一种跨膜蛋白,称为 Met,是由 Mr 为 190 000 的前体蛋白分裂而得来,由 Mr 为 50 000 的 a 链和 Mr 为 145 000 的 3 链经二硫键相连而成的杂二聚体。Prat 等发现某些癌细胞的 Mr 为 190 000 Met 的前体,缺乏裂解过程,不需连接配体就已有活性,因此就失去了 HGF 的生长控制。各种瘤细胞和 cmet 转化后的细胞都过度表达 Met,对 HGF 的反应比正常细胞更敏感强烈。

HGF 及其受体的生物学作用包括:①启动肝再生,实验证明,在众多细胞因子中,HGF 是肝再生的启动信号,并在肝细胞增殖过程中起重要作用;②促进细胞分裂作用,HGF 在原代肝细胞的无血清培养中可刺激肝细胞 DNA 合成,1g/L HGF 即可观察到生物活性,最大活性浓度 5~10g/L。另有报道 HGF 对其他许多细胞也有刺激作用,例如能够刺激肾小管细胞、角化细胞、黑色素瘤等细胞的 DNA 合成;③细胞运动作用,HGF 具有类似散射因子的功能,在一些上皮细胞和内皮细胞培养体系中加入不同浓度,均可促进细胞扩散和迁移。HGF 具有促进包括肝细胞、上皮细胞、内皮细胞、造血细胞等多种类型细胞的生长、迁移和形态发生的作用,还参与多种细胞的增殖、迁移和形态发生;④肿瘤坏死作用,高浓度的 HGF 对某些癌及肉瘤细胞系有抑制作用和肿瘤坏死用,该作用机制尚不完全清楚;⑤cmet 原癌基因的 RNA 表达存在于人类的某些上皮组织,如肝脏、肾脏、胎盘、消化道上皮等。共聚焦激光扫描显微镜下证实,cmet 基因蛋白表达位于腺样结构细胞的边缘。cmet 编码的蛋白属于酪氨酸激酶生长因子的受体家族,在体外细胞恶性转化的过程中可以出现基因扩增、重排和过度表达。对于依赖外生的受体调节生长刺激的,进入细胞周期和分裂进程的正常细胞来说,这就意味着存在着一个调节细胞增生的平衡机制。相比较而言,肿瘤细胞通过产生生长因子与受体获得一定水平的自主生长信号(自主分泌)。近年来,已有相关研究表明,与癌形成和发展有关的不同细胞类型之间出现异型信号(非自主分泌),但目前的体内实验方法不足以说明这种复杂的关系。

五、血管内皮细胞生长因子

血管内皮细胞生长因子(vascular endothelial growth factor,VEGF)早期亦称作血管通透因子(vascular permeability factor,VPF),是血管内皮细胞特异性的肝素结合生长因子(heparin-binding growth factor),是一高度特异的血管内皮细胞有丝分裂素,具有促进内皮细胞增殖、迁移,促进血管生成,增加血管通透性以及血管维持功能,是新生血管形成的主要调控者。在肾脏组织中,VEGF 主要表达在足细胞,肾组织局部的 VEGF 浓度和分布的变化与肾脏疾病患者蛋白尿的产生密切相关,同时组织中的 VEGF 含量与病变的程度相关。由于 *VEGF* 基因编码蛋白剪切,蛋白分子可有几个亚型,在人类肾脏存在的分子主要是 VEGF165。VEGF 除了促进血管内皮细胞增殖及其提高对蛋白质和其他分子的通透性以外,还可以刺激单核细胞移行穿过内皮细胞。

六、表皮生长因子

表皮生长因子(epidermal growth factor,EGF)是最早发现的生长因子,表皮生长因子是一种小肽,由 53 个氨基酸残基组成,是类 EGF 大家族的一个成员。由多数肿瘤细胞、伤口中角质细胞和巨噬细胞产生,在肾脏内主要表达在肾小管上皮细胞,其受体也表达在肾小管上皮细胞膜上,EGF 可直接作用于肾小管上皮细胞,在肾小管上皮细胞再生修复过程中起重要作用。对调节细胞生长、增殖和分化起着重要作用,能增加血管通透性,促进血管内皮细胞增殖,促进血管形成。TGF-α 是 EGF 家族成员之一,但基因来源不同,可与肾小管上皮细胞的 EGF 受体特异结合,并对体外培养的肾小管上皮细胞具有明显的促进有丝分裂作用。

七、结缔组织生长因子

结缔组织生长因子(connective tissue growth factor,CTGF)是 1991 年 Bradham 等首先在人脐静脉内皮细胞的条件培养基中发现的,它是一种由 349 个氨基酸组成,分子量为 34～38kD 的富含半胱氨酸的分泌肽。这个家族成员在氨基酸序列上有着高度的同源性,其蛋白质结构中包括:N 末端的胰岛素样生长因子结合区、血管性假血友病因子(vonWilebrand factor,vWf)C 型重复区、血小板反应蛋白(thrombospondin,TSP)1 型重复区以及富含半胱氨酸的 C 末端结合区四个主要结构区域。人类 *CTGF* 基因位于 6q23.1,是一种早期快速反应基因,CTGF 属一类新的富含半胱氨酸生长因子家族,目前该家族共有 CTGF/fisp-12、cef10/Cyr61 和 Nov 三个成员。CTGF 广泛存在于人类多种组织器官,如心脏、肺脏、肝脏、肾脏和结缔组织中,尤其在肾脏中含量最高,其生物学效应主要是促进间充质来源细胞(如成纤维细胞、软骨细胞)增殖、细胞外基质合成分泌。在病理情况下,CTGF 过度表达与某些增生性和纤维化性疾病的发生密切相关,如肾纤维化、肝硬化、肺纤维化和硬皮病等。CTGF 与包括血管、皮肤、心脏、肾脏、胰腺、肺及肝脏等在内的许多组织器官纤维化发生发展密切相关。

(黄霞　周朝敏　王欲舟)

参 考 文 献

1. 王海燕. 肾脏病学. 3 版. 北京:人民卫生出版社,2012.

2. Sparks MA,Crowley SD,Gurley SB,et al. Classical Renin-Angiotensin system in kidney physiology. Compr Physiol,2014,4(3):1201-1228.

3. Boyle SM,Berns JS. Erythropoietin and resistant hypertension in CKD. Semin Nephrol,2014,34(5):540-549.

4. Grasso G,Tomasello F. Erythropoietin for subarachnoid hemorrhage:is there a reason for hope? World Neurosurg,2012,77(1):46-48.

5. Rivkin AM,Chawla S. Epoetin alfa for the treatment of combination therapy-induced hemolytic anemia in patients infected with hepatitis C virus. Pharmacotherapy,2005 J,25(6):862-875.

6. Krishnan M,Nissenson AR. New alternatives in anemia treatment:biosimilars and HIF stabilizers. Nephrol News Issues,2014,28(6):24-28.

7. Henry DH. Experience with epoetin alfa and acquired immunodeficiency syndrome anemia. Semin Oncol, 1998, 25(3 Suppl 7):64-68.

8. Siragy HM. Rationale for combining a direct renin inhibitor with other renin-angiotensin system blockers. Focus on aliskiren and combinations. Cardiovasc Drugs Ther, 2011, 25(1):87-97.

9. Miyajima A, Kosaka T, Kikuchi E, et al. Renin-angiotensin system blockade: Its contribution and controversy. Int J Urol, 2015, 22(8):721-730.

10. Abraham I, MacDonald K. Clinical safety of biosimilar recombinant human erythropoietins. Expert Opin Drug Saf, 2012, 11(5):819-840.

11. Zitella L. Erythropoietin-stimulating agents: new data yield new insights. Oncology (Williston Park), 2007, 21 (11 Suppl Nurse Ed):36-38.

12. Warrillow SJ. Erythropoietin use in the critically ill: current evidence. Crit Care Resusc, 2008, 10(3):257-260.

第 五 章

肾脏的膜离子通道及电解质平衡

第一节 钾离子通道及钾平衡调节

肾脏的钾排泄取决于钾转运体，离子泵和钾通道之间的协同作用，而钾通道在钾排泄的过程中有着非常重要的作用。钾通道分为：内向整流钾通道、ATP 敏感的钾通道、钙激活的钾通道、乙酰胆碱敏感的钾通道、延迟整流钾通道、瞬间外向钾通道。钾通道以其结构和功能的差异，根据其含有的跨膜结构域（TM），又可分为 2TM、4TM、6TM 三类。4TM 有 2 个 P 段，其功能的表达是以二聚体形式表达。2TM 与 6TM 是包含 GYG 的氨基酸残基序列，称之为 P 段（H5 段），2TM 和 6TM 功能的表达是以四聚体形式表达的。4TM 钾通道家族也存在于肾组织，首次克隆于人的组织。此通道的一个亚基由两个 2TM 蛋白组成含 4TM 和 2 个 P 段。2TM 钾通道家族有相同的特性，都有 2 个跨膜结构 M1 和 M2 及一个 P 段，均起到电流的内向整流。肾脏的钾通道大多数为 2TM 家族，表现为纯四聚体（homotetramers）或异四聚体（heterotetramers）。除此之外，有些还需要与其他蛋白质结合才起功能作用。6TM 钾通道家族对膜电位去极化敏感，它不是主要的钾通道。

一、肾脏钾通道的功能

1. 近曲小管 近曲小管是肾小球滤过液电解质、水、尿素、氨基酸和葡萄糖等主要的重吸收部位。滤过液中的钾有 65% 在近曲小管段被重吸收，目前已证明在近曲小管的管腔膜和基底外侧膜上均有钾通道存在，基底外侧膜上的钾通道为 Na^+-K^+-ATP 泵提供钾循环和产生膜电压，其中一种 ATP 敏感性钾通道与 Na^+-K^+-ATP 泵关系密切，其他钾通道可能参与细胞体积的调节。近曲小管的基底外侧膜上存在两种钾通道，一种为 ATP 敏感性钾通道，它可被 ATP 阻断，表现为内向整流，电导为 50pS，开放率（Po）随去极化轻微增加。可被钡及四乙铵（tetraethylammonium，TEA）阻断，但对钙不敏感。氨基乙磺酸（taurine）和酸性 pH 可降低其活性。另一种为 12pS 高通透性钾通道，对电压变化较为敏感。近曲小管的管腔膜有两种钾通道分别为 33pS 和 65pS 通道。同时还存在一种对电压敏感的 200~250pS 钾通道。它们均可被钡、奎尼丁、TEA、卡律（布德）蝎毒素（charybdotoxin）及酸性 pH 所阻断。

2. 髓袢升支粗段 髓袢升支粗段可重吸收超滤液中 20%~25% 的氯化钠，但对水不通透。管腔膜钾离子通道参与膜电位的形成并使钾离子从细胞进入管腔而起到再循环作用，对 Na^+-K^+/$2Cl^-$同向转运体的正常活动起关键作用，使此段肾小管能够正常的重吸收钠和氯，从而保持了机体水和电解质的平衡。有三种钾通道存在于管腔膜上，电导分别为 20~

40pS、70pS 和 100~200pS。在大鼠 30pS 钾通道表现为高开放率(Po=0.8),对电位变化不敏感。cAMP 和升压素(vasopressin)可使其活性增强。格列本脲(glibenclamide,又称优降糖)可降低其活性。另一种为 70pS 的钾通道对膜电压的变化敏感,表现为高电导。细胞外维拉帕米(verapamil、异搏定)、地尔硫䓬(diltiazem)、奎宁(quinine)、奎尼丁(quinidine)、利多卡因(lidocaine)和 TEA 可降低此通道活性;钙、高浓度 ATP 及 pH 的降低可阻断此通道。70pS 通道可受多种因素调节,如花生四烯酸(arachidonic acid)、一氧化氮(nitric oxide,NO)、血管紧张素Ⅱ、PGE2。高电导(>200pS)钾通道可被钙离子激活,对膜电压变化敏感。而存在于基底外侧膜上的钾离子通道使钾离子从细胞进入到血液,它的再循环对 Na$^+$-K$^+$-ATP 泵的运行起了重要的支持作用。表达在基底外侧膜上的钾通道为 35pS,它对电位变化敏感,可以被钡阻断,而钙离子可降低它的活性。

3. 致密斑　致密斑(macula densa)是髓袢升支的特殊部位,直接与肾小球接触。致密斑的钾通道与其他髓袢表面的钾通道有所不同。它的电导为 41pS,降低细胞外钠浓度可降低其活性。对 ATP 不敏感,可被钙和 H$^+$ 所阻断。

4. 集合管　集合管(collecting duct)的上皮细胞有两种,一种为主细胞(principal cell),在其管腔膜和基底外侧膜上均有钾通道存在。另一种为闰细胞(intercalated cell),在其管腔侧膜上也有钾通道的存在,但与主细胞上的钾通道功能明显不同。

(1) 管腔膜:目前有两种钾通道被记录到。一种 35pS,另一种为 150~200pS。35pS 钾通道为 ATP 敏感性钾通道。细胞外 ATP 通过 ATP 受体及细胞内 1mmol/L ATP 对其有抑制作用,蛋白激酶 A(PKA)及蛋白激酶 C(PKC)对其有调节作用,PIP2 对维持钾通道开放起着重要作用。150~210pS 钾通道为钙敏感性钾通道,在正常生理情况下,其功能不活跃,可能参与细胞容积的调节。

(2) 基底外侧膜:至少有三种钾通道存在于此处。电导分别为 25~35pS、45~85pS 和 150pS。25~35pS 钾通道具有高开放概率,不受膜电压影响,受 NO 调节。此通道形成膜电压,与 SUR2B 结合形成对格列本脲敏感的钾通道。45~85pS 钾通道受膜电压影响,膜超极化可增强其通透性,被蛋白激酶 A(protein kinase A,PKA)激活。

二、肾脏对钾平衡的调节

1. 肾脏钾排泄和钾平衡　血浆和体内钾含量波动时,钾在细胞内、外液间的转移是调节细胞外液钾恒定的短时机制,钾排泄与钾摄入速率相同才是维持钾平衡的长期机制。摄入的钾约 90% 从肾脏排出,随着钾摄入量的不同,肾脏的排钾量可迅速调整,长期的高钾饮食可使肾脏的排钾能力增强,在这种情况下,每天≤500mmol 的钾摄入量有 90% 以上均可被肾脏排泄掉,相反如果短时间内摄入这么多的钾,而肾脏不能及时将摄入的钾排出,则会导致危及生命的高钾血症。剩余的 10% 的钾摄入量从粪便中排泄,其中大多数的钾是通过结肠分泌到粪便中的。与肾脏情况相似,在长期高钾饮食情况下,结肠分泌钾的能力也增强。

2. 肾小管对钾的重吸收与分泌　肾小球滤过的钾为 0.5mmol/min,在近曲小管末端只剩余一半,另一半被重吸收,在髓袢的末端只余下滤过量的 10%(0.05mmol/min)。钾在近曲小管和髓袢的重吸收相对稳定。相反,钾在集合管系统的转运则变化很大,这种变化与钾摄入的变化相适应。钾正常摄入的情况下在集合管的皮质部分被分泌,而在髓质集合管钾被重吸收。当钾摄入比正常增高时,钾在整个集合管系统都被分泌,以致使滤过的钾几乎全部被排泄掉。相反,当摄入低于正常时,在集合管钾以重吸收为主。因为钾在集合管分泌的波动范围很大,所以它是影响尿中钾排泄变化的主要原因。

三、钾转运的机制

1. 钾在近曲小管的重吸收转运过程没有特殊的调节机制。钾重吸收一部分随渗透压变化后随水的重吸收而重吸收,即钾是通过水的流动被拽出肾小管;另一部分是靠管腔内的正电子形成的电压梯度为驱动力,使钾通过细胞间途径扩散至肾小管外液中。

2. 钾在髓袢的重吸收与近曲小管相似,靠管腔内的正电压为驱动力,通过细胞间的扩散完成。

3. 钾在集合管的分泌与重吸收与钾的摄入量相关,钾在集合管的净转运方向可以是重吸收的,也可以是分泌的。集合管的不同功能有它的结构基础,因为集合管有两种不同的细胞,即主细胞(principal cells)和闰细胞(intercalated cells)。其中主细胞担负钾的分泌,而闰细胞担负钾的重吸收。闰细胞对钾的重吸收是通过位于管腔膜上的靠激活的 ATP 酶完成,以与 H^+ 交换的形式进行。这个 H^+-K^+-ATP 酶与位于胃黏膜壁细胞上的氢泵在结构上相似。主细胞对钾的分泌由下述的三个因素所决定:一是 Na^+-K^+-ATP 酶的活性,它影响细胞内的钾浓度;二是驱动钾从细胞内向肾小管管腔转运的跨管腔膜电化学梯度;三是管腔膜对钾的通透性。钾离子通道的活动状态能直接影响管腔膜对钾的通透性,实验证明集合管主细胞上离子通道的开放率直接影响钾离子的分泌。

四、尿钾

钾的排出主要通过肾脏,在正常情况下,自肾小球滤过的钾98%被重吸收,而尿中排出的 K^+ 主要由远端小管细胞分泌,即 K^+-Na^+、K^+-H^+ 交换的结果。肾排出的钾有70%是由肾小管分泌,钾摄入量多则肾排钾也多。此外,当 GFR 明显降低时,近端小管几乎完全重吸收 Na^+,此时远端小管不能进行 Na^+-K^+ 交换;酸中毒时,远端小管 Na^+-H^+ 交换增加,肾的排钾量也减少;远端小管 SO_4^{2-} 和有机酸(如酮体)增加时,则 K^+ 排出增加。激素也影响 K^+ 的排出,肾上腺皮质激素,特别是盐皮质激素,有潴 Na^+ 及排 K^+ 作用,而醛固酮促进远端小管 Na^+、Cl^- 重吸收和 K^+、H^+ 的排出,但钾摄入量增加时,醛固酮的分泌也增加。

尿钾测定可反映肾脏病变情况。减低见于艾迪生病、严重肾小球肾炎、肾盂肾炎、肾硬化、急性或慢性肾功能衰竭,以及摄入麻醉剂、肾上腺素、丙氨酸、阿米洛利等药物。尿钾低于20mmol/L 与非肾性状态有关。增高见于饥饿初期、库欣综合征、原发性或继发性醛固酮增多症、肾性高血压、糖尿病酮症、原发性肾脏疾病,以及摄入促肾上腺皮质激素、两性霉素 B、庆大霉素、青霉素、利尿剂等药物。尿钾高于20mmol/L 与肾性病因有关。尿钾指测定24小时尿液中钾的浓度。钾是细胞内主要的阳离子之一。尿钾正常范围:25~125mmol/24h(离子选择电极法)。

第二节　钙离子通道及钙平衡调节

钙通道分为电位依赖性和非电位依赖性两种,电位依赖性对调节细胞的许多功能有重要作用,如细胞膜兴奋性、肌肉收缩偶联、神经递质释放和其他形式的分泌功能。根据电生理和药理学特征,电位依赖性钙通道至少又分为四种,即 L、N、P 和 T 型。根据目前资料表明,近曲小管、远曲小管、集合管和髓袢升支粗段的管腔膜上均有钙通道的分布,而且仅发现

L 型。L 型钙通道由高电压激活,对氨氯地平(二氢吡啶,DHP)类敏感,它的电导为 22~27pS。在所有的兴奋细胞和很多非兴奋性细胞中均有此通道,它触发骨髓肌、心肌和平滑肌细胞的兴奋-收缩偶联,控制某些内分泌细胞和神经元释放激素和神经递质。由于 Ca^{2+} 在肾小管的重吸收主要是经近曲小管的被动重吸收过程,远曲小管中的钙离子主动重吸收只占整个 Ca^{2+} 重吸收量的一小部分,所以钙通道在肾小管中的具体生理功能还有待进一步研究。

在正常的体液因素的调节下,肾脏是调控机体钙稳态最重要的器官,肾脏主要通过肾小球对钙的过滤和肾小管对钙的重吸收作用来调节、控制钙的稳态。

一、肾小球对钙的滤过作用

血浆中的可扩散钙在肾血管球处可以跨越毛细血管壁而滤出,这种可滤过的钙包括游离 Ca^{2+} 和结合于小分子酸根负离子的钙,血浆蛋白结合钙则不能被过滤。正常情况下,经过肾小球滤过后,肾小管滤液中钙的浓度和血浆可扩散钙的浓度相等,即为血浆总钙浓度的 63%。钙在肾小球的滤过量,可随肾小球内的血流量的增加而增多。

二、肾小管各节段对钙的重吸收作用

肾小管各节段对钙的重吸收量及重吸收机制各不相同,因此,肾小管各节段对维持钙稳态所起的作用也各异。

1. 近端肾小管对钙的重吸收　血浆可扩散钙从肾小球滤过后,滤液中约 2/3 的钙可被近端肾小管细胞重吸收。其中,近曲小管液的钙浓度和血浆可扩散钙浓度的比值在 1.0~1.2 之间,一般认为在近曲小管前段,小管液的钙浓度比滤液钙浓度要高,然后,在整个近曲小管全段,上述比值都维持在整数 1。只有在甲状旁腺功能低下时,该比值可升高至 1.6;而在甘露醇利尿时,该比值可降至 1 以下。这些情况提示,近曲小管的钙重吸收存在一种逆电化学梯度的主动转运方式。同时也有实验证实,近曲小管钙的重吸收与钠在此段的重吸收呈平行关系,这提示肾脏对这两种离子的转运机制是相互关连的。

通过测定近曲小管细胞对钙转运的电化学梯度,确定此处钙的净转运约有 1/3 是通过主动机制;而有 2/3 则为被动转运;近曲小管水的重吸收和钙的重吸收有密切的关系。水流的渗透率和钙的重吸收是平行相关的。肾近直小管对钙的重吸收的机制也和近曲小管的相似,但一般认为在此节段中,钙吸收的机制可能是以被动转运为主。

2. 髓袢细段与升支粗段对钙的重吸收　经肾小球滤过后,滤液中钙的 20%~25% 在肾单位的髓袢节段被重吸收。其中钙的重吸收部位主要在皮质和髓质部的髓袢升支粗段进行;而髓袢的降支细段和升支细段基本上不进行钙的重吸收,这主要是由于这一节段中钙的通透性很低和缺乏重吸收的驱动力。

在皮质部的髓袢升支粗段,钙重吸收的机制主要是一种被动转运方式。有实验证实,当上皮转运电压为管腔正电压时,则有净钙的吸收;上皮转运电压为零时,则没有钙离子的流动;当上皮转运电压为管腔负电压时,钙流方向为逆吸收方向;所以净钙吸收取决于被动的驱动机制。但是也有实验显示,此节段还存在着主动的钙转运方式。髓质部升支粗段的钙转运机制,一般也认为是一种被动转运的模式,其吸收率的大小也取决于管腔正电压的大小。

3. 远曲小管对钙的重吸收　经肾小球过滤后,滤液钙的 5%~8% 在远曲小管被重吸收,钙在此处被重吸收的情况与 Na^+ 和水在此段的重吸收很相似。虽然钙在此段的重吸收量不大,但与 Na^+ 和水的代谢相同,这一节段却是调节钙从尿中排出的主要部位。由于在髓袢升支粗段,钙的重吸收多于水的重吸收,因而进入远曲小管液体中的钙浓度就比血浆可扩散钙的浓度低,使得小管液的钙与肾小球滤液钙的比值降至 0.6,这一比值随着远端肾小管的延伸而下降,当远曲小管与集合小管汇合时,该比值降到 0.3。这种浓度的变化和小管存在的管腔负转运电压结合起来,就可证明在这里存在一种逆电化学梯度的、主动的钙转运机制。

4. **肾集合管对钙的重吸收**　在整个肾单位对钙的重吸收总量中,集合管对钙的重吸收量所占的比例很小。在此部位钙的净重吸收,随上皮细胞转运电压的大小和方向而变化。此部位钙的渗透性,相应的比髓袢升支粗段和近曲小管的低。肾集合管的这种小分泌钙流,可能在调节肾钙的排出起一定作用。

三、钙在肾单位的转运

在血浆中约50%的 Ca^{2+} 以离子形式存在,45%与血浆清蛋白结合,5%与其他的阴离子,如 HCO_3^-、枸橼酸盐、PO_4^{3-} 和 SO_4^{2-} 结合。血浆的 pH 影响 Ca^{2+} 的分布,酸中毒增加离子形式的 Ca^{2+} 减少与蛋白结合的 Ca^{2+},而碱中毒与此相反。从肾小球滤过的 Ca^{2+} 是离子形式的钙和与阴离子结合的钙,它们占血浆中 Ca^{2+} 的55%左右。通常情况下,滤过的 Ca^{2+} 有99%被重吸收,其中近曲小管重吸收占70%,髓袢占20%(主要在升支粗段),远曲小管占 5%~10%,集合管占5%以下。约1%的钙(8.6mmol/d 或 175mg/d)从尿中排出,它等同于每天从胃肠道净吸收的 Ca^{2+} 量。

四、尿钙

肾脏和钙代谢关系非常密切,从肾小球滤过的钙 50%~70% 在近端肾小管被重吸收,30%~50% 在远端肾小管重吸收。尿中排出的钙,离子钙占20%,复合钙占80%,以枸橼酸钙为主。甲状旁腺激素(parathyroid hormone,PTH)对调节尿钙的排出作用最强,PTH 总的来说刺激 Ca^{2+} 的重吸收,虽然它抑制近曲小管中液体和 Ca^{2+} 的重吸收,但它显著地刺激 Ca^{2+} 在升支粗段和远曲小管的重吸收,其结果是尿 Ca^{2+} 排泄减少。当摄入过多含 PO_4^{3-} 的食物或服用大量含 PO_4^{3-} 的制酸剂后,PTH 水平升高,Ca^{2+} 排泄降低;与此相反,当饮食中缺乏 PO_4^{3-} 时,Ca^{2+} 排泄就增多。细胞外液容量改变引起 Ca^{2+} 排泄变化主要是通过影响近曲小管中 Na^+ 和液体的重吸收完成的。细胞外液容量减少,近曲小管中 Na^+ 和水的重吸收增加,Ca^{2+} 重吸收也随之增加,因而尿 Ca^{2+} 排泄减少。细胞外液容量增加时结果与此相反。酸中毒增加 Ca^{2+} 排泄,碱中毒降低 Ca^{2+} 排泄。pH 调节 Ca^{2+} 重吸收的部位在远曲小管,但机制不详。$1,25-(OH)_2D_3$ 能增加远曲小管中 Ca^{2+} 重吸收,因而降低 Ca^{2+} 排泄。

尿钙的变化可反映血钙的变化,但尿钙值变化很大,钙、蛋白质的摄入和磷的排出可影响钙的排出,尿磷高则尿钙低。增高见于在阳光下过多暴露、高钙血症、甲状旁腺功能亢进、甲状腺功能亢进、维生素 D 中毒、多发性骨髓瘤(multiple myeloma,MM)、白血病、恶性肿瘤骨转移、肾小管酸中毒,以及摄入氯化铵、降钙素、皮质类固醇、生长激素、甲状旁腺激素等药。减低见于妊娠晚期、低钙血症、甲状旁腺功能低下、维生素 D 缺乏、肾病综合征、急性胰腺炎、骨恶性肿瘤、甲状腺功能减低,以及摄入利尿剂、雌激素、新霉素、口服避孕药等药物。尿钙指测定 24 小时尿液中钙的含量。钙是体内最多的元素之一,平均体内总含量约 1kg,主要分布在骨骼。尿钙正常范围:比色法、离子选择电极法 2.7~7.5mmol/24h。

第三节　氯离子通道及氯平衡调节

氯离子是动植物细胞最主要的负离子之一。氯离子转运以多种形式存在于细胞膜上,并依赖于其他离子浓度差作为动力出入细胞。如肾小管上皮细胞氯转运取决于其他离子在肾小管管腔膜和基底外侧膜之间的转运,能量来源于基底外侧膜上的 Na^+-K^+-ATP 泵。Na^+-K^+-ATP 泵分布在基底外侧膜上,而氯通道分布在管腔膜或基底外侧膜上,氯离子的转运方向取决于它的所在部位。

膜片钳实验证明氯通道存在于肾小管的所有节段,有三种氯通道存在于肾小管上皮,它们分别是低电导性($<30pS$),中电导性($40~60pS$)和高电导性($200~400pS$)的氯通道。低电导性氯通道位于兔近曲小管的基底外侧膜上。低电导性氯离子通道的生理功能可能与调节近曲小管上皮细胞的容积有关;中电导性氯通道在培养的大鼠内髓集合管细胞上表达并受细胞体积的调节;高电导性通道存在于培养的皮质集合管的管腔膜上,也对细胞体积变化敏感,它可被细胞肿胀和短肌动蛋白激活,而被长肌动蛋白抑制。

电位依赖性氯通道分布于哺乳类动物肾脏肾单位各个节段。每个电位依赖性氯通道有 12 个跨膜结构,N 和 C 端均位于胞内,在肾脏至少有 8 种亚型的氯通道(CLC);CLC-2 广泛存在于上皮细胞及非上皮细胞内,可被氯化镉所阻断;CLC-3 为 PKC 调节性氯通道,可被钙抑制。CLC-K1 可能与尿液浓缩机制有关,受 pH 和钙调节,4,4'-二异硫氰基芪-2,2'-二磺酸(DIDS)能阻断此通道,而 N-乙基马来酰亚胺(N-ethylmalemide)可刺激此通道;CLC-K2 与 CLC-K1 有 85% 的氨基酸同源序列,CLC-5 有 70% 的氨基酸序列 CLC-3 和 CLC-4 相同,DIDS 阻断此通道。CLC-6 和 CLC-7 有 30% 的序列与 CLC-3,4,5 相同,CLC-6 可被环己烷氨磺酸盐(cyclamate)、核苷酸焦磷酸酯酶/磷酸二酯酶家族(NPPS)及细胞外 cAMP 阻断。CLC-7 蛙卵无表达,功能不详,现认为其为附属离子通道蛋白,可调节氯通道,与细胞肿胀有关。存在于肾脏的电位依赖性氯通道有很多亚型,高电导性通道对阴离子的选择性也广,如醋酸盐、碳酸盐与氯的通透性之比为 2:1。细胞内钙浓度的增高可刺激远端小管细胞表面的低电导性氯通道;格列本脲(优降糖)对单通道的抑制可表现为电导性降低或关闭时间延长。

氯离子通道在功能和结构上与其他离子通道有很大不同,它独一无二的结构特征是双筒型构造,CLC 可能是由两种完全相同但是相互独立的原孔构成,它们能在开放一段时间后不约而同地关闭。最近的克隆 CLC 实验证明,这种双筒构造实际上是同源蛋白的两种形态的分化传导通路。相比而言,钠通道是一种蛋白四聚体,四个亚单位沿中央的孔道对称分布,每个亚单位在其中行使相同的功能,通道直接垂直于细胞膜表面。而氯离子通道没有这种对称性,既不垂直于膜也不弯曲于膜内。CLC 氯离子通道和其他常规通道的不同点是在通透和门控上的相互影响。阴离子的通透需要通道的开放,这个通透过程又反馈性调节通道的开放。

在很多上皮组织中,囊性纤维化穿膜传导调节蛋白(cystic fibrosis transmembrane conductance regulator,CFTR)主要起着氯转运作用,如在呼吸道和胰腺中。它的变异可导致肺囊性纤维化(cystic fibrosis,CF)。尽管 CFTR 在肾脏各段均有表达,但在肺囊性纤维化患者无致死性的肾脏疾病,这是由于 CF 患者肾脏中缺失 CFTR 功能被其他氯通道代偿的缘故。CFTR 导电性为 $5~8pS$,可被 PKA 所激活。除了作为氯通道外,它还能对上皮细胞钠通道(ENaC)、其他氯通道和钾离子通道等起调节作用。

第四节　磷平衡及调节

PO_4^{3-}是许多有机分子的重要组成成分,如 DNA、RNA、ATP 和一些代谢过程的中间产物。它也是骨构成的主要组分,它在血浆中的浓度是决定骨形成和骨溶解的重要因素。尿中的 PO_4^{3-} 是重要的缓冲剂,它是可滴定酸的主要成分,对维持酸碱平衡有重要作用。其中 86% 的 PO_4^{3-} 存在于骨中,14% 存在于细胞内液中,0.03% 存于细胞外液中。血浆中 PO_4^{3-} 的浓度为 0.87~1.45mmol/L,即 2.5~4.5mg/dl。其中有 10% 的 PO_4^{3-} 与蛋白结合而不被滤过,因而在肾小球滤液中 PO_4^{3-} 浓度比血浆中的约低 10%。

一、磷平衡的概况

维持人体细胞外液 PO_4^{3-} 浓度恒定的因素有两个:一是体内 PO_4^{3-} 的总量;二是 PO_4^{3-} 在细胞内、外液的分布情况。体内 PO_4^{3-} 总量由胃肠道吸收的 PO_4^{3-} 与肾脏排泄的 PO_4^{3-} 之间的差值所决定。胃肠道对 PO_4^{3-} 的吸收有主动和被动过程。当饮食中 PO_4^{3-} 含量增多和在 1,25-$(OH)_2D_3$ 刺激情况下胃肠吸收增多。虽然 PO_4^{3-} 的摄取量波动在 800~1500mg/d,体内 PO_4^{3-} 的总量还是可以通过肾脏的调节达到平衡。从尿中排出的 PO_4^{3-} 的量与从胃肠道吸收的量相等,因而肾脏在维持 PO_4^{3-} 平衡方面起决定作用。

维持体内 PO_4^{3-} 自身稳定的第 2 个因素是 PO_4^{3-} 在骨髓与细胞内、外液之间的分布。引起细胞内 PO_4^{3-} 释放的激素是 PTH 和 1,25-$(OH)_2D_3$,与引起 Ca^{2+} 从钙池中释放的激素相同,因而 PO_4^{3-} 的释放总是伴随着 Ca^{2+} 的释放。肾脏对调节血浆中的 PO_4^{3-} 浓度起重要作用,肾小管对 PO_4^{3-} 的重吸收与葡萄糖的重吸收相似,也有饱和性和阈值。然而两者也有区别,一是 PO_4^{3-} 的饱和值只比它在正常情况下的滤过量略高,因此即使血浆中的 PO_4^{3-} 浓度轻度升高,其滤过量的增加都可能超过吸收的饱和值,尿中 PO_4^{3-} 的排泄也增加,使血浆 PO_4^{3-} 随之下降,肾脏起到调节血浆 PO_4^{3-} 浓度的作用。而葡萄糖的重吸收饱和值远比正常滤过量高,所以血糖的轻度升高不增加葡萄糖的排出,因而正常情况下肾脏不能调节血浆葡萄糖的水平。PO_4^{3-} 重吸收饱和性的另一个特点,是它随 PO_4^{3-} 摄入量的变化而不同。高 PO_4^{3-} 饮食,重吸收饱和值下降,低 PO_4^{3-} 饮食则升高。饱和值受饮食中 PO_4^{3-} 含量调节的现象与 PTH 水平无关,而葡萄糖的重吸收饱和值相对稳定。

二、磷在肾单位的转运

从肾小球滤过的 PO_4^{3-} 有 80% 在近曲小管重吸收,10% 在远曲小管重吸收,而髓袢和集合管重吸收的 PO_4^{3-} 可忽略不计,从尿中排出 PO_4^{3-} 滤过量的 10%。近曲小管对 PO_4^{3-} 的重吸收主要通过跨细胞途径。PO_4^{3-} 通过管腔膜上的 $2Na^+$-PO_4^{3-} 协同转运体转运进入细胞内,又经基底外侧膜上的 PO_4^{3-} 阴离子逆向转运体出细胞。PO_4^{3-} 在远曲小管和集合管中重吸收的机制还不清楚。

三、磷排泄的调节

甲状旁腺激素(PTH)是调节 PO_4^{3-} 排泄最重要的激素,它通过增加近曲小管上皮细胞内

cAMP 生成,抑制 PO_4^{3-} 的重吸收,增加其排出。PO_4^{3-} 摄入对其排泄的影响不依赖 PTH。高 PO_4^{3-} 摄入时其排泄量增加,低 PO_4^{3-} 摄入时排泄量也减少。它是通过调节 PO_4^{3-} 转运完成的,它能调节 $2Na^+$-PO_4^{3-} 同向转运体的转运率,不影响转运体的数量。细胞外液容积增加,PO_4^{3-} 的滤过量增加,其排泄也增多,反之亦然。糖皮质激素能减少近曲小管对 PO_4^{3-} 的重吸收。PO_4^{3-} 的排泄也增加,PO_4^{3-} 的排泄增多,可使肾小管分泌更多 H^+,产生更多的 HCO_3^-,因为 PO_4^{3-} 是可滴定酸的主要成分。在艾迪生(Addison)病时,糖皮质激素分泌减少,PO_4^{3-} 排泄下降,肾脏排出可滴定酸和产生 HCO_3^- 的能力也下降。另外酸碱平衡也影响 PO_4^{3-} 的排泄,其中酸中毒增加其排泄,而碱中毒减少其排泄。

四、尿磷

成人体内磷总量 $400\sim800g$,约占成人体重的 1%,占体内矿物质总量的 $1/4$。其中 $80\%\sim85\%$ 与钙一起构成骨盐羟磷灰石 $[Ca_2(PO_4)_2]_3\cdot Ca(OH)_2$,参与形成骨骼和牙齿。其余约 20% 以有机磷酸化合物形式分布于各种软组织中。磷酸参与构成的蛋白质、核酸、核苷酸和磷脂等各种生物活性物质在体内有广泛的作用。仅极少部分磷以无机磷酸盐形式存在于体液中。人体每天摄入 $1.0\sim1.5g$ 的磷,人体能吸收利用的磷均为磷酸酯和磷脂等有机磷酸化合物。磷由肠和肾排出,经肾排出量占总排泄量的 60% 左右。异常结果:尿磷排泄量增多见于甲状旁腺亢进症、马方综合征、代谢性碱中毒等。尿磷排泄量减少见于甲状旁腺减退症、佝偻病、乳糜泻、肾衰、伴有酸中毒的肾炎、糖利用增加等。

检查前注意事项:检查前禁止剧烈运动,保持良好的饮食和作息,检查前一周停用雄激素、合成类激素及某些利尿药物。检查前 3 天禁饮酒。检查时先排出一部分尿弃去,以冲掉留在尿道口及前尿道的细菌,然后将中段尿留取送检。尿磷正常范围 $0.5\sim1.3g/24h$。

第五节 其他尿液电解质

一、尿钠

尿钠指测定 24 小时尿液中的钠离子浓度。正常成人为 $130\sim260mmol/24h$(离子选择电极法)。当血钠超过 $110\sim130mmol/L$ 时,可从尿中排出多余的钠。每升血浆中有 $154mmol$ 的无机阳离子,其中钠离子约占 90%,几乎占血浆渗透压的一半。钠在维持正常水分的分布和渗透压方面发挥了中心作用。肾是调节钠和水分、维持酸碱平衡的主要器官。钠可由肾脏自由滤出,其中绝大部分又被重吸收。尿钠的排出量随血钠的升高而增多。人体晚上钠的分泌量约为白天钠高峰分泌量的 $1/5$,表明钠的排出和分泌在 1 天内有很大变化,故尿钠的测定需要留取 24 小时的全部尿液。尿钠的排泄还与饮食含钠盐和机体含水状态密切相关。

1. 尿钠的检测 尿钠检查前禁止剧烈运动,保持良好的饮食和作息,检查前一周停用咖啡因、肝素、锂盐、黄体酮、利尿药(如氢氯噻嗪、呋塞米等)。检查前 3 天禁饮酒。检查时先排出一部分尿弃去,以冲掉留在尿道口及前尿道的细菌,然后将中段尿留取送检。影响尿钠水平的因素包括醛固酮和 ADH 的排泌,利尿剂治疗,静脉输液的盐含量,交感张力和同时存在的缺钠状态如肝硬化和充血性心衰。

2. 尿钠增高　见于进食含钠过多的食物、严重的肾盂肾炎、急性肾小管坏死、肾病综合征、急性或慢性肾功能衰竭、碱中毒,以及摄入咖啡因、利尿剂、肝素、锂盐、大剂量黄体酮等药物。

3. 尿钠减低　见于进食含钠过少的食物、月经前、库欣综合征、原发性醛固酮增多症、慢性肾功能衰竭晚期、腹泻、吸收不良等,以及摄入皮质类固醇、肾上腺素、普萘洛尔(心得安)等药物。肾前性酸中毒时,尿钠低于 15mmol/L。

4. 尿中持续性排钠　尿中持续性排钠属于抗利尿激素分泌异常综合征(syndrome of inappropriate antidiuretic hormone secretion,SIADH),是指当血浆渗透浓度、血钠正常或低下时,抗利尿激素仍然持续分泌,导致自由水清除率降低、水潴留、低钠血症,低渗透压血压等一系列临床表现的一种综合征。SIADH 患儿除原发病表现外,与低血钠的程度相平行,血清钠在 120mmol/L 以上时临床可无症状,当血钠降至 120mmol/L 以下时,可有食欲不振、恶心、呕吐等症状出现,当尿钠含量高,血钠低于 110mmol/L 时,出现神经精神症状,甚至惊厥,昏迷直至死亡,当血钠低于 95～109mmol/L,持续 3 天即可引起不可逆脑损伤,故出现低钠血症时,应及时纠正。

二、尿镁

1. 肾镁的排出　每日经肾小球滤过的镁约 3.2g,大部分滤过镁在肾髓袢被重吸收,小部分在肾近端小管和远端小管重吸收。约有 3% 的滤过镁从尿液排出,相当于 0.1～0.5g/d。肾对镁的重吸收主要受血清镁浓度的调节,并受激素和 K^+、Na^+、Ca^{2+} 等离子浓度的影响。正常肾脏有很强的调节机体镁平衡能力。当镁摄入量不足时,尿镁排出量可降低至 0.01～0.012g/d。摄入量过多时,尿镁排出量可达 0.5～0.6g/d。体内镁的主要排泄途径是肾脏。肾有较强的保镁能力,镁摄入不足时,肾脏排镁量可低于 1mmol/24h。

2. 尿镁增高　肾脏疾病凡影响肾小球滤过率者均可使尿镁滞留而增高,如急性或慢性肾功能衰竭、尿毒症、慢性肾炎少尿期等。内分泌疾病:如甲状腺功能减退症(黏液性水肿)、甲状旁腺功能减退症、艾迪生病和严重的糖尿病酸中毒等。

其他原因:高血镁症还可见于多发性骨髓瘤、严重脱水、关节炎等疾病。此外,服用镁剂和草酸中毒等也会使尿镁增高。

3. 尿镁降低　镁由消化道丢失:如长期禁食、吸收不良、长期丢失胃肠液(慢性腹泻、吸收不良综合征、术后肠道瘘管和长期吸引胃液后等)以及严重呕吐。镁由尿路丢失:如慢性肾炎多尿期或长期用利尿剂治疗者。内分泌疾病:如甲状腺功能亢进症、甲状旁腺功能亢进症、糖尿病酸中毒、醛固酮增多症以及长期用皮质激素治疗后。需要检测的人群:严重呕吐,腹泻,消化不良,关节痛等症状的人。尿镁正常范围:3.0～4.5mmol/24h。

(程世平　刘璐　俞佳丽)

参 考 文 献

1. Da J,Xie X,Wolf M,et al. Serum Phosphorus and Progression of CKD and Mortality:A Meta-analysis of Cohort Studies. Am J Kidney Dis,2015,66(2):258-265.

2. Zha Y,Qian Q. Protein Nutrition and Malnutrition in CKD and ESRD. Nutrients,2017,9(3):E208.

3. Blaine J,Chonchol M,Levi M. Renal control of calcium,phosphate,and magnesium homeostasis. Clin J Am Soc Nephrol,2015,10(7):1257-1272.

4.　Palmer BF, Clegg DJ. Physiology and pathophysiology of potassium homeostasis. Adv Physiol Educ, 2016, 40 (4):480-490.

5.　Youn JH. Gut sensing of potassium intake and its role in potassium homeostasis. Semin Nephrol, 2013, 33(3): 248-256.

6.　Sanghavi S, Whiting S, Uribarri J. Potassium balance in dialysis patients. Semin Dial, 2013, 26(5):597-603.

7.　Lee Hamm L, Hering-Smith KS, Nakhoul NL. Acid-base and potassium homeostasis. Semin Nephrol, 2013, 33 (3):257-264.

8.　Grünberg W. Treatment of phosphorus balance disorders. Vet Clin North Am Food Anim Pract, 2014, 30(2): 383-408.

9.　Civitelli R, Ziambaras K. Calcium and phosphate homeostasis:concerted interplay of new regulators. J Endocrinol Invest, 2011, 34(7 Suppl):3-7.

10.　Cordell D, Neset TS, Prior T. The phosphorus mass balance:identifying 'hotspots' in the food system as a road-map to phosphorus security. Curr Opin Biotechnol, 2012, 23(6):839-845.

11.　Obeid OA. Low phosphorus status might contribute to the onset of obesity. Obes Rev, 2013, 14(8):659-664.

第六章

尿液的生成与排出

第一节　尿液的生成

　　肾脏的主要功能之一是排出由体外摄入或由代谢产生的废物,维持内环境的稳定。完成其功能的重要一环是肾小球滤过。一个70kg体重的成年人,其肾小球滤过率(glomerular filtration rate,GFR)大约是120ml/min,那么每天滤过的血浆大约是180L,这将是其全身血浆量的约60倍,意指其全身血浆每天由肾脏滤过达60次之多,如此的重复滤过是为了达到血浆净化的目的。要完成这样的滤过功能,有赖于肾小球特殊的解剖结构及精密的功能调节机制。肾小球是一个特殊的毛细血管球状结构,其滤过膜由内皮细胞/基底膜及上皮细胞构成,血浆经此滤过膜后形成无细胞及蛋白的超滤液。肾小球毛细血管压力很高,需要系膜细胞支持及结构。此外,由致密斑、出、入球小动脉及肾小球外系膜细胞形成的肾小球旁器(juxtaglomerular apparatus,JGA)对肾小球滤过起到重要的调节作用。JGA既是肾小管-肾小球反馈调节的结构基础,也是肾素分泌及调节的场所。

一、肾小球的滤过功能

　　当血液流经肾小球时,血液中的水和小分子物质滤入肾小囊的过程称为滤过。从肾小球滤入肾小囊的液体称为原尿。囊内液晶体渗透压和酸碱度都与血浆相似,各种晶体的浓度,如葡萄糖、肌酐、尿素、无机盐等的浓度都与血浆相近,只是蛋白质的浓度很低。肾小球滤过功能可以用肾小球滤过率和滤过分数两个指标来衡量。

　　肾小球滤过率(glomerular filtration rate,GFR):单位时间内由双肾肾小球生成的超滤液的量,称为肾小球滤过率。正常人滤过率为120~130ml/min,这个数值受年龄、性别的影响,一般来说40岁以后肾小球滤过率下降,每10年约减少约10%,80岁以后肾小球滤过率约减少40%左右,但这并不影响正常生活。通常,男性的肾小球滤过率略高于女性。

　　滤过分数:肾小球滤过率与肾血浆流量(renal blood flow,RBF)的比值。成年男性的GFR是120ml/min,肾血流量约是1110ml/min,即RBF约是600ml/min,因此,滤过分数约为:120/600=20%。这表明流经肾脏的血浆约为20%由肾小球滤过形成原尿,即是血浆的超滤液。滤过分数表明,每次流经肾小球的血浆约有1/5被滤入了肾小囊。

　　肾小球滤过率的多少与滤过膜的面积、滤过膜的通透性及有效滤过压有关。

　　1. 滤过膜及其通透性　　滤过膜是指肾小球毛细血管管腔与肾小囊囊腔之间的结构,由毛细血管内皮细胞层、基底膜和肾小囊上皮细胞层三层结构组成。人两肾滤过膜的总面积

约 $1.5m^2$。滤过膜具有一定的通透性（这是肾小球具有滤过功能的结构基础），但不同物质透过滤过膜的能力不同。

首先，一种物质透过滤过膜的能力与此物质的大小有关。有效半径小于 2.0nm 的物质能自由通过滤过膜，如葡萄糖的有效半径为 0.36nm，能自由通过滤过膜，所以与血浆中的葡萄糖的浓度基本相同；有效半径大于 4.2nm 的物质不能通过滤过膜；有效半径介于两者之间的物质，其滤过能力随有效半径的增加而减少，如卵白蛋白的有效半径为 3.25nm，其滤过能力为 0.03。也可以用不同分子大小的葡萄糖进行实验来证明。这说明滤过膜上可能存在大小不同的孔道。

用电子显微镜观察肾小球滤过膜发现：①肾小球毛细血管内皮细胞上有许多小孔称为窗孔结构，直径为 50~100nm。水、各种溶质以及大分子蛋白质可以自由通过窗孔，但可以阻止血细胞的通过，起到血细胞屏障的作用。②基底膜水合凝胶纤维构成的纤维网结构，纤维之间有多角形网孔，直径为 4~8nm。血浆中的较大分子物质，如蛋白质不能通过基膜。基膜是肾小球防止大分子蛋白质滤过的主要屏障。③肾小囊上皮细胞足突之间有裂隙，裂隙上有一层滤过裂隙膜，膜上有小孔，直径为 4~14nm，是肾小球滤过的附加屏障。物质分子的大小及是否能够穿过足细胞裂隙膜是判断物质是否具有滤过能力的依据。这样，在滤过膜的阻挡作用下，大分子物质将无法通过滤过膜，称为滤过膜的机械屏障作用。

此外，物质通过滤过膜的能力还与物质所带的电荷有关。用带不同电荷的右旋糖酐进行实验证明，有效半径相同时，带正电的右旋糖酐更容易通过滤过膜。因此在滤过膜的三层结构中，每一层都覆盖的唾液蛋白是带负电的，所以对带负电的大分子物质就有阻挡作用，称为滤过膜的电化学学屏障作用。如血浆白蛋白虽然有效半径为 3.6nm（小于 4.2nm），但其滤液能力却小于 0.01，就是由于血浆白蛋白带负电。

总之，因为滤过膜有通透性，血浆中的小分子物质可以自由通过滤过膜，所以小分子物质在原尿与血浆中的浓度基本相同。而血浆中的大分子蛋白质，由于受到了滤过膜机械屏障和电化学屏障的阻挡作用，滤过很少。

2. 有效滤过压　肾小球滤过作用的动力即有效滤过压，其大小取决于肾小球毛细血管压、血浆胶体渗透压和囊内压。其中肾小球毛细血管压是促进滤过的力量，血浆胶体渗透压和囊内压是阻止滤过的力量。肾小球有效滤过压可用下式表示：

$$有效滤过压 = 肾小球毛细血管压 - (血浆胶体渗透压 + 囊内压)$$

肾小球毛细血管压较普通组织的毛细血管压高。直接测定法测定显示，大鼠肾小球毛细血管压相当于体循环平均动脉压的 40% 左右，约为 5.9kPa（45mmHg），且入球端与出球端基本相等。

血浆的胶体渗透压是由大分子胶体物质（主要是血浆蛋白）形成的，而大分子胶体物质不易透过滤过膜。所以当血液由入球端向出球端流动时，血浆中的水和小分子物质不断被滤出，血浆中大分子胶体物质不被滤过，胶体物质的浓度就会逐渐升高，血浆胶体渗透压也逐渐升高。所以肾小球毛细血管的入球端和出球端血浆胶体渗透压是不同的［入球端约为 3.3kPa（25mmHg），出球端约为 4.6kPa（35mmHg）］。

囊内压是指肾小球球囊内液体的压力，平均为 1.33kPa（10mmHg）。由于在肾小球毛细血管的入球端和出球端血浆胶体渗透压不同，所以入球端和出球端的有效滤过压也不同。

在入球端有效滤过压 = 45 - (25 + 10) = 1.33kPa（10mmHg），当血液从入球端和出球端流动时,有效滤过压会逐渐减小。在出球端有效滤过压 = 45 − (35 + 10) = 0kPa(0mmHg)。有效滤过压为0,即促进滤过的力量和阻止滤过的力量达到了平衡,称为滤过平衡。这说明,并非全部毛细血管都有滤过作用,靠近入球小动脉端的一段有滤过作用,而靠近出球小动脉端的一段没有滤过作用。滤过平衡的位置越靠近入球端,有滤过作用的毛细血管越短,有效滤过面积越小;反之有效滤过面积增加。

二、影响肾小球滤过的因素

肾小球滤过率主要与滤过膜、有效滤过压和肾脏血流量有关。因此,凡是能够影响这三个方面的因素,都能影响肾小球的滤过。

1. 滤过膜的面积及其通透性　正常人两肾肾小球滤过膜的总面积为 $1.5m^2$ 左右。若某些疾病(如急性肾小球肾炎)引起毛细血管管腔狭窄或完全闭塞,导致滤过膜的有效滤过面积减小,肾小球滤过率就会随之降低。滤过膜的通透性决定了滤液的成分。当肾小球发生炎症、缺氧时,滤过膜的通透性会异常增加,导致平时基本不能滤过的蛋白质被大量滤过,形成蛋白尿。甚至有血细胞进入滤液,形成血尿。

2. 肾小球毛细血管静水压　肾小球毛细血管压是影响 GFR 的主要因素之一。肾小球毛细血管压与 GFR 呈平行关系,当肾小球毛细血管压增高时,GFR 也增高;反之,当肾小球毛细血管压降低时,GFR 也降低。肾小球毛细血管压是由血压、入球小动脉阻力、出球小动脉阻力三个因素决定的。

(1) 血压:全身动脉血压如有改变,理应引起肾小球毛细血管压的改变。动脉血压变动于 0.64 ~ 23.94kPa 时,肾小球毛细血管血压维持相对稳定,使肾小球滤过率基本保持不变,这是因为肾小球滤过自我调节的缘故。当动脉血压下降到 0.64kPa(80mmHg) 以下时,肾小球毛细血管血压相应下降,有效滤过压降低,肾小球滤过率减少,尿量减少。当动脉压降低到 5.32 ~ 6.65kPa 以下时,肾小球滤过率将降低到 0,排尿停止。

(2) 入球小动脉阻力:肾小球毛细血管压主要是由入球小动脉阻力所决定的。入球小动脉收缩会降低肾小球毛细血管压,从而降低 GFR;反之,入球小动脉扩张会升高肾小球毛细血管压,从而升高 GFR。

(3) 出球小动脉阻力:与入球小动脉相反,出球小动脉收缩会升高肾小球毛细血管压;出球小动脉扩张会降低肾小球毛细血管压。出球小动脉阻力变化对 GFR 的影响则是双向的。出球小动脉轻度收缩会升高肾小球毛细血管压而不至于减少肾血流量,这时 GFR 会升高。然而,出球小动脉重度收缩不仅会升高肾小球毛细血管压,又会减少肾血流量,这时 GFR 可能变化不大,甚至会降低。

3. 肾小球毛细血管胶体渗透压　肾小球毛细血管胶体渗透压主要由血浆蛋白浓度决定。血液由入球小动脉端流经毛细血管,达到出球小动脉端,肾小球毛细血管胶体渗透压升高约 20%,由 28mmHg 升至 36mmHg。这是因为约有 1/5 的血浆在流经毛细血管后被滤过,于是毛细血管内蛋白被浓缩。肾小球毛细血管胶体渗透压受以下两方面的影响:

(1) 血浆胶体渗透压:血浆胶体渗透压是阻止肾小球滤过率的因素,单个肾单位肾小球滤过率随入球小动脉血浆胶体渗透压发生相应的变化。在正常情况下人体血浆胶体渗透压不会有太大的变动,若全身血浆蛋白浓度明显降低时,血浆渗透压会降低,GFR 会升高。大量饮水后尿量增加就是由于稀释作用导致血浆胶体渗透压降低,使肾小球滤过率增加。

(2) 滤过分数:滤过分数增加会进一步浓缩血浆蛋白,引起肾小球毛细血管胶体渗透压升高。滤过分数是 GFR 与肾血浆流量的比值,因此,当 GFR 或血浆流量改变时,肾小球毛细血管胶体渗透压会随之改变。例如:当肾血浆流量减少之初,GFR 可能变化不大,这时滤过分数会增加,肾小球毛细血管胶体渗透压会随之增加。但肾血浆流量持续减少时,最终会降低 GFR。

4. 肾小球囊内静水压 微穿刺方法测到的肾小囊内静水压值约是 18mmHg。肾小球囊内静水压是阻止肾小球滤过率的因素。囊内压降低,肾小球滤过率增加;囊内压升高,肾小球滤过率减少。

5. 肾血浆流量 肾血浆流量对肾小球滤过率有很大影响,主要是影响滤过平衡的位置。当肾血浆流量增加时,在血液由入球小动脉端向出球小动脉端流动的过程中,血浆胶体渗透压上升的速度慢,有效滤过压下降的速度减慢,滤过平衡的位置向出球端靠近,有效滤过压和滤过面积就增加,肾小球滤过率也随之增加。当肾血浆流量减少时,则出现相反的变化。

三、肾小球滤过的调节

1. 交感神经对 GFR 的影响 肾脏全部的血管,包括入、出球小动脉都有丰富的交感神经纤维支配。此外,国外学者观察到,系膜细胞与交感神经末梢有直接接触。交感神经末梢兴奋会引起小动脉收缩,从而减少 RBF 和 GFR,但这种效应只有在交感神经受到强烈刺激时才会发生。在正常生理条件下,交感神经对肾小球血流动力学的影响甚微。

2. 激素及血管活性物质对 GFR 及肾血流量的影响 许多激素及血管活性物质可以调节肾小球的滤过状态,这种调节通常是通过对肾血流量的影响而实现的。这些激素及血管活性物质可以由肾外产生,通过血循环到达肾脏,作用于肾脏血管例如心钠素(atrial natriuretic peptide,ANP),抗利尿激素(antidiuretic hormone,ADH)等;也可由肾脏局部合成后再对肾脏血管发生作用,例如前列腺素、一氧化氮;还可由肾内、肾外同时产生,例如血管紧张素 Ⅱ。这种物质通过收缩或扩张肾血管,对 GFR 产生不同的影响。除了影响 GFR,它们还会影响肾小管的重吸收。通过对肾小球和肾小管的综合作用,它们可对体液平衡状态进行调节。

以下介绍几种比较重要的激素或血管活性物质对肾小球滤过的作用:

(1) 血管紧张素 Ⅱ(Ang Ⅱ):是肾素-血管紧张素系统的主要成员之一,对于维持正常血容量及血压起到至关重要的作用。Ang Ⅱ 的生理功能主要通过其 1 型受体(AT1-R)激活后,引起血管收缩及血压升高的效应。与 AT1-R 功能相反,Ang Ⅱ 的 2 型受体(AT2-R)激活后可以释放一氧化氮(NO),从而起到舒张血管、降低血压的作用。但 AT2 受体成年表达量低,其生理意义比较有限。

(2) 去甲肾上腺素和肾上腺素:儿茶酚胺类激素对肾血流量具有显著调节作用。其中,去甲肾上腺素(norepinephrine,NE)是一个非常有力的血管收缩素,能收缩出、入球小动脉,减少肾血流量,从而降低 GFR。与去甲肾上腺素不同的是,肾上腺素通过不同的受体起作用而分别具有收缩和舒张血管的双向作用。小剂量异丙肾上腺素可以增加肾血流量和 GFR,大剂量可使肾血管收缩,降低 GFR。

血浆中去甲肾上腺素和肾上腺素多来源于肾上腺髓质,其血浆中的浓度和肾脏交感神经系统的活性相平行。在生理条件下,去甲肾上腺素和肾上腺素对肾脏血流动力学的影响甚微。在一些病理条件下,其影响比较突出。

（3）内皮素（endothelin，ET）：是由内皮细胞产生的具有血管收缩活性的多肽，包括内皮素-1（ET-1）、内皮素-2（ET-2）以及内皮素-3（ET-3）等。这三种内皮素作用于两种内皮素受体，ET-A 和 ET-B 受体。ET-A 受体对 ET-1 有选择性的高亲和力，而 ET-B 受体对三种内皮素有几乎相同的亲和力。静脉注射 ET-1 后引起肾血管收缩，减少肾血流量和 GFR。这主要是通过位于肾脏血管的 ET-A 受体起作用的。然而在正常条件下，有血管内皮产生的内皮素量比较小，对肾血流动力学影响不大。

在血管内皮受到损伤时，内皮素的产生增多，并可导致肾血流量减少和 GFR 下降。肾脏髓质是全身产生 ET-1 最多的地方。国外学者发现，ET-1 主要产生于肾内髓质集合管（IMCD）。在肾髓质，ET-1 及 ET-3 作用于 IMCD 或肾髓质间质细胞（RMIC）的 ET-B 受体。与 ET-A 受体的收缩血管、升高血压效应相反，ET-B 受体激活后会抑制集合管对水钠的重吸收，从而引起利尿、利钠及降压的作用。在大鼠的实验表明 ET-B 受体阻断后会发生盐敏感性高血压。

（4）一氧化氮（nitric oxide，NO）：是体内由血管内皮细胞产生的最重要的舒血管物质之一，对肾血流量具有显著的调节作用。在基础状态下，NO 参与对肾血流动力学的调节，尤其是能制约血管收缩物质的作用，以维持正常的肾血流量。在急性动物实验中，阻断 NO 合成后，可以观察到肾血流量和 GFR 明显降低以及动脉血压的升高。在慢性动物实验中，给予大鼠一氧化氮合酶（NOS）抑制剂 2 个月后，可引起明显高血压，并伴有肾小球出、入球小动脉阻力升高及肾血流量和 GFR 下降。NO 是 NOS 作用于其底物左旋精氨酸所产生的。NOS 有以下三种类型：中枢型、诱导型以及内皮型。不同类型的 NOS 通过不同的机制，均可对肾血流动力学产生影响。其中，内皮型一氧化氮存在于血管内皮，是血管 NO 的主要来源。内皮型 NO 可以弥散到附近的平滑肌细胞，直接激活靶细胞的可溶性鸟苷酸环化酶，释放 cGMP，从而引起血管舒张。内皮型一氧化氮基因敲除小鼠可发生高血压。中枢型一氧化氮则主要存在于致密斑细胞，中枢型 NO 可能通过以下三种途径影响肾血流动力学：①抑制肾小管-肾小球反馈调节引起的血管收缩，从而增加肾血流量，防止 GFR 下降；②控制肾素分泌；③抑制肾小管对钠的重吸收。

（5）前列腺素（prostaglandins，PGs）：是花生四烯酸的系列代谢产物。一些产物可扩张血管（如 PGE2 和 PGI2），而另一些可收缩血管（如 TXA2）。催化前列腺素合成的限速酶是环氧合酶（COX）。已知的 COX 有三种：COX-1 为结构型，COX-2 为诱生型，COX-3 为 COX-1 的变异型。一般认为，在正常情况下 PG 对血流动力学影响不大，但对于肾小动脉的收缩效应能起缓冲作用。实验证明 COX-2 基因敲除小鼠对 Ang Ⅱ 的升压效应增强；相反，COX-1 基因敲除小鼠这一效应减弱。这提示 COX-2 作用可能负责产生扩张血管的 PG，而 COX-1 作用可能负责产生收缩血管的 PG。大量实验证明，PGE2 和 PGI2 通过释放 cAMP 可以直接刺激颗粒细胞分泌肾素。与这一论点相一致的是，COX-2 基因敲除小鼠的血浆肾素水平明显降低。这提示由 COX-2 产生的 PGs 可以通过调节肾素-血管紧张素系统（RAS）的活性而影响肾血流动力学及水盐平衡。值得一提的是，COX-2 基因敲除小鼠会出现严重的肾衰竭，并伴有肾脏结构的破坏，而 COX-1 基因敲除小鼠的肾脏结构和功能不受影响。

3. 肾小球滤过及肾血流量的自我调节　动脉血压随生理活动而随时发生变化。当血压升高时，肾脏血管尤其是肾小球入球小动脉阻力会随之升高；相反，当血压下降时，肾血管阻力也下降，从而使肾血流量和 GFR 保持在一个恒定的水平，动脉血压在 80～180mmHg 之间大幅波动，而肾血流量及 GFR 变化幅度很小，这种现象称为自我调节。自我调节是由肾脏内在的机制决定的,不需神经系统或全身体液因子的参与。自我调节的机制主要有肌源性反应和肾小管-肾小球反馈两种,以后者较为重要。两种机制都是通过调节入球小动脉阻力起作用的。

(1)肌源性反应:肾血管平滑肌存在压力感受器,可以感受到各方面压力的改变。随着压力的改变,平滑肌可比例性改变其张力,从而使阻力相应其改变,肾血流量可保持相对恒定。由于这种压力感受器在血管内,故离体肾灌注时仍可保持自我调节。肌源性反应也可见于其他脏器血管,并非肾脏所特有。

(2)管球反馈:肾小管滤液在流经致密斑时,其流速/成分会影响入球小动脉阻力,从而影响GFR,这种现象叫肾小管-肾小球反馈,简称管球反馈(tubule-glomerular feedback,TGF)。例如,当动脉血压升高时,会引起肾小球毛细血管压升高,GFR会随之升高,这样肾小管腔内滤液的氯化钠会增多。致密斑细胞会感受盐浓度的改变,然后传递信息到附近的入球小动脉的平滑肌细胞,引起入球小动脉收缩,从而降低GFR,最终使GFR不会因血压的变动而出现太大的变化。管球反馈的意义在于限制流入肾髓质集合管的氯化钠,使肾血流量、GFR与肾小管液流量相对恒定。由于产生TGF的肾小球旁器仅在哺乳动物发现,而非脊椎动物则没有这一结构,故TGF被认为是生物进化中由海洋到陆地生活的转变而导致的哺乳动物所特有的调节机制。

四、肾小管与集合管的转运功能

血浆在肾小球处发生超滤,生成超滤液。超滤液进入肾小管后称为小管液。肾小管和集合管上皮将小管液中的水分和各种溶质重新转运回血液,称为重吸收。肾小管和集合管上皮细胞将本身产生的物质或血液中的物质转运至肾小管腔内,称为分泌。超滤液须经肾小管和集合管的重吸收和分泌过程才能形成尿液。重吸收和分泌过程都是物质跨肾小管和集合管的转运过程。正常情况下,超滤液中约99%的水都被肾小管和集合管重吸收了,只有约1%被排出体外。所以虽然人两肾每天生成的肾小球滤过液可达180L,而排出的尿液仅约1.5L。滤过液中的葡萄糖全部被肾小管重吸收,钠离子、尿素等也被不同程度的重吸收;而肌酐、尿酸和钾离子等被肾小管分泌至尿液中。所以尿液成分与超滤液和血浆成分相差很大。

1. 物质转运的方式　肾小管和集合管上皮的物质转运方式包括被动转运和主动转运。被动转运是指物质顺电化学梯度通过上皮细胞的过程,不需由代谢直接供能。溶质被动重吸收的动力是浓度差和电位差;水被重吸收的动力是肾小管内外的渗透压差,也属于被动转运过程。主动转运是指需要由某种代谢来提供能量的跨膜物质转运,可使物质逆电化学梯度移动。根据能量的来源,可分为原发性主动转运和继发性主动转运。原发性主动转运所需能量由ATP或高能磷酸键水解直接提供;继发性主动转运所需能量不直接来源于ATP或高能磷酸键水解,而是来自于其他溶质顺电化学梯度移动所释放的能量。继发性主动转运大多通过肾小管上皮细胞膜上的联合转运体与钠离子的转运相偶联。联合转运体是存在于细胞膜上的一种特殊的载体蛋白,可同时转运两种或两种以上物质。其中逆电化学梯度转运的物质需要另一种物质顺电化学梯度通过细胞膜时释放能量来供能。若几种物质转运的方式相同,称为同向转运,如肾小管上皮细胞从小管液中重吸收葡萄糖、氨基酸等物质就是通过与钠离子的同向转运。若两种物质转运的方向相反,则称为逆向转运,如Na^+-H^+、Na^+-K^+交换等。

2. 各段肾小管和集合管的物质转运功能　肾小管各段和集合管都有物质转运功能,但不同部位转运的物质种类及转运机制并不完全相同,肾小管各段的转运能力也是不同的。下面分别介绍近端小管、髓袢细段、髓袢升支粗段、远曲小管和集合管的物质转运功能。

(1) 近端小管的物质转运功能:近端小管是等渗性重吸收,吸收量大,重要营养物质(葡萄糖、氨基酸、蛋白质、维生素 C 等)在这里全部被重吸收,无机离子(Na^+、Cl^-、K^+、HCO_3^-)也主要在这里被重吸收,是完成重吸收功能的主要部位。其中葡萄糖和氨基酸全部在近端小管被重吸收;HCO_3^-占滤过量的85%左右;Na^+、Cl^-、K^+和 H_2O 占67%左右。近端肾小管也有分泌功能,能分泌 H^+。

1) Na^+ 和 Cl^- 的重吸收:Na^+ 的重吸收是近端小管对 Na^+ 和 Cl^- 重吸收的关键。近端小管前半段对 Na^+ 的主动重吸收,是近端小管后半段重吸收 Na^+ 和 Cl^- 的动力来源。小管壁由单层上皮细胞构成,细胞之间存在细胞间隙,在靠近管腔一侧通过紧密连接与管腔隔开,细胞间隙的底侧与毛细血管相邻,中间隔以基膜。在近端小管前半段,小管液中的 Na^+ 进入小管上皮细胞的过程与葡萄糖、氨基酸等的重吸收或 H^+ 的分泌相偶联。在小管上皮细胞的管腔膜上,有 Na^+-葡萄糖同向转运体和 Na^+-氨基酸同向转运体,分别同向转运 Na^+ 和葡萄糖,Na^+ 和氨基酸;也有 Na^+-H^+ 逆向转运体,逆向转运 Na^+-H^+。近端小管管壁细胞基底膜上有大量的 Na^+ 泵,Na^+ 泵水解 ATP 释放能量,将细胞内的 Na^+ 泵出至组织间液,使上皮细胞内 Na^+ 浓度降低,从而使小管上皮细胞细胞与小管液之间形成电化学梯度。当小管液中高浓度的 Na^+ 与葡萄糖、氨基酸等共同与同向转运体结合成复合体后,Na^+ 顺电化学梯度进入细胞,同时葡萄糖、氨基酸便会与 Na^+ 一起以易化扩散的方式进入细胞内;小管液中的 Na^+ 和细胞内的 H^+ 由管腔膜上的 Na^+-H^+ 交换体进行逆向转运,H^+ 分泌入小管液,进入细胞的 Na^+ 再由 Na^+ 泵泵至细胞间隙;还可使细胞间液的 Na^+ 浓度升高,从而导致渗透压升高。在此静水压的作用下,Na^+ 和水透过基膜进入血液。同时,此静水压也会使小部分 Na^+ 和水经紧密连接回到小管液,称为回漏。因此 Na^+ 的重吸收量应减去回漏的量。在近端小管后半段,由于 Na^+、葡萄糖、氨基酸和碳酸氢钠盐等溶质的重吸收,结果使小管液中 Cl^- 浓度比管外间隙液高出 20%~40%。小管液中的 Cl^- 顺浓度差,通过紧密连接(细胞旁路)向管外扩散,被动重吸收。这一过程使小管液中正离子相对增多,管内带正电,管外带负电,使小管内外产生电位差。这样,在电位差的推动下,小管液中的 Na^+ 便会顺电位差通过紧密连接扩散入细胞间隙,然后回到血液,被动重吸收。

2) 水的重吸收:近端小管对水的通透性高,水伴随其他溶质的重吸收而被重吸收。在其他溶质重吸收过程中,小管内外产生渗透压差,水在渗透压作用下透过小管上皮细胞和细胞间的紧密连接进入细胞间隙。因此水的重吸收是等渗重吸收。

3) HCO_3^- 的重吸收与 H^+ 的分泌:HCO_3^- 的重吸收与小管上皮细胞管腔膜上的 Na^+-H^+ 交换有关。细胞内的 HCO_3^- 与 H_2O 在碳酸酐酶的催化下形成 H_2CO_3,H_2CO_3 迅速形成 HCO_3^- 和 H^+。在逆向转运体的作用下,H^+ 被分泌到小管液,同时 Na^+ 进入细胞内,这个过程称为 Na^+-H^+ 交换。还有一部分 H^+ 可通过管腔膜上的 H^+ 泵从细胞内分泌到小管液中。血浆中的碳酸氢盐滤过到肾小管后,解离成 Na^+ 和 HCO_3^-。通过 Na^+-H^+ 交换进入细胞内的 Na^+ 和细胞内产生的 HCO_3^- 一起离开细胞被转运回血;分泌到小管液中的 H^+ 则与 HCO_3^- 结合形成 H_2CO_3,在碳酸酐酶的催化下,分解成 CO_2 和 H_2O。CO_2 是脂溶性物质,能迅速通过管腔膜进入细胞内,与细胞内的水结合形成 H_2CO_3。因此,肾小管重吸收 HCO_3^- 是以 CO_2 的形式,而不是直接重吸收 HCO_3^-。肾小管上皮细胞每分泌一个 H^+,就会重吸收一个 $NaHCO_3$。如果小管液中的 $NaHCO_3$ 含量超过 H^+ 的生成量,$NaHCO_3$ 就不能全部重吸收,多余部分随尿排除,从而起到排除多余碱性物质的作用;相反,当机体内酸性代谢产物增多时,碳酸酐酶活性增加,H^+ 分泌增加,$NaHCO_3$ 的重吸收也会相应增加,从而起到排出过多的酸性物质,保留碱性物质的作用,这对保持体内酸碱平衡有重要作用。乙酰唑胺可抑制碳酸酐酶的活性,使 H^+ 生成减少,Na^+-H^+ 交换减少,结果使 $NaHCO_3$、$NaCl$ 重吸收减少,$NaHCO_3$、$NaCl$ 和水的排出增加,因而具有利尿作用。

4）葡萄糖的重吸收:葡萄糖是一种电中性的小分子物质,可以自由通过滤过膜,因此,肾小球滤过液中葡萄糖的浓度与血浆浓度基本相同。但正常人的尿中几乎不含葡萄糖,这说明滤液中的葡萄糖全部重吸收回血。微穿刺实验证明,葡萄糖的重吸收仅限于近端小管,尤其是近端小管的前半部,其他各段肾小管都没有重吸收葡萄糖的能力。如果经过近端小管后的小管液中仍含有葡萄糖,则尿中将出现葡萄糖。葡萄糖的重吸收与 Na^+ 的重吸收相偶联,是一种继发性主动重吸收。肾小球滤过液中的葡萄糖与 Na^+ 葡萄糖同向转运体集合形成复合物后,Na^+ 由小管液顺浓度梯度向细胞内扩散,葡萄糖则与 Na^+ 一起以易化扩散的方式进入细胞内。葡萄糖进入细胞后,通过底侧膜上的载体蛋白,以易化扩散的方式进入细胞间隙,然后回到血液。Na^+ 进入小管上皮细胞后,则在 Na^+ 泵的作用下被泵入细胞间隙,然后回血。葡萄糖重吸收时消耗的能量,是 Na^+ 由小管液顺浓度梯度向细胞内扩散时释放的,这个能量最终也来源于钠泵。所以当 Na^+ 泵的活动受到抑制时,Na^+ 的重吸收受到障碍,葡萄糖的重吸收也会发生障碍。肾小管对葡萄糖的重吸收是有一定限度的。在正常人,肾小球滤过的葡萄糖能被肾小管全部重吸收,尿中不会出现葡萄糖。但是,当肾小球滤过的葡萄糖量超过肾小管对葡萄糖的重吸收的能力时,尿中就会出现葡萄糖。能使尿中不出现葡萄糖的最高血糖浓度,称为肾糖阈。超过肾糖阈,就会出现糖尿。肾糖阈的正常值为 160~180mg/dl。若血糖浓度低于 160~180mg/dl,肾小管能把滤过的葡萄糖全部重吸收。若血糖浓度超过 160~180mg/dl 部分肾小管重吸收葡萄糖的能力已达到极限,滤过液中的葡萄糖不能全部被重吸收,而从尿中排出。血糖浓度越高,葡萄糖滤过量越多,对葡萄糖的重吸收能力达到极限的肾小管就会越多。当葡萄糖的滤过量增高到使全部肾小管对葡萄糖的重吸收能力都达到极限时,尿中葡萄糖排出率随着血糖浓度的升高而平行增加,此时的葡萄糖滤过量为葡萄糖吸收的极限量。成年人肾的葡萄糖吸收极限量,男性为 375mg/min,女性为 300mg/min。肾小管重吸收葡萄糖的能力之所以有一定的限度,是因为管腔膜上的 Na^+-葡萄糖同向转运体的数量有限。

5）K^+ 的重吸收:肾小球每日滤过约 35g K^+,尿中排出的 K^+ 为 2~4g,这说明由肾小球滤过的 K^+ 有 67% 左右在近端小管部位被重吸收回血液。在近端小管液内的 K^+ 的浓度为 4mmol/L,而小管上皮细胞内 K^+ 的浓度为 150mmol/L,近端小管对 K^+ 的重吸收,是逆浓度梯度进行的,属于主动重吸收,但确切机制尚不完全清楚。

6）髓袢细段的物质转运功能:髓袢细段主要是被动转运,转运能力小。髓袢升支细段在肾髓质渗透压梯度的形成过程中有重要的作用。髓袢降支细段对水有通透性,但小管液沿降支细段向内髓方向流动时,水可透过管壁向管外扩散;髓袢升支细段对 $NaCl$ 有通透性,对尿素有中等的通透性,当小管液沿升支细段向皮质方向流动时,小管液中的 $NaCl$ 向管外扩散,尿素则向管内扩散。

7）髓袢升支粗段的物质转运功能:髓袢升支粗段与近曲小管的细胞结构相似,富含线粒体,主动转运活跃,可以重吸收 Na^+、Cl^- 和 K^+,重吸收量占滤过量的 20% 左右。微穿刺实验证明,髓袢升支粗段对 Na^+、Cl^- 和 K^+ 的重吸收是相互偶联进行的。

关于髓袢升支粗段重吸收的机制,有人提出了 Na^+:$2Cl^-$:K^+ 同向转运模式。该模式认为,该段小管基底膜上的 Na^+ 泵将 Na^+ 泵入细胞间隙液,这使细胞内的 Na^+ 浓度降低,小管液与细胞内液之间 Na^+ 浓度差加大,管腔中的 Na^+ 就会顺浓度梯度不断向细胞内扩散。此过程中小管液中的 Na^+ 与 Cl^-、K^+ 一起与 Na^+-Cl^--K^+ 同向转运体结合成复合物(结合的比例是 Na^+:$2Cl^-$:K^+)后,通过 Na^+ 顺电化学梯度的内流,将 $2Cl^-$ 和 $1K^+$ 转运入细胞内。Na^+、Cl^-、K^+ 进入细胞后,Na^+ 由 Na^+ 泵泵入细胞间隙;Cl^- 经管周膜上的 Cl^- 通道顺浓度返回管腔内,再次参与转运。

在这个过程中,由于 Cl^- 进入细胞间液,K^+ 返回管腔内,导致管腔内产生了正电位。管腔液内一部分 Na^+,顺电位差经细胞旁路扩散出小管而被重吸收,此过程不消耗能量。这个过程说明,通过 Na^+ 泵的活动,每主动转运一个 Na^+,就会继发性重吸收两个 Cl^-,同时又有一个 Na^+ 通过细胞旁路被动重吸收。

髓袢升支粗段对 NaCl 的重吸收对尿液的稀释和浓缩有重要意义。这是因为,髓袢升支粗段的管壁对水没有通透性,当小管液沿髓袢升支粗段流动时,Na^+ 和 Cl^- 会不断重吸收,水则留在小管内。结果使小管液的渗透压降低,管外肾髓质组织间液的渗透压升高。造成小管液低渗,管周组织液高渗现象。这种水和盐重吸收的分离利于尿液的浓缩和稀释。

8)远曲小管和集合管的物质转运功能:远曲小管和集合管既有重吸收功能,也有分泌功能。重吸收的物质主要包括 Na^+、Cl^-、H_2O。分泌的物质主要有 K^+、NH_3。远曲小管和集合管对 Na^+ 和 K^+ 的转运受醛固酮的调节;对水的重吸收受抗利尿激素的调节。

(2)远曲小管初段与远曲小管后段和集合管转运的物质不同。远曲小管初段,上皮细胞对水仍不通透,小管液中的 Na^+、Cl^- 可通过 Na^+-Cl^- 同向转运体重吸收。远曲小管后段和集合管管壁有两种细胞:主细胞和闰细胞。主细胞重吸收 Na^+ 和水,分泌 K^+;闰细胞分泌 H^+。

1)K^+ 的分泌:主细胞对 K^+ 的分泌与 Na^+ 的重吸收密切相关,是顺电位差和浓度差进行的。远曲小管和集合管小管液中的 Na^+ 被主细胞主动重吸收,小管液中的 Na^+ 进入组织间液,这是个生电过程,可使小管内产生 -40~-10mv 的负电位。主细胞内的 K^+ 则顺电化学梯度分泌入小管液;另外,当主细胞管周膜上的 Na^+-K^+ 泵把 Na^+ 泵出细胞时,把 K^+ 由细胞间隙泵入细胞内,结果使细胞内的 K^+ 浓度升高,这样细胞内的 K^+ 又可以顺浓度差分泌入小管液。因此,主细胞对 K^+ 的分泌与 Na^+ 的重吸收有密切的关系,Na^+ 的重吸收可促进 K^+ 的分泌。

2)H^+ 的分泌:远曲小管和集合管闰细胞对 H^+ 的分泌,是一个逆电化学梯度进行的主动转运过程。有人认为,此处小管上皮细胞管腔膜侧有 H^+ 泵。在碳酸酐酶的催化作用下,闰细胞内 CO_2 与 H_2O 结合后,H_2CO_3 与解离了的 H^+ 是通过管腔膜上的 H^+ 泵泵入小管液的。现认为远曲小管和集合管段仍存在 Na^+-H^+ 交换,且与 Na^+-H^+ 交换相互抑制。闰细胞分泌的 H^+ 可与小管液中的 HPO_2^{4+} 集合形式形成 $H_2PO_4^-$,也可与 NH_3 结合形成 NH^{4+}。可滴定酸和 NH^{4+} 不易透过细胞膜,会留在小管内,因此是尿液酸碱度的决定因素。

3)NH_3 的分泌:远曲小管和集合管分泌的 NH_3,是由小管上皮细胞内的谷氨酰胺经脱氨基作用后产生的。NH_3 具有高度脂溶性,能自由通过细胞膜向组织间隙和小管腔内扩散,其扩散方向主要取决于 pH 值的高低。当小管腔内的 pH 值较低时,NH_3 较易向小管液扩散。因为 NH_3 扩散入小管液后,能与小管液中的 H^+ 集合形成 NH^{4+},又可与小管液中强酸盐解离出的负离子结合,形成酸性的铵盐随尿液排出。由此可见,NH_3 的分泌与 H^+ 的分泌有关,H^+ 的分泌增加可促进 NH_3 的分泌增加。

3. 影响肾小管和集合管转运的因素

（1）小管液中的溶质浓度:在管壁对水具有通透性的条件下,水的重吸收与管外组织液之间的渗透压有密切关系。管外组织与小管液之间的渗透压差越大,水的重吸收就越多。因此,当小管液中的溶质浓度升高,渗透压升高时,管外组织液与小管液之间的渗透压差变小,水的重吸收减少。临床使用的渗透性利尿药,就是通过增加小管液中的溶质浓度产生利尿作用的。如20%的甘露醇和异山梨醇等。糖尿病患者的多尿,也是由于渗透性利尿作用的结果。

（2）球-管平衡:球-管平衡是指近端小管对滤液的重吸收率可随肾小球滤过率的变化而发生相应改变的能力,即无论肾小球的滤过率是增加还是减少,近端小管的重吸收率,始终占滤过率的 65%～70%,两者之间存在一种平衡关系。球-管平衡的产生与近端小管的定比重吸收有关。球-管平衡的生理意义在于使尿量不会因肾小球的滤过率的增减而发生大幅度的波动。

近端小管的定比重吸收产生的机制尚未完全阐明。一般认为,这种定比重吸收的机制主要是与肾小球的滤过率发生改变时,管周毛细血管压和胶体渗透压的改变有关。例如在肾血浆流量不变的情况下,当肾小球滤过率增加时,可使管周毛细血管内的血压降低,胶体渗透压升高,近端小管对钠离子和水的重吸收率相应增加;反之,当肾小球滤过率降低时,可使管周毛细血管压升高,胶体渗透压下降,近端小管对钠离子和水的重吸收率降低。

第二节　尿液的浓缩与稀释

水是人体生命活动的基本介质,是构成细胞内外液的主要成分。人体内水含量(体重的50%～60%)和细胞外液渗透压(280～295mOsm/kg)维持在很窄的范围内波动。每日摄入的水加细胞代谢产生的水为 1.5～3.0L,人体通过不同的途径排出水分,最主要的途径是尿液。因此,肾脏在维持人体水平衡中起主要的作用。

肾脏在排出水的同时,要排出大量的代谢废物,水是这些溶质的载体,因此肾脏对水的排泄有很复杂的调节系统。肾小球每日滤过约180L 的液体,为原尿,但是经过肾小管的一系列处理过程,仅有 1.5L 左右的尿液排出;另一方面,根据体内水平衡的需求,每日尿量波动范围可以很大,提示肾脏有强大的浓缩、稀释功能。所谓尿液的浓缩与稀释,是将尿液的渗透压与血浆的渗透压相比较而确定的。当机体缺水时,肾脏排出尿液的渗透压高于血浆的渗透压,称为高渗尿,尿液被浓缩,尿量减少,以尽可能把水分保留在体内;相反,当机体内水分过多时,肾脏排出尿液的渗透压低于血浆的渗透压,称为低渗尿,尿液被稀释,尿量增加,排出体内过多的水分,从而起到保持体内体液总量和渗透压平衡的作用。

一、与尿液浓缩稀释有关的肾脏结构

肾脏的浓缩稀释功能依赖于独特的肾小管和集合管系统及供应肾小管、集合管的肾血管系统。

肾脏的集合系统横跨整个肾脏,从非常表浅的肾皮质到肾乳头依次为皮质集合管(cortical collecting duct,CCD)、髓质外带集合管外部、髓质外带集合管内部、髓质内带集合管(inner medullary collecting duct, IMCD)的起始部和尾部。尾部的结构和功能较为特殊。对尿素的通透性较肾小管的其他部位明显增高,与尿素在髓质内带所谓回吸收密切相关。集合管从皮质开始汇集,直至肾乳头。

长髓肾单位和短髓肾单位的远曲小管在肾皮质部位汇成一个集合管。长髓肾单位的髓袢达到肾髓质内带,越靠近肾乳头越少,短袢肾单位的髓袢仅到达髓质外带。髓袢的升支和降支是产生逆流倍增机制的重要结构。以长髓肾单位为列,髓袢分为降支和升支。降支开始于近端肾小管的直段(S3 和 S2),然后是降支细段,升支细段和升支厚段。随后进入远曲小管。近端小管的直段,部分位于髓放线,部分位于外髓部。降支细段部分位于外髓,部分位于内髓;升支细段仅存在于内髓,升支厚段大部分位于外髓部,小部分位于髓放线,与远曲小管相连。髓袢的各部分的功能和形态之间有一定的差异,但是这些差异呈逐渐变化的趋势。这些特点和逆流倍增的机制密切相关。

另一个重要的结构是供应肾髓质的直血管系统(vasa recta),直血管的降支接受近髓肾单位出球小动脉的血流,在髓质不同的层面分支形成小的血管丛,供应髓质血流。然后聚汇成升支,升支与降至在髓质内带及髓质外带的内部的部分位置靠近,形成类似肾小管的袢状结构,因此存在血流的逆流交换机制;但是在髓质外带,升支和降支则距离较远。降支的血管内皮细胞壁上分布着水孔蛋白 1(AQP1)和尿素转运蛋白(urea transporter B),对水和尿素的重吸收有重要的意义。

二、与尿液浓缩稀释有关的机制:肾髓质的渗透梯度

近髓肾单位的髓袢与直小血管是一个并行排列液体逆向流动的 U 形管道,而各段肾小管对溶质和水有选择通透性,构成了逆流系统,为肾髓质的渗透梯度的形成具备了条件。应用微穿刺等技术检查肾小管各段内小管液的结果显示,近段肾小管渗透压值与血浆渗透压相似,约 290mOsm/kg。然后随着髓袢下降支逐步向髓质深部延伸,渗透压值逐渐增大。在长髓肾单位,到达内髓部转折处的渗透压值为 1200mOsm/kg 左右;从髓袢上升支开始,渗透压值开始逐渐降低,但与同等平面的下降支内的小管液相比,仅相差 5~10mOsm/kg。随着肾小球滤过液到达髓袢上升支粗段,此时渗透压值明显下降,而且越向表面走行,越为降低,达到远曲小管的起始部时可低到 50~60mOsm/kg;相反,在抗利尿情况下,经过髓袢上升支制造的低渗透液则又可进一步浓缩,此时远曲小管液渗透压值与血浆渗透压值相似,而终尿的渗透压值可达到 1200mOsm/kg。

1. 肾髓质外带浓度梯度的形成(逆流倍增) 逆流倍增机制来源于工业流程,这个原理被用于解释肾髓质梯度的形成及尿液的浓缩过程,由于集合管的存在,肾脏的逆流倍增机制更为高效,肾脏对尿液的浓缩能力更强。经过近曲小管对水及溶质的等渗吸收,容量减少的等渗尿流入髓袢的降支,由于髓袢降支细段有水蛋白 AQP1,而无钠的转运通道,水逐渐被重吸收,肾小管液进一步减少,尿的渗透压增高;进入髓袢升支,该段肾小管没有 AQP 的分布,因此对水通透性很低,但是 NaCl 的主动回吸收增加,尿量变化不大,但是尿渗透压下降;经过远曲小管后,低渗透压尿进入集合管,集合管上有大量的 AQP2 分布,水的回吸收增加,尿量进一步减少,尿渗透压升高。在这个过程中,髓袢升支回吸收 NaCl 构成了肾髓质外层的渗透浓度梯度,这种由皮质到髓质逐渐增高的溶质浓度梯度,是水回吸收的动力。而尿液的浓缩过程实际上发生了两轮,第一轮发生在髓袢的降支,第二轮发生在集合管。由于髓袢降支上分布的多为 AQP1,而在集合管上为 AQP2,所以只有在集合管发生的浓缩过程是可被

ADH调控的,人体对终尿的尿量及渗透压的调节主要发生在集合管。

目前都比较认可肾髓质外带的渗透梯度的存在依赖于逆流倍增机制,而这种逆流倍增机制的基础是髓祥升支后段对NaCl的主动转运,但是位于肾髓质内带的髓祥升支细段没有对Nacl的主动转运的功能,肾髓质内带形成渗透梯度的主要溶质是尿素。

2. 肾髓质内带浓度梯度的形成(尿素的转运和再循环)　位于肾髓质内带的髓祥升支细段及降支细段,集合管自肾髓质内带开始对尿素的通透性逐渐增高,形成尿素为主的肾髓质内带渗透梯度。由于肾小管的其他部分对尿素的通透性很低,随着尿液逐渐浓缩的过程,尿素的浓度明显升高,因此到达集合管的尾部时,随着尿素通透性的增加,大量的尿素顺浓度梯度进入肾髓质内带。进入肾髓质的尿素部分被血流带走,单纯靠逆流倍增机制不能维持尿素的渗透梯度,但是尿素的再循环机制,最大限度地解决了尿素流失的问题。尿素的再循环有多条途径。通过直血管带走的尿素可以进入短祥,进入再循环,肾间质里的尿素也可进入长祥升支,远曲小管,进入再循环。髓祥升支和降支之间也存在尿素的再循环。

三、与尿液浓缩稀释有关的分子通道

水孔蛋白(aquaporins,AQPs)是位于细胞膜上的转运水的蛋白。AQPs在肾脏的分布,是肾脏调节水平衡的分子基础,在肾小管不同的部位,AQPs分布不同,使肾小管各段对水的通透性不同,有助于形成肾髓质的渗透梯度。人体对尿液的浓缩和稀释是通过调节AQPs实现的。AQPs为一个大家族,到目前为止,已发现AQP1~4、6~8、10~11分布于肾脏。AQP1分布于近端肾小管和髓祥降支细段的肾小管腔侧及基底侧的细胞膜上,是ADH的主要调节靶点。AQP3和4主要表达在集合管主细胞的基底侧的细胞膜上,AQP3受ADH调节,而AQP4则不受ADH的调节,AQP6分布在集合管间质细胞,可以被ADH调节。AQP7~8和AQP10~11主要分布在近曲小管,是否受ADH的调节尚不清楚。

1. AQP1　AQP1在近端小管及髓祥细段降支分支,肾小管其他节段均有分布,AQP1对水的通透性极高,且不受ADH调节。*AQP1*基因敲除小鼠近端肾小管对水的重吸收显著下降,但是远端肾小管对NaCl和水的转运不受影响。由于髓祥降支细段对水的重吸收与逆流倍增机制相关,所以可引起尿浓缩功能明显下降。

2. AQP2　AQP2主要分布在集合管主细胞管腔侧的细胞膜及囊泡膜上。ADH主要通过调节AQP2来调节集合管对水的通透性。ADH又名精氨酸血管加压素(AVP),由下丘脑视上核和室旁核分泌,人体ADH有V1和V2两大类受体。集合管上皮细胞分布有V2受体。ADH对AQP2的调节经过多个途径,可简单分为短时调节和长时调节。

短时调节主要通过穿梭机制(shuttle mechanism)调节细胞膜上的AQP2再分布。在大鼠模型,快速增加水负荷或使用ADH-V2受体拮抗剂后,发现随着ADH的迅速下降,分布在细胞膜表面的AQP2明显减少,而分布在细胞内囊泡上的AQP2增多。正常或ADH缺失的Brattleboro大鼠在接受ADH治疗后,分布在细胞膜表面的AQP2明显增加。提示ADH通过调节AQP2分布在集合管细胞膜上的数量来控制集合管对水的通透性,并不是增加或减少AQP2的水流量。ADH作用在集合管上的ADH-V2受体,该受体是G蛋白偶联受体(G-protein coupled receptor),和ADH结合后,细胞内cAMP水平增高,激活蛋白酶A(PKA),使位于细胞内囊泡膜上的AQP2每个单体磷酸化,通过细胞内骨架系统的变化,完成胞吐插入(exocytic insertion)最终与细胞膜融合,使AQP2分布在细胞膜上,同时,已在细胞膜上的AQP2随着胞饮作用(endocytic retrieval),离开细胞膜,随胞饮形成的囊泡进入细胞内。目前是否胞饮和胞吐插入过程都受 ADH 的调节仍有争议。

长时调节则与 AQP2 的蛋白表达有关。有研究显示,长期水负荷加重的患者,如精神性多饮,肾脏最大尿浓缩能力下降。长期脱水或是限水,则增加最大尿浓缩能力。在具有该表现的大鼠模型上发现,肾脏 AQP2 的 mRNA 表达及蛋白水平发生变化。ADH 是主要的刺激 AQP2 转录活性的激素,ADH 引起 cAMP 升高,AQP2 启动子区有 cAMP 反应元件,提示 cAMP 在 AQP2 的表达过程中也起重要作用。还有一些其他的因子可以调节 AQP2 的表达,但大部分仍不十分清楚。

近年来,AQP2 敲除小鼠模型的建立,进一步明确了 AQP2 在水平衡过程中的作用,AQP2 敲除的小鼠,产生严重的多尿,但是 GFR 和血浆电解质的浓度与正常小鼠相比均未变化,提示 AQP2 主要的功能是对水的跨细胞转运。

3. AQP3~4　AQP3 和 4 主要表达在集合管主细胞的基底侧细胞膜上,AQP3 受 ADH 调节,而 AQP4 则不受 ADH 调节。AQP3 和 AQP4 敲除的小鼠均表现出尿浓缩能力的下降,但是较 AQP1 和 AQP2 敲除的小鼠浓缩能力下降少。

四、肾对水平衡的调节

尿液的稀释与 ADH 的作用下降有关,例如大量饮清水时血浆渗透压降低,垂体分泌 ADH 受到抑制。在 ADH 水平明显降低的条件下,AQP2 分布减少或表达下降,远曲小管和集合管对水通透性下降。经髓袢升支流入远端小管和集合管的低渗小管液中的水分不能及时被重吸收,于是大量的低渗液直接汇集于肾盏。远端小管和集合管还可重吸收部分 Na⁺ 进入组织间隙,小管液的渗透压便越来越低,最后汇集于肾盏称为低渗的稀释尿。其渗透压可低到 40mOsm/kg,比重可降至 1.001 左右。因此一般肾功能完全正常者,即使大量饮水或注射过多水分时,很少会发生血渗透压明显下降的情况。

由于肾脏产生的尿液的渗透压一般高于血渗透压,人们关注的主要是肾脏的浓缩功能而非稀释功能,临床上常见的多为尿液的浓缩障碍。尿液的浓缩过程实际上包含两个系统。其一,逆流倍增机制产生高渗的肾髓质,并且从肾髓质外带到内带,形成由高到低的渗透梯度,该渗透梯度形成的分子基础是髓袢降支和升支对水和溶质的通透性不同,由于肾髓质外带的渗透梯度主要由 NaCl 维持,渗透梯度的形成和 Na⁺ 的平衡密切相关。其二,集合管穿过整个肾髓质,髓质外高渗,而集合管内为低渗,渗透压差成为水重吸收的动力。由于集合管上分布 AQP2,ADH 可以主动调节集合管对水的重吸收。

五、尿液的浓缩和稀释过程

1. 尿液的浓缩过程　体内缺水时,血液浓缩,血浆渗透压增加,通过渗透压感受器反射性引起抗利尿激素释放增加,使集合管上皮细胞对水的通透性增加,这样,当小管液沿集合管向肾乳头方向流动时,在渗透压的作用下,小管液中的水不断被重吸收,溶质则留在小管内,使小管液的渗透浓度逐渐升高,尿液浓缩,产生高渗尿。可见在肾髓质渗透压梯度存在的前提下,影响尿液浓缩的主要因素是血液中抗利尿激素的浓度。

2. 尿液的稀释　是由于肾小管和集合管对溶质的重吸收相对较多,而对水的重吸收相对较少造成的。滤过液流经近端小管时,水和溶质被等渗重吸收,小管液的渗透压变化很小,小管液的渗透压与血浆渗透压相同,在髓袢降支,水在渗透压的作用下被重吸收,小管液渗透浓度增加。在髓袢升支粗段,该段的管壁上皮细胞能主动重吸收 Na⁺ 和 Cl⁻,但对水没有通透性。当小管液沿髓袢升支粗段向皮质方向流动时,小管液的渗透压不断下降。当这些等渗或是低渗小管液流经远曲小管和集合管时,远曲小管和集合管的上皮细胞能主动重吸收 Na^+,继发性主动重吸收 Cl^-,而其对水的通透性则受抗利尿激素的调节,当血液中抗利尿激素缺乏时,远曲小管和集合管的上皮细胞对水的通透性低,这样,来自髓袢升支粗段的等渗或低渗小管液的渗透浓度进一步降低,形成低渗尿。可见,尿液的稀释是在髓袢升支粗段、远曲小管和集合管中进行的。远曲小管和集合管对尿液的稀释作用,主要受血流中抗利尿激素的调节。

第三节　尿液的排出

肾脏不断的生成尿液,尿液进入肾盂,再由肾盂经输尿管到达膀胱,暂时储存在膀胱内。当膀胱内的尿液达到一定量时通过排尿反射,经尿道排出体外。

1. 输尿管的运动　肾脏生成的尿液,在压力差和肾盂收缩的作用下被送入输尿管。输尿管中的尿液在输尿管周期性蠕动的作用下被送入膀胱。输尿管与肾盂连接处的平滑肌细胞有自律性,可产生 $1\sim5$ 次/min 的蠕动波,其推进速度为 $2\sim3cm/s$。肾盂中尿量越多,内压越大,自动节律性频率越高,蠕动增强,反之亦然。

2. 膀胱与尿道的神经支配　膀胱逼尿肌和内括约肌是平滑肌,受交感神经和副交感神经支配。支配膀胱的副交感神经由第 $2\sim4$ 骶髓发出,经盆神经支配到膀胱。兴奋时可使膀胱括约肌收缩、膀胱内括约肌松弛,促进排尿。支配膀胱的交感神经由腰段脊髓发出,经腹下神经到达膀胱。兴奋时使膀胱逼尿肌松弛、内括约肌收缩,抑制排尿。但在排尿活动中交感神经的作用比较次要。

膀胱外括约肌是骨骼肌,由骶段脊髓前角发出的躯体神经——阴部神经支配,其活动可受人的意识控制。兴奋时膀胱外括约肌收缩,抑制时膀胱外括约肌收缩,抑制时膀胱外括约肌松弛。

上述三种神经中也含有传入神经纤维。膀胱充胀感觉的传入神经纤维在盆神经中;传到尿道感觉的传入纤维在阴部神经中。

3. 排尿反射　排尿活动是一种反射活动。当膀胱内尿量充盈到一定程度时($400\sim500ml$),刺激膀胱壁上的牵张感受器。兴奋沿盆神经传至骶髓的排尿反射初级中枢;同时,冲动还上传到脑干和大脑皮质的排尿反射高位中枢,产生尿意。冲动再沿盆神经穿出,引起逼尿肌收缩、尿道内括约肌松弛,尿液进入后尿道。尿液刺激后尿道壁上的感受器,通过反射进一步加强膀胱逼尿肌的收缩和外括约肌松弛。这一过程不断反复进行,直至膀胱完全排空为止,是一个正反馈。排尿后期,残留在尿道内的尿液,在男性可通过球海绵体肌的收缩排尽,女性则通过重力作用排尽。此外,在排尿时,腹肌和膈肌的强力收缩可产生较高的腹内压,起到协调排尿的作用。

排尿反射主要位于骶髓的低级中枢控制,当反射弧的任何组成部分出现问题时,都可能造成排尿的异常。由于小儿大脑皮质发育不完善,对初级中枢的控制能力较弱,所以小儿排尿次数多,且易发生夜间遗尿的现象,排尿活动受意识控制较弱。当机体的排尿或储尿功能发生障碍时,会出现排尿异常。临床上常见的排尿异常有尿频、尿潴留和尿失禁。排尿次数过多者称为尿频,常常是由于膀胱炎症或是机械刺激引起的。膀胱中尿液过多而不能排出者称为尿潴留。腰骶部脊髓损伤、麻醉使排尿反射初级中枢的活动发生障碍可导致尿潴留。

尿流受阻力如肿瘤、大结石也能造成尿潴留。当脊髓受损,以致初级中枢与大脑皮质失去功能联系时,便失去对排尿的意识控制,出现尿失禁。

(黄斗全　吴静　田禾)

参 考 文 献

1. Guthrie D, Yucha C. Urinary concentration and dilution. Nephrol Nurs J. 2004,31(3):297-301.

2. Nishimura H, Fan Z. Regulation of water movement across vertebrate renal tubules. Comp Biochem Physiol A Mol Integr Physiol,2003,136(3):479-498.

3. Lancaster LE. Renal and endocrine regulation of water and electrolyte balance. Nurs Clin North Am,1987,22(4):761-772.

4. Patel S. Sodium balance-an integrated physiological model and novel approach. Saudi J Kidney Dis Transpl,2009,20(4):560-569.

5. Halperin ML, Kamel KS, Oh MS. Mechanisms to concentrate the urine:an opinion. Curr Opin Nephrol Hypertens,2008,17(4):416-422.

6. Candela L, Yucha C. Renal regulation of extracellular fluid volume and osmolality. Nephrol Nurs J,2004,31(4):397-404.

7. Ball SG. Vasopressin and disorders of water balance:the physiology and pathophysiology of vasopressin. Ann Clin Biochem,2007,44(Pt 5):417-431.

8. Krishnan R, Eley L, Sayer JA. Urinary concentration defects and mechanisms underlying nephronophthisis. Kidney Blood Press Res,2008,31(3):152-162.

第 七 章

尿液的成分与理化特点

第一节　尿液的化学成分

泌尿系统的主要功能是生成和排泄尿,从而调节内环境的酸碱和电解质平衡。血液中某些成分经肾小球滤过,肾小管和集合管的重吸收、排泌及离子交换后形成尿液。

正常人的尿液含有水、无机盐、尿素、尿酸等。而异常的尿液成分中可检测出蛋白质、糖、氨基酸和酮体等。

一、化学成分

(一) 蛋白质

血液流经肾脏时由于正常肾小球毛细血管壁的电荷和孔径屏障,阻挡了血液中高分子量蛋白质通过,因此原尿中只有少量白蛋白和球蛋白片段,而且流经近端肾小管过程中又几乎都被肾小管上皮细胞重吸收。虽然正常肾小管和尿路也分泌少量蛋白,但多数健康成人尿蛋白排泄总量只有 30~130mg/d。大于 150mg/d 诊断为蛋白尿。小于 1.5g/d 为少量蛋白尿,1.5~3.5g/d 为中等量蛋白尿,大于 3.5g/d 为大量蛋白尿。生理情况下尿中少量蛋白的组成:约 50% 来自血液,如 α2-微球蛋白,脂蛋白,酶类和肽类激素;另 50% 来自尿路,如糖蛋白-Tamm-Horsfall 蛋白,免疫球蛋白 A 和尿激酶。尿蛋白量增加的两个主要机制:①肾小球滤过屏障破坏,通透性增加,导致血液中白蛋白和高分子量蛋白(IgG、IgM)进入尿液;②肾小管上皮细胞损伤后其蛋白重吸收功能障碍,导致肾小球滤出的小分子量蛋白不能被重吸收而进入尿液。此外血浆蛋白(正常/异常)产生过多,滤过增加超出近端肾小管重吸收能力。

(1) 生理性蛋白尿:见于剧烈运动、发热、紧张等应激状态所致的一过性蛋白尿,又称为功能性蛋白尿。多见于青少年,多为轻度蛋白尿。

(2) 体位性蛋白尿:出现于直立尤其脊柱前突体位,而卧位消失的轻、中度蛋白尿,又称直立性蛋白尿,见于瘦高体型青少年,为 2%~5%,超过 30 岁以上者很少见。一般尿蛋白定量<1g/d,>2g/d 者罕见。直立性蛋白尿的构成病因多样,主要有早期的肾脏器质性病变和左肾静脉受压。确定的方法是将 24 小时尿蛋白定量分为夜间 8 小时卧位及白天 16 小时非卧位的尿蛋白定量,若 24 小时尿蛋白总量>150mg,而 8 小时卧位尿蛋白定量<50mg,即可认为是直立性蛋白尿。

(3) 病理性蛋白尿:各种肾及肾外疾病所致的蛋白尿,根据尿蛋白的来源分为以下几种:

1）肾小球性蛋白尿:肾小球滤膜通透性及电荷屏障受损,血浆蛋白大量滤入原尿,超过肾小管重吸收能力而致。见于肾小球肾炎、肾病综合征等原发性肾小球疾患,以及糖尿病、高血压、系统性红斑狼疮等继发性肾小球疾病。尿蛋白以白蛋白等中、高分子蛋白为主(占 70%~80%),定量多大于 2g/d。再根据尿中大分子蛋白(如免疫球蛋白)的程度,可以分为选择性蛋白尿和非选择性蛋白尿,确定方法是测定尿中 IgG 和转铁蛋白,IgG/转铁蛋白<0.1,称为选择性蛋白尿,>0.2,称为非选择性蛋白尿,前者见于微小病变肾病和早期糖尿病肾病,后者见于其他各种肾小球疾病,有研究表明非选择性蛋白尿的程度与肾小球疾病患者的肾间质病变程度、长期预后相关。

2）肾小管性蛋白尿:因近端肾小管病变,对原尿中蛋白重吸收功能受损为主要原因的蛋白尿。多为轻度蛋白尿,以 α-微球蛋白、β-微球蛋白等小分子蛋白为主(50%以上),白蛋白小于 25%,一般其定量<2g/d。见于间质性肾炎、肾毒性药物导致的肾小管损伤、肾移植后排斥反应等。

3）混合性蛋白尿:见于肾小球和肾小管同时发生病变的肾脏疾病或一些全身性疾病同时累及肾小球和肾小管(如糖尿病、系统性红斑狼疮)等疾病。

（4）组织性蛋白尿:肾组织破坏或肾小管分泌的蛋白所致的蛋白尿。多为轻度蛋白尿,一般<0.5g/d,很少>1g/d,见于肾盂肾炎、尿路肿瘤等疾病。

（5）溢出性蛋白尿:因血浆中出现异常增多的低分子蛋白,超过肾小管重吸收阈值所致的蛋白尿。多为小分子蛋白尿,定性试验常在(+)~(++)的范围。血管内溶血时的血红蛋白尿、横纹肌溶解时的肌红蛋白尿和本周蛋白尿均为溢出蛋白尿,多见于浆细胞骨髓瘤、巨球蛋白血症等。

（二）糖

尿液中排出的糖主要是葡萄糖,正常情况下尿糖阴性。尿糖阳性见于:

（1）血糖过高性糖尿:血糖升高超过肾阈值,即滤过的糖超过了近端肾小管重吸收能力。见于糖尿病、库欣综合征、嗜铬细胞瘤及胰腺疾病等。

（2）血糖正常性糖尿:血糖正常,由于近端肾小管损伤影响了对糖的重吸收,导致尿糖阳性,也称肾性糖尿,见于各种原因引起的肾脏疾病等。

（3）暂时性糖尿:非病理因素引起的一过性糖尿。见于饮食性糖尿、应激性糖尿、新生儿糖尿、妊娠性糖尿及药物性糖尿等。

（4）非葡萄糖性糖尿:肾小管重吸收乳糖、半乳糖、果糖、核糖等的能力远低于葡萄糖,当上述糖类摄入过多或体内代谢紊乱大量生成时,可出现相应的糖尿,多见于哺乳期妇女。

（三）氨基酸

正常人每天从肾小球滤过的游离氨基酸约 1.1g,几乎全部由近端肾小管重吸收,尿中排出氨基酸种类和量个体间有很大差异,这主要与血液中氨基酸浓度和肾小管重吸收能力有关,年龄、饮食、遗传等因素也有一定影响。肾小管对氨基酸的重吸收是依赖肾小管上皮细胞刷状缘载体的主动转运。一些遗传性疾病由于转运缺陷,导致肾小管对一种或一组氨基酸重吸收障碍,引起氨基酸尿。如最常见的胱氨酸尿,就是一种家族性遗传性疾病,常染色体隐性遗传。由近端小管上皮细胞及空肠黏膜对二碱基氨基酸(胱氨酸、赖氨酸、精氨酸、鸟氨酸)转运障碍所致。尿氨基酸>200mg/L 已形成结晶,胱氨酸结石呈棕黄色、很坚硬,易并发尿路感染。肾性氨基酸尿出遗传性疾病外,药物、毒物也可引起。

（四）酮体

酮体为 β-羟丁酸、乙酰乙酸、丙酮三种脂肪代谢中间产物的总称。当糖代谢发生障碍、脂肪分解增多、酮体产生速度超过机体组织利用速度时,可出现酮血症,酮体血浓度超过肾阈值,可产生酮尿。

（1）糖尿病性酮尿:因糖利用障碍而致,并同时有酮体血症。见于糖尿病性酮症酸中毒、服用双胍类降糖药等。

（2）非糖尿病性酮尿:见于高热、严重呕吐、长期饥饿、肝硬化、嗜铬细胞瘤等,菌尿、尿液久置或某些药物可致假阳性。

（五）胆红素、尿胆原、尿胆素

健康人血结合胆红素很低,当血中结合胆红素增高,超过肾阈值时,可从尿中排出。尿胆红素来自血浆中结合型胆红素,正常情况下,结合型胆红素在肝细胞中生成后随胆汁排入肠道,被肠道细菌代谢为无色的胆素原族化合物,故尿中无胆红素出现。而尿胆原则是肠道中生成的胆素原被重吸收后从尿中排出的部分。健康人尿胆红素阴性,尿胆原为阴性至弱阳性,1:20 稀释后应为阴性,不同类型的黄疸其尿胆红素和尿胆原变化见表7-1。

表 7-1　不同类型黄疸的尿液分析

	参考范围	溶血性黄疸	肝细胞性黄疸	梗阻性黄疸
颜色	浅黄色	深黄色	深黄色	深黄色
尿胆原	阴性	强阳性	阳性	阴性
尿胆素	阴性	阳性	阳性	阴性
胆红素	阴性	阴性	阳性	阳性

（六）亚硝酸盐

主要基于大肠埃希菌、变形杆菌、产气杆菌、铜绿假单胞菌等泌尿道常见菌种的还原反应。用于尿路感染的快速筛检,与大肠埃希菌感染相关性很强,阳性结果常提示细菌存在,但阳性程度不与细菌数量成正比,结合尿白细胞可用于判断是否存在尿路感染。

二、有形成分

尿液有形成分包括尿液中的细胞、管型、结晶、微生物等,指尿液不离心或离心后沉渣中的有形成分。

（一）细胞

1. 红细胞　正常人离心尿沉渣红细胞计数小于 3 个/HP,外形皱缩体积偏小。若≥3 个/HP,而尿外观无血色称镜下血尿。根据其形态是否正常或变形、大小是否均一,将红细胞分为肾小球源性和非肾小球源性。前者的红细胞因通过病损的肾小球滤过膜,并受多种尿液因素影响,形态变化较大,呈多形性,特别是有胞膜由外向内、大小不一突起的棘细胞,见于各种肾小球疾病(部分肾小管、肾间质疾病可能引起轻度血尿,具有类似的特点);后者的红细胞来自肾单位以下及下尿路,形态多一致,见于全身性疾病引起的尿路出血,如:抗凝药物过量、血液病(凝血功能及血小板异常)等,以及泌尿系统疾病引起的尿路出血,如结石、肿瘤、尿路感染、多囊肾、血管畸形、出血性膀胱炎(环磷酰胺)。

2. 白细胞　正常中段尿液有核细胞可达 2000 个/ml,主要是中性粒细胞,成人离心尿沉渣白细胞数<5 个/HP,计数 20 万个/小时。尿中白细胞包括:中性粒细胞、嗜酸性粒细胞、单核/巨噬细胞、淋巴细胞,但需经沉渣染色图片才能区分。

(1) 中性粒细胞:尿中中性粒细胞呈圆形,大小与末梢血中性粒细胞相同(直径 $7\sim13\mu m$),有 $2\sim3$ 个分叶核,胞浆中有颗粒。尿中性粒细胞数增加,分类计数达 80%,除泌尿系感染外,也见于急性间质性肾炎,急性肾小球肾炎及急进性肾炎早期。对于女性患者应注意阴道分泌物污染。

(2) 嗜酸性粒细胞:瑞氏染色可辨认嗜酸性粒细胞,但不如 Hansel 染色特异。嗜酸性粒细胞呈圆形,大小与中性粒细胞相似,有一个或两个核形似"墨镜",胞浆呈红色并可见嗜酸性颗粒。尿白细胞计数嗜酸性粒细胞>5%即有临床意义,严重者甚至可达 30%。嗜酸性粒细胞尿主要见于过敏性间质性肾炎,偶见于尿路血吸虫感染、急进性肾小球肾炎、前列腺炎、胆固醇栓塞。

(3) 淋巴细胞:尿淋巴细胞也需染色才能确认。淋巴细胞尿见于肾移植排斥反应、丝虫病和淋巴细胞白血病,也可见于局灶性节段性肾小球硬化症及狼疮肾炎。

(4) 巨噬细胞:尿巨噬细胞大小($15\sim100\mu m$)及形态变化较大,可呈圆形、卵圆形或不规则形。有一个大而明显的核偏于细胞一侧,胞浆中有较多颗粒和吞噬物,常有空泡。见于急性膀胱炎、肾盂肾炎、尿道炎。肾病综合征患者尿巨噬细胞吞噬脂肪滴,称卵圆脂肪小体。有报道应用流式细胞仪检测尿巨噬细胞和 T 淋巴细胞及两者的比值,可鉴别增生性肾炎和非增生性肾炎,前者尿巨噬细胞计数与 T 淋巴细胞比值明显高于后者。然而,尿巨噬细胞的诊断价值尚待进一步研究。

3. 上皮细胞　尿液中上皮细胞来自肾小囊、肾小管、肾盂、输尿管、膀胱、尿道及尿道外口等处,女性脱落的阴道上皮细胞亦能混入尿液。根据其来源分为肾小囊脏层上皮细胞、肾小管上皮细胞、移行上皮细胞和复层扁平上皮细胞。

(1) 肾小囊脏层上皮细胞亦称足细胞:光镜下不易辨认,需用免疫化学法通过对其特异性标记蛋白染色而确认,应用特异抗体免疫荧光或免疫细胞化学染色,镜下观察足细胞呈圆形体积较中性粒细胞大,有一个圆形核位于细胞中央或偏一侧。检测尿足细胞可用于鉴别肾病综合征的原发病系微小病变或局灶性节段性肾小球硬化症,作为评估糖尿病肾病进展的指标,监测肾小球病变的活动等。

(2) 肾小管上皮细胞:亦称肾细胞,由肾小管浅层立方上皮或移行上皮细胞变性脱落,为略大于白细胞的多边形,仅有一大的圆形细胞核,胞质中可有不规则颗粒和小空泡。正常尿很少见到肾小管上皮细胞,一旦出现提示肾小管病变,见于急性肾小管坏死、急性间质性肾炎、肾移植急性排斥反应。此外肾病综合征、肾小球肾炎伴大量蛋白尿,尿中均可见肾小管上皮细胞。

(3) 移行上皮细胞:来自肾盂、输尿管、膀胱及大部分尿道。表层移行上皮细胞充盈时脱落者,为白细胞的 $4\sim5$ 倍,多为不规则的类圆形,核圆形、膜厚、相对较小而居中。塌陷时脱落者仅为白细胞的 $2\sim3$ 倍,呈细胞核居中的较规则圆形,又称大圆上皮细胞,主要来自膀胱。中层移行上皮细胞为大小不一的梨形或尾形,又称尾形上皮细胞,核较大,呈圆形或椭圆形,主要来自肾盂。底层移行上皮细胞来自输尿管、膀胱及尿道,形态较圆但小于其他移行上皮细胞而大于肾小管上皮细胞,胞核相对较小,正常尿中无或偶见。若较多出现甚至成片脱落,表明肾盂至尿道有炎性或坏死性病变。

(4) 复层扁平上皮细胞:亦称鳞状上皮细胞,来自尿道或阴道表层上皮,呈大而扁平多角形,圆形或椭圆形胞核小。正常尿液中有少量扁平上皮细胞,炎症或炎症恢复期增多。女性患者若有大量扁平上皮细胞伴成堆中性粒细胞可能是白带污染,应冲洗外阴后再留尿镜检。

4. 肿瘤细胞 泌尿系统除肾脏外都是中空器官,脱落细胞可进入尿液中,通过脱落细胞检查,为泌尿系肿瘤诊断提供帮助。恶性肿瘤细胞的形态特征是细胞体积大,呈多形性,细胞核大,直径可超过 1/2 细胞直径,核/浆比例增加,核染色质颗粒粗糙,核仁增大、增多,易出现多个核。腺癌细胞的核仁增大较明显,核膜清楚。

(二) 尿管型

以尿蛋白为基质,在肾小管和集合管腔中形成的圆管状体,为沉渣中最有临床意义的成分。由于构成管型的成分不同而形态特征不同,可在显微镜下分为不同类型:

1. 透明管型 主要由 Tamm-Horsfall 蛋白、白蛋白、氯化钠构成,多为两端钝圆的较规则圆柱形,无色半透明,正常尿中偶见。复合性透明管型,见于正常晨尿或应急状态,及肾小球肾炎、肾病综合征、肾盂肾炎、肾毒性药物引起的肾实质性病变。复合性透明红细胞管型和透明白细胞管型分别是肾出血和肾炎症的标志,复合性透明脂肪管型则是肾病综合征的重要标志物。

2. 颗粒管型 颗粒总量超过 1/3 表面积的管型。颗粒为肾实质病变崩解的细胞碎片或血浆蛋白及其他有形物凝聚于 Tamm-Horsfall 蛋白上而成。比透明管型粗而短,淡黄褐色或棕色。按颗粒大小分为粗颗粒管型和细颗粒管型,少量细颗粒管型见于健康人,特别在应激、运动后、发热或脱水时,大量出现则见于肾小球肾炎等肾病变。粗颗粒管型见于慢性肾小球肾炎、肾病综合征及药物毒性所致肾小管损害。

3. 细胞管型 细胞成分超过管型表面积的 1/3 者。按细胞种类分为:肾小管上皮细胞管型,见于各种原因所致肾小管损伤;红细胞管型,见于肾小球肾炎所致的肾实质出血;血红蛋白管型,见于血管内溶血;白细胞管型,见于肾盂肾炎等肾实质感染性疾病,为上尿路感染的标志物;混合管型,见于肾小球肾炎、狼疮肾炎、肾梗死、肾缺血性病变及肾病综合征等;肾移植后出现上皮细胞和淋巴细胞混合性管型提示急性排斥反应发生。

4. 蜡样管型 由肾小管中长期停留的颗粒管型、细胞管型变性,或直接由淀粉样变性上皮细胞溶解后形成。呈强折光性、质地厚的浅灰或浅黄色蜡烛状,有切迹或扭曲。见于严重肾小管变性坏死、肾小球肾炎晚期、肾功能衰竭等。

5. 脂肪管型 外观与透明管型类似,但含有大小不一、折光性强的卵圆形脂肪小球。当脂肪小球较多遮盖基质时,称卵圆脂肪体管型,见于肾病综合征、慢性肾小球肾炎急性发作及肾小管损伤性疾病等。

6. 肾衰竭管型 在明显扩大而尿流速慢的集合管中,由凝聚蛋白及坏死脱落的上皮细胞碎片组成。直径为一般管型的 2~6 倍,又称宽管型,见于慢性肾功能衰竭少尿期,提示预后不良。

7. 细菌管型 含大量细菌、真菌及白细胞的管型。见于感染性肾疾病。

8. 其他 包括含盐类、药物等化学物质结晶体的晶体管型,其临床意义同相应的尿结晶。

(三) 尿结晶体

原尿中溶解的各种物质在不同的 pH、胶体(主要是黏蛋白)浓度及温度下,溶解度不同。当某溶质浓度超出所处环境的溶解度时,将形成晶体析出。含晶体的尿称晶体尿。可根据普通或偏振光显微镜下晶体形态特征,结合溶解条件及尿 pH 鉴别其种类。

1. 易在碱性尿中出现的晶体 包括磷酸盐晶体、碳酸钙晶体和尿酸盐晶体,一般情况下无特殊临床意义。

2. 易在酸性尿中出现的晶体 尿酸晶体见于痛风及食入富含嘌呤食物等;草酸钙晶体见于尿路结石(90%左右的尿路结石为草酸钙性)及常进食植物性食物者;胆红素晶体见于胆汁淤积性和肝细胞性黄疸者;酪氨酸、亮氨酸晶体见于急性肝坏死、白血病、急性磷中毒等有大量组织坏死病变时;胱氨酸晶体见于遗传性胱氨酸尿症患者;胆固醇晶体见于肾淀粉样变性、尿路感染及乳糜尿患者;磺胺及其他药物晶体见于服用磺胺类药物、解热镇痛药及使用造影剂。

(四) 微生物

尿液中细菌或真菌最常见于污染,尤其是标本留取不当或器皿不清洁。如果细菌尿与白细胞尿并存则提示感染,肾炎患者经长期大剂量糖皮质激素治疗,或大剂量广谱抗生素应用后易出现真菌感染。女性患者尿滴虫见于尿道炎和阴道炎。

第二节 尿液的理学特点

尿液理学检查一般包括:尿量、颜色和透明度、比重、尿渗量和气味等项目指标。

一、尿量

由肾小球滤出的原尿每日达 180L 之多,而经过肾小管重吸收、排泌,最后排出的尿液不到原尿的 1%。由于尿液并非匀速生成,故需完整收集连续 24 小时尿测定其体积,称 24 小时尿量,亦称昼夜尿量,简称尿量。正常情况下成人为 1000~2000ml/24h;儿童按体重计算,比成人多 3~4 倍。

尿量的多少取决于肾脏生成尿液的能力和肾脏的浓缩与稀释功能。内分泌功能、精神因素、年龄、环境(温、湿度等)、活动量、饮食、药物等多种因素都可影响尿量的变化。健康人群 24 小时尿量变化也较大。

1. 少尿与无尿 成人尿量<400ml/24h 或<17ml/h 称少尿,而<100ml/24h 则称为无尿。正常状态下,每人平均从尿中排出约 600mOsm 的溶质,而肾的最大浓缩能力是 1200mOsm/kg,若尿量少于 500ml/d,代谢产生的废物不能完全从肾脏排出。因此,少尿意味着肾功能受损。

造成少尿/无尿的病因主要可以分为三大组:肾前性、肾性、肾后性。肾前性少尿/无尿是由各种原因引起的肾脏血流灌注不良导致的,肾实质本身无器质性病变,其主要病因见表 7-2。

在肾灌注不良时,一方面前列腺素分泌增加,以提高肾单位的血流灌注,另一方面,血管紧张素 II 分泌增加,使出球小动脉收缩强于入球小动脉,保持肾小球内的滤过压,最终使得肾小球滤过率得以维持。在这种情况下,如使用血管紧张素转化酶抑制剂/血管紧张素 II 受体拮抗剂或非甾体抗炎药/COX-2 抑制剂,则容易导致肾小球滤过率下降,造成特殊类型的肾前性少尿。

如果肾缺血程度较重而且比较持久,特别是接触肾毒性物质时,易发生急性肾小管损伤,而转变为肾性少尿。

肾性(肾实质病变)、肾后性(尿路梗阻)少尿/无尿的主要病因分别见表 7-3 和表 7-4。

表 7-2　肾前性少尿/无尿的主要病因

有效循环血容量不足
　　出血:外伤、外科手术、消化道出血
　　经胃肠道液体丢失:呕吐、胃肠引流、腹泻
　　经肾液体丢失:利尿剂(包括渗透性利尿——甘露醇)、尿崩症、肾上腺皮质功能不全
　　经皮肤、黏膜液体丢失:烧伤、高温
　　血管内容量相对不足:低白蛋白血症、挤压综合征
心输出量不足
　　心脏病:急性心肌梗死、瓣膜病、心脏压塞
　　肺循环异常:肺动脉高压、肺栓塞、正压机械通气
　　血管过度扩张:败血症、休克、急性过敏、麻醉、扩血管药物过量
肾动脉收缩
　　去甲肾上腺素、麦角胺、肝肾综合征、高钙血症
肾单位血流调节能力下降
　　在肾血流不足的背景下使用血管紧张素转化酶抑制剂(ACEI)或血管紧张素Ⅱ受体拮抗剂(ARB)
　　在肾血流不足的背景下使用非甾体抗炎药(NSAIDs)或 COX-2 抑制剂

表 7-3　肾性少尿/无尿的主要病因

肾脏大血管病变(双侧病变或孤立肾)
　　肾动脉:血栓、栓塞
　　肾静脉:血栓、受压
肾小球疾病或微血管病变
　　急进型肾小球肾炎、重症狼疮肾炎、重症急性肾小球肾炎
　　血管内皮损伤:妊娠高血压综合征、造影剂肾损害
　　血栓性微血管病:恶性高血压、溶血尿毒症性综合征、血栓性血小板减少性紫癜、硬皮病、肾脏危象、
　　HELLP 综合征
　　胆固醇栓塞
肾小管、肾间质疾病
　　急性肾小管坏死(严重缺血、毒素导致)
　　急性间质性肾炎(过敏性、感染性)
　　管型肾病
终末期肾病
其他
　　肾皮质坏死

表 7-4　肾后性少尿/无尿的主要病因

输尿管病变(双侧病变或孤立肾)	管壁外病变压迫:肿瘤、腹膜后纤维化
管腔内病变:结石、血块堵塞	膀胱颈病变:肿瘤、结石、血块堵塞、前列腺病变
管壁病变:肿瘤、瘢痕	尿道病变:结石

　　肾前性少尿/无尿的临床特点:①患者有引起肾脏灌注不良的疾病或诱因;②尿常规大致正常;③肾小管功能良好,尿浓缩功能正常,一般尿比重>1.020,尿渗透压>500mOsm/kg,一般不会出现完全无尿;④血尿素(mg/dl):肌酐(mg/dl)≥20∶1;⑤在及时纠正原发病后,肾功能迅速恢复正常(一般 1~2 天内)。

肾性少尿/无尿的临床特点：①大部分患者具有肾脏病的病史和体征；②尿常规异常：蛋白尿、血尿、管型尿；③肾小管功能异常，包括浓缩功能，尿比重常<1.015，尿渗透压<350mOsm/kg，可有肾性糖尿、氨基酸尿；④与肾前性比较，治疗相对困难，部分患者肾功能虽可恢复，但恢复较慢（1周~数月）；⑤完全无尿罕见，仅见于广泛肾皮质坏死和极个别的急进性肾小球肾炎患者。

肾后性少尿/无尿的临床特点：①典型表现为突然无尿，可反复发作（这一条的提示价值最高）；②有尿排出者，尿常规可有血尿（非肾小球源性）、白细胞尿，也可大致正常，但不会出现大量蛋白尿；③有尿路梗阻的形态学改变（B超、腹平片、逆行尿路造影、同位素肾扫描等），包括梗阻部位的病变（结石、肿瘤等）以及梗阻以上部位的积液；但应注意，在急性梗阻的早期，这些影像学表现可能并不明显，易造成误诊；④急性梗阻解除后，多数患者于两周左右肾功能恢复正常。

2. 多尿　24小时尿量大于2500ml称为多尿，大于4000ml称为尿崩。见于水摄入过多、尿崩症、溶质性利尿（如糖尿病、使用利尿剂或脱水剂）。

生理性多尿：可见于食用含水分较高的食物或水果等、饮水过多、过多静脉输注液体、精神紧张或癔症。也可见于复用咖啡因、脱水剂、噻嗪类、利尿剂等有利尿作用的药物。

病理性多尿：常见于糖尿病、尿崩症、慢性肾炎及神经性多尿等。

二、尿气味

健康人尿液具有微弱芳香气味，并受食物影响。尿久置后因尿素分解可产生氨臭味，若新鲜尿出现氨臭味，见于慢性膀胱炎或慢性尿潴留，烂苹果气味尿见于糖尿病酮症酸中毒，有机磷中毒是出现蒜臭味尿，苯丙酮酸尿症尿呈鼠臭味。

三、尿液颜色与透明度

（一）尿液颜色

正常尿的外观为淡黄透明，其颜色主要来自尿色素，大量饮水稀释后可呈无色透明，限水后颜色加深。

1. 生理性变化　某些药物或食物的代谢产物、饮水量的多少、尿量的多少和酸碱度等均可影响尿色。

2. 病理性变化　因全身性疾病或泌尿系统疾病导致尿中出现异常成分而发生颜色改变。表7-5列举了尿色异常及其主要原因。

表7-5　尿色异常及其主要原因

尿液外观	原　　因
浓茶色	肝细胞性黄疸或胆汁淤积性黄疸
红色	血尿、血红蛋白尿（在碱性尿中呈红葡萄酒色，酸性尿中呈酱油色）、肌红蛋白尿、药物（去铁胺、大黄）、进食甜菜根
橘红色	利福平
粉红色	苯妥英钠、酚酞（出现在碱性尿中）
棕色	呋喃妥因、甲硝唑（少见，出现在长时间放置以后）

尿液外观	原　　因
蓝-绿色	食物色素、铜绿假单胞菌尿路感染、胆道梗阻(黄绿色)、药物及化学制剂(异丙酚、亚甲蓝、氨苯蝶啶、酚、靛蓝、硼酸)
紫色	紫色尿袋综合征(尿中成分与尿袋的成分发生化学反应产色)
黑色	黑色素(黑色素瘤)、尿黑酸尿
乳白色	丝虫病和淋巴管破裂
云雾状	尿结石、血尿、尿路感染
膜状	肾综合征出血热
絮状	细菌感染
乳状浑浊	丝虫病、淋巴管破裂或肾病

(1) 血尿:RBC≥3 个/高倍视野(HP)称血尿。血尿根据能否被肉眼发现分为镜下血尿和肉眼血尿,RBC 量少时,尿色可无异常,需靠显微镜检验作出诊断,称显微镜下血尿。若出血量超过 1ml/L 尿,随 RBC 量多少,尿可呈淡红色、洗肉水色乃至血样尿,称为肉眼血尿。肉眼血尿需要与造成红色尿的其他情况相鉴别,鉴别要点是:①肉眼血尿一般浑浊,如洗肉水样,可略呈云雾状,非血尿的红色尿多为透明的红色;②肉眼血尿离心后,上清液变为无色或淡黄色透明,其他原因的红色尿仍为红色;③血尿的尿沉渣镜检为红细胞>3 个/HP,肉眼血尿可呈现满视野的红细胞。肉眼血尿还需要排除假性血尿,确立真性血尿,主要通过询问病史除外女性月经污染尿液和极少见的伪造血尿的情况。

血尿的病因主要分为肾小球源性及非肾小球源性。两者的鉴别非常关键,它有利于指导进一步查找具体病因,也是判断是否需要肾活检病理检查的依据之一。其鉴别要点有:①肾小球源性血尿一定是全程血尿,而非肾小球源性血尿则可能表现为初始血尿(病变在尿道)、终末血尿(病变在膀胱三角区)或全程血尿(出血部位可能位于输尿管膀胱开口以上部位)。确定全程血尿可以通过询问肉眼血尿患者排尿时所见或尿三杯试验(一次排尿分前、中、后三段留尿,行尿沉渣镜检红细胞数量)。②绝大多数肾小球源性血尿患者,尿中没有血丝、血块,仅出现在 IgA 肾病、紫癜性肾炎、小血管炎、新月体性肾小球肾炎等血尿特别突出的极个别患者中。而非肾小球源性血尿血丝、血块较为常见。③绝大多数肾小球源性血尿患者无尿痛,仅少数患者由于血尿突出,刺激膀胱可产生轻微的疼痛。而非肾小球源性血尿患者有时可表现为尿痛,或在剧烈腰痛后排出肉眼血尿(肾结石或输尿管结石)。④尿沉渣镜检发现红细胞管型,则几乎可以肯定是肾小球源性血尿。⑤用相差显微镜检查尿红细胞形态,肾小球源性血尿多为变形红细胞尿,而非肾小球源性血尿多为正常形态红细胞尿。⑥肾小球源性血尿患者还可具有肾病的其他表现,如:大量蛋白尿、水肿,而非肾小球源性血尿则没有。

还有几种比较特殊的血尿类型:①运动性血尿,指仅在运动后出现的血尿。一般多出现在竞技性的剧烈运动后,如长跑、拳击等。②直立性血尿,指血尿出现在身体直立时,平卧时消失。常见的原因是胡桃夹现象,多见于较为瘦高的青少年,30 岁以上者很少见。病因是由于左肾静脉受到腹主动脉和肠系膜上动脉的压挤,使左肾血流回流受阻,肾盂内静脉曲张渗血导致血尿,因此,一般具有非肾小球源性血尿的特点,但也有少数患者可以表现为肾小球源性血尿,并且可以合并直立性蛋白尿。患者预后良好,成年后大多血尿逐渐减轻。③腰痛血尿综合征:常见于年轻女性,口服避孕药者,表现为一侧或双侧腰痛伴血尿,肾动脉造影显示肾内动脉分支变狭窄,有局灶肾缺血征象。

（2）血红蛋白尿及肌红蛋白尿:血红蛋白尿是发生血管内溶血,血浆中大量游离血红蛋白滤入原尿,超过了肾小管的重吸收阈值所致。肌红蛋白尿是因肌红蛋白自受损伤的肌肉组织中释放出来,其分子量仅 17 000D,极易从肾小球滤过而致。正常尿隐血试验为阴性,当出现血红蛋白尿和肌红蛋白尿时,尿隐血试验呈阳性。

血红蛋白尿见于溶血性贫血、血型不合输血、恶性疟疾（黑尿热）、大面积烧伤及阵发性睡眠性血红蛋白尿等。肌红蛋白尿见于挤压综合征、缺血性肌坏死、先天性肌细胞磷酸化酶缺陷及正常人剧烈运动后。

（3）脓尿及菌尿:尿中混有大量脓细胞等炎性渗出物及细菌时,呈现白色浑浊状脓尿,或云雾状菌尿。正常尿清澈,尿沉渣镜检 WBC<5 个/HP。尿 WBC 明显增多时,提示肾盂肾炎、膀胱炎、尿道炎等泌尿系统感染性疾病。感染性前列腺炎、精囊炎亦可见脓尿及菌尿。

（4）乳糜尿和脂肪尿:尿中混有淋巴液而呈稀牛奶状称乳糜尿,若同时混有血液称乳糜血尿,尿中出现脂肪小滴则称脂肪尿。乳糜尿及乳糜血尿见于丝虫病、腹腔淋巴管结核、肿瘤压迫胸导管和腹腔淋巴管等。脂肪尿为脂肪组织挤压损伤、骨折、肾病综合征、肾小管变性坏死等,导致脂肪小滴出现于血和尿中的表现。

（5）胆红素尿及尿胆原尿:请参见本章第一节。

（二）尿液透明度

尿透明度一般以尿浑浊度表示,分为清晰透明、轻微浑浊（雾状）、浑浊（云雾状）、明显浑浊 4 个等级。尿浑浊程度与其含有混悬物质的种类和数量有关。

尿液透明度检查是指在一次连续排尿时,人为地把尿液分为三段,分别盛于三个玻璃容器中,直接用肉眼观察和显微镜观察。用于协助诊断泌尿道不同部位的疾病,也用于评估机体的盐类排泄情况。适用于健康人体检、尿液异常混浊者以及排尿不适或存在泌尿道感染者。

正常新鲜尿液初排出时是清晰透明的,放置一段时间后由于 pH 改变或温度变化等原因,尿液产生沉淀而变混浊,或可见少量微絮状沉淀,女性尿液更为明显。正常尿液的混浊:碱性尿的混浊,主要由于析出磷酸盐,碳酸盐沉淀,若加酸或加热则混浊消失,酸性尿液中如有尿酸盐存在,静置后可析出微红色沉淀,加热加碱时可溶解。

异常结果:①极度清晰透明,见于慢性肾功能不全等多尿者;洗肉水样混浊,见于血尿;灰白色云雾状有沉淀,见于脓尿;云雾状但无沉淀,见于菌尿;白色混浊,见于脂肪尿或乳糜尿。②尿液初排出时即混浊,则是病态,提示可由下列原因引起:尿中含有白细胞、红细胞、脓细胞、上皮细胞和黏液丝等,加热加酸后混浊度变化不大;尿中含有脂肪球如乳糜尿,在镜下可检出脂肪球,加乙醚可溶解（乳白色尿液变澄清）。③结合尿三杯试验:第一杯混浊,第二、第三杯透明见于尿道炎;第一、第二杯透明,第三杯混浊,见于前列腺炎,精囊炎;三杯均混浊,见于后尿道、膀胱或肾盂感染。需要检查的人群:尿液混浊或过于透明的人。

四、尿比重和渗量

尿比重是指尿液在 4℃时与同体积纯水重量之比,是尿液中所含溶质浓度的指标。尿渗量是指尿液中具有渗透活性的全部溶质微粒的总数量,与颗粒大小及所带电荷无关,反映了溶质和水的相对排出速度,蛋白质和葡萄糖等大分子物质对其影响较小。

这两项检查都是评估肾脏浓缩和稀释功能的指标。比重反映的是单位容积尿中溶质的质量,其高低既受溶质克分子浓度影响,又受溶质分子量影响,尿中的蛋白质、糖、矿物质、造影剂等都可使尿比重升高。因此,蛋白尿或糖尿时应测尿渗透压。此外,温度可影响尿比重,若用比重计手工操作,标本温度较比重锤标示温度(15℃或20℃)每升高3℃,尿比重加0.001,反之减去0.001。成人尿比重为1.015~1.025,晨尿最高,一般>1.020。随机尿比重>1.025提示肾浓度功能正常。

尿渗透压反映的是单位容积尿中溶质分子和离子的颗粒数,其测定值仅与溶质克分子浓度相关,不受溶质分子量影响。尿渗透压以 mOsm/kg 为单位表示。禁水 8 小时后晨尿渗透压应>700~800mOsm/kg。尿糖 10g/L 可使尿渗透压升高 60mOsm/kg,而蛋白对尿渗透压影响较小。

尿比重和渗透压增高:见于急性肾小球肾炎、流行性出血热少尿期、肝功能严重损害、心衰和失水导致的肾血流灌注不足等。降低见于大量饮水、尿崩症、多种肾小管间质病变,如重金属或氨基苷类抗生素引起的肾毒性损伤,急性缺血性肾小管坏死等影响尿浓缩功能的疾病。若持续排出固定在 1.010 左右的低比重尿,称为等张尿,见于肾实质严重损害的终末期。

五、酸碱度

正常人尿液呈弱酸性 pH 6.5 左右,每天三餐进食后波动于 5.0~7.0 之间。由于进食后大量胃酸分泌导致血液偏碱性形成所谓"碱潮",尿 pH 随细胞外液 pH 变化而改变,尤以午餐后较明显可达 8.0。食物成分影响尿液 pH,以食动物蛋白为主者尿呈酸性,以食蔬菜水果为主者尿呈碱性。若酸中毒患者出现碱性尿,提示肾小管酸中毒;碱血症患者出现酸性尿(称为反常性酸性尿),往往提示低钾血症。持续碱性尿易发生磷酸盐结石,高尿酸血症患者持续酸性尿易发生尿酸结石。临床上常以调节尿 pH 来预防结石,促进某些药物排泄以减少肾毒性或增加抗生素在泌尿道的杀/抑菌效果。酸性尿或持续碱性尿的原因见表7-6。

表 7-6　酸性、碱性尿的原因

酸性尿	碱性尿
高蛋白饮食	素食
代谢性酸中毒(肾小管酸中毒 I 型除外)	代谢性碱中毒
急性呼吸性酸中毒	急性呼吸性碱中毒
发热,脱水	尿路感染
严重失钾	肾小管酸中毒 I 型
痛风	水利尿
药物:氯化铵、维生素 C	药物:碳酸氢钠、乙酰唑胺、噻嗪类利尿药

(陈运芬　崔梦笔　苏凤籼)

参 考 文 献

1. Mitchell SC. Asparagus, urinary odor, and 1, 2-dithiolane-4-carboxylic acid. Perspect Biol Med, 2013, 56(3):

341-351.

2. Ohloff G. Chemistry of odor stimuli. Experientia,1986,42(3):271-279.

3. Halperin ML,Kamel KS,Oh MS. Mechanisms to concentrate the urine:an opinion. Curr Opin Nephrol Hypertens,2008,17(4):416-422.

4. Paratz JD,Stockton K,Paratz ED,et al. Burn resuscitation-hourly urine output versus alternative endpoints:a systematic review. Shock,2014,42(4):295-306.

5. Musch A. Color changes in the urine. Med Monatsschr Pharm,2005,28(6):205-208.

第 八 章

尿液的体液生化学

第一节 体液生化学概述

一、体液概述

机体内的一切代谢化学反应都必须在体液中进行,因此,保持机体体液容量及化学组成的相对恒定状态,对于维持机体的正常生命活动具有极其重要的意义。

1. **体液的分布** 体液(body fluid)是指人体内的液体,可分为细胞内液和细胞外液两部分,前者分布于细胞内,约占体液量的2/3;后者分布于细胞外,约占体液量的1/3。细胞外液中约3/4分布于细胞间隙内,称为组织间液或组织液,其余1/4则为循环系统内的血浆。

2. **体液的化学组成** 水是体液中含量最多的化学成分,小部分以游离状态存在,大部分的水与蛋白质、多糖和脂类等物质组成胶体溶液。总体水量可因年龄、性别和身体的体重而有较大的差异。新生儿总体水量约占体重的80%,婴儿为70%~75%,健康成年男子约为60%,健康老年男子约为50%;女性的总体水量低于男性;同性别的肥胖个体总体水量占体重百分比较低,而同性别的消瘦个体、总体水量占体重百分比较高。水对于机体的重要性不仅在于其量多,而且还在于水是溶解体内各种溶质的媒介。

体液中还含有许多重要离子,如钠、钾、钙、镁、磷等。

正常成年人体内钠含量平均为0.98~1.0g/kg,约有65%存在于细胞外液,约25%存在于骨骼内,约10%存在于其他细胞外结构与细胞内液。在细胞外液与细胞内液之间存在的钠梯度是由细胞膜的半通透的特性所决定的。在静息情况下,细胞膜可以阻滞细胞外液钠进入细胞内液,并可通过细胞膜上钠钾泵的作用主动将细胞内的钠转运至细胞外液。正常血浆钠浓度是140mmol/L,变异范围为135~145mmol/L,而组织液钠浓度则低于血浆约5mmol/L;细胞内液钠浓度可随细胞种类的不同而有较大差异,平均为15mmol/L,变异范围为10~20mmol/L。在细胞外液中有90%以上的渗透活性物质是由钠盐组成的,因此,人体的钠平衡对于细胞外液容量与渗透浓度的稳定具有重要作用。

人体钾总量约为50mmol/kg,其中98%的钾存在于细胞内液,骨骼肌细胞内液的钾含量为120~160mmol/L,平均140mmol/L;其余2%的钾存在于细胞外液,血浆与组织液的钾浓度均在3.5~5.0mmol/L。钾是人体内最丰富的阳离子之一,在细胞内含有高浓度钾是细胞进行许多功能活动所必需的,当细胞外液钾浓度的变化超过正常生理水平2mmol/L时,即可引起严重的器官功能紊乱,甚至导致死亡。

成年人体钙总量约1200g,平均为14~15g/kg,其中,约99%钙存在于骨骼与牙齿中,约

1%存在于细胞内液,只有 0.1%存在于细胞外液。细胞内 Ca^{2+} 浓度为 1.5~2.5mmol/L,大多数细胞钙与细胞膜结合。正常血浆钙浓度为 2.27~2.53mmol/L,其中,钙以三种形式存在:①离子钙(Ca^{2+}),约占总血钙的 48%,是总血钙中具有生理作用的部分,包括骨骼的形成、细胞的分裂与生长、血液凝固过程、肌肉收缩、神经递质传递及第二信使作用等;②结合钙,是指钙离子与血浆蛋白结合部分,大部分与白蛋白结合,一小部分与 α-球蛋白和 β-球蛋白结合,约占总血钙的 46%;③络合钙,是指主要与柠檬酸结合的钙,约占总血钙的 6%。血浆的结合钙不能透过毛细血管壁而保留在血浆中,对维持血钙稳定有重要意义,血液 pH 可影响结合钙的解离,pH 降低可促进结合钙解离,使离子钙增加,而 pH 升高可促进离子钙与血浆蛋白结合,使结合钙增加;血浆的离子钙与络合钙都能通过毛细血管壁进入组织液,因而又称滤过钙。

镁是细胞内液中最丰富的阳离子之一,其含量仅次于钾离子,血浆镁的浓度为 1.5~2.5mmol/L,平均为 2.0mmol/L,组织液镁浓度均值为 1.5mmol/L,细胞内液镁浓度均值为 15mmol/L。人体总体镁大约占体重的 0.04%,其中,约 53%存在于骨组织中,46%存在于细胞内液,其余 1%存在于细胞外液。在正常血液 pH 与体温下,镁以三种形式存在:①镁离子(Mg^{2+}),占总体镁的 55%;②与碳酸氢根、柠檬酸根、磷酸根与硫酸根结合成镁复合物,占 15%;③镁与血浆蛋白质结合,占 30%。此外,在骨组织有两个镁贮库:①约 1/3 骨镁存在于骨表面的镁贮库内,对正常血浆镁离子浓度的维持起调节作用;②另有 2/3 的骨镁是结合到骨组织矿物质的晶格中,不参与细胞外液镁离子稳态的调节。镁有许多重要的生物化学作用,包括对细胞内酶的激活、调节蛋白质合成、参与骨组织生成等。

磷也是人体内十分丰富的元素,在体内的分布有 85%~90%在骨组织,1%在细胞外液、其余的磷主要存在于软组织的细胞内液。无机磷酸盐分子是人体内磷发挥生理作用的基本物质,正常血浆磷酸根浓度约为 2.0mmol/L,主要的血浆磷酸根离子是 HPO_4^{2-} 和 $H_2PO_4^{-}$,在 pH 为 7.4 时,血浆 $HPO_4^{2-}/H_2PO_4^{-}$ 为 4:1。血浆磷酸根离子存在三种形式:①血浆磷酸根离子,占 75%~90%;②磷酸根与血浆蛋白结合,占 5%~20%;③磷酸根与钙、镁形成复合物,约占 5%。正常软组织细胞内液中磷酸根离子浓度是 4~5mmol/L。细胞内液的磷酸根主要存在于细胞器内,如线粒体、溶酶体、内质网与肌质网等。磷酸根不仅是人体骨骼的重要结构成分,还在细胞核酸代谢和能量代谢中起重要作用,既是人体酸碱平衡中重要的缓冲物质,又是酶的重要辅因子。

二、血液与组织液的沟通

毛细血管壁是分隔血浆与组织液的屏障,也是两者之间相互沟通的门户,血浆是沟通各部分体液并与外界环境进行物质交换的重要媒介,因而是各部分体液中最活跃的部分。血液与组织液之间的物质交换主要在人体微循环毛细血管中进行,因此,了解组织毛细血管血流与通透点的特性是研究毛细血管血液与组织液进行物质交换的基础。

1. 毛细血管血流及其通透性　微循环(microcirculation)是指微动脉与微静脉之间的血液循环,其主要功能是进行血液与组织液之间的物质交换。最典型的微循环由微动脉、后微动脉、毛细血管前括约肌、真毛细血管、直捷通路和动-静脉短路等部分组成,可见于身体的某些区域,如手指的指端微循环存在有真毛细血管网与动-静脉短路,但其他许多组织只有毛细血管网而没有动-静脉短路。在微循环中存在两种血管血流:①营养血流,在毛细血管进行血液与组织液物质交换,供应组织以氧与营养物质;②非营养血流或短路血流,在微循环中血液直接从动-静脉短路流通,不参与血液与组织液之间物质交换。

因微循环的后微动脉或是毛细血管前括约肌可不断地发生节律性收缩与舒张活动,所以,组织微循环毛细血管的血流速率可出现无规则或是有节律的改变。当后微动脉平滑肌与毛细血管前括约肌收缩时,毛细血管的血流减慢;当后微动脉平滑肌和毛细血管前括约肌舒张时,毛细血管的血流加速。

全身各个组织毛细血管结构可分为四种类型,即连续毛细血管、有孔毛细血管、血窦、紧密连接毛细血管,每种类型毛细血管的结构不同,其通透性也有很大的差异。

连续毛细血管主要分布于骨骼肌、平滑肌、心肌、结缔组织、外分泌腺和肺等组织和器官,其内皮细胞含核部分较厚,不含核部分较薄,在各内皮细胞之间有 $10 \sim 20nm$ 宽的细胞间隙,内皮细胞的外方为薄层连续的基膜所包绕。因血浆蛋白质分子大于细胞间隙,故而不能通过,但水、电解质离子和其他比血浆蛋白小的溶质均可通过,而基膜对水与小分子溶质也具有通透性。

有孔毛细血管主要分布于胃肠黏膜、肾小球、肾小管周围毛细血管以及腺体等,其内皮细胞不含核部分很薄,且含有许多贯穿细胞全层的小孔,小孔直径为 $60 \sim 100nm$,部分小孔上由一薄层隔膜所遮盖,而其细胞间隙与连续毛细血管内皮细胞很相似,有孔毛细血管的小孔与细胞间隙对水与小分子溶质均能通透,因此,有孔毛细血管的通透性高于连续毛细血管。

血窦又称窦状毛细血管,主要分布于肝脏、骨髓与脾等,其形状不规则,空腔大,直径在 $5\mu m$ 之间,内皮细胞不含核部分有小孔,细胞间隙较大,内皮细胞不连续,基膜有连续的,也有不连续的,甚至没有。在各型毛细血管中,血窦的通透性最大,血浆与组织液中的蛋白质、大分子溶质及水与小分子溶质均可自由地通过细胞间隙。

紧密连接毛细血管主要分布在中枢神经系统,其内皮细胞较厚,相邻内皮细胞之间有紧密连接,水与脂溶性物质可直接通过内皮细胞,但非脂溶性物质和一些电解质离子则不能直接通过,必须借助特异性载体进行转运。

2. 血液与组织液之间的物质交换　血液与组织液之间的物质交换可在各组织毛细血管进行,其交换途径主要有扩散作用、滤过作用与淋巴回流及胞饮作用等。

扩散作用(diffusion)是指血液或组织液溶质分子从高浓度溶液向低浓度溶液的净移动,或低渗透浓度溶液水向高渗透浓度溶液的净移动,是血液与组织液之间进行物质交换的主要方式。在人体内大多数器官组织毛细血管属于连续毛细血管或有孔毛细血管,各种非脂溶性物质扩散主要通过内皮细胞间隙及小孔进行,血液与组织液内小分子溶质,如水、氯化钠、葡萄糖、尿素等在毛细血管壁的扩散进行得非常迅速,但随溶质分子的增大,其扩散率也随之下降,当溶质分子质量大于 $60kD$ 时,非脂溶性物质分子的扩散作用则显著减少,对大分子蛋白质均不能通透。脂溶性物质,如氧、二氧化碳等,具有能够通透内皮细胞脂质膜的特性,因此,它们可以极迅速地通过毛细血管壁进行扩散。

水跨毛细血管壁滤过的方向与幅度取决于跨毛细血管壁的流体静水压与胶体渗透压的代数和。其中,毛细血管流体静水压是毛细血管滤过作用的主要动力,增加毛细血管内流体静水压可以促进血管血浆内水进入组织液;而胶体渗透压是阻止毛细血管内液体跨毛细血管壁滤过到组织液的关键因素,增加血浆胶体渗透压则可促进组织液内的水跨毛细血管壁向血管内流动。血浆胶体渗透压由血浆蛋白产生,而血浆蛋白主要由白蛋白与球蛋白所组成,由于白蛋白分子数量远高于球蛋白的数量,因此,血浆胶体渗透压的高低主要取决于血浆白蛋白的浓度。

在血液与组织液之间还有胞饮作用的存在,毛细血管内皮细胞膜可将其一侧的液体包围并胞饮入细胞内形成胞饮囊泡,而后被运送到细胞的另一侧并排出细胞外。其作用在于能够转运非脂溶性的大分子物质,但毛细血管内皮细胞通过胞饮作用方式转运物质的数量远远小于毛细血管通过扩散转运物质的数量。

全身血液与组织液在毛细血管进行的物质交换主要通过扩散作用,只有大约 2%血浆通过毛细血管时被滤过,在这些被滤过的血浆中有 85%~90%又在毛细血管静脉端被吸收回血液,其余 10%~15%滤过的血浆存留在组织间隙形成组织液,最后又进入毛细淋巴管,再经淋巴系统回流到血液循环。全身器官组织毛细血管所进行滤过与吸收作用的生理意义不在于物质交换,而是组织液的生成与细胞外液分布。

三、机体内环境与稳态

1. 机体的内环境　内环境(internal environment)是指细胞直接接触和赖以生存的环境,即细胞外液。这一重要概念是由 19 世纪法国著名实验生理学家克劳德·伯纳德(Claude Bernard)于 1852 年首先提出的。他根据冷血动物体温是随着周围环境温度的变化而改变,而高等温血动物则保持体温于一定高度不因环境温度变化而改变的事实,第一个提出"高等动物的组织细胞是浸浴在细胞外液的液体环境中,不直接接触外界环境温度"。为了区别于机体的外部环境,把这种细胞外液的环境称为机体的内环境。并提出:"内环境的恒定是机体自由独立生命活动的必要条件""肾脏在调节内环境代谢产物浓度、渗透压、细胞外液容量和离子化学组成方面起着突出的作用"。

2. 机体的稳态　稳态(homeostasis)也称自稳态,是指内环境的理化性质,如温度、pH、渗透压和各种液体成分等的相对恒定状态。稳态的概念是由美国生理学家 Cannon 在克劳德·伯纳德的"内环境稳定"概念的基础上,于 1920 年首次提出的:内环境的理化性质相对恒定并非固定不变,而是在一定范围内变动但又保持相对稳定的状态,即为一种动态平衡。换句话说,机体内环境具有双重特性,即它是一种可变状态,同时又是一种稳定状态,可变状态是因为机体外界环境不断变化必然使内环境产生扰乱与波动;而稳定状态是因为机体自身存在神经体液等调节方式,使内环境的理化性质只在很狭小的范围内发生变动。例如,人体的正常体温维持在 37℃左右,血浆 pH 维持在 7.35~7.45,血糖平衡等。

内环境的稳态是细胞维持正常生理功能的必要条件,也是机体维持正常生命活动的必要条件,内环境稳态失衡可导致疾病的发生,然而,内环境的稳态并不是一成不变的,相反,由于细胞不断地进行新陈代谢,即不断地与细胞外液发生物质交换,因此也就会不断地扰乱或破坏内环境的稳态;另外,外环境的强烈变动也可影响内环境的稳态。为此,机体的血液循环、呼吸、消化、排泄等生理功能必须不断地进行调节,以纠正内环境的过分变动,使遭受破坏的内环境及时得到恢复,从而维持其相对稳定。

目前,在生理学中,关于稳态的概念已被大大扩展,它不再局限于内环境的理化性质,而是扩大到泛指机体内从细胞和分子水平、器官和系统水平到整体水平的各种生理功能活动在神经和体液等因素调节下保持相对稳定的状态,而这种稳态主要依靠体内负反馈控制系统的维持。

3. 机体水和电解质平衡与稳态　细胞外液中的水和各种电解质浓度能够保持稳态,与机体对水和各种电解质的摄入量与排出量之间保持平衡状态有关。

机体内水和电解质的平衡状态有三种:①稳定平衡(static balance),是指人体每日对水或某电解质的排出量与摄入量相等时,则体液的水或某电解质的总量不变;②负平衡(negative balance),是指人体每日对水或某电解质排出量大于摄入量时,则体液的水或某电解质的总量减少;③正平衡(positive balance),是指人体每日对水或某电解质的排出量小于摄入量时,则体液内水或某电解质的总量增加。

当人体的水或某电解质出现负平衡或正平衡时,即可引起机体相关器官系统参与调节,以恢复机体水或某电解质的平衡状态,在调节过程中,肾脏对水和电解质平衡的调节起关键作用。

第二节　血浆渗透压和血容量平衡功能

一、血浆渗透压的调节

渗透压是所有溶液固有的一种特性,指溶质分子通过半透膜时的一种吸水力量。渗透压的大小取决于溶液中溶质的微粒数,而与微粒的大小、电荷和质量无关。因1g分子(mol)任何溶质的分子数都相同,所以任何一种非电解质在等体积的溶液中含有的溶质数一样,因而其渗透压也一样。我们把1mol溶质溶解在1L水中所产生的渗透压,称为一个渗量(Osmol,Osm)。因为1g电解质分子在溶液中可以解离为数倍的颗粒,所以能形成数倍的渗透压,例如1分子的NaCl可解离成Na^+和Cl^-两个离子,因此1mol NaCl溶液形成的渗透压为2Osm。所以溶液的渗透压由其所包含的微粒总数决定。

(一)血浆渗透压

人的体液中包括阳离子、阴离子和非电解质,所以血浆渗透压=阴离子浓度+阳离子浓度+非电解质浓度。血浆渗透压中的90%~95%来自单价离子Na^+、Cl^-和HCO_3^-,余下的5%~10%由其他离子、氨基酸、葡萄糖和蛋白质等构成。血浆蛋白质所产生的渗透压称为胶体渗透压。血浆中晶体物质微粒(主要是电解质离子)产生的渗透压称为晶体渗透压。血浆渗透压=晶体渗透压+胶体渗透压,一般正常范围为280~310mOsm/L,此范围称为等渗。

血浆蛋白在血浆中含量虽然较高,但因其分子量大,分子数目少,只占血浆微粒总数的很小比例,所以产生的渗透压也很小,约1.5mOsm/L。其中,因白蛋白的分子量远小于球蛋白,所以血浆胶体渗透压主要由白蛋白决定。血浆蛋白很难透过血管壁,故胶体渗透压在维持血管内外体液交换和血容量方面起着重要作用。

血浆晶体渗透压占血浆渗透压的绝大部分。其中,电解质离子主要以Na^+和K^+为主。因晶体物质不能自由透过细胞膜,所以晶体渗透压在维持细胞内外水平的平衡中起决定性作用。正常情况下,细胞内外、血管内外渗透压是相等的。当渗透压发生变化时,水分可向渗透压高的一侧移动,溶质向低浓度一侧移动,调节渗透压平衡,其中,细胞内外渗透压变化时,主要通过水分的移动进行调节。因此,各部分体液中渗透压也是基本相等的。

(二)血浆渗透压调节

血浆渗透压的稳定是受神经-内分泌系统调节的,主要通过改变肾脏对水和电解质的影响来实现。

1. 抗利尿激素和醛固酮调节作用　抗利尿激素(antidiuretic hormone,ADH)也叫血管升压素(vasopressin,VP),是一种九肽激素。在人和某些哺乳动物,因其第八位氨基酸残基为精氨酸,所以又被称为精氨酸血管升压素。ADH在下丘脑视上核和室旁核神经元胞体内合成。这些神经元先合成 ADH 的前体,前体的氨基末端包含血管升压素分子,羧基末端包含糖肽,两者之间有一个运载蛋白。前体被包装在分泌颗粒中,沿下丘脑-垂体束的轴突被运输到神经垂体,在运输过程中,ADH 与运载蛋白分离并储存在颗粒中,直至释放入血。

血浆渗透压改变刺激 ADH 分泌是通过渗透压感受器实现的,是一种反射活动。目前渗透压感受器的所在部位不完全清楚,但有研究表明它们集中在下丘脑第三脑室前腹侧部(anteroventral region of the third ventricle,AV3V)。该区域的上部是穹窿下器(subfornical organ),下部是终板血管器(organum vasculosum of the lamina terrninalis,OVLT),两者之间有内侧视前核(median preoptic nucleus)。渗透压感受器对血浆渗透压改变非常敏感,当成人细胞外液渗透压发生 1%~2% 的变动时,即可影响 ADH 的释放。

当体内水分不足(如大量出汗、腹泻)或机体摄入过多盐分时,细胞外液渗透压升高,刺激渗透压感受器,一方面促使神经垂体释放 ADH,促进肾远曲小管和集合管对水的重吸收,减少水的排出;另一方面抑制醛固酮的分泌,减弱了 Na^+ 在肾小管处的重吸收,致使 Na^+ 排出增多,降低细胞外液中 Na^+ 的浓度,进而使升高了的血浆渗透压恢复至正常。相反,当体内水过多或是盐摄取量不足时,细胞外液的渗透压降低,一方面通过抑制 ADH 的分泌,减弱肾远曲小管和集合管对水的重吸收,使得水排出增多;另一方面促进醛固酮的分泌,增强 Na^+ 在肾小管处的重吸收,从而减少 Na^+ 的排出,使细胞外液中 Na^+ 浓度提升,将减低了的血浆渗透压升至正常。有实验证明,机体对渗透压变化的敏感性受到血容量的影响,很多引起血容量减少的疾病,其促使 ADH 分泌的作用远远强于血浆晶体渗透压降低时对 ADH 分泌的抑制作用,说明机体优先维持正常的血容量。

2. 交感神经活动　渗透压感受器受刺激时,能改变交感神经的活动。特点是肾交感神经活动减弱,而支配其他很多器官的交感神经活动增强。肾交感神经活动抑制使得肾小管对 Na^+ 的重吸收减少,增加了 Na^+ 排出,从而利于维持细胞外 Na^+ 浓度的稳态。

3. 渴觉中枢调节　当血浆渗透压升高时,刺激渗透压感受器,可引发渴觉。动物实验中,通过事先插入第三脑室的导管向脑室内注入微量的高渗 NaCl 溶液,动物可立即出现饮水行为。如果近处没有水源,动物会去寻找水源,在找到水源后立即饮水。另外有些实验证明,高渗刺激可激活第三脑室前部的 OVLT 和穹窿下器处的一些神经元,产生血管紧张素 Ⅱ,后者能引发强烈的渴觉和引导饮水行为。

二、血容量的平衡功能

(一) 血容量的定义

血容量是指血细胞容量与血浆容量的总和。有效循环血量是指单位时间内通过心血管系统进行循环的血量,但不包括贮存于肝、脾和淋巴血窦中或停滞于毛细血管中的血量。简单的说就是参与心血管血液循环的血容量。用放射性核素标记人体血清白蛋白注入静脉后,于短时间内不透出血管壁外(或透出量甚少),等混匀后,根据稀释原理,可测出血浆容量。同理用放射性核素标记红细胞,则可测得红细胞容量,再根据静脉血细胞压积,可间接计算出有效循环血量,即全血容量。血容量的测定对了解某些情况下血容量的改变,协助诊断及给予适当处理,具有重要意义。正常人的血液总量相当于体重的 7%~8%,或相当于每千克体重 70~80ml,其中血浆量为 40~50ml。因此,体重为 60kg 的人,血量为 4.2~4.8L。每立方毫米血液中有 400 万~500 万个红细胞,4000~11 000 个白细胞,15 万~40 万个血小板。另外,同样体重的人,瘦者比肥胖人的血量稍多一点,男人比女人的血量要多一些。血量(blood volume)是指全身血液的总量。全身血液的大部分在心血管系统中快速循环流动，称为循环血量，小部分血液滞留在肝、肺、腹腔静脉和皮下静脉丛内，流动很慢，称为储存血量。在运动或大出血等情况下，储存血量可被动员释放出来，以补充循环血量。血浆量和红细胞量均可按稀释原理分别进行测定。例如，静脉注射一定量不易透出血管的染料 T-1824（因为它能与血浆蛋白迅速结合，因而可滞留于血管中）或 ^{131}I 标记的血浆蛋白，待它们与体内的血浆混匀后，再抽血测定血浆中 T-1824 或 ^{131}I 的稀释倍数，即可计算出血浆量。由于标记的血浆白蛋白可逸出血管，因而测出的血浆量会偏高。同理，静脉注射一定量用 ^{51}Cr 或 ^{32}P 标记的红细胞，等待一定时间，使它们与体内的红细胞混匀，然后抽血测定标记红细胞的稀释倍数，即可计算出红细胞的总容积。一般可先测出红细胞总容积，再按红细胞在血液中所占容积的百分比来推算血液总量，即血量＝红细胞总容积/血细胞比容血量＝血浆量/（1−血细胞比容）。

正常情况下，由于神经、体液的调节作用，体内血量保持相对恒定。血量的相对恒定是维持正常血压和各组织、器官正常血液供应的必要条件。血细胞可分为红细胞(erythrocyte 或 red blood cell, RBC)、白细胞(leukocyte 或 white blood cell, WBC)和血小板(platelet 或 thrombocyte)三类，其中红细胞的数量最多，约占血细胞总数的 99%，白细胞最少。若将一定量的血液与抗凝剂混匀，置于比容管中，以每分钟 3000 转的速度离心 30min，由于比重的不同，血细胞将与血浆分开，比容管中上层的淡黄色液体为血浆，下层深红色，为红细胞，两者之间有一薄层白色不透明的白细胞和血小板。血细胞在血液中所占的容积百分比称为血细胞比容(hematocrit)。正常成年男性的血细胞比容为 40%~50%，成年女性为 37%~48%。由于血液中白细胞和血小板仅占总容积的 0.15%~1%，故血细胞比容可反映血液中红细胞的相对浓度。贫血患者血细胞比容降低。由于红细胞在血管系统中的分布不均匀，大血管中血液的血细胞比容略高于微血管。血浆的基本成分为晶体物质溶液，包括水和溶解于其中的多种电解质、小分子有机化合物和一些气体。由于这些溶质和水都很容易透过毛细血管壁与组织液中的物质进行交换，所以血浆中电解质的含量与组织液的基本相同。临床检测循环血浆中各种电解质的浓度可大致反映组织液中这些物质的浓度。

血浆的另一成分是血浆蛋白(plasma proteins)。血浆蛋白是血浆中多种蛋白的总称。用盐析法可将血浆蛋白分为白蛋白、球蛋白和纤维蛋白原三类；用电泳法又可进一步将球蛋白区分为 α1-球蛋白、α2-球蛋白、β-球蛋白和 γ-球蛋白等。正常成年人血浆蛋白含量为 65~85g/L，其中白蛋白为 40~48g/L，球蛋白为 15~30g/L。除 γ-球蛋白来自浆细胞外，白蛋白和大多数球蛋白主要由肝脏产生。肝病时常引起血浆白蛋白/球蛋白的比值下降。血浆蛋白的主要功能是：①形成血浆胶体渗透压，可保持部分水于血管内；②与甲状腺激素、肾上腺皮质激素、性激素等结合，使血浆中的这些激素不会很快地经肾脏排出，从而维持这些激素在血浆中相对较长的半衰期；③作为载体运输脂质、离子、维生素、代谢废物以及一些异物（包括药物）等低分子物质；④参与血液凝固、抗凝和纤溶等生理过程；⑤抵御病原微生物（如病毒、细菌、真菌等）的入侵；⑥营养功能。

（二）血容量的理化性质

1. 血液的比重　正常人全血的比重为 1.050~1.060。血液中红细胞数量越多，全血比重就越大。血浆的比重为 1.025~1.030，其高低主要取决于血浆蛋白的含量。红细胞的比重为 1.090~1.092，与红细胞内血红蛋白的含量呈正相关关系。利用红细胞和血浆比重的差异，可进行血细胞比容和红细胞沉降率的测定，以及红细胞与血浆的分离。

2. 血液的黏度　液体的黏度(viscosity)来源于液体内部分子或颗粒间的摩擦,即内摩擦。如果以水的黏度为1,则全血的相对黏度为4~5,血浆的相对黏度为1.6~2.4(温度为37℃时)。当温度不变时,全血的黏度主要决定于血细胞比容的高低,血浆的黏度主要决定于血浆蛋白的含量。全血的黏度还受血流切率的影响。水、乙醇、血浆等液体的黏度不随切率的改变而变化,称为牛顿液体(Newtonian fluid)。全血为非牛顿液体,其黏度与切率呈反变关系,即在低切率条件下,血液的黏度增大。血液的黏度是形成血流阻力的重要因素之一。当某些疾病使微循环处的血流速度显著减慢时,红细胞可发生叠连和聚集,血液黏度升高,使血流阻力明显增大,从而影响微循环的正常灌注。

3. 血浆渗透压　溶液渗透压(osmotic pressure)的高低取决于溶液中溶质颗粒(分子或离子)数目的多少,而与溶质的种类和颗粒的大小无关。血浆渗透浓度约为300mmol/L,即300mOsm/kg,相当于770kPa或5790mmHg,血浆的渗透压主要来自溶解于其中的晶体物质。由晶体物质所形成的渗透压称为晶体渗透压(crystal osmotic pressure),它的80%来自Na^+和Cl^-。血浆中虽含有多量蛋白质,但因蛋白质的分子量大,分子数量少,所形成的渗透压小,一般为1.3mOsm/kg,约相当于3.3kPa或25mmHg,由蛋白质所形成的渗透压称为胶体渗透压(colloid osmotic pressure)。在血浆蛋白中,白蛋白的分子量小,其分子数量远多于球蛋白,故血浆胶体渗透压的75%~80%来自白蛋白。若血浆中白蛋白的数量减少,即使其他蛋白增加而保持血浆蛋白总量不变,血浆胶体渗透压也将明显降低。水和晶体物质可自由通过毛细血管壁,血浆与组织液中晶体物质的浓度几乎相等,它们所形成的晶体渗透压也基本相等。细胞外液中的晶体物质大部分不易通过细胞膜,而且细胞外液的晶体渗透压保持相对稳定,这对保持细胞内、外水的平衡和细胞的正常体积极为重要。血浆蛋白不易通过毛细血管壁,所以虽然血浆胶体渗透压较低,但在调节血管内、外水的平衡和维持正常的血浆容量中起重要的作用。

在临床上和生理实验中所使用的各种溶液,其渗透压与血浆渗透压相等,称为等渗溶液(iso-osmotic solution),渗透压高于或低于血浆渗透压的溶液称为高渗或低渗溶液。浓度为0.85%的NaCl溶液为等渗溶液,红细胞悬浮于其中可保持正常形态和大小。需指出的是,并非每种物质的等渗溶液都能使悬浮于其中的红细胞保持其正常形态和大小,如1.9%的尿素溶液虽然与血浆等渗,但红细胞置于其中后,立即发生溶血。这是因为尿素分子可自由通过红细胞膜,并依其浓度梯度进入红细胞,导致红细胞内渗透压增高,水进入细胞,结果使红细胞肿胀破裂而发生溶血;NaCl却不易通过红细胞膜,因而不会发生上述现象。一般把能够使悬浮于其中的红细胞保持正常形态和大小的溶液称为等张溶液(isotonic solution)。实际上,等张溶液是由不能自由通过细胞膜的溶质所形成的等渗溶液。因此,0.85%NaCl溶液既是等渗溶液,也是等张溶液;1.9%尿素虽是等渗溶液,却不是等张溶液。

4. 血浆pH值　正常人血浆pH值为7.35~7.45。血浆pH值的相对恒定有赖于血液内的缓冲物质,以及肺和肾的正常功能。血浆内的缓冲物质主要包括$NaHCO_3/H_2CO_3$、蛋白质钠盐/蛋白质和Na_2HPO_4/NaH_2PO_4三个缓冲对,其中最重要的是$NaHCO_3/H_2CO_3$。此外,红细胞内还有血红蛋白钾盐/血红蛋白、氧合血红蛋白钾盐/氧合血红蛋白、K_2HPO_4/KH_2PO_4、$KHCO_3/H_2CO_3$等缓冲对,参与维持血浆pH值的恒定。当酸性或碱性物质进入血液时,血浆中的缓冲物质可有效地减轻酸性或碱性物质对血浆pH值的影响,特别是肺和肾在保持其正常功能,能排出体内过多的酸或碱的情况下,血浆pH值的波动范围就很小。

5. 血容量的增加与减少　血容量增加见于真性红细胞增多症,红细胞容量增加,血浆容量也增加;甲状腺机能亢进时也会出现此种情况,但程度较轻;慢性充血性心力衰竭,先天性或后天获得性心脏病,在缺氧时可致血容量增加,但以红细胞容量增加为主。血容量减少见于出血、休克、烧伤和电解质紊乱;再生障碍性贫血会出现红细胞容量及血浆容量减少;各种贫血患者,红细胞容量减少;妊娠贫血时,红细胞容量相对减少,血浆容量增加。嗜铬细胞瘤、肝硬化、营养不良等红细胞容量减少;垂体功能低下时,血容量减低,为正常血容量的50%～70%。此外,库欣综合征患者有10%～20%可出现红细胞增多症,原因是由于红细胞容量增加或是血浆容量减少所致;雄激素开始服用时,可使血浆容量减少,由于能刺激红细胞生成,而后可使细胞容量增加,催乳素也有类似效应。雄激素尚能增加血浆容量。慢性肾炎伴贫血患者,红细胞容量可减少,血浆容量可减少、正常或增加。失血、脱水、烧伤、外科手术过程中,微循环障碍时,红细胞计数,血细胞比容测定有时不能完全反映红细胞及血浆的真正容量,因此用放射性核素稀释法测定血容量对临床诊断、对及时输血或补液等治疗均有重要的指导意义。

第三节　酸碱平衡调节

内环境的相对稳定是机体维持正常代谢和生理功能的必要条件,体液酸碱度的相对恒定是机体内环境维持稳定的重要内容之一。正常人体的血浆酸碱度即保持在范围很窄的弱碱环境中,用动脉血 pH 表示为 7.35～7.45,平均值是 7.40。正常生命活动过程中,机体虽然会不断代谢产生酸性物质与碱性物质,且从食物中摄入酸性和碱性物质,使体液酸碱度持续受到影响而变化。但依靠体内完善的多种缓冲系统和器官调节功能,体液的 pH 值总是相对稳定。机体这种处理酸碱物质的含量和比例,以维持体内酸碱度相对稳定的过程,称为酸碱平衡(acid-base balance)。

尽管机体存在酸碱平衡,但病理情况下仍可因为酸碱负荷过重、不足和(或)调节机制障碍,导致体内酸碱度的稳定性破坏,称为酸碱平衡紊乱(acid-base disturbance)或酸碱失衡(acid-base imbalance)。临床工作中,很多的酸碱平衡紊乱是某些病理过程和疾病的继发性表现,酸碱平衡紊乱一旦发生,往往使得病情更加严重和复杂,严重威胁到患者的生命。因此,及时发现和正确处理酸碱平衡紊乱常常关系到临床治疗的成败。近年来,随着对酸碱平衡理论认识的不断深入,自动化血气分析仪的广泛使用,酸碱平衡的判断已成为临床日常诊疗的基本手段。

一、酸碱平衡概述

(一) 酸和碱的概念

在化学反应中,凡是能提供 H^+ 的物质统称为酸,如 NH_4^+、HCl、H_2CO_3、H_3PO_4 等;凡能接受 H^+ 的物质统称为碱,如 NH_3、OH^-、HCO_3^-、HPO_4^{2-} 等。因体液中蛋白质(Pr^-)与 H^+ 结合成较牢固的蛋白酸(HPr),所以 Pr^- 是一种碱。

当酸释放出 H^+ 时,必然有一个对应的碱性物质形成,称为共轭碱;当碱接受 H^+ 时,必然有一个对应的酸性物质形成,称为共轭酸。这个过程中相对应的酸和碱,我们称为一个共轭体系(图 8-1)。

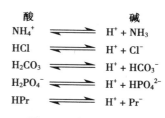

图 8-1　酸碱共轭体系

（二）体液酸碱物质的来源

人体内的酸性和碱性物质一方面来自细胞的分解代谢过程，一方面来自体外的食物摄入。在普通膳食条件下，机体代谢产生的酸性物质数量远超过碱性物质，所以酸性物质主要由机体代谢产生，而碱性物质则主要来源于食物。

1. 酸的来源

（1）挥发酸：三大物质糖、脂肪和蛋白质在体内氧化分解，最终生成 CO_2 和 H_2O。两者主要在碳酸酐酶（carbonic anhydrase，CA）的催化下结合生成碳酸（H_2CO_3），是体内分解代谢过程中产生量最多的酸性物质（图 8-2）。因碳酸能释放 H^+ 也能解离出 CO_2 经肺排出体外，所以被称之为挥发酸（volatile acid）。

$$CO_2 + H_2O \underset{碳酸酐酶}{\overset{碳酸酐酶}{\rightleftharpoons}} H_2CO_3 \underset{碳酸酐酶}{\overset{碳酸酐酶}{\rightleftharpoons}} H^+ + HCO_3^-$$

图 8-2　碳酸酐酶催化公式

安静状态下，正常成年人每天生成 300～400L CO_2，如果其全部与水反应结合成 H_2CO_3，释放出的 H^+ 量为 13～15mol。另外，发热、运动等能增加机体代谢率的因素均会导致 CO_2 的生成增加。体内绝大部分的 CO_2 经红细胞携带至肺排出体外，即使体内 CO_2 生成增加，机体也能通过增强呼吸运动增多排出 CO_2，这种肺对挥发酸的调节，称为酸碱平衡的呼吸性调节。

（2）固定酸：与挥发酸相对，又称非挥发酸，是指机体代谢过程中产生的不能以气体形式由肺排出，而只能通过肾由尿排出的酸性物质。成人每天产生的固定酸比挥发酸少很多，释放出的 H^+ 量为 50～100mmol。固定酸通过肾进行调节，称为酸碱的肾性调节。

固定酸主要来源于：①蛋白质分解代谢产生的磷酸、尿酸和硫酸；②糖酵解产生的丙酮酸、乳酸和甘油酸；③脂肪代谢产生的 β-羟丁酸、乙酰乙酸；④食物中摄入的酸性物质，如苹果酸；⑤酸性药物如水杨酸、氯化铵等。总体而言，蛋白质的分解代谢是固定酸的主要来源，因此，固定酸的产生量与食物中蛋白质的摄取量呈正比。

2. 碱的来源　人体代谢生成的碱性物质量很少，如氨基酸脱氨基产生 NH_3、肾小管上皮细胞泌氨，相比于酸要少很多。体内的碱性物质主要来自食物，如蔬菜、瓜果中的有机酸盐（苹果酸盐、柠檬酸盐和草酸盐等），这些物质与 H^+ 反应，转化成对应的酸（苹果酸、柠檬酸、草酸），而 Na^+ 或 K^+ 则可以与 HCO_3^- 结合生成碱性盐。

（三）酸碱平衡的调节机制

正常情况下，机体虽然不断产生和摄入酸性或碱性物质，但体液的 pH 值却保持相对稳定，这取决于体液中缓冲系统对酸碱负荷的强大缓冲能力以及肺和肾的调节作用，保证了体内酸碱的稳态。

1. 血液的缓冲系统　缓冲作用指既能和酸又能与碱起反应，使溶液 pH 保持不变或甚少变化的化学反应，其实施由缓冲系统完成。血液缓冲系统由弱酸（缓冲酸）及其对应缓冲碱组成，主要包括碳酸氢盐缓冲系统、磷酸盐缓冲系统、血浆蛋白缓冲系统、血红蛋白缓冲系统和氧合血红蛋白缓冲系统五种（表 8-2）。另外，某些特殊情况下，其他组织也具有一定的缓冲作用，如慢性代谢性酸中毒中骨骼的缓冲作用。

当 H^+ 过多时，表 8-2 中反应向左偏移，使得 H^+ 的浓度不会大幅度升高，同时缓冲碱的浓度减低；反之，当 H^+ 减少时，表 8-1 中反应向右偏移，使得 H^+ 的浓度得到部分恢复，同时缓冲碱的浓度升高。

（1）碳酸氢盐缓冲系统：五种缓冲系统可以缓冲所有的固定酸和碱，其中以碳酸氢盐缓冲系统最为重要，是血液中最主要的缓冲系统。在细胞外液中，碳酸氢盐缓冲系统由

$NaHCO_3$-H_2CO_3 构成,在细胞内液中,由 $KHCO_3$-H_2CO_3 构成。其特点为:①能缓冲固定酸和碱,不能缓冲挥发酸;②开放性调节:H_2CO_3 可生成 CO_2,将肺的调节与血液缓冲调节联系起来,同时碳酸氢也能通过肾脏调控,与肾的调节相联系,这样通过肺和肾对 H_2CO_3 和 HCO_3^- 的调节使得缓冲物质易于补充和排出;③缓冲能力强:碳酸氢盐是细胞外液中含量最高的缓冲系统,血液总含量见表 8-2。

表 8-1　血液的主要缓冲系统

缓冲酸		缓冲碱
H_2CO_3	$\rightleftharpoons$	$H^+ + HCO_3^-$
$H_2PO_4^-$	$\rightleftharpoons$	$H^+ + HPO_4^{2-}$
HPr	$\rightleftharpoons$	$H^+ + Pr^-$
HHb	$\rightleftharpoons$	$H^+ + Hb^-$
$HHbO_2$	$\rightleftharpoons$	$H^+ + HbO_2^-$

表 8-2　血液缓冲系统的含量与分布

缓冲系统	占全血缓冲系统%
碳酸氢盐缓冲系统	53
血浆	35
细胞内	18
非碳酸氢盐缓冲系统	47
Hb 及 HbO_2	35
磷酸盐	5
血浆蛋白	7

(2) 非碳酸氢盐缓冲系统:五种缓冲系统中,除去碳酸氢盐缓冲系统外,余下的四种组成非碳酸氢盐缓冲系统。其中,血红蛋白缓冲系统和氧合血红蛋白缓冲系统在缓冲挥发酸上担负着重要作用;磷酸盐缓冲系统主要在细胞内发挥作用;蛋白质缓冲系统存在于血浆和细胞内,当其他缓冲系统全部动用后,才显现作用。

(3) 缓冲调节特点:缓冲调节为化学反应,能即刻发挥作用。但因缓冲对总量有限,仅能将强酸(碱)变为弱酸(碱),不能彻底消除酸碱物质,所以其总体缓冲能力有限,只能减轻酸碱值的明显变化。

2. 肺的调节作用　肺通过改变肺泡通气量控制 CO_2 的排出量,调节血浆中[HCO_3^-]/[H_2CO_3]的比值,以维持血浆 pH 值的相对恒定。其调节作用快速,数分钟内即达高峰,但调节作用相对有限。肺的调节受延髓呼吸中枢的控制,呼吸中枢接受来自中枢化学感受器和外周化学感受器的刺激。

(1) 呼吸运动的中枢调节:呼吸中枢化学感受器对动脉血二氧化碳分压($PaCO_2$)的变化十分敏感。虽然 $PaCO_2$ 升高不能直接刺激中枢化学感受器,但 CO_2 作为脂溶性物质,可以透过血脑屏障,增加脑脊液 H^+ 浓度,刺激中枢化学感受器,兴奋呼吸中枢,使肺泡通气量增加。$PaCO_2$ 正常值为 40mmHg,$PaCO_2$ 升高超过 2mmHg 就能刺激中枢化学感受器,增强肺通气。若 $PaCO_2$ 增加到 60mmHg 时,肺通气量可增加 10 倍,此时 CO_2 排出量明显增加。但若 $PaCO_2$ 增加超过 80mmHg 以上时,高浓度的 CO_2 会损伤中枢神经系统,出现呼吸中枢抑制,称为 CO_2 麻醉。

(2) 呼吸运动的外周调节:外周化学感受器如主动脉体和颈动脉体化学感受器能感受 pH 值、PaO_2 和 $PaCO_2$ 的变化刺激。当 pH 值降低或 $PaCO_2$ 升高时,外周化学感受器受到刺激反射性兴奋呼吸中枢,从而增加 CO_2 的排出量,使 pH 值升高和 $PaCO_2$ 降低。反之,呼吸中枢抑制,CO_2 的排出量减少,使 pH 值降低和 $PaCO_2$ 升高。因外周化学感受器的反应较迟钝,所以调节作用要弱于中枢化学感受器的调节作用。

3. 肾的调节作用　机体代谢过程会不断生成大量的酸性物质,需要消耗大量的 HCO_3^- 与其他碱中和。因此,要保证血液 pH 不会发生太大变动,机体须及时排除多余的酸和补充碱。肾脏能调节固定酸,通过排酸和保碱调节和维持血液的 pH 值。肾脏调节酸碱能力非常强,普通膳食情况下,尿液的 pH 稳定在 6.0 左右,随着体液酸碱度的变化,尿 pH 可波动在 4.4~8.2 之间。肾的调节作用主要有以下列三种机制。

（1）近端小管 HCO_3^- 的重吸收:正常情况下,近曲小管能重吸收 85%~90% 肾小球滤液中的 HCO_3^-。肾小管腔中的 Na^+ 被小管细胞回收时,小管细胞同时会分泌 H^+,两者转运方向相反,称为 H^+-Na^+ 交换或者 Na^+-H^+ 逆向转运,小管分泌的 H^+ 在小管液中与 HCO_3^- 结合生成 H_2CO_3,因近端小管上皮细胞管腔面刷状缘上富含 CA,后者作用于 H_2CO_3 使其解离成 H_2O 和 CO_2,H_2O 随尿排出。脂溶性高的 CO_2 则顺梯度迅速弥散回到小管细胞内,并在胞内 CA 的催化下又与 H_2O 结合生成 H_2CO_3,H_2CO_3 解离成 H^+ 和 HCO_3^-,HCO_3^- 顺电化学梯度被动扩散至组织间液而返回血液,而 H^+ 则继续与肾小管中的 Na^+ 进行交换,如此完成一次泌 H^+ 和重吸收 HCO_3^- 循环。人体酸中毒时,CA 活性会增强,从而泌 H^+ 及保碱的作用也会加强。H^+-Na^+ 交换属于继发性主动转运,所需能量由肾上皮细胞基侧膜上的 Na^+-K^+-ATP 酶提供。交换的 Na^+ 进入细胞后经上皮细胞基侧膜的 Na^+-K^+-ATP 酶和 Na^+-HCO_3^- 载体转运至血液。

（2）远端小管和集合管 HCO_3^- 的重吸收:原尿经近曲小管重吸收流至远端小管时,剩余的 10%~15% HCO_3^- 继续在远曲小管和集合管处重吸收。远端小管和集合管的闰细胞上有泌氢细胞,排 H^+ 方式主要为 H^+-ATP 酶主动分泌,是一种非 Na^+ 依赖性泌氢。排 H^+ 的同时,集合管上皮细胞基侧膜上以 Cl^--HCO_3^- 交换方式重吸收 HCO_3^-,被称为远端酸化作用。远曲小管分泌的 H^+ 排到肾小管腔中后,可与滤液中的 HPO_4^{2-} 结合生成可滴定酸 $H_2PO_4^-$,使得尿液酸化,但是作用相当有限。因尿液 pH 值为 4.8 时,HPO_4^{2-} 与 $H_2PO_4^-$ 比值由正常时的 4:1 变成 1:99,此时尿液中的磷酸盐已经几乎全部转变成了 $H_2PO_4^-$,不能再发挥缓冲作用。

远端小管和集合管还可以分泌 K^+ 和 H^+ 与管腔中的 Na^+ 进行交换,分别为 Na^+-K^+ 交换 Na^+-H^+ 交换,两者之间存在相互抑制。机体酸中毒时,小管分泌 H^+ 增多,Na^+-H^+ 交换增强,使得 Na^+-K^+ 交换减弱,导致血液中 K^+ 浓度升高。

（3）NH_4^+ 的排泄:铵（NH_4^+）和氨（NH_3）主要在近端小管上皮细胞中生成,其产生和排出均具有 pH 依赖性。谷氨酰胺在谷氨酰胺酶（glutaminase, GT）催化下,生成 NH_3 和谷氨酸,谷氨酸由脱氢酶催化进一步生成 NH_3 和 α-酮戊二酸,α-酮戊二酸代谢可产生 HCO_3^-。NH_3 具有脂溶性,可以顺浓度差弥散进入小管腔,也可以与细胞内 H_2CO_3 解离出的 H^+ 结合生成 NH_4^+,然后经近曲小管分泌入小管腔中,并以 NH_4^+-Na^+ 交换方式换回小管液中的 Na^+。Na^+ 进入近曲小管细胞内后,与胞内的 HCO_3^- 一起经基侧膜的 Na^+-HCO_3^- 载体同向转运入血液,即分泌 NH_4^+ 和 NH_3 的同时保住碱。同 CA 一样,机体酸中毒时,GT 的活性也增高,增加生成 NH_3 和 α-酮戊二酸,从而尿液排出 NH_4^+ 量也增多。

另外远曲小管和集合管上皮细胞内也具有 GT,也可分泌 NH_3,当机体酸中毒时,磷酸盐缓冲系统已经不能缓冲,此时近曲小管、远曲小管和集合管均分泌 NH_3,将尿中的 H^+ 结合成 NH_4^+ 排泄出去。此外,肝脏通过代谢 NH_3 合成尿素也在一定程度上调节酸碱平衡;骨的钙盐分解也能对 H^+ 缓冲。

4. 组织细胞的调节作用　除血液缓冲系统、肺和肾的调节外,组织细胞（肌细胞、红细胞和骨组织等）也能对酸碱平衡起到缓冲作用。细胞通过膜上的离子交换（Na^+-K^+、H^+-K^+、H^+-Na^+）进行缓冲作用。如机体酸中毒时,细胞外液 H^+ 进入细胞增多,细胞内 Na^+ 和 K^+ 移出。相反,碱中毒时,H^+ 由细胞移出增多,Na^+ 和 K^+ 进入细胞增多。因此,机体酸中毒时常常出现高血钾,而碱中毒时伴低血钾。此外,细胞内外交换方式还有 Cl^--HCO_3^- 交换,Cl^- 是能自由交换的阴离子,当细胞外 HCO_3^- 浓度变化时,Cl^--HCO_3^- 交换能起到一定的调节作用。

酸碱平衡的维持由上述四个方面共同维持,但它们在调节强度与作用的时间上各有不同,四者相互补充配合。血液缓冲系统反应迅速而缓冲作用不持久;肺的调节迅速,功能强大,半小时即达高峰,但仅调节挥发酸,对固定酸无缓冲作用;肾的调节作用缓慢,数小时后才发挥作用,但作用时间持久,对排出固定酸和保碱具有重要的作用;组织细胞内液的缓冲作用强于细胞外液,在 3~4 小时通过细胞内外离子的转移发挥调节作用,但易改变血 K^+ 浓度。

二、酸碱平衡常用检测指标

(一) pH 和 H^+ 浓度

H^+ 浓度决定了溶液的酸碱度,由于血液中 H^+ 浓度很低,所以应用 H^+ 浓度的负对数 pH 来表示血液的酸碱度。

Henderson-Hasselbalch 的简化方程式为:$pH \propto HCO_3^-/PaCO_2$。反映了 pH、$HCO_3^-$ 和 $PaCO_2$ 三个参数间的关系。正常人动脉血 pH 波动于 7.35 ~ 7.45,平均值 7.40,此时 $[HCO_3^-]/PaCO_2$ 比值为 20∶1。如两者比值不能保持 20∶1,则 pH 值会偏离 7.40,比值偏小时机体发生酸中毒,比值增大时机体发生碱中毒。临床上,pH 值的变化反映了酸碱平衡紊乱的严重程度与性质,pH 值<7.35 表明存在酸中毒,pH 值>7.45 表明存在碱中毒。

我们知道 $PaCO_2$ 受肺调节,反映呼吸性因素,HCO_3^- 受肾调节,反映代谢性因素,所以血液 pH 值受呼吸与代谢因素两方面作用。因呼吸性因素影响引起的酸碱平衡紊乱称为呼吸性酸中毒或呼吸性碱中毒;因代谢性因素影响引起的酸碱平衡紊乱称为代谢性酸中毒或代谢性碱中毒。

有时候 pH 值正常并不代表酸碱平衡正常。如病因导致 $[HCO_3^-]/PaCO_2$ 比值发生变化,机体通过自身调节,可将 $[HCO_3^-]/PaCO_2$ 比值保持不变,此时 pH 值仍在正常范围,称为代偿性酸中毒或代偿性碱中毒。当机体经过代偿调节后,pH 值超出正常范围,称为失代偿性酸中毒或碱中毒。

pH 值正常时,机体可能无酸碱平衡紊乱,也可能存在酸碱平衡紊乱,此时并不能依靠 pH 值的变化区分酸碱平衡紊乱的类型,如紊乱是代谢性的还是呼吸性的,或是两者都有。所以我们需要了解 HCO_3^- 和 $PaCO_2$ 的原发变化情况,进一步测定 HCO_3^- 和 $PaCO_2$ 值。

(二) $PaCO_2$

$PaCO_2$ 是指动脉血浆中物理溶解的 CO_2 分子所产生的张力。它是反映机体呼吸性因素的指标。正常范围为 33~46mmHg,平均值为 40mmHg。因 $PaCO_2$ 原发性改变导致的酸碱平衡紊乱称为呼吸性酸碱平衡紊乱。

因为 CO_2 通过肺泡膜的弥散速度快,所以 $PaCO_2$ 基本等于肺泡内 CO_2 分压,能较好地反映肺泡通气量情况。当 $PaCO_2$>46mmHg 时,表明 CO_2 潴留通气不足,多见于呼吸性酸中毒和代偿后代谢性碱中毒;当 $PaCO_2$<33mmHg 时,表明 CO_2 排出过多,通气过度,多见于呼吸性碱中毒和代偿后的代谢性酸中毒。

(三) 标准碳酸氢盐和实际碳酸氢盐

标准碳酸氢盐(standard bicarbonate,SB)是指在标准条件下测定的血浆中 HCO_3^- 浓度。标准条件指血液温度38℃,Hb 完全氧合,采用 40mmHg 的 PCO_2 气体平衡。因排除了呼吸因素的影响,所以 SB 是判断代谢性因素影响的指标。其正常值为 22～27mmol/L,平均值为 24mmol/L。

实际碳酸氢盐(actual bicarbonate,AB)是指隔绝空气的血液标本,在实际体温、PCO_2 和血氧饱和度条件下测定的血浆 HCO_3^- 浓度。正常值与平均值同 SB。正常人两者数值相等。因 AB 受代谢和呼吸两因素的影响,其与 SB 的差值刚好反映了呼吸因素对酸碱平衡的影响。两者值都低,表明存在代谢性酸中毒;两者值都增高,表明存在代谢性碱中毒。如 AB>SB,提示存在 CO_2 滞留,可见于呼吸性酸中毒或是代谢性碱中毒代偿后;反之,提示 CO_2 呼出过多,可见于呼吸性碱中毒或是代谢性酸中毒代偿后。

（四）缓冲碱

缓冲碱(buffer base,BB)是指血液中所有具有缓冲作用碱的总和。通常也是在标准条件下测定,包括:血液中 HCO_3^-、Hb^-、Pr^-、HPO_4^{2-} 等。正常值 45～52mmol/L,平均值 48mmol/L。BB 不受呼吸因素影响,也是反映代谢性因素的指标。BB 减少时,提示代谢性酸中毒,反之,提示代谢性碱中毒。

（五）碱剩余

碱剩余(base excess,BE)同样是在标准条件下测定,表示用酸或碱滴定血标本,使 pH 达到 7.4 时需用酸或碱的量。正常值为 -3mmol/L～3mmol/L。它和 SB 与 BB 一样,都是反映代谢性酸碱平衡紊乱的指标。用酸滴定时,表明碱过剩,BE 值采用正值表示;用碱滴定时,表明碱缺失,BE 值采用负值表示。

（六）阴离子间隙

阴离子间隙(anion gap,AG)是一个计算值,指血浆中未测定的阴离子(undetermined anion,UA)减去未测定的阳离子(undetermined cation,UC)的差值。即 AG=UA-UC。

正常人体血浆中阴离子总量与阳离子相等,为 151mmol/L。阳离子中,Na^+ 为可测定离子,占血浆阳离子总量的 90%,其余 K^+、Mg^{2+}、Ca^{2+} 等为未测定阳离子。阴离子中,Cl^- 和 HCO_3^- 为可测定阴离子,占血浆阴离子总量的 85%,其余 Pr^-、SO_4^{2-}、HPO_4^{2-} 和有机酸阴离子等为未测定阴离子。因血浆阴阳离子平衡为:

$$[Na^+]+UC=[HCO_3^-]+[Cl^-]+UA$$

所以　$AG=UA-UC=[Na^+]-[HCO_3^-]-[Cl^-]$

正常值为 $12\pm2mmol/L$。

AG 增大时,能辅助鉴别代谢性酸中毒的类型和诊断混合型酸碱平衡紊乱。AG>16mmol/L 时,提示存在代谢性酸中毒,多见于固定酸增多情况。另外,某些与代谢性酸中毒无关的情况(如脱水、含钠盐药物的大量使用和骨髓瘤患者释放出本周蛋白过多),也可见 AG 增大。与 AG 增大相比,AG 降低的临床诊断酸碱平衡紊乱意义不大,可见于低蛋白血症等。

三、酸碱平衡紊乱的分类

根据原发改变是呼吸因素还是代谢因素,是单纯一种酸碱失衡还是两种及以上的失衡并存,酸碱平衡紊乱分为单纯型酸碱平衡紊乱(simple acid-base disturbance)和混合型酸碱平衡紊乱(mixed acid-base disturbance)。其中单纯型酸碱平衡紊乱包含代谢性酸中毒、呼吸性酸中毒、代谢性碱中毒、呼吸性碱中毒。

（一）代谢性酸中毒

代谢性酸中毒（metabolic acidosis）是指以血浆原发性［HCO_3^-］减少为特点的酸碱平衡紊乱，是临床上最常见的酸碱失衡类型。依据 AG 值变化，将其分为两类，即 AG 增高型代谢性酸中毒（metabolic acidosis with increased anion gap）和 AG 正常型代谢性酸中毒（metabolic acidosis with normal anion gap）。

1. 病因和机制

（1）酸负荷增多是主要原因：常见于缺氧和其他代谢性疾病所致固定酸生成增多；或肾功能障碍所致固定酸排出减少；或外源性摄取过多固定酸，使酸超负荷致 HCO_3^- 缓冲减少。

1）内源性固定酸生成增多：①乳酸酸中毒（lactic acidosis），任何原因（如休克、心衰、心脏停搏、低氧血症、严重贫血、肺水肿、一氧化碳中毒等）导致的缺氧均使细胞内糖的无氧酵解增强，乳酸生成增多。此外，严重肝病所致乳酸利用障碍。②酮症酸中毒（ketoacidosis），严重饥饿、糖尿病、酒精中毒等原因导致脂肪大量动员，酮体（β-羟丁酸、乙酰乙酸为酸性物质）生成过多堆积于血液中。

2）肾排酸减少：①肾功能衰竭，因 GFR 严重降低，体内固定酸不能由尿排泄，血液中 H^+ 增多导致 HCO_3^- 被缓冲而浓度下降。②远端肾小管性酸中毒（distal renal tubular acidosis，DRTA），遗传缺陷、重金属、药物等因素使集合管泌 H^+ 障碍，尿液不能被酸化，H^+ 在体内蓄积使 HCO_3^- 消耗。

3）外源性固定酸摄入过多：水杨酸等药物过量服用，使血液中 HCO_3^- 缓冲消耗，有机酸阴离子增加；含氯的酸性盐或药物摄取过多，在体内代谢后产生大量 HCl；甲醇中毒，甲醇在体内代谢为甲酸。

（2）碱过少是重要原因

1）HCO_3^-：消化液中碳酸氢盐含量高于血浆，严重腹泻、肠道瘘管或引流等导致 HCO_3^- 大量丢失；大面积烧伤时，大量血浆渗出也伴有 HCO_3^- 丢失。

2）肾 HCO_3^- 重吸收和生成减少：近端肾小管酸中毒（proximal renal tubular acidosis，PRTA），多种原因使 Na^+-H^+ 转运体功能障碍或 CA 活性降低，HCO_3^- 在近端肾小管重吸收减少，尿中排出增多，导致 HCO_3^- 浓度降低。碳酸酐酶抑制剂的大量使用，如乙酰唑胺能抑制肾小管上皮细胞内 CA 活性，使 HCO_3^- 生成和重吸收减少。

3）HCO_3^- 被稀释：快速输入大量无 HCO_3^- 的液体，如葡萄糖或生理盐水，HCO_3^- 被稀释，造成稀释性代谢性酸中毒。

（3）高血钾常导致代谢性酸中毒：各种原因致细胞外液 K^+ 增多，K^+ 与细胞内 H^+ 交换，使细胞外 H^+ 增加，出现代谢性酸中毒。此时体内 H^+ 总量并未增加，H^+ 从细胞内逸出，造成细胞内低 H^+ 下降，呈细胞内碱中毒。在远端小管，因上皮细胞泌 K^+ 功能增强，管腔侧 K^+-Na^+ 交换增强反而抑制 H^+-Na^+ 交换，导致远曲小管上皮细胞排 H^+ 减少，尿液呈碱性，出现反常性碱性尿（paradoxical alkaline urine）。

2. 机体代偿调节　发生代谢性酸中毒时，机体血液缓冲系统、肺、肾、细胞内外离子交换均发挥调节作用。

（1）血液的缓冲：血液中增多的 H^+ 被血浆缓冲系统缓冲，缓冲碱不断被消耗，最终生成 CO_2 经肺排出。$H^+ + HCO_3^- \rightarrow H_2CO_3 \rightarrow CO_2 + H_2O$。

（2）肺代偿调节：血液中 H^+ 浓度增加通过刺激外周化学感受器，反射性兴奋延髓呼吸中枢,此时呼吸加深、加快(主要的临床表现),排出 CO_2 增多,使得[HCO_3^-]/$PaCO_2$ 接近 20:1,维持 pH 值相对稳定。肺的代偿作用非常迅速,数分钟可达高峰。代偿最大极限时,$PaCO_2$ 可下降至 10mmHg。

(3) 肾代偿调节:除外肾功能异常导致的代谢性酸中毒时,肾小管上皮细胞内 CA 和 GT 活性增强。肾小管泌 H^+ 增多、重吸收 $NaHCO_3$ 增加,补充血浆的 $NaHCO_3$,同时肾小管泌 NH_4^+ 和磷酸盐酸化也增加。其中肾小管泌 NH_4^+ 是主要的代偿机制。肾通过以上反应加速排出酸和补碱,使得[HCO_3^-]/[H_2CO_3]接近 20:1,维持 pH 值相对稳定。相对于肺的调节,肾代偿调节较慢,$3\sim5$ 天才发挥最大效应,但其持续时间长久,能持续数周甚至数月。而当肾功能障碍时,肾代偿几乎不发挥作用。

(4) 细胞内外离子交换:酸中毒发生 $2\sim4$ 小时后,细胞内缓冲开始发挥作用。经过 H^+-K^+ 交换方式将细胞外 H^+ 交换至细胞内被细胞内缓冲系统缓冲,K^+ 则从细胞内转移至细胞外,维持着细胞内外的电平衡。此时易出现高钾血症。

3. 酸碱平衡检测指标变化　代谢性酸中毒时,因 HCO_3^- 减少,所以 AB、SB、BB 值均减少,BE 负值增大,pH 降低,经过呼吸代偿,$PaCO_2$ 继发性降低,AB<SB。

4. 对机体影响

(1) 心血管系统改变

1) 心律失常:严重的代谢性酸中毒可导致致死性的室性心律失常,与血钾升高密切相关。重度高血钾导致严重的传导阻滞和室颤。

2) 心肌收缩力减弱:①H^+ 增多竞争性抑制 Ca^{2+} 与心肌肌钙蛋白结合,从而抑制心肌的兴奋-收缩耦联,降低心肌收缩性;②H^+ 影响 Ca^{2+} 内流;③H^+ 影响心肌细胞肌浆网释放 Ca^{2+}。

3) 血管系统对儿茶酚胺的反应性降低:外周血管,特别是毛细血管前括约肌反应性减低,致血管扩张、血压下降、回心血量减少。

(2) 中枢神经系统改变:代谢性酸中毒时可出现中枢神经系统代谢障碍。患者常表现有意识障碍、乏力、反应迟钝等,严重者嗜睡甚至昏迷。其机制为:酸中毒时抑制性神经介质 γ-氨基丁酸生成增加,抑制中枢神经;生物氧化酶类受到抑制,使 ATP 生成减少,脑组织供能量不足。

(3) 骨骼系统改变:慢性代谢性酸中毒时,骨骼钙盐分解以缓冲酸性物质,影响骨骼发育。小儿表现为纤维性骨炎和肾性佝偻病,成人出现骨软化症。

5. 防治原则

(1) 防治原发病:消除代谢性酸中毒的原因,治疗原发病是治疗的根本原则和措施。如纠正水、电解质紊乱、恢复有效血循环、改善肾功能。

(2) 补碱:如碱性药物的使用。代谢性酸中毒严重的患者可给予一定剂量的碱性药物。如临床最常用 $NaHCO_3$,另外有乳酸钠、氨丁三醇等。

(二) 呼吸性酸中毒

呼吸性酸中毒(respiratory acidosis)是指因为 CO_2 排出障碍或吸入过多引起的原发性 H_2CO_3 浓度增高的酸碱失衡。

1. 原因和发生机制

(1) CO_2 排出障碍

1) 呼吸道阻塞:常见于喉头痉挛、溺水、水肿、气管异物堵塞等,易出现急性呼吸性酸中毒;而支气管哮喘、慢性阻塞性肺疾病常导致慢性呼吸性酸中毒。

2）呼吸中枢抑制：常见于颅脑损伤、脑血管意外、脑炎、乙醇中毒和药物（麻醉、镇静剂）剂量使用过大等。因呼吸中枢抑制，使得肺通气量减少，出现急性呼吸性酸中毒。

3）呼吸肌麻痹：重症肌无力、有机磷中毒、急性脊髓灰质炎、脊神经根炎、重度低钾血症等，机体呼吸动力丧失或不足，出现 CO_2 排出障碍。

4）胸廓病变：常见于胸部创伤、胸水、气胸、严重胸廓畸形等。

5）肺部疾患：肺炎、肺纤维化、肺气肿、心源性急性肺水肿等出现时，因肺通气障碍而出现酸中毒。

6）呼吸机使用不当：呼吸机通气量过小使得 CO_2 排出减少。

（2）CO_2 吸入过多：此种情况较为少见。见于外环境 CO_2 浓度过高，吸入过多 CO_2 所致。如矿井坍塌时通风不良，空气中 CO_2 浓度升高。

2. 分类　根据病程进展呼吸性酸中毒可分为急性和慢性呼吸性酸中毒。前者常见于急性呼吸道阻塞、呼吸中枢或者呼吸肌麻痹等情况，一般 24 小时内 $PaCO_2$ 急剧升高。后者主要见于 COPD 和肺不张以及肺广泛性纤维化等情况，此时 $PaCO_2$ 持续升高可超过 24 小时。

3. 机体代偿调节　因 CO_2 排出受阻涉及呼吸功能障碍，呼吸系统往往不能发挥代偿作用。而 $NaHCO_3/H_2CO_3$ 缓冲系统无法缓冲挥发酸，同时血浆非碳酸氢盐缓冲碱对 H_2CO_3 进行缓冲作用很局限，所以肾代偿和细胞内外离子交换及细胞内缓冲是呼吸性酸中毒代偿的主要方式。

（1）细胞内外离子交换和细胞内缓冲：是急性呼吸性酸中毒主要代偿方式。其中，血红蛋白系统是呼吸性酸中毒时较重要的缓冲体系。急性呼吸性酸中毒发生时：

1）血浆碳酸升高：$H_2CO_3 \rightarrow HCO_3^- + H^+$，$H^+$ 进入细胞内，被细胞内蛋白质缓冲，HCO_3^- 则留在细胞外，起一定代偿作用。

2）CO_2 迅速弥散入红细胞：$CO_2 + H_2O \rightarrow H_2CO_3 \rightarrow HCO_3^- + H^+$，$H^+$ 主要被血红蛋白和氧合血红蛋白缓冲，HCO_3^- 则与血浆中的 Cl^- 交换进入血浆，结果血浆 Cl^- 减少，HCO_3^- 增加。

以上调节方式提高血浆 HCO_3^- 能力十分有限。因此急性呼吸性酸中毒时，pH 值往往低于正常值，机体呈失代偿状态。

（2）肾脏代偿：肾脏代偿是慢性呼吸性酸中毒的主要代偿措施。肾的酸碱调节作用较慢，往往在 CO_2 潴留数小时后才开始启动，3~5 天才能达到调节作用最大效应。与代谢性酸中毒一样，肾在呼吸性酸中毒中代偿方式也为排 H^+、NH_4^+ 和重吸收 HCO_3^- 增加。如能代偿后将 HCO_3^-/H_2CO_3 比值维持接近 20∶1，pH 位于正常范围，就属于代偿性呼吸性酸中毒。如代偿后 HCO_3^-/H_2CO_3 比值依旧小于正常下限，pH 值小于正常范围，就属于失代偿性呼吸性酸中毒。

4. 酸碱平衡检测指标变化　急性呼吸性酸中毒时，CO_2 潴留，$PaCO_2$ 升高，pH 降低。经肾脏代偿后，代谢性指标继发性升高，AB、SB、BB 均升高，AB>SB，BE 正值升高。

5. 对机体影响　呼吸性酸中毒对机体影响类似于代谢性酸中毒。此外，呼吸性酸中毒时还有因 $PaCO_2$ 升高引起一系列的障碍。

（1）中枢神经系统改变

1）CO_2 对中枢神经系统的影响：严重的失代偿性呼吸性酸中毒可出现"CO_2"麻醉，出现肺性脑病，临床表现为早期出现头痛、视觉模糊、乏力，酸中毒持续者出现精神错乱、嗜睡、震颤等。因 CO_2 为脂溶性，易进入中枢神经系统内，而 HCO_3^- 呈水溶性，极为缓慢地通过血脑屏障，所以，脑脊液中的 pH 值下降的比一般细胞外液更为显著，所以中枢神经系统的功能紊乱在呼吸性酸中毒时比代谢性酸中毒更为严重。

2）CO_2 脑血管扩张作用：常引起持续性的头痛，尤以夜间和晨起时为甚。高浓度的 CO_2 既能直接作用使脑血管扩张，又能刺激血管运动中枢，间接引起血管收缩，且强度大于直接的扩血管作用；但是由于脑血管壁上并无 α 受体，故 CO_2 潴留引起脑血管舒张。

（2）心血管系统改变：同代谢性酸中毒类似。

6. 防治原则

（1）积极防治原发病，改善肺泡通气功能：治疗原发病是防治基本原则。同时，改善肺通气，使 $PaCO_2$ 逐步下降是治疗的关键。对肾代偿后反映代谢因素指标增高的患者，忌过急使用人工呼吸器使 $PaCO_2$ 下降速度过快，此时因肾对 HCO_3^- 升高的代偿功能不能及时作出反应，机体又会出现代谢性碱中毒。

（2）谨慎使用碱性药物：由于肾脏的排酸保碱作用，使 HCO_3^- 升高，在未改善通气之前，使用碱性药物，易引起代谢性碱中毒。

（三）代谢性碱中毒

代谢性碱中毒（metabolic alkalosis）是指细胞外液碱增多或 H^+ 丢失导致的以血浆中 HCO_3^- 原发性增高为特征的酸碱失衡。

1. 原因和发生机制

（1）氢离子丢失过多：H^+ 是 H_2CO_3 解离生成的，丢失 H^+ 必然有 HCO_3^- 的增加，引起代谢性碱中毒，是代谢性碱中毒的主要原因。

1）经胃丢失：常见于频繁呕吐和胃液引流等使胃酸大量丢失。此时胃液中 HCl 丢失，使来自胃壁、肠液与胰腺的 HCO_3^-，得不到 H^+ 的中和而被吸收入血，造成血浆 HCO_3^- 升高；胃液中氯的丢失引起低氯性碱中毒；胃液中钾的丢失引起低钾性碱中毒；另外有效血循环量因大量胃液丢失减少也引起代谢性碱中毒。

2）经肾丢失：利尿剂使用会减少细胞外液容量和增加肾排 H^+ 导致代谢性碱中毒。利尿剂抑制肾髓袢升支主动重吸收 Cl^-，使 Na^+ 被动重吸收减少，尿液到达远曲小管流量增加，因 NaCl 含量升高，远曲小管与集合管排 H^+、K^+ 增强，加强 Na^+ 的重吸收，Cl^- 以氯化铵同尿排出。同时，因肾小管远端尿流速增加，冲洗作用致小管内的 H^+ 浓度急剧下降，促进了 H^+ 的排泄。H^+ 经肾大量丢失使得 HCO_3^- 被重吸收，因含 Cl^- 的细胞外液也大量丢失，机体易出现低氯性碱中毒。

另外，肾上腺糖皮质激素与盐皮质激素增多，会促进集合管排泄 H^+ 和 K^+。同时激素刺激集合管泌氢细胞的 H^+-ATP 酶，也能促进 H^+ 排泄，导致代谢性碱中毒时出现低钾血症。

（2）碱性物质输入过多：此情况多为医源性，如纠正代谢性酸中毒输入过量 $NaHCO_3$、消化道溃疡患者口服 $NaHCO_3$；输入含柠檬酸盐抗凝剂库存血，该类有机酸盐在体内氧化产生 $NaHCO_3$。另外机体脱水时丢失 H_2O 和 NaCl 会出现浓缩性碱中毒也会引起血浆 $NaHCO_3$ 浓度升高。但注意，肾排泄 $NaHCO_3$ 的能力较强，常人每日摄入 1000mmol 的 $NaHCO_3$，两周后血浆里的 HCO_3^- 才轻度上升。所以只有给肾功能受损的患者输入或口服大量碱时，才易出现代谢性碱中毒。

（3）H^+ 向细胞内转移：低钾血症时细胞内 K^+ 向胞外转移，同时 H^+ 向胞内移动，此外，肾小管上皮细胞内 K^+ 浓度降低，减弱了 K^+-Na^+ 交换，从而 H^+-Na^+ 交换增多，致 H^+ 排出过多和 HCO_3^- 重吸收加强。以上导致低钾性代谢性碱中毒发生。此时，因肾排 H^+ 增多，出现反常性酸性尿。

2. 分类 按给予生理盐水(0.9%NaCl)后代谢性碱中毒是否得到纠正将其分为两类：盐水反应性碱中毒与盐水抵抗性碱中毒。

(1) 盐水反应性碱中毒：常见于胃液丢失和应用利尿剂时,因细胞外液较少,有效循环血量不足,常有低钾和低氯存在,使肾排出 HCO_3^- 能力受限,碱中毒得以维持。这种情况下,给予等张或半张盐水能补充血容量与 Cl^- 促进多的 HCO_3^- 由肾排出纠正碱中毒。

(2) 盐水抵抗性碱中毒：常见于原发性醛固醇增多症、全身水肿、Cushing 综合征、严重低血钾等。因盐皮质激素的直接作用和低钾维持,给予盐水无效。

3. 机体代偿调节

(1) 血液的缓冲：此时细胞外液 H^+ 浓度降低,OH^- 浓度升高,血液缓冲系统中的弱酸可缓冲 OH^-。如：$OH^- + H_2CO_3 \rightarrow HCO_3^- + H_2O$。因血液缓冲系统的碱性成分远比酸性成分多,所以该缓冲调节作用有限。

(2) 细胞内外离子交换缓冲：细胞外液 H^+ 浓度降低时,H^+ 由细胞内移出,细胞外液 K^+ 内移,出现低钾血症。

(3) 肺脏代偿：此代偿反应较快,代谢性碱中毒发生数分钟后出现,1 天即达到最大效应。因血液 H^+ 浓度降低,pH 值升高,抑制了呼吸中枢,使得呼吸变浅变慢,肺泡通气量下降,$PaCO_2$ 继发性升高从而使血浆 H_2CO_3 升高,维持 $[HCO_3^-]/[H_2CO_3]$ 比值接近 20:1。但肺泡通气量减少也会降低 PaO_2 引发呼吸兴奋,限制了 $PaCO_2$ 进一步升高。一般 $PaCO_2$ 继发性上升的代偿极限是 55mmHg。

(4) 肾脏代偿：血浆 H^+ 减少和 pH 值升高抑制了肾小管上皮细胞 CA 与 GT 活性,使得排 H^+ 和 NH_4^+ 减少,HCO_3^- 重吸收减少,随尿排出增多。该代偿发挥作用时间较晚,往往达到最大效应需要数天时间,故其在急性代谢性碱中毒时起不到主要作用。另外,当缺钾、氯和醛固酮分泌增多所致的代谢性碱中毒时,因肾分泌 H^+ 增多,尿反倒呈酸性。

4. 酸碱平衡检测指标变化 代谢性碱中毒发生时 pH 升高,血 AB、SB、BB 均升高,AB>SB,BE 正值升高。$PaCO_2$ 可继发性增高。

5. 对机体影响 轻度的碱中毒患者一般无症状。而急性和严重的代谢性碱中毒可出现很多功能代谢改变。

(1) 神经肌肉改变：因血 pH 值升高,致血清游离钙减少,使神经、肌肉的应激性增高,出现手足抽搐、面部和肢体肌肉抽动、腱反射亢进等。当碱中毒伴有低钾时,还可出现肌无力或麻痹、腹胀等表现。

(2) 中枢神经系统改变：因血 pH 值升高,脑 γ-氨基丁酸转氨酶活性增高,谷氨酸脱羧酶活性下降,致使 γ-氨基丁酸含量减少。此时中枢神经系统有效抑制减弱,患者可表现为烦躁不安、精神错乱、谵妄等中枢神经系统功能紊乱症状。

(3) 血红蛋白氧离曲线左移：血红蛋白与 O_2 亲和力增加,氧离曲线左移,HbO_2 不易释放出氧,致组织缺氧。脑组织对缺氧非常敏感,进而可表现出神经、精神症状,严重者甚至出现昏迷。

(4) 低钾血症：细胞外液 H^+ 浓度减低,使得细胞内 H^+ 逸出,同时 K^+ 由胞外向胞内转移；肾小管上皮细胞 H^+-Na^+ 交换减少,K^+-Na^+ 交换增强,致排 H^+ 减少,排 K^+ 增多,出现低钾血症。

6. 防治原则

(1) 防治原发病：积极去除病因与维持因素,比如血 Cl^- 低时补 Cl^-,低钾时补钾、停用利尿剂等。

（2）针对分类治疗

1）盐水反应性碱中毒：因生理盐水 Cl^- 含量高于血浆，予等张或半张盐水即可补充血容量和 Cl^-，促进多余的 HCO_3^- 经肾排出纠正碱中毒。此时尿 pH 值和尿 Cl^- 浓度可作为判断疗效的指标。反常性酸性尿者治疗前因肾排 H^+ 增加，尿 pH 值多小于 5.5。补充生理盐水后，有效循环量和血 Cl^- 恢复，过多的 HCO_3^- 被排出，尿 pH 值可升至 7.0 以上。此类碱中毒除利尿剂所致 Cl^- 缺乏外，一般 Cl^- 不会随尿排出太多，尿 Cl^- 浓度常小于 15mmol/L。所以，输注生理盐水后尿 pH 值和尿 Cl^- 浓度升高提示治疗有效。应注意盐水补充不能改善缺钾状态，所以碱中毒伴低钾患者注意补充 KCl。

2）盐水抵抗性碱中毒：乙酰唑胺（碳酸酐酶抑制剂）能抑制肾小管上皮细胞内 CA 活性，减少 H^+ 分泌和 HCO_3^- 的重吸收，增加 Na^+ 和 HCO_3^- 排出，达到治疗碱中毒的目的。同盐水反应性碱中毒一样，检测尿 pH 值来判断疗效。肾上腺皮质激素过多患者出现的碱中毒，需使用抗醛固酮药物以及补钾除去代谢性碱中毒的维持因素。

（四）呼吸性碱中毒

呼吸性碱中毒（respiratory alkalosis）是指肺通气过度引起的以血浆 H_2CO_3 浓度原发性降低为特征的酸碱失衡。

1. 原因和发生机制　任何引起肺泡通气量增加的原因均可引起呼吸性碱中毒。

（1）低氧血症和肺疾患：各种原因引起的低张性缺氧，可由于通气过度使 CO_2 排出增加，血浆 HCO_3^- 降低而导致呼吸性碱中毒。常见于初入高原，胸廓和肺部疾病以及某些先天性心脏病（如室间隔缺损等）患者。

（2）呼吸中枢受刺激或精神性障碍：脑血管意外、脑梗死、脑炎、脑外伤及肿瘤等中枢神经系统疾病可刺激呼吸中枢引发过度通气；药物水杨酸或含氨药物能直接兴奋呼吸中枢导致通气增强；高热、革兰阴性杆菌败血症、甲状腺功能亢进等致体温升高、机体分解代谢亢进和炎症刺激等，也可使呼吸中枢兴奋而使肺通气过度。另外癔症发作时可以引起精神性过度通气。

（3）人工呼吸机使用不当：如通气量过大时导致肺通气过度。

2. 分类　根据病情时间可分为急性呼吸性碱中毒和慢性呼吸性碱中毒。

（1）急性呼吸性碱中毒：一般指 $PaCO_2$ 在 24 小时内急剧下降。常见于呼吸机使用不当、高热和低氧血症等。

（2）慢性呼吸性碱中毒：此时 $PaCO_2$ 持续下降超过 24 小时，可见于肺脏、肝脏疾患、慢性颅脑疾病、缺氧和氨等原因致呼吸中枢兴奋。

3. 机体代偿调节　呼吸性碱中毒时，尽管 $PaCO_2$ 降低对呼吸中枢有抑制作用，但只要刺激肺通气过度的原因不消除，肺的代偿调节作用就不明显。

（1）细胞内外离子交换和细胞内缓冲：细胞内外离子交换和细胞内缓冲是急性呼吸性碱中毒的主要代偿方式。急性呼吸性碱中毒时，血浆 H_2CO_3 降低，HCO_3^- 相对增多，此时，①细胞内 Hb、磷酸和蛋白质等非碳酸氢盐缓冲物释放 H^+ 入血，H^+ 从细胞出来后与血浆中 HCO_3^- 结合形成 H_2CO_3，使血浆 HCO_3^- 浓度下降。②部分血浆 HCO_3^- 进入红细胞，在细胞内与 H^+ 生成 H_2CO_3，后者分解成 H_2O 和 CO_2，CO_2 逸出红细胞后提高血浆中 $PaCO_2$。

（2）肾脏代偿：因肾代偿作用慢，只有在慢性呼吸性碱中毒时才调节代偿。表现为肾小管上皮细胞排 H^+、NH_4^+ 减少，重吸收 HCO_3^- 减少，尿液呈碱性。调节后，血浆 HCO_3^- 浓度降低,使 pH 值趋于正常。

4. 酸碱平衡检测指标变化　机体发生急性呼吸性碱中毒时,常为代偿性,此时 $PaCO_2$ 降低、pH 值升高,AB<SB,BB、BE 值基本不变。慢性呼吸性碱中毒时,经肾代偿后,pH 值可正常或升高,代谢性指标继发性降低,AB、SB、BB 均降低,BE 负值升高。

5. 对机体影响　急性呼吸性碱中毒时,机体遭受的损伤类似于代谢性碱中毒,但更易出现四肢及口周围感觉异常、眩晕、意识改变及抽搐等情况。出现这些神经功能障碍除去与脑细胞损伤外,还与 $PaCO_2$ 降低引起脑血管收缩,致脑血流量减少有关。慢性呼吸性碱中毒时,因机体充分代偿,血浆 pH 值往往处于正常或者接近正常范围,患者常无明显症状。

6. 防治原则　首先应积极治疗原发病,去除导致肺通气过度的原因;对急性严重呼吸性碱中毒者,可吸入 5%CO_2 含量的混合气体,或者嘱患者用纸袋罩住口鼻呼吸,症状可马上得到改善;如患者为精神性通气过度,可酌情使用镇静剂;手足抽搐者可静脉注射葡萄糖酸钙治疗。

(五) 混合型酸碱平衡紊乱

混合型酸碱平衡紊乱是指同一患者同时并存两种或两种以上的酸碱平衡紊乱。包括双重性酸碱平衡紊乱和三重性酸碱平衡紊乱。其中双重性酸碱平衡紊乱包括多种组合形式。当两种酸中毒或碱中毒合并存在,使 pH 值同向移动时,称为酸碱一致型或相加性酸碱平衡紊乱。当酸中毒与碱中毒合并存在,使 pH 值异向移动时,称为酸碱混合型或相消性酸碱平衡紊乱。

1. 酸碱一致型双重性酸碱平衡紊乱

(1) 呼吸性酸中毒合并代谢性酸中毒为一种临床上常见的混合型酸碱平衡紊乱。

1) 原因:严重的通气障碍伴固定酸产生增多。常见于 COPD 合并心力衰竭或休克、心跳呼吸骤停、糖尿病并发严重肺部感染、药物和 CO 中毒等。

2) 特点:因代谢性与呼吸性因素都致血浆 H^+ 升高,血 pH 值明显下降。此时呼吸与肾均不能代偿,$PaCO_2$ 升高,AB、BB、SB 均下降,AB>SB,BE 负值增大,AG 增大、血 K^+ 升高。

(2) 呼吸性碱中毒合并代谢性碱中毒

1) 原因:常见于通气过度伴碱潴留,如肝功能不全患者因氨刺激致过度通气出现呼吸性碱中毒,同时利尿剂使用不当致代谢碱中毒;另外如高热伴呕吐患者,高热刺激呼吸中枢致过度通气,引起呼吸性碱中毒,呕吐后胃液大量丢失出现代谢性碱中毒。

2) 特点:代谢性与呼吸性因素都致血浆 H^+ 降低,血 pH 值明显升高,$PaCO_2$ 降低,AB、BB、SB 均升高,AB<SB,BE 正值增大,血 K^+ 降低。

2. 酸碱混合型双重性酸碱平衡紊乱

(1) 呼吸性酸中毒合并代谢性碱中毒

1) 原因:常见于 COPD 患者合并呕吐或接受排钾利尿剂治疗。

2) 特点:血 pH 值可正常、降低或升高,血 HCO_3^- 和 $PaCO_2$ 明显升高,AB、BB、SB 值均上升,AB>SB,BE 正值增大。

(2) 代谢性酸中毒合并呼吸性碱中毒

1) 原因:可见于肝功能障碍合并感染;肾衰竭、糖尿病合并感染;药物水杨酸中毒等。

2) 特点:血 pH 值可正常、略低或略高,血 HCO_3^- 和 $PaCO_2$ 明显升高,AB、BB、SB 值均下降,AB<SB,BE 负值增大。

(3) 代谢性酸中毒合并代谢性碱中毒

1) 原因:可见于肾衰竭患者出现频繁呕吐,或呕吐剧烈同时伴腹泻患者。

2）特点：因同时存在致血浆 HCO_3^- 升高和降低的因素，两者间相互抵消，血 pH 值、血 HCO_3^- 和 $PaCO_2$ 可在正常范围。

3. 三重性酸碱平衡紊乱

（1）呼吸性酸中毒合并 AG 增高型代谢性酸中毒和代谢性碱中毒。特点：$PaCO_2$ 明显升高，HCO_3^- 一般升高，血 Cl^- 明显降低，$AG>16mmol/L$。

（2）呼吸性碱中毒合并 AG 增高型代谢性酸中毒和代谢性碱中毒。特点：$PaCO_2$ 降低，HCO_3^- 变化不规律，血 Cl^- 一般降低，$AG>16mmol/L$。

四、酸碱平衡紊乱诊断的病理生理学基础

临床上所见的酸碱平衡紊乱往往比较复杂，诊断需根据临床资料结合血气分析结果与其他检查资料进行分析。

（一）根据 pH 值判断酸碱失衡的性质

pH 值判断酸碱失衡的性质，$PaCO_2$ 值反映呼吸性因素情况，HCO_3^- 值反映呼吸性因素情况。

当 pH<7.35 时，属于失代偿性酸中毒；当 pH>7.45 时，属于失代偿性碱中毒；pH 值正常时，酸碱平衡可能正常，也可能异常，此时应参考 $PaCO_2$ 与 HCO_3^- 参数值。若三个参数值均正常，可能酸碱平衡正常或存在混合型酸碱平衡紊乱。若 pH 值正常，而另两个参数异常，则提示代偿性酸碱平衡紊乱。

（二）结合临床资料判断酸碱平衡紊乱类型

根据患者病史、临床表现、临床诊断、实验室检查及用药史等，找出酸碱失衡的原发性因素。主要因肾脏、代谢性或内分泌疾病导致的酸碱失衡，一般为代谢性酸碱紊乱，HCO_3^- 值为原发性改变。因通气功能变化所致的酸碱紊乱，一般 $PaCO_2$ 为原发性改变。

（三）根据代偿情况判断单纯型或混合型酸碱失衡

酸碱失衡时，机体代偿调节具有一定的方向性、代偿范围和代偿最大限度。规律为代谢性酸碱失衡主要由肺代偿，呼吸性酸碱失衡主要由肾代偿。单纯型酸碱失衡的继发性代偿变化与原发性失衡同向，但继发性代偿变化一定小于原发性变化。符合上述规律者，为单纯型酸碱失衡。否则，为混合型酸碱失衡。应用代偿公式可以简单有效的区别单纯型与混合型酸碱失衡（表 8-3）。

表 8-3　单纯型酸碱失衡预计代偿公式

酸碱失衡类型	原发性变化	继发性代偿	预计代偿公式	代偿时限	代偿极限
代谢性酸中毒	$[HCO_3^-]\downarrow$	$PaCO_2\downarrow$	$\Delta PaCO_2\downarrow = 1.2\times\Delta[HCO_3^-]\pm2$	12~24 小时	10mmHg
代谢性碱中毒	$[HCO_3^-]\uparrow$	$PaCO_2\uparrow$	$\Delta PaCO_2\uparrow = 0.7\times\Delta[HCO_3^-]\pm5$	12~24 小时	55mmHg
呼吸性酸中毒	$PaCO_2\uparrow$	$[HCO_3^-]\uparrow$			
急性			$\Delta[HCO_3^-]\uparrow = 0.1\times\Delta PaCO_2\pm1.5$	数分钟	30mmol/L
慢性			$\Delta[HCO_3^-]\uparrow = 0.35\times\Delta PaCO_2\pm3$	3~5 天	45mmol/L
呼吸性碱中毒	$PaCO_2\downarrow$	$[HCO_3^-]\downarrow$			
急性			$\Delta[HCO_3^-]\downarrow = 0.2\times\Delta PaCO_2\pm2.5$	数分钟	18mmol/L
慢性			$\Delta[HCO_3^-]\downarrow = 0.5\times\Delta PaCO_2\pm2.5$	3~5 天	15mmol/L

代偿调节方向性

（1）PaCO$_2$与HCO$_3^-$变化方向一致,此情况为单纯型酸碱失衡或混合型酸碱失衡(一种酸中毒与一种碱中毒并存的混合型酸碱平衡紊乱)。

（2）PaCO$_2$与HCO$_3^-$变化方向不同,此情况为酸碱一致型混合型酸碱平衡紊乱。

（四）根据 AG 值判断代谢型酸中毒的类型及混合型酸碱失衡

AG 值是区分代谢性酸中毒类型的标志,也是判断单纯型或混合型酸碱失衡的指标。AG<16mmol/L 时,不存在三重性酸碱失衡。AG>16mmol/L 时,提示有 AG 增高型代谢性酸中毒,同时可能存在三重性酸碱失衡。特别需注意的是,临床上判断时,若 AG 增高,则需对 HCO$_3^-$进行补偿。

（五）酸碱图应用

酸碱图(acid-base chart)是反映各种类型酸碱失衡时动脉血 pH 值、PaCO$_2$和 HCO$_3^-$三变量间关系的相关坐标图。以 Siggaard-Andersen 图(图 8-3)较为常用。使用这些图能很快帮助我们判断酸碱失衡的类型。使用方法为将血气测定的 pH 值和 PaCO$_2$数值对应各自的坐标点上,然后分别向内引垂直线至相交,两线的交点落在的区域即为酸碱失衡的类型,若

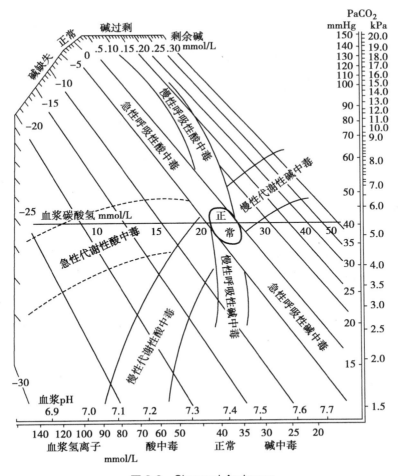

图 8-3　Siggaard-Andersen

交汇点在两区域之间,则为这两种类型的混合型酸碱平衡紊乱。

(冯勤颖 田茂露 黄芃铖)

参 考 文 献

1. Eladari D, Kumai Y. Renal acid-base regulation: new insights from animal models. Pflugers Arch, 2015, 467(8): 1623-1641.

2. Wagner CA. Effect of mineralocorticoids on acid-base balance. Nephron Physiol, 2014, 128(1-2): 26-34.

3. Lunn DP, McGuirk SM. Renal regulation of electrolyte and acid-base balance in ruminants. Vet Clin North Am Food Anim Pract, 1990, 6(1): 1-28.

4. Gilmour KM, Perry SF. Carbonic anhydrase and acid-base regulation in fish. J Exp Biol, 2009, 212(Pt 11): 1647-1661.

5. Petrenko AG, Zozulya SA, Deyev IE, et al. Insulin receptor-related receptor as an extracellular pH sensor involved in the regulation of acid-base balance. Biochim Biophys Acta, 2013, 1834(10): 2170-2175.

6. Bobulescu IA, Moe OW. Na^+/H^+ exchangers in renal regulation of acid-base balance. Semin Nephrol, 2006, 26(5): 334-344.

7. Yucha C. Renal regulation of acid-base balance. Nephrol Nurs J, 2004, 31(2): 201-206.

8. Kraut JA, Madias NE. Differential diagnosis of nongap metabolic acidosis: value of a systematic approach. Clin J Am Soc Nephrol, 2012, 7(4): 671-679.

9. Weiner ID, Verlander JW. Ammonia Transporters and Their Role in Acid-Base Balance. Physiol Rev, 2017, 97(2): 465-494.

第 九 章

尿液生物化学检验技术

第一节　尿液标本的采集与处理

一、尿液标本种类和收集

（一）尿液标本种类

实验室应制订并实施正确收集和处理尿标本的指导手册,并使负责收集尿标本的人员方便获得这些资料或向患者告知收集说明。

尿液标本按收集方式分为:患者自己收集的尿标本、医务人员收集的尿标本、需要医务人员参与或指导收集的尿标本三大类。按收集时间等将尿液标本分为:晨尿、随机尿、负荷尿(运动负荷尿、前列腺按摩后尿)、计时尿(24 小时尿、12 小时尿)。

1. 患者自己收集的尿标本　分为随机尿、晨尿和计时尿标本(包括 24 小时尿)。

(1) 随机尿:是随时留取的尿标本。标本的收集不受时间的限制,但应有足够的尿量用于检测,容器上应记录收集尿液的准确时间。

(2) 晨尿:是清晨起床、未进早餐和做运动之前第一次排出的尿液。

(3) 计时尿:是在规定的时间段收集的尿标本,如餐后 2 小时尿、前列腺按摩后立即收集尿、24 小时尿等。

在收集计时尿标本时需特别注意:①收集计时尿标本时,应告知患者该时段的起始和截止时间,留取前应将尿液排空,然后收集该时段内(含截止时间点)排出的所有尿液;②如防腐剂有生物危害性,应建议患者先将尿液收集于未加防腐剂的干净容器内,然后小心地将尿液倒入实验室提供的含有防腐剂的收集容器中;③对尿标本进行多项检测时,加入不同种类的防腐剂可能有干扰。当多种防腐剂对尿液检测结果有干扰时,应针对不同检测项目分别留取尿标本(可分次留取,也可一次留取分装至不同容器中);④特定时段内收集到的尿液应保存于 2~8℃条件下。对卧床的导尿患者,将尿袋置于冰袋上,如患者可走动,应定期排空尿袋,将尿液存放在 2~8℃条件下;⑤收集时段尿时,收集的尿量超过单个容器的容量时,须用两个容器,两个容器内的尿液在检测前必须充分地混匀。最常用的做法是在两个尿容器之间来回倾倒尿标本。第二个容器收集的尿量一般较少,故加入防腐剂的量相应减少。

2. 医务人员收集的尿标本　分为导管尿、耻骨上穿刺尿和婴幼儿尿标本。

(1) 导管尿:是采用无菌技术,将导管通过尿道插入膀胱后收集的尿液,从导出的尿液中取一部分作为尿标本。

（2）耻骨上穿刺抽取尿：由医务人员采用无菌技术进行耻骨上穿刺，直接从膀胱抽取尿标本。

（3）婴幼儿尿：使用儿科和新生儿尿标本收集袋作为儿科尿液收集容器，此收集袋上附有对皮肤过敏性低的胶条，适用于不能自行留尿标本的婴幼儿。

1）随机尿：临床医护人员操作步骤如下：①分开儿童双腿；②保持耻骨会阴部清洁、干燥，无黏液、粉末、油和护肤品等物质的污染；③采用儿科尿液收集装置，移去胶条表面的隔离纸；④对于女性儿童，拉紧会阴部皮肤，将胶条紧压于外生殖器四周的皮肤上，固定收集袋于直肠与阴道之间的位置，避免来自肛门区域的污染；对于男性儿童，将收集袋套于阴茎上，将胶条压紧于会阴部皮肤上；⑤确保胶条牢固地粘于皮肤，胶条的粘贴应无皱折；⑥定时察看收集容器（如每隔 15 分钟）；从患者处取回收集的标本，注明标识；⑦将标本从收集袋倒入收集容器，在容器上贴标签，然后送往实验室检查；⑧婴幼儿收集尿标本时，若使用了脱脂棉球，尿沉渣显微镜检查时应注意外源性污染的存在；⑨年龄大的儿童可按成人的方法留取。

2）微生物培养尿：临床医护人员操作步骤如下：①临床工作人员应用肥皂洗手或消毒湿巾擦手；②分开儿童双腿；③用肥皂和水清洗耻骨和会阴区，使之干燥，无粉末、油和护肤品等污染物；④其他步骤可按儿童随机尿标本的收集方法留取。

3. 需要医务人员参与或指导收集的尿标本　主要指清洁尿标本的收集。分为中段清洁尿、微生物培养和法医学病例尿标本。清洁尿标本采集操作步骤如下：①收集标本前患者应先用肥皂洗手或消毒湿巾擦手；②指导未行包皮环切术的男性患者退上包皮露出尿道口（女性患者则无此步骤）；③用消毒湿巾或类似消毒物清洁尿道口及周围皮肤；④患者将开始部分的尿液排出，收集中段尿于适当且无污染的容器中；⑤如患者自己不能采用所推荐的收集方法时，医务人员应给予帮助，操作时应戴无菌手套。

4. 尿液标本采集时需注意的其他问题

（1）收集标本的容器：①应保证清洁、无渗漏、无颗粒，其制备材料与尿液成分不发生反应。容器和盖子无干扰物质附着，如清洁剂等；②容积≥50mL，收集 2 小时尿标本容器的容积应为 3L 左右；③开口为圆形，直径≥4cm；④具有较宽的底部，适于稳定放置；⑤具有安全、易于开启且密封性良好的盖子；⑥推荐使用一次性容器；⑦收集微生物检查标本的容器应干燥、无菌。

（2）尿液分析申请单：实验室应建立尿液分析的申请程序。申请单提供的信息应包含内容如下：①患者姓名；②年龄或出生日期；③性别；④患者所在区域（住院或门诊、急诊等）；⑤唯一性标识（患者识别号和标本识别号）；⑥标本类型（如晨尿、中段尿或其他类型的尿标本）；⑦申请检测的项目；⑧诊断或主要症状；⑨与尿液分析项目有关的服用药物（如维生素C）；⑩申请医生签字；⑪收集尿液的日期和时间；⑫标本质量；⑬检验结果。

（3）标本标签：标签由放入冰箱后仍能粘牢的材料制成；标签应贴在容器上，不可贴在盖子上；提供的信息应至少包含的内容如下：①患者姓名；②唯一性标识；③收集尿液的日期和时间；④如加入防腐剂应注明名称，如果防腐剂溢出可对人体造成伤害，应在标签上加上警示内容，并口头告知患者。

（4）尿液标本留取的书面指导：患者留取标本前，医务人员应对患者进行指导，给患者介绍留取标本的正确方法及有关注意事项，如语言无法交流，应给予书面指导。①患者留取标本前要洗手，以及实施其他必要的清洁措施；②交给患者的尿液收集容器应贴有标签，并要求核对姓名；③告知患者留取所需实验的最小标本量；④指导患者留取标本时避免污染；

⑤指导患者留取标本后,将容器盖好,防止尿液外溢,并记录标本留取时间。

（二）尿液防腐与保存

通常,尿标本采集后应在 2 小时内完成检验,避免使用防腐剂。除非在标本收集后 2 小时内无法进行尿液分析。根据检测项目特点,尿标本可采用相应的防腐剂防腐,而无需置冰箱保存。如尿标本需分析的成分不稳定或要进行细菌培养,标本中可加入特定的化学防腐剂。如使用商品化的含防腐剂的器具,实验室应预先对该器具的适用性进行评估。选择防腐剂要恰当,有多种防腐剂适用于该分析时,应选择危害性最小的防腐剂。常用的防腐剂及用途如表 9-1。

表 9-1　常用尿液防腐方法

类型	说　明	用　途
甲醛	每 0.1L 尿加入 400g/L 甲醛 0.5ml	用于管型、细胞检查;甲醛具还原性,不适于尿糖等化学成分检查
硼酸	每升尿加入约 10g 硼酸	在 24h 内可抑制细菌生长,可有尿酸盐沉淀,用于蛋白质、尿酸、5-羟吲哚乙酸、羟脯氨酸、皮质醇、雌激素、类固醇等检查;不适于 pH 检查
甲苯	每 0.1L 尿加入 0.5ml 甲苯	用于尿糖、尿蛋白检查
盐酸	每升尿加入 10ml 浓盐酸	用于钙、磷酸盐、草酸盐、尿 17 酮类固醇、17-羟类固醇、肾上腺素、儿茶酚胺等检查;因可破坏有形成分,沉淀溶质及杀菌,故不能用于常规筛查
碳酸钠	24h 尿中加入约 4g 碳酸钠	用于卟啉、尿胆原检查;不能用于常规筛查
麝香草酚	每 0.1L 尿加入 0.1g 麝香草酚	用于有形成分检查

（三）尿液标本的运送和接受标准

1. 尿液标本的运送

（1）运送尿标本时,容器需有严密的盖子以防尿液渗漏。

（2）标本收集后应减少运送环节并缩短保存时间,病房标本的传送应由经过培训的专人负责且有制度约束。如使用轨道传送或气压管道运送时,应尽量避免标本因震荡产生过多泡沫,以防引起细胞破坏。

（3）用于微生物学检查的标本如不能立即送达实验室,应将部分尿标本移至含防腐剂的抑菌管内再运送,如何操作应咨询实验室。

2. 尿液标本的接收

（1）应建立尿标本的接收程序。

（2）申请单与容器标签上的信息应一致。

（3）从收集标本到实验室收到标本的时间符合实验室要求。

（4）如运送延迟,并要求微生物检查,标本应保存于冰箱或加入适当防腐剂。是否添加防腐剂应符合标本检测的要求。

（5）容器及其他条件(如大小、盖子密封等)符合要求。

（6）肉眼观察标本量是否适当,有无粪便或其他物质污染。进行显微镜尿液检查的实验室应制订鉴别不合格尿标本的标准,以确认标本是否存在影响显微镜检查的污染物(如大

123

量成熟鳞状上皮细胞、线索细胞和植物纤维等）。

（7）如标本不合格，实验室应立即与临床联系，以进一步采取措施，在与临床医护人员达成一致意见前，不能丢弃不合格标本。

（8）如婴幼儿、休克、昏迷等特殊情况只能留取少量尿液，或女性患者月经期留取标本，标本受月经血污染时，经临床医生同意后，临床实验室方可接受尿标本并检验，但应在检验报告中注明。

二、检验后尿液标本的处理

1. 尿标本应按生物危害物处理，遵照各级医院规定的医疗废弃物处理方法进行处理。

2. 一次性使用尿杯使用后置入医疗废弃物袋中，统一处理。

3. 尿容器及试管等器材使用后可先浸入消毒液（如 0.5% 过氧乙酸、5% 甲酚皂液等）浸泡消毒 12~24 小时后再处理。

第二节　临床尿常规检验的影响因素分析

尿常规检验能有效评估患者健康状况，广泛应用于对泌尿系统疾病的诊治与疗效评估、临床用药的安全监护和相关职业疾病的辅助诊断。但检验结果和临床症状不一致的情况在临床检验中时有发生。

一、样本的采集与处理

1. 样本的采集　采集尿液标本时，一定要指导患者清洁尿道口，男性要避免精液或者前列腺液混入标本，女性要避免阴道分泌物混入标本。最好采集晨尿，一般采集量不低于10ml，以 30ml 为宜。使用一次性干净尿杯采集尿液，避免尿杯污染影响检测结果。

2. 样本的保存　样品采集后应立即送检，保存和运送过程中要防漏、防污染。送检单上注明送检时间，送检时间不可过长，以避免样本中蛋白质变性、细菌繁殖、细胞溶解和尿胆红素、尿胆原的氧化减少或光照分解，从而影响检测结果。久置的尿液会产生一系列变化。滋生的细菌可造成尿素分解而生成氨，导致样本 pH 值升高。升高的 pH 值会引起样本中有机成分的分解，从而干扰蛋白质的检验。一般样本应在 2 小时内完成检验，否则可先冷藏贮存。

二、样本的分析

尿试纸条要规范保管和使用。试纸条应保存在厂家提供的指定容器内，按照厂家建议温度保存；试纸条应避光、避潮密封保存；试纸条取用后应立即盖好容器，避免容器敞口；没有使用完的试纸条不能再次放回容器；不可触摸或者污损试纸条上的化学反应模块。尿分析仪要规范使用。定期保养维护分析仪，保持纸条槽板洁净和干燥；每天分析前做质控，确保质量得到控制；每次更换不同批号的试纸条，一定要对比试纸条质控结果；质控物的数值要确保在检测范围之内；做好质控记录和样本检测结果的登记。

1. pH 值的测定　测定温度的高低直接影响 pH 值的变化，控制室温在 20℃是减少误差的关键。

2. 蛋白质的测定　患者大剂量服用青霉素可干扰尿蛋白试验，造成假阴性；检验过程中容器壁上残留的洗涤剂也会污染样本,造成假阴性。喹啉类药物和季铵盐类药物可以引起强碱尿,造成检测假阳性。

3. 葡萄糖的测定　大量服用维生素 C、长期使用左旋多巴、大剂量使用青霉素、尿比重过高以及乙酰乙酸均可造成假阴性。过氧化氢溶液则可导致假阳性。

4. 酮体的测定　长期饥饿、严重呕吐或腹泻以及全身麻醉易出现酮体阳性。服用头孢类抗生素、磺溴酞钠(BSP)、左旋多巴类药物及苯丙酮尿症等易导致检测出现假阳性。

5. 白细胞的测定　庆大霉素、先锋霉素、高浓度草酸和甲醛会造成假阴性;胆红素尿、肌红蛋白尿和呋喃妥因会造成假阳性。

6. 胆红素的测定　大量服用维生素 C、亚硝酸盐可导致测定呈现假阴性,样本受到阳光过度照射也会导致测定结果呈现假阴性。氯丙嗪的大剂量服用会造成检测结果出现假阳性。

7. 潜血的测定　样本高比重尿、高蛋白尿会导致假阴性。样本与含氯石灰(漂白粉)、过氧化氢溶液接触或与不耐热酶作用都会导致假阳性。

8. 亚硝酸盐的测定　样本采集量过大、维生素含量过高、受细菌感染会造成结果假阴性;患者憋尿时间过长也会造成检测假阴性。样本长时间放置、受偶氮染料污染会导致测定假阳性;患者食用含亚硝酸盐食物也会造成检测假阳性。临床检验中要认真执行检验质量控制,建立标准化操作流程,必要时结合显微镜尿沉渣检查,有助于降低尿常规检验的误差,确保检验结果的准确性和可靠性。

第三节　尿液常规检验

一、尿量

使用量筒或其他带刻度的容器直接测定尿量。个体尿量随气候、出汗量、饮水量等不同而异。一般健康成人为 1.0~1.5L/24h;小儿如按体重(kg)计算尿量,则较成人多 3~4 倍。

1. 增多见于

(1) 生理性:饮水过多,饮浓茶、咖啡、乙醇类或精神紧张等。

(2) 病理性:常见于糖尿病、尿崩症、慢性肾炎和神经性多尿等。

2. 减少见于

(1) 生理性:饮水少和出汗多等。

(2) 病理性:常见于休克、脱水、严重烧伤、急慢性肾炎、心功能不全、肝硬化腹水、流行性出血热少尿期、尿毒症和急慢性肾衰竭等。

二、尿液颜色

根据观察到的尿颜色进行报告。

正常尿颜色:因尿含尿色素可呈淡黄色。尿被浓缩时,颜色可呈深黄色,并受某些食物及药物的影响。

病理性尿颜色:凡观察到尿液呈无色、深黄色、浓茶色、红色、紫红色、棕黑色、绿蓝色、乳白色等,均应报告。浓茶样深红色尿可见于胆红素尿;红色尿见于血尿、血红蛋白尿;紫红色尿见于卟啉尿;棕黑色尿见于高铁血红蛋白尿、黑色素尿;绿蓝色尿见于胆绿素尿和尿蓝母;

乳白色尿可能为乳糜尿、脓尿。

三、尿液透明度

根据尿的外观理学性状,将尿液透明度分为"清晰透明、微浑、浑浊、明显浑浊"4个等级。

浑浊尿的鉴别步骤为:①加热,浑浊消失,为尿酸盐结晶;②加入醋酸数滴,浑浊消失且产生气泡,为碳酸盐结晶;浑浊消失但无气泡,为磷酸盐结晶;③加入2%盐酸数滴,浑浊消失,为草酸盐结晶;④加入10%氢氧化钠数滴,浑浊消失,为尿酸结晶;呈现胶状,为脓尿;⑤在1份尿液中,加入乙醚1份和乙醇2份,振荡,浑浊消失,为脂肪尿;⑥尿液经上述处理方法后仍呈浑浊,多为菌尿。

四、尿液比密和渗透量

尿液比密和渗透量是两个最常用的测定尿液浓度的方法。临床上,尿渗透量是最准确的评估尿液浓度的指标,是肾病时肾脏浓缩功能评价的经典指标,但很少有实验室在临床实践中应用,因为尿比密操作比较方便。尿比密是指相同温度下,相同体积的尿液与水的质量比,常用数值表示,人体尿比密参考区间为1.003~1.035。组成尿比密的主要物质是尿素(20%)、氯化钠(25%)、硫酸盐和磷酸盐。部分临床实验室采用渗透量测定代替比密。临床实验室常规尿液比密测定可采用折射仪方法、谐波振动法、干化学试带法,这三种方法通过测量尿液某指标,间接推算出尿液比密。

1. 折射仪法 是常用方法。利用溶液中溶解固体数量同折射率成正比的原理。折射仪应校准。折射仪在15~38℃温度范围内具有补偿功能,且标本用量少。结果增高也可因X线造影剂、血浆扩容剂、大量蛋白质和葡萄糖所致。若尿液中有蛋白质和葡萄糖,应校正测定结果,如10g/L蛋白质使尿液密度增加0.003,10g/L葡萄糖使尿液密度增加0.004,而尿液污染X线造影剂和血浆扩容剂时,可使用渗透量和干化学试带法测定,因不受高分子量物质的影响。

2. 谐波振动法 是利用声波在溶液中传导速度同溶液的密度成正比的原理,通过测定谐波漂移来计算相对密度。谐波振动法优点是自动化,同折射仪法相关性好,不受尿液浑浊度的影响。尿中可溶性物质与重量密切相关。

3. 干化学试带法 常用于估计比密。利用尿中电解质释放出阳离子,阳离子与试带中的离子交换体中的氢离子交换,使之释放出氢离子,氢离子再与其中的酸碱指示剂反应,根据指示剂显示的颜色可推知尿中的电解质浓度,以电解质浓度来代表密度的原理。通常,试带递增量是0.005。碱性尿明显影响目测法的结果。读数仪能自动调整pH对结果的影响。优点是自动化,且与重量相关很好,无需纠正葡萄糖、蛋白质和浑浊标本的影响。应按制造商的要求操作。只适用于健康体检和初诊筛查,应用尿比密判断肾功能时,应使用折射仪测定法。

4. 尿比重计法 最古老的尿比密测定方法是尿比重计法,该设备是液体比重计的一种,是利用液体置换来估计比密。该设备有很多缺点,包括:①标本需要量较大(10~15ml);②玻璃的构造有锐器伤风险;③尿比重计测定时需使其漂浮于足够宽容器的液面上,不能贴壁;④温度影响尿比重计的读数,必须纠正结果;⑤读取尿液的凹液面比较困难;⑥尿比重计不准确,购置后需校准。上述所有的方法都受分子数量、大小/离子电荷的影响。大分子相对于钠离子、氯离子等小分子来说,对比密的影响更大。电导率是现代仪器能测出的一个新参数,该指标与尿中盐浓度相关。电导率与渗透量的相关性比肌酐更好,但其实际临床价值尚待进一步研究。

5. 质量保证　非干化学试带法尿比密测定的质量保证要求是每日做质控。按制造商推荐方法采取质量保证措施。按法规和规范的要求做好文件,并有性能核查记录。

第四节　尿液显微镜检验

一、红细胞

玻片法平均 0~3 个/HP,定量 0~5 个/μl 尿。

在碱性尿中红细胞边缘不规则:高渗尿中因脱水皱缩,呈表面带刺、颜色较深的桑葚状;低渗尿中因吸水胀大,并可有血红蛋白逸出,呈大小不等的空环状,称红细胞淡影;经肾小球滤出的红细胞变化较大,呈多形性,特别是有胞膜向外或内,大小不一突起的刺形红细胞;其他来源者则形态较均一。

二、白细胞和脓细胞

玻片法平均 0~5 个/HP,定量 0~10 个/μl 尿。作为泌尿系感染的依据。

三、上皮细胞

1. 肾小管上皮细胞　尿中无此细胞,一经出现表示肾小管病变。成团出现多见于肾小管坏死病变,如急性肾小管坏死性肾炎、肾病综合征、肾小管间质性炎症等;慢性肾小球肾炎时肾小管皮细胞可发生脂肪变性,胞质中有多个脂肪颗粒,称脂肪颗粒细胞。若肾小管上皮细胞中出现含铁血黄素颗粒,提示慢性充血性病变如慢性心衰、肾梗死。肾移植后持续存在提示排斥反应。

2. 移行上皮细胞　尿中无或偶见。若较多出现甚至成片脱落,表明肾盂致尿道炎性或坏死病变。中层移行上皮细胞增多提示肾盂肾炎。

3. 复层扁平上皮细胞　又称鳞状上皮细胞。尿中大量出现或片状脱落且伴白细胞、脓细胞,见于尿道炎。

四、管型尿

尿中管型形成的条件:①尿中有白蛋白,远端小管上皮细胞分泌的 T-H 蛋白等蛋白质,为形成管型的基质;②肾小管仍有浓缩和酸化功能,前者使蛋白成分浓缩,后者促进蛋白变性凝聚;③仍存在交替开放的肾单位,处于休息状态的肾单位有足够的时间形成管型。

1. 透明管型　主要由 T-H 蛋白、白蛋白、氯化钠构成。正常尿中平均为 0~1 个/LP,剧烈运动后,高烧、心衰者见少量。如有大量,特别是复合透明管型,则见于肾小球肾炎、肾病综合征(nephrotic syndrome,NS)、肾盂肾炎、恶性高血压、使用氨基甙类抗生素等药物中毒。出现复合性透明红细胞管型、透明白细胞管型,分别是肾出血和肾炎的标志;复合性透明脂肪管型则是 NS 的重要标志物。

2. 颗粒管型　运动后,发热,脱水时偶见。大量出现表明肾小球炎症病变。粗颗粒管型提示慢性肾小球肾炎、NS、药物中毒致肾小管损害。

3. 细胞管型　①肾小管上皮细胞管型：在各种原因所致的肾小管损伤时出现，如急性肾小管坏死、肾淀粉样变性、肾移植排斥反应，妊娠中毒症，药物及重金属盐中毒等。②红细胞管型：其出现表明肾单位出血，常与肾小球性血尿同时存在。见于肾小球肾炎、LN、血型不合输血，肾移植后排斥、肾梗死、肾静脉血栓形成等。③白细胞管型：白细胞管型多见于肾盂肾炎、间质性肾炎等肾实质感染性疾病，并作为上尿路感染的标志物。也见于肾非感染性炎症，如肾小球肾炎、NS 等，但多与上皮细胞管型和红细胞管型同时出现。④混合管型：常在肾小球肾炎、LN、肾梗死、肾缺血坏死及 NS 时出现。常提示急性移植肾排斥反应。

4. 蜡样管型　由颗粒管型、细胞管型在肾小管内长期停留变性或直接由淀粉样变性的上皮细胞溶解后形成，提示有严重的肾小管变性。见于肾小球肾炎晚期、肾衰竭、肾淀粉样变性，偶见于移植后排斥反应。

5. 脂肪管型　见于 NS、慢性肾小球肾炎急性发作及其他肾小管损伤。

6. 宽管型　在急性肾衰少尿期或多尿期出现，故又称肾功能不全管型。也见于血型不合输血、挤压伤、大面积烧伤等致急性肾功衰竭时。

7. 细菌管型　见于感染性肾疾病。

8. 其他类似管型的沉渣　①类管型：见于急性肾小管肾炎及肾血循环障碍者。②黏液丝：见于尿道炎。

五、尿结晶体

1. 易在碱性尿中出现的晶体　①磷酸盐晶体：偶见无意义，持续大量出现见于甲亢、肾小管酸中毒、骨脱钙，应注意磷酸盐结石的可能。②碳酸盐和尿酸盐晶体：无临床意义。

2. 易在酸性尿中出现的晶体　①尿酸晶体：若在新鲜尿中持续存在，应注意尿酸结石。②草酸钙晶体：持续出现在新鲜尿中，应注意结石之可能，因草酸钙结石见于 90% 的肾结石中。③胆红素晶体：见于阻塞性和肝细胞性黄疸者。④酪氨酸和亮氨酸晶体：正常尿中无此两种晶体。如出现，见于急性肝坏死、白血病、急性磷中毒等。⑤胱氨酸晶体：仅见于遗传性胱氨酸尿症。⑥胆固醇晶体：正常人尿中可存在，见于肾淀粉样变性，尿路感染及乳糜尿者。⑦磺胺及其他药物晶体。

第五节　尿液常见代谢产物检验

尿液是血液经过肾小球滤过、肾小管和集合管的重吸收与排泌而产生的终末代谢产物，其组成和性状可以反映机体的代谢情况与相关器官的功能状况，特别是与泌尿系统直接相关。尿液中水分占 95%~97%，溶质占 3%~5%。溶质可分为有机物和无机物两大类；有机物中以非蛋白氮为主，如尿素、肌酐、尿酸、马尿酸等；无机物中以电解质为主，如钠离子、氯离子、硫酸根离子、磷酸氢根离子、钾离子和氨离子等。

正常人每昼夜尿量为 1000~2000ml，平均 1500ml。正常情况下，机体水的摄入量与排出量总是保持平衡的。尿量的多少与水分的摄入量和经其他途径排出的液体量有关。24 小时尿量长期超过 2500ml，称为多尿；持续低于 400ml/24h 或每小时尿量少于 17ml，称为少量，持续低于 100ml/24h 称为无尿。多尿可分为暂时性多尿、病理性多尿和夜尿增多；少尿可分为肾前性、肾实质病变和肾后性少尿。多尿会丢失大量水分，引起脱水；少尿或无尿会因代谢产物在体内堆积,影响内环境的相对稳定,无尿后果更严重。正常新鲜尿液呈淡黄色。尿的颜色来自尿色素,并受某些食物和药物的影响。病理情况下,尿的颜色也会发生相应的改变,如血尿、血红蛋白尿、肌红蛋白尿、卟啉尿、胆色素尿和乳糜尿等。尿的比重与所含溶质成正比,正常情况下在 1.010~1.025。尿的比重与肾的浓缩和稀释功能有关,所以尿比重的检查是反映肾功能的指标之一。尿比重受年龄、饮水量和出汗的影响。尿的渗透压与所含溶质的浓度成正比,一般在 600~1000mOsm/kg,略高于血浆渗透压。尿液渗透压也能反映肾的浓缩与稀释功能。尿的酸碱度受食物和新陈代谢产物的影响,正常尿 pH 值一般在 5.0~7.0,呈弱酸性。蛋白质在体内代谢产生硫酸盐、磷酸盐较多,易使尿液偏酸。蔬菜和水果中的有机酸根在体内氧化,生成二氧化碳和水,进而转变为碳酸氢盐,易使尿液偏碱。因此尿液检查是临床工作中最常用的非侵入性化验检查之一。

一、尿乳糜定性

乳糜尿定义及组成:乳糜尿为肠道吸收营养物质形成的乳糜在各种原因引起的淋巴管病变,致使淋巴管发生机械性或动力性的梗阻,近端淋巴管内压力升高,肾盂黏膜下的淋巴管破裂产生肾盂淋巴瘘,乳糜液进入尿液中形成乳糜尿。多发生于青壮年,以 20~40 岁之间男性为多见。乳糜尿的主要成分是甘油三酯、白蛋白、卵磷脂、胆固醇、纤维蛋白等。乳糜尿伴有血尿称乳糜血尿,伴脓尿称乳糜脓尿。

(一) 病因

乳糜尿的淋巴管病变大多由于丝虫病引起,我国南方 15 省市均有斑氏丝虫与马来丝虫寄生于人体淋巴系统内的报告。斑氏丝虫在人体浅、深淋巴系统内都有寄生,而马来丝虫主要寄生在肢体浅部淋巴管内。当人体患丝虫病后,淋巴管的炎症致使管壁增厚,从肢干到胸导管间的淋巴管都扩张,管内瓣膜关闭不全产生动力上的障碍。淋巴液阻滞压力增高,于最薄弱处发生破裂。常见的破裂部位在肾盂穹窿,因该处极薄弱。肾实质淋巴管因受周围组织支持,最少产生肾盂淋巴瘘。如破口在腹膜则乳糜液进入腹腔造成乳糜腹;如在胸腔则为乳糜胸。偶尔也有少许在输尿管、膀胱三角区及后尿道处发生淋巴瘘。除丝虫病外,其他寄生虫如包虫、疟原虫、钩虫、滴虫等也会导致淋巴管病变产生乳糜尿。非寄生虫因素有肿瘤压迫、结核、胸腹部创伤、手术及原发性淋巴管系统疾病造成,偶也见于妊娠、肾盂肾炎等。

(二) 临床表现

1. 尿的变化　①乳白色尿:50%的病例尿呈乳白色,类似牛奶或豆浆。上海市第一人民医院在乳糜尿 233 例分析中,乳白色尿者为 130 例。②粉红色尿:为乳糜血尿,占病例 25%。Ohyamat 报道 80 例乳糜尿患者中 30%的患者有乳糜血尿。③深红色尿:少数病例以血尿为主,甚至个别完全血尿,这种血尿的特点为尿液表面有脂肪滴。④淋巴尿:极少见。

2. 排尿症状　①排尿困难:有的患者尿中如乳糜胨或乳糜块阻塞尿路而引起排尿困难,甚至引起急性尿潴留。②乳糜尿发作的程度:大多数病例间隙发作,持续发作较少,发作间隔数天或数个月。在劳累或进脂肪后诱发。③多数病例有尿路感染:故有轻度的膀胱刺激症状。

3. 腰部酸胀　为乳糜尿最常见的症状,如果有乳糜块堵塞输尿管,则引起绞痛,轻者只有腰部不适。

4. 体重减轻或贫血　由于长期排出乳糜尿,大量脂肪、蛋白质、血的丢失,造成患者消瘦、营养不良和贫血,甚至丧失劳动力。

（三）检测方法

乙醚抽提法

1. 原理 乳糜由脂肪微粒组成，脂肪可溶于乙醚，较大脂粒可通过脂溶性染料苏丹Ⅲ着色在显微镜下识别。因脂肪被萃取而使尿液由乳浊变澄清，即为乳糜实验阳性。

2. 操作步骤 用清洁的容器，留取一次性尿液约50ml。吸取10ml尿液放于试管中，2000r/min离心5分钟。取上清尿液5～10ml，加乙醚2～3ml，混合振摇后，使脂肪溶于乙醚。静置数分钟后，2000r/min离心5分钟。吸取乙醚与尿液的界面层涂片，苏丹Ⅲ醋酸乙醇染色液或猩红染色液1滴。镜检观察是否有红色脂肪小滴。

3. 结果判断 浑浊尿液因加乙醚而澄清，则为脂肪或乳糜尿；镜检下可见红色脂肪滴。

（四）临床意义

1. 正常人为阴性。

2. 因丝虫或其他原因阻塞淋巴管，使尿路淋巴管破裂而形成乳糜尿。丝虫病患者的乳糜尿沉渣中常见红细胞，并可找到微丝虫。

二、尿含铁血黄素定性

含铁血黄素（hemosiderin）是一种血红蛋白源性色素，组织内出血时，从血管中逸出的红细胞被巨噬细胞摄入并由其溶酶体降解，使来自红细胞血红蛋白的Fe^{3+}与蛋白质结合成电镜下可见的铁蛋白微粒，若干铁蛋白微粒聚集成光镜下可见的棕黄色较粗大的折光颗粒，称为含铁血黄素。含铁血黄素是一种不稳定的铁蛋白聚合体，含铁质的棕色色素。血管内溶血产生过多的游离血红蛋白由肾脏排出，产生血红蛋白尿，其中一部分被肾小管上皮细胞重吸收并降解，生成含铁血黄素，若超过肾小管上皮细胞转运能力，在上皮细胞内沉积，细胞脱落随尿排出，形成含铁血黄素尿。

（一）病因

1. 红细胞内在缺陷，有遗传性的（红细胞膜异常、红细胞酶异常、血红蛋白中珠蛋白肽链异常）和获得性的细胞膜异常（如阵发性睡眠性血红蛋白尿）。

2. 红细胞外因素，有免疫性（自身免疫性、同种免疫性、药物诱发的免疫性溶血性贫血）、机械性（心脏修补后、微血管病性溶血性贫血、行军性血红蛋白尿）、化学毒物及药物因素（如苯、铅、磺胺类药物等）、物理因素（如大面积烧伤）和生物因素（如疟疾、溶血性链球菌感染、毒蕈中毒等）、脾功能亢进等。

（二）临床表现

该临床表现与患者所患疾病密切相关，急性溶血起病者急，可有寒战、发热、腰背疼痛、尿呈酱油色或红葡萄酒色，严重者休克，心肾衰竭。慢性溶血起病者较缓，病程长，主要表现贫血症状，可有轻度黄疸和脾肿大。

（三）检测方法

罗斯（Rous）法

1. 原理 当血红蛋白通过肾滤过时，部分铁离子以含铁血黄素的形式沉积于上皮细胞，并随尿液排出。尿中含铁血黄素是不稳定的铁蛋白聚合体，其中的高铁离子与亚铁氰化钾作用，在酸性环境下产生普鲁士蓝色的亚铁氰化铁沉淀。尿沉渣肾小管细胞内外可见直径1～3μm的蓝色颗粒。

2. 操作步骤 取新鲜尿液5～10ml，2000g离心5分钟，弃上清。向沉渣（即沉淀）中加入 Perls solutionA、Perls solutionB,充分均匀,室温静置 10 分钟。离心,弃上清,取沉淀物涂片,加盖盖玻片后高倍镜下观察,必要时可用油镜。

3. 结果判断 分散或成堆蓝色闪光颗粒即为阳性,如果在细胞内更可信。

(四) 临床意义

1. 慢性血管内溶血,如阵发性睡眠性血红蛋白尿和其他血管内溶血(如微血管性溶血性贫血、反复输血、恶性贫血等)可引起含铁血黄素尿。

2. 血红蛋白沉着症可引起肾脏铁质沉着,尿中出现含铁血黄素。

三、尿液氨基酸及代谢产物

正常情况下,原尿中 99% 以上的氨基酸经肾小管上皮细胞特异性的氨基酸转运蛋白重吸收。由于血浆氨基酸的肾阈较高,因此正常人尿中的氨基酸含量较少,并维持在比较恒定的水平。即使被肾小球滤出,也很易被肾小管重吸收。尿中氨基酸分为游离和结合两型,其中游离型排出量约为 1.1g/24h,结合型约为 2g/24h。结合型是氨基酸在体内转化的产物如 N-2 酰谷氨酸与苯甲酸结合生成苯乙酰谷氨酸。正常尿中氨基酸含量与血浆中明显不同,尿中氨基酸以甘氨酸、组氨酸、赖氨酸、丝氨酸及氨基乙磺酸为主。排泄量在年龄组上有较大差异,某些氨基酸儿童的排出量高于成人,可能由于儿童肾小管发育未成熟,重吸收减少的缘故。但成人的 β-氨基异丁酸、甘氨酸、门冬氨酸等又明显高于儿童。尿氨基酸除与年龄有关外,也因饮食、遗传和生理变化而有明显差别,如妊娠期尿中组氨酸、苏氨酸可明显增加。检查尿中氨基酸及其代谢产物,可作为遗传性疾病氨基酸异常的筛选试验。

(一) 病因

发病原因是一种家族遗传性疾病,属常染色体隐性遗传性疾病。影响因素有年龄、性别、饮食、生理变化、遗传等。

1. 生理性氨基酸尿 由生理变化所致。

2. 病理性氨基酸尿 由疾病致氨基酸尿有:

(1)"肾前性"氨基酸尿:①"溢出性"氨基酸尿,如苯丙酮酸尿症、槭树汁尿症,是由某种氨基酸代谢缺陷所致。②"竞争性"氨基酸尿,如高脯氨酸血症等,系在肾小管内与同一转运系统的氨基酸竞争所致。

(2)"肾性"氨基酸尿:是近曲小管转运缺陷所致。①单组氨基酸转运系统缺陷:即近端肾小管对某组氨基酸的转运系统缺陷,而使该组氨基酸从尿中排出,包括赖氨酸、精氨酸、鸟氨酸、胱氨酸、脯氨酸、羟脯氨酸、甘氨酸、天门冬氨酸、谷氨酸等。②多组氨基酸转运系统缺陷:由于近曲小管有多种功能缺陷,出现多种氨基酸尿,同时还伴有糖尿、高磷酸盐尿、尿酸化功能障碍等,如 Fanconi 综合征、Lowe 综合征等。

(二) 临床表现

1. 共性 各种氨基酸尿临床表现的共同点是生长发育障碍,除体型矮小外,多有程度不等的智力发育迟缓。

2. 特征性表现 因氨基酸尿种类不同而异。

(1) 胱氨酸尿(碱性氨基酸尿):该病是最常见的氨基酸尿,易形成胱氨酸结石,为草酸盐结石形成提供裸核。①特异性肾性氨基酸尿:尿中有大量胱氨酸与三种二碱氨基酸,尿胱氨酸排泄量较大者可在浓缩尿沉渣中见到胱氨酸结晶,这对本病的诊断具有重要价值。三种亚型的同型合子尿中胱氨酸、赖氨酸、精氨酸及鸟氨酸都阳性,Ⅱ 型及 Ⅲ 型患者的异型合子尿中胱氨酸及赖氨酸也阳性。②胱氨酸结石:尿路结石往往是患者获得诊断的重要线索,常引起反复肾绞痛、血尿、梗阻及继发感染等。结石与氰化硝普钠呈阳性反应,可作为筛选性诊断试验。如尿胱氨酸排泄量较少,其浓度维持于饱和度以下,则称之为无结石性胱氨酸尿症(acalculous cystinuria)。③躯体矮小,智力发育迟缓:可能与大量氨基酸(特别是赖氨酸)丢失有关。④吡咯烷及呱啶尿。⑤其他:少数患者常合并遗传性低血钙、遗传性胰腺炎、高尿酸血症及肌萎缩等。

(2) 色氨酸尿(中性氨基酸尿):由于烟酸胺形成不足,致糙皮病样皮肤损害和神经症状,如 Hartnup 病。该病多在儿童发病或加重。大多数患者幼年出现症状,呈间歇性,成年后可自发性缓解。部分患者至成年才发病。①体型矮小:一般认为幼年发病者可有体型矮小,这是由于上述氨基酸从尿中和粪中大量丢失,引起营养障碍所致。②皮肤损害:光感性糙皮病样皮疹,在身体暴露部位,日晒后皮疹加重。③神经精神症状:严重者可有发作性小脑共济失调,偶有精神症状,能于数周内自发性缓解。过度活动与哺乳可加重皮肤与神经系统症状。本病预后良好。

(3) 酪氨酸尿:可产生发作性小脑共济失调及精神症状。尿色谱法定量分析对确诊和分型有助。

(三) 检测方法及临床意义

尿液氨基酸的检查可先采用简便的试纸带实验筛选查,必要时进一步采用化学法及使用各种层析技术确诊研究。与主要的遗传性疾病相关的氨基酸有胱氨酸、苯丙酮酸及酪氨酸。

1. 胱氨酸尿　尿中胱氨酸大于 100mg/24h 时,尿沉渣可发现特异六角形胱氨酸结晶,实验室诊断可用显微镜检查结晶及结石粉末或将尿液作氰化物硝基氰酸盐定性反应。其原理是基于亚硝基铁氰化钠可与含硫氨酸的巯基起反应,故凡含硫氨酸代谢缺陷均可呈阳性。可进一步使用色谱法确认分析。参考值:定性:阴性或弱阳性;定量:正常尿中胱氨酸、半胱氨酸为 $83 \sim 830 \mu mol(10 \sim 100mg)/24h$ 尿。

临床意义:定性,明显阳性,见于胱氨酸尿症。

2. 苯丙酮酸　苯丙酮酸筛查常使用三氯化铁定性法,该法的检测下限为>50mg/L。由于苯丙酮酸尿白天排出的苯丙酮酸量为 $100 \sim 300mg/L$,故此法易检出。三氯化铁可与许多物质产生颜色反应,例如对羧基苯丙酮酸、尿黑酸、咪唑、黄尿酸、胆红素等均可呈现不同程度的绿色,因而使方法的特异性较低。进一步的确证可采用层析法或色谱法。参考值:阴性。临床意义:苯丙酮酸尿见于先天性苯丙酮酸尿症。大量的苯丙酮酸在体内蓄积,对患者的神经系统造成损害并影响体内色素的代谢。此病多在小儿中发现,患者的智力发育不全,皮肤和毛发颜色较淡。

3. 酪氨酸　参考值:阴性。临床意义:见于急性磷、氯仿或四氯化碳中毒,急性肝坏死或肝硬化、白血病、糖尿病性昏迷或伤寒等。

四、尿卟啉及衍生物

卟啉是构成血红蛋白、肌红蛋白、过氧化物酶、细胞色素等的重要成分,由 4 个吡咯环连接而成的环状化合物,是血红素生物合成的中间体。血红素的合成过程十分复杂,其基本原料是琥珀酰辅酶 A 和甘氨酸,维生素 B 也参与作用。正常人血和尿中含有少量的卟啉类化合物(ALA、PBG)。卟啉病是一种先天性或获得性卟啉代谢紊乱的疾病,其产物大量由尿和粪便排出,并出现皮肤、内脏、精神和神经症状。

（一）病因及临床表现

卟啉病又称紫质病,是一类先天性和后天性卟啉代谢紊乱导致的疾病。先天性卟啉病常见急性间歇性肝性卟啉病(常染色体显性遗传)和红细胞生成性卟啉病(常染色体隐性遗传)。一些后天疾病也可引起症状性卟啉尿,如肝硬化、溶、贫血色素病等,尿液也可呈红色。常见病因:

1. 先天性卟啉病(紫质病)

1）急性间歇性肝性卟啉病:急性间歇性卟啉病是一种常染色体显性遗传疾病,是由胆色素原(PBG)脱氨酶缺乏所致,女性多于男性,常于青春期或月经期发作。发病机制:由肝内卟啉代谢紊乱致病,由于尿卟啉原缺陷,使肝内卟啉原转化成尿卟啉原-Ⅲ减少,导致血红素生成障碍。血红素生成减少后,其反馈抑制 δ-氨基-γ-酮戊酸(ALA)合成酶作用减弱,使ALA 合成增加,近而卟啉原合成增加。临床表现有:周期性腹部绞痛、持续性便秘、精神失常、脊髓外周神经病变等。本病对神经元作用可分类如下①植物神经症状(神经内脏症状):以腹痛、呕吐、便秘为三大症状,常被误诊为急性阑尾炎或子宫内膜异位症。②周围神经症状:主要累及运动功能,上肢重于下肢、近端重于远端。③中枢神经系统:可有昏迷、偏瘫及惊厥等。另有精神症状如情绪不稳、幻觉等。

2）红细胞生成性卟啉病:由骨髓内卟啉代谢紊乱致病,骨髓中尿卟啉原-Ⅲ合成酶缺乏,使卟啉原主要转换成尿和粪卟啉原-Ⅰ并经尿排出。患儿出生数日或婴儿期发病,表现为皮肤严重光过敏,尿色呈红色,患者伴多毛,牙齿呈绯红或红棕色。在紫外光照射下发出红色荧光,有时伴有贫血。与急性间歇性肝性卟啉病可通过分析尿中卟啉质成分帮助区分。

2. 症状性卟啉病　引起症状性卟啉尿病的疾病有肝病(如肝硬化、肝癌、活动性肝炎等),血液病(如贫血、恶性贫血、白血病、再障、血色病等),化学药物中毒(如铅、砷、硒、磷、磺胺、巴比妥类等),糙皮病,高热等。

（二）检测方法

卟啉尿检查可用定性法筛选(随意尿);也可收集 24 小时尿作定量检查,方法有分光光度法或荧光测定法、薄层层析法、高效液相层析法等。尿卟啉定性实验步骤:取尿液 5ml 加入有塞试管,再加入试剂 3ml(试剂由 1 份乙酸和 4 份乙酸乙酯混合而成),充分振荡,静置片刻,观察尿液与乙酸乙酯的分层情况。待尿液与乙酸乙酯分层后,吸取上层的抽取液,在紫外线下观察抽取液的荧光。结果判断:蓝色荧光(−),紫色荧光(+);参考范围:阴性。

（三）临床意义

卟啉病引起卟啉代谢紊乱,导致其合成异常和卟啉及其前身物与氨基-γ-酮戊酸及卟胆原的排泄异常,在这种异常代谢过程中产生的尿卟啉、粪卟啉大量排出。其临床应用主要为:①肝性卟啉病呈阳性;②鉴别急性间歇性卟啉病。因患者出现腹疼、胃肠道症状、精神症状等,易与急性阑尾炎、肠梗阻、神经精神疾病混淆,检查卟胆原可作为鉴别诊断参考。

五、尿黏多糖

黏多糖是由氨基己糖和己糖醛酸二糖单位重复连接形成的直链多糖,主要在结缔组织内合成。黏多糖病是一组先天性黏多糖代谢障碍性疾病,其相关的降解酶先天性缺乏,黏多糖不能被降解代谢,可致体内黏多糖贮积,故此类疾病又称黏多糖贮积病(mucopolysaccharidosis,MPS)。人体内黏多糖有多种,主要有硫酸类肝素、硫酸皮肤素、硫酸角质素等。黏多糖病为单基因遗传性疾病,以体内贮积和尿中排出酸性黏多糖为特征,酸性黏多糖即氨基葡聚糖(glycosaminoglycans,GAG)。该病可分为Ⅰ,Ⅱ,Ⅲ,Ⅳ,Ⅵ,Ⅶ,Ⅸ型等7种型,其中Ⅲ又分为ⅢA,ⅢB,ⅢC,ⅢD四个亚型,Ⅳ型分为ⅣA和ⅣB亚型,虽然各型致病基因和临床表现有差异,但由于贮积的底物都是黏多糖而被统称为黏多糖代谢障碍。

（一）病因

黏多糖是一种长链复合糖分子,由己糖醛酸和氨基己糖或中性糖组成的二糖单位彼此相连而形成,可与蛋白质相连形成蛋白多糖,而蛋白多糖又是结缔组织基质、线粒体、核膜、质膜等的重要组成成分。黏多糖可沉积于机体的任何部分,如皮下结缔组织、关节、头颅、心脏、肝脾等引起该部位相关疾病。

除了Ⅱ型外,黏多糖代谢障碍是X连锁的隐性遗传病,及父母是该病致病基因的携带者,没有任何黏多糖病的临床症状,但父母同时将该病的有异常的基因传了孩子,所以孩子该病对应基因的2条等位基因都是异常的,就不能生成降解黏多糖的酶。

（二）临床表现

经典型的患者,以Ⅰ型为例:粗糙面容头大,舟型头,前额突出,眉毛浓密,眼睛突出,眼睑肿胀,鼻梁低平,鼻孔上翻。嘴唇大而厚;舌大,易突出口外。牙龈增生,牙齿细小且间距宽。皮肤厚,汗毛多,头发浓密粗糙,发际线低。随着疾病的进展,角膜混浊逐渐明显严重,可致失明。关节僵硬累及大关节,如肘关节,肩关节及膝关节,使这些关节的活动度受限;手关节受累,显示出"爪形手"的特征。身材矮小患者脖子短,脊柱后凸,2~3岁生长几乎停止,肝脾增大腹部膨隆,腹腔压力大导致脐疝和腹股沟疝,手术修复后仍易复发。智力落后患者在1岁左右可能就表现有智力落后,最好的智力水平只有2~3岁,随后缓慢导致智力严重障碍。大部分患者的心脏累及在疾病的后期,表现为瓣膜病,可导致淤血性心衰。耳鼻喉部特点常有慢性复发性鼻炎,呼吸粗,睡眠打呼噜,慢性阻塞性呼吸暂停,讲话声音粗,重型患者常有慢性听力缺失。Ⅱ型经典型的患者症状较Ⅰ型偏轻,该型是以男性发病为主,患者的角膜也不浑浊;Ⅲ型患者以智力落后为主要的临床表现;Ⅳ型患者腕关节是松弛的,胸廓向前突出,类似鸡胸;Ⅵ型患者智力是正常的,角膜混浊明显;Ⅶ型患者临床表现差异可非常大,严重的表现为胎儿水肿,轻型的患者可只有身材矮小。Ⅸ型是因缺乏磷酸化酶激酶所致的一组不同的疾病,属遗传性疾病。包括X连锁遗传性肝磷酸化酶激酶缺乏症、常染色体遗传性肝和肌磷酸化酶激酶缺乏症、特定性肌磷酸化酶激酶缺乏症和心脏磷酸化酶激酶缺乏。X连锁遗传性肝磷酸化酶激酶缺乏症患儿肝组织和红细胞、白细胞中酶活力缺失,但肌细胞中正常,多数患儿在1~5岁时出现生长迟缓和肝大;血中胆固醇、甘油三酯和转氨酶值轻度增高,乳酸和尿酸正常,血糖基本正常,饥饿时可见酮体增高,随年龄增长,血生化改变和肝大情况可逐渐恢复正常,成人期身高亦可达正常人水平。常染色体遗传性肝和肌磷酸化酶激酶缺乏症患儿在早年即出现重度肝大和生长迟滞,部分小儿伴有肌张力低下,酸中毒轻微或无酸中毒。至青少年期或成人期,肝脏可仍然稍大,转氨酶轻度增高。有时可发生空腹低血糖,对肾上腺素和胰高血糖素的反应正常。据此可与GSD-Ⅵ型相鉴别。特定性肌磷酸化酶激酶缺乏症患儿呈现运动后肌肉痛性痉挛和肌球蛋白尿,或表现为进行性肌无力和萎缩,由于其肝脏和血细胞中的酶活力正常,故不伴有肝大、心脏等病变。心脏磷酸化酶激酶缺乏迄今仅有少数报道,酶缺陷仅限于心肌内,患儿在婴儿期即呈现心脏增大和心衰,病情进展快速,早年即夭折。

（三）检测方法

尿液黏多糖检测是用甲苯胺蓝呈色法作为黏多糖病的筛查。方法：收集晨尿,用吸液管将尿液 0.1ml,一滴一滴地滴于滤纸上,使成 6cm 左右圆斑;(每滴一次尿后即用吹风机吹干)将已吹干的尿斑滤纸浸于 0.2%甲苯胺蓝染液(甲苯胺蓝 1g 加蒸馏水 100ml,再取该液 5ml 加丙酮 20ml 即成)染色 45 秒,取出使干,将上述已干的染色尿斑滤纸浸于 10%醋酸中(冰醋酸 10m 加蒸馏水 90ml)浸泡 4 分钟脱色,若不洁可再脱一次,空气中干燥。同时用正常人尿做对照。正常值：尿斑处呈紫蓝色环状或点状为阳性,正常人尿斑无色为阴性。

（四）临床意义

阳性者：用醋酸纤维薄膜电泳区分尿中排出的黏多糖类型,以协助分型。

异常结果：出生后发育正常,1 岁前逐渐出现体征。1 岁后发育迟缓,骨骼畸形渐明显。需要检查的人群：头大,前额突出,颅骨呈舟状畸形。颈短,下胸部和上腰部脊柱后突。鼻梁扁平宽,嘴唇大而外翻等疑似黏多糖病的症状者。

六、肌酐

肌酐是肌肉在人体内代谢的产物,每 20g 肌肉每日代谢可产生 1mg 肌酐,每天肌酐的生成量是恒定的。肌酐的分子量为 113D,无毒性,不被肾脏代谢,在血液循环中不与蛋白质结合,可自由通过肾小球,可被肾小管排泌。血中肌酐来自外源性和内源性两种,外源性肌酐与饮食关系密切,来自动物的骨骼肌,饮食中摄入的肌酸可转变为肌酐,特别是食用加热后的动物肌肉,会导致血肌酐水平迅速升高;内源性肌酐是体内肌肉组织代谢的产物。在肉类食物摄入量稳定时,身体的肌肉代谢又没有大的变化,肌酐的生成就会比较恒定。肌酐是肌肉代谢产生的一种毒素,主要靠肾脏清除,人在大量运动后或食用了大量的肉类食品后也会增加。如果在这种情况下肌酐稍稍高出正常时不用过于担心,在调整饮食后指标可恢复正常。尿肌酐主要来自血液,经过肾小球过滤后随尿液排出体外。尿肌酐是临床检查中常见的一个指标。

（一）病因

1. 生理性升高或降低　患者生活中出现劳累、食用含过量的动物骨骼肌,则血肌酐升高,则排出尿肌酐也会相应增多。同样,如患者进食肉类食物少时,尿肌酐会相应降低。

2. 病理性

1）尿肌酐增高：见于肢端肥大症、巨人症、糖尿病、感染、甲状腺功能减低、进食肉类、运动、摄入药物(如维生素 C、左旋多巴、甲基多巴等)。

2）尿肌酐减低：见于急性或慢性肾功能不全、重度充血性心力衰竭、甲状腺功能亢进、贫血、肌营养不良、白血病、素食者,以及服用雄激素、噻嗪类药等。

（二）临床表现

尿肌酐的变化与饮食情况、各种疾病相关,其临床表现与相应疾病相关。如患者出现慢性肾功能不全时患者可出现少尿、胸闷、气促、恶心、呕吐、饮食欠佳、水、电解质代谢紊乱及酸碱平衡失调、高血压、左心室肥厚、心力衰竭等表现;甲状腺功能亢进时患者可出现怕热、多汗、激动、纳亢伴消瘦、静息时心率过速、特殊眼征、甲状腺肿大等;甲状腺功能减低时患者皮肤表现为面部、胫前、手、足的非凹陷性水肿,心脏表现为心肌收缩力减弱、心率减慢、心输出量下降等;肢端肥大症时患者面容粗陋,头痛乏力,多汗,腰酸背痛,手足增宽增大,帽号与鞋号不断增加,还可出现糖尿病与甲亢的症状体征等。

（三）检测方法

采用苦味酸法，该实验原理为无蛋白滤液中的肌酐与碱性苦味酸作用，经反应生成橙红色的复合物苦味酸肌酐，然后与同样处理的标准比色，读出光密度，即可求出尿中肌酐的含量。

操作步骤：①无蛋白尿液的制备，普通试管中加入 0.5ml 尿液，再加入蒸馏水 4.5ml，混匀后移取 0.3ml 于离心管内，再向离心管中加入 5.4ml 0.037mol/L 硫酸，再加入 0.3ml 10% 钨酸钠，静置 5~10 分钟后的上清液即为无蛋白尿液。②肌酐浓度的测定，取以上无蛋白尿液 1ml 至刻度试管，加蒸馏水 3ml，加碱性苦味酸 2ml，混匀后放置 10 分钟。520nm 比色，空白调零读取测定管光刻度值，最后根据计算公式计算尿肌酐的百分含量。

尿肌酐的单位：mmol/24h 尿。

尿肌酐正常值范围：成人，男性 7.1~17.7mmol/24h 尿，女性 5.3~15.9mmol/24h 尿；儿童 71~195μmol/24h 尿；婴儿 88~177μmol/24h 尿。

（四）临床意义

尿液肌酐是体内肌酸代谢终产物，由肌酸经非酶促反应脱水生成后绝大部分由肾小球滤出，肾小管不重吸收，排泌至尿中。正常人尿液中肌酐排出量较恒定。临床检测尿肌酐主要用于评价肾脏功能，如血、尿肌酐同时测定并计算出其内生肌酐清除率，可较为准确评价其肾小球滤过功能。尿肌酐的排泄量与肌肉量平行，男性高于女性，成人高于儿童。尿肌酐生理性增多见于肌肉量大者、长时间剧烈运动、肉食过多、摄入药物（如维生素 C、左旋多巴、甲基多巴等）等；尿肌酐病理性增高见于肢端肥大症、感染、甲状腺功能减低。尿肌酐减低见于急性或慢性肾功能不全、老年患者、贫血、休克、失水、肌萎缩、素食者等。

七、尿尿素氮

尿素氮是人体蛋白质代谢的终产物。肝脏是生成尿素的主要器官，氨基酸脱氨基产生 NH_3 和 CO_2，两者在肝脏中合成尿素，每克蛋白质代谢产生尿素 0.3g。尿素中氮含量为 28/60，几乎达一半。尿素的生成量取决于饮食中蛋白质摄入量，组织蛋白质分解代谢及肝功能情况。尿素主要经肾脏排出，少部分经皮肤由汗腺排出，肠道内尿素分解成氨吸收后，又经肝脏合成尿素从肾脏排出。在正常情况下血中非蛋白氮和尿素氮主要经肾小球滤过而随尿排出。临床检测尿尿素氮主要用于肾功能评价，计算清除率及营养学评价。

（一）病因

尿素是人体蛋白质分解的代谢产物，此外氨在肝脏尿素循环中也能合成尿素。人体内 90% 以上的尿素通过肾脏排泄，尿中尿素氮排出量与摄入蛋白质量、体内组织分解速度及肾功能密切相关。在排除膳食蛋白质影响后，如测定尿素氮浓度高于正常，表示体内组织蛋白分解增强；如低于正常，表示肾功能障碍或肝实质性病变。临床上尿尿素氮增高多见于甲亢、高热、使用甲状腺素及肾上腺皮质激素、手术后严重感染等。尿尿素氮减少多见于：消耗性疾病恢复期、严重肝实质性病变、肾功能衰竭及蛋白质营养不良等。

（二）临床表现

尿尿素氮的变化与饮食情况、各种疾病相关，其临床表现与相应疾病相关。如患者患甲亢时，可出现怕热、多汗、激动、纳亢伴消瘦、静息时心率过速、特殊眼征、甲状腺肿大等；消耗性疾病时患者有乏力、消瘦、精神不佳等表现。

（三）检测方法

尿素酶-纳氏试剂显色法：无蛋白滤液中的尿素，经尿素酶作用后产生的氨，在碱性环境中与纳氏试剂作用，显棕黄色。正常值：357～535mmol/24h（10～15g/24h）尿。

（四）临床意义

尿尿素氮增高见于甲亢、高热、使用甲状腺素及肾上腺皮质激素等使体内组织蛋白分解增强的疾病。尿尿素氮减少见于消耗性疾病恢复期、严重肝实质性病变、肾功能衰竭等疾病。

八、尿尿酸

尿酸是嘌呤代谢的终末产物，人体内尿酸的来源有两种：一是内源性的，约占体内总尿酸来源的80%，是由体内细胞核蛋白嘌呤碱分解代谢所产生的；二是外源性的，占体内总嘌呤来源的20%左右，摄入的动物性或其他含嘌呤丰富的食物，经消化吸收的嘌呤碱，大部分进入体内后被分解代谢生成尿酸，只有少部分被利用生成核苷酸或组织核酸。尿酸代谢去路30%由肠黏膜细胞分泌进入肠道，经细菌分解为氨排出体外，另60%～70%的尿酸主要由肾脏排泄，经肾小球滤过后在肾小管中重吸收和分泌。

（一）病因

1. 尿酸增高 ①生理性：食用高嘌呤食物，木糖醇摄入过多、剧烈运动、禁食，可使尿尿酸非病理性增高。②疾病：痛风，或组织大量破坏、核蛋白分解过度，如肺炎、子痫等，此时患者血、尿尿酸均增加。③用药：肾小管重吸收障碍，如肝豆状核变性，或使用促肾上腺皮质激素（adrenocorticotropic hormone，ACTH）与肾上腺皮质激素，此类疾病血尿酸减少，尿尿酸增多。④核蛋白代谢增强：如粒细胞白血病、骨髓细胞增生不良、溶血性贫血、恶性贫血、淋巴瘤与淋巴血病放疗后、红细胞增多症、甲状腺功能亢进、一氧化碳中毒、牛皮癣等。

2. 尿酸减少 ①饮食：高糖、高脂肪饮食。②疾病：肾功能不全、痛风发作前期。

（二）临床表现

患者尿尿酸增多或减少与其所患疾病相关。如痛风患者关节疼痛急性发作是急性痛风的典型症状。特别好发于肢体远端关节，典型的症状发于足趾（足痛风），也可因尿酸盐结石引起肾绞痛。慢性痛风以破坏性关节变化为特征，皮肤症状：约1/2的病例，有尿酸盐沉积于皮下，这些结节被称为痛风结节或痛风石。粒细胞白血病患者可有不明原因的发热、脾大、出现骨痛、出血以及髓外肿物等浸润现象，如淋巴结肿大、皮肤软组织肿块或溶骨性病变。肾功能不全患者可出现少尿、恶心、呕吐、胸闷、气促、高血压等。

（三）检测方法

磷钨酸还原法：尿酸在碱性情况下，能被磷钨酸氧化成尿素和二氧化碳，磷钨酸则被还原成钨蓝（tungten blue），后者生成量与尿酸含量成正比。操作步骤：以二甲苯数毫升防腐，留取24小时尿。24小时尿混匀，记录尿液总量，取少量尿液1∶20稀释。以下操作同血清氰化钠-尿素-磷钨酸法操作步骤，仅以1∶20稀释尿液代替血清。正常值2.5～5.4mmol/24h。

（四）临床意义

尿尿酸增多见于：痛风、组织大量破坏、肾小管重吸收障碍、核蛋白代谢增强等。尿尿酸减少见于高糖、高脂肪饮食、肾功能不全、痛风发作前期等。

第六节　尿液干化学分析技术

一、干化学技术的发展

16 世纪,英国物理学家 Robert Boyle 发明石蕊试纸,用于测定溶液 pH。1850 年,法国化学家 Mauraene 用氧化锡浸泡美丽奴羊毛的纤维,将尿液滴于其上,加热羊毛纤维,如果有葡萄糖存在,纤维变为黑色。1883 年,英国医生 George Oliver 发明了测定尿蛋白和尿糖的药片,并出版了"*On Bedside Urine-Testing*",介绍干化学分析技术。1920 年,美国大学生 Benidict 首次使用还原法测定尿糖,创建了著名的班氏尿糖检查法。1937 年,费格尔利用"蛋白质误差(protein error)"原理,首次发明了测定尿蛋白的一种单颜色反应,从而取代了沿用很久的沉淀法。此发明奠定了以后发展浸入即读(dip-and-read)干化学试带的基础。1941 年 Bayer 公司的 Walter Compton 设计出基于班氏法的干化学尿糖试剂片 clinitest,省却了原来的加热程序。以及后来出现的尿酮体试剂片 acetest、潜血试剂片 ocultest,和胆红素试剂片 ictotest。1956 年,联合尿糖、蛋白、pH 等多个项目组合的多联试纸问世,从 3~4 个项目组合到九十年代的尿液 10 项干化学试带,已经达到比较理想的境地。1970 年起,用于判读尿试带颜色变化的半自动化仪器问世。1980 年,具有自动进样、点滴、试带传输和打印功能的全自动尿干化学分析仪问世。

在中国,1966 年,北京协和医院检验科生产出 12 种用于测定尿液中化学成分的试纸,开创了我国干化学试纸分析的先驱时代,当年所开发的试纸中就包括尿蛋白、尿糖、酮体、胆红素、pH、潜血等项目。

1980 年,北京协和医院与美国 Ames 公司签订双方协作计划,首次从美国引进一批自动化和半自动化检验设备,这在当时国内许多检验都处于手工测定时代,是非常先进的设备。其中就包括 8 项尿液化学成分分析的半自动和全自动尿液干化学分析仪。可以说这是国内第一次使用尿液干化学仪器。

改革开放以后的 1985 年,国内不少厂家如北京化工厂、桂林医疗电子仪器厂、苏州第一医药公司等引进日本京都第一化学或日本荣研化学的技术,生产 8 项的干化学试带生产线,然后还引进了 MA-4210 等型号的尿液分析仪。进入上世纪 90 年代以后,尿液干化学分析仪器和试带已经扩展为 10 项至 11 项。

2000 年以后,全自动检测系统开始逐渐推广使用,一些仪器还具备了初步判断尿液颜色和浊度的功能,可以说进步非常快速。在此阶段国内生产的各种型号尿液干化学分析仪器和试带种类也开始遍布各地,品牌和型号种类众多。很多知名品牌的仪器同时推出了用于干化学测定的质控品,用于保证检测系统和试带的质量。一些仪器可与尿液有形成分分析系统相结合,或者与尿显微镜有形成分分析工作站结合,形成完整的尿液分析体系。

尿试带是许多含有各种化学试剂成分的试剂垫附着在塑料条上构成,许多试纸为单层。这些试剂垫的质量是决定尿液化学反应的关键。另有一些干化学试带则采用多层试剂垫构成。所有试带一般都附有比色板,在没有仪器使用的条件下,也可人工判断结果,但是要在标定的时间内读取结果,否则会产生一定的误差。

尿液干化学分析仪是一类操作简便、体积小巧、成本低廉的仪器,是常规实验室均应配备的仪器。在试带质量和仪器质量优良和稳定的情况下,可保证过筛实验结果的可靠性。

尿液干化学分析仪器是一类过筛性检验仪器,它的质量和特性与相应的尿液干化学试带密切相关,所有影响干化学反应的事项,同样会影响干化学分析仪器的测定结果。因此在某些情况下需对出现的不确定结果进行复核,例如通过显微镜检查法、湿化学法、折射计法对化学成分和有形成分进行确认。

优质的尿液干化学分析仪器应该具备自己的完整检测系统,这包括配备质量控制措施,例如空白校正、质控试带、质控液和校正液、配套的尿干化学试带、方便和完善的操作软硬件系统,使其测定结果具有良好的稳定性和重复性,易于实现标准化操作。

二、尿液分析仪原理

此类仪器一般用微电脑控制,采用球面积分仪接受双波长反射光的方式测定试带上的颜色变化进行半定量测定。试剂带上有数个含各种试剂的试剂垫,各自与尿中相应成分进行独立反应,而显示不同颜色,颜色的深浅与尿液中某种成分成比例关系,试剂带中还有另一个"补偿垫",作为尿液本底颜色,对有色尿及仪器变化待所产生的误差进行补偿。

将吸附有尿液的试剂带放在仪器比色槽内,试剂带上已产生化学反应的各种试剂垫被光源照射,其反射光被球面积分仪接收,球面积分仪的光电管被反射的双波长光(通过滤片的测定光和一束参考光)照射,各波长的选择由检测项目决定。

仪器按下列公式自动化计算出反射率,然后与标准曲线比较,自动找各种成分的相应结果,尿液中某种成分含量高,其相应试剂垫的反射光较暗,否则较强。

反射率分式:$R(\%) = T_m \times C_s / T_s \times C_m \times 100\%$

式中的 $R(\%)$ 为反射率;T_m 为试剂垫对测定波长的反射强度;T_s 为试剂垫对参考波长的反射强度;C_m 为校准垫对测定波长的反射强度;C_s 为校准垫对参考波长的反射强度。

三、尿试带试验方法

(一) 尿 pH 检查

1. 原理　采用酸碱指示剂法。尿中 pH 可使该测定区中的甲基红和溴麝香草酚蓝两种指示剂发生颜色改变,可表达 pH 5.0~9.0 的变色范围。

2. 方法学评价　尿标本必须新鲜,时间过长的尿液可滋生细菌,如变形杆菌等可分解尿素产生氨,使尿液变碱;含过多碳酸氢盐时并放置时间过久也可导致挥发,使 pH 增高。测定具有一定的局限性:pH 结果间隔大,范围从 5~9,不适宜精确测定尿 pH。但因携带方便,无需设备,检查方便且便于实现自动化,适合于过筛试验。

3. 临床含义　①反映体内酸碱代谢状态;②由于尿蛋白、尿比密的测定原理是基于模块上最后 pH 试剂的颜色变化,因此分析 pH 变化还有监控尿 pH 变化对其他模块区反应的干扰作用。

(二) 尿比密检查

原理:采用多聚电解质离子解离法。预先处理的高分子电解质与尿中各种离子浓度的关系导致电离常数的负对数(pKa)的变化。尿中含有以 NaCl 为主的电解质,在水中解离为 Na^+ 和 Cl^-,可和离子交换体中的氢离子置换,在水溶液中放出氢离子(H^+)。随着尿液中不断增加的氢离子浓度,使得指示剂溴麝香草酚蓝的颜色发生改变。

方法学评价:该方法灵敏度略低,只能按 0.005 的梯度色阶表达结果,精密度差,测试范围窄,并且受强碱性尿和高蛋白质尿的影响,不适宜用于小儿及肾脏浓缩稀释功能严重减低的患者使用。其优点是快速过筛,适合于一般尿液分析仪自动检测,适合于健康人群过筛试验。

尿比密测定曾采用悬浮法和折射仪法,主要测定尿内固体物浓度随着10项尿液分析仪的问世,试带法测定尿比密得到广泛使用,其模块中主要含有多聚电解质、酸碱指示剂及缓冲物,这是采用酸碱指示剂法,其原理是根据经过多聚电解质的pKa改变与尿液离子浓度相关原理。模块中的多聚电解质含有随尿标本中离子浓度解离的酸性基团,离子越多,酸性基团解离子越多,而使模块中的pH改变,这种改变可由模块中的酸碱性指示剂的颜色变化显示出来,进而换算成尿液的比密值。

不同的干扰因素对上述三种方法的测量的比密结果影响也不同:第一是尿液中的非离子化合物增多时,可使悬浮法和折射仪法测得的比密结果偏高,而试带法只与离子浓度有关,不受其影响;第二是尿液中蛋白增多时,三种方法都具有不同程度的增高,以试带法最为明显,折射仪法次之;第三是试带法易受pH的影响,当尿液的pH>7时应在测定结果的基础上增加0.005作为由于尿液pH损失的补偿。

尿试带法简单、快速、用尿量少,但由于试纸法尿比密结果间隔较大,不能反映细微的比密变化,故不能用于浓缩稀释试验。加外试带法对高或过低的尿比密均有敏感,故不宜用于这两种情况,如新生儿尿就不适用。因此只能用于一般性筛选,在上述情况下以折射仪更为理想。美国临床实验室标准化委员会(NCCLS)建议折射仪结果作为干试带法的参比方法。

(三) 尿蛋白检测

1. 原理 采用"指示剂蛋白质误差"(protein error of indicators)原理。尿中存在蛋白质时,由于蛋白质离子对带相反电荷指示剂离子吸引而造成溶液中指示剂进一步电离,在不同的pH值时,可使指示剂改变颜色。

2. 方法学评价 对清蛋白的敏感性明显高于球蛋白、血红蛋白、本周蛋白和黏蛋白,因此"阴性"结果并不能排除这些蛋白质的存在。对清蛋白测定的敏感性在0.15~0.30g/L,各厂家产品略有不同。混浊尿不影响测定结果和判断,但肉眼血尿、血红蛋白尿、黄疸尿等显著异常的尿色会影响到对结果的判别。

该实验方法对标本的酸碱性非常敏感。强酸性尿(pH<3)和含高浓度青霉素尿可呈现假阴性结果。强碱性尿(pH>9.0),如服用奎宁和嘧啶等药物时,尿液可呈强碱性,超出了试剂带本身的缓冲能力,可造成干化学法假阳性。含非那吡啶、聚维酮、有机碘造影剂的尿样、被某些清洁剂和消毒剂污染的尿标本会出现假阳性。大剂量青霉素(>40 000U/L),干化学法可产生假阴性,可造成湿化学法假阳性。

3. 临床意义 干化学法测定尿蛋白操作简单快速,但在使用应注意:①患者服用奎宁和磺胺嘧啶等药物引起的强碱性尿时,会使干化学法出现假阳性结果而磺基水杨酸法出现假阴性结果,可用稀乙酸将尿液pH调5~7再行实验,借以区别是否由于强碱性尿而导致假阳性。②研究证明几十种药物可使尿蛋白检查出现假阳性,如大剂量青霉素。③不同测定方法对患者尿液内不同种类蛋白质检测的敏感不同,双缩脲定量可以对白蛋白、球蛋白有相似的敏感性,而干化学测量球蛋白的敏感性仅是白蛋白的1/100~1/50。因此对于肾病患者特别是在疾病发展过程中需在系统观察尿蛋白含量的病例应使用磺基水杨酸法(或加热乙酸法)定性和双缩脲法进行定量试验。④标本内含有其他分泌物(如生殖系统分泌物)或含有较多细胞成分时,可引起假阳性。

NCCLS建议以磺基水杨酸法作为干化学检测尿蛋白的参比方法。

（四）尿葡萄糖测定

1. 原理　尿试带法测定尿葡萄糖是采用酶法。其模块中含有葡萄糖氧化酶、过氧化物酶和色原。不同厂家采用的色原有异主要有两类：①采用碘化钾做色原，阳性反应呈红色；②采用邻甲联苯胺作色原，阳性反应呈蓝色。其测定原量是葡萄糖氧化酶把葡萄糖氧化成葡萄糖醛酸和过氧化氢，后者再由过氧化物酶催化释放出［O］，而使色原呈颜色，以此类方法最常用。

2. 方法学评价　葡萄糖氧化酶法具有特异性强，灵敏度高，敏感性可在 4~7mmol/L（100mg/L）。适用于常规及过筛检查尿中的葡萄糖。而对乳糖、半乳糖、果糖等其他还原糖不反应，这与班氏法具有明显区别。高浓度的维生素 C 会减低反应的敏感性，可能会造成假阴性。某些高比重尿液可使尿葡萄糖反应性减低。维生素 C 可与干化学试剂发生竞争性抑制反应，造成假阴性，如果使用了大剂量维生素 C 治疗，5 小时内最好不要做尿糖检查。某些品牌的干化学试带含有过碘盐成分，具有分解尿中维生素 C 的能力，因此这类试纸不受明显影响。

尿试带法在使用中应注意：①尿试带法与班氏定性法的特异性不同，前者的特异性强，参与葡萄糖反应；而后者与尿内所有还原性糖和所有还原性物质都反应，故在尿试带法呈阴性的标本有可能在班氏法呈阳性结果；②干化学法与班氏法的灵敏度不同，干化学法的灵敏度高，葡萄糖含量为 1.67~2.78mmol/L 时即可出现弱阳性；而班氏法 8.33mmol/L 才呈弱阳性表现；③干扰物质对两法的影响不同：尿液内含有对氧亲和力较强的还原物质可与班氏法中的铜离子作用产生假阳性，但却可使干化学法试带产生的 H_2O_2 还原显色而使其成假阴性。排除的方法是先将尿液煮沸几分钟破坏维生素 C 再进行实验。现已有含维生素 C 氧化酶的试带的可以排除这一干扰。④干化学法测定尿葡萄糖只是一般的半定量试验，它所设计的浓度水平与传统的班氏存在着差异，两者有可能相互交叉，因此对于糖尿病的动态观察，在干化学出现阳性结果时，最好用湿化学定量方法，以确立准确的尿葡萄糖范围或收集昼夜尿标本作尿糖定量。

3. 临床意义

（1）血糖过高性糖尿：①糖尿病；②内分泌疾病：如库欣综合征、甲亢、肢端肥大症、巨人症、嗜铬细胞瘤等；③其他：肝功能不全、胰腺癌、胰腺炎等。

（2）血糖正常性糖尿：称肾性糖尿，见于慢性肾小球肾炎、NS、间质性肾炎、家族性等。

（3）暂时性糖尿：输入或食入糖过多，应激、妊娠、使用糖皮质激素、茶碱、咖啡因、大剂量阿司匹林等。

（4）非葡萄糖性糖尿：乳糖、半乳糖、果糖、戊糖可致糖尿，见于妊娠、肝功能不全、大量进食水果等，罕见为先天性半乳糖、戊糖尿。

（五）尿酮体检查

1. 原理　采用亚硝基铁氰化钠法。尿中的丙酮或乙酰乙酸与试纸上的亚硝基铁氰化钠反应，产生浅紫色到深紫色变化。

2. 方法学评价　对乙酰乙酸的灵敏度为 50~100mg/L，对丙酮的灵敏度为 400~700mg/L，与 β-羟丁酸不反应。早期酮症排出的 β-羟丁酸占酮体总量的 78%，因而对早期酮症检出不敏感。由于丙酮和乙酰乙酸具有挥发性，故标本应新鲜，最好在采集后 30 分钟内测定。肉眼血尿等有明显颜色变异的尿和含大量左旋多巴代谢物的标本可出现假阳性。

在使用中注意：①由于尿酮体中的丙酮和乙酰乙酸都具有挥发性，乙酰乙酸更易受热分解成丙酮;尿液被细菌污染后,酮体消失,因此尿液必须新鲜,及时送检,以免因酮体的挥发或分解出现假阴性结果或结果偏低;②干化学法与酮体粉法灵敏度存在差异:酮体粉法对乙酰乙酸与丙酮的敏感性分别为80mg/L和100mg/L。不如试带法敏感,故同一病理标本两种方法可能出现结果的差异,分析结果时应特别注意;③不同病因引起的酮症,酮体的成分不同,即使同一患者不同病程也可有差异,例如在糖尿病酮症酸中毒早期病程中,主要酮体成分为β-羟丁酸,很少或缺乏乙酰乙酸,此时测定结果可导致对总酮体量估计不足。在糖尿病酮症酸中毒症状缓解之后,β-羟丁酸转变为乙酰乙酸,反而使乙酰乙酸含量比初始急性期增高,易对病情估计过重。因此检验人员必须注意病程发展,与临床医生共同分析实验结果。

3. 临床意义 尿酮体阳性见于肝细胞性或梗阻性黄疸,而尿中有高浓度维生素C和亚硝酸盐时,可呈假阴性,而吩噻嗪类可致假阳性。

(六)尿胆红素、尿胆原检查

1. 原理 尿胆红素测定原理是结合胆红素在强酸性介质中,与2,4-二氯苯胺重氮盐起偶联反应呈紫红色;测定尿胆原的原理与改良Ehrlich法相同。

2. 方法学评价 过量的维生素C和亚硝酸盐可抑制偶氮反应而呈假阴性,而大量的氯丙嗪和高浓度的盐酸苯偶氮吡啶的代谢产物在酸性条件下会呈假阳性反应。试纸法出现可疑时,可用Harrison法或ICTOTEST片剂法进行验证。

两个方法主要注意点为:①标本必须新鲜,以免胆红素在阳光照射下成为胆绿素;尿胆原氧化成尿胆素。②尿液中含高浓度维生素C和亚硝酸盐时,抑制偶氮反应使尿胆红素呈假阴性。当患者接受大量的氯丙嗪治疗或尿中含有盐酸苯偶氮吡啶的代谢物产生时,可呈假阳性。③尿液中一些内源物质如胆色素原、吲哚、胆红素等可使尿胆原检查结果出现阳性,一些药物也可产色干扰实验。④正常人尿胆原排出量每天波动很大,夜间和上午量少,午后则迅速增加,在午后2~4时达最高峰;同时尿胆原的清除率与尿pH相关,pH 5.0时,清除率为2ml/min。pH 8.0时增加至25ml/min,因此有学者提倡预先给予患者服用碳酸氢钠,以碱化尿液收集午后2~4时尿(2小时排出量)进行测定,以提高检出率。

3. 临床意义(表9-2)

表9-2 尿胆红素、尿胆原检查检测的临床意义

黄疸类型	尿胆红素	尿胆原
正常	阴性	阴性~弱阳性
溶血性黄疸	阴性	显著增加
肝细胞性黄疸	中度增加	轻度增加
梗阻性黄疸	显著增加	阴性

(七)尿亚硝酸盐检查

1. 原理 采用亚硝酸盐还原法。尿中含有的亚硝酸盐在酸性环境中先与对氨基苯磺酸反应形成重氮盐,再与α-萘胺结合而产生粉红色偶氮化合物。

2. 方法学评价 此项结果测定时尿液必须新鲜,无外界污染,最好用晨尿或在膀胱中潴留4小时以上的尿液。出现阳性结果意味着尿液中细菌数量在10^5/ml以上。阴性结果并不表明尿液中无细菌,可能为非硝酸盐还原性细菌引起的尿道感染;也可能为尿液在膀胱中潴留不足4小时或饮食中缺乏硝酸盐等情况。高比密尿液或含有大量维生素C的标本可

减低反应的敏感性。

3. 临床意义　模块中主要含有对氨基苯磺酸和 1,2,3,4-四羟基对苯喹啉-3 酚。大多数尿路感染是由大肠埃希菌引起的,正常人尿液中含有来自食物或蛋白质代谢产生的硝酸盐,尿液中有大肠埃希菌感染增殖时,将硝酸盐还原为亚硝酸盐,可将模块中对氨基苯磺酸重氮化而成重氮盐,后者与 1,2,3,4-四羟基对苯喹啉-3 酚偶联使模块产生红色,借以诊断患者是否被大肠埃希菌感染,其检出敏感度为 0.03~0.06g/L。尿液中亚硝酸盐检出率受感染细菌是否含有硝酸盐还原酶、食物中是否含有适量的硝酸盐、尿液标本是否在膀胱停留 4 小时以上三者影响,符合上述三个条件,此试验的检出率为 80%,反之可呈现阴性结果。因此本试验阴性并不能排除细菌尿的可能,同样亚硝酸盐试验阳性也不能完全肯定泌尿系统感染,标本放置过久或污染可呈假阳性,应结合其他尿液分析结果,综合分析得出正确的判断。

(八) 尿白细胞检查

1. 原理　采用粒细胞酯酶(leukocyte esterase)法。中性粒细胞特异性的含有一种酯酶,而这种酯酶在红细胞、淋巴细胞、血小板,以及血清、肾脏及尿液中均不存在。试纸反应基质是吲哚酚羟基酸酯,在酯酶作用下将其转变为吲哚酚,再与重氮盐发生反应形成紫色缩合物。

2. 方法学评价　该实验仅与尿液中的粒细胞反应,既可与完整的粒细胞反应,也可与脓细胞反应以及破坏后的粒细胞所释放出的酯酶成分反应。当尿中出现以淋巴细胞或单核细胞为主的白细胞时,可呈阴性。尿中出现过高的葡萄糖、蛋白质或高比密尿会造成反应的敏感性减低或出现假阴性。尿中的先锋霉素类药物、乙哚酸、高浓度草酸、四环素等药物都可使反应的敏感性减低或出现假阴性。

四、尿液干化学检验影响因素分析及质量控制

尿液干化学检验由于其速度快,检测参数多,极大地提高了工作效率,减轻了检验人员的劳动强度,越来越受到基层医院的欢迎。但由于干化学检测的局限性、干化学试纸的诸多影响因素以及检查过程中忽略了许多中间环节,从而直接影响了尿液检验的准确性。我们对尿液干化学检测过程中经常遇到的干扰因素及注意事项介绍如下,以便在实际工作中进行有效的质量控制。

1. 影响因素分析

(1) pH 值检查:过低的强酸性尿液几乎不存在,因此,需要我们引起足够重视的是 pH 值升高的强碱性尿。pH 升高的病理因素包括碱中毒、原发性醛固酮增多症、变形杆菌和铜绿假单胞杆菌引起的膀胱炎、肾盂肾炎等尿路感染。许多药物如枸橼酸钠、嘧啶、碳酸类药物及某些中草药常可引起尿液 pH 值不同程度的升高。

(2) 蛋白检测:由于蛋白试带对测定白蛋白敏感,对球蛋白不敏感,尤其对黏蛋白和本周蛋白反应阴性时,并不能说明尿中无蛋白,所以在实际工作中要注意提示,以免诱导和误导临床医师及患者,造成漏诊及误诊。青霉素分子结构中的—COOH可电离出 H^+,可能通过 H^+ 影响 pH 值的变化而导致尿蛋白的阳性减弱。因此,静脉滴注青霉素最好 5~6 小时后再做尿液检查,对蛋白尿患者使用青霉素治疗时,不同的测定方法应考虑不同的干扰作用,干化学法可使结果减弱甚至为假阴性。哌拉西林(氧哌嗪青霉素)仅影响磺柳酸法尿蛋白的测定,而不影响干化学法的检测。氧哌嗪是青霉素的衍生物,静滴后主要以原形从尿中排出。氧哌嗪分子结构中含有两个牢固结合的肽键,与磺柳酸可发生明显结合,产生类似尿蛋白的

假阳性反应。因此,遇到磺柳酸法尿蛋白强阳性,与仪器检测或显微镜检查明显不符时,应详细询问病情,了解用药史,及时反馈给临床。

(3) 比重检测:当尿液 pH≥7.0 时,尿液中会存在 OH⁻,它的存在将中和掉尿液离子成分释放出 H⁺,因此应在测定结果的基础上增加 0.005 作碱性尿损的补偿,这样才能使检验结果接近真值。强碱性尿对比重的影响主要是尿液中的 OH⁻ 中和了一部分 H⁺,引起模块上的 pH 改变导致比重结果降低。

(4) pH、尿蛋白和尿比重的相互影响:干化学法尿蛋白、比重和 pH 的检测原理都是基于 pH 的变化而设计的,这是 pH、尿蛋白和比重之间相互影响的根源。pH 5.0~7.0 的正常尿液对尿蛋白和尿比重无影响,实验室检测 pH 超过 7.0 时,在原尿比重基础上应增加0.005,超过 8.0 时增加 0.010。pH>8.5 时,对仪器报告的尿蛋白阳性标本均应通过其他方法加以证实。而作为两性电解质的蛋白质,本身可电离出 H⁺,可作用于尿比重模块上的指示剂,发生显色反应,使比重检测结果偏高。

(5) 葡萄糖检测:葡萄糖试带是基于葡萄糖的酶促反应,故抗干扰能力较差,所以试带必须妥善保存于阴凉干燥处,并严密注意使用期限。

(6) 胆红素检测:胆红素试带多采用偶氮反应法,在接收标本时必须新鲜、避光。因为阳光照射可使尿液标本氧化成胆绿素,尿胆原氧化成尿胆素,服用某些药物时,应尽量不做该实验,因为药物可抑制偶氮反应而出现假性结果。对于这些缺陷要及时的注意提示和加以避免,以防误诊。

(7) 隐血试验:隐血试带采用血红蛋白类过氧化物酶,对于完整的红细胞及破碎的红细胞和游离的血红蛋白均能有所反应。当出现阳性结果时应采用显微镜镜检,以提高诊断的准确率。另外由于菌尿等对热产生不稳定酶,可出现假阳性结果,再者在进行检查时应将标本充分混匀,方可检查。

尿隐血检查是诊断泌尿系统疾病,特别是肾脏疾病的重要实验指标之一。尿路感染的病例中,部分杆菌、球菌及真菌(主要为假丝酵母菌)一方面可能释放过氧化物酶,另一方面为了代谢的需要在增殖过程中可能合成过氧化物酶、触酶或超氧化物歧化酶。目前,尿隐血检查是一种非特异性的检测方法,上述酶类物质在尿隐血的干化学测定中,可不同程度地使试纸模块上的过氧化氢茴香素或过氧化氢分解出游离氧,引起色原颜色的变化,出现假阳性反应。大量实验已经证实,尿中少量细菌和真菌对隐血无影响,但延长显色时间有时也可呈弱阳性反应。不同细菌引起尿隐血的阳性程度不同,假单胞菌属(如铜绿假单胞杆菌)最严重,杆菌强于真菌和球菌。大量细菌和真菌是引起干化学法尿隐血假阳性的原因之一。

显微镜血尿是许多泌尿系统疾病病理变化的初始信号之一,极少量红细胞有时只表现为隐血阳性。临床无症状的尿隐血阳性对疾病的早期诊断更为重要。尿隐血检测包括尿液中的红细胞和(或)红细胞变形裂解后溢出的血红蛋白。红细胞和血红蛋白均含有亚铁血红素,具有过氧化物酶样活性,亚铁血红素还原试纸带模块上的过氧化物释放出游离氧,氧化色原显色。因此尿隐血报告的阳性程度往往高于显微镜检查的红细胞数。许多患者红细胞在肾脏或泌尿道中因渗透压过低或 pH 值偏高而破坏,血红蛋白释放,出现所谓干化学检查的假阳性现象。因此遇到与显微镜检查结果不符时,一定要结合临床加以分析,寻找原因,切不可一概对干化学法加以否定,更不可武断地调节仪器的灵敏度。尿隐血假阴性主要见于维生素 C 的干扰所致。假阳性主要是尿液中存在对热不稳定的酶(如过氧化酶、类过氧化物酶)和肌红蛋白。前者加热后酶类破坏即转为阴性,后者是一类特殊的疾病。

（8）亚硝酸盐检测:在检测亚硝酸盐时,应防止亚硝酸盐和偶氮试剂污染造成假阳性结果,所以检验器械必须洁净、干燥,勿放置其他化学试剂。

（9）白细胞检测:干化学法白细胞检查的原理是依赖于白细胞胞质内粒细胞酯酶的存在。该酶作用于试纸模块上的吲哚酚酯游离出吲哚酚,吲哚酚与重氮盐反应形成紫色缩合物。粒细胞酯酶主要存在于粒细胞质内,单核细胞含有少量,淋巴细胞中无此酶。因此,干化学法主要测定粒细胞。甲醛防腐尿液及应用某些药物（如呋喃妥因）时,可使尿白细胞呈假阳性。而陈旧性尿液中的脓细胞,尿中含有大量头孢氨苄和庆大霉素,尿蛋白大于 5g/L,乳糜尿及深棕色尿均可导致尿白细胞阳性减弱或呈假阴性。由于干化学测定的原理与显微镜计数的形态学检查是两种截然不同的概念,所以有时出现结果不一致的情况。当出现阳性时,应借助显微镜检查以提高结果准确性。

（10）维生素 C 检测:现在,许多尿干化学分析仪增加了维生素 C 检测项目。维生素 C 是最常用的维生素类药物,检测维生素 C 既可了解尿液中维生素 C 含量,又可对维生素 C 对其他检测结果的影响进行判断。本药水溶性好,口服或滴注后体内代谢快,尿中浓度迅速升高。维生素 C 具有较强的还原性,对尿液成分测定的影响机制可理解为竞争性抑制反应,使结果减弱或出现假阴性。一般认为,常规剂量口服维生素 C 对实验结果无影响,而大剂量口服特别是静脉滴注时,30 分钟内尿中浓度即迅速升高,随着尿液的浓缩其浓度不断上升。高浓度的维生素 C 可影响尿中葡萄糖、隐血、胆红素和亚硝酸盐的测定。不同浓度的维生素 C 对尿液检查的影响不同,同样浓度的维生素 C 对尿液中不同成分的影响也不相同,不同批号的试纸抗维生素 C 的干扰不同。从事尿液分析的检验人员,应参照本实验室的仪器和试纸,探索建立维生素 C 在多大浓度范围内才对以上实验产生影响及影响程度的数据,控制维生素 C 滴注后对尿液检验的影响。

2. 质控措施

（1）显微镜镜检要求:干化学试纸带受诸多因素的影响,不同尿液分析仪检测的灵敏度也有一定差异。目前,任何一台尿液分析仪只能起显微镜检查的过筛实验,即使可进行无玻片镜检及细胞分布直方图报告的电脑遥控显像尿液分析仪,也不能完全取代显微镜。基于以上原因,实验室需要常规镜检的情况至少应包括:①泌尿系统或可疑泌尿系统疾病的患者;②尿蛋白、白细胞、红细胞、亚硝酸盐有阳性者或四项均阴性而尿维生素 C(++)以上或标本留取前使用了对尿液检查有影响的药物;③可疑尿中有管型、肾上皮细胞、亚硝酸盐还原酶阴性的细菌、病理性结晶等异常成分;④尿液混浊或尿色异常者;⑤近期内尿检异常正在治疗观察的患者。

（2）控制影响因素,提高尿液分析的准确性。

1）标本的采集与放置:干化学检查要求尿液应新鲜,最好不要超过 2 小时。长时间放置的尿标本,某些化学成分或有形成分可能会分解、破坏或转化成其他成分（待测物或非待测物）,从而直接或间接影响结果的准确性。例如尿液中大量繁殖的细菌在葡萄糖和蛋白质的分解过程中,细菌大量增加,葡萄糖和蛋白质逐渐减少;红细胞无氧酵解过程中对葡萄糖的利用及各种细胞成分的破坏,都不同程度地增加了实验的误差。又如新鲜尿中的酮体形式主要为乙酰乙酸,长时间放置的尿标本,乙酰乙酸的含量逐渐降低,而丙酮和 β-羟丁酸逐渐增高,由于三种酮体物质检测的灵敏度差异甚大,势必造成同一份标本应用同一台仪器和试纸在不同时间检测结果的差异。干化学检查更不可应用加入防腐剂（如甲苯、甲醛）和抑制剂（如氟化钠）的尿液,否则加入的化学试剂将直接影响到某些成分的测定。

2）干化学试纸的保存、浸湿时间及测试温度：干化学试纸一旦启封应尽快用完，且每次使用后必须紧塞筒盖，勿放入冰箱保存，以免被空气氧化或吸水变质。由于各项目的检测原理不同，延长浸湿时间加之室内温度增高，可使葡萄糖、蛋白质、胆红素和尿胆原的阳性增强，而酮体阳性减弱，pH 值降低。禁止用手触摸试纸带上任何一个测试模块，浸湿后的试纸带不宜甩动，以免互相污染影响结果。因此尿液检查必须标准化，试纸浸湿时间应严格控制在 2 秒或规定的时间，启封后应在 1 周内用完，保存于 15~25℃的通风干燥处为宜。

3）使用配套试纸、定期校准仪器、开展室内室间质控：由于尿试纸带各项目的检测原理不同，同一项目不同厂家的试纸反应原理也不尽相同，各模块反应的灵敏度及色泽变化也存在一定差异。所以不同仪器和试纸对同一标本的测定结果可能存在一定误差，同一仪器、同一标本应用不同厂家试纸测定的结果也可能有一定差别。因此建议各实验室不可频繁更换试纸厂家。同时，应积极开展室内室间质量控制。室间质控可随时观察仪器的重复性与否，室内质控可及时发现仪器的准确性与否。定期用高低质控物作对照，用校正带校准仪器，在无可比性对照方法的情况下，不要随意调整仪器检测的灵敏度。

第七节　尿沉渣自动分析技术

尿沉渣（urinary sediment）检查是用显微镜对尿沉淀物进行检查，识别尿液中细胞、管型、结晶、细菌、寄生虫等各种病理成分，辅助对泌尿系统疾病作出诊断、定位、鉴别诊断及预后判断的重要常规试验项目。全自动尿沉渣分析仪是采用显微图像全自动识别技术对尿液中的有形成分进行自动定位及捕捉，通过形态学方法对尿液中的有形成分进行自动识别和分类计数的一种常规检验设备。主要用于临床检验科、肾病实验室等尿常规分析中。目前，任何一种尿液分析仪只能作为显微镜检查的过筛实验，即使近年来国外研制的电脑遥控显像尿液分析仪，可进行无玻片镜检及红白细胞大小分布直方图的报告，也不能完全取代显微镜，因此需要与尿沉渣检测联合应用。在一般性状检查或化学试验中不能发现的变化，常可通过沉渣检查来发现，如尿蛋白检查为阴性者而镜检却可查见少量的红细胞。说明在判断尿沉渣结果时，必须将物理、化学检查结果相互参照，并结合临床资料等进行综合分析判断。

一、尿沉渣分析技术的发展

近年来尿沉渣有形成分的检查在利用显微镜检查的基础上有了多方面的进展：

1. 利用干化学试带检查尿中白细胞、红细胞等有形成分。

2. 利用平面流动池中连续位点图像摄影系统，摄制尿沉渣粒子的静止图像，对尿沉渣粒子进行自动分类、储存等，形成独立的尿沉渣自动分析仪。

3. 除利用普通显微镜检查外，还可采用干涉、相差、偏振光、扫描及透射电镜等。如在干涉显微镜下观察尿沉渣中细胞管型，由于能观察"三维空间"，因此清晰度明显提高；相差显微镜中由于视野中明暗反差大，故对不典型红细胞及血小板易于识别。在新鲜血尿及运动后血尿中均可见到血小板，但在普通光学显微镜下常被漏检；用透射电镜对尿沉渣的超薄切片进行观察时，可准确地诊断细菌管型，白色念珠菌管型及血小板管型等，而这些管型在普通光学显微镜下常被误认为细颗粒及粗颗粒管型；用偏振光显微镜检查尿沉渣，易识别脂肪管型中的脂肪成分。如肾病综合征时，尿沉渣的脂肪管型经偏振光显微镜检查后可见具特异形象的胆固醇酯,即在管型黑色背景中嵌有大小不等明亮球体,中心为黑色的十字架形状,这对确认本病有重要意义。偏振光显微镜还可对尿沉渣各种结晶进行识别和确认,这对泌尿系统结石诊断有一定价值。

4. 现已采用尿沉渣活体染色及细胞化学染色等多种染色法来识别各种管型,如甲紫-沙黄染色,可识别管型(尤其是透明管型)及各种形态的红细胞、上皮细胞、并能区别存活及死亡的中性粒细胞和检出闪光细胞;用巴氏染色观察有形成分的细微结构,对尿路肿瘤细胞和肾移植排斥反应具诊断意义;其他如阿新蓝-中性红等的混合染色剂也有助于尿沉渣成分的识别;细胞过氧化物酶染色可鉴别不典型红细胞与白细胞,并可分透明管型与颗粒管型,经染色后发现透明管型应属颗粒管型范畴。

5. 近年来应用单克隆抗体技术识别各种细胞,临床上可根据出现的不同的细胞而诊断一些疑难的肾病如新月体肾炎,药物引起的急性间质性肾炎、肾小管坏死等。

目前尿沉渣检测的筛查已可通过自动化尿沉渣分析仪来完成,尿沉渣分析仪大致有两类,一类是利用图形识别法,通过尿沉渣直接显微镜摄影,再人为对影像进行分析得出相应的技术资料与实验结果;另一类是利用流式细胞术原理,直接分析尿液中各类细胞的性质及数量。1988年,美国国际遥控影像系统有限公司研制生产了世界上第一台"Yollow IRIS"高速摄影机式的尿沉渣自动分析仪。这种仪器是将标本的粒子影像展示在计算机的屏幕上,由检验人员加以鉴别。1990年,日本东亚医疗电子有限公司与美国国际遥控影像系统有限公司合作,生产出影像流式细胞术的UA-1000型尿沉渣自动分析仪,随后又生产了UA-2000型。虽然此类仪器对原来的尿液分析仪进行了较大的改革,但由于对图像粒子测绘不十分满意、处理能力低、重复性差、管型分辨不清、价格昂贵等,未能普及。1995年,日本东亚医疗电子有限公司在原来影像式细胞式尿沉渣自动分析仪的基础上,将流式细胞术和电阻抗技术结合起来。研制生产出新一代UF-100型全自动尿沉渣分析仪。该仪器具有快速、操作方便,且同时得出尿沉渣有形成分的定量结果和红细胞、白细胞散射光分布直方图,便于临床诊治和科研。1996年德国宝灵曼公司生产出新一代的名为SEDTRON以影像系统配合计算机技术的尿沉渣自动分析仪。尿沉渣仪器的发展,检测标准的不断完善为临床医疗和科研提供了更为准确和详细的客观资料。

二、尿沉渣检测原理

尿沉渣检测不论从计数原理还是方法学方面均有别于干化学,全自动尿沉渣分析仪将尿液样品放入进样槽后,仪器会自动吸样、染色、计算,还可储存、打印结果。目前常用的有IRIS™和UF-100型两种类型的自动化仪器。IRIS有频闪(strobe)光源灯、相聚光镜、流动样品池及彩色摄像机等组成工作站。UF-100是按流式细胞术和电阻抗原理设计的新型尿沉渣分析仪。该仪器所用尿液不需离心,但要经荧光染色。尿液经液流聚焦使有形成分有序地吸入测定管道后,同时检测电阻抗、激光照射后发射的荧光强度和在前向角测定的散射激光强度以及脉冲时间;再用电脑加以综合分析,在屏幕上显示各种散点图和直方图并打印出结果和图形。由于各种细胞、管型、细菌等的大小、形状、内部结构和结合荧光染料的多少不同,故可加以区分。该仪器还可以同时测定电导率,用以简单推算比重。值得一提的是,仪器可检测一般不为检验人员所注意的细菌;同时还可将红细胞分为均一型、不均一型和混合型,对鉴别红细胞来源(肾小球、肾小管或是下泌尿道)有参考价值。

三、尿沉渣检测指标及临床应用

1. 红细胞荧光强度及散射强度　检测原理：红细胞无细胞核，在尿液中的直径大约为 $8\mu m$，由于只有红细胞膜被染液染色，因此荧光较弱。前向散射光强度的分布因红细胞形状而改变，由于尿液中红细胞来源不同、尿液的渗透压及 pH 不同，红细胞很可能发生变形，尿液中的红细胞形状各异，有时部分成小红细胞碎片分布，因此可以看到红细胞前向散射光强度差异较大。一般来看，F1 极低和 Fsc 大小不等均分为红细胞。红细胞大小的分布可通过前向散射光直方图来确认。

临床应用：根据尿液中红细胞形态可将血尿分为均一性红细胞血尿（isomorphic RBC hematuria）、非均一性红细胞血尿（dysmorphic RBC hematuria）和混合性红细胞血尿（mixture RBC hematuria）。80%红细胞 Fsc ≥ 84ch 为均一性红细胞（isomorphic RBC），均一性红细胞大小形态近似正常红细胞。80%红细胞 Fsc ≤ 126ch 为非均一性红细胞（dysmorphic RBC），非均一性红细胞大小不一，尿中可见两种以上的异性红细胞，如小红细胞、大红细胞、皱缩红细胞、棘形红细胞等。红细胞 Fsc 介于 84~126ch 即为混合性红细胞（mixture RBC）。仪器可给出均一性红细胞百分率（isomorphic RBC%）、非均一性红细胞百分率（dysmorphic RBC%）、非溶血性红细胞（non-hemolytic RBC）的数量和百分比（non-hemolytic RBC%）、平均红细胞荧光强度（RBC-MFL）、平均红细胞前向散射强度（RBC-MFsc）和红细胞荧光强度分布宽度标准差（RBC-FL-KWSD）。

一般临床意义同尿干化学检测，同时尿沉渣分析仪多种红细胞信息的综合判断对泌尿系统疾病的诊断特别是血尿定位有一定帮助。临床上非均一性红细胞为主的混合型血尿（肾性血尿）或影细胞大于 80%时多考虑为肾小球病变，而红细胞形态正常的均一性血尿（非肾性血尿）基本上可排除肾小球病变。

2. 白细胞荧光强度及散射强度　检测原理：尿液中的白细胞直径大约为 $10\mu m$，有细胞核及多种细胞器。白细胞的细胞核被染液充分染色，在散点图上分布在强度区域（Fsc/Fl2）。由于尿液中也同样存在形态各异的白细胞，故前向散色光强度和荧光强度分布于散点图上较广的区域。活的白细胞有一定的体积和密度，具有高前向散色光强度和低荧光强度；死亡或被损坏的白细胞体积和密度都有所改变，可能会分布在散点图中的低散色光强度和高荧光强度区域。

临床应用：结合白细胞数量，利用其激光散射强度和荧光强度的不同程度，对泌尿系统急慢性感染的鉴别诊断和恢复期预测具有重要意义。典型的急性泌尿系统感染时尿白细胞为高前向散射光强度和低荧光强度；典型的慢性泌尿系感染时尿白细胞为前向散射光强度弱和荧光强度强。

3. 上皮细胞　检测原理：上皮细胞体积较大，含有细胞核及多种细胞器，这些细胞具有较强的前向散射光强度和荧光强度的特性。分布在大尺寸细胞的 Flw/Fscw 散点图中。在 Flw/Fscw 散点图中，上皮细胞分布在高荧光脉冲宽度区域和低于管型的散射光脉冲宽度区域，仪器还显示了每微升尿液中小圆上皮细胞（SRC）数量。

临床应用：尿液由肾脏生成，经尿道排出的整个过程中，难免混入泌尿系统各部分的少量上皮细胞，特别是成年女性或孕妇尿中，常因白带污染而存在多量上皮细胞，一般无临床意义。但是肾小管上皮细胞（或称肾细胞、小圆上皮细胞）和移行上皮细胞常与某些疾病相关。可见，由尿液排出的上皮细胞种类较多，大小不等，这些细胞散射光、荧光及电阻的信号变化较大,仪器难以完全区分出哪一类细胞,因此当仪器显示此类细胞数量"超标"时,必须通过离心染色镜检予以判别。

大量上皮细胞对临床的提示表现在:①成片脱落的鳞状上皮细胞见于尿道炎,常伴有较多白细胞;②较多肾小管上皮细胞常提示肾小管病变或肾实质损害,最多见于急性肾小球肾炎;大量肾小管上皮细胞,表示肾小管有坏死性病变的可能。肾移植术后1周内,尿中可见较多肾小管上皮细胞,随后逐渐减少至消失。当发生排斥反应时,尿中再度出现成片的肾小管上皮细胞。有时报告单中还可见到复粒细胞(又称脂肪颗粒细胞),这是脂肪变性的肾小管上皮细胞,多见于慢性肾病;③浅层移行上皮细胞(亦称大圆上皮细胞)和中层移行上皮细胞(亦称尾行上皮细胞)见于肾盂、输尿管及膀胱颈部炎症。尿道插管、膀胱镜、逆行肾盂造影等刺激时,尿中也可见较多移行上皮细胞;底层移行上皮细胞见于急性膀胱炎、急性肾盂肾炎等。

4. 管型　检测原理:管型是尿液中蛋白质、肾小管分泌物、变性的肾小管上皮细胞及其剥落物、红细胞或白细胞及其崩解产物在远曲小管、集合管内形成的长条形圆柱体,分布于Flw/Fscw散点图中。由于阻抗强度可反映有形成分的体积,管型体积的阻抗大于黏液丝体积,通过电阻抗信号可区分管型和黏液丝。通过荧光脉冲宽度可以区分管型和病理管型。透明管型细胞体积大但不含有内容物或仅有少量微粒体,它们的前向散射光脉冲宽度很高,但荧光脉冲宽度非常弱。病理管型的体积与透明管型相当,但其内容物中包括上皮细胞、白细胞、微粒体等,所以它们的前向散射光脉冲宽度和荧光脉冲宽度都很高。

临床应用:管型是尿液检验中最有意义的成分,尿液中见到管型,表示肾小管有一过性尿潴留。正常人尿液中不见或偶见透明管型。高强度运动后、部分老人晨尿中、持续高热等可一过性出现较多透明管型,不能作为判定肾脏疾病的依据。但尿液中检出其他类型的管型时,表示肾小管有一过性尿潴留,可反映肾脏的病变。管型的分类鉴定对急慢性肾炎、肾病综合征有特定的诊断意义,对糖尿病肾病、急性肾小管坏死、肾脂肪变性、肾盂肾炎、肝脏病变、弥散性血管内凝血等疾患均有重要的鉴别诊断价值。尿液中管型出现时,绝大多数尿蛋白阳性。尿中管型并伴有蛋白质时,不论是哪种类型的管型对判定有无肾病及其活动性均有重要意义。尿沉渣分析仪只能起到病理性管型的过筛作用,只有严格规定镜检,结合临床症状进行管型的分类鉴定,才能保证管型不被漏检。病理条件下尿液中可见到的管型有透明管型、颗粒管型、细胞管型、变性管型和宽幅管型。

(1) 透明管型:见于肾实质病变时,如急性肾小球肾炎的早期及恢复期、急性肾盂肾炎、肾动脉硬化、恶性高血压和充血性心力衰竭等。正常人剧烈运动后、高热、全身麻醉等情况下可一过性出现透明管型,透明管型也偶见于老年人晨尿中。

(2) 颗粒管型:慢性肾炎和急性肾炎后期可大量出现细颗粒管型;粗颗粒管型见于慢性肾炎、肾淀粉样变性、尿毒症及某些原因(如药物中毒)引起的肾小管损伤等。

(3) 细胞管型

1) 红细胞管型:是红细胞充满在管型内所致,常见于急性肾小球肾炎、慢性肾小球肾炎急性发作期、急性肾小管坏死、肾出血、肾移植术后急性排斥反应、系统性红斑狼疮、肾硬化症、肾静脉血栓形成等。此种管型偶可见于蛋白定性阴性的尿中。

2) 白细胞管型:是白细胞包埋在管型内而形成的,常见于急性肾盂肾炎、间质性肾炎等,查见白细胞管型提示有化脓性炎症,肾移植术后排斥反应时可见到淋巴细胞管型。

3) 上皮细胞管型:上皮细胞管型的检出提示有肾小管病变,常见于药物或重金属所致的急性肾小管坏死、间质性肾炎、轻度肾脂肪变性,重症肝炎,胆汁淤积性黄疸及妊娠子痫等,有时在开腹手术后患者的尿中也可见到。

4）混合细胞管型:有红白细胞混合型,也有红白细胞和上皮细胞混合型,可见于肾炎反复发作、肾充血、肾坏死及肾病综合征等。血小板管型见于 DIC 等。

5）肿瘤细胞管型:较少见,可发生在黑色素瘤、多发性骨髓瘤、肺癌等有肾转移或肾浸润时。

（4）变性管型:变性管型是指蛋白质、上皮、血液等变性后形成的管型,包括脂肪管型、蜡样管型及血液管型。脂肪管型见于慢性肾小球肾炎的肾病期及肾病综合征;蜡样管型是严重肾脏疾病的表现,见于慢性肾小球肾炎的晚期、肾功能衰竭、肾病综合征、肾淀粉样变、糖尿病肾病及重症肝病患者,此种管型的出现提示局部肾单位有长期阻塞、少尿或无尿现象的存在;血液管型见于肾出血及慢性肾小球肾炎急性发作时。

（5）宽幅管型:宽幅管型曾称肾衰竭管型,见于尿毒症、重症肾疾患或肾昏迷时。

5. 细菌　检测原理:由于细菌很小,须用高于正常前向散射光强度 10 倍敏感度的散射光来计数。细菌体积小且含有 DNA 或 RNA,故其前向散射光强度低于红白细胞,但荧光强度高于红细胞而低于白细胞,因此细菌分布在 Fsc/Fl2 散射图红细胞和白细胞之间的下方区域。

临床应用:大量细菌提示泌尿系统感染。

6. 结晶　检测原理:尿中出现大量结晶称为结晶尿,也称为晶体尿。结晶不被染色,分布于红细胞或低于红细胞的荧光强度区域。因结晶的中心分布不稳定,故一般与红细胞可以区分开。尿沉渣分析仪难以明确给出结晶的具体数量及类型,但可以提示颗粒状物的数量。由于尿液结晶种类繁杂,大小、形态差异很大,结晶散射光强度分布很宽。如草酸钙分布可能会接触到散点图上的前向散射光强度轴,尿酸结晶有覆盖红细胞分布的倾向,因此在大量尿酸盐存在时可影响红细胞测定,遇此情况时应离心后镜检,以区分细胞和结晶。非定型盐类结晶(如非定型磷酸盐、非定型尿酸盐等)影响分析数据,在 35℃下稀释和染色时已被去除,故不影响实验结果。

临床应用:尿中结晶多来源于食物、盐类代谢物或药物等,分为代谢性及病理性结晶两大类。代谢性结晶也称为正常结晶,常见者有非定型尿酸盐结晶、尿酸结晶、草酸钙结晶、非定型磷酸盐结晶、磷酸铵镁结晶、磷酸钙结晶、碳酸钙结晶等。大量结晶可致尿液浑浊,往往成为患者就诊的原因。一般认为,多数代谢性结晶与季节、饮水量减少及饮食结构有关,如夏季大量出汗或饮水减少及冬天尿液放置后,均可能析出较多结晶,多为尿酸盐或磷酸盐,其检出多无临床意义,而某些代谢性结晶大量出现或伴有其他病理成分时,对疾病的发生及诊断则有一定的意义。

（1）代谢性结晶:新鲜尿液中大量出现尿酸结晶、草酸钙结晶、磷酸铵镁结晶、磷酸钙结晶并伴有多量红细胞时,有尿路结石的可能。新鲜尿液中大量出现尿酸铵结晶、碳酸钙结晶并伴有脓细胞时,有膀胱炎的可能。

（2）病理性结晶

1）胆固醇结晶:肾脏淀粉样变、脂肪变或泌尿生殖系统肿瘤时可出现,有时可见于乳糜尿及脓尿中。

2）磺胺类药物结晶:磺胺类药物溶解度小,尿中出现此类结晶而继续长期应用时,可能形成尿路结石或堵塞输尿管,引起少尿、无尿、肾绞痛和血尿,故应用期间应定期检查尿中是否有磺胺类药物结晶,此类结晶的检出,应作为停药的信号。

3）亮氨酸或酪氨酸结晶:可见于急性肝坏死、肝硬化、急性有机磷和四氯化碳中毒的病例中,偶见于白血病、糖尿病性昏迷、伤寒及皮肤腐败性病变等。

4）胱氨酸结晶:先天性胱氨酸代谢异常时可大量出现,此类结晶长期存在可导致肾或膀胱的胱氨酸结石,风湿病、严重肝病患者尿中也可查到。

5）胆红素结晶:见于急性肝坏死、肝癌、溶血性黄疸及有机磷中毒等。

6）含铁血黄素颗粒:可见于自身免疫性溶血性贫血及阵发性睡眠性血红蛋白尿患者。

7. 尿液中其他成分的检测　类酵母细胞、精原细胞和精子由于含有 DNA 和 RNA,荧光强度较高。类酵母细胞散射图分布在红白细胞之间的区域,但大量类酵母细胞可干扰红细胞计数。由于类酵母细胞的前向散射光脉冲宽度比精子细胞的要小,据此可将两者区分,但浓度较低时也难以区分。

第八节　蛋白电泳分析技术

电泳是在电场中,带电粒子向所带电荷相反地方向运动的现象,根据这一原理,先进的电泳技术和电泳仪得到不断发展,在基础和临床应用研究中得到了广泛应用。按电泳原理有三种形式的电泳分析系统,即移动界面电泳、区带电泳和稳态电泳或称置换电泳。

移动界面电泳:带电分子的移动速率通过观察界面的移动来测定,该法已成为历史。目前已被支持介质的区带电泳所取代。

区带电泳:因所用支持体的种类、颗粒大小和电泳方式等不同,其临床应用的价值也各有差异。目前,固体支持介质可分为两类:一类是滤纸、乙酸纤维素薄膜、硅胶、矾土、纤维素等;另一类是淀粉、琼脂糖和聚丙烯酰胺凝胶。后者的优点为:①由于具有微细的多孔网状结构,故在电泳时除能产生电荷效应外,还有分子筛效应,小分子物质比大分子物质跑得快而使分辨率提高;②几乎不吸附蛋白质,电泳无拖尾现象;③蛋白质在低浓度琼脂糖电泳时可自由穿透,阻力小,分离清晰,透明度高,能透过 200～700nm 波长的光线,故电泳结束后无需"透明",可减少操作步骤及由此引起的实验误差,又因底板无色泽,也提高了对着色区带的检测敏感性。为此,第一类支持介质现已被第二类支持介质替代。

稳态电泳:其特点是分子颗粒的电泳迁移在一定时间后达到稳态,如等电聚焦和等速电泳等。

肾脏疾病中常用到的是血清和尿的蛋白电泳,尤其以尿蛋白电泳作为临床肾脏疾病的重要诊断指标。尿蛋白盘状电泳是十二烷基硫酸钠-聚丙烯酰胺凝胶电泳的简称,又称之为 SDS-PAGE 或 SDS 盘状电泳。此法能分析尿中蛋白成分的分子量范围,具有操作方便,设备简单,测定所需样品量少,电泳时间短,分辨力高等优点。

测定原理:蛋白质分子是两性电解质,酸性环境下电离成正电荷的颗粒,碱性环境下则为负电荷颗粒,同一溶液中各种蛋白质的带电荷各有差异。盘状电泳基本原理是使 SDS 与尿中蛋白质进行反应,形成带负电的 SDS 蛋白质复合物,消除原来蛋白质中的电荷差异,使电泳时尿中各种蛋白质的组成部分皆向正极移动。根据各组成部分的不同分子量,以及电泳距离分子量的对数间的反比关系,在通过聚丙烯酰胺凝胶的分子筛作用后,将各种蛋白质按其分子量大小顺序分离。

丙烯酰胺与交联剂双丙烯酰胺在催化剂和加速剂的作用下形成网络结构凝胶,网络即分子筛,这种分子筛可根据需要调节。它的分辨能力较滤纸和琼脂淀粉高。这种凝胶既有分子筛又有电荷载体的作用。

借助灵敏的染色方法(考马斯亮蓝染色或银染)可清楚地分辨出所测样本的蛋白质分子电泳条带,与同时电泳的已知分子量大小的标准蛋白质分子条带相比较,即可判断尿蛋白分子量范围(表9-3)。

表9-3 不同分子蛋白尿的分子量及蛋白尿特征

类别	主要蛋白质组成成分的分子量	蛋白尿特征
低分子蛋白尿	1万~7万	主要区带在白蛋白及白蛋白以下
中分子蛋白尿	5万~10万	主要区带在白蛋白上下附近
高分子蛋白尿	5万~100万	主要区带在白蛋白及白蛋白以上
混合型蛋白尿	1万~100万	低分子加高分子,白蛋白为主要蛋白区带

临床应用:正常情况下,只有小分子血浆蛋白能够通过肾小球滤过膜,大分子的血浆蛋白一般不能通过肾小球滤过膜。

1. 高、中分子量范围蛋白尿的出现反映存在肾小球病变　急性肾小球肾炎、慢性肾小球肾炎、肾病综合征、妊娠中毒时都可出现高、中分子蛋白尿。

2. 低分子蛋白尿反映肾小管疾病　慢性肾盂肾炎、小管间质性肾炎、重金属(如镉、汞、铅等)中毒及药物毒性引起的肾小管间质病变,肾移植排异时亦可出现低分子蛋白尿。

3. 多发性骨髓瘤　由于患者血浆中异常的免疫球蛋白升高,免疫球蛋白分子的轻链过多,导致轻链从肾小球滤过大大增加,超过肾小管重吸收能力,因而小分子轻链从尿中排出本周蛋白,这是"溢出性蛋白尿",不同于肾小管疾病时的小分子蛋白尿,SDS-PAGE有助于鉴别。

尿蛋白中以中、小分子蛋白(白蛋白及更小的蛋白质)为主,没有或仅有极少量大分子蛋白,这种蛋白尿称选择性蛋白尿。若血浆中蛋白质不论分子大小均能从肾小球滤过膜通过,尿中大、中、小分子蛋白质均有,并且有相当量的大分子蛋白质,称非选择性蛋白尿。临床研究表明蛋白尿的选择性蛋白尿和病变的发展有一致性关系。小儿肾病综合征中蛋白尿呈高选择性者,其中约97%患者为微小病变性肾病。在成人中,高选择性者常提示为微小病变型肾小球病变,偶见于膜性肾小球肾炎、增殖性肾炎或局灶性硬化性肾小球肾炎。凡高选择性者可预测对激素及免疫抑制治疗反应良好。临床见到肾小球轻微病变时呈选择性蛋白尿,当病变发展到增殖型时,则蛋白尿逐渐变为非选择性。

(袁静　冉燕　向丽)

参 考 文 献

1. Rezazadeh M, Yamini Y, Seidi S. Microextraction in urine samples for gas chromatography: a review. Bioanalysis, 2014, 6(19): 2663-2684.

2. Lin CC, Tseng CC, Chuang TK, et al. Urine analysis in microfluidic devices. Analyst, 2011, 136(13): 2669-2688.

3. Malá Z, Šlampová A, Křivánková L, et al. Contemporary sample stacking in analytical electrophoresis. Electrophoresis, 2015, 36(1): 15-35.

4. Ruige W, Fung YS. Microfluidic chip-capillary electrophoresis device for the determination of urinary metabolites

and proteins. Bioanalysis,2015,7(7):907-922.

5. Meyer GM,Maurer HH,Meyer MR. Multiple stage MS in analysis of plasma,serum,urine and in vitro samples relevant to clinical and forensic toxicology. Bioanalysis,2016,8(5):457-481.

6. Lunny C,Taylor D,Hoang L,et al. Self-Collected versus Clinician-Collected Sampling for Chlamydia and Gonorrhea Screening:A Systemic Review and Meta-Analysis. PLoS One,2015,10(7):e0132776.

7. Palmer S,Sokolovski SG,Rafailov E,et al. Technologic developments in the field of photonics for the detection of urinary bladder cancer. Clin Genitourin Cancer,2013,11(4):390-396.

8. Jiménez-Díaz I,Zafra-Gómez A,Ballesteros O,et al. Analytical methods for the determination of personal care products in human samples:an overview. Talanta,2014,129:448-458.

9. Marangu D,Devine B,John-Stewart G. Diagnostic accuracy of nucleic acid amplification tests in urine for pulmonary tuberculosis:a meta-analysis. Int J Tuberc Lung Dis,2015,19(11):1339-1347.

10. Pattari SK,Dey P. Urine:beyond cytology for detection of malignancy. Diagn Cytopathol,2002,27(3):139-142.

11. Dijkstra S,Mulders PF,Schalken JA. Clinical use of novel urine and blood based prostate cancer biomarkers:a review. Clin Biochem,2014,47(10-11):889-896.

12. Boelaert M,Verdonck K,Menten J,et al. Rapid tests for the diagnosis of visceral leishmaniasis in patients with suspected disease. Cochrane Database Syst Rev,2014,(6):CD009135.

13. Whiting P,Westwood M,Watt I,et al. Rapid tests and urine sampling techniques for the diagnosis of urinary tract infection (UTI) in children under five years:a systematic review. BMC Pediatr,2005,5(1):4.

第 十 章

尿液有形成分及检验

第一节 尿液有形成分的概述

尿液检查是最常用的医学检验项目之一,对泌尿系统乃至全身各系统疾病的诊断和治疗均有重要意义。其中尿液有形成分检验是检验的核心内容。随着待检标本量的迅速增加及检验人员工作强度的加大,自动化检验设备的迅猛发展,尿液有形成分的检验已逐渐被临床医师和检验人员所忽视,但尿液有形成分形态学显微镜检查仍是临床检验诊断中最简便、最特异和最经济实用的方法,是某些疾病诊断的金指标,是判断疗效及预后的重要依据,理应引起高度重视。近年来,随着医学实验室质量管理逐步深入,对形态学检验的临床价值理解逐步提高,尿液有形成分的检验逐步受到重视。

一、尿液有形成分定义

在尿液形成过程中,泌尿道常有组织脱落物和细胞渗出,尿离体离心或自行沉降,其沉降物称为尿沉渣,是尿液中的有形成分,包括细胞、管型、细菌、真菌、结晶、药物等。尿沉渣检查是尿液分析的重要组成部分,对肾脏疾病、泌尿道疾病、循环系统疾病以及感染性疾病等有重要的诊断价值和鉴别价值。以往直接将尿液离心,取沉渣在显微镜下检查,称为"尿沉渣检查",而开展的流式原理自动化检查方法,无需离心即可直接分析尿中有形成分,称为尿有形成分分析。同样中华检验医学大辞典对尿液分析(urinalysis)下了明确定义:"用目测、理学、化学(应强调定性、定量)、显微镜及其他仪器(各种尿分析仪、渗透压计等)对尿液标本进行分析,以达到对泌尿、循环、肝、胆、内分泌等疾病进行诊断、疗效观察及预后判断等目的。因此,尿液有形成分检验对疾病进行诊断、定位、鉴别和病情预后的判断均有不可替代的作用。

二、尿液有形成分的检验技术

目前在检验界广泛使用的尿液有形成分自动识别系统具有简单、快速、自动化程度高等优点,但由于尿液中有形成分因疾病发生了千变万化,当形态变化超出仪器内置的数据库存时,仪器对有形成分的自动识别便产生了误差。因此,此类仪器仍不能完全代替镜检。当形态变化超出仪器的识别能力时,即提示人工复检。尿液有形成分是指来自泌尿道,并以可见形式渗出、排出、脱落和浓缩结晶所形成的物质的总称。尿液有形成分检查是一项经典的检验项目,它和理学检查、化学检查共同构成尿液检查的全部内容,三者相辅相成、互相弥补和互相印证。有形成分检查对于临床医师了解泌尿系统各部位的变化,对泌尿系统疾病进行定位诊断、鉴别诊断和预后判断更具有应用价值。

1. 尿液有形成分自动化　尿液有形成分自动化分析技术始于 1983 年,生产了世界上第一台高速摄影机式的尿沉渣自动分析仪,这种仪器是将标本的粒子影像展示在计算机的屏幕上,由检验人员加以鉴别。1990 年,对原有的尿沉渣分析仪进行改进,生产出影像流式细胞术的 UA-1000 型尿沉渣自动分析仪,随之又生产了 UA-2000 型尿沉渣自动分析仪。2000年推出了 939UDX 全自动尿液有形成分分析仪后,于 2002 年通过美国食品药品监督管理局(FDA)的论证建立新的 IQ-200 系统,并推出了小型的尿沉渣检测工作站。

近年来又推出第五代 iRECELL2000 全自动尿液流水线,由 iQ200 ELLTE 全自动尿液有形成分分析系统和 iChemVELOCITY 尿干化学分析系统组成。2006 年,推出 UF-1000i 全自动尿液有形成分分析装置,该装置由检测主体和数据处理两部分组成,可选外部设备包括取样器单元、外装空气压力源、手持条形码阅读器和打印机。

国内尿液有形成分全自动分析仪始于 21 世纪,2002 年 8 月,将"机器视觉"技术应用于临床显微镜镜检,并已开发生产出 AVE-76 系列尿沉渣分析仪,尿液标本经自动进样系统混匀后充入流动计数池,得出有形成分结果,全过程实现了镜检过程全自动化。

2. 数字影像式尿液有形成分分析技术　数字影像式尿液有形成分分析技术主要结合显微镜,借助数字影像处理软件等而构成的尿液有形成分分析仪。在现阶段,该技术发展快、仪器类型多。具体而言,主要包括两类;第一,基于样本受平板鞘流液刺激作用下,于流动过程中数字进行影像拍摄,通过计算机处理后所形成的仪器;第二,样本充入计数板后,采用不同技术促使其沉淀,于静止状况下进行数字照片拍摄,通过计算机软件识别所构成的仪器。

(1) 静止拍摄型数字影像尿液有形成分分析系统:随着计算机技术与数字化技术的不断发展,静止拍摄型数字影像尿液有形成分分析系统孕育而生。以往尿液有形成分分析系统主要是将尿液标本充入流动式计数板,借助摄像头来进行拍摄,基于计算机显示下,人工确认尿液有形成分类别、数量,最后形成图文报告。考虑到有形成分种类多,且体积大小易变化,易受保存条件影响,识别困难。以 AVE-76 系列尿液有形成分分析仪为例。该仪器组成部分包括流动式计数板、自动显微镜、自动进样系统等,经进样系统作用下,尿液标本充入流动式计数板,待自然沉淀后进行测定。显微镜按照要求转换镜头,依据测定规程,仪器首先采用低倍镜进行拍摄,计算机系统按照图片内容定位目标,进而转换成高倍视野,对定位目标进行拍摄。计算机系统中存在数据模型库,分析目标颜色、大小等特征,进而开始数字化处理,与系统内数据模型进行综合比对分析,并行定量计数,最终构成图文报告。该分析仪除常规尿有形成分分析外,还可对异形红细胞形态学进行分析,室内质控功能强大。

(2) 流动拍摄型数字影像尿液有形成分分析系统:从该类仪器检测原理角度出发,在鞘流液包裹作用下,尿液有形成分经由流动计数池,促使细胞呈一列排序,以便拍摄时进行图像分割。此外,在流动过程中,全自动智能显微镜的摄像镜头与细胞最大平面维持 90°,摄像镜头可拍摄最大平面图像。在进入流动池前,细胞及其他有形成分需进行技术处理,保证拍摄与分析的图像易于区分。照片影像通过系统处理后,显示在屏幕上,在尿中有形成分识别与定量中具有重要的作用。

(3) 其他影像式尿液有形成分分析系统:在现阶段,随着科学技术的不断发展,尿液有形成分分析系统自动识别能力得到了进一步的提高,均采用自动进样,借助显微镜平台来拍摄图像信息,检测速度快、识别能力强。以 LX8000 一体化全自动尿液尿有形成分分析系统为例。该技术主要汇集了两大系统:第一,全自动尿干化学分析系统;第二,全自动尿有形成分相差显微镜分析系统。从本质上来看,该技术可一次性完成有形成分的全自动显微镜分析。尿标本经吸样均匀后,充入平面流式计数池内,经自然沉淀后测试,智能识别系统与计算机系统可对低倍与高倍视野图片成分进行分析与处理,并定量计数,具有自动识别样本条码、清洗、保养等优势。

3. 尿液有形成分流式细胞分析技术　流式细胞术主要是指结合 DNA 染色技术,对尿标本中的细胞质、细胞核、细胞膜行核酸荧光染色,借助半导体激光技术,进行细胞检测,按照细胞长度、大小、核酸含量、结构等内容进行综合分类,精度高、检查速度快。在现阶段,该技术还结合了双检测通道,联合特殊试剂,可对细胞与细菌成分进行检测,准确性极高。具体而言,利用该技术可于每小时内对 100 个尿液标本进行测定,汇报 5 项分析参数,标记 6 种有形成分,分析散点图、直方图。针对其检测原理而言,当仪器充分吸入细胞等成分后,经由试剂染色进入检测部,在激光照射下,仪器依据颗粒大小、染色等特征进行判断,并显示在散点图上。仪器具有反映小圆上皮细胞、管型、细菌的散点图,仪器收集到散射光信号、荧光强度信号、电阻抗信号后,将其转化为数据,形成散点图、直方图,进而获取各种有形成分相关数据。针对分析参数而言,主要包括白细胞、红细胞、管型、上皮细胞等,还可对结晶、小圆上皮细胞、精子、黏液丝等进行提示报警,利用研究性参数,能够作定量报告。如综合尿干化学分析仪器,可接收尿干化学结果,形成尿分析报告。

此外,该仪器可分析尿中红细胞体积,按照红细胞体积大小,对血尿性质进行综合判断,在血尿来源与肾脏疾病鉴别诊断中具有至关重要的应用价值。当进行红细胞分析时,大部分红细胞体积均会出现变形,仪器则会出现显示,于直方图中可见红细胞分布状况;当红细胞形态正常时,于直方图上可见细胞峰位置;当细胞大小比例无法进行区分时,仪器则提示无法鉴别。经由筛性实验,当结果提示阴性时,可完成报告;当提示为阳性时,则需进行复核。当结果不一致时,判断结果以人工显微镜下鉴别结果为指标。若仪器存在结晶、管型、小圆上皮细胞、酵母细胞、精子等显示信息时,需人工进行鉴定。

4. 免疫组织化学方法在尿液细胞检测中的运用　检测尿液中淋巴细胞的类型对诊断肾移植排斥反应有非常重要的价值。尽管采用流式细胞仪有时也很难将淋巴细胞与其他单核细胞相区分,通过免疫组化法检测淋巴细胞则具有很高的敏感性和特征性。通过免疫组化及常规细胞学检查方法,采用特异性的细胞表面标记物 CD3、CD4、CD8、CD14 可将肾移植患者尿沉渣中淋巴细胞及单核巨噬细胞区分出来。结果显示,肾移植急性排斥反应患者尿液中上述表面标记物阳性的细胞明显升高,而移植肾功能稳定的患者,很少或未检出阳性细胞。因此提出该方法可用于早期鉴别肾移植患者急性排斥反应,其敏感性及特征性皆可达90%以上。

肾小球基膜上皮侧的足细胞作为机体丢失蛋白的最后屏障,在多种疾病的发生以及发展中起重要作用。刘志红等通过计算肾小球足细胞密度,探讨了足细胞在糖尿病中的致病作用,为研究足细胞提供了一种可行的方法,但由于依赖于肾活检组织标本,对于监测疾病的进展有一定的局限性。有研究者运用足细胞标记物足萼糖蛋白(podocalyxin)为标记,检测了多种肾脏疾病患者尿液中脱落的足细胞数量,结果表明,尿液脱落足细胞的数量与肾脏疾病的活动以及进展相关。然而由于尿液中除了存在脱落的足细胞外,尚有大量的足细胞碎片,仅计数脱落足细胞可能并不能真正反映足细胞的损伤。为此可以利用针对 podocalyxin

的单克隆抗体,采用酶联免疫检测法测定经 0.2%Triton X-100 处理后尿液上清中 podocalyx-in 的含量。该方法能更可靠的反映肾脏疾病的活动以及进展。上述工作为研究足细胞、从分子水平认识以及监测疾病进展提供了新的思路。

5. 尿液中细胞因子蛋白质水平的检测　以往文献显示,尿液中转化生长因子-β(TGF-β)及单核细胞趋化蛋白-1(MCP-1)的水平与肾脏疾病的进展相关。如尿液中 TGF-β 的水平与多种疾病,包括 IgA 肾病、DN、膜性肾病(MN)等肾小球及小管间质的损害相关;尿液中 MCP-1 水平则与膜增生性肾小球肾炎、新月体性肾炎、肾移植排斥反应等肾脏损害程度相关。

6. 尿液中细胞因子 mRNA 的表达与检测　通过检测尿液中炎性细胞因子的基因表达,可以反映肾脏损害的程度,甚至区分不同类型的肾脏病变。研究表明急性排斥时,移植物中常常高表达细胞毒性基因,如穿孔素、颗粒酶等。穿孔素由细胞毒效应细胞分泌后,作用在靶细胞膜上,形成小孔从而导致细胞死亡;颗粒酶 B 主要由活化的细胞毒效应细胞分泌,是细胞溶解酶的一种。有研究者采用实时定量 PCR 证实,与未发生排斥的肾移植患者相比,急性排斥反应患者尿液中亦存在高表达量的穿孔素、颗粒酶 B。因此提出检测尿液中这些分子标记物的表达,有可能作为一种非侵入性的早期诊断肾移植急性排斥反应的手段。也有研究者分析 LN 患者尿细胞因子 mRNA 的表达形式,结果表明辅助性 T 淋巴细胞(Th1)细胞因子干扰素 γ(INF-γ)、白介素-2(IL-2)mRNA 水平在活动性 LN 明显升高,且 INF-γ 的表达水平与 LN 的活动度相关;而 Th2 细胞因子 IL-4 mRNA 水平在活动性 LN 仅轻度升高。表明 Th1 免疫反应系统在 LN 活动时占主导地位。

7. 尿液有形成分检验标准化建设的进程　在世界许多先进国家开始采用尿沉渣分析仪,进行尿沉渣定量分析,以 XX/μL 的形式来报告实验结果。定量分析尿沉渣结果,对肾病的诊断与治疗及病情的动态观察都很有帮助。但是,无论是哪一个仪器都只有一个过筛仪器不能完全取代人工镜检,所以到任何时候显微镜的作用都无法取代。

1995 年中华医学会检验学分会召开了尿沉渣检查研讨会,提出《尿沉渣标准化》。2000年,中国临床实验室标准化委员会参考美国、日本和欧洲临床实验室标准化委员会有关文件精神,结合我国国情,制定《尿液物理学、化学及沉渣分析标准化》文件并推荐各医院采用尿沉渣定量分析法。中华医学会检验学分会于 2002 年出台了:"尿沉渣检验标准化建议"。该建议中从尿液的收集标本容器、运送的方式及要求、检验步骤的规范化及其检验的项目到包括结果的签发都做了详细的标准化、合理化的严格要求。对有条件、缺乏检验专业人才的基层医院是一部详实的理论操作参考资料。2002 年,我国卫生部颁布了尿液检查的行业标准首次规范了我国医学实验室尿液常规检查方法。2009 年中华医学会检验分会临床血液与尿液检验学组召开了"尿液有形成分检验高峰论坛",对尿液有形成分检查方法标准化和应用自动化仪器对镜检筛选等方面取得了共识。现在我国所使用的尿液有形成分检测方法通常采用一般显微镜检查法及尿液涂片染色检查。由此看出,尿液有形成分分析仪的分析标准化是一个渐进的发展过程。随着医学检验仪器的自动化、标准化的发展变化,基层医院的检验尿液有形成分分析仪也会随之而变化,符合当地的经济水平及患者检验尿液标本的要求,也相应地制定和遵循现存的尿液有形成分分析检查方法的标准。

在现阶段,检验界推广应用的尿液有形成分自动识别系统操作简单、自动化程度高,在化学检查与理学检查辅助作用下,有助于指导临床医师对泌尿系统疾病进行定位诊断以及鉴别诊断与预后,相信尿液有形成分检验自动化水平将会进入新的发展台阶。

第二节　尿液有形成分分类

一、细胞成分

1. 红细胞　当尿液中发现的红细胞数目较多时,具有较高的临床诊断价值。新鲜尿液中的红细胞形态与泌尿系统疾病有一定关系,准确辨认和鉴别尿液中红细胞的形态,对肾小球性或非肾小球性血尿的鉴别诊断有很重要的意义。但尿液中的红细胞形态又与尿液的酸碱度、比重、渗透量、标本存放时间等有密切关系,所以在形态确认方面有很多需注意的问题。

正常红细胞:尿液中的红细胞与血液中的红细胞形态类似,直径 $7 \sim 8 \mu m$,无核,双凹圆盘状。此类红细胞主要来源于肾小球以下部位和尿道通路各部位毛细血管的破裂出血。常见于:①泌尿系结石,包括肾、输尿管、膀胱或尿道结石;②泌尿、生殖系感染,如肾盂肾炎、肾结核、膀胱尿道炎、前列腺炎等;③泌尿、生殖系肿瘤,如肾肿瘤、输尿管肿瘤、膀胱肿瘤、前列腺肿瘤、前列腺增生等。

异形红细胞:尿液中出现异常形态的红细胞常与肾小球基底膜的作用有关。导致红细胞出现多种异常形态变化的原因虽然不明,但用于肾性血尿诊断却被多数临床医师认同。尿液中异常红细胞形态常见有以下几种形态学变化:①大小改变。形态与正常红细胞无明显不同,只是大小略有差异。②外形轮廓改变:a. 棘形:细胞质由内向外侧伸出一个或多个芽胞样突起,也称芽胞状红细胞;b. 锯齿形(或车轮状):外周红细胞表面出现大小高低基本一致的突起状态,均匀分布;c. 桑葚形:红细胞因脱水而形成颜色较深的皱缩状球体,直径变小,厚度增加,高渗尿液中常见。③血红蛋白含量改变:a. 环形红细胞(面包圈样),因细胞内血红蛋白丢失或胞浆凝聚,形成面包圈样空心圆环;b. 古币样红细胞,因血红蛋白丢失,形成四方形或三角形的中空状态,形似古钱币;c. 颗粒形红细胞,胞质内有颗粒状的间断沉积,血红蛋白丢失;d. 影红细胞,红细胞膜极薄,血红蛋白流失,红细胞呈淡影状态,即将破坏消失,低渗尿液中常见。

异形红细胞来源于肾小球部位的出血,常见于原发性肾小球疾病,如急慢性肾小球肾炎、IgA 肾病、肾病综合征、尿毒症、隐匿性肾小球疾病、弥漫性肾小球肾炎、系膜增殖性肾炎、局灶性肾炎、急性出血性肾炎、局灶性节段性肾小球硬化症、肾囊肿、多囊肾;也可见于继发性肾炎,如紫癜性肾炎、狼疮肾炎(lupus nephritis,LN)、糖尿病肾病等。

2. 白细胞　新鲜尿液中出现的白细胞主要是中性粒细胞,还有少量嗜酸性粒细胞、单核淋巴细胞和单核细胞。常规尿液检查无需对尿液中的白细胞进行分类。掌握尿液中各类白细胞的形态特征,对于鉴别与白细胞相似的肾小管上皮细胞和其他小型恶性肿瘤细胞、诊断各种泌尿系统疾患、判定疗效具有重要意义。

中性粒细胞:是尿液中出现最多的白细胞,中性粒细胞有活细胞与死细胞之分,两者形态不同。中性粒细胞的活细胞在尿液中有运动能力和吞噬能力,能吞噬细菌、真菌、红细胞、胆红素结晶等。新鲜尿液中完整白细胞的形态与外周血中白细胞的形态基本一致,呈圆形,直径 $10 \sim 14 \mu m$。在某些情况下细胞外周可变为长 $40 \mu m$ 的棒状、短粒状或椭圆状;圆球形细胞的周边可有丝状、皱褶状、曲线状和凹凸等改变。不染色时白细胞呈灰白色,核较模糊,浆内颗粒清晰可见,甚至可见到颗粒呈布朗运动。在低渗尿及碱性尿中胞体常胀大,直径可达

18~20μm，约半数可在 2 小时内溶解。中性粒细胞的死细胞即陈旧尿液中的白细胞或死亡的白细胞，细胞形态因受尿渗透量或 pH 影响而膨胀或萎缩，死细胞崩毁后多无定形结构，细胞成分漏出，呈戒指状、舌状；有的死细胞因胞质缺损只看到裸核。中性粒细胞的死细胞也称为脓细胞，在炎性反应过程中破坏或死亡的中性粒细胞数量较多，结构模糊，浆内充满粗大颗粒，核形不清晰；细胞常成团存在，细胞间边界不清晰。脓细胞与白细胞并无本质上的区别，两者常相伴增多。尿中中性粒细胞增多主要见于肾盂肾炎、膀胱炎、尿道炎、前列腺炎等。

淋巴细胞：直径 6~12μm，圆形或类圆形，一般形态变化不大，胞浆中颗粒成分很少，观察不到运动。直接涂片镜检，呈灰或灰白色，表面结构均质化，细胞边缘明显。主要见于肾移植术后及应用抗生素和抗癌药物引起的间质性肾炎。

嗜酸性粒细胞：直径 8~20μm，为圆形或类圆形；胞浆内的嗜酸性颗粒为直径 0.5μm 的球状，有折光性，分布在全细胞质中；胞核通常分为两叶，多为圆形，比中性粒细胞核分叶大。主要见于变态反应性疾病。

吞噬细胞：大小为白细胞的 2~3 倍，边缘不整，胞核呈肾形或类圆形，结构细致位稍偏，胞质中常有吞噬的红细胞、白细胞碎片、脂肪滴、颗粒状物等。主要见于急性肾盂肾炎、膀胱炎、尿道炎等。

3. 上皮细胞　尿液中的上皮细胞多来自泌尿系统的肾小管、肾盂、肾盏、输尿管、膀胱、尿道等处，阴道脱落的鳞状上皮细胞亦可混入尿液中。肾小管内壁由肾小管立方上皮细胞所覆盖；肾盂、输尿管、膀胱和尿道近膀胱处的表面由移行上皮细胞覆盖；输尿管下部、膀胱、尿道和阴道表层为复层鳞状上皮细胞覆盖。这些部位出现病变时，相应的上皮细胞在尿液中异常增多。

肾小管上皮细胞：来自肾小管远曲小管和近曲小管立方上皮脱落的细胞，其形态不一，且在尿液中易变形，有小圆形或不规则形，也可呈多边。体积是中性粒细胞的 1.5 倍左右，直径多≤15μm。单核，较大且明显，多呈圆形，核膜厚而清晰易见；胞浆中含有不规则的颗粒，有时颗粒甚多，以致看不清核。

移行上皮细胞：由肾盂、输尿管、膀胱和尿道近膀胱段等处的移行上皮组织脱落而来。由于来源于不同部位，移行上皮细胞的形态随脱落时器官缩张状态的差异而出现大小不同的变化，通常分如下三种类型：①表层移行上皮细胞：多为大圆上皮细胞，胞体较大，为白细胞的 4~6 倍，多呈不规则圆形，核较小，常居中。②中层移行上皮细胞：体积大小不一，常呈鱼形、梨形、纺锤形或蝌蚪形，也称为尾形上皮细胞。长 20~40μm，核较大，呈圆形或椭圆形，常偏于细胞一侧。这种细胞多来自于肾盂，故称之为肾盂上皮细胞；有时亦可来自输尿管及膀胱颈部，这些部位发生炎性反应时，可成片、大量脱落。③底层移行上皮细胞：亦称小圆上皮细胞，位于移行上皮底层或深层，形态较圆，体积虽小，但较肾小管上皮细胞略大，直径是白细胞的 1~2 倍，不规则形更大；胞核虽大，但较肾小管上皮细胞略小；胞浆略为丰富；在临床检验中需认真鉴别两类细胞，正确判别。

鳞状上皮细胞形体多扁平而薄，又称复层扁平上皮细胞，主要来自输尿管下部、膀胱、尿道和阴道的表层，是尿路上皮细胞中体积最大的细胞。形状多呈不规则形，多边多角，边缘常卷折；胞核很小，呈圆形或卵圆形，为尿路上皮细胞核中最小者；全角化者核更小或无核；胞质丰富。女性尿液中来自阴道的表层鳞状上皮细胞，其外缘的边角更为明显。

4. 尿液干细胞

（1）尿液成体干细胞：成体干细胞（adult stem cells）广泛存在于胎儿和成人包括骨髓在

内的各种组织和器官中。成体干细胞生物学特性以及命运受微环境(生长因子及其受体,激素及介导分子)的影响与制约。随着成体干细胞研究的深入,人们观察到其可以跨系,甚至跨胚层分化为其他类型组织细胞,如骨髓间充质干细胞不仅能分化成肝细胞等中胚层来源的各种细胞,还能分化为外胚层来源的神经细胞,神经干细胞可分化成造血干细胞。大多数成体干细胞分裂产生的子细胞只能在两种途径中选择其一,或保持亲代特征仍作为干细胞,或不可逆地向终末细胞分化。成体干细胞的最新研究揭示其可用于生产转基因动物或作为组织工程的细胞来源,用于探讨人类疾病的发生机制,用于生产新型高效药物,用于细胞移植治疗。

20世纪60年代,人们从骨髓中成功分离出第一株成体干细胞——造血干细胞(hemato-poietic stem cells),是当今研究最为清楚、应用最为成熟的成体干细胞。目前,仅从形态及相关分子标记物对成体干细胞进行鉴别,至今仍未得到纯化的成体干细胞及其特异性的分子标志。2008年,有研究者发现尿液中存在一种可在体外扩增至10代的干细胞群——尿液衍生干细胞。正常情况下,100ml尿液标本中仅含少量的尿液衍生干细胞,但当培养基含高浓度的表皮生长因子时,传代至第4代时细胞数量可以达到400万。尿液衍生干细胞可能来源于具有很强的再生能力的基底细胞,使得尿液细胞在体外相对容易分离和扩增。尿液衍生干细胞可表达间充质干细胞(mesenchymal stem cells)和周细胞(pericyte)的特异性标志物(如CD73、CD105、CD146),但不表达造血细胞或内皮细胞标志物(如CD45、CD34、CD31)。

此外,尿液衍生干细胞可以分化成该类组织的细胞(如移行细胞、平滑肌细胞和内皮细胞)和其他中胚层来源的各种细胞(如软骨细胞、脂肪细胞和骨细胞)。近年来,尿液衍生干细胞在组织工程上颇有应用价值,多个研究小组通过制备小肠黏膜下层基质作为组织工程支架材料,将尿液衍生干细胞接种于三维多孔支架材料上,并成功构建组织工程仿生尿道。因此,尿液细胞比较容易在体外分离和增殖,是一种理想的干细胞来源。

(2) 尿液来源的诱导多潜能干细胞(urine induced pluripotent stem cells,UiPSC):至今为止,干细胞的研究一直是生命科学领域的热点,尤其是胚胎干细胞(embryonic stem cells,ES)细胞系的成功建立在疾病的发生机制及药物筛选和再生医学等领域极具应用价值。但胚胎干细胞的研究一直受到细胞来源的障碍,要获得胚胎干细胞就必须破坏早期胚胎,涉及伦理等问题,并有移植到患者体内产生组织排斥反应的风险,因此寻找其他替代方式具有十分重要的现实意义。2006年,日本学者首次通过逆转录病毒将Oct3/4、Sox2、cMyc和Klf4转染到小鼠胚胎成纤维细胞和鼠尾成纤维细胞中,成功诱导出一种ES样细胞,即iPSC。iPSC在形态、功能、细胞表面标志及基因组范围内染色质分布状态均与胚胎干细胞极其相似,在体外培养可以形成拟胚体,接种至免疫缺陷小鼠体内可以形成具有3个胚层的畸胎瘤。在短短的几年时间里,有关iPSC的研究层出不穷,并取得一系列突破性进展。免疫排斥反应和伦理道德上的两大突破,使得iPSC技术成为继克隆绵羊"多莉Dolly"的诞生和ES细胞系的建立之后生命科学领域新的里程碑。之后,又有研究者先后将人类的皮肤成纤维细胞重编程为人类iPSC,使得iPSC技术向人类疾病研究领域迈出关键性一步。iPSC技术现已迅速向临床应用展开,疾病特异性细胞模型的建立使得疾病发生机制研究和有效治疗药物筛选成为可能,为再生医学(如心肌梗死和晚期心力衰竭的细胞移植治疗等)提供治疗用的种子细胞。

iPSC的来源广泛且对体细胞分化阶段无特殊要求。迄今,iPSC已从不同组织的体细胞中诱导成功,主要包括皮肤、血液、脂肪组织、骨膜和牙周韧带、神经细胞和胶质细胞、肝细胞、羊水细胞和胚胎外组织(脐带和胎盘)。不同来源的细胞可能需要不同的重编程方法,产生 iPSC 的效率也不同。如果对体细胞重编程的效率和可重复性无太大影响,简便、无创和成本低的细胞来源应当优先考虑。目前取材最多的是皮肤的成纤维细胞,但涉及取组织时对皮肤的损伤,不易获得患者的支持。此外,一些皮肤疾病(如大疱性表皮松解症)或大面积烧伤患者禁忌皮肤活检。再如外周血细胞,可容易获得,对人体的创伤小,需要的血液量少,并且在重编程前可以冷冻保存很长时间,曾被认为是一个理想的细胞来源。但在涉及宗教信仰、血液疾病、严重免疫抑制(如艾滋病)或感染等少数情况下,外周血细胞不是一个可行的选择。另外,外周血细胞的重编程效率特别低(0.0008%~0.1%),限制了其潜在的应用。目前已有研究表明外周血和皮肤组织来源的 iPSC 发生表观遗传学异常的风险更大。最近,Zhou 等成功将人的尿液细胞分离出来并通过逆转录病毒作为载体诱导出 UiPSC,直接证明了尿液可作为 iPSC 有效的细胞来源。

与其他方法相比,UiPSC 的产生成本较低、可重复性好,在细胞取材方面无疑是从有创到完全无创的转折点。30~50ml 尿液标本便可以获得足够的尿液细胞,且 UiPSC 的培养时间更短。尿液细胞克隆表现出良好的增殖和分化潜能,重编程效率为 0.01%~4%,优化了皮肤成纤维细胞和外周血细胞的重编程效率。尿液细胞主要是肾小管上皮来源,但不排除包括尿液衍生干细胞在内的其他细胞类型。在对 UiPSC 进行鉴定后,未观察到任何特定的组织特异性的细胞分化,故尿液衍生干细胞不影响 UiPSC 的疾病建模。然而,在尿液细胞执行重编程之前,采用流式细胞术或免疫磁珠细胞分选方法可以分选出特定的细胞群体。据此推测,UiPSC 可能比其他来源的 iPSC 更易向肾细胞或肾祖细胞分化。

二、管型

管型是有机物或无机物,如蛋白、细胞或结晶等成分,在肾小管(远曲小管)和集合管内凝固聚合而形成的圆柱状物体,因此也被称为柱状体。管型是尿液中的重要病理性成分,尿液中出现管型常提示肾脏有实质性损害。管型一般多呈直或弯曲的圆柱体,其长短粗细不一,但两条长边多平行、末端多钝圆。因管型只在肾小管或集合管内形成,其外形长短和粗细基本可反映肾小管和集合管内腔的形状。尿液管型的主要类型有透明管型、颗粒管型、细胞管型、蜡样管型及其他特殊形态的管型。

1. 透明管型　透明管型是由 T-H 蛋白和少量清蛋白共同构成,是各种管型的基本结构。形态表现为平直或略弯曲,甚至扭曲;质地菲薄、无色、半透明、表面光滑,但也有少许颗粒或少量细胞黏附在管型外或包含于其中;多数较窄而短,也有形态较大者;折光性较差,镜下观察时应将显微镜视野调暗,否则易漏检。透明管型在碱性尿液或低渗尿液中很易溶解和破坏,因此需尽快检验。透明管型出现,说明肾脏有严重的病变,主要见于急慢性肾小球肾炎、慢性肾功能衰竭、急性肾盂肾炎、肾淤血等。

2. 细胞管型　细胞管型是脱落的细胞黏附或包容于凝结而成的透明管型之中形成的管型。根据管型内包含的细胞不同可分为红细胞管型、白细胞管型及肾小管上皮细胞管型三类,也有 2 种以上的细胞成分出现在同一管型内,称为复合细胞管型。管型内的细胞可完整,也可残缺不全,有时候细胞会聚集于管型一端。一般一种细胞堆积量占整个管型 1/3 以上时,可被称作某种细胞管型。在某些情况下细胞或颗粒易堆积在一起,类似管型状,其特点是长度较短、宽窄不一、边缘不整齐,需注意鉴别。

红细胞管型:红细胞管型中以红细胞为主体,外观略带黄褐色,可见到完整清晰、形态正常或异常的红细胞个体。但有时红细胞常互相粘连而无明显的界限,有时甚至残缺不全,在管型边缘可见形态完整的红细胞,有时因溶血仅可见到红细胞淡影或破碎的红细胞。红细胞管型在尿路中停留时间较长,管型内的红细胞会逐渐分解破坏,形成棕色到红色的颗粒,也可因溶血或均质化形成血红蛋白管型。形态表现为管型内充满血红蛋白。其来源有2种:①血液管型或红细胞管型中的红细胞溶解,血红蛋白均质化;②溶血性输血反应或自身原因(如阵发性睡眠性血红蛋白尿症、自身免疫性溶血等)引起血管内溶血时,过多的血红蛋白进入肾小管而形成血红蛋白管型。管型内一般无明显完整的红细胞,但含有血红蛋白,因此不染色状态下也可呈现均匀的橘红色。尿中出现红细胞管型表示有肾小球疾病和肾单位出血,见于急性肾小球肾炎、慢性肾炎急性发作、肾出血、急性肾小管坏死、肾移植排斥反应、深静脉血栓形成、狼疮肾炎、IgA肾病等。

白细胞管型:白细胞管型内容物以白细胞为主,有时含有退化变性坏死的白细胞,一般多为中性粒细胞。管型内的白细胞多为圆形,有时成团相互重合,有时会因破坏呈残破状。在普通光镜下,易与肾小管上皮细胞混淆,给鉴别带来困难。可用加稀酸的方法来显示细胞核,中性粒细胞多为分叶核,而肾小管上皮细胞一般为一个大的圆核。白细胞管型表明肾脏有中性粒细胞渗出,见于急性肾盂肾炎、肾脓肿、间质性肾炎、急性肾小球肾炎等。

肾上皮细胞管型:肾上皮细胞管型因管型形成于肾小管内,包括了肾小管上皮细胞。可分为两大类:一类是由脱落的肾小管上皮细胞与T-H蛋白组成,成片上皮细胞与基底膜分离,脱落细胞粘在一起;另一类为急性肾小管坏死时,胞体较大,形态多变,典型的上皮细胞呈瓦片状排列,充满管型,细胞大小不等,核形模糊,有时呈浅黄色。此管型常难与白细胞管型区别,酯酶染色呈阳性,过氧化物酶染色呈阴性,借此可与白细胞管型鉴别。肾上皮细胞管型常见于急性肾小管坏死、间质性肾炎、肾病综合征、肾淀粉样变性、慢性肾炎晚期、重金属中毒等。肾移植患者在移植后3天内出现肾上皮细胞管型是排斥反应的可靠指标。

颗粒管型:颗粒管型内含大小不等的颗粒物,含量超过管型容积的1/3以上时,称为颗粒管型。颗粒管型中包容的颗粒来自于崩解变性的细胞残渣、血浆蛋白及其他物质。按颗粒的粗细分为:粗颗粒管型(常充满粗大颗粒,多呈暗褐色)和细颗粒管型(含许多细沙样颗粒,不透明,呈灰色或微黄色)2种。主要见于急性肾功能衰竭、急性或慢性肾小球肾炎、肾病综合征、肾小管硬化等。尿中出现颗粒管型提示肾脏有实质性病变,主要见于急性或慢性肾小球肾炎、肾病综合征、肾小管硬化症、肾盂肾炎等。

蜡样管型:蜡样管型是一类不含任何细胞和颗粒成分的、表面光滑、折光度高、均匀蜡质感的管型。其大小不一、宽窄不一、外形类似透明管型或有少许颗粒,为蜡烛样浅灰色或淡黄色、边缘清晰、常有切迹、折光性强、质地厚、易折断,多数较短而粗,两端常不整齐;一些蜡样管型还可出现略有弯曲或扭曲、泡沫状,在低渗溶液、水和不同的pH介质内均不易溶解。出现蜡样管型提示肾小管有严重的病变,预后差。见于慢性肾小球肾炎晚期、尿毒症、肾病综合征、肾淀粉样变性等。

三、结晶

1. 尿液结晶的形成　1630年法国学者泰德第一次用显微镜观察尿液时,描述了尿液中"一堆堆长菱形呈砖块"沉积物,这就是尿结晶(crystalluria)。正常尿液中含有许多晶体物质和非晶体物质,在饱和状态下,这些物质可因尿液的酸碱度、温度、代谢紊乱或缺乏抑制晶体沉淀的物质而发生沉淀形成尿结晶。其形成的主要因素有:①尿液中溶质的浓度;②溶质的饱和度及尿液 pH、温度及胶体浓度;③通过肾小球滤过膜向肾小管流动的滤过液发生变化。

尿液中的结晶包括生理性结晶和病理性结晶两种,生理性结晶多来源食物及机体盐类的正常代谢所产生的各种酸性产物,与钙、镁、铵等离子结合生成各种无机盐和有机盐,又称代谢性盐结晶,一般无临床意义,如尿酸结晶和无定形尿酸盐结晶(尿 pH<7.0);草酸钙、磷酸盐、磷酸铵镁、磷酸钙、马尿酸结晶(尿 pH4~9);碳酸钙、尿酸铵结晶(尿 pH≥7.0)等。病理性结晶是由各种病理因素在尿液中出现或是由于某种药物在体内代谢异常而出现的结晶如胆红素、胱氨酸、亮氨酸、酪氨酸、含铁血黄素结晶(尿 pH<7.0)及胆固醇结晶(尿 pH4~9)等。

2. 尿液结晶的主要类型

尿酸结晶:尿酸结晶是尿液结晶中形态变化、种类最多的一种生理性结晶,其形态有菱形、花瓣形、四边形、六边形、立方体形、哑铃形、腰鼓形等。尿酸结晶是尿液中较常见的生理性结晶,常存在于酸性尿中,肉眼观察尿酸结晶呈细沙粒状,常沉积在试管底部,在低倍镜下可见成堆聚集。其鉴别方法即加温 60℃不溶解,加醋酸、盐酸和氯仿均不溶解,加氢氧化钾可溶解。

草酸钙结晶:草酸钙结晶有二水草酸钙和单水草酸钙之分,为常见的生理性结晶。二水草酸钙结晶呈方形加对角线、信封或八面体状,光学显微镜下形态清晰,两条交叉十字线呈高光性,相差显微镜下结晶亮度增强,两十字交叉线亮度减弱,可见中心暗区,长期大量出现可导致泌尿道结石。单水草酸钙结晶呈椭圆形、稻草捆形、麻花形等,折光性强,易聚集成团,较小的椭圆形结晶与红细胞相似,样本中加入乙酸,红细胞溶解而草酸钙结晶无变化。新鲜尿液中有大量的草酸钙结晶,并伴有红细胞,而又伴有肾或膀胱刺激症状时,多为肾或膀胱结石的征兆,草酸钙结晶是肾结石中最常见的一种类型,它在结石中占80%~84%,有学者发现高浓度的草酸或单水草酸钙结晶对肾小管上皮细胞有毒性作用,肾小管上皮细胞损伤是结石形成的最早期的基础病变,是结石形成阶段的必要条件之一。因此我们更应该重视镜检,为临床提供客观准确的实验诊断依据。

磷酸盐类结晶:磷酸盐类结晶包括非晶形磷酸盐、磷酸铵镁和磷酸钙等结晶。磷酸铵镁结晶为复盐又称三联磷酸盐结晶,无色、大小不一,折光性强,呈多种形态如屋顶形、金条形、信封状和棱柱形等,此结晶属于生理性结晶,易聚集成堆,在慢性尿路感染患者中易见,可致尿路阻塞,产生尿路结石。磷酸钙结晶也属于生理性结晶,可呈扇形、辐射状或交叉成束排列,应注意与聚集成堆的磷酸铵镁结晶区分,长期大量出现见于骨质脱钙、慢性泌尿道炎症。此外片状磷酸钙结晶见于弱碱性尿中,结晶较大呈不规则片状,表面常附有颗粒,长期出现应结合临床考虑患者是否有甲状旁腺亢进、肾小管酸性中毒及骨质脱钙等疾病。

非晶形结晶、马尿酸结晶和碳酸钙结晶:非晶形磷酸盐结晶通常呈不定形黑暗颗粒状,结构微小,无规律分布,可以聚集呈簇状,在低温或碱性尿和中性尿时,大量非晶形磷酸盐可析出乳白色沉淀物,常与磷酸钙结晶同时存在。非晶形尿酸盐结晶外观呈黄色非晶形颗粒沉淀物,在低温、尿浓缩或酸性较强的尿中可析出淡红色结晶。非晶形磷酸盐结晶只有通过判断尿液的 pH 值和折光性才能与非晶形尿酸盐区分。此两种非晶形结晶均无临床意义。马尿酸结晶多见于酸性尿中,无色针状、板状、斜方柱或棱柱状,两端有尖角,可聚集成束,是尿中的正常成分。碳酸钙结晶多呈小球形或哑铃形,也可见大小不等的球形体聚在一起,无临床意义。

尿酸铵结晶和尿酸钠结晶:尿酸铵结晶为黄褐色,不透明,呈树根状、棘球状或哑铃状,为尿酸与游离铵结合而产生,是碱性尿液中唯一可见的尿酸盐结晶,常见于陈旧性尿液中,一般多无临床意义,在新鲜尿液中出现大量尿酸铵结晶,常提示膀胱细菌性感染,如尿中出现大量尿酸铵结晶,同时伴红细胞增多和尿痛症状时,提示尿路结石。尿酸钠结晶呈无色或淡黄色,为杆状或细棱柱状,大小不等,可单独成束或交叉出现,背景中可见大量红细胞,此类结晶较少见,易见于食草动物尿中。

胆红素结晶:常见于酸性尿中,形态多样,呈细针状、圆片状、立方体样等,可附于白细胞或上皮细胞表面,颜色可从黄褐色到红褐色不等,结晶多为病理因素造成,见于黄疸患者尿中,在溶血性黄疸、肝癌、肝硬化和有机磷中毒患者尿中可见。胆固醇结晶呈宽型扁平板状,为缺角长方形或方形,无色透明,可被尿液染成淡绿色或黄色,胆固醇结晶属脂类物质,密度低,常浮于尿液表面并形成薄膜,见于膀胱炎、乳糜尿、肾盂肾炎和肾病综合征患者尿中,偶见于患者脓尿中。

胱氨酸结晶:为无色不对称六边形薄片样结晶,折光性强,可单独出现,也可上下重叠排列,尿中大量出现多为肾或膀胱结石的征兆,在严重的肝脏疾病、风湿病及遗传性胱氨酸尿毒症患者尿中也有检出,此结晶易与六边形的尿酸结晶混淆,即尿酸结晶颜色较深,结晶较厚,是比较对称的六边形。酪氨酸结晶多为黑色,细针状,成束或成团,是蛋白分解产物,多出现在酸性尿中,见于白血病、急性肝坏死、急性磷中毒及代谢紊乱性疾病。

药物结晶:药物结晶是患者使用各种治疗或检查性药物致尿液中出现可见结晶。药物结晶主要有以下几类:①使用放射造影剂,如碘泛影剂、尿路造影剂等,可在尿液中发现束状、球状、多形性结晶,尿比重可明显增高(>1.050)。此结晶溶于氢氧化钠溶液,但不溶于乙醚、氯仿等有机溶剂;②磺胺类药物结晶,形态为棕黄色,不对称的麦杆束状或球状,有时可呈贝壳状或羽毛状,易在酸性尿液中形成,与治疗期间磺胺类药物用量过多或代谢有关,当尿液的 pH 值小于 5.5 时,在肾小管、肾盂、输尿管或膀胱内会产生结晶沉淀,形成结晶尿,影响肾小球过滤,引起肾损害致急性肾衰竭,因此结晶尿形成是磺胺类药最为常见的不良反应。近年来因磺胺类药物剂型的改进,有些已难以在尿液中发现其结晶体。但仍有某些磺胺类药物在体内乙酰化率较高,如磺胺嘧啶、磺胺甲噁唑等,在患者服药后饮水较少,尿液偏酸的环境下,易析出结晶,阻塞尿道,引起血尿、肾脏损伤甚至尿闭;③青霉素结晶,青霉素结晶在尿液中很少发现。如出现,一定是抗严重感染时(如脑膜炎和败血症)超剂量用药导致。氨苄西林经尿液代谢后形成的结晶呈细长、无色棱柱形或针状,可单个出现也可成束出现。青霉素-G 结晶呈矩形、长方形,一端为尖角样,此种结晶形状的形成与样品被冷藏有关,一般会出现在高剂量用药治疗患者的酸性尿液中。鉴别时一定要了解患者用药治疗的情况。

3. 尿液结晶检验及临床意义

(1)尿液结晶检验:尿液结晶检查是尿沉渣检查的内容之一,包括尿液外观、尿液酸碱度、显微镜检查(普通光学显微镜和偏光显微镜)及溶解特性和化学特性等。多数尿液结晶外观为无色,常被尿颜色染成黄色或深黄色,如胆红素尿结晶的颜色可从黄褐色到红褐色不等。结晶尿可因放置过久或低温导致肉眼可见的浑浊,如尿酸盐结晶尿、磷酸盐结晶尿,但上升至一定的温度即可溶解。尿液的酸碱度有助于结晶类型的判断,一般在酸性尿中可出现尿酸、无定形尿酸盐、尿酸钠、氨基酸类、药物等结晶,在碱性尿中可出现无定形磷酸盐、碳酸钙、尿酸铵、磷酸铵镁等结晶,因此测定尿液的酸碱度有助于对尿液结晶的分析、判断和鉴定。检查尿结晶常用的方法是在光学显微镜下观察结晶的形态,各种尿结晶可出现多种形态特征,无论是生理性结晶、病理性结晶或药物结晶,由于结晶本身具有折射性可出现不同的颜色变化,必要时可用偏光显微镜观察加以鉴别。也可按照各种结晶尿的溶解特性和化学特性加以鉴别,如磷酸盐结晶尿和尿酸盐结晶尿等加温至60℃即溶解,尿酸结晶能溶于氢氧化钾溶液中,磷酸铵镁结晶不溶于氢氧化钾,只能溶于盐酸、醋酸溶液中,此外磺胺类药物等结晶都有不同的化学特性。

(2)尿液结晶的临床意义:尿结晶是形成尿结石的基础,尿结石形成包括尿石晶体的成核、生长、聚集和固相转化等过程,泌尿系结石是一种世界范围的常见病和多发病,其发病率呈上升趋势,从尿中排泄的各种结晶、盐类成分,通常是健康人尿中的正常成分,一般无临床意义。正常情况下多食高嘌呤的动物内脏可使尿酸结晶增加,但在急性痛风症、小儿急性发热、慢性间质性肾炎、白血病时,因排出大量尿酸盐在肾小管腔内沉淀结晶发生阻塞性肾病和急性肾衰竭,患者化疗期间尿酸结晶增加,提示细胞破坏增加,嘌呤代谢加快。20%的痛风患者可进一步形成结石。

草酸钙结晶是尿路结石的主要成分之一。据资料显示,草酸钙及含草酸钙的泌尿系结石约占70%以上,因而许多科学家都在体外进行模拟研究,旨在探讨尿结石形成的机制,众多研究表明,健康人尿液中由于含有种类较多、质量浓度较大或活性较强的抑制剂,如葡胺聚糖(GAGs)、柠檬酸盐和骨桥蛋白(OPN)等,这些抑制剂与尿液中的Ca^{2+}存在着络合离解平衡。有学者在结晶尿与结石形成的研究报告中也提出沉降率与颗粒大小有关,限制饮食中的草酸盐,防止尿液草酸盐过饱和形成,是预防颗粒聚集的有效方法,但是泌尿系结石与结晶尿之间的因果关系很难确定,结晶尿并非是泌尿系结石的唯一因素。如果草酸钙结晶在尿中排出增多,患者临床表现为尿路刺激症状如尿频、尿急、尿痛或肾绞痛合并血尿,应警惕结石的形成,21%糖尿病患者也可形成结石。

非晶形尿酸盐和磷酸盐结晶一般无重要意义,但在碱性尿中大量三联磷酸盐析出,有时可产生尿道阻塞并可产生结石。尿中发现亮氨酸和酪氨酸结晶,多见于急性肝坏死和急性磷中毒。胱氨酸尿是一种遗传性疾病,患者可终生排出胱氨酸尿产生结石。胆固醇结晶在尿中少见,偶在肾或泌尿生殖系统肿瘤患者的尿中查见。胆红素结晶可见于黄色肝萎缩、肝癌、肝硬化或磷中毒等疾病。

许多药物都可以引起结晶尿,在尿液中可单独存在或与尿液检查的异常成分同时存在。药物引起的结晶尿是临床最常见的结晶尿。磺胺类药是20世纪30年代发现的一类抗感染药物,对某些感染性疾病如流脑、呼吸道感染和烧伤后继发感染等具有使用方便、性质稳定、价格低廉等优点,临床上将磺胺类药与磺胺增效剂甲氧苄啶联合使用,使其疗效增强,但某些磺胺类药物在体内乙酰化率较高,易于在酸性尿中析出结晶引起血尿、肾损伤甚至尿闭,其中磺胺嘧啶易产生结晶尿,产生的结晶呈捆绑的麦穗样,具有很强的折光性,区别于其他磺胺类结晶。如在新鲜尿中查到大量磺胺类结晶,同时与红细胞或管型并存,表示肾脏已受磺胺类药物的损害,应立即停药并大量饮水,并服用碱性药物使尿液碱化,保护肾脏不受进一步的损害。此外抗病毒药物阿昔洛韦亦可导致结晶尿,结晶为折光性很强的细针状,可出现急性肾衰竭,特别在静脉给予大剂量阿昔洛韦或脱水患者使用后更易出现结晶尿,使用剂量较大时,尿液呈乳白色。

临床上出现的尿液结晶大多是生理性的结晶,由于患者摄取一些食物或尿液一过性饱和造成的结果,与尿液的温度、酸碱度有关,但在病理情况下可能与肾功能损害的严重程度有关。因此无论在生理或病理情况下,检查尿液结晶都必须在显微镜下仔细观察其形态特点,加强与临床沟通,了解患者明确疾病的生理过程和用药情况,综合分析结晶的类型,提供临床辅助的诊断及治疗依据。此外由于新药日益增多,也有一些可能在尿中出现结晶,但尚未被人所识别,因此对尿中出现异常结晶应多加研究,以识别其性质及来源。

四、尿路结石

(一) 尿路结石的影响因素

泌尿系结石是一种全球性的疾病。由于全球气候变暖、生活方式改变、饮食习惯改变以及肥胖增多等因素,泌尿系结石的患病率有逐年增加的趋势。但是迄今为止,其病因仍未能完全阐述清楚。目前多数观点认为泌尿系结石是由非单一因素造成的,其中气候、代谢异常、饮食、种族遗传以及泌尿系统自身疾患等是近年研究较为热门的成石因素。

1. 人口学因素　泌尿系结石男性患者多于女性,既往认为可能与性激素有关。近年来女性患者明显增多,据来自美国国家健康和营养调查(2012 年)的报告显示,男性患病率为10.6%,女性患病率为 7.1%。而在 1994 年的报道是,男性患病率 6.3%,女性患病率 4.1%。相比之下,男性患病率增加 68%,女性患病率增加 73%。提示泌尿系结石患病率的性别差异正在缩小。同时,患病率的性别差异的缩小与肥胖的流行、年龄结构、饮食习惯的改变、全球变暖等因素有关。

近年来结石患病年龄分布年轻化趋势越来越明显。近期的大样本流行病学调查报道,从年龄分布来看,男性发病高峰年龄段在 31~40 岁,此年龄段占男性发病人数的 29%;女性发病高峰年龄段在 41~50 岁,此年龄段占女性发病人数的 25%。男性有两个较为明显的高峰年龄段,分别为 26~30 岁、36~40 岁年龄段。女性在 16~20 岁年龄段的患病率较同段年龄组的男性要高,分别为 6.26%、3.79%。女性与男性在 41~45 岁年龄段的患病率相近,分别为 13.41%、13.87%。年龄段从 40~50 岁以后,女性患病率均较同年龄段的男性高。另外,不同的结石成分的高发年龄段也存在差异,例如,尿酸结石和草酸钙结石多见于 40 岁以上中年患者,而胱氨酸结石和感染性结石则多见于青少年,这个差异与成石原因密切相关。

肥胖也是泌尿系结石发病的危险因素。有研究认为美国日益增多的泌尿系结石病与肥胖者增多相关。肥胖者体内存在胰岛素抵抗(insulin resistance,IR),可引起尿酸生成增多,易引发尿酸结石。另外,体形高大的患者尿中钙、草酸、尿酸的排泄量增多,增加了含钙结石发生的危险性。肥胖结石患者的结石成分也有一定特点。在超重和肥胖的肾结石患者中,草酸钙结石和尿酸结石占主要部分。

2. 环境因素　包括地质因素、气候因素和职业因素。据研究报道,泌尿系结石的发病与饮水的硬度及其所含的钙、碳酸氢根无关,但结石发病率与饮水中的镁离子浓度呈负相关。另外,不同区域的泌尿系结石发病率也存在明显差异。世界范围内各地区的总体发病率依次是:亚洲 5%~15%,欧洲 5%~9%,北美洲 13%,沙特阿拉伯 20%。根据上述发病率分布可以看出,热带和亚热带地区相比其他地区,泌尿系结石的发病率较高。

既往的流行病学调查数据提示结石发病与气候有明显相关性。新西兰的一项研究显示,当地结石病急性发作的高峰为 12 月至次年 2 月,气温每增加 1℃,结石病的发病率增加 2.9%。但最新的研究却得出了相反的结论,一份研究报道显示,夏天的发病率高于其他季节,但没有统计学差异。在不同气温、不同湿度环境中,结石患病数也无显著关联性。因此他们认为,在这个研究中泌尿系结石的患病数与季节变化无关。

不同的职业结石患病率也不同。国内学者报道,对当地 6976 例尿石症患者的职业分布分析结果表明,25% 是农村人口,55% 是城镇人口,10% 为大学学生,8% 为外来务工人员,其他人员为 2%。发病率高低按职业排序,在男性分别为司机、瓦工、木工、机械工、销售员、保安、物流、油漆工等,这些人群可能是由于饮水不便或体液消耗多,导致发病率相对较高。其中,男性司机发病率最高,可能与长时间开车出汗较多、排尿不便、水不够等有关。在女性中,发病率高低按职业排序分别为家务、学生、成衣工、电子工、务农等。发病率最高的职业是家务,这些对象以 45 岁以上的女性为主,大多数有反复发作的尿路感染病史,其中较多处在绝经期前后的更年期,她们结石的高发可能与尿路感染和雌激素的下降有关。女性发病率高低按职业排序第二位是学生,一方面可能是年轻女学生体内雌激素变化导致;另一方面,是因为她们学习时间较长,长时间久坐、饮水不便、排尿不便等所引起。

3. 遗传因素

(1) 特发性草酸钙结石病的基因多态性:在家族相关性方面的研究上,既往已经有很多关于高钙尿症和草酸钙尿石症的研究。据报道,625 例草酸钙尿石症患者的一级亲属与其他亲属对照,患病率明显较高,约高出 20%。Coe 等也报道,9 例患有高钙尿症和复发性尿石症患者的一级亲属患病率(43%)较一般人群明显升高。另一份研究报告显示,通过对 37 999 例健康男性的队列研究发现,有尿石症家族史的人群患肾结石的相对危险因素为 2.57。综合各方面报道结果,肾结石患者的一级亲属或较远亲属患尿结石的遗传度估计为 15%~65%。在孪生子研究方面,多个研究已证实,在肾结石遗传单基因方面,同卵双生双胞胎比异卵双生双胞胎有更高的关联性。估计遗传度为 52%~56%。在连锁基因和候选基因研究方面,由于大部分肾结石是含钙结石,而且高钙尿症是最常见的尿石症代谢危险因素,所以在寻找特发性草酸钙尿石症的易感基因的任务上,重点放在了钙代谢相关基因。目前已经有研究机构选择性繁殖出最高水平尿钙的 SD 大鼠,这些大鼠经过了 30 代以上的培育后生产出了表型类似的钙调节异常大鼠。这里所描述的钙调节异常,是指肠道钙离子超吸收,骨钙吸收增加以及肾小球钙重吸收受损。更详细的研究已经证实,在一些特发性高钙尿症患者中,维生素 D 受体(VDR)蛋白在肠道、骨组织、肾组织表达水平增加。最近,在对相同基因的大鼠模型的研究中,研究人员已经发现了介导 VDR 受体上调的编码基因(Snail),Snail 是一个锌指转录因子。在上述大鼠中,高钙尿症相关的数量性状基因位点的同源基因,已被当作人类特发性高钙尿症的候选基因来研究。有关特发性高钙尿症和含钙尿石症连锁基因的某些研究,已经提示本病与 12q12~14 位点的染色体有关,而这个位点可能也包含了维生素 D 受体基因。在另外一项大型的队列研究中,发现了草酸钙结石的表现型与上述染色体位点区域的微小标记有连锁关系,但高钙尿症表现性并无此发现。

VDR 在人体钙代谢中起关键性作用,与泌尿系结石的形成关系也是研究热点。既往已

经有学者研究过 *VDR* 单基因多态性(位于 Bsm I 、Apa I 、Fok I 、Taq I 等位点)与不同结石患病人群的关系。但是他的结论存在一定的矛盾和争议。因此,研究者对此争议进行了进一步的系统评价,得出结论:Taq I 位点的多态性与泌尿系结石有关,但是 Bsm I 、Apa I 、Fok I 的多态性却没有这种关系。

(2) 特发性草酸钙尿石症的基因组学研究:基于家族的连锁基因和候选基因是识别具有遗传可能性的基因多态性的研究途径。然而,这种基因多态性受到多种内在因素所限制,如样本量大小、大量被分析的变异序列以及关于疾病进展认识的不确定性等因素。可喜的是,近年来由于单核苷酸多态性(SNP)"chips"的应用,这个限制被打破了,目前已经可以从数千名研究对象中检测到上百万个常见人类变异序列。在 2009 年一份研究报告,发表了第一个关于尿石症的全基因组关联性的研究,报道了来自同个基因家族成员 *CLDN14* 的两个变异序列(R81R 和 T229T),这两个序列与肾结石患病风险和骨密度降低风险有关联。最近日本的学者也做了相关的研究,他们通过对 5892 例来自日本的尿石症患者的全基因组关联性进行分析,定义了新的易感基因位点,分别位于 5q35.3、7p14.3 以及 13q14.1。

(3) 单基因遗传的尿石症:近期对单基因型尿石症的遗传基础和病理生理学研究强调,在肾小管和非肾小管上皮的转运蛋白、通道蛋白、受体蛋白具有重要研究意义。虽然这种孟德尔性状在成年和小儿尿结石患者中仅分别占 2% 和 10%,但是他们比常见的多基因型结石更有特点:更严格的结石形成表型,合并有进展性的肾功能损害。例如 Dent 病(遗传性肾小管疾病)、原发性高草酸尿症、腺嘌呤磷酸核糖转移酶(adenine phosphoribosyl transterase,APRT)缺乏症等都与肾功能衰竭有关联。对于单基因型尿石症的早期诊断是预防的关键。所以这些致病基因的识别和致病变异序列的认识对于疾病的及早诊断和治疗起到非常关键的作用。

4. 机体代谢异常

(1) 钠、钾、镁和水异常:水代谢异常是代谢异常中最重要的一部分。目前认为:每日水摄入量不足是尿石症发病和复发的最重要危险因素之一。水的摄入量不足会导致尿量减少和尿液浓缩,导致尿液中的钙、嘌呤、草酸等浓度升高,从而引起结晶形成。饮入足够量的水可以稀释尿液,有利于减少结石的形成与复发。但是尿量减少单一因素并不是结石形成的绝对因素。研究发现,尿液中不同离子之间会相互影响,只有当尿草酸钙浓度比饱和的水溶液高 4 倍以上时才会形成结石。有研究发现摄入钠增加能促进尿钙的排泄,每餐每增加 100mol/L 的钠,就增加 25mg 尿钙的排泄。高盐饮食摄入者与对照组比较,尿路结石的发生率与钠盐的摄入量呈正比。但也有研究报告却不赞同上述观点,他们的研究认为高钠尿症似乎并不增加草酸钙结石的患病风险,所以限制钠的摄入量并不能降低尿石症患病率。钾与尿石症的相关性研究有限,依据有限的资料显示,钾的摄入增加并不能提高结石的患病率,而缺钾时,由于并发高钙尿,可能使结石的危险增加。镁可能通过减少肠内草酸吸收,增加草酸钙和磷酸钙的可溶性,从而抑制结石形成。

(2) 钙、磷及草酸代谢异常:含钙结石在泌尿系结石中的比例高达 86% 以上,高钙尿症是结石的高危因素。遗传、PTH 等多种因素可导致高钙尿症。近年来,人类对于高钙血症有了新的认识,目前认为高钙饮食并不增加泌尿系结石的患病风险。因为依据流行病学调查结果提示,大部分人摄入的钙含量并不能达到所推荐的标准摄入量。我国大部分人的钙摄入量不足 500mg/d,其中农村为 378mg/d,城市为 458mg/d。学龄前儿童、孕妇及老年人更为严重,所以不存在长期钙摄入过多而引起高尿钙的外部原因。尿石症与肠道钙吸收增加和肾漏钙有关。肠道钙吸收增加患者往往出现高 1,25-二羟维生素 D3 血症和低 PTH 血症,而肾漏钙患者则会出现高 PTH 血症,因此目前认为肠道钙吸收增加是维生素 D 代谢紊乱的一种表现。磷代谢异常也是泌尿系结石的重要发病因素。磷是磷酸钙和磷酸镁胺的主要成分,磷酸镁胺结石和磷酸钙结石多于感染时生成,而草酸钙结石更易形成,故纯磷酸钙结石并不常见。但是 Scheille 等研究认为在泌尿系结石形成中磷酸钙是无处不在的,并认为肾小球对磷酸盐的重吸收降低可作为一个独立预测结石复发的因素。

草酸也是含钙结石形成的关键因素之一,约 75% 的泌尿系结石含有草酸钙。根据以往著作结论,正常人尿钙与尿草酸的浓度比例是 5∶1,而在易形成草酸钙结石的尿液中该比例是 1∶1,草酸钙结晶中钙与草酸的比例也是 1∶1。所以尿液中草酸浓度增加对泌尿系结石的形成有重要意义。以往认为尿液中的草酸 60% 由甘氨酸、羟乙酸和羟脯氨酸内源性代谢而来,25%~30% 为饮食中维生素 C 的代谢产物,仅 10%~15% 的尿草酸来自于饮食中的草酸盐。但有实验观察结果对尿液中草酸来源提出了质疑。一份研究报告发现尿草酸的 25%~42% 取决于饮食草酸盐的浓度,可见饮食中草酸盐含量明显影响着尿草酸分泌量的变化。因此食物草酸的含量是影响尿液中草酸排泄量的主要因素之一,降低摄入的草酸量对泌尿系结石的预防有一定作用。

(3) 尿酸代谢异常:随着近年来对高尿酸血症的不断深入研究,发现高尿酸血症与糖尿病、肥胖症、高脂血症、高血压等疾病关系密切,随着现代饮食结构与生活习惯的改变,高尿酸血症发病率有逐年升高的趋势。高尿酸血症的来源主要有:含嘌呤食物摄入过多以及尿酸排泄障碍。随着血尿酸水平的升高,尿液的理化性质发生改变,使高尿酸血症患者较血尿酸正常者易患泌尿系结石。尿酸不但是尿酸结石的主要成分,亦参与其他不同成分结石的成石过程,如草酸、磷酸、胱氨酸结石等。最近一位日本的学者为了进一步明确尿酸结石患者的发病机制,应用蛋白组学的方法研究发现,钙结合蛋白在高尿酸血症患者结石发病中起关键性作用。

(4) 枸橼酸代谢异常:15%~63% 的肾结石患者伴有低枸橼酸尿的存在。低枸橼酸尿症是目前公认的泌尿系结石发病的重要原因。枸橼酸盐的作用机制主要是:降低尿中钙离子浓度;抑制尿石矿物的成核与生长;提高尿 pH 值,碱化尿液,使得酸性类结石如尿酸结石和胱氨酸结石的溶解度增加;增加尿中抑制泌尿系结石形成的主要尿大分子浓度;抗衡阳离子对枸橼酸盐抑制能力的影响。目前关于枸橼酸的研究多在应用枸橼酸治疗结石上。最近台湾的学者通过研究果蝇尿石症模型,再次明确,枸橼酸钾可以预防果蝇患草酸钙尿石症。

(5) 维生素代谢:体内多种维生素与尿石症的发生呈负相关。维生素 E、维生素 B_6、维生素 K 等可降低尿石症的患病风险。其中,维生素 B_6 在草酸代谢过程中起着极其重要的作用,是草酸代谢过程中必需的辅酶。有研究显示,维生素 B_6 能提高尿枸橼酸水平和尿液稳定性,使内源性草酸排泄减少,从而抑制尿石的形成。维生素 K 抑制泌尿系结石形成的机制,可能是能够使尿液中抑制物的浓度增加,减少结石的成核过程,从而发挥抗结石形成作用。肾小管的过氧化损伤会促进草酸钙结晶沉积,而维生素 E 可预防过氧化损伤,恢复肾组织的抗氧化机制和谷胱甘肽氧化还原系统平衡。目前摄入维生素 C 是否对尿石症发病有影响结论仍未定。有研究认为大剂量应用维生素 C 能促进尿液中的草酸和尿酸的排泄。因为尿液中的钙离子可以和维生素 C 结合,形成结合钙,导致游离钙的浓度降低,所以草酸钙结石的形成就相应的下降。因此认为维生素 C 是可以降低尿石症患病风险。但是另有研究认为,过多摄入维生素 C 会增加人类患高草酸尿和肾结石的风险。而且尿草酸的 30% ~ 35%来源于饮食中维生素 C 的代谢产物。

(二) 尿路结石的构成成分

尿路结石由晶体和基质两部分构成,晶体约占结石干质量的 97%,基质约占 3%,临床上通常以晶体成分来命名结石。比较常见的尿路结石有草酸钙结石、磷酸钙结石、尿酸结石、磷酸铵镁结石和胱氨酸结石等。若结石中某一成分的晶体占 95% 以上,则可称为纯结石,最常见的纯结石是纯尿酸结石。临床上纯结石较少见,以一种晶体成分为主的混合性结石多见,其中草酸盐和磷酸盐的混合性结石最常见。临床工作中根据治疗和预防的需要,按病理类型将尿路结石分为含钙结石、感染性结石、尿酸结石及胱氨酸结石等,每一种又有多种不同成分。其中,含钙结石占所有尿路结石的 70% ~ 80%。含钙结石质硬、粗糙、不规则,在碱性尿内形成,常呈桑葚样,棕褐色感染性结石占 10% 左右,这类结石易碎,表面粗糙,不规则,呈灰白色、黄色或棕色,切面常见核心(为细菌或脱落上皮等),同心性层状结构,在碱性尿中形成,X 线片中可见分层现象,常形成鹿角形结石;尿酸结石占 5% ~ 10%,结石质硬、光滑或不规则,常为多发,呈黄或红棕色,常形成多数小结石,在酸性尿内形成,纯尿酸结石在 X 线片上不显示;胱氨酸结石占 1%,结石光滑,淡黄至黄棕色,蜡样外观,不易显影,形成于酸性尿中;其余种类的结石所占比例很小。

含钙结石包括一水草酸钙、二水草酸钙、羟磷灰石、碳酸磷灰石、磷酸三钙、磷酸八钙、磷酸氢钙、磷酸二铵钙、碳酸钙、二水碳酸钙及二水硫酸钙结石等,比较常见的是草酸钙结石及含钙的磷酸盐结石。感染结石包括六水磷酸镁铵、一水磷酸镁铵、八水磷酸三镁铵、八水磷酸镁、二十二水磷酸镁、五水磷酸三镁铵、三水磷酸氢镁及尿酸铵结石等,常见的是各种磷酸镁铵结石。尿酸结石包括无水尿酸、二水尿酸、一水尿酸钠结石等。胱氨酸结石的主要成分是左旋胱氨酸。根据尿路结石的构成成分、尿石症的发病机制制订饮食建议,有助于预防尿路结石或降低结石复发率。

(三) 尿路结石构成成分的分析方法

尿路结石的构成成分复杂多样,其分析方法各有优缺点,目前尚无单一的方法可提供相应的信息。尿路结石的分析方法根据分析的目的可分为针对具体成分的分析、针对所含元素的分析、针对微观结构的分析,现仅从结石具体成分的分析角度讨论。

1. 化学分析法　该方法是从估测含量最高的成分开始逐步分析,先观察结石的外形和颜色或对结石标本进行预处理和预试验;再将结石与某试剂反应,根据反应产生的特定颜色、沉淀、气体等,初步判断结石由何种成分组成。化学定性分析法有点滴法、加热法、纸片法等,对于复杂组成的结石则需要采用系统分析法。化学定量分析法以化学定性分析法为基础,常用的分析方法有电位滴定分析法、比色法、重量法、分光光度计法、离子交换法等。

化学分析法的缺点有:必须破坏结石标本;需要较多的标本量;方法烦琐费时;有时对盐类离子的分辨力较差;只能对已知组分进行鉴定,无法发现新组分;化学定量检测某些微量元素的灵敏度不够;需注意试剂的有效性,以免某些组分不能被检出或出现假阳性。因此,化学分析法需与多种方法联合应用。化学分析方法因具有快速、简便、费用低廉等优点,适合在基层医院推广。

2. 物理分析法　物理分析法已广泛应用于尿路结石的成分分析。与化学分析法相比,物理分析法更为准确;将多种物理分析方法相结合可以弥补单一方法的不足,进一步提高分析精确度。

(1) 拉曼光谱:拉曼位移是拉曼光谱用于物质定性、结构鉴定的依据。拉曼光谱不仅可以区分尿结石中的不同晶体组分,而且能检测各物相间的相互转换,还可以用激光束直接在尿结石表面进行检测。例如,对于草酸钙尿结石,如果一水草酸钙或者二水草酸钙含量太低时,一般的检测方法很难鉴定并区分它们,但拉曼光谱很容易区分两者。因此,拉曼光谱在生物医学诊断领域有很高的价值,是目前国外研究中最常用于检测尿路结石化学成分的方法之一。

(2) 差热-热重(DTA/TG):差热分析(DTA)是在用程序控制温度的条件下,测量待测物和参照物的温度差和温度关系的一种技术;当待测样品发生物理化学变化时,所释放或吸收的热量使得其温度高于或低于参照物。热重分析(TG)是一种较早开展的定量分析方法,在用于尿路结石的分析时,利用结石失重和样品中成分脱水、气体挥发、变相等物理过程或化学过程之间的联系,绘制出 TG 图谱,再根据图谱中曲坡度变化的位置和形状,对结石进行定性和定量测定。由于 TG 灵敏度较高,能准确检测出含量为 1%～5% 的成分,既能定性又能定量地测定结石成分,且具有设备简单、经济、所需样品量少的优点,因此在多方法分析时,常常是必备的分析方法之一,许多个案报告均采用此法。

(3) 高效液相色谱:高效液相色谱(high performance liquid chromatography,HPLC)是以液体作为流动相,并采用颗粒极细的高效固定相的柱色谱分离技术。HPLC 对样品的适用性广,不受分析对象挥发性和热稳定性的限制。在 2008 年三聚氰胺污染的奶制品导致儿童尿路结石的研究中,HPLC 法被广泛应用。

(4) 红外光谱分析:红外光谱分析(infrared radiation,IR)是应用红外分光技术检测和研究分子的红外吸收光谱的方法,1955 年红外分光光度计首次被用于研究结石。在用于尿路结石的定量分析时,红外光谱能记录每个选定的混合物和吸收强度的波数,使比较重量分数的刻度线和实际重量重获得的分数呈现相关参数之间良好的线性相关性,IR 的信号和分析反应使用校准线(质量分数)证明了该定量分析方法的有效性。IR 可反映结石的结构特征和各组分的含量,操作简便,分析快速,能对结石内的晶体或非晶体物质、有机或无机成分进行分析,所需样品量较少;最重要的是,IR 作为一种非破坏性分析方法,能直接测定样品组成。IR 是鉴定结石成分的比较理想的方法。但是,IR 也有其不足之处:①如测试样品中含有杂质,样品光谱和杂质光谱可能会重叠;②吸光率易受外界因素影响;③设备较贵。学者多将 IR 和其他结石分析方法联合应用,以期更加全面和准确地分析结石成分。

(5) X 射线衍射分析:X 射线衍射分析(X-ray diffraction,XRD)包括劳厄(Laue)法、转晶法(旋晶法)、粉末法和衍射仪法。粉末法和衍射仪法较常用。XRD 可根据尿结石中各组分的衍射数据来鉴定不同组分。XRD 定性分析时,通过测量和计算结晶衍射花样各个线条的晶面间距值及相对强度,并与美国材料试验学会(ASTM)卡片对照,从而查到某物质的名称和化学结构式;定量分析时,由于晶体的衍射线条强度随该晶体含量的增加而提高,故可对混合物定量。XRD 的灵敏度、精确度较高,操作简便迅速,能够完成结石成分和物相分析。目前,X 射线衍射仪已成为研究尿结石结构的常用设备。尽管 XRD 是分析尿路结石最可靠的方法,但也有局限性,例如,不能检测无定形的阶段,不能区分化学衍射阶段相同的晶格几何形状,由于峰重叠可能会错过一些阶段,且仪器较贵,维护保养条件也较高。如果将 XRD 与 X 射线光电子能谱(XPS)或 IR 联合应用,则能够更好地发挥各自的优势,使分析结果更加准确。

（6）双源 CT 双能量分析技术:2005 年,全球推出首台双源 CT(dual-source CT,DSCT),使得 CT 成像技术有了进一步发展。DSCT 双能扫描速度快,分辨率高,辐射小,成像质量高;该设备独有的双套球管探测器系统配以高速机架旋转系统以及应用特有的能量减影,进一步增加了鉴定结石成分的准确性,对于寻找结石病因、选择合理的治疗方式、预防复发均有不可低估的作用;DSCT 不仅适用于体外分析,其用于体内分析结石成分的准确性也较高。有学者在分析肥胖患者体内的结石时发现,钙化和混合性的尿酸结石常被错误地判断为胱氨酸结石,而 DSCT 双能量分析技术可以正确识别此类结石;因此,DSCT 可以用于区分肥胖患者的尿路钙化、尿酸和胱氨酸结石。研究发现,DSCT 双能量分析技术能较 XRD 更准确地反映体内肾结石成分的特征。虽然应用 CT 判断尿路结石成分仍有诸多问题,但发展潜力很大,有望在未来成为一种可靠准确地判断体内结石成分的方法。除了以上方法外,尿路结石成分的物理分析方法还有磁共振、热发光法、Zeta 势能测定、阴极极光技术等。在分析尿路结石的构成成分时,往往需采用几种化学、物理方法,或应用多种仪器同时检测,以互相验证结果,提高精确度。

（四）泌尿系结石与非泌尿系疾病的关系

泌尿系结石与其他非泌尿系疾病之间是否存在关联性,很多学者也进行了研究。虽然病理生理机制还不是完全明确,但肾结石与高血压病之间确实存在流行病学关联性。他们之间的关联可能与高钙血症或炎症应激反应有关。更确切的证据显示,这两个病之间的关联或许就是肾结石与代谢综合征、动脉硬化症之间关联。日本的学者对肾结石与冠心病之间的关系进行了横断面研究。结果提示,在肥胖/超重、高血压、痛风/高尿酸血症以及慢性肾病等冠心病患病危险因子方面,既往患有或现患尿结石的患者相对危险度明显高于正常无尿结石病史的人群。

综上所述,泌尿系结石的发病原因复杂,其主要危险因素大致可分为:人口学因素、环境因素、遗传因素、代谢异常。尽管在这些致病因素中,还有许多问题尚未完全阐明,还需进一步深入的探讨。但是通过相关危险因素的研究,人类在一定程度上能更为科学的降低泌尿系结石的患病率及复发率,而且能够为临床提供合理的、个体化的指导。

（何平红 胡杉杉 宋晓钰）

参 考 文 献

1. Zhao F,Jin Y,Chen X,et al. Clinical application of UF-1000i in combination with AX-4280 for the screening test ability of urinary formed elements. J Clin Pathol,2013,66(3):229-231.

2. Liu X,Hu Z,Zhu C,et al. Effect of contact to the atmosphere and dilution on phosphorus recovery from human urine through struvite formation. Environ Technol,2014,35(1-4):271-277.

3. Walczak M,Frączyk J,Kamiński ZJ,et al. Preliminary studies on application of library of artificial receptors for

differentiation of metabolites in urine of healthy and cancer bearing mice. Acta Pol Pharm, 2014, 71（6）: 941-953.

4. Kelly C, Geaney F, Fitzgerald AP, et al. Validation of diet and urinary excretion derived estimates of sodium excretion against 24-h urine excretion in a worksite sample. Nutr Metab Cardiovasc Dis, 2015, 25（8）:771-779.

5. Zöllig H, Remmele A, Fritzsche C, et al. Formation of Chlorination Byproducts and Their Emission Pathways in Chlorine Mediated Electro-Oxidation of Urine on Active and Nonactive Type Anodes. Environ Sci Technol, 2015, 49（18）:11062-11069.

6. Altekin E, Kadiçesme O, Akan P, et al. New generation IQ-200 automated urine microscopy analyzer compared with KOVA cell chamber. J Clin Lab Anal, 2010, 24（2）:67-71.

7. Ito K, Nozaki T. Automated analysis on urine formed element by using FCM. Rinsho Byori, 2001, 49（9）: 847-852.

第十一章

尿液蛋白质生物化学

第一节　尿液蛋白质生物化学概述

尿液由于其特殊的生理作用角色,常常在不同个体间、同一个体不同阶段,表现出较大的波动。正常情况下的较大波动,则恰恰说明了尿液的敏感性,尿液可以反映出很多机体的生理变化。有理由推测,能够灵敏反映正常变化的地方,也极有可能灵敏地反映机体异常的变化,而且这种反映会更早出现。基于正常生理状态下人体尿液蛋白质组学的研究鉴定,发现有些尿液蛋白质是比较稳定的。如果这些蛋白质在正常机体表现得比较稳定,在某些病理性情况下发生了比较大的变化,而且其变化幅度远高于正常机体,那么这些正常情况下稳定、但在病理状态下变化剧烈的蛋白质,就可以被视为良好的生物标志物。

人类蛋白质组组织早在 2003 年就开展了血浆蛋白质组计划,共鉴定出 9504 个包含 1个或 1 个以上肽段的蛋白质,3020 个包含 2 个或 2 个以上肽段的蛋白质。但是,就目前现状来看,血液生物标志物的产出结果远低于预期。针对近十年来尿液、血液生物标志物研究状况,我们于 2017 年 7 月基于 PubMed 数据库专门做过一个统计,血液生物标志物研究论文总计有 396 035 篇,而尿液生物标志物研究论文总计 27 679 篇。从发表论文数量的角度去看,尿液生物标志物发文量仅占血液方面 7% 左右,很显然,研究和探索富集生物信息的尿液蛋白质具有较高的医学价值。

一、尿液蛋白质的组成

尿蛋白检测是肾脏疾病诊断和治疗过程中的常规检测项目。肾小球来源的微量血浆蛋白与肾小管细胞自身分泌的一些蛋白质,其组成主要为血浆蛋白质(包括:白蛋白、免疫球蛋白和轻链、$\beta 2$ 微球蛋白等)及非血浆蛋白质(包括 Tamm-Horsfall 蛋白及其他肾脏衍生蛋白质),两者分别占尿液蛋白总量的 60%、40% 左右。正常尿蛋白中白蛋白占 30% ~ 40%,IgG占 5% ~ 10%,轻链占 5%,IgA 占 3%,其余约 40% 为 Tamm-Horsfall 蛋白等蛋白,在正常情况下,检测不出大分子蛋白,如 IgD 和 IgM 等。

健康成人尿蛋白排泄量约为(80 ± 20)mg/24h,95% 以上正常成人每日排出蛋白质<150mg。健康儿童和青少年有时可排出较多的蛋白质>150mg;妊娠时尿蛋白的排出量可轻度增高;体位的变动如直立可影响尿蛋白的排出;发热、剧烈运动、一过性输入高渗性蛋白溶液以及其他许多加压因子,如血管紧张素 Ⅱ 或去甲肾上腺素等,也可短暂性地增加蛋白质排出。

中国学者张曼等初步建立正常人尿液蛋白质双向电泳图谱,分析正常尿蛋白基本组成,为疾病下尿液蛋白差异研究作参考。课题组用丙酮沉淀法对 4 例正常人尿液中蛋白质进行浓缩,用固相 pH 梯度双向凝胶电泳技术分离蛋白样品。凝胶考马斯亮蓝染色,GS-800 Calibrated Densitometer 凝胶成像系统获取图像,PDQuest2D 分析软件对图像进行背景消减、斑点检测、匹配、斑点位置重复性的系统分析,寻找表达蛋白。应用基质辅助激光解析电离飞行时间质谱得到相应的肽指纹图谱,搜索相关数据库对蛋白质点进行鉴定。最终发现染色明显且独立的 30 个蛋白斑点,通过进行数据库检索,共有 28 个点获得有效匹配(无编号为 18 和 20 的蛋白斑点),包括各种血清白蛋白、免疫分子以及补体分子、载脂与转运蛋白、肽酶 S1 家族、细胞结构蛋白、蛋白酶抑制因子等(表 11-1),鉴定出的蛋白质大部分等电点(pI)在 4~7 之间。

表 11-1 正常 30 个尿液蛋白匹配结果

编号	搜索匹配结果	分子量	等电点	NCBI 蛋白数据库
1	cDNA FLJ51445, AMBP 高度相似蛋白	29 759.4	6.01	未命名蛋白产物
2	AMBP 蛋白(人 α1 微球蛋白/bikunin 前体)	38 974	5.95	AMBP 蛋白;bikunin
3	白蛋白 23kD 片段	22 844	5.93	—
4	IGKC 蛋白(免疫球蛋白 k 恒定区)	32 097	6.6	免疫球蛋白 k 恒定区
5	血清白蛋白亚型 I	69 321.5	5.92	血清白蛋白;前体
6	血清白蛋白亚型 I	69 321.5	5.92	血清白蛋白;前体
7	白蛋白	45 130.4	5.77	白蛋白
8	cDNA FLJ50830, AMBP 高度相似蛋白	59 535.1	6.88	未命名蛋白产物
9	血清白蛋白亚型 I	69 321.5	5.92	血清白蛋白;前体
10	人补体片段 4b	192 627.5	6.89	人补体片段 4b
11	cDNA FLJ50830, 高度类似白蛋白	59 535.1	6.88	未命名蛋白产物
12	白蛋白 23kD 片段	22 844	5.93	—
13	甲状腺素结合蛋白	15 877	5.52	甲状腺素结合蛋白
14	甘露聚糖结合凝集素丝氨酸蛋白酶 2 亚型	20 615.9	5.61	甘露聚糖结合凝集素丝氨酸蛋白酶 2
15	载脂蛋白 A1	30 758	5.56	载脂蛋白 A1
16	尚有争议的不具白蛋白特征的假定白蛋白	71 657	6.33	—
17	白蛋白 23kD 片段	22 844	5.93	—
19	血清转铁蛋白	76 999	6.81	血清转铁蛋白;转铁蛋白;β-1 铁结合球蛋白
21	间-α-胰蛋白酶抑制剂重链 H4(ITIH4)	103 816.2	6.43	间-α-胰蛋白酶抑制剂重链 H4 蛋白
22	间-α-胰蛋白酶抑制剂重链 H4 亚型 2	101 145.9	6.21	间-α-胰蛋白酶抑制剂重链 H4;血浆激肽释放酶敏感糖蛋白 120

编号	搜索匹配结果	分子量	等电点	NCBI 蛋白数据库
23	间-α-胰蛋白酶抑制剂重链 H4 亚型 1	103 261	6.51	间-α(球蛋白)抑制剂重链 H4(血浆激肽释放酶敏感糖蛋白),CRA_b 亚型
24	IGHV4-31 抗 RhD 单克隆 T125 γ 重链前体	52 329.3	8.64	抗 RhD 单克隆 T125 γ 重链前体
25	肌动蛋白 A2(主动脉平滑肌)	41 981.8	5.23	肌动蛋白 A2
26	血清转铁蛋白	76 999.6	6.81	血清转铁蛋白
27	cDNA FLJ50830,高度类似白蛋白	59 535.1	6.88	未命名蛋白产物
28	SERPINAI PR02275	13 088.9	8.93	PR02275
29	载脂蛋白 A-I	30 758.9	5.56	载脂蛋白 A-I
30	cDNA FLJ50830,高度类似白蛋白	59 535	6.88	未命名蛋白产物

二、尿蛋白的形成机制

尿蛋白的形成主要通过肾小球滤过、肾小管重吸收及肾小管、尿路排泌三大机制完成。根据尿液蛋白质的来源,可分为血浆蛋白质、肾组织蛋白质及尿路蛋白质三类。血浆蛋白质主要经肾小球滤过及近曲小管重吸收后逸出产生;肾组织蛋白质主要为肾小管细胞分泌或小管细胞破坏后释放、漏入尿液所致;尿路蛋白质主要为膀胱、尿道、副腺等分泌或漏至尿液所致。根据滤过蛋白的分子大小,蛋白尿可分为选择性及非选择性两类。选择性蛋白尿指肾小球仍保留一定的分子筛选功能,尿中主要为一些中、小分子蛋白如白蛋白、转铁蛋白,没有或极少大分子蛋白。非选择性蛋白尿指肾小球分子筛选功能严重破坏,血浆中不论分子大小均能从肾小球滤过膜通过,尿中大、中、小分子蛋白均有,且有相当大量的大分子蛋白质(如 IgG、IgA、IgM)。

蛋白尿是糖尿病肾病(diabetic nephropathy,DN)的重要临床特征之一。1 型糖尿病在发病 1~3 年时微量白蛋白尿的发生率为 6%,20 年时高达 50%,2 型糖尿病微量白蛋白尿的发生率为 20%~25%。蛋白尿不仅是糖尿病肾脏损伤的临床首要标志物,且在 DN 进展中参与肾小球硬化和肾小管、间质纤维化的发生发展。因此研究 DN 蛋白尿形成机制一直是国内外肾脏病领域研究的热点。目前认为,DN 蛋白尿发生主要是由于肾小球高血流动力学变化、高葡萄糖诱导的细胞内各种分子及生化反应异常、细胞因子及蛋白激酶 C(PKC)异常激活、转化生长因子(TGF)β、smad 通路基因表达异常、山梨醇旁路亢进等因素,特别是肾素、血管紧张素系统激活,导致肾小球滤过屏障及肾小管损伤所致。其中内皮细胞、基底膜、足突细胞及肾小管细胞结构与功能异常在 DN 蛋白尿形成过程中起关键作用,同时,遗传易感性和基因的多态性改变、维生素 D 内分泌系统也参与了 DN 蛋白尿的发生。

(一)肾小球血流动力学异常

肾小球血流动力学异常被认为是 DN 蛋白尿发生的始动因素。糖代谢紊乱导致一系列血管活性因子反应性增强。如血管紧张素Ⅱ、血管紧张素转化酶、内皮素、激肽释放酶-激肽系统、前列腺素、血栓素、心钠素和一氧化氮等活性改变,这些因素均可使肾小球入球小动脉扩张,肾小球毛细血管的血流量入量增加,而出球小动脉扩张不明显,从而使肾小球滤过压增加,出现肾小球内高滤过。肾小球内高滤过促使血浆白蛋白从毛细血管壁滤过增加;肾小球内高压对肾小球固有细胞结构及功能均造成不同程度的影响。肾小球高滤过使肾小球毛细血管内切流压增加,血管内皮细胞在长期承受这种压力的情况下,其形态和功能将随之发生一系列变化,包括细胞内 pH 的变化,内皮细胞血管活性因子异常以及血管反应性的改变。肾小球内高压力使肾小球毛细血管处于一种扩张状态,进而对系膜区造成一种牵张力,系膜细胞和上皮细胞在这种牵张力的作用下细胞基质合成增加,造成系膜区增宽和肾小球基底膜增厚。

(二) 肾小球滤过膜

肾小球滤过膜从内到外分为 3 层结构:内皮细胞、基底膜和足细胞。滤过膜 3 层结构相互支撑,存在活跃的物质交换和相互调控。糖尿病肾病时,肾小球滤过膜结构及功能发生改变是形成蛋白尿的主要原因。

1. **肾小球内皮细胞**　肾小球内皮细胞是肾小球滤过屏障的第 1 层。内皮细胞与血液循环直接接触,它不仅直接受肾小球内高灌注、高滤过和高压力等作用的直接损害,还受 DN 患者血液成分变化的影响。内皮细胞窗孔结构仅由一层酸性糖蛋白组成的细胞衣覆盖,是内皮细胞发挥机械屏障的主要结构基础,窗孔结构损伤直接影响血管壁的通透性,导致血浆清蛋白漏出。内皮细胞表面被覆带负电荷的糖萼,使内皮细胞具有电荷选择作用。DN 患者肾小球内皮细胞合成带负电荷的糖蛋白能力下降,高血糖能促进内皮细胞死亡,抑制内皮细胞的增殖并使体外培养的内皮细胞达到完全融合的时间延长。糖尿病肾病时,肾小球内皮细胞发生坏死或凋亡,从基底膜脱落进入循环系统中,导致肾小球内皮数目减少和内皮完整性受损,间隙增宽血液物质容易进入内皮下形成沉积物从而损伤肾小球。

2. **肾小球基底膜**　肾小球基底膜(glomerular basement membrane,GBM)是滤过屏障的第 2 层。GBM 厚 $300\sim500nm$,主要由Ⅳ型胶原(Ⅳ-C)、硫酸肝素蛋白聚糖和层粘连蛋白等组成。正常情况下,基底膜主要成分在可降解基膜的蛋白酶,基质金属蛋白酶(MMP)和组织蛋白酶的作用下,合成、降解处于动态平衡,形态、结构和厚度正常。然而 DN 患者长期处于高糖状态,肾脏局部肾素高度活化,维持 GBM 正常代谢的诸因素失去平衡。此外研究表明,高糖能显著增加肾小球足细胞、内皮细胞Ⅳ型胶原 α1 链、α3 链和 α5 链 mRNA 和蛋白质的表达,并认为这可能是糖尿病肾病 GBM 增厚、通透性增加的原因。有报道显示活检前 6 年的平均糖化血红蛋白水平增高是 GBM 增厚的独立危险因素。

3. **肾小球足细胞**　肾小球足细胞是滤过屏障的最后一部分。两相邻足突之间的裂隙称为裂孔,表面覆盖着拉链状结构的裂孔隔膜,裂孔隔膜是血浆蛋白通过脉管系统的最后屏障,其组成的蛋白主要有 nephrin、podocin、CD2AP、ZO-1 等,裂孔隔膜的完整性是肾小球滤过机械屏障的关键。

足细胞膜表面和裂孔隔膜表面附有一层较厚的带负电荷的唾液酸糖蛋白,是肾小球滤过电荷屏障的重要组成部分。肾小球的 3 种固有细胞均可以合成蛋白多糖,但足细胞是合成带有负电荷的蛋白多糖的最重要来源。podocalyxin 是足突顶膜区主要的带负电荷跨膜蛋白,DN 患者该蛋白表达减少或消失。在链脲佐菌素(STZ)诱导的糖尿病大鼠模型中发现,podocalyxin 的表达较正常对照组下降 45%,以高糖刺激体外培养足细胞发现,podocalyxin 的表达几乎全部被抑制,故推断 DN 时 podocalyxin 表达量下降,肾小球滤过电荷屏障减弱,促进蛋白尿的发生,加速了 DN 的进展。

足细胞通过 α3β1 整合素与 GBM 相连。一项研究证实了糖尿病大鼠肾病模型中 α3β1 整合素 mRNA 水平从第 2 周起明显减低,并在整个病程进展中处于低水平。同时认为高血糖可抑制糖尿病患者或鼠足细胞 α3β1 整合素的表达,并随病程的延长抑制作用加强。故推断高糖可通过对 α3β1 整合素的抑制作用导致足细胞脱落。足细胞通过有限的增殖来代偿缺失的足细胞。如足细胞从基底膜上剥脱的速度超过了足细胞的代偿能力,致基底膜部分区域裸露,肾小球滤过膜的完整性遭到破坏,大量清蛋白从滤过膜滤出形成蛋白尿。White 等证实蛋白尿与足细胞数量及足细胞密度存在明显的负相关。有一项研究通过对 67 例白人 2 型糖尿病患者肾活检发现足细胞密度明显低于正常对照组,DN 患者早期足细胞数目和密度已开始减少,并随病变加重而加重。由于肾小球足细胞足突宽度增加致使单位长度 GBM 上裂隙孔数目减少,并导致裂孔膜形状改变,从而影响了机械屏障的完整性是形成蛋白尿的原因之一。

(三) 肾小管

在正常生理状态下,超滤的蛋白绝大部分经肾小管重吸收,只有少数蛋白存在于尿中。糖尿病时,高糖状态不仅能明显抑制肾小管上皮细胞的增殖,还能诱导肾小管上皮细胞转分化成肌成纤维细胞。肌成纤维细胞作为组织纤维化的效应细胞,直接参与肾脏纤维化的过程。DN 肾小球高滤过导致的蛋白尿加重,可能与肾小管肥大使得钠离子重吸收增加有关。肾小管间质损伤是 DN 蛋白尿进展的媒介,肾功能恶化的程度主要与肾小管间质纤维化程度密切相关,其最终结果取决于肾间质改变的程度。

(四) 遗传易感性和基因多态性

对于糖尿病患者,血糖的控制可明显减少 DN 的发生率和肾功能的进展,然而,长期观察研究显示,在血糖控制良好情况下,仍有高达 35% 的患者并发肾脏疾病,并且终末期肾功能衰竭(end stage renal failure,ESRD)和蛋白尿的发生具有家族聚集性。这说明,除高血糖外,遗传易感性和基因可能参与 DN 和尿蛋白的发生。近年来,通过基因组研究分析发现,一些人类染色体区域可能包含 DN 易感基因,如肌肽酶 1(位于染色体 18q)、脂联素(位于染色体 3q)、吞食和细胞能动性基因(位于染色体 7p)可能与 DN 的遗传易感性有关。更值得注意的是,已有研究发现二氧化锰歧化酶、血管紧张素 I 转换酶、一氧化氮合成酶基因可能与糖尿病白蛋白尿的发生有关。另外,RAS 系统中血管紧张素原、血管紧张素转换酶、血管紧张素 II 的 I 型受体基因多态性以及醛缩酶、载脂蛋白 E、硫酸蛋白多糖、维生素 D 等基因多态性也参与了糖尿病蛋白尿的形成。

(五) 维生素 D 内分泌系统

近年的研究发现,维生素 D 内分泌系统与 DN 蛋白尿的发生关系密切。当维生素 D 受体基因被敲除后,可加重链佐星诱导大鼠的足细胞损伤和白蛋白尿。使用维生素 D 的衍生物,则可明显减轻链佐星大鼠的尿蛋白排泄、细胞外基质生成和肾纤维化,并且与血管紧张素 I 型受体阻断剂氯沙坦具有协同作用。这些研究表明,维生素 D 对 DN 蛋白尿的产生具有保护作用。其保护机制主要与抑制 RAS 系统活性、增加足细胞裂孔膜 nephrin 等成分有关。

尿蛋白的检测是肾脏疾病诊断的基础检查项目,是各种原发和继发肾小球疾病疗效评价及预后判断的重要指标。根据尿液蛋白质总量测定及其组分分析,结合临床,可以判断其为功能性或病理性蛋白尿,以及对治疗的反应。尿蛋白的检测受多种因素的影响,至今仍缺乏一个能普遍推广的稳定、准确的标准方法。在尿蛋白检查中,熟悉各种常用方法的优缺点,正确地留取尿标本,避免可能的干扰因素,对准确评价和分析尿蛋白的结果至关重要。

第二节　尿液蛋白质的检验

一、尿液本周蛋白

1845 年 W. Macintire 发现了第一例多发性骨髓瘤,并发现该患者能够产生一种特殊尿蛋白,这种尿蛋白在加热的时候能够出现沉淀,再次冷却的时候沉淀开始溶解。Macintire 将这份尿样本送给了著名病理学家 Henry Bence Jones。Jones 证实了 Macintire 的结果并对这个蛋白特性进行了深入研究。1962 年,Edelman 发现多发性骨髓瘤患者的血浆中免疫球蛋白轻链和尿中的本周蛋白(Bence Jones protein,BJP)相同。

在 20 世纪 20 年代早期,Krauss 首先提出血循环中的轻链蛋白具有肾毒性的见解。到了 90 年代,有人发现本周蛋白能够水解人工合成的酰胺底物,具有酰胺裂解活性。进一步研究显示其催化作用较各自体内完整的免疫球蛋白分子高很多,同时也发现某些 BJP 能够使 DNA 断裂,由此认为 BJP 属于自身抗体的一种。在细胞体外培养试验中,BJP 可以进入 LLC-PK1 细胞,穿过核膜进入胞核并裂解 DNA。同时的研究也证实 BJP 第一个互补决定区的氨基酸序列与丝氨酸蛋白酶活性区域的相同。为了证实是否 BJP 对 LLC-PK1 的作用为丝氨酸蛋白酶活性,在用 DFP(丝氨酸蛋白酶抑制剂)抑制 BJP 的催化作用后发现,BJP 对细胞的毒性作用也随之消失。这些结果提示 BJP 具有催化作用与多发性骨髓瘤肾损伤的发生有关。

(一) 本周蛋白的生物学特性

1. 轻链的代谢　通常所说的 BJP 即指浆细胞病患者尿中测出的游离轻链蛋白。人类免疫球蛋白轻链分为 κ 和 λ 两型,其基因分别存在于 2 号和 22 号染色体,重链基因都存在于 14 号染色体。轻链相对分子质量为 22.5kD,由 210~220 个氨基酸残基组成,κ 链有 4 种亚型(κ I ~κⅣ),λ 链则有 6 种亚型(λ1~λ6),特定亚型的结构可影响轻链多聚化的能力。κ 链常以单体形式存在,也有部分为非共价结合形成的二聚体;λ 链则以二聚体形式为主。正常个体的骨髓和淋巴细胞每天约产生 500mg 轻链,轻链进入血液后迅速分布到血管内和血管外间隙中。整个浆细胞在骨髓中的含量约 1%,而多发性骨髓瘤(multiple myeloma,MM)患者的骨髓中浆细胞可升高到 90% 以上,这相应的增加了单克隆血清轻链的浓度。每个浆细胞产生 5 种重链中的一种以及 κ 或 λ 轻链,组成完整的免疫球蛋白分子后大约有 40% 轻链剩余。正常情况下,过剩的轻链由细胞膜分泌到细胞外,再转运至肾脏,单体轻链 2~4 小时内以 40% 的肾小球滤过率被清除,二聚体以 20% 的肾小球滤过率在 3~6 小时内被清除,而完整的免疫球蛋白由于其分子量过大基本不被肾小球滤过。因此,正常人尿中始终有微量轻链排出,尿液中含 5~20μg/ml,每天排出约 25mg。正常人尿液轻链为多克隆,κ/λ 是 2:1。在 MM 患者尿液中单克隆轻链含量明显增高(0.02~11.8g/L),最多每天排泄甚至可以达到 50g。

2. 轻链基因的异常　有实验证实,大鼠和小鼠体内注射 MM 患者体内提取的轻链能够导致它们产生管型肾病,但是注入健康人的轻链则不发病,这说明轻链的结构异常是形成管型肾病的一个重要原因。目前认为,轻链的亚群、可变区结构和氨基酸序列的不同是导致 MM 患者肾病理表现多样化的主要原因。

免疫球蛋白重链和轻链可变区都含有 3 个互补决定区（CDRS：CDR1、CDR2、CDR3）和 4 个骨架区（FRS：FR1、FR2、FR3、FR4）。轻链可变区由轻链可变区基因（Vλ）、连接区基因（Jλ）编码。轻链分为 κ 和 λ 两型，编码基因分别定位于 2p11 和 22q11。可编码 κ 轻链可变区的有 35 个功能性 Vκ 和 5 个 Jκ 基因节段，可编码 λ 轻链可变区的有 30 个功能性 Vλ 和 7 个 Jλ 基因节段。在 B 细胞发育过程中，从 V、J 基因节段中各选出一个基因节段进行基因重排，形成编码免疫球蛋白轻链可变区的基因序列。MM 编码轻链的 V 区基因存在极端多样性，导致不同肾脏损伤的轻链蛋白特异位点即在轻链可变区。蛋白质在细胞内发挥功能之前，必须获得适当的氨基酸折叠形成特定的空间结构，MM 肿瘤性克隆所产生的轻链空间构型决定了所致肾脏损伤的病变类型。

轻链沉积病中多以 κ 型轻链异常为主，发现其氨基酸序列恒定区基本正常，可变区有 8 个突变。由于体细胞突变引起的特定氨基酸替换促进轻链的单双聚体之间疏水作用，进一步加剧轻链的不稳定性而促进其沉积。淀粉样变性多与 λ 型轻链蛋白有关。淀粉样变性患者 BJP 的 VλⅡ 区中有 3 个共同的属于淀粉样变性基因蛋白的氨基酸（Ser-25a、Thr-68t、Val-95），每种亚型都有独特的替代出现，引起蛋白结构改变的任何替代都会导致它更易形成淀粉样变过程。MM 伴发范可尼综合征患者，轻链蛋白分子可变区的 30 位点表现为异常的疏水或非极性残基，该序列异常使其可变区耐受组织蛋白酶的蛋白分解作用，轻链蛋白在近端小管细胞胞吞部位的积聚引起近曲小管功能受损。

3. BJP 的酰胺酶活性　有研究发现单克隆 BJP 具有裂解多肽-p-硝基酰基苯胺（pNA）中酰胺键的能力，反应最适 pH 值在 8.4 左右，并进一步发现，BJP 对显色底物猪胰蛋白酶（Chromozym TRY，z-Val-Gly-Arg-pNA）中酰胺裂解作用既有时间依赖性，又有剂量相关性，而完整的免疫球蛋白 IgG、IgM 和 IgA 则未发现具有这种酰胺裂解活性。一份研究显示了相似的结果，21 份 BJP 中有 16 份能够裂解肽-甲基香豆素酰胺（peptide-methyleoumarinamides，MCA）中的酸胺键。这两个实验结果都证实反应的特异性——BJP 首先裂解精氨酸和显色底物之间的酰胺键，即 Arg-pNA 和 Arg-MCA。随后研究显示 BJP 能够水解多肽精氨酸加压素中精氨酸和甘氨酸之间的肽键，进一步证实 BJP 具有水解肽的活性。

4. BJP 的 DNA 裂解活性　Madaio 等人发现系统性红斑狼疮患者血清的抗 DNA 自身抗体及其 Fab' 片段能够进入细胞并水解 DNA。BJP 是否也具有 DNA 裂解活性呢？有学者将 18 份 BJP 与 Megalabel kit（DNA 的 5' 末端标记试剂盒）标记的豚鼠 α1-微球蛋白 cDNA 片段共同孵育，用乙醇沉淀 DNA 后进行 SDS-PAGE 电泳，结果证实其中 4 份 BJP 具有 DNA 裂解活性。

（二）本周蛋白的提纯与鉴定

1. BJP 的提纯

（1）盐析：留取 BJP 阳性尿患者 24 小时尿液，每 1000ml 加入 261g 固体硫酸铵，边加入，边搅拌，防止共沉。4℃静置过夜后，3500g 离心 20 分钟，弃上清。

（2）二次盐析：沉淀用适量蒸馏水溶解，加入等量的饱和硫酸铵溶液，逐滴加入，防止共沉，4℃放置 4 小时，3500g 离心 20 分钟，弃上清。

（3）使用分子截取量 7000 的透析袋将所得沉淀在 50mmol/L 的 PB 液（pH7.0）溶液中透析除盐，PEG20 000 浓缩调整蛋白浓度为 10~40mg/ml。

（4）凝胶过滤层析：过 Sephadex G-100 柱（直径 2.2cm×80cm），流速 1ml/min，用 50mmol/L 的 PB 液（pH7.0）洗脱，收集轻链峰，PEG20 000 浓缩。

（5）离子交换层析：用 50mmol/L 的 PB 液（pH7.0）平衡后过 CL-6B 柱（1.2cm×50cm），流速 0.8ml/min，分管收集。

2. BJP 的鉴定　洗脱峰各管用 SDS-PAGE 电泳鉴定。在 SDS-PAGE 电泳中各蛋白质分子的迁移率主要取决于分子大小和形状以及所带电荷多少，通过与预染 marker 迁移距离比较，可以得出待测蛋白质分子量大小。

（1）安装夹心式垂直板电泳槽：目前，夹心式垂直板电泳槽有很多型号，虽然设置略有不同，但主要结构相同，且操作简单，不易泄漏。可根据具体不同型号要求进行操作。主要注意：安装前，胶条、玻板、槽子都要洁净干燥；勿用手接触灌胶面的玻璃。

（2）配胶：根据文献报道，BJP 的分子量为 25kD，选择分离胶的浓度以 12%（分离分子量范围为 12~60kD）最佳。

（3）制备凝胶板：分离胶制备：按表配制 20ml 10% 分离胶，混匀后用细长头滴管将凝胶液加至长、短玻璃板间的缝隙内，约 8cm 高，用 1ml 注射器取少许蒸馏水，沿长玻璃板板壁缓慢注入，3~4mm 高，以进行水封。约 30 分钟后，凝胶与水封层间出现折射率不同的界线，则表示凝胶完全聚合。倾去水封层的蒸馏水，再用滤纸条吸去多余水分。

浓缩胶制备：按表配制 10ml 3% 浓缩胶，混匀后用细长头滴管将浓缩胶加到已聚合的分离胶上方，直至距离短玻璃板上缘约 0.5cm 处，轻轻将样品槽模板插入浓缩胶内，避免带入气泡。约 30 分钟后凝胶聚合，再放置 20~30 分钟。待凝胶凝固，小心拔去样品槽模板，用窄条滤纸吸去样品凹槽中多余的水分，将 pH8.3 Tris-甘氨酸缓冲液倒入上、下槽中，应没过短板约 0.5cm 以上，即可准备加样。

（4）样品处理：吸取 20μl 待测蛋白。加入等体积的缓冲液，煮沸 5 分钟后，用微量注射器小心将样品通过缓冲液加到凝胶凹形样品槽底部，待所有凹形样品槽内都加了样品，即可开始电泳。第一个孔加入 5μl 蛋白 marker。

（5）电泳：恒压 80V，约 30 分钟；当蛋白 marker 前沿进入分离胶，把电压提高到 120V，继续电泳约 120 分钟，蛋白 marker 到达分离胶底部，关闭电源。拔掉固定板，取出玻璃板，用刀片轻轻将一块玻璃撬开移去，在胶板一端切除一角作为标记，将胶板移至大培养皿中染色。

（6）染色及脱色：将染色液倒入培养皿中，染色 1 小时左右，用蒸馏水漂洗数次，再用脱色液脱色，直到蛋白区带清晰。

（7）鉴定后的各管 BJP 在 4℃ 下用 PEG20 000 浓缩至 40mg/ml。

3. BJP 的浓度测定　Bradford 法测定蛋白原理：考马斯亮蓝 G-250 在一定的乙醇和酸性条件下可以配制成淡红色的溶液，当与蛋白质结合后，产生蓝色化合物，反应迅速而稳定，反应产物在 595nm 处有最大光吸收，化合物的深浅在一定范围内与蛋白浓度成正比，因此可以通过测定 595nm 处的吸光值来计算蛋白含量。

（1）标准曲线的绘制：取普通清洁试管 7 支，1 号管为空白，2~7 号管分别加入 1.0mg/ml 的牛血清白蛋白（即标准蛋白液）溶液 10μl、20μl、40μl、60μl、80μl、100μl，各管均用双蒸水补充到 100μl，摇匀待用。

（2）将待测蛋白配制成合适浓度，再取 3 支试管，分别加入稀释后的待测蛋白液体 25μl、50μl、100μl。

（3）分别加入 5ml 考马斯亮蓝 G-250，每加完一管，立即混匀。

（4）室温静置 2~5 分钟后，在分光光度计上测定 595nm 处吸光值，以第一支试管做空白对照。

（5）绘制标准曲线后计算待测蛋白浓度。

（三）本周蛋白的临床意义

1. BJP 可变区与多发性骨髓瘤肾损害的关系 研究认为免疫球蛋白轻链的催化作用是由可变区的蛋白结构决定的，其多样性使免疫球蛋白轻链的物理化学及生物学性质变得多样化，可变区氨基酸序列的不同引起免疫球蛋白轻链的抗原特异性或催化作用不同。有研究者通过对催化抗体轻链可变区以及其活性中心氨基酸残基的定向诱变的研究，证实其具有丝氨酸蛋白酶活性。也有研究者发现丝氨酸蛋白酶抑制剂 DFP 能够通过共价结合 BJP 从而导致其催化作用丧失。

有研究发现肾小管功能损害明显的 MM 患者和单纯 λ 轻链型患者的肾损害比例高是与他们的 *BJP* 基因可变区 R 突变有关，从而导致 BJP 结构及理化性质的改变，并发现肾损害组 BJP λ 可变区同源型以 V3~4 为主。BJP 之间既有结构上的相似性，又有生理生化上的差异，这可能是导致 MM 患者肾病理表现多样性的原因。

2. BJP 对肾小管细胞的毒性作用 BJP 对肾小管细胞的毒性作用与其特殊的理化性质相关，但是其损伤机制并不十分清楚。有研究者在体外培养 LLC-PK1 细胞过程中，发现抗 DNA 自身抗体能够通过细胞和核膜进入胞核。为了搞清楚是否 BJP 具有相同的性质，他们研究观察了 BJP 对 LLC-PK1 细胞的作用。通过使用改良的 Mosmann 方法测定细胞生存力，发现 18 份 BJP 中 5 份出现细胞凋亡。为了进一步证实 BJP 对细胞的毒性作用，他们将 LLC-PK1 细胞与 BJP 共同孵育后用 Hoechst 33342 和碘化丙啶（propidium iodide）双重染色。与具有催化作用的 BJP 共同孵育的培养基中可以看到大量的凋亡细胞，但是与无催化作用 BJP 共同孵育则没有。使用免疫荧光染色后，显示与具催化作用 BJP 处理后的胞核和胞质的正染色。相反的，无催化作用的 BJP 不染色。研究显示，与催化作用 BJP 处理的细胞的溶解产物进行电泳并用抗 λ 轻链抗血清进行免疫印迹，可以观察到一条与 BJP 分子量相符的免疫反应条带，然而在与无催化作用的 BJP 处理的溶解产物中没有检测到阳性条带。

有研究者在先前的研究基础上继续寻找抑制 BJP 催化作用的方法。他们发现使用 DFP 处理 BJP 后，原本产生细胞凋亡的现象却并未发生。细胞 TUNEL 染色为阴性，使用 Mosmann 方法分析也提示细胞无凋亡。这些结果表明 DFP 导致 BJP 催化作用的丧失。

有研究者在体外将 4 例肾小管功能严重受损的 MM 患者尿中提纯的 BJP 和 NRK52E（大鼠肾小管上皮细胞）共同培养后，在透射电镜下可见不同阶段的典型凋亡细胞，早期表现为染色质密集于核膜下，细胞核膜皱缩，晚期则核膜消失，染色体断裂成核碎片，并可见到凋亡小体。TUNEL 法观测发现随着 BJP 浓度以及培养时间的增加，κ 和 λ 型 BJP 诱导细胞凋亡的比例增加，但 κ BJP 组与 λ BJP 组之间诱导细胞凋亡的比例无明显差异。采用流式细胞仪检测凋亡与 TUNEL 法得到的结果类似。

也有学者认为，在肾小球疾病中，肾小管上皮细胞不仅是疾病进展中的受损者，而且是间质炎症、纤维化过程的积极参与者。受损的肾小管上皮细胞可坏死、脱落，使肾小管萎缩丧失功能，非致死性损伤的肾小管上皮细胞可被活化而发生增殖，异常合成细胞外基质蛋白，并分泌多种炎症因子和生长因子到间质内，参与间质炎症、纤维化过程。研究者人采用 NRK52E 细胞与 BJP 共同培养，结果显示 NRK52E 细胞角蛋白-18 的阳性表达率均随着 BJP 浓度的增高而减少，波形蛋白和 α-SMA 的阳性表达率均随着 BJP 增高而增加，并促使肾小管上皮细胞向肌成纤维细胞转化。

　　虽然 BJP 对 MM 肾损害的发生通过直接毒性作用以及间接促进管型形成起作用,但有时 BJP 水平与 MM 患者肾损伤并不一致。通过以往的研究显示,BJP 的某些特殊理化特性对肾小管上皮细胞具有毒性作用。有研究通过测定 MM 患者尿中 BJP 的酶动力学参数,测定 MM 患者 BJP 酰胺酶催化作用水解底物后其吸光值的差值,按照米氏方程公式求得其催化常数 K_m 值和 k_{cat} 值。将 BJP 与猪肾小管上皮细胞(LLC-PK1)共同培养后,通过 MTT 法以及流式细胞仪检测细胞情况,观察 LLC-PK1 细胞的情况来明确 BJP 催化作用对肾小管细胞毒性作用的关系,明确 BJP 酰胺酶催化作用对 MM 肾损害发生的毒性机制。

　　3. BJP 对近曲小管细胞的直接毒性　有研究证实了 BJP 对近曲小管细胞的直接毒性。肾小球滤液中的 BJP 被近曲小管重吸收后,在溶酶体内降解产生毒性,引起肾小管损伤。许多实验证明骨髓瘤患者尿中 BJP 提取液能使大白鼠肾皮质的对氨基马尿酸(PAH)及葡萄糖转运和氨的分泌都受到抑制。BJP 在 $10^{-6} \sim 10^{-4}$ mol/L 浓度时能抑制肾皮质肾小管浆膜的 Na^+-K^+ ATP 酶的活性。1999 年,科研工作者通过对 BJP 对鼠近曲小管细胞 Na^+-K^+ ATP 酶的活性和基因表达影响的研究发现 BJP 能够明显降低 Na^+-K^+ ATP 酶的活性,抑制钠依赖性磷及糖的转运,而且抑制甘油醛-3-磷酸脱氢酶(GAPDH)活性、肌动蛋白及 28S RNA 的 mRNA。

　　另有研究者给大鼠体内注射 MM 患者提取的 BJP,数日后在近曲小管出现电子致密沉积物及退行性变,且发现 κ 型 BJP 进入细胞核内且激活溶酶体,抑制近曲小管细胞刷状缘摄取丙氨酸和葡萄糖,镜下观察可以发现细胞空泡形成、脱屑、腔刷状缘的缺失、凝固性坏死,以及细胞摄粒作用和溶酶体系统活性增强,偶可见到溶酶体内晶体结构形成。进一步检测 11 例(7κ、4λ)MM 的 BJP 相关肾损害病例的肾标本,所得结果与前相似。研究说明 BJP 对肾小管上皮细胞有直接毒性作用,且 κ 型轻链对肾组织的毒性较 λ 型轻链强。

　　临床发现 BJP 的肾毒性严重程度不一,研究认为与 BJP 可变区的氨基酸组成、所带的净电荷及溶解度等理化特性不同有关。有人对轻链蛋白的电荷和等电点做了研究,发现注射轻链蛋白后 6 小时血清尿素氮增高,与注射的轻链蛋白等电点高度密切相关,不论是管型形成或是直接的肾小管损伤,以带阳电荷的滤过蛋白最为显著。有研究者发现在 23 例 MM 患者中发现其尿蛋白的等电点与肌酐清除率呈负相关。当尿蛋白等电点高时,管型形成最明显。但并非所有研究者支持此观点。另有研究者分析了 MM 患者尿 BJP 的等电点与肾毒性的关系,并未发现其等电点(范围 3.5~9.5)与血浆肌酐有相关,只证明在等电点高值时近端小管功能较差。也有研究结果与上述相反,在缺水和酸性尿情况下,轻链蛋白的等电点在 6.7 时肾组织正常,在 7.6 时亦正常,但等电点在 5.2 时大多数显示管型肾病,在 4.3 时则伴有急性肾小管坏死,等电点在 5.2 以下者血浆肌酐增高。研究发现 MM 患者尿液呈酸性时肾脏损害更加严重,说明酸性尿能增强 BJP 对肾脏的毒性作用。有研究者发现尿 pH 从 7.6 降到 5.3,则 BJP 在肾小管的重吸收分数从 75% 减少到 20%。按此结果可以推测,酸性尿可增加滤过的 BJP 排泄,而碱性尿能够减少滤过的 BJP 排泄(增加近端肾小管的重吸收)。

　　研究发现 BJP 具有水解合成的酸胺酶底物的能力,能够水解胰酶显色底物中 Arg-pNA 之间的酸胺键。同时,有人通过将 BJP 与 Megalabel kit 标记的豚鼠 α1-微球蛋白 cDNA 片段共同孵育,证实部分 BJP 具有 DNA 裂解活性。研究结果显示 BJP 的酸胺酶活性与其肾毒性的关系比 BJP 的 DNA 裂解酶活性更密切。1999 年的一项研究将 18 例 BJP 与肾小管上皮细胞 LLC-PK1 共同培养发现其中 5 份 BJP 能够通过细胞和核膜进入胞核,诱导肾小管上皮细胞 DNA 裂解并产生细胞凋亡。通过免疫荧光染色法发现,BJP 进入细胞后并不发生聚集即可产生毒性作用。进一步研究发现将这些具有肾毒性作用的 BJP 与丝氨酸蛋白酶抑制剂

DFP 作用后，BJP 不再诱导肾小管上皮细胞产生凋亡，毒性作用消失。另有一项研究显示，在体外将 4 例肾小管功能严重受损的 MM 患者尿中提纯的 BJP 和 NRK52E（大鼠肾小管上皮细胞）共同培养后，在透射电镜下可见不同阶段的典型凋亡细胞。TUNEL 法和流式细胞仪检测凋亡得到相似结果。由此可见，BJP 对肾近曲小管细胞的直接毒性在 MM 患者肾损害进展中起很重要作用。

4. 管型肾病　MM 肾损害患者肾脏组织学检查常发现存在肾小管间质纤维化以及肾小管萎缩，称之为"骨髓瘤肾（myeloma kidney）"，但其肾脏病理改变并不相同，最常见的病理类型是管型肾病，在 MM 患者的尸检中管型肾病约占 30%~50%。管型肾病的诊断标准是在远端肾单位检出由尿和血清中相同的免疫球蛋白轻链形成的管型。管型肾病的最大特征是远端小管和集合管内存在大量 BJP 管型，其成分主要有骨髓瘤细胞分泌的单克隆轻链和 Tamm-Horsfall 蛋白（Tamm-Horsfall glycoprotein，THP），还包括纤维蛋白原、血清蛋白等。由于骨髓瘤肾病管型能引起周围组织炎症反应，其周围常包绕以单核细胞核以及多核巨细胞等炎性细胞。管型的组化特征呈多样性，但多是伊红染色阳性、非嗜银、PAS 阳性且在 PAS 染色时管型出现中心淡染区。

THP 是在远曲小管合成分泌的一种高度糖基化的酸性蛋白（等电点为 3.2），是正常尿蛋白中含量最多的蛋白质成分，几乎所有类型的管型均包含此蛋白。THP 由 616 个氨基酸组成，其中包括大量的胱氨酸及其形成的二硫键，并含有 6 个糖基化位点，分子量为 85kD。THP 是由肾小管 Henle 祥升支与远曲小管的上皮细胞内高尔基复合体特异性表达，与细胞腔膜面结合形成囊泡后分泌到肾小管管腔，最终出现于尿中。当肾小球滤过的轻链蛋白超过近端肾小管最大重吸收率，到达远端肾小管的轻链蛋白，在浓缩的酸性小管液中与 THP 共同形成管型，阻塞远端小管。病变初始阶段，仅在肾小管皮质内见到散在分布的管型，体积较小，随着病变的发现，管型扩展到邻近的肾小管，并形成巨大管型进入肾髓质。巨大管型后导致远端小管或集合管完全阻塞，管腔压力增强，使肾小球滤过率降低的同时脱落的小管上皮细胞使肾小管基膜裸露而引起进一步的损害。有研究者在实验性轻链蛋白管型肾病模型中，腹腔内注射 λ 型轻链 50~200mg，肾小管内出现广泛的管型，免疫荧光显示为 λ 型轻链。随后 THP 出现在管型中，周围包绕有单核细胞及多核巨细胞等炎性细胞，最终导致肾小管阻塞并引起肾小管间质纤维化。有一项研究显示，在 47 例肾活检中证实 24 例为管型肾病，肾小管管腔扩张而上皮萎缩，大而致密的管型或管型断片包绕以单核细胞和巨细胞，常呈层状改变，并存在类似骨折线样的特征性裂隙，有的为菱形，有的甚至可见针形结晶样改变。

由于骨髓瘤管型多见于远端肾小管和集合管，较少出现在近端小管和肾小球中，所以该病理类型患者的肾小球病变轻微，而肾小管间质病变较重，绝大多数患者呈现中到重度肾小管间质病变。BJP 对近端小管上皮细胞的直接毒性作用是管型形成的最主要机制，然而 THP 和 BJP 间相互作用也是管型形成的重要因素。研究发现 BJP 和 THP 间以共价键相连接，BJP 间相互竞争与 THP 结合，糖基化的 THP 易于与 BJP 结合，且促进其自身发生凝聚形成胶状物。BJP 以不同的亲和力与 THP 主链上的特殊位点共价结合，酶联免疫测定法发现 THP 中第 6~287 氨基酸残基为 BJP 和 THP 结合部位。进一步将此氨基酸片段分为 6 份，研究其对 BJP 与 THP 连接和沉积的作用，结果发现含 AHW SGHCCL（225~233 残基）的片段完全抑制两者的连接和沉积。

不仅 BJP 的类型及浓度，THP 的浓度和糖含量是肾病管型形成的重要因素，肾脏中远端小管的内环境也能够影响其形成。在体内,某些离子浓度增高(Na^+、Ca^{2+}浓度增高)可以促使 BJP 和 THP 结合,但 Mg^{2+} 则无促进作用。细胞外液的含量也影响两者的结合,其原因可能由于细胞外液减少导致肾小管内液体流速减慢,相对延长了 BJP 在管内与 THP 接触的时间,使两者能够更充分结合形成管型,并且流速减低使肾小管中的蛋白质等物质无法冲走所导致。有研究发现酸性环境增加 BJP 与 THP 的起始连接率,同时伴有连接蛋白聚集增加。离子浓度的增高和细胞外液的减少以及酸性尿环境中,THP 自身也可以形成可逆性约7000kD 的高分子量聚合物。还有研究认为 LC 等电点高时,易形成管型。秋水仙碱也能通过抑制 THP 合成并使其去糖基来降低 THP 与 BJP 的结合率。利尿剂、非类固醇类抗炎药和静脉注射造影剂也能够促使管型形成。因此肾小管内环境对管型形成也起着重要影响。

临床中管型肾病患者肾功能不全的发生率高于单克隆免疫球蛋白沉积病和淀粉样变性,且其肾功能损伤程度常较后者更为严重,需要进行血液透析治疗的概率高。其中临床上表现为急性肾功能不全的部分患者病理上表现为管型肾病合并急性间质性肾炎,而部分表现为慢性肾功能不全者病理上表现为管型肾病合并慢性间质性肾炎。管型肾病患者尿 BJP 阳性率也明显高于淀粉样变性和轻链沉积病(light chain deposition disease,LCDD)患者。

5. 单克隆免疫球蛋白沉积病　肾功能不全的 MM 患者中有 25% 存在单克隆免疫球蛋白沉积病,且通过肾组织活检,高达 70% 的患者单克隆免疫球蛋白沉积病的诊断先于 MM 的诊断。单克隆免疫球蛋白沉积病最常见的形式是轻链蛋白沉积病,约占 70%,其中 κ 轻链型占 70%。单克隆免疫球蛋白沉积病病理改变表现为单克隆免疫球蛋白轻链、重链或轻链和重链在肾脏基底膜或其他内脏沉积。约 30% 的 MM 患者中,单克隆免疫球蛋白沉积病与典型的骨髓瘤管型肾病同时存在,这部分患者多存在肾功能严重损伤,提示预后不良。

不同类型单克隆免疫球蛋白沉积病的病理组织和超微结构是相似的,约 60% 的 MM 患者为肾小球病变,肾小球结节样病变或系膜增生性病变,类似糖尿病肾病的 Kimmelstiel-Wilson 病变,肾小管基底膜增厚,与淀粉样变性鉴别诊断为其刚果红染色阴性。电镜下可观察发现在肾小球内皮下及肾小管基底膜外侧无定形的电子致密颗粒状沉积,沉积物无原纤维结构。光镜下可见肾小管基底膜增厚,沉积呈线性,无细胞增生的间质纤维化;肾小球系膜细胞基质增生,肾小球基底膜增厚、皱缩伴分层,可见线性沉积。此外,在肾间质、肾小管壁、肝血窦及许多脏器的血管壁也可见到轻链蛋白或其片段。导致轻链蛋白沉积的主要因素尚未明确,可能与某些促进因素的存在相关,如高钙血症、低尿量和高尿酸性尿、注射造影剂、肾毒性药物等。

6. 淀粉样变性　研究者通过对 118 例合并肾损伤的 MM 患者肾脏活检分析发现淀粉样变性占 30%。这种淀粉样纤维(amyloid fibril)是由免疫球蛋白轻链可变区的氨基末端片段在酸性环境中降解而成,故称 AL 蛋白(amyloid light chain protein)。电镜下淀粉样纤维直径8~12nm,呈细纤维状,排列杂乱无序,部分区域呈束状。刚果红染色是诊断淀粉样变的重要标志,通过刚果红染色可以将 AL 蛋白与淀粉样相关蛋白(AA 蛋白)区别开来。AL 蛋白与刚果红亲和力大,偏振光下淀粉样物质呈苹果绿色,高锰酸钾处理后刚果红染色为阳性;AA 蛋白与刚果红亲和力差,处理后转为阴性。除此之外,淀粉样沉积物为 HE 和 PAS 淡染,不嗜银,PASM 染色可见向肾小球基膜延伸的特征性毛刷样结构等。

AL 蛋白可以自身聚集,也可以与其他蛋白如淀粉样蛋白 P,黏多糖,糖蛋白,纤连蛋白,载脂蛋白 E 等相互作用。淀粉样物质在肾内主要沉积于肾小球基底膜、系膜、肾小管基底膜及间质。淀粉样变性对肾脏的损害可累及肾小球、肾小管和肾间质血管,在发病最初仅表现为肾小球血管系膜区轻度增生或基底膜发生空泡样变,当沉积发展到内皮下时,可以使毛细血管基膜增厚甚至断裂。病变累及肾小管时可导致其萎缩,以 Henle 袢和远端小管为甚。然而,并非所有单克隆轻链蛋白都会形成淀粉样变性,研究发现淀粉样变性的发生多于轻链型 MM(10%~20%)和 IgD 型 MM 中,且多为 λ 型轻链。多发性骨髓瘤和淀粉样变性之间的关系说明特殊的轻链蛋白序列是淀粉样变性的病理基础。

7. 继发性范可尼综合征　范可尼综合征是以近端肾小管功能受损,导致大量葡萄糖、氨基酸、磷酸盐、碳酸氢盐等随尿液丢失,从而出现代谢性酸中毒、电解质紊乱(低血钾、低血钠、低血磷),甚至出现骨骼软化、生长迟缓等临床症状。在 MM 伴有肾淀粉样变性或者 LCDD 引起肾小管损伤的患者,易发生继发性的范可尼综合征。由于 BJP 对近端小管的直接毒性作用,导致近端肾小管再吸收功能发生障碍,继而出现范可尼综合征的系列临床表现。研究表明 κ 型轻链发生范可尼综合征的可能性更高,其发病主要是由组织蛋白酶 B 消化形成的 κ 型免疫球蛋白轻链片段集在肾小管上皮细胞内,形成针形或者菱形结晶,抑制小管细胞的代谢过程,影响正常离子氨基酸,磷酸盐等转运功能。这些晶体通常未与 THP 连接,所以管型肾病和范可尼综合征很少共同发生。

上述因素都是导致 MM 肾损伤发生的机制,其中最重要的是肾小管中形成 BJP 管型,导致管型肾病。由此可见 BJP 在 MM 患者肾损害的发生发展过程中起着至关重要的作用。

二、尿微量白蛋白

尿微量白蛋白是指在人体尿中出现微量白蛋白。白蛋白是重要的血浆蛋白质之一,在正常情况下,白蛋白的分子量大,不能越过肾小球基底膜,因此,在健康人尿液中仅含有浓度很低的白蛋白。疾病时,肾小球基底膜受到损害致使通透性发生改变,这个时候白蛋白即可进入尿液中,尿液白蛋白浓度即可出现持续升高,出现微量白蛋白尿。微量白蛋白尿则反映人体肾脏异常渗漏蛋白质。

(一)形成机制及理化性质

1. 白蛋白形成及形成机制　白蛋白(又称清蛋白,albumin,Alb)是由肝实质细胞合成,在血浆中的半衰期为 15~19 天,是血浆中含量最多的蛋白质,占血浆总蛋白的 40%~60%。其合成率虽然受食物中蛋白质含量的影响,但主要受血浆中水平调节,在肝细胞中几乎没有储存,在所有细胞外液中都含有微量的白蛋白。关于白蛋白在肾小球中的滤过情况,一般认为在正常情况下其量甚微,约为血浆中白蛋白的 0.04%,按此计算每天从肾小球滤过液中排出的白蛋白即可达 3.6g,为终尿中蛋白质排出量的 30~40 倍,可见滤过液中多数白蛋白是可被肾小管重新吸收的。有实验证实白蛋白在近曲小管中吸收,在小管细胞中被溶酶体中的水解酶降解为小分子片段而进入血循环。白蛋白可以在不同组织中被细胞内吞而摄取,其氨基酸可被用为组织修补。

白蛋白又称清蛋白。溶于水且遇热凝固的一种球形单纯蛋白。在自然界中分布最广,几乎存在于所有动植物中。如卵白蛋白、血清白蛋白、乳白蛋白、肌白蛋白、麦白蛋白、豆白蛋白等都属于此类。常用作培养基成分。也可用于人造香肠、汤品和炖品中作黏结剂。

白蛋白的分子结构已于 1975 年阐明,为含 585 个氨基酸残基的单链多肽,分子量为 66 458D,分子中含 17 个二硫键,不含有糖的组分。在体液 pH7.4 的环境中,白蛋白为负离子,每分子可以带有 200 个以上负荷。它是血浆中很主要的载体,许多水溶性差的物质可以通过与白蛋白的结合而被运输。这些物质包括胆红素、长链脂肪酸(每分子可以结合 4~6

个分子)、胆汁酸盐、前列腺素、类固醇激素、金属离子(如 Cu^{2+}、Ni^{2+}、Ca^{2+})、药物(如阿司匹林、青霉素等)。

2. 微量白蛋白尿的形成机制　正常肾小球基底膜具有 3~4nm 的微孔,并带有一层负电荷,即具有孔径屏障和电荷屏障,使血浆中带负电荷的中等分子及大分子蛋白质不易通过。白蛋白是血浆中含量最高的蛋白质,平均 44g/L,相对分子量为 66 000,半径约为 3.6nm,不易通过肾小球基底膜的孔径屏障;白蛋白的 pH 为 4.7,在 pH 为 7.4 的血浆环境,带有大量负电荷,不易通过基底膜的电荷屏障。肾小球接受心输出量的 25%,每 24 小时约有 70kg 白蛋白通过肾脏,正常时白蛋白不易通过肾小球滤过,其滤过系数仅为 0.0002,原尿中的白蛋白(每天约 14g),在肾小管几乎全部被重吸收,每日排出仅 10~30mg。每日滤过的 14g 白蛋白,加上数克小分子量蛋白质($β2$ 微球蛋白、视黄醇结合蛋白、$α$-微球蛋白等)已达到肾小管重吸收能力的饱和,如果任何原因使原尿中任一种蛋白质浓度增加,都会超过肾小管重吸收能力,由于竞争性重吸收抑制,则均会使白蛋白排出量增多。临床上,一旦出现入球毛细血管压升高、肾小球基底膜滤过孔径增大、电荷屏障作用降低、肾小管重吸收能力下降及血浆中、小分子量蛋白质增多等时,尿液中白蛋白排出量都会增多,出现微量或临床白蛋白尿。

(二) 检测方法

目前临床上常用于检测的尿微量白蛋白的种类有晨尿微量白蛋白、随机尿微量白蛋白及 24 小时尿微量白蛋白三种。其中,微量白蛋白尿常用的诊断金指标是 24 小时尿微量白蛋白的定量检测。研究发现,尿白蛋白排泄率每天之间的变化率可达 40%。即使在同一天,白昼的尿白蛋白排泄率也较夜间高约 25%,这可能与白昼活动量多有关。所以采集 1 份理想的尿样十分重要。留取 24 小时尿液测定尿白蛋白排泄率被认为是最准确的方式。留取清晨第 1 次尿样进行检测具有较高的准确性,而且方便经济,建议推广应用。采用尿白蛋白与肌酐比值作为评价的指标可以纠正尿量变化对尿液中白蛋白浓度高低的影响,必要时还应进行重复收集尿标本和多次检测以避免抽样误差。

目前国内常用的几种尿白蛋白的检测方法有:免疫扩散法、免疫比浊法、免疫电泳法、酶联免疫吸附法和放射免疫法。根据检验的目的可将尿液标本的收集分为晨尿、随机尿和 24 小时尿,其中随机尿液的检测可用于门诊和大规模的人群筛查。其常用的测定方法有以下三种:晨尿白蛋白浓度、24 小时尿白蛋白排泄率和尿白蛋白/肌酐浓度比值。常用的正常参考值为:尿白蛋白排泄率 30~300mg/d 或 20~200$μg$/min,或一次性尿白蛋白/肌酐比值 3.5~35mg/mmol(女性)和 2.5~25mg/mmol(男性)。目前采用免疫法定量测定 24 小时尿白蛋白水平并计算白蛋白排泄率为公认的临床诊断依据。周祥海等的研究显示,晨尿白蛋白排泄率和尿白蛋白/肌酐浓度比值的检测方法快速方便,该比值与 24 小时尿白蛋白排泄率有良好的统计学相关性,且消除了尿量对测定结果的影响。有研究发现,采用肌酐矫正法来检测尿微量白蛋白水平增加了指标使用的复杂性,并且男女性的肌酐矫正法正常参考值不同,其检测效率并不优于尿微量白蛋白的直接检测方法,故推荐临床上使用尿微量白蛋白直接检测法来评估尿微量白蛋白水平。

ELISA 和 RIA 方法检测精度较差,操作烦杂。免疫散射比浊法,操作简便,测定精度较高,已有多种自动分析仪(特定蛋白分析仪)。近几年报道了几种尿液白蛋白的简易试纸条半定量法,用随意尿标本,结果以白蛋白与肌酐比值或白蛋白比密比值表示,用于微量白蛋白尿的过筛,已在临床应用。

(三) 临床意义

当患者有高血压、糖尿病或同时患有这两种疾病(经常同时发生)时,肾脏血管会发生病变改变了肾脏滤过蛋白质(尤其是白蛋白)的功能,这使得蛋白质渗漏到尿中。微量白蛋白是糖尿病影响肾脏的早期征象,为糖尿病肾病。微量白蛋白也是整个血管系统改变的征象,并可认为是动脉病变的"窗口",因为它是肾脏和心血管系统改变的早期指征。

人体代谢正常情况下,尿中的白蛋白极少,具体到每升尿白蛋白不超过 20mg(<20mg/L),所以叫微量白蛋白。如果在体检后发现尿中的微量白蛋白在 20~200mg/L 范围内,就属于微量白蛋白尿,如果患者能够经过规范的修复肾单位,逆转纤维化治疗,尚可彻底修复肾小球,消除蛋白尿,尿常规尿蛋白的显示为阴性(−)或(+−)。而当尿中微量白蛋白超过 200mg/L 时,就应该引起注意,此时证明肾病患者已有大量白蛋白漏出,可能出现低蛋白血症,肾病发展离不可逆期只有一步之遥,尿常规测试尿蛋白阳性(+)~(+++),如果不及时进行医治,就会进入尿毒症期。

临床中,通常应用微量蛋白指标来监测肾病的发生。微量蛋白的检测是早期发现肾病最敏感、最可靠的诊断指标。通过尿液微量白蛋白的数值,结合发病情况、症状以及病史陈述就可以较为准确地诊断病情。判断病情进入了纤维化哪个阶段。所以,定期检测尿液微量白蛋白(U-MA),普通人应当每年一次,而已增高的患者应每 3 个月测试一次。这样,对于肾病的预防及早期治疗都起到了积极作用。

1. 2 型糖尿病疾病现状及微量白蛋白尿筛查的重要性　2 型糖尿病是一种常见病,近 20 年来发病率显著升高,且发病年龄提前,目前全球 20~79 岁人群患病人数约 1.5 亿,其中患病人数最多的前 3 位国家是:印度、中国、美国,合计约 7000 万。中国糖尿病患病率也逐年上升,1996 年 11 个省市的调查显示 30 岁以上人群患病率达 3.2%,1998—2001 年上海的调查显示患病率达 10%。大量研究证实了 2 型糖尿病是心血管事件及死亡、脑血管事件及死亡、终末期肾病及死亡的危险因子,而合并高血压更加重了这种危险性。将近有一半的 2 型糖尿病合并有高血压。

2 型糖尿病中,尿白蛋白量为死亡的危险因子。随着尿白蛋白浓度的增加,患者存活率下降,微量白蛋白尿是糖尿病肾病最早期的临床证据。出现微量白蛋白尿的 2 型糖尿病患者具有发展为严重肾脏并发症的高风险,一旦由微量白蛋白尿发展为蛋白尿,肾功能的进一步降低将是不可避免的。不幸的是,进入血液透析过程的慢性肾功能衰竭患者的期望生存期大约只有两年。因此,对糖尿病患者进行有效的微量白蛋白尿筛查是必要的,因为这样能尽早决定适当的治疗措施以减缓这一进行性发展过程。

2 型糖尿病防止肾病进展的主要策略包括:有效控制血压,肾素血管紧张素系统阻滞剂已证明有明显益处,同时控制血糖,低蛋白饮食。

基于 2 型糖尿病的现状,早期发现微量白蛋白尿的患者显得尤为重要,现有数据显示 2 型糖尿病患者微量白蛋白尿的患病率为 30%~40%,为此,美国糖尿病学会推荐所有 2 型糖尿病患者在初诊断时及以后每年检查微量白蛋白尿,2003 年的报告中更强调糖尿病肾病的全过程都必须治疗,2 型糖尿病伴有高血压,微量白蛋白尿或临床蛋白尿者推荐用血管紧张素受体阻滞剂治疗。

2. 高血压患者心血管损伤的标记　有研究者在对 112 例 1~2 期特发性高血压患者的血压和尿白蛋白的排出量(UAE)作比较研究后指出,UAE 与舒张期功能明显相关,与左心室功能的亚临床降低相联系,因而是特发性高血压患者累及心脏的一个早期指标。有一篇评论指出:微量白蛋白尿是特发性高血压患者心血管危险的一个综合指标。大量流行病学和临床证据显示,非糖尿患者的微量白蛋白尿与心血管疾病危险因子如血压升高、心脏肥大、有害的代谢状态(adverse metabolic status)、吸烟、血管紧张素Ⅱ水平升高、内皮功能紊乱、急性和亚临床炎症等相关,因而微量白蛋白尿被认定为心血管疾病危险的综合指标。

3. **肾脏及泌尿系统疾病诊断的灵敏指标**　有人常把尿液白蛋白排出增多仅作为反映肾小球功能损伤的指标,实际上原尿中任一蛋白质的明显增加,如溢出性蛋白尿时,尽管肾小管功能正常,由于蛋白质的竞争性重吸收抑制,肾小管不能完成对白蛋白的完全重吸收,可出现微量白蛋白尿;如果仅有肾小管功能损伤,每日原尿中14g左右的白蛋白亦不能有效重吸收,亦会有微量白蛋白尿;白蛋白是血浆中含量最高的蛋白质,泌尿系统的炎症、出血,都会有血浆白蛋白渗出或漏出,使尿白蛋白排出量增加。因而微量白蛋白尿时,应结合尿液总蛋白质定量、大分子量蛋白质(如IgG、IgA)和小分子量蛋白质(如$\beta 2$微球蛋白、视黄醇结合蛋白、$\alpha 1$-微球蛋白微球蛋白)测定及病情作分析。不能简单地将尿液白蛋白排出增加评价为肾小球功能受损,将尿液小分子量蛋白质排出增多评价为肾小管功能受损。

4. **尿微量白蛋白与冠心病的关系**　冠心病,即冠状动脉粥样硬化性心脏病(coronary heart disease,CHD),是由动脉粥样硬化斑块引起的冠状动脉血管腔狭窄和堵塞,最终造成心肌缺血缺氧甚至坏死的一组疾病。冠心病发病的确切分子生物学机制目前尚无定论,但大多数学者认为主要冠心病的发病与血管内皮功能紊乱及血管的炎症反应失衡有关。尿微量白蛋白是冠心病患者中血管炎症反应的敏感预测因子,在合并有高血压或临界高血压的人群中,尿微量白蛋白水平高于正常值预测冠心病的危险性比无微量白蛋白尿升高的人群增加了4倍。尿微量白蛋白水平高于正常值范围的发生率在冠心病患者中普遍存在,而尿微量白蛋白升高与年龄、糖尿病及血脂代谢紊乱等因素有关。尿微量白蛋白水平高于正常值的现象,可以早期预测动脉粥样硬化性疾病发病风险,其可能机制为:微血管受损后渗漏白蛋白导致尿微量白蛋白大量产生,在渗漏微量白蛋白的同时,其他脂质分子及大分子物质也随之渗漏,最终导致了血管内粥样硬化斑块的形成。此外,研究还发现,在高血压和(或)糖尿病的患者中,尿微量白蛋白水平与血清γ-谷氨酰转肽酶(γ-glutamyl transferase,γ-GGT)水平呈显著的剂量相关性,γ-GGT水平升高可以预测尿微量白蛋白的发生,进而增加了冠心病的发病风险,同时血清谷氨酰转肽酶水平升高也增加了糖尿病微血管病变的发病风险,以上的研究结果均提示γ-GGT水平可能与尿微量白蛋白增加冠心病发病风险的机制相关。

有研究者检测了6814名受试者的尿蛋白排泄率、颈动脉内膜中层厚度、冠状动脉硬化指数以及左室舒张末期容积,并根据受试者的尿蛋白排泄率数值分为正常组、正常高值组、尿微量白蛋白组以及大量尿白蛋白组四个亚组,将各亚组的检测结果进行统计学比较和相关性分析,结果发现不仅是尿蛋白排泄率升高,甚至包括了低于尿微量白蛋白水平的尿蛋白排泄率的升高,都敏感地预测了无心血管疾病的成人中亚临床心血管疾病事件的发生。另一项研究发现,平均在10名尿微量白蛋白阳性的女性糖尿病患者中就有2名患者合并有无症状性心肌梗死。在未合并糖尿病的冠心病患者中常规检测患者的尿微量白蛋白水平可以较好地预测冠心病的存在及评估其严重程度。国内的一项研究将85例行冠脉造影的代谢综合征患者分为冠脉多支病变组和冠脉单支病变组,按冠状动脉Gensini积分将患者分为非严重病变组(0~20分)和严重病变组(>20分)两个亚组,按病变支数分多支病变组(≥2支)和非多支病变组(≤1支),系统分析了尿微量白蛋白和纤维蛋白与冠状动脉病变支数及冠状动脉Gensini积分相关性,结果发现尿白蛋白/肌酐水平与冠脉病变支数呈正相关,与

Gensini 积分呈正相关。Logistic 逐步回归分析表明,尿微量白蛋白对发生多支血管病变、严重冠脉病变有预测价值,提示代谢综合征患者中尿微量白蛋白是预测冠脉狭窄严重病变的重要的预测指标。王红梅等采用电化学发光测定了冠状动脉介入治疗的患者术前的尿微量白蛋白水平,以及术前、术后心肌型肌酸激酶同工酶、心肌肌钙蛋白Ⅰ和肌红蛋白水平,分析与比较微量白蛋白尿阳性组和微量白蛋白尿阴性组上述心肌损伤标志物水平的变化。结果显示微量白蛋白尿阳性组术后心肌肌钙蛋白Ⅰ、心肌型肌酸激酶同工酶水平和肌红蛋白水平分别明显高于术前微量白蛋白尿阳性组和术后微量白蛋白尿阴性组,提示冠状动脉介入治疗可引起心肌损伤,亦说明了术前尿微量白蛋白阳性对行冠状动脉介入治疗术后患者发生心肌损伤具有一定的临床预测价值。

5. 评价临床用药的安全性 微量白蛋白尿是反映肾功能损伤的灵敏指标,已广泛用于评价体内用药的肾毒性作用,如各类抗生素、抗癌药物、降压药,甚至一些中成药等。一项研究报告了几种降压药对尿白蛋白排出量的影响,指出:二氢吡啶类钙拮抗剂降压药对尿微量白蛋白尿有不利影响,因而对轻度高血压者不宜使用。另一项研究观察了长期使用降压药的原发性高血压患者的尿白蛋白排出量(urinary albumin excretion,UAE),患者分别使用钙拮抗剂硝苯地平、ACE 抑制剂赖诺普利(lisinopril),单独或结合利尿降压药氯噻酮治疗一年后,血压均有明显下降。赖诺普利治疗组随着血压的降低,UAE 从 (35.7 ± 16.2) μg/min 降至 (9.1 ± 2.1) μg/min;硝苯地平治疗组 UAE 则无明显下降,因而认为硝苯地平对肾血管有不利影响。

许多研究认为尿液白蛋白测定对早期发现肾脏功能改变及随后的治疗监控,其特异性和敏感度都比总蛋白高。高血压、糖尿病及系统性红斑狼疮等常伴有肾脏病变的缓慢进行性恶化,尿液白蛋白测定中较早发现这些异常。在糖尿病时,尿液白蛋白排泄量增加常伴随有肾小球滤过率增加,它发生于肾病的早期阶段,在肾组织学或结构改变之前即可检出,对预防糖尿病肾脏并发症的发生有重要的意义。由于尿白蛋白的排泄量存在较大程度的变异,所以未定时的尿液标本(随意尿)一次白蛋白排泄量增加,可能并无意义,连续 2~3 次增高有诊断价值。某些进展缓慢的疾病,观察一段时期内尿液白蛋白排泄的变化,比一次测定结果更为重要。

现在一些国内权威的肾病专家主张早期预防微量白蛋白尿要从青壮年开始,随着生活的富足,肾病伴随着糖尿病、高血压、心脏病、肥胖等并发症越来越年轻化,市场上也逐渐出现了家庭就可以自我检测肾脏好坏及损伤程度的快速诊断试剂,为广大患者带来了极大的方便。通过家庭自我检测可在很大程度上做到早期预防、早期诊断、早期治疗从而减轻病痛及经济压力。

三、尿液肌红蛋白

蛋白质是所有生命体及其生命活动的主要物质基础。在所有的蛋白中,约有三分之一是含金属的蛋白,称为金属蛋白(metalloprotein)或金属酶。血红素蛋白(hemoproteins)就是其中一大类以原卟啉Ⅸ(血红素,heme)作为辅基的金属蛋白,在生命体中承担着不同的重要生物功能。目前,可以初步的将其功能分为氧载体、电子传递蛋白、生物催化剂与生物传感器四大类。虽然血红素蛋白具有迥然相异的生物功能,但是却拥有非常相似的血红素辅基,以及相似的蛋白质多肽链包裹血红素的蛋白分子组成方式。相同的血红素辅基,如何被不同的蛋白分子所利用,来行使不同的生物功能,一直是化学生物学和蛋白质化学研究领域所关注的重点。国内外众多的科研工作者对此都进行了长期而广泛地研究,试图回答这一问题,并通过对这一问题的理解,来认识金属蛋白质结构-性质-反应-功能(structure-property-reactivity-function,SPRF)之间所蕴含的精妙关系。

目前,人们已经逐步认识到,血红素蛋白生物功能上的差异,主要取决于其活性中心结构的差异,包括血红素中心铁的配位状况、血红素结合腔的微环境,以及血红素与蛋白肽链之间的作用方式等。对于这些天然存在的血红素蛋白分子间结构及功能上的差异,并非是不可逾越的鸿沟。现在,随着基因工程与蛋白质工程技术水平的日益发展,人们可以理性地进行蛋白分子的设计与构建,并通过对血红素蛋白活性中心结构作适当的修饰与调整,来实现不同血红素蛋白生物功能间的相互转换。

(一) 肌红蛋白的结构及生理特性

1. 肌红蛋白的结构　　肌红蛋白是由一条含 153 个氨基酸残基的多肽链和一个辅基血红素构成,相对分子量为 16 700。除去血红素的脱辅基肌红蛋白称珠蛋白,它和血红蛋白的亚基(α-珠蛋白链和 β-珠蛋白链)在氨基酸序列上具有明显的同源性,其构象和功能也极其相似。Kendrew J 及其同事们于 1963 年完成了肌红蛋白的空间结构测定,表明其分子呈扁平的菱形,大小约为 4.5nm×3.5nm×2.5nm。肌红蛋白分子中多肽主链由长短不等的 8 段直的 α-螺旋组成,最长的螺旋含 23 个残基,最短的 7 个残基,分子中几乎 80% 的氨基酸残基都处于 α-螺旋区内。这 8 段螺旋分别命名为 A、B、C……H。相应的非螺旋区肽段称为 NA(N 末端段)、AB、BC……FG、GH、HC(C-末端段)。因此各残基除了有一套从 N 端开始计算的序列号码外,还按在各螺旋段中的位置另外给出编号,如第 93 位 His 又编为 F8,表示该 His 在 F 螺旋的第 8 位置上。8 个螺旋段大体上组装成两层,构成肌红蛋白的单结构域。拐弯处 α-螺旋受到破坏,拐弯是由 1~8 个残基组成的无规卷曲,在 C 末端也有一段 5 残基的松散肽链。肌红蛋白中 4 个脯氨酸残基各自处在一个拐弯处;处在拐弯处的残基还有 Ser、Thr、Asn 和 Ile。肌红蛋白的整个分子显得十分致密结实,分子内部只有一个能容纳 4 个水分子的空间。含亲水基团侧链的氨基酸残基几乎全部分布在分子的外表面,疏水侧链的氨基酸残基几乎全部被埋在分子内部,不与水接触。在分子表面的侧链亲水基团正好与水分子结合,使肌红蛋白成为可溶性蛋白质。一些介于亲水和疏水之间的残基(Pro、Thr、Ser、Cys、Ala、Gly 和 Tyr)可以在球状蛋白质的内部和外表面找到。

作为有机化合物的蛋白质不能直接与氧发生可逆结合,但是却可以通过某些过渡金属的低氧态(特别是 Fe^{2+} 和 Cu^+)具有的强烈的结合氧倾向与氧发生作用。在进化过程中肌红蛋白-血红蛋白家族选中了二价铁 Fe 作为氧结合部位,而某些节肢动物的血蓝蛋白选择了一价铜作为氧结合部位。在肌红蛋白-血红蛋白家族中铁是由称为原卟啉Ⅸ的有机分子固定的。原卟啉Ⅸ由 4 个吡咯环组成,彼此通过甲叉桥连接成四吡咯环系统,与之相连的有四个甲基,两个乙烯基和两个丙酸基。原卟啉Ⅸ属于卟啉类,这类化合物在叶绿素、细胞色素以及其他一些天然色素中都有存在。卟啉化合物有很强的着色力,在血红蛋白中铁卟啉(血红素)使血液呈红色,叶绿蛋白中镁卟啉(叶绿素)使植物呈绿色。

原卟啉Ⅸ与 Fe 的络合物铁原卟啉Ⅸ称为血红素。卟啉环中心的铁原子通常是八面体配位,有 6 个配位键,其中 4 个与四卟啉环的 N 原子相连,另两个沿垂直于卟啉环面的轴分布在环面的上下,其中一个与 93 位上的 His(F8)残基的咪唑环 N 结合,另一个处于"开放"状态,用作 O_2 的结合部位,64 位 His(E7)就在它附近,中间的空隙正好容纳一个 O_2 分子(图 11-1)。

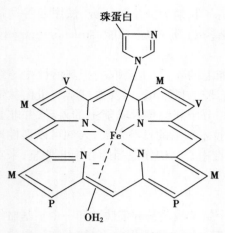

珠蛋白

图 11-1 肌红蛋白的血红素结构

血红素中的铁原子如果处在水环境中就很容易被氧化成三价铁 Fe，并因此失去氧合能力。蛋白质正为血红素提供一个疏水洞穴，避免 Fe 原子发生氧化，以保证血红素的氧合能力。此外原卟啉Ⅸ还能与 H_2O、NO_2^-、OH^-、F^-、CN^-、N_3^-、H_2S、CO、NO 等离子或分子配位或键合。

2. 氨基酸选择性突变　随着基因工程的发展，氨基酸残基的定点突变技术已经广泛地用于蛋白质工程研究中。这一技术在对天然蛋白分子进行结构与功能的改造中，以及在设计新功能蛋白分子中发挥着不可替代的作用，尤其是在实现不同血红素蛋白结构及功能间相互转化的研究中至关重要。有研究者发现四突变位点（Thr39Ile/Lys45Asp/Phe46Leu/Ile107Phe）马心肌红蛋白的过氧化物酶活性高于野生型肌红蛋白，其氧化还原电位为 24mV［相同的条件（pH6.0，物质量 = 0.1mol/L，25℃）下，野生型肌红蛋白氧化还原电位为 60.9mV］。此外，也有研究者用圆二色谱法研究该突变体蛋白二级结构的变化时发现：突变体的热稳定性低于野生型肌红蛋白（74.1 vs 76.5），氧结合的速率常数与野生型肌红蛋白相一致，但是突变体与 CO 结合速率常数比野生型肌红蛋白高。

在肌红蛋白分子中引入其他的金属离子结合位点，是肌红蛋白结构和功能之间关系研究中的又一亮点。另有研究者将 Mb 活性中心空穴内的氨基酸 Leu29 以及 Phe43 突变成 His。这样，加之空穴内原本存在的远端配体 His64，所得到的突变体 Mb（L29H/F43H）分子的活性中心就存在 3 个 His，它们可以结合一个 Cu^{2+} 离子（称为 CuBMb）。这一突变体具有类似血红素-铜氧化酶的活性中心结构，体现出类似血红素-铜氧化酶的性质及催化功能。

3. 血红素化学修饰　近几年在对 Mb 分子的研究中，又出现了通过对血红素辅基进行修饰来对整个蛋白分子进行改性的方法。这种方法主要集中在对 heme 的丙酸根进行化学修饰，使丙酸根衍生为更多的羧基或氨基，或在 heme 的丙酸根上引入 His 或 Arg，以及通过丙酸根使 heme 与足球烯 C60 的衍生物进行共价结合等；也有对 heme 乙烯基进行修饰，如对 heme2-或 4-乙烯基进行羟基化，或对两个乙烯基进行饱和，得到 mesoheme 等。最后将修饰后的 heme 分子与脱辅基蛋白（apoprotein）进行体外重组，得到相应的结合修饰后辅基的全蛋白分子（holoprotein）。研究者在研究肌红蛋白血红素 6-或 7-丙酸侧链对其结构和功能的影响时，用甲基取代了该位置的血红素辅基的丙酸基。结果发现：脱氧肌红蛋白 6-甲基-7-丙酸血红素能够加速氧结合和解离的速率，并且 6-甲基-7-丙酸血红素肌红蛋白自氧化为正铁肌红蛋白的速率高于 6-丙酸-7-甲基血红素肌红蛋白，这表明 6-丙酸在氧合肌红蛋白的稳定性中扮演着至关重要的生理角色，因为其能够与 Lys45 形成盐桥；7-丙酸被甲基取代之后，影响了 His93 与血红素铁离子之间的结合，导致 6-丙酸-7-甲基血红素肌红蛋白与 CO 的结合速率升高，氧化态和脱氧态的 6-丙酸-7-甲基血红素肌红蛋白的 H1NMR 谱表明 His93 咪唑环结构也遭到破坏，这表明 7-丙酸具有调节氢键网和 His93-血红素铁离子结合的能力。

4. 氨基酸选择突变和血红素修饰相结合　无论是氨基酸残基的定点突变还是 heme 辅基的化学修饰，在蛋白的分子设计与构建中，单独使用这两种方法很难达到最理想的设计效果。目前，血红素蛋白的分子设计中所出现的新趋向之一就是将这两种方法进行有机的融合,利用两种方法各自的优点,实现功能性蛋白分子的设计与构建。也有研究者将 Mb 肽链中处于辅基 heme 平面的远端组氨酸 His64 定点突变成丙氨酸(Ala,A)或天冬氨酸(Asp,D),同时对 heme 的丙酸根进行化学修饰,然后采用体外重组的方法得到不同的目标蛋白分子。结果发现:单独采用辅基的化学修饰方法可以使 Mb 的催化效率提高 34 倍;单独采用定点突变的方法,可以使 Mb 的催化效率提高 96 倍;而同时使用两种方法可以使 Mb 的催化效率提高 433 倍,其 kcat/Km 值高达 23 000mol/L,是细胞色素 c 过氧化物酶的 115 倍,而比辣根过氧化物酶只低 3.1 倍。可见,将两种方法进行有机的融合,确实可以人为地实现功能性蛋白分子的设计与构建,而且效果可以与天然蛋白分子相媲美。

5. 小分子或金属离子的相互作用　肌红蛋白作为氧的载体在生物体内与各种微量元素共存,因此研究肌红蛋白同金属离子或各种识别分子的直接相互作用、作用机制以及作用后引起的结构或构象的变化是非常有意义的。目前,关于肌红蛋白与小分子相互作用的研究,主要集中在其与小分子药物的相互作用,而其与金属离子相互作用的研究则很少有报道。

小分子与蛋白质结合后能够改变小分子或蛋白质的吸收光谱性质,如吸收峰位置的改变、吸收强度的改变、新的吸收峰的出现等均可以提供小分子与蛋白质相互作用的信息。同理,小分子与蛋白质相互作用后会引起小分子或蛋白质自身的荧光(内源荧光)光谱的变化,如改变荧光强度、改变荧光的偏振度、出现新的荧光峰等,同样可以提供小分子与蛋白质相互作用的信息,结合有关理论计算,则可以提供结合部位、结合常数、结合位点之间的距离以及一些热力学常数等物理化学参数。

(二) 肌红蛋白的测定

测血清肌红蛋白试剂在化学发光分析仪上进行尿液肌红蛋白定量测定是可行的,而且很准确,抗干扰能力也很强,可用于临床上尿液肌红蛋白的定量检测。

化学发光免疫分析作为免疫分析方法之一,影响试验准确性的关键因素是抗原抗体反应的特异性,其次才是温度、pH 和电解质浓度等因素。用测血清的试剂盒测尿液中的肌红蛋白,因抗原抗体反应的特异性这一关键因素没有改变,所以该方法的准确性并未受到很大影响。尿液与血清的成分基本一样,虽然尿液的 pH 和电解质浓度与血清存在一些差异,但因加入的样本量仅 10μl,在整个反应体系中所占的比例不到 6%,检测体系中的缓冲体系可对其进行调节消除这些影响,所以用测血清肌红蛋白的试剂盒测尿样,其结果的准确性几乎与测血清一样。对于 pH 特别高或特别低的尿样,可用 HCl 或 NaOH 将 pH 调至中性后再测定,结果乘以稀释倍数;对于特别浓缩的高电解质尿样可用蒸馏水稀释后再测定,结果乘以稀释倍数;对于特别稀释的尿样可加适量 NaCl 调节至尿比重大于 1.005 后再进行测定。

(三) 尿肌红蛋白的临床意义

1. 肌红蛋白尿性急性肾功能衰竭　肌红蛋白尿性急性肾功能衰竭是继发于横纹肌溶解症的一种临床危重疾病。肾脏是多器官功能衰竭综合征的主要受累器官,其中以急性肾功能衰竭最为多见,临床上以肌红蛋白血症、肌红蛋白尿、高分解代谢与急性肾小管坏死为主要特征。该病预后凶险、死亡率高。

2. 海洛因致急性横纹肌溶解症的早期标志物　海洛因滥用与急性横纹肌溶解症存在着联系,它是长期吸食海洛因继发的一种全身横纹肌组织非创伤性肌溶解改变,有患者在停用海洛因的 1~3 天内,出现了全身无力,骨骼肌肉酸痛,严重者行动困难,卧床不起,蜷缩一团。经治疗 7~10 天症状开始逐渐缓解,1 个月后症状消失。同期实验室检查发现了血、尿肌红蛋白水平的明显变化,证实海洛因依赖者在戒毒前3天内有肌红蛋白尿形成,随着临床症状的缓解,肌红蛋白尿也渐消失。

有学者对海洛因依赖所致急性横纹肌溶解症死亡者的肾脏进行了研究,发现肾小管尤其是近曲小管中有多量蛋白管型和颗粒样物质。也有研究发现:在死者的肾脏组织中,采用免疫组织化学的方法可检出肌红蛋白成分,证实了海洛因所致横纹肌溶解症的存在,实验通过对106例海洛因依赖者临床实验室检查发现血清和尿中肌红蛋白的增高,进一步证实了海洛因依赖可引起急性横纹肌溶解症。患者戒断期间,均出现不同程度的肌肉酸痛、无力等戒断症状,且症状出现及消退的时间与血、尿肌红蛋白水平变化的时间一致,但症状严重程度与血、尿肌红蛋白增高的程度无明显相关。由此可以看出,尿液检查肌红蛋白是早期发现海洛因致急性横纹肌溶解症简便而重要的手段。

3. 运动后尿 α1-肌红蛋白和白蛋白测定在早期诊断糖尿病肾病中的应用　正常生理状态下,α1-肌红蛋白($α1$-MG)可自由通过肾小球滤过膜,经肾滤过的膜蛋白中有40%为白蛋白(Alb),两者在肾小管几乎全被主动重吸收,尿中的含量极微。糖尿病患者因长期的高血糖致肾损伤出现尿蛋白,在排除其他原因致蛋白尿的情况下,微蛋白尿作为早期诊断糖尿病肾病的指标被广泛应用,其测定一般取静止状态下的晨尿检测,这对于隐匿性糖尿病肾病不足以做出完全的诊断,在早期糖尿病肾病患者静态尿蛋白增高不明显的情况下,通过中量级运动实验后检测其尿中2种蛋白含量,更有利于做出早期的诊断。

长期的高血糖作用致肾微血管病变,肾小球的毛细血管通透性增高,促进蛋白质的漏出,加上肾小管对蛋白质的重吸收功能降低,使尿中出现了微蛋白。Alb 对于肾小球病变具有较特异性的诊断意义,$α1$-MG 对于肾小管的重吸收功能的评判具有显著意义,两者联合检测对于肾脏病变的早期诊断能起到互补的作用。糖尿病肾病患者运动后尿 Alb 和 $α1$-MG 的排出量大于静态下,且同自身和健康人相比具有差异显著性,这可能是运动使儿茶酚胺的分泌增加,肾血压增高,肾血流量减少,从而增加了肾的损伤。这种损伤在剧烈运动时对糖尿病肾病会产生危害,动物实验和临床观察表明如治疗得当,早期的糖尿病肾病是可以逆转的,早期诊断对糖尿病肾病的治疗至关重要。中量级的运动后 Alb 和 $α1$-MG 的测定,有利于发现静态下尿 Alb 和 $α1$-MG 正常的早期糖尿病肾病患者,所以值得推广应用。

四、尿 β2 微球蛋白

(一) β2-微球蛋白理化性质及生物学特性

β2-微球蛋白(β2-microglobulin,β2-MG)是 Berggard 于 1968 年首先在肾小管疾病患者尿中发现的一种低分子蛋白质,其合成速率非常稳定,并以游离形式存在于血、尿、脑脊液等体液中。近端肾小管是 β2-MG 在体内处理的唯一场所,当近端肾小管轻度受损时,尿 β2-MG已明显增加,且尿 β2-MG 与肾小管重吸收率呈负相关。因此,尿 β2-MG 水平是评价近端肾小管功能的特异指标,并且能反映近端肾小管损伤的程度,是肾小管损害特异且敏感的指标。

β2-MG 是一种主要由淋巴细胞等有核细胞产生,经肾小球滤过的低分子量蛋白质,由100 个氨基酸残基组成的单键多肽,其分子量仅为 11.8kD。进入血循环的 β2-MG 可经肾小球自由滤过,其中99.9%以上被肾近曲小管上皮细胞以胞饮形式摄取,并在该细胞溶酶体内降解为氨基酸供机体利用,不再反流入血,尿中含量甚微。有研究表明因,健康人 β2-MG 合成及释放速度非常恒定,而且只经肾脏分解和排泄,昼夜变化很小,可以作为评价肾小球滤过率或肾小球功能的一项敏感可靠的指标。在人体内，β2-MG 是细胞表面人类淋巴细胞抗原（human lymphocyte antigen，HLA）的 β 链（轻链）一部分，除成熟的红细胞和胎盘滋养层细胞外，其他细胞均含有 β2-MG，在血液中 β2-MG 的浓度相当恒定，且不受年龄、性别、机体肌肉组织的多少影响。

（二）β2-微球蛋白实验室检测方法

1. ELISA 法　ELISA 试剂盒采用双抗体一步夹心法。往预先包被人 β2 微球蛋白（BMG/β2-MG）抗体的包被微孔中，依次加入标本、标准品、HRP 标记的检测抗体，经过温育并彻底洗涤。用底物 TMB 显色，TMB 在过氧化物酶的催化下转化成蓝色，并在酸的作用下转化成最终的黄色。颜色的深浅和样品中的人 β2 微球蛋白（BMG/β2-MG）呈正相关。用酶标仪在 450nm 波长下测定吸光度（OD 值），计算样品浓度。

2. 免疫比浊法　测定原理为待测标本中的 β2-MG 与包被在胶乳颗粒上的抗人 β2-MG 结合产生浑浊，其浊度与 β2-MG 浓度成正比，可以用比浊法测定。该方法可在特种蛋白仪或自动生化分析仪上进行。

3. β2-微球蛋白检测的影响因素

（1）引起 β2-MG 升高的因素

肿瘤：在临床上有多种肿瘤如肺癌、肾癌、乳腺癌、淋巴瘤，血、尿 β2-MG 均有不同程度的升高。肿瘤患者血中 β2-MG 升高的机制可能有以下几种原因：①肿瘤细胞直接合成分泌；②局部浸润活化的免疫细胞产生 β2-MG；③癌细胞坏死时分解，能释放出 β2-MG 到血液及体液中；④肿瘤患者血中出现一种复合性高分子量 β2-MG，由小分子量 β2-MG 与 HLA 肿瘤抗体相结合而形成的复合物，肾小球不能滤过，在体内代谢降解减慢。

发热：非肾源性发热患者尿排出量增高。

泛影葡胺：服用泛影葡胺后的患者，4 小时之内其排出量增加到异常浓度。

精液：前夜有性生活的人，晨尿的初段标本与中段尿标本相比，浓度显著升高。刚刚性交后的人，初段尿标本与紧接的中段尿标本相比，浓度显著增高，但中段尿标本并未显著升高。

肾上腺切除术：肾上腺疾病患者进行单侧肾上腺切除术后，引起尿平均排泄量相对于肌酐显著升高。

运动：一场马拉松赛后 30 分钟，尿平均排泄量显著增高。

腹膜透析：患者接受透析，血清 β2-微球蛋白浓度的肾小球滤过率显著增加。

肿瘤坏死因子-α：单剂量治疗的恶性肿瘤患者血中 β2-微球蛋白与肿瘤坏死因子-α 服用的量呈剂量依赖性增加。

估计某些药物对肾的损害，如用庆大霉素、多黏菌素或卡那霉素后尿液 β2-MG 明显增高时，应注意停药或改换其他药物。协助诊断恶性疾病，已知癌细胞、肉瘤细胞等也可产生 β2-MG，故恶性肿瘤时血液及尿液中 β2-MG 含量常增高。

（2）引起 β2-MG 降低因素

pH：酸性条件下，尿标本−20℃长期储存导致结果显著性下降。

反复冻融：在室温下解冻与在 37℃ 和加入 Tween-20 解冻相比，尿标本平均浓度下降 26%。

酸性尿：β2-微球蛋白在酸性尿中不稳定。

血液透析：慢性肾衰竭透析前血清平均浓度较高，显著高于完成透析后的浓度。

术后:大肠癌和胃癌患者术前血清 $\beta2$-MG 水平升高,术后降低,可能与肿瘤负荷有关。

4. $\beta2$-微球蛋白的正常参考范围 血清,$0.8 \sim 2.4$mg/L。尿液,尿液(定性):阴性。尿液(定量):<0.2mg/L,或 $370\mu g/24h$。

（三）$\beta2$-微球蛋白的临床意义

测定血浆及尿液中 $\beta2$-MG 含量对肾脏疾病的鉴别诊断、病情估计及预后判断都能提供有价值的数据。

当肾小球滤过和肾小管重吸收功能改变时,可引起血和尿中 $\beta2$-MG 的改变。当肾小球滤过功能亢进时,血液中 $\beta2$-MG 含量下降,当肾小球滤过功能减退时,血液中 $\beta2$-MG 升高,当近曲小管重吸收功能减退时,尿 $\beta2$-MG 升高。测定血浆中 $\beta2$-MG 水平比检测血肌酐水平用于评价肾功能更加灵敏,血浆中 $\beta2$-MG 水平升高,可反映肾小球滤过功能受损或滤过负荷增加的情况,而尿液中 $\beta2$-MG 含量增高则提示肾小管损害或滤过负荷增加;若血浆中 $\beta2$-MG 水平升高而尿液中 $\beta2$-MG 含量正常,则主要由肾小球滤过功能下降所致,常见于急慢性肾炎、肾衰竭等;若血浆中 $\beta2$-MG 含量正常而尿液中 $\beta2$-MG 含量升高,则主要由肾小管重吸收功能受损所致,此时进入尿液中的 $\beta2$-MG 必然增多,故尿液中 $\beta2$-MG 测定是诊断肾小管疾病较灵敏且特异的方法。若血浆和尿液中 $\beta2$-MG 含量均升高,则主要由体内某些部位产生 $\beta2$-MG 过多或肾小球和肾小管均受到损伤所致。肾移植患者血、尿 $\beta2$-MG 明显增高,提示机体发生排斥反应;肾移植后连续测定 $\beta2$-MG 可作为评价肾小球和肾小管功能的敏感指标。糖尿病肾病早期有肾小管功能改变,尿 $\beta2$-MG 也会升高。

研究表明,血 $\beta2$-MG 与尿 mAlb 相似,可早期提示糖尿病。肾脏病变,可能主要反映肾小球滤过功能损害,肌酐清除率(Ccr)下降到 80L/d,Scr、$\beta2$-MG 仍在正常范围时,血 $\alpha1$-MG 已开始升高,认为是由于 $\beta2$-MG 相对分子质量较大,更易受肾小球滤过膜的影响,即使肾小球滤过率(GFR)轻度下降,血 $\alpha1$-MG 水平即开始升高。而血浆 $\beta2$-MG 和血 mAlb 水平只在临床肾病组才出现明显改变,血浆 $\beta2$-MG 与血 Scr 的相关性极高而与尿 mAlb 相关性较低,提示血浆 MG 并不能有效反映肾脏的早期病变,可能与其相对分子质量较小,只有在肾小球滤过膜损害较严重时才出现滤过障碍有关,尿 $\alpha1$-MG 和尿 $\beta2$-MG 在临床肾病组和微量蛋白尿组均明显高于正常蛋白尿组,但在两组间并无明显差别,其中尿 $\alpha1$-MG 与尿 mAlb、血 $\alpha1$-MG 及血 Scr 的相关性都较低,提示两种尿 MG 尤其是 $\alpha1$-MG,在微量蛋白尿时期即已出现较充分的改变,有助于早期观察肾小管重吸收障碍或肾脏 GFR 的增加,但不能很好地反映病变的进展,与单独检测 $\beta2$-MG 相比,测定血、尿 $\alpha1$-MG,比较两者的变化差异,可能更有助于糖尿病肾病的早期诊断,并一定程度上判别肾小球和肾小管损害。

五、尿 $\alpha1$ 酸性糖蛋白

（一）$\alpha1$-酸性糖蛋白的生物学特性

$\alpha1$-酸性糖蛋白($\alpha1$-acid glycoprotein,$\alpha1$-AGP)是肝脏合成分泌的一种蛋白质,为血清黏蛋白的主要成分,是人类血浆中含糖量最高(含糖约 45%)、酸性最强(pI 为 $2.7 \sim 3.5$)的糖蛋白,包括等分子的己糖、己糖胺和唾液酸,电泳移动时在 α 位置,故称 $\alpha1$-酸性糖蛋白。分子结构为单链,由 181 个氨基酸组成的多肽链构成,分子量 $41 \sim 43$kD,是一种非特异性急性时相反应蛋白(acute phase protein,APP),主要由肝脏巨噬细胞和粒细胞产生,癌细胞也可合成,与 C 反应蛋白一起被认为是反映炎症活动急性状态的敏感指标。平时处于无活性状态,正常人血清中含量较低,在感染、炎症和肿瘤等病理状态下,在炎症过程中释放出来,成为有

活性的蛋白,其浓度显著增高。其水平升高的可能机制为免疫异常刺激单核巨噬细胞分泌的白细胞介素-1(IL-1)、白细胞介素-6(IL-6)、肿瘤坏死因子-α(TNF-α)及白细胞介素-8(IL-8)等细胞因子,是 APP 的主要调节因子,引发全身性炎症反应,发挥调节细胞免疫的作用,调节肝脏合成大量的急性期蛋白,从而使 APP 血清水平升高。

(二) 血清 α1-酸性糖蛋白的实验室检测

1. 免疫散射比浊法　现有商品化试剂盒出售,可在自动生化分析仪上进行检测,可进行批量检测及自动操作,α1-AGP 常采用该方法进行检测。

2. ELISA 法　用兔抗 α1-AGP 的多克隆抗体包被成固相酶标板,以识别并结合待测标本中的 α1-AGP,用抗原标记生物素(Bio-Ag),用亲和素标记辣根酶(HRP-A),向固相酶标板中同时加入标准品(或待测品)和 Bio-Ag,两者竞争性的结合到固相抗体上,反应、洗涤后,加入 HRP-A,反应、洗涤后,酶标板上形成 Ab-Ag-Bio-A-HRP 和 Ab-Ag 复合物,加酶底物显色,用酶标仪在相应波长下测定光密度(OD 值),根据标准曲线,计算出待测标本中的 α1-AGP 含量。

3. 放射免疫扩散法　原理与 ELISA 法相似,但由于存在放射性污染,现在临床实验室使用较少,基本被 ELISA 法取代。

4. 血清 α1-酸性糖蛋白检测的影响因素

(1) α1-AGP 病理性含量升高原因:病理情况下,IL-1 刺激吞噬细胞释放出脂多聚糖,可促进 α1-AGP 的合成使血中水平升高,故 α1-AGP 是一种最稳定的早期呈阳性的急性时相反应物。如感染(炎症)、外伤、烧伤、手术、急性心肌梗死时 α1-AGP 含量升高。另外类风湿关节炎、系统性红斑狼疮、克罗恩病、恶性肿瘤也增高,在癌转移时升高更明显。有报道称在恶性肿瘤(肾母细胞瘤、胃癌、贲门癌、食管癌、肝癌、肺癌、子宫肌瘤、卵巢癌、子宫内膜癌)患者血清中 α1-AGP 含量明显高于正常对照组,经化疗好转后,血清中 α1-AGP 含量均明显降低。在化脓性脑膜炎、结核性脑膜炎、病毒性脑炎患者中,其发病期血清 α1-AGP 水平均高于恢复期。其中 α1-AGP 含量对化脓性脑膜炎的诊断有较高的特异性。急性白血病患者血清 α1-AGP 浓度显著升高,并随着病情的缓解血清 α1-AGP 接近良性血液组,提示动态观察 α1-AGP 含量变化有助于疾病的诊断和疗效评价,并与患者的治疗进程相关。

(2) α1-AGP 病理性含量降低原因:肝细胞病变晚期由于各种原因可导致尿中滤过的蛋白质量丢失,与正常人比较,血清 α1-AGP 的浓度在慢性肝病各期均有不同程度地降低,且病情越重 α1-AGP 值降低越明显。

(3) α1-AGP 生理性含量升高原因

运动:完成马拉松后 30 分钟尿平均排泄显著升高。

产后:妊娠血清浓度降低,但是在产后早期迅速恢复正常。

肥胖:肥胖个体比苗条个体血清浓度高一倍。

分娩:从分娩前到分娩后血清浓度增加。

绝经期:妇女绝经后的血清浓度大约增加 1.2 倍。

衰老:对 69 名年龄从 20 到 97 岁的受试者研究发现,随年龄增大血清浓度增高(其相关性为 0.28),有些随着年龄的增加而增加。

吸烟:吸烟者的血清均值明显高于不吸烟者。

性别:男性大约比女性高 10mg/dl。

(4) α1-AGP 生理性含量降低原因

低热量膳食:肥胖者进行低卡饮食后发现体重降低,而血清 α1-酸性糖蛋白浓度也降低。

极低出生体重儿:极低体重新生儿血清的含量明显低于足月儿的含量。

戒酒:饮酒超过 3 个星期的患者在其停止饮酒后 1 周其均值降低。

妊娠:血清含量从妊娠到产后其浓度明显下降。

素食:素食者其血清浓度低于杂食者。

5. α1-酸性糖蛋白的正常正常参考范围 血清:$0.5 \sim 1.2g/L(50 \sim 120mg/dl)$。在某些疾病中,特别是自身免疫性疾病中,其值升高很多。尿液:尿标本参考范围为 $0.01 \sim 0.17mg/mmol$ 肌酐。

(三) 血清 α1-酸性糖蛋白的临床意义

α1-AGP 是目前较为敏感的急性期反应的炎症标志物,其对炎症、感染反应早于体温及白细胞数的变化,故广泛用于临床。与肾脏疾病相关性主要表现在以下几方面:

1. α1-AGP 与糖尿病肾病 2 型糖尿病肾病存在急性时相反应,炎症反应强度与肾病的严重程度有关,急性时相反应强度与 IL-6 及 TNF-α 水平相关。研究结果显示,2 型糖尿病患者血清急性时相蛋白 α1-AGP 水平明显增高,这可能与患者体内白细胞介素-6 和肿瘤坏死因子增高有关。Schmidt 等研究发现,α1-AGP 增高可预测 2 型糖尿病的发生。另有研究显示 1 型糖尿病患者血清 hsCRP 和 α1-AGP 与白蛋白排泄率呈正相关,且与 α1-AGP 相关更显著,提示 2 型糖尿病患者血清急性时相蛋白 α1-AGP 与尿微量白蛋白密切相关,一定程度上可反映病情严重程度。

2. α1-AGP 与糖尿病继发感染 研究发现在糖尿病继发感染组 α1-AGP 水平明显高于无感染组及正常对照组,无感染组略高于正常对照组,提示血清 α1-AGP 水平与有无感染密切相关,动态观察血清 α1-AGP 水平有助于糖尿病继发感染的早期诊断及抗感染疗效的观察。

3. α1-AGP 与类风湿关节炎 类风湿关节炎是自身免疫性疾病,其患者血清 α1-AGP 水平高于正常对照组。活动期类风湿关节炎血清 α1-AGP 高于非活动性类风湿关节炎。提示 AAP 检测对类风湿关节炎的活动期评价有很好的临床价值。

4. α1-AGP 与肾病综合征 肾病综合征时,可导致尿中滤过的蛋白质量丢失,血清 α1-AGP 的浓度均有不同程度地降低,且病情越重 α1-AGP 值降低越明显。随着病情的好转,血清 α1-AGP 浓度亦逐渐上升,说明 α1-AGP 可以作为监测病情变化的一项良好指标。

六、尿 α2 巨球蛋白

α2-巨球蛋白(α2-macroglobulin,α2-M)最先由 Schonenberger 等人于 1955 年从人血浆中分离出来。早年的动物研究发现 α2-M 具有提高受射线照射动物的存活率,促使造血器官恢复和再生功能。后又逐渐发现它具有抑制肿瘤生长、参与凝血平衡和清除血循环中蛋白水解酶的作用。

(一) α2-巨球蛋白的理化性质和生物学特征

α2-M 编码基因位于 12 号染色体 p13.31,是血浆中主要的最大非免疫球蛋白,分子量为 725kD,主要由肝脏合成,但也有少部分由巨噬细胞、成纤维细胞和肾上腺皮质细胞合成,在蛋白电泳中是 α2 条带的主要成分。α2-M 是一个含 8% ~ 11% 糖的高分子糖蛋白,等电点为 5.5。人 α2-M 由四条相同的亚基通过二硫键连接而成。除了这种四聚体形式,二聚体、甚至单聚体形式也被证实存在。人 α2-M 的每个单体都由许多功能结构域构成,包括巨球蛋白结构域、硫醇酯含有域和受体结合域。α2-M 是一种广谱蛋白酶抑制剂,可以灭活几乎所有类型的肽链内切酶,如胰蛋白酶、组织蛋白酶、凝血酶和血纤维蛋白溶酶等,且 α2-M 与肽链内切酶的结合是不可逆的。此外,它也能抑制某些肽链外切酶和非肽酶,肽链外切酶和非肽酶可通过静电作用与 α2-M 的含糖部分结合,这种结合是松弛和可逆的。α2-M 只和具有催化活性的蛋白酶发生结合,一分子 α2-M 只能和一分子的蛋白酶作用,如果 α2-M 的结合位点已经饱和则不能和多余的蛋白酶结合。

α2-M 通过灭活纤维蛋白溶酶和激肽释放酶到达抑制纤维蛋白溶解的作用,它还可以通过灭活凝血酶抑制血液凝固。α2-M 包含由 35 个氨基酸组成的诱饵区,蛋白酶与诱饵区结合,这种蛋白酶-α2-M 复合物能被巨噬细胞受体识别并被吞噬系统清除。此外,α2-M 可能作为一种运输蛋白,因为它能结合大量生长因子和细胞因子,比如 PDGF、纤维细胞生长因子、TGF-β、胰岛素和 IL-1β。NS 患者的血 α2-M 浓度可上升 10 倍或以上,因为小分子蛋白从尿中丢失而它因为分子量大保留了下来。结果使 NS 患者的 α2-M 浓度等于或大于白蛋白浓度,从而有助于维持胶体渗透压。在 DIC、外科手术后,α2-M 血浆浓度下降,在慢性肾炎、NS、口服避孕药等情况下浓度可增高。

（二）α2-巨球蛋白的实验室检测

1. ELISA 法　α2-巨球蛋白试剂盒是固相夹心 ELISA 法实验。已知 α2-巨球蛋白浓度的标准品、未知浓度的样品加入微孔酶标板内进行检测。先将 α2-巨球蛋白和生物素标记的抗体同时温育。洗涤后,加入亲和素标记过的 HRP。再经过温育和洗涤,去除未结合的酶结合物,然后加入底物 A、B,和酶结合物同时作用。颜色的深浅和样品中 α2-巨球蛋白的浓度呈比例关系。

2. RIA 法　原理与 ELISA 法基本相同。由于放射性物质污染问题,目前在临床实验室使用较少。

3. 免疫比浊法　标本中 α2-巨球蛋白与试剂中相应抗体反应形成抗原抗体复合物,使反应液出现浊度,在 540nm 下检测吸光度的变化并与标准品比较进行定量。该方法可在特种蛋白仪或全自动生化分析仪上进行自动检测。适应于血液标本和尿液标本的检测。

4. α2-巨球蛋白检测的影响因素

（1）引起 α2-巨球蛋白升高的影响因素

运动:尿标本中,10km 长跑后其中一种蛋白质大部分升高,长跑后 3 小时大部分下降。

标本保存:血清标本室温放置 8 小时对结果无影响,冰箱可储存 8 天,冷冻储存 1 年。血清标本室温稳定 72 小时,冰箱 14 天,冷冻 2 个月。4℃血清标本稳定 1 周。

妊娠:怀孕晚期 20% 可增加(其他报告无变化)。怀孕早期血清浓度值升高然后稳步下降。观察到有影响。

素食:64 例健康男性泰国素食者,血清平均浓度为 241.2mg/dl,明显不同于 32 例男性杂食者其平均浓度值为 217.9mg/dl。

性别:血清浓度值女性高于男性。女性血清平均浓度为 156% 而男性为 116%。

早产儿:33 例早产儿 6 个月 90% 范围是 2.69~5.03g/L,57 个足月儿为 2.75~4.95g/L,两者比较相近,但远大于 250 例成人值 1.29~3.52g/L。

站立位:5 例健康个体站立时血清平均浓度为 2.06g/L 而坐位时为 1.65g/L。

其他:除了一些慢性肾脏疾病外,乳腺癌、肺癌、恶性葡萄胎、慢性肝炎、肝硬化、肝癌、自身免疫性疾病等也可引起其含量增高。低白蛋白血症(代偿,保持血浆渗透压)也可使其升高。

（2）引起 α2-巨球蛋白降低的影响因素

胆管胰腺造影术:25 例患者进行内窥镜逆行胆管胰腺造影术后 6 小时 α2-巨球蛋白血

清平均浓度降低 7%。

手术:大面积手术后所有患者血清 α2-巨球蛋白浓度值随血浆白蛋白和血红蛋白降低而降低。术后第 2 天至第 3 天浓度值达到最低点。20 例男性患者行腹部手术后血清浓度明显降低。手术开始后 2 小时、6 小时、24 小时和 48 小时在麻醉诱导下血清平均浓度值与术前相比明显降低。

其他:胰腺炎及前列腺癌时含量降低,弥漫性血管内凝血 α2-巨球蛋白降低。应用链激酶、尿激酶治疗时 α2-巨球蛋白可以减低。

5. α2-巨球蛋白的正常参考范围　免疫扩散法(RID 法),男:1.50～3.50g/L(150～350mg/dl);女:1.75～4.70g/L(175～470mg/dl)。尿液:<2.87mg/L 或 2～4g/d。

(三) α2-巨球蛋白的临床意义

1. 鉴别肾性血尿和非肾性血尿　正常情况下,分子量<4 万的蛋白质可自由通过肾小球基底膜,几乎全部由肾近曲小管重吸收并分解代谢,分子量>25 万的蛋白质几乎完全不被肾小球滤过膜滤过。α2-巨球蛋白为大分子蛋白,分子量约 77 万,正常情况下不能被肾小球基底膜滤过,故其在尿中含量甚微。只有当肾小球基底膜严重受损或血液成分进入尿中时,尿中 α2-巨球蛋白才升高。

2. 鉴别诊断肾移植后排斥或感染　有学者连续对 73 例肾移植后患者,女 29 人,男 49 人;平均年龄 48.7 岁(19～75 岁)开展了一项前瞻性研究,评估检测尿中 C 反应蛋白(CRP)和 α2-巨球蛋白浓度的价值。在肾移植后正常病程者(38 例),发生细胞肥大病毒感染者(26 例),急性环孢素肾中毒者(5 例)和肾移植性肾小球疾病者(10 例)中均未证实尿中有 α2-巨球蛋白存在。CRP 仅在几位患者中出现。间质排斥(26 例)均导致尿中无血尿性 α2-巨球蛋白和 CRP 排泄。血管排斥(3 例)时血红蛋白试验也是阳性。尿路感染(20 例)和尿路感染性败血症(6 例)除尿中血红蛋白试验通常高度阳性外,尿中均可检出 α2-巨球蛋白和 CRP。肾外细菌感染(30 例)时 α2-巨球蛋白缺如,但 CRP 均有出现。肾后血尿的特点是尿中血红蛋白试验阳性和存在 α2-巨球蛋白,而大多数病例中(83 例)CRP 缺如。这些结果表明 α2-巨球蛋白阴性/CRP 阳性可据以诊断肾外细菌感染(敏感性 100%,特异性 98.9%)。α2-巨球蛋白单独出现很可能是肾后血尿。如果尿中出现这两种蛋白,则必须进一步做试验来排除排斥和泌尿生殖器细菌感染。

3. 检测尿液 α2-巨球蛋白有助于对肾小球损伤严重程度的了解　有研究观察 α2-巨球蛋白在肾小球肾炎、肾盂肾炎、慢性肾炎中均有升高,但根据病情的不同,升高的程度不一,故检测 α2-巨球蛋白有助于对肾病病程的了解。

4. α2-巨球蛋白与阿尔茨海默病　由于 α2-巨球蛋白介导淀粉样蛋白的清除和降解作用,而淀粉样蛋白是淀粉斑的主要组成部分,因此近来认为 α2-巨球蛋白是阿尔茨海默病(Alzheimer disease,AD)的候选基因。首先,它是丰富的血清胰蛋白酶抑制剂,且像 ApoE 一样,是低密度脂蛋白受体相关蛋白的主要配体。其次,α2-巨球蛋白参与在 AD 老年斑中聚集的 β 淀粉样蛋白的结合、降解、清除作用。

七、尿 C-反应蛋白

1930 年在急性大叶性肺炎患者的血清中存在一种物质,它能与肺炎球菌细胞壁中的 C-多糖发生特异性沉淀反应。1941 年证实能与 C-多糖反应的物质是一种蛋白质,因而将这种蛋白质命名为 C-反应蛋白(C-reaction protein,CRP)。在非感染性疾病和感染性疾病患者的急性期血清中都能检测到 CRP,故认为 CRP 是组织损伤的一种非特异性反应标志物。

（一）C-反应蛋白的理化性质和生物学特征

CRP 是机体受到微生物入侵或组织损伤等炎症性刺激时肝细胞合成的一种急性时相蛋白。CRP 的分子量为 105.5kD,由含有五个相同的未糖基化的多肽亚单位组成,人的 CRP 亚基分子量为 21.5kD,每个亚单位含有 187 个氨基酸,其中 A、B 两种亚基的分子量各自为 18kD 和 24kD。这些亚单位间通过非共价键连接成环状的五聚体,并有一个链间二硫键。不同来源的 CRP 中,氨基酸的个数有所差异,兔、大鼠、小鼠和一种比目鱼的 CRP 氨基酸的个数分别为 196、200、173、150 个左右。但一级结构都有一定的同源性。兔与人的有 90% 同源性,比目鱼与人的有 41% 的同源性。鲨的 CRP 活性蛋白中也有一段与人 CRP 有 50% 的同源性,这表明 CRP 结构具有相当的保守性。*CRP* 基因位于 1 号染色体长臂,基因组长 215kb,有两个外显子,中间由一个内含子隔开,编码 206 个氨基酸。

CRP 半衰期较短(4~6 小时),不耐热,66℃ 30 分钟即可被破坏,沉降系数 615~715S。琼脂糖凝胶电泳时,其多肽组分移动于 γ 区,与糖结合的组分移动于 β 区。CRP 不能通过胎盘,在体内分布甚广,除血液外,胸水、腹水、心包液、关节液中均可测出。IL-6 以及 TNF-α 是 CRP 合成最重要的调节因子。CRP 主要由肝细胞在 IL-6、IL-1β、TNF-α 刺激下合成,炎症局部的巨噬细胞也可少量产生。CRP 具有与 IgG 和补体相似的调理及凝集作用,可刺激单核细胞表面的组织因子表达及其他细胞因子表达,在急性炎症反应如感染、创伤、手术时可升高数百倍至数千倍,升幅与组织损伤与感染程度呈正相关,作为有免疫防御特性的钙结合蛋白。CRP 的主要生物学功能是在 Ca^{2+} 存在下与磷酰胆碱、组蛋白等结合。

CRP 与配体(凋亡与坏死的细胞,或入侵的细菌、真菌、寄生虫等的磷酰胆碱)结合,激活补体和单核吞噬细胞系统,将载有配体的病理物质或病原体清除。CRP 的水平与组织损伤后修复的程度有密切关系。因此 CRP 可作为疾病急性期的一个衡量指标,并且 CRP 不受性别、年龄、贫血、高球蛋白血症、妊娠等因素的影响,因而它优于其他急性期的反应物质。CRP 在健康人血清中浓度很低(99% 的正常人 CRP<1.0mg/L),而在细菌感染或组织损伤时,其浓度显著升高,故被认为有极大的临床价值。

（二）C-反应蛋白的实验室检测

1. CRP 的常规检测方法 主要有乳胶凝集试验(定性)、单向免疫扩散法和免疫比浊分析法等。常规方法能测定的 CRP 范围是 35mg/L。由于该方法敏感性低,不能满足临床和科研工作的需要,已严重制约了 CRP 在临床的广泛应用。目前临床上主要进行 Hs-CRP 的检测。

单向免疫扩散法是一种经典的抗原抗体沉淀试验,沉淀环直径或面积的大小与抗原量相关。单扩法作为简易抗原定量的方法有特异性高,重复性好,操作简单,价格低廉,不需要特殊仪器检测等优点。因而,在一些中小型医院应用得较多。但此法最大的缺点是在抗原过量时,反应体系不出现沉淀,CRP 浓度过高时,会出现较高的假阴性。因此,用单向免疫扩散法检测 CRP 未出现沉淀环时,必须稀释标本后复检,以避免漏诊。此外,由于该法的敏感性较差,制约了其临床上的广泛应用。

乳胶凝集法是临床较常用的血清学方法,属于间接的凝集试验。乳胶试剂用纯化的抗人 CRP 抗体致敏,能和患者血清中 CRP 发生特异性反应,数分钟内呈现清晰的凝集颗粒,出现凝集者为阳性,未出现凝集者为阴性。此方法操作简单、快速,敏感性、特异性较高。但易受补体、类风湿因子(RF)等因素的干扰,产生假阳性结果。因此,为了提高结果的准确性,检测时应对待测标本进行预处理,以去除干扰因素。

速率散射比浊法是以测定溶液对光的散射程度来判断样品中抗原的含量。一定波长的光沿水平轴照射,碰到小颗粒的免疫复合物可导致光散射,散射强度与抗原抗体免疫复合物的含量成正比。此法是一种抗原抗体结合反应的动态测定法,可快速、准确地测量样品中抗原的含量,并且可在多种自动化检测仪上测定结果。速率散射比浊法在临床上已作为CRP常规检测手段。

免疫透射比浊法是实验室常用检测CRP的方法,也是一种微量的免疫沉淀测定法。其与速率散射比浊法不同的是以测定透过溶液的光量来反映待测抗原的含量。当光线透过反应体系时,溶液中的抗原抗体免疫复合物可对光线加以吸收和反射,使透射光减少。免疫复合物越多,吸收的光线越多,透射光越少,这种变化可用吸光度表示。若抗体量固定,所测吸光度与免疫复合物的量成正比,也与待测抗原的量成正比。以一系列已知浓度的抗原标准品作对照,即可以测出受检物含量。可使用自动生化分析仪、采用多点定标方式进行检测。

2. Hs-CRP 乳胶增强免疫透射比浊法检测 乳胶增强免疫透射比浊法基本原理是首先将抗体吸附在一种乳胶颗粒上,当遇到相应的抗原时,抗原抗体结合而出现乳胶凝集。单个乳胶颗粒的大小在入射光波长之内,光线可透过。当两个以上乳胶颗粒凝集时,可阻碍光线透过,使透射光减少,其减少程度与乳胶凝集的程度成正比,亦与抗原量成正比。最近,推出了双重乳胶颗粒增强的 Hs-CRP 检测技术,该技术是将基于鼠单克隆抗体(抗 CRP 抗体)结合乳胶与检体中 CRP 的抗原抗体反应(凝集反应)作为浊度而进行光学测定,从而可以求得检体的 CRP 浓度,其优势是实现全量程 CRP(0~320mg/L)的测定,即一次检测可同时出具 Hs-CRP 和 CRP 两个检测结果,增加了 CRP 的临床应用价值。此方法是测定高敏 C-反应蛋白(Hs-CRP)一种新型的高敏检测方法,具有快速、方便、准确等优点,可应用全自动生化仪测定,具有敏感性高、稳定性好、方便快速的优点,适宜在临床推广使用。但该方法仍然受抗原抗体反应的量的影响,存在方法标准化等问题。

3. ELISA 法检测 Hs-CRP

(1)检测原理:免疫标记技术用于 CRP 测定的免疫标记方法有放射免疫法、酶免疫法、金标免疫法等。由于放射免疫法存在放射性同位素半衰期短、放射性污染不易保存、稳定性差等缺点,使用中有诸多不便,尤其是酶免疫法的广泛应用,使该方法现在临床上已很少采用。目前,临床应用较多方法是以酶联免疫吸附试验(ELISA)为主的酶免疫标记技术。ELISA 法具有高度的敏感性(其检测的敏感度可以低到 0.15mg/L)、特异性,而且它的试剂比较稳定,无放射性污染。尤其是商品试剂盒和自动化酶标仪的应用,使其成为适用于各级检验部门的检测手段。同时,也是测定患者血清 Hs-CRP 常用的方法之一。该方法应用双抗体夹心法测定标本中人 Hs-CRP 水平。用纯化的抗 Hs-CRP 抗体包被微孔板,制成固相抗体,往包被单抗的微孔中依次加入人 Hs-CRP,再与 HRP 标记的 Hs-CRP 抗体结合,形成抗体-抗原-酶标抗体复合物,经过彻底洗涤后加底物 TMB 显色。TMB 在 HRP 酶的催化下转化成蓝色,并在酸的作用下转化成最终的黄色。颜色的深浅和样品中的 Hs-CRP 呈正相关。用酶标仪在 450nm 波长下测定吸光度(OD 值),通过标准曲线计算样品中人 Hs-CRP 浓度。

(2)样本处理及要求

血清:室温血液自然凝固 10~20 分钟,离心 20 分钟左右(2000~3000rpm/min)。仔细收集上清,保存过程中如出现沉淀,应再次离心。

血浆:应根据标本的要求选择 EDTA 或枸橼酸钠作为抗凝剂,混合 10~20 分钟后,离心

20 分钟左右(2000~3000rpm/min)。仔细收集上清,保存过程中如有沉淀形成,应该再次离心。

尿液:用无菌管收集,离心 20 分钟左右(2000~3000rpm/min)。仔细收集上清,保存过程中如有沉淀形成,应再次离心。胸腹水、脑脊液参照实行。

细胞培养上清:检测分泌性的成分时,用无菌管收集。离心 20 分钟左右(2000~3000rpm/min)。仔细收集上清。检测细胞内的成分时,用 PBS(pH7.2~7.4)稀释细胞悬液,细胞浓度达到 100 万/ml 左右。通过反复冻融,以使细胞破坏并放出细胞内成分。离心 20 分钟左右(2000~3000rpm/min)。仔细收集上清。保存过程中如有沉淀形成,应再次离心。

组织标本:切割标本后,称取重量。加入一定量的 PBS,pH7.4。用液氮迅速冷冻保存备用。标本融化后仍然保持 2~8℃的温度。加入一定量的 PBS(pH7.4),用手工或匀浆器将标本匀浆充分。离心 20 分钟左右(2000~3000rpm/min)。仔细收集上清。分装后一份待检测,其余冷冻备用。

标本采集后尽早进行实验,若不能马上进行实验,可将标本放于-20℃保存,但应避免反复冻融。不能检测含 NaN$_3$ 的样品,因 NaN$_3$ 抑制辣根过氧化物酶的(HRP)活性。

4. 胶体金法(定性或半定量)

(1) 检测原理:以两株高特异性、高敏感性抗人 Hs-CRP 单克隆抗体,其中一株固定于膜上测试区(T),另一株为金标记抗体,预先包被在聚酯膜上,应用抗原抗体反应及免疫层析技术可对人血中 Hs-CRP 进行定性,配用免疫定量分析仪可进行半定量。

(2) 标本要求:应在无菌情况下采集静脉血。检测时,未经肝素抗凝的血样须析出血清,经肝素抗凝的血样,可选用血浆或全血。建议优先选用人血清或血浆进行检测,在患者病情紧急或特殊情况下,可使用全血样本进行快速检测。其他体液和样本可能得不到准确的结果。若血清或血浆样本收集后 7 天内检测,样本须放在 2~8℃保存;如果 7 天后检测则须将样本放置于-20℃环境,可保存 6 个月;全血样本建议在 3 天内检测,样本于 2~8℃保存,不得冻存。避免加热灭活样本,溶血样本应弃用。检测前样本必须恢复至室温。冷冻保存的样本需完全融化、复温、混合均匀后方可使用,切忌反复冻融。

5. 化学发光和免疫荧光分析技术　目前,Hs-CRP 检测专用的化学发光酶免疫和免疫荧光分析仪器在临床上渐渐推广开来,这两类仪器均配有专用试剂,仪器小巧,自动化程度高,可进行床旁检测,可在检验科以外的临床科室实现 POCT 应用。

6. 高敏 C 反应蛋白检测的影响因素

(1) 使血清中 Hs-CRP 浓度升高的影响因素如下:

血清分离管:标本采集后立即分离血清,用凝胶分离管标本的 Hs-CRP 浓度明显高于用无抗凝剂或 EDTA 管收集的标本的浓度。

急性感染:急性感染患者的 Hs-CRP 浓度升高。

衰老:随着年龄的增加,血清中 Hs-CRP 浓度会出现轻微的增加,但这可能与老龄化相关的高肥胖率有关。

吸烟:吸烟与 Hs-CRP 浓度增加有关。

(2) 使血清中 Hs-CRP 浓度降低的影响因素如下:

EDTA 抗凝:EDTA 作为抗凝剂时,高敏 C 反应蛋白浓度降低,可能与抗凝红细胞的渗透性改变有关。

戒烟:吸烟者戒烟后已升高的高敏 C 反应蛋白浓度会降低。

膳食：心血管疾病危险性增加的个体，适当的饮食可降低血清中高敏 C 反应蛋白浓度。

运动：剧烈运动可降低高敏 C 反应蛋白浓度。经常性的体育锻炼与已升高的高敏 C 反应蛋白浓度明显降低有关。

减肥：明显的体重降低与 Hs-CRP 浓度降低有关。

（3）Hs-CRP 检测建议：①应在无炎症或感染条件下（代谢稳定）进行测定，以减少个体差异；②Hs-CRP 结果一般以 mg/L 表示；③可使用新鲜、储存和冷冻的样品［血清或血浆（肝素抗凝）］；④试剂灵敏度要高（通常应≤0.3mg/L，如用于研究应低至 0.15mg/L），在可测定范围内有较高精密度（变异系数 CV 不应超过 10%）；⑤对检测系统进行定期多点校准，采用 4 参数 logit-log 等模式制备校准曲线；⑥试剂应采用符合世界卫生组织（WHO）的 CRP 标准品 85/506 或国际临床化学联合会（IFCC）/欧洲标准物质局（BCR）/美国病理家学会（CAP）用国际认证参考材料（CRM）470 标准；⑦建议用禁食与非禁食两种方法，间隔两个星期测定，可得这种标志物水平更加稳定的评估。如果证实 Hs-CRP>10mg/L，应查找明显感染或炎症的来源，两个星期后再测。

值得注意的是，不同 Hs-CRP 测定方法之间结果有一定差异，测定的标准化已日益受到重视。WHO 已有 CRP 免疫测定的国际参考标准 85/506，IFCC/BCR/CAP 已有次级标准——血浆蛋白 CRM470（CRP 是其中 14 种项目之一），这些都为国内外开展 Hs-CRP 测定的标准化工作提供了条件。

7. 高敏 C 反应蛋白的正常参考范围　人群中血清 Hs-CRP 水平分布，通常没有性别和种族差异。一般认为，我国健康人群 Hs-CRP 水平的中位数范围为 0.58～1.13mg/L。多数研究认为 Hs-CRP 在 3mg/L 以下，冠状动脉事件发生危险较低。美国 CDC 与医院协会（AHA）建议，可根据 Hs-CRP 水平对患者进行心血管病危险分类：<1mg/L 为相对低危险，1.0～3.0mg/L 为中度危险，>3.0mg/L 为高度危险。使用全量程（Hs-CRP+CRP）试剂盒：Hs-CRP>1.0mg/L，CRP>10.0mg/L。

（三）C-反应蛋白的临床意义

CRP 在炎症开始 5～8 小时就升高，48 小时即可达峰值，随着病变消退、组织、结构和功能的恢复降至正常水平。①CRP 值为 10～50mg/L 表示轻度炎症，例如局部细菌性感染（如膀胱炎、支气管炎、脓肿）、手术和意外创伤、心肌梗死、深静脉血栓、非活动性结缔组织病、许多恶性肿瘤和多数病毒感染；②CRP 值升为 100mg/L 左右表示较严重的疾病，它的炎症程度必要时需静脉注射；③CRP 值大于 100mg/L，表示严重的疾病过程且常表示细菌感染的存在。此反应不受放疗、化疗、皮质激素治疗的影响。因此，CRP 的检测在临床应用相当广泛，包括急性感染性疾病的诊断和鉴别诊断，手术后感染的监测，抗生素疗效的观察，评估疾病活动性等。CRP 升高的程度反应炎症组织的大小或活动性，在急性炎症和感染时，CRP 与疾病活动性有良好的相关性。这种情况与慢性炎症多不相符，尽管在一些重要情况下，如类风湿关节炎、节段性回肠炎和风湿性多肌痛时，CRP 升高的程度足以用来作为治疗监测。

1. CRP 与微炎症反应　近年来研究发现慢性肾衰患者由于代谢产物蓄积、氧化应激、蛋白质能量性营养不良等原因，其炎性反应因子轻微而持续活化。这种细胞因子激活后的慢性微炎症反应状态即使没有明确的感染也普遍存在这种现象。临床上没有明显症状，但是它与终末期肾病患者体内血管硬化、贫血、营养不良、促红素抵抗、感染等密切相关，是增加终末期肾病病死率的重要原因。可以通过检测血液中 CRP 等多种炎性因子的水平高低来了解机体微炎症反应的发生与发展。已有研究证实 CRP 水平是反映机体微炎性反应发生发展最灵敏、可靠指标。

2. CRP 与慢性肾脏病进展的关系　CRP 不仅是 CKD 微炎症的标志物和急性时相反应物,其本身也具有重要生物活性而主动参与炎症反应的调控。如激活补体经典途径,促进吞噬细胞的调理作用,诱导单核巨噬细胞上皮细胞释放炎症因子等。CKD 进行性发展的实质是肾组织慢性炎症和纤维化的结果。有证据表明 CKD 肾组织中包括肾小球、肾小管间质、管周微循环均可有 CRP 沉积,其主要来源于循环中高水平的 CRP。有研究发现,在非透析 CKD 患者 CRP 随肾功能的恶化而进行性升高,即使肾功能轻度减退,循环 CRP 平均水平已开始增高。CKD 患者血清 CRP 浓度与肾小球滤过率呈明显负相关,提示 CRP 作为一种重要的促炎介质有可能参与 CKD 进展的发生。为了进一步论证这一假设,他们在体外观察了 CRP 对近端肾小管上皮细胞的作用,发现 CRP 可刺激近端肾小管上皮细胞分泌 TGF-β 及 ECM Col Ⅰ、Col Ⅳ 的增加,呈剂量和时间依赖性反应。TGF-β 是导致肾间质纤维化主要的致纤维化因子,可直接刺激肾小管上皮细胞过度表达 ECM。ECM 在肾间质的过度沉积是肾间质纤维化的主要特征,而肾间质纤维化是 CKD 发展至终末期肾衰竭的共同结果和主要病理基础。循环中增高的 CRP 通过受损的肾小球滤过膜,与肾小管上皮细胞相互作用,使之活化,产生致纤维化因子,引起细胞外基质合成分泌增多,导致小管间质纤维化,是 CRP 促使 CKD 进展的机制之一。

3. Hs-CRP 对早期肾损害的诊断价值　CRP 是急性时相蛋白,用超敏的方法测出较低浓度的 CRP 即为 Hs-CRP,是机体在受到损伤或者严重刺激后,由肝脏合成并分泌的一种急性炎症反应蛋白,属于机体的重要防御因子,是血管炎症反应更敏感的指标,也是全身炎症的非特异性标志物。当糖尿病早期存在慢性炎症时,肾脏表现为肾小球毛细血管的内皮损伤,基底膜和生理功能减弱,血中 CRP 也随着升高。陈红涛等研究证明无论 2 型糖尿病患者尿肾功指标正常与否,与健康对照组比较其血清中 Hs-CRP 均明显增高,而 DN 组血清中 Hs-CRP 水平明显高于单纯糖尿病,说明 2 型糖尿病患者机体存在一个慢性炎症过程。Hs-CRP 是早期肾损伤的敏感标志物,血清 Hs-CRP 是糖尿病早期肾损害敏感指标,联合检测对及时准确地诊断糖尿病早期肾损害有重要的临床价值,在诊断 2 型糖尿病患者肾损害中,血清半胱氨酸蛋白酶抑制剂 C(CysC)、Hs-CRP 水平是从不同方面反映肾功能状况,CysC 水平与 Hs-CRP 水平呈正相关,Hs-CRP 水平升高,CysC 水平也升高。杨曙晖等研究表明,代谢综合征患者肾功能损害与血清 Hs-CRP 在一定范围内呈正相关,当血中 Hs-CRP 水平逐渐升高时,心、肾、血管损害罹患率也增加,提示 Hs-CRP 水平与代谢综合征各靶器官损害之间密切相关,Hs-CRP 参与代谢综合征靶器官的损害,动态监测 Hs-CRP 水平的变化,对评价代谢综合征的靶器官损害有实用价值。

4. 肾外疾病的临床意义　①CRP 作为急性时相蛋白在各种急性炎症、组织损伤、心肌梗死、手术创伤、放射性损伤等疾病发作后数小时迅速升高,并有成倍增长之势。病变好转时,又迅速降至正常,其升高幅度与感染的程度呈正相关。②CRP 与其他炎症因子的相关性:CRP 与其他炎症因子如白细胞总数,红细胞沉降率和多形核白细胞等具有密切相关性。CRP 与 WBC 存在正相关,在炎症反应中起着积极作用,使人体具有非特异性抵抗力。在患者疾病发作时,CRP 可早于 WBC 而上升,回复正常也很快,故具有极高的敏感性。③CRP 可用于细菌和病毒感染的鉴别诊断:一旦发生炎症,CRP 水平即升高,而病毒性感染 CRP 大都正常,脓毒血症 CRP 迅速升高,而依赖血培养则至少需要 48 小时,且其阳性率不高。又如 CRP 能快速有效地检测细菌性脑膜炎,其阳性率达 99%。④恶性肿瘤患者 CRP 大都升高,如 CRP 与 AFP 的联合检测,可用于肝癌与肝脏良性疾病的鉴别诊断。CRP 测定用于肿瘤的治疗和预后有积极意义。手术前 CRP 上升,手术后则下降,且其反应不受放疗、化疗和皮质激素治疗的影响,有助于临床估价肿瘤的进程。⑤CRP 用于评估急性胰腺炎的严重程度。当 CRP 高于 250mg/L 时,则可提示为广泛坏死性胰腺炎。

八、尿半胱氨酸蛋白酶抑制剂 C(cystatin C)

(一) cystatin C 的结构及生理特性

1. 尿半胱氨酸蛋白酶抑制剂 C 命名、结构　1961 年,Clauson 首先从脑脊液中发现一种碱性蛋白,当时命名为 γ-CSF、post-γ 蛋白、γ-trace 和 γ-c-球蛋白等名称。1981 年,检测了尿半胱氨酸蛋白酶抑制剂 C(cystatin C)的氨基酸系列,但它没有显示与当时已知的任何超家族蛋白系列的同源性,事实证明它属于一个新的蛋白超家族。1983 年,Anastasi 等采用亲和层析的方法,首次在鸡蛋清中分离得到了两种不同 pI 值(6.5 和 5.6)的蛋白质。l984 年命名为人 cystatin C。

cystatin C 是一个由 120 个氨基酸组成的小分子量、碱性非糖基化蛋白质,相对分子量为 13 359D,等电点(pI)为 9.3,故带有正电荷。编码 cystatin C 的基因位于人类第 20pl1 上,长约 4.3kb,包括 3 个外显子和 2 个内含子。cystatin C 在合成过程中先形成具有 26 个氨基酸的前体蛋白,进而形成一条分子内由二硫键连接的多肽链,人胱氨酸蛋白酶抑制剂家族目前由 11 种已经明确的蛋白组成,不同胱氨酸蛋白酶抑制剂在体液中的分布显著不同。cystatin C 作为看家基因(house-keeping gene),广泛分布于所有有核细胞表面和各种体液中,如脑脊液、血液、尿液、唾液、泪液、精液、胸腹水等。以精液和脑脊液中浓度较高,平均为 51mg/L,脑脊液中浓度约为 5.8mg/L;正常血浆和羊水中 cystatin C 浓度相近,约 1.0mg/L;在尿中浓度最低,平均尿浓度:血浆浓度为 1:8。在几乎所有组织恒定、持续转录及表达,无组织特异性,24 小时昼夜节律变化波动很小,不足以影响试验结果。

2. cystatin C 的功能　半胱氨酸蛋白酶主要存在于小动脉壁,是一种淀粉生成酶,产生淀粉样物质。cystatin C 是重要的胞外胱氨酸蛋白酶抑制剂,抑制内源性半胱氨酸蛋白酶的活性,对于细胞内蛋白质的转换,骨胶质的降解,蛋白质前体分离有重要的作用。目前证明,它是对组织蛋白酶 B(cathepsin B,CB)抑制作用最强的抑制物,对木瓜蛋白酶、无花果蛋白酶、组织蛋白酶 H 和 L 及二肽基肽酶 I 等也有抑制作用。也有文献报道 cystatin C 有抗病毒和原虫感染的功能,且 cystatin C 可以影响中性粒细胞的迁移。cystatin C 产生不受炎症过程影响,因此不是急性时相蛋白。

cystatin C 相对分子量小,在体液的生理 pI 值中携带正电荷,可以被肾小球自由滤过;不被肾小管上皮细胞分泌,但在近曲小管有一定重吸收,之后被完全分解代谢,不会重新返回血流。cystatin C 的排出只受 GFR 的影响,不受性别、年龄、饮食、炎症、感染、血脂、肝脏疾病等其他因素的干扰。因此,cystatin C 是反映 GFR 性质,评价肾小球滤过功能的良好指标。通常 cystatin C 在尿中浓度很低,但在肾小管疾病或者肾实质受累时,滤出的 cystatin C 超过了肾小管的重吸收能力时,尿中 cystatin C 的浓度就会升高。

(二) cystatin C 的检测

1. 血 cystatin C 的检测　cystatin C 合成持续稳定,无管内分泌,一些生理和病理因素对其无影响,仅受 GFR 的影响,这些特点表明 cystatin C 是能够反映 GFR 的一个较理想的内源性滤过标志物。但血液中 cystatin C 的浓度较低,需用灵敏性和特异性均高的方法进行检测。1979 年 Lofberg 等用酶免疫法定量生物体中 cystatin C 水平,但此方法费时,且检测上限为 300ug/L。后来也尝试用放射免疫和荧光免疫法检测血清 Cys C 水平,但仍较费时。1994—1995 年出现了全自动的乳胶增强免疫透射比浊分析法(PETIA)检测血清 cystatin C 水平,它的原理是通过与乳胶颗粒表面的抗体(抗原)结合发生直接凝集反应,然后通过测定透射光强度的改变而定量待测抗原(抗体)。此方法能实现自动化,能大批检测而满足临床的需要,从而使血清 cystatin C 有条件成为常规检测项目。1997 年,有学者进行了 PENIA 检测血清 cystatin C 的研究。进行的方法学比较表明,PENIA 能在较低的背景下检测到轻度的升高,较 PETIA 法灵敏,且较少受到干扰因素的影响。目前没有公认的 cystatin C 参考值范围,各研究提供的参考值范围也是在有限的研究对象基础上建立的,但一致认为血清 cystatin C 浓度在 1 岁以后是稳定的,不随年龄的增长而变化。有报道儿童(8~12 岁)血清 cystatin C 95%参考值范围 0.18~1.3mg/L,同其他研究报道的成人参考值范围无大的差别。目前,乳胶颗粒增强免疫比浊法应用最为广泛,可以实现自动化分析。由于受"管家基因"的调节,能自由通过肾小球滤过且不受性别、年龄等因素的影响,是肾小球滤过率较好的标志物。同时,在糖尿病、心血管疾病、肾移植等检测中具有一定的意义。

2. 尿 cystatin C 的检测　采用酶联免疫测定方法,在聚苯乙烯微量板内加入 100μl 包被液稀释的 cystatin C 抗体,放 4℃冰箱过夜,洗板 5 次后拍干;加入 100μl 封闭液 4℃过夜(或 37℃ 2 小时),洗板 5 次后拍干,可存放于 4℃冰箱保存备用。在封闭后的微量板内加入 100μl 稀释的标准品(US Biological 公司)和标本,37℃孵育 60 分钟,洗板 5 次后拍干;加入 100μl 的酶标抗体,37℃孵育 45 分钟,洗板 5 次后拍干;然后加入显色剂 A 液、B 液各 50μl, 37℃孵育 10 分钟;最后加入终止液 50μl,450nm 处比色,根据标准曲线计算标本浓度。尿 cystatin C 稳定性高,只要满足 pH>5.0 的前提条件,不同的储存温度及时间(4℃ 1 周,20℃ 48 小时,37℃ 24 小时),其结果变化范围都<10%,结果较稳定,因此一般尿液标本的 pH 值环境和实验室标本储存条件(4℃保存 1 周),不会影响尿 cystatin C 的检测结果。

证明 cystatin C 的产生速度是否恒定非常重要。目前仅确定少数情况对血清 cystatin C 浓度有影响。大量糖皮质激素升高血清 cystatin C 浓度。相反,中少量糖皮质激素似乎不改变血清 cystatin C 浓度。另外,已报道甲状腺功能亢进和甲状腺功能减退改变血清 cystatin C 浓度,当 cystatin C 作为肾功能标志时候可能要考虑甲状腺因素。有研究者测量了新诊断的甲状腺功能亢进和甲状腺功能减退患者治疗前后的 cystatin C 浓度,发现甲状腺功能减退患者 cystatin C 水平表现升高,甲状腺功能亢进患者中表现降低。甲状腺功能对 cystatin C 浓度的影响仍是反映 GFR 的改变,GFR 直接随着基础代谢率改变。在 cystatin C 测量普及之前,曾提倡另一低分子量蛋白 β2-微球蛋白为 GFR 的标志,但是后来发现应用 β2-微球蛋白的局限性是在炎症和肿瘤形成的条件下其血清值升高。

(三) cystatin C 的临床应用价值

1. cystatin C 与肾脏疾病

(1) 评价早期肾功能损害:目前用来评价肾小球滤过功能的指标有外源性和内源性指标。外源性标志物由于检测烦琐或价格昂贵等原因,都难以作为临床常规检测。理想的内源性肾小球滤过功能的指标应具备以下特点:①稳定的生成速度;②稳定的循环水平,不受其他病理状态的影响;③可自由地被肾小球滤过;④不被肾小管重吸收和分泌。目前,临床上广泛应用血肌酐(serum creatinine,SCr)和肌酐清除率的方法来估计 GFR,但 SCr 受年龄、性别、肌肉容量、饮食及药物等的影响,不同的个体(尤其在性别、年龄和种族上有差异者)肌酐的产生会有很大的差异，使得肌酐的个体参考范围较窄，群体参考范围宽，故有些病情较轻的患者肌酐常不能反映。cystatin C 由有核细胞以恒定的速率产生，血浆浓度稳定，不受炎性因素、胆红素、溶血、三酰甘油等影响，并与性别、年龄、肌肉量无关，其可自由通过肾小球滤过膜，并在近曲小管几乎完全被重吸收和降解，不再回到血循环中，而且肾小管上皮细胞也不分泌 cystatin C，因此理论上 cystatin C 应是评估 GFR 较理想、敏感的内源性标志物。

众多的研究证实，与 SCr 相比，血清 cystatin C 是反映 GFR 的更敏感指标。有研究者对 345 例老人（143 例男性和 172 例女性，年龄为 65~94 岁）的研究表明，与 SCr 相比，血清 cystatin C 是评估老年人肾小球滤过功能的一个更为可靠的指标。当他们的 GFR<80ml/（min·1.73m^2）时，他们的血清 cystatin C 和 SCr 与 GFR 的相关性分别为 $r=0.390$ 和 $r=0.104$，说明在肾功能损伤的早期 cystatin C 与 GFR 的相关性优于肌酐，在诊断患有严重疾病儿童发生急性肾衰竭时比肌酐更适用。另有一份研究显示，50 例以往无慢性肾脏病但可能会发生急性肾衰竭的重症患者，cystatin C 在评价 GFR 的微小变化的敏感性高于 SCr。cystatin C 和 SCr 发现两者具有很好的相关性，而且当 GFR<70ml/min 时，cystatin C 显示与 GFR 比 SCr 更高的相关性，因此 cystatin C 比 SCr 更适合作为肾移植患者肾损害的标志物。也有研究者荟萃分析 54 篇相关文献，认为血清 cystatin C 反映肾损害确实早于 SCr。

（2）估算 GFR 和透析患者残余肾功能（residual glomerular filtration rate，rGFR）：临床通常是使用 SCr 来估算 GFR，众所周知，SCr 受年龄、性别、肌肉等各方面影响而使临床高估或低估患者 GFR。cystatin C 基本不受以上因素影响，因此理论上是比 SCr 更精确的指标。有研究者通过观察 451 例患者的 cystatin C 得出 GFR = 89.12×（cystatin C）$^{-1.675}$，用此公式比依据 Coekcroft 方程估算的 GFR 与实际的 GFR 更接近。有研究对一组慢性患者测定 cystatin C 和 SCr，估算的 GFR 与实际的 GFR 相关性分别为 $r=0.91$ 和 $r=0.84$。此外，Coekcroft 公式是基于慢性患者推导出的，有一定的局限性，而用 cystatin C 推导的公式既能用于慢性肾病患者，也适用于各种人群。有研究者运用汇集分析了 3418 例慢性肾病患者的数据资料，分别使用 cystatin C 和血肌酐估算 GFR，并用性别、年龄、种族加以校正。结果发现，根据放射性核素所测定的实际 GFR，单独用 cystatin C 估算的 GFR 与用性别、年龄、种族加以校正后血肌酐估算的 GFR 具有相同的精确性，并且血 cystatin C 水平不受肌肉量的影响，故认为 cystatin C 是估算 GFR 较精确的内源性指标。

目前多数研究是由肌酐估算的，很多人已经发现 cystatin C 在评价 rGFR 方面比 SCr 更为准确。cystatin C 浓度在无尿的患者中显著高于有尿的患者，并且与 rGFR 有很好的相关性（$r=-0.60$，$P<0.001$）。有研究者通过对 119 例腹膜透析的患者研究 cystatin C 浓度与腹膜和肾脏清除的关系，证实了 cystatin C 的浓度主要反映肾脏而非腹膜的清除率，它的浓度测定可能是一个实用的测定 rGFR 的方法。

（3）评价肾小管损伤：肾小管的标志物可分为两大类：尿酶和尿中低分子质量蛋白。β2-微球蛋白、α1-微球蛋白、视黄醇结合蛋白和尿 cystatin C 都属于尿中低分子质量蛋白。在肾小管的重吸收功能正常情况下，即使肾小球有轻微的损伤，肾小管的重吸收功能及肾小管上皮细胞对 cystatin C 的迅速分解代谢使得尿中 cystatin C 的含量很低。尿 cystatin C 检测对肾小管损伤的早期诊断价值已得到众多实验的证实。有一项研究观察 73 例非少尿型肾小管坏死病例，结果表明，在尿中低分子质量蛋白标志物中尿 cystatin C 和 α1-微球蛋白是帮助临床判断是否采用透析治疗的敏感标志物。作者用 ROC 曲线下面积评价这两项指标，结果尿 cystatin C 曲线下面积为 0.92，而 α1-微球蛋白为 0.86，提示尿 cystatin C 的分辨度优于

α1-微球蛋白。日本东邦大学舛方荣二等观察了糖尿病患者的尿 cystatin C 排出率,发现在尿微量白蛋白排出率还在正常白蛋白尿期,即尿微量白蛋白≤30mg/24h 阶段,尿 cystatin C 排除率已高于健康人对照组。因此,尿 cystatin C 能早期发现肾脏疾病患者肾小管的损害,可以作为肾小管损伤标志蛋白用于临床检测。也有研究者测定 52 例有肾小管病的患者的 cystatin C 浓度[(4.31±3.85)mg/L]明显高于正常对照组[(0.096±0.044)mg/L;$P<0.0001$]和单纯肾小球病变的人[(0.106±0.133)mg/L,$P<0.0001$],表明它是肾小管损伤较敏感的标志物。

（4）cystatin C 与原发性肾炎及肾病:有研究表明,轻度肾功能损伤和高血压伴轻度蛋白尿,但无肾功能不全患者,在 GFR 下降到 88ml/(min·1.73m^2)时可见 cystatin C 明显升高。而 SCr 水平在 GFR 下降到 75ml/(min·1.73m^2)时才开始升高。也有研究者检测 84 例各种肾病患者血清 cystatin C 浓度,同时测定血清 SCr 及 CCr 比较它们与 GFR 的相关性,结果发现三者与 GFR 均有显著相关性,而且以 cystatin C 与 GFR 的相关程度最密切,说明血清 cystatin C 是一个更为准确可靠的反映肾小球滤过功能的指标,对诊断各种不同肾脏疾病患者早期肾功能损害具有指导意义。

另有研究者检测了慢性肾小球肾炎患者尿液中微量白蛋白(microalbumin,MA)、转铁蛋白(transferin,TRF)、免疫球蛋白(immunoglobulin,tg)、RBP、α1-微球蛋白(α1-microglobulin protein,MG)及 cystatin C 浓度,结果发现 47 例慢性肾小球肾炎患者尿 cystatin C 与 RBP 及α1-微球蛋白有显著相关性,尿 cystatin C 可作为反映肾脏损害程度的指标。也有研究结果显示,脓毒症合并早期急性肾损伤患者尿 cystatin C 水平入院时即有升高,而血肌酐、尿素氮和血尿 β2-MG 在入院时无明显升高,且尿 cystatin C 水平与血肌酐呈正相关,表明脓毒症患者尿 cystatin C 升高可以早期反映并发肾小管损伤,较常规指标如血肌酐、尿素氮和血、尿β2-MG 更敏感。

（5）cystatin C 与糖尿病肾病:有学者采用颗粒增强透射免疫比浊法(PENIA)测定了 67 例 DM 患者血清 cystatin C 浓度,同时测定 UAE 作为对照,以判断血清 cystatin C 浓度在早期糖尿病肾病中的临床意义及应用价值。结果:UAE 升高组,即早期糖尿病肾病组血清 cystatin C 浓度均较 UAE 正常组明显升高,说明血清 cystatin C 浓度升高可以作为诊断早期糖尿病肾病的一项指标,它和 UAE 有相同的临床意义,并且简便易行。

（6）cystatin C 与肾移植:移植肾的肾功能随诊和检测非常重要,进行 GFR 检测可以作为衡量急、慢性排斥反应及对免疫抑制药物的肾毒性观察指标之一。在肾移植患者中,由于糖皮质激素应用引起的肌肉量减少,肌酐的小管分泌增加,或在排斥发作期间,用血肌酐可能不会准确估计 GFR。而肌酐清除率的应用,在肾移植者有时由于尿量的变化,不易准确测出。因此,cystatin C 具有接近反映 GFR 的功能,可以作为在肾移植受者早期肾功能损害的一种观察指标。肾移植后第四天,血浆 cystatin C 水平比 Cr 下降急剧。在监测 GFR 下降方面,也是 cystatin C 比血浆肌酐更好。在所有四起急性注射发作和一起急性肾毒性发作的研究中,发现血清 cystatin C 的浓度与血浆肌酐的浓度在很大范围内保持一致,但是 cystatin C 比 SCr 上升更明显。如果用 cystatin C 作为指标的话,1 例急性注射发作和急性肾毒性发作能较早诊断。在这些患者 3 个月的随访中,研究者对血浆 cystatin C、CCr 和 SCr 各自作为 GFR 的标记物进行比较。结果显示:肌酐作为 GFR 的标记物造成 30~40% 的高估率,并且有 25% 的假阳性,诊断准确性不理想。

2. cystatin C 与心血管疾病

（1）cystatin C 与高血压:近年来高血压病引起的肾功能衰竭发生率呈逐年增高趋势,

高血压病患者中轻度肾损害较常见,但现用的肾功能检查指标不能发现早期肾损害。有研究者对 549 例高血压病患者的血清 cystatin C 和 Cr 进行检测,得出高血压病患者血清 cystatin C 增高而 Cr 正常者在所有高血压病患者中所占比例达 44.3%。所以,通过检测高血压病患者的血清 cystatin C 有助于发现血清 Cr 正常的早期肾功能损害。有学者调查研究了血清 cystatin C 水平与原发性高血压患者肾脏、心脏和血管等终末器官损害的关系,60 名原发性高血压患者参与了此研究,结果显示:血清 cystatin C 与 24 小时平均收缩压(24h-SBP)相关 ($r=0.308,P=0.0167$),与左心室体积指数(LVMI)相关($r=0.28,P<0.0001$),与血管内膜厚度(IMT)相关($r=0.539,P<0.0001$)。本实验证明了血清 cystatin C 水平是原发性高血压患者终末器官损害的早期指标。

(2) cystatin C 与冠心病:最近认为除基质金属蛋白酶和丝氨酸蛋白酶之外,溶酶体的半胱氨酸蛋白酶也参与动脉粥样硬化发病机制。组织蛋白酶 S、K、C、V 和 W 都是半胱氨酸蛋白酶的成员,在溶酶体外也起作用。在人类动脉粥样硬化病变和在载脂蛋白 E 缺失的动脉粥样硬化的 α2-M 中,过表达了促弹性组织解离和溶胶原的组织蛋白酶 S 和 K,而它们的内在抑制剂 cystatin C 的表达相对减少。动脉粥样硬化发展期间,血管平滑肌细胞中的 cystatin C 缺乏局限在动脉粥样硬化斑块和动脉瘤组织中。炎症细胞因子使培养的单核细胞来源的巨噬细胞、血管平滑肌细胞和内皮细胞中活性半胱氨酸蛋白酶的表达和分泌增加,但细胞因子对 cystatin C 的影响很小。这表示半胱氨酸蛋白酶和它们主要抑制剂之间平衡的转换促进细胞外基质和内弹性膜的降解,并促进单核巨噬细胞和血管平滑肌细胞的运动,不易出现动脉粥样硬化的表型正常的 ApoE 缺失老鼠和 cystatin C 缺失老鼠杂交育种,结果出现严重的动脉粥样硬化和主动脉扩张。另外,值得调查的是:ApoE 缺失老鼠模型的动脉粥样硬化病变中 cystatin C 表达和分泌的减少是否转变成血清 cystatin C。为了以蛋白酶/抗蛋白酶比例失衡的观点评价血清 cystatin C 在动脉粥样硬化斑块稳定性中的作用。有中国学者探讨了血清 cystatin C 在急性心肌梗死不同时期的浓度变化,急性心肌梗死患者早期血清 cystatin C 水平($0.78±0.15$)与不稳定型心绞痛($0.89±0.22$)、对照组($0.84±0.21$)相比明显降低($P=0.028$),但急性心肌梗死发病 1 周后($1.28±0.20$)接近正常,甚至有所增高($P=0.04$)。急性心肌梗死患者早期血清 cystatin C 浓度的显著降低,在一定程度上可为临床诊断急性心肌梗死提供参考。

3. cystatin C 与药物剂量调整　调整通过肾脏所排泄药物的剂量要依据肾功能的下降程度。因此,正确估计患者的肾功能以适当调整药物剂量是非常重要的。肌酐清除率和 GFR 的预测公式广泛应用,但是这些 GFR 的计算公式常常引起过高估计老年人的 GFR。应该根据 GFR 下降程度调整通过肾脏排泄药物的剂量,特别是涉及有效药物浓度范围很窄的药物,如氨基糖苷类抗生素和地高辛。临床实践中,这些药物常常应用于老年人。然而,以前的研究已表明用血肌酐浓度作为老年人肾功能的标志时常常高估了肾功能。这会致使医生下处方时给予不必要的高药物剂量,这样治疗成本升高并且可能引起不良反应。因此,cystatin C 更适合调整主要通过肾脏清除的药物剂量。

4. cystatin C 与其他疾病　*cystatin C* 基因突变可引起常染色体显性遗传病,冰岛型脑淀粉样血管病(cerebral amyloid angiopathy,Icelandic type. OMIM,105150),或称为冰岛型遗传性脑出血伴淀粉样(hereditary cerebral hemorrhage with amyloidosis Icelandic type,HCHWA-1),或称为遗传性 cystatin C 淀粉样血管病(hereditary cystatin C amyloid angiopathy,HCCAA),患者平均在 27 岁左右发生第一次脑血管意外,病理示患者的淋巴组织、脾脏、唾液腺和精囊等

处可发现淀粉样变。在小于 4 岁的儿童中,以检测血肌酐来确定 GFR 相对困难。有研究表明:cystatin C 水平在出生后最高,可达 1.64~2.59mg/L,随后几个月开始下降,到第五个月后趋于稳定,此时与成人的 cystatin C 水平接近(0.7~1.38mg/L)。这一变化过程又反映了肾脏滤过功能的成熟过程,所以,cystatin C 是一岁以上儿童更为理想的 GFR 检测标志物,受到临床儿科医生的重视。

尿 cystatin C 是低分子量蛋白,可自由的被肾小球滤过,然后在近端肾小管上皮细胞吸收并迅速被分解代谢。如果肾小管功能受损,则不能及时代谢 cystatin C,所以,尿 cystatin C 可以作为肾小管指标。但报道显示,泌尿系统损伤过程中产生的蛋白分解酶能够降解 cystatin C,或者由于膀胱及尿道中存在的细菌和收集标本时污染的细菌分解 cystatin C,因此,在尿中检测 cystatin C 的意义还有待于进一步探讨。血清中 cystatin C 能够稳定存在,是因为血清中有抑制 cystatin C 水解酶活性的抑制剂。在对癌症患者化疗前和化疗期间的研究中,发现血清 cystatin C 比 SCr 更能够反映 CCr 下降的状况,尤其在肾衰竭的早期。研究者建议用血清 cystatin C 代替 CCr 作为化疗前的筛选试验,也可用于 GFR 下降患者中的剂量的调整。血清 cystatin C 水平还与恶性肿瘤、心脑血管疾病、哮喘等疾病有关。甲状腺疾病中,有的报道甲状腺功能亢进,血清 cystatin C 水平升高;甲状腺功能低下,血清 cystatin C 浓度下降。但是也有相反的报道。

类风湿关节炎(rheumatoid arthritis,RA)是一个累及周围关节为主的多系统性自身免疫病,呈对称性、周围性、多个关节慢性炎性病变,临床表现为受累关节疼痛、肿胀、功能下降,病变呈持续、反复发作过程。本病的血管炎很少累及肾脏,若出现尿的异常则应考虑因抗风湿药物引起的肾脏损害,也可因长期类风湿关节炎而并发淀粉样变。

有研究者研究了 56 名病程超过 5 年,用非甾体抗炎药(NSAID)超过 50 个月以上的类风湿关节炎患者血清 cystatin C,并与传统 GFR 指标 SCr、CCr 比较。结果 56 名患者只有 3 名 SCr 升高,而 60% 患者血清 cystatin C 水平升高,说明在 RA 患者药物导致的肾脏损害中,cystatin C 可作为早期检测标志物。但是研究也发现,一些类风湿因子也能干扰微粒子增强透射比浊法,会使结果假性偏高。

九、尿单核细胞趋化蛋白-1

(一) MCP-1 结构特点及生物学功能

1. MCP-1 蛋白结构特点　尿单核细胞趋化蛋白-1(MCP-1)属于含有 4 个保留性半胱氨酸序的低分子质量趋化因子,属 cc 亚家族,亦称 β 亚家族,为一种可溶性碱性蛋白质,有 $13×10^3$ 和 $15×10^3$ 两种分子质量。按此又分为 MCP-1α 和 MCP-1β 两种类型。人类 *MCP-1* 基因位于 17 号染色体(17q11.2q12),含有 3 个外显子,2 个内含子,其 cDNA 的开放阅读框架含有 297 个碱基对,编码 99 个氨基酸残基的蛋白质,其最后的 76 个氨基酸残基即为纯 MCP-1,前面的 23 个氨基酸残基具有疏水性,组成一典型的信号肽顺序。天然状态的 MCP-1 是被糖基化的。实验证明,MCP-1 糖基化并不是趋化活性所必需的,因为重组的 MCP-1 未被糖基化,但其活性与天然 MCP-1 相同。MCP-1 可由多种细胞产生,包括激活的单核/巨噬细胞、内皮细胞、纤维母细胞、平滑肌细胞和角质细胞,其他如星形细胞、骨细胞、表皮细胞和某些肿瘤细胞等也可产生 MCP-1。正常肾组织中也有多种细胞如肾系膜细胞、肾小管上皮细胞、肾小球内皮细胞、成纤维细胞及浸润的免疫细胞受刺激后均可合成和分泌 MCP-1。有多种因素作用于 MCP-1 的基因表达与蛋白质分泌,一些刺激因子如植物血凝素(PHA)、组织型纤溶酶原激活物（TPA）、白细胞介素-1β（IL-1β）、肿瘤坏死因子-α（TNF-α）、干扰素-γ（IFN-γ）、血小板源性生长因子（PDGF）、巨噬细胞集落刺激因子（M-CSF）、粒细胞,巨噬细胞集落刺激因子（GM-CSF）均可上调 MCP-1 的表达;而雌激素、类视黄质等可下调 MCP-1 的表达。

2. MCP-1 受体　　MCP-1 受体（CCR2）属 G 蛋白偶联受体超家族,为含有 7 个富含疏水氨基酸的 α 螺旋穿膜区结构。其基因位于 3 号染色体(3p21),开放阅读框架为 1065 个碱基对,编码 355 个氨基酸残基蛋白,分子质量约 $41×10^3$。MCP-1 受体基因的羧基末端呈选择性剪切,由于剪切方式不同,产生 CCR2A、CCR2B 两种类型,这两种受体仅在羧基末端有差别。CCR2 表达于多种类型细胞如单核细胞、THP-1 细胞、记忆 T 细胞、嗜碱性粒细胞等。趋化因子对免疫细胞的趋化作用是通过免疫细胞表面的趋化因子受体实现的。MCP-1 与其受体可发生特异性结合,通过细胞膜上 G-蛋白偶联的磷脂酰肌醇途径,将信号转入细胞内,趋化并激活单核/巨噬细胞,促进炎症的发生,从而产生效应。

3. MCP-1 生物学功能　　MCP-1 对单核/巨噬细胞有强烈趋化作用,MCP-1 在单核细胞上有高度亲和力特异性受体,^{125}I-MCP-1 能迅速与单核细胞结合,并能被标记的 MCP-1 所抑制,而且呈剂量依赖性。使用特异性的抗 MCP-1 抗体可以将离体培养的人系膜细胞释放的 MCP-1 对单核细胞的趋化活性中和减损约 85%。血液中单核细胞在 MCP-1 所建立的一个化学趋化性梯度作用下发生迁移并聚集于炎症区域,活化为巨噬细胞,在病变组织中发挥重要生物学效应如吞噬和杀伤病原微生物、递呈抗原及分泌多种生物活性物质等。MCP-1 作用于单核细胞后,能引起 Ca^{2+} 浓度改变,使细胞内 Ca^{2+} 浓度增加和引起呼吸爆发,但对中性粒细胞无此作用,这是趋化因子作用于吞噬细胞的一个特征。

MCP-1 除了对单核/巨噬细胞有很强的趋化和激活作用,也可趋化和激活嗜碱性粒细胞,使嗜碱性粒细胞游离 Ca^{2+} 浓度增加,诱导其脱颗粒从而释放组胺等活性物质,其他细胞因子,如分泌性活性因子（RANTES）和 IL-3 亦可导致组胺释放。MCP-1 对活化的自然杀伤细胞（natural killer cell, NK cell）和记忆 T 淋巴细胞也有趋化和激活作用。Conti 等报道,MCP-1 能促使肥大细胞的聚集,并能诱导肥大细胞释放组胺和 5-羟色胺。总之,MCP-1 作为趋化因子对多种细胞具有趋化、激活作用。

4. MCP-1 在肾脏的表达　　正常肾组织弱表达 MCP-1,许多肾小球肾炎 MCP-1 表达改变主要是 MCP-1 表达强弱,而不是 MCP-1 阳性细胞分布改变。在原发性膜性肾病（IMN）、IgA 肾病（IgAN）和肾小球硬化中肾小管上皮细胞 MCP-1 的表达与间质浸润 Mφ 数相关,而 IMN 肾小球显示很强的 MCP-1 表达尤其在肾小球脏层上皮细胞,却与肾小球浸润的 Mφ 数不相关,提示 MCP-1 可能在肾脏生理和炎性损伤中具有重要作用。MCP-1 在抗肾小球基底膜肾小球肾炎鼠肾小球高表达,然而在肾小管仅轻微升高,应用抗 MCP-1 抗体可减少肾小球 Mφ 聚集,提示 MCP-1 在促进肾小球 Mφ 的聚集中占主要作用。有报道在新月体肾小球肾炎（cGN）患者肾组织活检中发现 MCP-1 mRNA 表达上调,主要表达于新月体、壁层上皮细胞及小管间质浸润的白细胞,肾小球 Mφ 浸润数与 MCP-1 阳性肾小球细胞数相关。

（1）MCP-1 在系膜细胞的表达调节:Mφ 在免疫介导的肾损伤中具有重要作用,系膜与基质间的相互作用可通过 MCP-1 的产生来调节 Mφ 的移动。正常人肾脏系膜细胞（human mesangial cells, HMCs）可释放 MCP-1,然而外源性白细胞介素-6（IL-6,HMCs 的自分泌生长因子）或可溶性白细胞介素-6 受体单独应用都不影响 HMCs 释放 MCP-1,联合应用可对 MCP-1 的合成与释放起协同效应。IFN-γ 处理后的原代 HMCs 与 MCP-1 相互作用可导致

IL-6 mRNA 和蛋白表达增高,IFN-γ 活化细胞有向 MCP-1 移动的趋势。在活化表达 MCP-1 受体(CCR2)的 HMCs,MCP-1 可增加其自身 mRNA 的表达。说明 MCP-1 存在自分泌反馈机制,不仅参与炎症组织免疫细胞的聚集而且在局部组织细胞的自分泌调节中起重要作用,从而导致进行性炎症反应或通过介导细胞的增殖和移动促进愈合。有学者报道 NO 原料物质 SIN-1 和硝普盐抑制 IL-1β 或 TNF-α 诱导 HMCs 表达 MCP-1 mRNA 并呈剂量依赖性,同时也抑制其蛋白表达。SIN-1 呈剂量依赖性抑制 TNF-α 或 IL-1β 诱导的 NF-κB 活性并抑制 TNF-α 诱导的 B 抑制蛋白-α(IκB-α)的降解,提示外源性 NO 可能通过减少 IκB-α 的降解及抑制 NF-κB 的活性来抑制 HMCs 表达 MCP-1。

(2) MCP-1 在肾小管上皮细胞的表达调节:人类近端肾小管上皮细胞(human proximal renal tubular epithelial cells,HPTECs)在游离血浆中培养可产生 MCP-1,白细胞介素-1α(IL-1α)和 TNF-α 可增加细胞 MCP-1 的产生并呈剂量与时间依赖性,同时显著增加 MCP-1 mRNA 的表达,提示 MCP-1 可被 HPTECs 重新合成,产生的 MCP-1 继而发挥对 MC 的趋化活性。转化生长因子-β1(TGF-β1)呈时间和剂量依赖性上调 HPTECs 的白细胞介素-8(IL-8)产生,但却下调 MCP-1 的产生,应用 TGF-β1 中和抗体发现上述反应对 TGF-β1 具有特异性。有报道显示在原代 HPTECs 中 CD40 与其配体 CD154 结合通过受体活化细胞外信号 ERK1/2、SAPK/JNK、p38MAPK 途径可刺激 IL-8、MCP-1 产生,同时也结合肿瘤坏死因子受体活化因子 6(TRAF6)。CD40 和 TRAF6 分别在 HPTECs 低密度表达,TRAF6 可依次使 SAPK/JNK 和 p38MAPK 磷酸化,后两者又依次刺激 HPTECs 产生 IL-8 和 MCP-1。然而低氧血症可减低体外培养 HPTECs 的 MCP-1 mRNA 和蛋白表达并具有时间依赖倾向。

(3) 维生素 D、糖皮质激素和血管紧张素 Ⅱ 对 MCP-1 的表达调节:治疗肾小球肾炎的常用药物对 MCP-1 的影响也逐渐引起学者关注。有研究者报道原代 HPTECs 在 IL-1α 单独或联合 1,25-D3 刺激后,MCP-1 的分泌在基底膜侧比顶膜侧更高,1,25-D3 可增加 IL-1α 刺激的 MCP-1 蛋白表达。IL-1α 刺激 IL-8 mRNA 的表达增加,但当 IL-1α 与 1,25-D3 联合刺激后抑制 IL-8 mRNA 的表达,表明 1,25-D3 在 HPTECs 中对 IL-8 和 MCP-1 具有不同的调节作用,1,25-D3 对 HPTECs 分泌因子的不同影响应该在使用维生素 D 时考虑到。de 等研究表明,肾上皮细胞系 HK-2 和原代 HPTECs 产生 MCP-1 不受糖皮质激素刺激的影响,提出针对 MCP-1 的靶治疗可能有助于糖皮质激素的治疗效果。

血管紧张素 Ⅱ(Ang Ⅱ)不仅是血管活性肽而且也是细胞因子,其规划细胞生长、炎症和纤维化。肾小球高压力时能通过 MAP 途径诱导 MCP-1 的活化,暗示肾小球高血压可能通过系膜细胞表达 MCP-1 参与肾脏疾病的进展。Ang Ⅱ-1 型受体可消除抗胸腺细胞血清诱导的系膜增殖型性肾小球肾炎中肾小球 MCP-1 的早期表达和 M/M 的流入。血管紧张素转化酶抑制剂可降低肾炎鼠 NF-κB 活性,NF-κB 抑制剂可消除 Ang Ⅱ 所诱导的 NF-κB 活化和 *MCP-1* 基因的表达,提示 Ang Ⅱ 通过肾细胞 NF-κB 活化和 *MCP-1* 的表达参与肾脏 MC 的聚集,体内 Ang Ⅱ 可上调 MCP-1 和 NF-κB 的表达。

(二) 尿 MCP-1 的检测

肾固有细胞及浸润炎性细胞均可表达 MCP-1,MCP-1 可随尿排出体外,尿 MCP-1 可成为肾脏疾病病情监测指标。

所有尿液标本在室温溶解后,以 4000r/min 的速度离心 10 分钟,取上清液进行检测。采用双抗体夹心酶联免疫吸附试验(ELISA),抗人 MCP-1 单抗包被于酶标板上,样品中的 MCP-1 与单抗结合,加入生物素化的抗人 MCP-1 后形成免疫复合物,多余抗体被洗去。辣根过氧化物酶标记的亲和素与二抗的生物素结合，加入显色剂。在 450nm 处测量吸光度。通过绘制曲线求出样本 MCP-1 浓度。用标准物的浓度与 OD 值计算出标准曲线的直线回归方程式，将样品的 OD 值代入方程式，计算出样品浓度，再乘以稀释倍数，即为样品的实际浓度。

（三）尿 MCP-1 的临床意义

1. 尿 MCP-1 与肾脏疾病　在医学研究领域，动物实验已经证实 MCP-1 与多种肾脏疾病有密切的联系，它们可以在缺氧、免疫反应、感染、损伤和血流动力学变化等情况下由肾组织内细胞大量分泌释放，使炎症细胞在局部集聚和活化，一方面可能借此促进免疫复合物及坏死组织的清除，恢复肾脏的完整性，另一方面也可能通过炎症细胞及各种炎症介质的作用加重肾脏的损伤，由于肾脏的通过尿液排泄，使对肾脏损伤的监测有了简便、无创的途径。

MCP-1 主要趋化和激活单核巨噬细胞，而单核巨噬细胞浸润在肾脏病发生发展中起重要作用。有研究发现尿中 MCP-1 水平在糖尿病肾病综合征和终末期肾小管损害中明显增高，并且尿 MCP-1 水平与肾间质 CD68+ 巨噬细胞数目正相关，同时还观察到病例组与对照组血清中 MCP-1 水平接近，并且通过免疫组化和原位杂交分析在糖尿病肾小管间质中可检测到 MCP-1 阳性细胞。一项试验结果发现患者尿 MCP-1 水平较对照组明显增高，尿 MCP-1 水平与 DN 分期呈正相关，尿 MCP-1 水平增高主要在 DN 终末期。上述这些研究还表明了尿中 MCP-1 水平与肾脏组织表达 MCP-1 正相关，且 MCP-1 由肾脏组织局部产生，通过巨噬细胞募集和激活参与肾小管间质损伤，肾小球纤维化硬化，从而加重了糖尿病肾病，因此可通过监测尿液 MCP-1 含量动态变化来反映 DN 进展变化。国外研究报道发现狼疮肾炎患者尿中 MCP-1 的排泌量与肾脏组织白细胞浸润呈正相关，应用肾上腺皮质激素后尿中 MCP-1 的水平明显下降；趋化因子通过炎症反应参与 DN 的发病机制，与其他机制加快 DN 的进展。在患糖尿病且已出现蛋白尿的小鼠中发现远端小管液中可测到 TGF-β 与其特异性受体的表达，两者相互作用后能促使肾小管上皮细胞基底侧分泌 MCP-1，同时 MCP-1 吸引单核/巨噬细胞到小管周围的间质内，并促使单核/巨噬细胞分泌 TGF-β，再作用于成肌纤维细胞，使之产生间质胶原和纤维素。

氧化应激在慢性肾脏疾病中促进肾脏纤维化和肾病进展。有研究者给予 12 例 DN 和 4 例肾小球肾炎导致的慢性肾病患者 ACEI 类厄贝沙坦（irbesartan）后，发现血清氧化性脂蛋白与对照组相比无明显改变，而尿氧化性脂蛋白则明显下降，且尿氧化性脂蛋白与尿 MCP-1 水平显著相关。这一实验反映尿 MCP-1 水平与慢性肾病时氧化应激作用存在关联。

2. 尿 MCP-1 与 IgA 肾病　早期 IgA 肾病肾间质常有单核细胞和淋巴细胞浸润，而单核细胞的趋化与激活由 MCP-1 所致，肾组织中表达的 MCP-1 与蛋白尿的程度及肾小球单核细胞数相关，而且给予 MCP-1 抗体能减少蛋白尿的程度和肾小球硬化，提示蛋白尿可刺激肾脏产生 MCP-1 及局部产生的 MCP-1 在肾脏病变中起了重要作用。有学者将肾小管上皮细胞与高浓度蛋白一起培养，发现肾小管上皮细胞合成分泌 MCP-1 增加，说明蛋白可刺激肾小管上皮细胞合成分泌 MCP-1。有研究发现，微小病变（MCD）患者肾组织中 MCP-1 主要呈灶状在肾小管壁分布，巨噬细胞在肾组织各区域有少量浸润；而在细胞培养中，用不同浓度的人白蛋白（0.1~30g/L）刺激人类肾小管上皮细胞系（HK-2 细胞），发现人白蛋白刺激 HK-2 细胞可产生 MCP-1，以白蛋白浓度>2g/L 时明显，进一步说明蛋白尿可刺激肾小管合成和分泌 MCP-1。IgA 肾病患者尿中 MCP-1 水平明显升高，但肾小球没有 MCP-1 蛋白表达，肾小管壁有 MCP-1 表达，提示尿中 MCP-1 可能主要来源于肾小管上皮细胞或炎性细胞分泌。

3. 尿 MCP-1 与移植肾急性排斥反应　移植肾发生急性排斥反应时，在免疫效应细胞向移植物浸润的过程中,某些趋化性细胞因子发挥了关键作用。急性排斥反应多属迟发型超敏反应的细胞免疫应答,伴有体液免疫的参与,早期病变以单个核细胞浸润为特征。排斥反应时肾小管内皮细胞、肾小管周围血管的内皮细胞及肾小球系膜细胞等产生趋化因子,并在肾组织内形成浓度梯度。趋化因子吸引单核细胞、T 细胞、中性粒细胞等沿浓度梯度到达肾组织间隙,释放溶解酶类和氧化颗粒造成肾组织损伤,引起排斥反应。MCP-1 是单核细胞的特异趋化和激活因子,对单核细胞及 T 细胞有募集作用。有研究显示,急性排斥反应时移植肾内 MCP-1 的局部表达增强,因此,从尿液中检测 MCP-1 的含量,有可能监测肾组织内趋化因子的表达和白细胞的浸润情况,尿液中 MCP-1 的水平与排斥反应的发生有一定的关系,因此,检测尿液中 MCP-1 的水平或许有助于对急性排斥反应的诊断。急性排斥反应的患者,移植肾 MCP-1 的基因和蛋白表达显著增高且与尿中 MCP-1 含量密切相关。在慢性排斥反应的肾移植患者,尿 MCP-1 水平显著高于肾功能稳定患者和健康人。曹伟等研究显示,肾移植术后肾功能稳定的患者与正常人尿液 MCP-1 相近。尿液 MCP-1 水平与排斥反应的发生有一定关系,检测尿液 MCP-1 水平或许有助于急性排斥反应的诊断。

4. MCP-1 与糖尿病肾病　有学者研究了 36 例 2 型糖尿病患者,其中 15 例患者尿蛋白正常(尿白蛋白排泄率,UAE<30mg/d),11 例出现微量白蛋白尿(UAE 为 30～300mg/d),10 例出现大量白蛋白尿(UAE>300mg/d),用 ELISA 法测定 MCP-1 浓度,发现尿 MCP-1 浓度与肾病严重程度相关,尤其是肾小管间质病变,而血清 MCP-1 浓度在 DM 患者并无升高,说明 MCP-1 以肾局部产生为主。与健康对照相比,有蛋白尿的 DM 患者,尿 MCP-1 浓度明显升高,有大量蛋白尿的患者较有微量蛋白尿的患者更高,但无统计学意义,说明尿 MCP-1 浓度与蛋白尿并无直接关系。先前的研究也发现,有大量蛋白尿的肾病综合征(包括微小病变型和膜性肾病)患者的尿 MCP-1 浓度反而很低,更加说明了这一点。

另一项研究报告了 45 名 DN 患者和 20 名健康对照,发现 DN 患者尿 MCP-1 浓度明显升高,且与肾小管间质病变、肾小球病变严重程度均呈正相关,但 MCP-1 表达阳性的细胞主要在肾间质,即皮质肾小管、周围肾小管毛细血管内皮细胞,且浸润的单核细胞也主要在肾间质,而在病变肾小球中并未检测到 MCP-1 表达阳性细胞,说明尿 MCP-1 水平与 DN 间质病变的关系更为密切,MCP-1 水平而不是血 MCP-1 水平与尿白蛋白及尿糖化白蛋白(Gly-Alb)水平呈正相关,尿 MCP-1 水平升高与蛋白尿有一定的相关性,先前也有报道肾近端肾小管上皮细胞产生的 MCP-1 与蛋白尿相关,但这与前面的报道似乎有分歧,可能与测定方法以及样本量等有关,但具体机制不详,尚需进一步研究。

有学者进一步用细胞培养研究了 Gly-Alb 对人肥大细胞(mast cell,MC)产生 MCP-1 的影响,发现 Gly-Alb(1mg/ml)可使 MC 产生 MCP-1 明显增加,高糖(26.5mmol/L)也有升高作用,但比 Gly-Alb 的作用要弱,当将 Gly-Alb 和高糖联合应用时,MCP-1 的产生达到了最大量,并且大于两者单用的简单加和作用,其机制不明,而 Gly-Alb 诱导的或 MC 基础的 MCP-1 基因和蛋白表达,无论在正常糖浓度还是高糖条件下,加入 NF-κB 特异性抑制剂吡咯烷二硫氨基甲酸酯(pyrrolidine dithiocarbamate,PDTC)50mmol/L,或者激活蛋白-1(activator protein,AP-1)的特异性抑制剂姜黄素(curcumin)25μmol/L,均可完全抑制上述效应,说明 Gly-Alb 诱导的 MCP-1 产生增加,可能通过对 NF-κB 和 AP-1 两者或其中之一的调控,从而促进了 MCP-1 基因的转录和表达。同时,蛋白尿重吸收增加,可以使近端肾小管细胞产生另一个 C-C 类细胞趋化因子 RANTES,并且是依赖于 NF-κB 的激活,说明激活的 NF-κB 可以使 C-C 类细胞趋化因子产生增加。

十、尿视黄醇结合蛋白

(一) 视黄醇结合蛋白理化特性和生理功能

1. 视黄醇结合蛋白的理化特性　视黄醇结合蛋白(retinol binding protein,RBP)分子是一条由 183 个氨基酸残基及少部分糖类组成的多肽链。分子量为 21kD,沉降系数为 3S,等电点 pI4.4~4.8,半衰期为 3~12 小时。人体内 RBP 有三种形式,即 RBP、RBP1 和 RBP2,RBP 的多肽链失去 C 末端的亮氨酸残基(C 末端-Asn-Leu),成为 182 个氨基酸残基,则为 RBP1;失去 C 末端的亮氨酸残基(C-末端-Asn),成为 181 个氨基酸残基,则生成 RBP2。正常人体内主要是 RBP、RBP1 两种形式,而慢性肾功能衰竭患者体内以 RBP2 较多。

2. RBP 的生理功能　RBP 的 mRNA 存在于肝、肾、肺、脾、脑、心和骨骼肌等许多组织中,以肝中含量最高,广泛分布于人体血浆、脑脊液、尿液及其他体液中。它的主要功能是将视黄醇从肝脏转运到上皮细胞供组织利用,RBP 在肝细胞中合成后,与视黄醇以 1∶1 比例结合释放入血。在血液中,又与前白蛋白(prealbumin,PA)以 1∶1 比例形成复合物,从而防止低分子量的 RBP 被肾小球滤过。在血液中 RBP 以复合物的形式转运体内 90% 的视黄醇至机体组织,当 RBP 与细胞表面的 RBP 受体结合时,视黄醇进入细胞内,复合物解体,游离的 RBP 能自由滤过肾小球,其中绝大部分(99.97%)被近端肾小管上皮细胞重吸收并被分解,供组织利用,仅有少量从尿中排出。尿中 RBP 的排出量取决于肾小管的重吸收功能,当肾小球滤过膜或肾小管功能受损时,尿中 RBP 可明显升高。RBP 本身具有很好的稳定性,在体内的含量相对恒定。肝外组织(如肾脏等)发现大量的 RBP mRNA,提示肝外组织也可合成 RBP,肝外组织合成 RBP,可能涉及视黄醇的再利用。

3. RBP 与视黄醇相互作用　RBP 是相对分子质量为 21kD 的载体蛋白,在肝中与视黄醇 1∶1 结合后,释放入血。入血后,与前白蛋白以 1∶1 的比例形成三位复合物,共同转运视黄醇到周围组织靶细胞。此复合物可降低 RBP 在肾内分解及肾小球滤过。进入细胞内的视黄醇由相对分子质量为 15kD 的蛋白质——细胞内视黄醇结合蛋白(CRBP)在胞质内运输到各细胞器。CRBP 与 RBP 的基本结构完全不同,RBP 结合蛋白的位置在芷香酮环内部,且末端羟基靠近可调节点,CRBP 与配位子结合的位点与 RBP 恰好相反。视黄醇与 RBP 至与 CRBP 结合过程中的调节,有不同的观点有人认为,视黄醇与 RBP 至与 CRBP 结合的过程,是由细胞膜表面 RBP 受体调节的。用人类色素上皮细胞、胎盘刷状膜研究,发现视黄醇进入靶细胞后,胞外的 RBP 与 PA 分离,从肾小球滤出,由近端小管上皮细胞吸收并降解。色素上皮细胞、胎盘刷状膜 RBP 受体纯化,在受体缺乏的红细胞表面,视黄醇转运明显下降;在胎盘刷状膜热处理后,也很少见到视黄醇的转运:且只有当 apo-CRBP 作为受体蛋白时,视黄醇才可以转运;apo-CRBP 膜特殊结合位点在膜的胞质面。holo-CRBP(视黄醇/视黄醇结合蛋白,retinol/RBP 复合物)对于视黄醇从 RBP 上释放无影响。这些都说明有膜受体存在,而用人类角质细胞做实验,得出的结论恰好相反,即认为视黄醇从与 RBP 结合至与 CRBP 结合过程各自独立,与受体调节无关。将无血清培养基培育的上皮角质细胞分成两组:一组视黄醇直接加入培养基中,另一组与 RBP 相连结。视黄醇用 H 标记,检查视黄醇转运情况发现,两组角质细胞在培养 0.5~24 小时时,细胞相关的放射性主要存在于与转运模式无关的视黄醇酯中,24 小时视黄醇酯所含的放射性分别为 76% 和 80%,同时两组细胞内合成不同种类视黄醇酯水平相似。说明两组角质细胞视黄醇醇化速率、程度及合成类型相似。经研究还发现,在培养的第 1 个小时内,视黄醇直接加入培养基组,其 ^3H 视黄醇积蓄的速度是与 RBP 相连组的 40 倍。角质细胞对 ^{125}I 标记的 RBP 在细胞表面无饱和性及特殊亲和性,不论视黄醇直接加入培养基或与 RBP 相连,角质细胞对视黄醇的三种生理反应均显示出相同的剂量-反应曲线。这些结果可以说明,视黄醇从 RBP 转运到角质细胞内与角质细胞表面的 RBP 受体无关。同时实验也表明,视黄醇是先从 RBP 视黄醇-前白蛋白复合物中缓慢释放,然后迅速从水相进入细胞内。

在肝实质细胞内,所见到的 RBP-视黄醇-前白蛋白复合物是通过细胞吞噬作用进入细胞内,随后降解释放视黄醇。RBP 与视黄醇关系密切,不仅涉及视黄醇的转运,在体内的变化也与视黄醇密切相关。血浆中 RBP 的含量在正常情况下受精密调节,保持固定不变。但当视黄醇缺乏时,可改变循环中 RBP 水平及阻碍肝分泌 RBP。细胞培养可证实,高尔基复合体、微粒体是 RBP 分泌的主要细胞器。大鼠维生素 A 缺乏时,RBP 聚积在肝内巨噬细胞微粒体内。当补充视黄醇后,RBP 从微粒体经高尔基复合体进入血液。如先用秋水仙素处理,再补充视黄醇,则 RBP 分泌受抑制,微粒体内 RBP 下降,而高尔基复合体中积蓄 RBP。大量口服视黄醇则可导致血清及肝的 RBP 下降,而 RBP 的分泌对于血浆视黄醇浓度也有一定调节作用。

（二）视黄醇给合蛋白的检测方法

测定血/尿中 RBP 的方法较多,常用的有放射免疫法、免疫电泳、酶联免疫吸附和免疫透射比浊法等,其中灵敏度高、实用性强的为放射免疫分析法(RIA)和酶联免疫吸附法(ELISA),而现在临床多采用免疫透射比浊法。

1. 放射免疫分析法　RIA 是以放射性核素标记的抗原与反应体系中未标记的抗原竞争特异性抗体为基本原理来测定待检样品中抗原的一种分析方法。1985 年,就有研究者首先建立了放射免疫法检测 RBP,血清样品需稀释 1/3600 ~ 1/500,其线性工作范围为 10 ~ 200mg/L。此后,有学者等改进 ^{125}I 标记方法,以氯胺-T 法进行碘化标记,SephadexG-75 去除游离碘,收集 ^{125}I-RBP,提高测试效率,该法纯度 95.4%,标记率 81.4%。灵敏度、准确度均良好。批内 CV 为 4.64%(n=20),批间 CV 为 5.74%(n=8),平均回收率为 98.62%,检测范围为 0~320mg/L。血、尿样品均不需稀释即可直接测定,RIA 测定 RBP 的灵敏度高,特异性强,精密度好,但由于需用特殊的射线计数仪,有放射污染和危害,常用核素的半衰期短,不易快速、灵活的自动化分析等诸多不足,近年来逐渐被其他优秀的标记免疫分析方法所取代。

2. 免疫电泳(IEP)　IEP 技术是区带电泳与免疫双向扩散相结合的一种免疫化学分析技术,其中非浓缩尿蛋白十二烷基硫酸钠-琼脂糖凝胶电泳(SDS-PAGE)是近几年来发展起来的比较好的尿蛋白电泳方式,分辨率高,蛋白检出限为 15mg/L,能检测尿蛋白中所含蛋白成分。主要原理是 SDS 与尿蛋白结合成一个带负电荷的蛋白质-SDS 分子团,以消除尿中各蛋白质分子本身存在的电荷差异,且作为电泳载体的琼脂糖凝胶具有分子筛的作用,电泳时尿中各种蛋白成分在电场中迁移受琼脂糖凝胶的分子筛作用,按分子量的大小进行分离,形成不同条带。常见尿蛋白分子量从小到大排列依次为 β2-微球蛋白(分子量 12kD)、溶菌酶(分子量 14kD)、视黄醇结合蛋白(分子量 21kD)、游离轻链(分子量 25kD)、α1-微球蛋白(分子量 30kD)、白蛋白(分子量 67kD)、转铁蛋白(分子量 77kD)、免疫球蛋白(分子量 150 ~ 850kD)。SDS-PAGE 电泳膜片经光密度扫描仪可获得尿蛋白图谱,计算后可得出各种蛋白的相对百分含量该法的优点是操作相对简便,结果清晰,尿液不需要浓缩,尿蛋白的检测下限为 15mg/L,缺点是操作时间长,不易进行全自动分析。

3. 酶联免疫吸附法　基本原理是把抗原或抗体在不损坏其免疫活性的条件下预先结合到某种固相载体表面,测定时,将受检样品(含待测抗原或抗体)和酶标抗体或抗原按一定程序与结合在固相载体上的抗原或抗体起反应,形成抗原或抗体复合物,反应终止时固相载体上酶标抗原或抗体被结合量(免疫复合物)即与标本中待检抗体或抗原的量成一定比例,经洗涤去除反应液中其他物质,加入反应底物后,底物即被固相载体上的酶催化为有色产物,最后通过定性或定量分析有色产物量即可确定样品中被测物质的量。该法的优点是操作简单,重复性好及灵敏度较高,所用试剂易得,仪器设备要求不高,所以实用性较强,但操作时间较长。

4. 免疫透射比浊法　免疫透射比浊法(transmission turbidimetry)测定 RBP 的原理是利用抗原(RBP)和特异性抗体(羊抗人 RBP 抗血清)相结合,形成不溶性免疫复合物,使反应液产生混浊,其浊度高低即透光度减少、吸光度增加反映样品中 RBP 的浓度。可由标准品所做的剂量-反应曲线算出。该试剂盒适用于各种类型的半自动、全自动生化分析仪。同时,根据美国临床和实验室标准协会(CLSI)相关文件,对该方法进行精密度、线性、准确性等评价及临床初步应用结果显示批内 CV%<4.0%,批间 CV%<5.0%,抗干扰性强,Hb≤4.0g/L、胆红素≤420μmol/L、三酰甘油≤10mmol/L 对测定无影响;免疫透射比浊法测定血清视黄醇结合蛋白,方法简便、快速、灵敏,结果准确,可用自动分析仪测试,适合临床检验科应用。

这些测定方法中,放射免疫分析法灵敏度高,特异性强,但存在环保和操作人员自身防护等问题;免疫电泳法操作费时,不能自动化分析;ELISA 只能定性或半定量,最便捷的是免疫透射比浊法,经济实惠,可以在全自动生化分析仪上定量测定,是值得推广的一种方法。

(三) 尿视黄醇结合蛋白的临床应用

1. 尿 RBP 与肾脏疾病　尿 RBP 是一种小分子蛋白,正常人尿中含量极低,分子质量约为 21kD,正常血浆中 90%的 RBP 与甲状腺结合蛋白结合,不能被肾小球滤出,10%游离状态的 RBP 经肾小球滤出后被肾小管重吸收,其性质稳定,不受性别、体位等因素影响。当肾小管重吸收障碍时,尿 RBP 排出增多,目前认为是反映近端肾小管功能的一项较好的标志物。近年来研究显示:尿 RBP 含量与肾小管间质受损有较好的相关性,并认为肾小管病变较肾小球病变更早引起肾功能损伤,30%以上的肾小球疾病伴有肾小管间质病变,在这种情况下可能进展为肾功能衰竭。故尿 RBP 测定对肾小管间质病变在进行性肾小球受损中的重要性受到越来越多国内外学者的重视。有研究认为,尿 β2-MG 是反映近端肾小管受损的较敏感指标,而尿 RBP 与 β2-MG 在肾脏内的代谢过程基本一致,均能自由通过肾小球滤过膜,极大部分被肾近曲小管重吸收并分解代谢,但两者在酸性尿中的稳定性不同,尿 RBP 是较尿 β2-MG 更实用、更敏感的肾近曲小管损伤的诊断标志物。尿 RBP 的测定可早期发现肾小管间质的损害及受损程度,且特异性高,尿 RBP 是反映近端肾小管功能的特异性标志物,对诊断、鉴别诊断各种肾脏疾病小管间质受损及受损程度具有重要的应用价值和临床意义。

(1) RBP 与糖尿病肾病:糖尿病肾病是糖尿病最常见的微血管并发症,是引起糖尿病患者致残致死的重要原因之一。糖尿病肾病起病隐匿,早期缺乏典型临床表现,尿常规检查常呈阴性。近年来国内外有大量研究报道糖尿病肾病患者早期就可出现肾小球滤过率的下降和肾小管损害,血清和尿液中 RBP 含量在诊断早期糖尿病肾病是一个较敏感的指标,且随着病程的发展而加重,在反映早期肾损害的指标中优于 β2 微球蛋白和尿微量白蛋白,可作为早期糖尿病肾病的诊断依据之一。

正常人尿液中 RBP 的含量是很低的,小于 0.1μg/min,在生理状态下,肾小球基底膜有孔径屏障和电荷屏障,肾脏对保持血清视黄醇结合蛋白水平起重要作用,低分子量的蛋白质,包括游离 RBP,能被肾小球滤过,而 RBP-PA 结合能保护 RBP 不被滤过,故正常人 RBP 完成转运视黄醇至靶细胞后即能被肾小球滤过,但绝大部分在近曲小管重吸收和分解,尿中排泄量甚微,使血清中 RBP 水平稳定。当近端肾小管受损时,尿 RBP 排泄量明显增高,因此尿 RBP 含量升高能敏感地反映肾小管损害程度。有研究资料发现,在正常健康人群中,尿液中 RBP 的浓度是很低的,本组数据为 (0.45 ± 0.16) mg/L,单纯高血压患者尿液中 RBP 的浓度接近于正常对照组 (0.57 ± 0.18) mg/L $(P > 0.05)$,显著低于高血压合并肾病组 (3.68 ± 0.86) mg/L $(P < 0.01)$;糖尿病无肾病组 RBP 的浓度为 (1.65 ± 0.25) mg/L,显著高于正常对照组 $(P < 0.05)$;而糖尿病合并肾病组为 (10.12 ± 2.51) mg/L,极显著高于糖尿病无肾病患者。

(2) RBP 与高血压肾病:高血压是一种临床常见病,可引起遍及全身的小动脉硬化病变。高血压肾小动脉硬化与慢性肾衰竭有明确的因果关系。高血压肾损害早期是一个隐匿的过程,此阶段已出现肾脏的病理改变,而在临床上出现蛋白尿时,肾脏已有明显的病理改变,若按此条件诊断高血压肾硬化,肾脏的病理改变已不可恢复。有学者采用免疫速率散射比浊法和免疫透射比浊法,检测了 122 例高血压患者和 110 例正常人的尿 RBP、尿微量白蛋白(mAlb)、尿 β2-微球蛋白(β2-MG)和尿转铁蛋白(TRF)的变化。结果发现高血压患者Ⅰ、Ⅱ、Ⅲ期组的 RBP、mAlb、β2-MG 和 TRF 均明显高于对照组,并且随着病程的延长有逐渐增高的趋势。尿 RBP 与尿 mAlb、TRF 呈显著性正相关,提示高血压早期阶段就存在肾小管功能的损害。尿 RBP 可作为诊断高血压早期肾损害的敏感指标之一。

而高血压患者由于钠/锂反转移活性增强,可引起肾脏自身调节功能紊乱,造成肾小球高灌注状态,导致滤过增强,同时由于肾缺血而导致肾小管病变,从而使尿 RBP 排泄量增加,且高血压患者在尿蛋白定性阴性时,尿 RBP 即明显高于对照组,因此尿 RBP 亦可作为高血压患者引起肾脏损伤的早期预报指标。

(3) 尿 RBP 对汞作业者肾脏损害的意义:一项研究测定 85 名汞作业者尿汞、血肌酐(SCr)、尿肌酐(UCr)、血尿素氮(BUN)和尿视黄醇结合蛋白(RBP)的水平,发现汞作业组的尿汞水平非常显著地高于对照组 $(P < 0.01)$,而血肌酐、尿肌酐、血尿素氮水平与对照组比较无统计学意义。这说明汞作业组尽管有尿汞升高,常规肾功能是正常的,但汞作业组的 RBP 水平非常显著地高于对照组 $(P < 0.01)$。研究结果提示:对于汞作业者的肾脏损害,RBP 较血肌酐、尿肌酐、血尿素氮等传统指标更为敏感。

(4) RBP 与其他肾脏疾病:尿液 RBP 测定在肾病综合征、急性肾小球肾炎、过敏性紫癜性肾炎、急性肾衰患者肾功能的评估中也有较高的价值。由于肾脏有很强的储备代偿能力,当传统的肾病实验室诊断指标发生变化时,肾损伤程度已经很严重。RBP 与其他项目联合检查能为肾脏损伤部位及程度提供更准确的鉴别诊断依据。

2. RBP 与肝脏疾病　RBP 在肝脏内合成,当肝脏受各种因素损害后,RBP 的合成功能降低,反映在血液中 RBP 水平的下降,同时,RBP 的半衰期较前白蛋白更短,故更能早期敏感地反映肝脏的合成功能与分解代谢的变化。有学者对 35 例急性病毒性肝炎患者血清 RBP 水平与血清胆红素、谷草转氨酶及碱性磷酸酶活力作相关分析,发现急性肝炎患者血清 RBP 均显著低于正常人。与血清胆红素、谷草转氨酶和碱性磷酸酶活力均呈显著负相关,提示血清 RBP 水平能准确、灵敏地反映肝功能变化。同时检测血清 RBP 和尿 RBP 水平,可有助于鉴别肝肾综合征与肝硬化。肝硬化患者血清 RBP 水平降低,而尿 RBP 正常;肝肾综合征患者血清 RBP 显著降低、尿 RBP 显著高于正常值。

3. RBP 与营养状况 RBP 半衰期短(3～12 小时),生物特异性高。许多临床疾病都能影响 RBP 微循环量。所以血浆 RBP 水平经常作为临床营养状况评价的指标,用来特异地诊断早期营养不良。研究者分析了正在接受营养疗法的营养性疾病患者血浆蛋白变化,发现血浆 RBP 的变化早于白蛋白和转铁蛋白。并与氮平衡的相关性高于白蛋白和转铁蛋白。表明血清 RBP 水平是反映营养性疾病疗效的灵敏、特异性指标。乙醇性肌病多有热能-蛋白质营养不足。体内 RBP、PA 水平是影响疾病发展的重要因素,甲状腺功能低下的患者,RBP 下降。蛛网膜下腔出血患者中,RBP 与前白蛋白均显著下降,在第 4 天达到最低水平,以后逐渐恢复,但其下降程度与出血严重程度无关。精神分裂症、消化系统疾病者其 RBP 均低于正常人。体内锌、铁缺乏及严重感染等疾病能降低 RBP 的生物合成。

4. RBP 灵敏反映维生素 A 缺乏症 维生素 A(VitA)的储存、代谢必须依靠 RBP 的协助,否则体内 VitA 的吸收、储存、转运等环节将会改变,引起组织中 VitA 的分布不均,进而引发各种疾病,如夜盲症、结膜干燥症,及影响上皮组织、骨组织的生长、分化与繁殖、胚胎发育等。一旦 *RBP* 基因发生突变,引起氨基酸改变,不但会引起体内 RBP 含量降至极低,而且诱发体内 VitA 的含量降低,引起夜盲症等。血清 RBP 浓度与 Vit A 含量相关系数 0.879,当血清中 RBP 低于正常人一半时,患者出现暗适应能力降低。

十一、尿中性粒细胞明胶酶相关脂质运载蛋白

(一) 中性粒细胞明胶酶相关脂质运载蛋白的蛋白结构及生物特性

1. 中性粒细胞明胶酶相关脂质运载蛋白的蛋白结构 中性粒细胞明胶酶相关脂质运载蛋白(neutrophil gelatinase associated lipocalin,NGAL)是 Coles 等在 1999 年阐明的,是一条相对分子质量为 25 000D、由 178 个氨基酸残基组成的多肽链,属分泌型糖蛋白。其 N 端有 310 个螺旋,C 端为 α 螺旋,中间 8 段因氢键作用呈反平行的 β 折叠,形成 2 个几乎相互垂直的 β 片层,这 2 个 β 片层进一步构成一个复杂的 β 折叠桶(β-barrel)状保守结构,三者共同构成一条多肽链。中间 8 段反平行 β 折叠桶为核心结构,其链间的连接环,除第 1 个环(称为 Ω 环)外,其余均为典型 β 发夹结构。载脂蛋白 lipocalin 蛋白家族所共有的结构特点为:β 折叠桶一端开放,提供与配合体结合的进口;另一端被 N 端的 310 个螺旋封闭;β 折叠桶底部内侧,有疏水芳香族和脂肪族氨基酸残基排列,形成疏水内部,提供与亲脂性配体结合位点。NGAL 除具有上述典型结构特征外,还具备下列特点:①NGAL 在 β 折叠桶封闭端的 B4～P5 间有一个游离巯基(称为 Cys87),使 NGAL 可与一些蛋白质分子,如明胶酶 B 或基质金属蛋白酶-9(matrix metalloprotein-9,MMP-9),形成分子间二硫键,以此调节这些蛋白的活性或功能,为 NGAL 结合 MMP-9 前体奠定结构基础;②NGAL 的 β 折叠桶结构明显不同于其他 lipocalin 蛋白,通常更大、更开放,使配合体结合腔更浅;③NGAL 可与脂肪酸如正己酸(caproic acid,NCA)结合,以化学组成成分的特殊形式填充在胞腔中;④NGAL 可运输介导炎症反应的一些亲脂性分子,如血小板活化因子(platelet activating factor,PAF)、白三烯 B4(leukotriene B4,LTB4)和脂多糖(lipopolysaccharide,LPS)等,但 NGAL 无法运输视黄酸(retinoic acid,RA)。

因 NGAL 是在研究 MMP-9 时被发现的,所以 NGAL 和 MMP-9 的功能密切相关。在中性粒细胞的部分特殊颗粒中,NGAL 通过二硫键与 MMP-9 结合,形成相对分子质量为 135 000D 的异二聚体,以此调节 MMP-9 功能。MMP-9 一般以前体(pro-MMP-9)形式存在于

细胞中,分泌到细胞外时,会切除 N-端一部分序列而表现出活性。pro-MMP-9 在细胞内有 4 种存在方式:单体、同源二聚体、通过二硫键形成异二聚体(NGAL-pro-MMP-9)和与金属蛋白酶组织抑制剂(tissue inhibitor of metalloproteinase-1,TIMP-1)共同形成三元复合(NGAL-pro-MMP-9-TIMP-1)。

2. NGAL 的基因特点及表达　NGAL 基因整体结构与人类 lipocalin 家族的其他成员高度相似。位于人 9 号染色体 9q34 区域,全长 5869bp,包括 1695bp 的 5' 端非转录区(nontranscribed region)、3696bp 的原始转录区(primary transcribed region)和 178bp 的 3' 端非转录区。其中 3696bp 的原始转录区由 7 个外显子和 6 个内含子共同构成。NGAL 的 cDNA 序列由 63bp 的 5' 端非翻译区和 591bp 的编码区组成,编码 197 个氨基酸残基的肽链,该肽链由 178 个氨基酸残基构成成熟肽段和 19 个氨基酸前导序列共同构成。同源分析发现,NGAL 与小鼠癌基因产物 24p3 同源性很高,2 种基因的 cDNA 全序列同源性为 71.3%,编码序列同源性为 74.2%,5' 端非转录区同源性为 52.2%,3' 端非转录区同源性为 67.8%。两者不同点在于小鼠癌基因产物 24p3 蛋白基因有 6 个外显子,第 6 外显子相当于 NGAL 的第 6、7 外显子合二为一;两者第 1 外显子长度不同,NGAL 第 3 外显子有 2 个密码子丢失,其他外显子大小基本一致;相同点为外显子和内含子连接部位高度保守;靠近剪切点的内含子区高度相似。此外,人 NGAL 与大鼠之间的同源基因为 α2-微球蛋白。

3. NGAL 正常分布　NGAL 是载脂蛋白家族一员,是一个无处不在的相对分子质量为 25 000D 的蛋白质。表达于骨髓而非外周血白细胞中,且只在中幼粒细胞及晚幼粒细胞分化阶段合成。NGAL 存在于中性粒细胞中过氧化物酶阴性颗粒中。在这些颗粒中,20% 颗粒只含 NGAL,32% 颗粒只含 MMP-9,余下 48% 颗粒同时含 NGAL 和 MMP-9。另外,NGAL 也表达于人体很多组织中,比如子宫、前列腺、唾液腺、胃、阑尾、结肠、乳腺、肺等。这些器官或是暴露于微生物环境中,或是具有分泌功能。唯一不表达 NGAL 的胃肠器官是小肠,可能与无菌环境有关。另外,外周淋巴结白细胞中也不表达 NGAL 基因。

4. NGAL 生理及病理功能　研究显示,生理状态下,NGAL 不仅在中性粒细胞表达,还在其他一些组织如胃壁细胞、肝胆管细胞、小肠帕内特细胞和肾近曲小管细胞等有表达。NGAL 参与不同的生理及病理过程,涉及胚胎形成和发育、促进细胞分化及凋亡、调节脂质代谢、参与炎症免疫应答以及肿瘤的发生发展的各个阶段等,并且与肾损伤的发生发展密不可分。肾脏间质细胞向上皮细胞转化过程受输尿管芽分泌因子的调控,而 NGAL 则是输尿管芽分泌因子的重要因素之一。研究显示,NGAL 主要被早期的原始肾上皮细胞摄取,通过介导铁的转运促进原始肾上皮细胞的成熟。NGAL 还是以氢键和范德瓦耳斯力维系,形成具有高度亲和力的 NGAL-Fe-Ent 三元复合物,抑制细菌生长的一个抗菌蛋白。缺血、中毒等损伤因素,造成肾小管近端肾小管上皮细胞 NGAL 高表达,使其在血液和尿液中能够被检出,而且升高早于血肌酐升高。

(二) 尿 NGAL 的检测

采用免疫增强比浊法进行测定。具体检测仪器有床旁散射比浊分析仪、全自动生化分析仪等。

(三) 尿 NGAL 的临床意义

1. 尿 NGAL 与早期肾损伤　AKI 的诊断主要依赖于尿量和 SCr 浓度的变化,按照成人急性肾损伤 RIFLE 标准,在肾小管受到有害刺激(如缺血或毒性药物)后,NGAL mRNA 上调,肾小管近曲小管细胞中 NGAL 大量合成,表达增高,大量从尿中排出,从而检测到尿中浓度显著升高。其他组织细胞条件刺激后释放 NGAL 入血,若肾小管存在病理损伤,血液中 NGAL 在肾小管处重吸收障碍,大量从尿液中排出,从而检测到尿中浓度显著升高。因此,NGAL 主要反映肾小管的功能。另外,作为急性诱导的肾脏损伤保护性蛋白,NGAL 的高表达参与了肾脏组织的再生、分化,诱导肾小管间质中浸润的中性粒细胞发生凋亡以保护肾组织免受炎细胞的侵害。NGAL 还可诱导肾间充质细胞向肾小管上皮细胞的转化,促使肾小管上皮细胞的再生、分化、增殖,从而可以减轻由于肾小管坏死所造成的肾功能减低。

有研究观察到,测定尿 NGAL 与血 NGAL 水平变化在判断 AKI 时具有相同的意义。在对 140 例 0~21 岁重症青少年的队列前瞻性研究中发现,发生 AKI 患儿的尿 NGAL 平均水平和峰值均明显升高,其受试者特征曲线下面积为 0.78,95% 置信区间为 0.62~0.95,说明 NGAL 是预测危重疾病发生 AKI 的良好标志物。有研究者监测了 635 例急诊科患者尿液中的 NGAL 水平,结果显示,当临界值(cutoff 值)为 130ug/g(标准化尿肌酐水平)时,尿液 NGAL 对 AKI 诊断的灵敏度和特异度分别为 90% 和 99.5%,灵敏度和特异度均较高。国内研究 sCys C、uNGAL、uKIM-1、uIL-18 等多项标志物对肾损伤的早期诊断价值,结果显示各项标志物均于 6 小时明显升高,同期检测 SCr 于第 24 小时升高,提示上述标志物升高较 SCr 升高提前至少 18 小时,可作为早期诊断 AKI 的指标。4 项生物学标志物(sCys C、uNGAL、uKIM-1、uIL-18)诊断 AKI 的 ROC 曲线下的面积分别为:0.742(0.683~0.794)、0.871(0.823~0.909)、0.803(0.749~0.850)、0.703(0.643~0.758),均显著大于标准参考线下的面积,其中 uIL-18 诊断 AKI 的价值较低,uKIM-l、sCys C 诊断 AKI 的价值中等,uNGAL 诊断 AKI 的价值较高。观察重症复合创伤患者,入院后部分患者发生 AKI,比较继发 AKI 患者与未发生 AKI 患者入院时尿液 NGAL 水平,分别为 155.5(50.5~205.9)mg/L 和 8.0(5.7~17.7)mg/L,提示继发 AKI 患者明显高于未发生 AKI 患者,两组差异有统计学意义,说明 uNGAL 可以较早期预测肾损伤。NGAL 也应用于术后 AKI 的预测,特别是在儿童心脏术后的多个研究中,NGAL 已被证明是一种早期、特异性的 AKI 标记物,AUC>0.90。本实验通过对 80 例重症患儿血肌酐、uNGAL 不同时间点检测,发现 AKI 组患儿 uNGAL 明显升高,尚未明确诊断 AKI 的患儿中 uNGAL 较血肌酐提前 24~48 小时升高,可以早期预测肾损伤的发生。利用 uNGAL>70ng/ml 作为诊断指标,80 例患儿中有 32 例诊断为 AKI,对比 pRIFLE 标准,诊断率提高了 5%。利用 ROC 曲线对第 48 小时 uNGAL 和 SCr 浓度作进一步分析,发现两者 ROC 曲线有交叉,曲线下面积分别为 0.902(95% CI:0.801~1.004)和 0.874(95% CI:0.768~0.981),uNGAL 较 SCr 有优势。

危重病住院的患儿中,测定 NGAL 水平可以监测 AKI 的发展,并能预测 AKI 的严重程度,NGAL 水平在肾功能恶化程度严重甚至死亡的人群中更高。在观察造影剂所致肾损伤人群时,发现 uMGAL 与 eGFR 呈负相关(r=0.25,P<0.005),说明 uMGAL 不仅可以早期预测肾小管损伤,也可以反映肾损伤后肾小球滤过效能的改变程度。uNGAL 值也可以预测是否需要透析或延长住院时间、增加死亡率等不良后果。有学者对 1176 份心脏分流术后尿液标本进行分析,一半需要透析或死亡的患儿 uNGAL 值维持在较高水平,24 小时测量值可以较准确反映预后。

2. NGAL 在肿瘤中的运用 恶性肿瘤细胞分泌蛋白分解酶,降解细胞外基质,这是肿瘤侵袭和转移的关键。基质金属蛋白酶(matrix metalloproteinase,MMP)是其中最重要的一类蛋白水解酶。不仅可降解基底膜和基质,突破细胞外基质屏障,促进肿瘤侵袭和转移,还能通过毛细血管内生、新血管生成等促进肿瘤生长和扩散,与肿瘤的侵袭及转移有着异常密切的联系。

NGAL 是活化中性粒细胞中释放的多功能蛋白，可结合 MMP-9 形成复合物，保护 MMP-9 不被降解，维持 MMP-9 酶活性；同时，还可结合转运小分子铁化合物到细胞膜，从而激活或抑制铁应答基因。体外研究证明，NGAL 能增强细胞铁吸收能力，促进上皮细胞和间质细胞间的转化。NGAL 通过自分泌方式，负调控红细胞生成。过量 NGAL 可抑制红细胞前体细胞分化，并诱导凋亡。说明 NGAL 与肿瘤发生、发展以及侵袭和转移都密切相关。NGAL 能抑制 H_2O_2 导致的细胞凋亡，推测其可能具有缓解细胞在氧化应激条件下所受的损伤。人 NGAL 同小鼠 24p3 蛋白具有高度同源性，表明该基因就是一种潜在的致癌基因。

NGAL 在肿瘤组织中呈现过表达现象，有研究表明，在食管癌、卵巢癌、乳腺癌、肺腺癌、结肠腺癌、胰腺癌中呈高表达状态；在肾细胞癌和前列腺癌中呈低表达状态；淋巴癌和胸腺肿瘤中不表达。可见 NGAL 在肿瘤中的表达具有不均性，随组织类型不同而表达各异。NGAL 在肿瘤组织中表达调控机制，随着研究深入，愈加发现其复杂性和组织特异性。李恩民等于 2003 年成功克隆并鉴定了食管癌细胞 NGAL 基因 5' 端和 3' 端非翻译区，发现在食管癌细胞中，NGAL 基因 -152～60 区段存在 12-O-十四烷酰佛波醇-13-乙酯（12-o-tetradecanoyl phorbol-13-acetate，TPA）反应元件。进一步研究发现，在肺癌细胞中，调控 NGAL 基因表达的核心启动子区和最小功能启动子区分别位于转录起始点上游 -152～141 和 -106～79 区间。在胃癌细胞中，NGAL 基因启动子有 TPA 反应性，其 TPA 反应元件主要位于基因 5' 侧翼区 -85～-79。NGAL 基因的过度表达可能促进肿瘤的发生和直肠癌的进展，检测肿瘤组织中 NGAL 的表达可能对大肠癌患者预后评估有用。NGAL 基因在各种癌细胞中表达调控特点各不相同，提示 NGAL 基因的表达调节存在细胞特异性。

白血病是一组造血干细胞及祖细胞的恶性克隆性造血系统恶性肿瘤。NGAL 最初发现于人类中性粒细胞过氧化物酶阴性颗粒中，该颗粒只在中幼粒细胞和晚幼粒细胞的分化阶段合成。2001 年的一项研究发现 MMP-9 是白细胞生物学功能的重要调节和效应因子，提示可能与血液病发生和发展相关。2008 年法、美两国的研究小组分别证明 NGAL 在 BCR^-ABL^+（突变点簇区域 c-abl 癌基因 1^+）的慢性粒细胞性白血病（chronic myelocytic leukemia，CML）发病中有重要致病作用。2009 年，美国马萨诸塞州大学医学院研究者利用小鼠模型基本阐明 NGAL 在 CML 发生过程的中的致病机制。

NGAL 在所有血液肿瘤中表达并不一致，表明 NGAL 在血液肿瘤的发生和发展过程中具有一定的特异性。目前研究表明，在 CML 中 NGAL 呈高表达，而在某些肿瘤如多发性骨髓瘤中表达呈明显下降趋势。目前，NGAL 诱发 CML 机制通过小鼠实验模型已基本阐明。人 NGAL 同小鼠 24p3 蛋白高度同源性。小鼠正常细胞中，白细胞介素-3 能明显抑制 24p3 表达，但其受体 24p3R 的表达不受任何影响。而在 BCR-ABL 细胞中，NGAL 表达呈明显上调，其受体表达呈下调。半胱氨酸天冬氨酸蛋白酶 3（caspase-3）活性测定实验证明，24p3 具有诱导其受体 24p3R 阳性细胞凋亡的作用。BCR-ABL 细胞能通过人类 Runt 相关转录因子基因-1（RUNX-1）召集组蛋白脱乙酰酶辅助阻遏物的相关成分 Sina3a 结合到受体 24p3R 的启动子区域，使该区域的组蛋白脱乙酰化，抑制受体表达。由此可见，24p3 并不诱导 BCR-ABL 的白血病细胞发生凋亡。BCR-ABL 细胞能通过 JAK/STAT5 途径使磷酸化 Star5（a&b）结合到 24p3 启动子区域，以此实现 24p3 表达上调。可见，BCR-ABL 起双重作用，通过上调肿瘤相关蛋白 24p3 和抑制受体 24p3R 表达，使细胞发生恶性转化。另外，24p3 在 CML 发生过程中，一方面能诱导正常血液细胞凋亡，破坏正常造血机能；另一方面能诱导白血病细胞的侵袭。有研究表明,在白血病的发病过程中,BCR-ABL 和 NGAL 之间,除了 JAK/STAT 通路,可能还存在其他的通路,目前还有待进一步研究。

3. 炎症与 NGAL　NGAL 是细菌化学趋化物 N-甲酰甲硫氨酰-亮氨酰-苯丙氨酸(formyl methionyl leucyl phenylalanine,FMLP)的受体之一,可诱导白细胞内颗粒释放,趋化炎症细胞聚集,消灭病原微生物。与炎症因子,如 IL-1、IL-2、IL-8 和肿瘤坏死因子 α(TNF-α)相互作用,提示 NGAL 与炎症有关。NGAL 对外界细菌具天然免疫力,是一种急性时相蛋白,其在呼吸道、胃肠道及泌尿道等组织器官中的表达一致。目前,越来越多的研究表明,在炎症相关的疾病中,均有 NGAL 呈高表达状态,如泌尿系统感染、胃肠道炎症、慢性阻塞性肺病、哮喘等。NGAL 在细菌性感染疾病中表现高表达,其敏感性和特异性均>95%。另一方面,NGAL 可结合含铁复合物,阻止微生物对铁的摄取,从而抑制细菌生长。

铁是许多细菌生存所必需的微量元素(如大肠埃希菌和分枝杆菌)。当细菌侵入宿主后,为维持其自身的生存,细菌产生大量的铁载体,从宿主体内不断获得铁元素,肠菌素就是这种载体之一。NGAL 可与肠菌素紧密结合,阻断了细菌获取铁元素的途径,是宿主先天性免疫反应的重要机制之一。

十二、尿肾损伤分子-1

肾损伤分子 1(kidney injury molecule-1,KIM-1)是 Ⅰ 型跨膜糖蛋白,在正常肾脏几乎不表达,急性肾损伤(acute kidney injury,AKI)时显著高表达于近端肾小管上皮细胞。随后研究发现,在多种急、慢性肾损伤动物模型及人类肾脏疾病中,肾小管上皮细胞 KIM-1 均有高表达的现象。由于其结构特点,KIM-1 的胞外段可以脱落并在尿液中检测出来,因而作为肾脏损伤的生物标志物被广泛关注。近年来发现 KIM-1 介导肾小管上皮细胞吞噬凋亡及坏死细胞并可能调控 AKI 的免疫炎性反应,使人们开始关注 KIM-1 在肾脏疾病损伤修复和进展中的作用。

(一) KIM-1 的结构及生物学特性

Iehimura 等于 1998 年采用表象差异分析(representational difference analysis,RDA)在缺血-再灌注大鼠肾细胞中识别一种新的 Ⅰ 型跨膜蛋白,命名为肾损伤分子-1,其大量表达于缺血-再灌注损伤后再生的近曲小管上皮细胞,而在正常肾组织中表达甚微。蛋白结构表明,KIM-1 的胞外功能区包含 1 个免疫球蛋白样结构域和 1 个黏蛋白结构域,提示 KIM-1 可能是一种新的免疫球蛋白超家族的上皮黏附分子。有报道采用毒物致大鼠肾损伤模型发现,KIM-1 mRNA 及 KIM-1 分子均在毒性损伤早期增量表达于近曲小管上皮,用抗 KIM-1 胞外区的单克隆抗体在尿中也能检测到 KIM-1,进一步证实了 KIM-1 的存在。Iehimura 等还分别克隆了小鼠、大鼠及人类的 KIM-1 cDNA,发现 *KIM-1* 基因普遍存在于哺乳动物中,且鼠和人的 KIM-1 cDNA 有 43.8% 的同源性,在免疫球蛋白(immunoglobulin,Ig)域有 68.3% 的同源性。据蛋白多重序列对比显示,KIM-1 与甲型肝炎病毒受体-1(hepatitis A virus cellular receptor-1,HAVcr-1)和 T 细胞免疫球蛋白域、黏蛋白域蛋白-1(T cell immunoglobulin domain and mucin domain protein-1,Tim-1)是同源蛋白。

1. *KIM-1* 的基因定位　根据人与鼠的基因类比分析,人类 *KIM-1* 基因定位于第 5 号染色体长臂(5q33.2)。McIntire 等利用同种系 HBA 小鼠,在第 11 号染色体上定位得到"T 细胞气道高反应表型基因座(T cell airway hyperreactivity regulatory locus,Tapr)",与哮喘的发病高度连锁,且识别为人类 *KIM-1* 基因的同源域。从 Tapr 基因座定位克隆,可得到 *TIM* 基因家族。

2. KIM-1 的结构　结构分析表明其表达产物 KIM-1 属于 Ⅰ 型跨膜蛋白,人类 KIM-1 相对分子质量约 104 000D,大约由 334 个氨基酸序列组成。结构分为 4 部分,胞外区含有 Ig 样结构域和黏蛋白样结构域,还有一个跨膜区和胞内区。KIM-1 的结构类似黏附分子,尤其最接近黏膜地址素细胞黏附分子 1(MAdCAM-1),其结构上属于免疫球蛋白超家族。与黏附分子胞外 Ig 样结构不同的是,黏附分子通常在 Ig 样结构域包含 2 个半胱氨酸残基。而 KIM-1 含有独特的 6 个半胱氨酸残基,在种属间高度保守。在 KIM-1 的黏蛋白结构域,富含苏、丝、脯氨酸结构,此结构域高度 O-糖基化,并有潜在的 N-糖基化位点。在其胞质结构域尾部含有蛋白酪氨酸激酶磷酸化位点。人类与鼠类 KIM-1 有很高的同源性,在 Ig 结构域蛋白水平有 68.5% 的同源性,人类黏蛋白结构域更长些;胞质结构域较鼠类短,分别有 49.3% 和 34.8% 的同源性。

人类 TIM 基因家族只包括 3 个成员(TIM-1/KIM-1、TIM-3 和 TIM-4)位于 5 号染色体上,此染色体区域多次研究均显示与过敏、哮喘及自身免疫有关。通过表达、结构及功能研究表明大鼠的 TIM-1、TIM-3 和 TIM-4 基因分别是人类 TIM-1/KIM-1、TIM-3 和 TIM-4 的同源基因。KIM-1 胞外域中包含 6 个半胱氨酸免疫球蛋白样的结构域和黏蛋白域。KIM-1 胞内域相对较短,同时含有一个潜在的磷酸化位点,表明 KIM-1 可通过磷酸化酪氨酸残基进行信号转导而成为一个信号分子,它的胞外域能被金属基质蛋白酶裂解。KIM-1 有两种剪接异构体,一种在肝脏中,主要表现形式 KIM-1a,包含 334 个氨基酸,因其首先发现是在非洲绿猴中作为细胞表面受体与甲型肝炎病毒结合,也被称为甲型肝炎病毒细胞受体 1(HAVcr-1),另一种在肾脏中,主要表现形式 KIM-1b,包含 359 个氨基酸。两种异构体都有相同的细胞外域,但它们的细胞内域却不一样,肝脏的肾损伤分子 1a 细胞内域缺少酪氨酸激酶磷酸化区。第 1 个鉴定出来的 KIM-1 同源物是非洲绿猴甲型肝炎病毒细胞受体 1(hepatitis A virus cellular receptor-1,HAVcr-1)。随后两个人类的 KIM-1 同系物也被克隆出来,KIM-1a 即 HAVcr-1。在肝脏表达;KIM-1b 在肾脏中表达,即我们目前通常所指的 KIM-1。这两个基因在蛋白水平上除了胞质结构域不同外,其他完全一致。HAVcr-1 蛋白的胞质区缺乏蛋白酪氨酸激酶磷酸化位点。

遗传学和基因组学分析发现,KIM-1 基因属于 T 细胞免疫球蛋白黏蛋白(T cell immunoglobulin mucin,TIM)家族,此家族基因表达的蛋白均含有免疫球蛋白可变区样结构和黏蛋白样结构域。人类和小鼠均存在此类基因。第 1 个被克隆出来的 TIM 基因命名为 TIM-1 也就是 KIM-1,除了在肾脏(KIM-1b)及肝脏(HAVcr-1,KIM-1a)表达外,还低水平表达于 Th2 辅助细胞。小鼠 TIM 家族包括 8 个基因(TIM-1~8),定位于染色体 11B1.1。人类有 3 个基因(即 TIM-1、TIM-3 和 TIM-4),定位于染色体 5q33.2。TIM 家族基因定位区与哮喘、过敏及自身免疫病的易感性有关。

3. KIM-1 的生物学功能　迄今为止,KIM-1 的生物学功能尚未阐明,可能参与肾脏疾病的损伤及修复过程、对抗损伤性黏附与免疫反应过程。

(1) 参与肾脏疾病的损伤及修复过程:肾小管损伤及修复过程涉及近曲小管上皮细胞的极性丧失、去分化、凋亡和坏死,随后坏死的小管上皮细胞从基底膜脱落,形成管型,而幸存的去分化细胞则移行到裸露的基底膜,经过增殖、再分化,重建上皮细胞的极性和功能。原位杂交和免疫组化显示,KIM-1 表达于再生近曲小管含有溴脱氧尿苷(细胞增殖的标记物)的上皮细胞和含有弹性蛋白(细胞去分化的标记物)的上皮细胞,提示 KIM-1 的表达与上皮细胞的去分化和增殖有关,并借此参与小管上皮组织形态和功能完整性的恢复。但 KIM-1 的表达并非只参与肾修复过程,在某些情况下也导致肾损伤。在多囊性肾病的研究中发现,KIM-1 由上皮细胞极性的部分丧失诱导表达,引起周围间质细胞增殖,α-平滑肌肌动蛋白染色增强,肌纤维母细胞增多,说明 KIM-1 参与了多囊性肾病中肾间质纤维变性的形成,从而导致肾单位的进行性损害。

(2) 释放胞外区对抗损伤性黏附:已有报道,能表达 KIM-1 的细胞株可通过 KIM-1 蛋白近膜区的裂解向培养基释放 KIM-1 的可溶性成分。该成分为 KIM-1 的胞外功能区,其 Ig 域可与膜型 KIM-1 分子竞争性地结合整合素,使定位于基底膜顶部的整合素失活,从而避免脱落细胞之间以及脱落细胞与纤连蛋白之间的黏附,以减少管型形成和小管阻塞;而释放的黏蛋白域定位于小管腔面,能通过干扰细胞之间以及细胞与间质之间的相互作用,为再生、增殖的上皮细胞提供一个抗黏附的保护层。以上结果来自体外细胞培养,而可溶性 KIM-1 在体释放的生物学功能尚需在活体内进一步研究。

(3) 参与免疫反应过程:已知人类 *KIM-1* 基因定位区域为 5q33.2,此区也包含人类甲肝病毒受体-1(HAVcr-1)、*TIM* 家族的基因,与小鼠“T 细胞气道高反应表型基因座(Tapr)”同源。TIM 家族成员通过影响 T 细胞分化及巨噬细胞的活化,参与多种免疫反应过程。TIM-1 表达于 CD4 Th2 细胞,影响 Th2 细胞的细胞因子产生,另外,HAVcr-1(TIM-1 的同系物)可通过与甲肝病毒相互作用,抑制 Th2 细胞分化,从而减少哮喘的发病几率。TIM-3 表达于 Th1 细胞,能抑制巨噬细胞活化,下调自身免疫性反应,在免疫耐受中起重要作用。因此,KIM-1 也可能参与类似的免疫反应。但尚未发现在缺血肾或肾毒性损害后,KIM-1 表达于浸润细胞。

(二) KIM-1 的检测

尿 KIM-1 试剂盒测定均采用酶联免疫吸附法(ELISA)检测,实验方法严格按试剂盒说明书操作。

(三) KIM-1 的临床意义

1. KIM-1 在肾脏的表达　研究表明,KIM-1 mRNA 及蛋白在正常肾组织及胚胎肾组织中几乎不表达,而在多种急、慢性肾脏疾病动物模型及人类肾脏疾病中,表达量显著增高。表达部位主要位于病变受累的近端肾小管上皮细胞,肾小球和肾小管间质细胞中无 KIM-1 表达。缺血再灌注损伤及肾毒性药物引起的急性肾小管坏死病变时,KIM-1 主要表达于髓质外带 S3 段的近端肾小管上皮细胞腔侧面,有时会延伸至相邻细胞间及胞质内。KIM-1 阳性肾小管上皮细胞变扁平、扩张,充满大量管型和细胞碎片。同时 KIM-1 表达阳性的细胞还表达去分化标志物波形蛋白(vimentin)以及细胞增殖标志(BrdU 掺入),提示在缺血再灌注损伤及药物引起的急性肾小管损伤时,KIM-1 表达于再生的肾小管上皮。在尿蛋白引起的肾脏病、多囊肾大鼠模型及人类慢性肾脏病中,KIM-1 的表达除了在髓质外带外,皮质部的近端肾小管也有较多表达。KIM-1 阳性的肾小管扩张、细胞扁平,而完全萎缩的肾小管则不表达 KIM-1。同时 KIM-1 表达阳性的肾小管周围有较多炎性细胞浸润以及肌成纤维细胞标志物 α 平滑肌肌动蛋白(α-SMA)表达。

关于诱导 KIM-1 表达的因素及机制目前仍不明确,从已有的研究中推测,KIM-1 的表达可能与缺氧、蛋白尿、肾素血管紧张素系统激活及机械张力等病理生理状态有关。

2. KIM-1 与急性肾损伤　现在人们对 KIM-1 的功能还知之甚少。从 KIM-1 的结构来看,类似于黏附分子,因而推测其参与介导细胞与细胞间以及细胞与细胞外基质间的相互作用。有人推测在缺血再灌注肾损伤时,KIM-1 胞外段 Ig 样结构域结合 1 个或多个位于肾小管上皮细胞腔侧膜面的整合素,从而防止坏死肾小管上皮细胞及碎片之间相互黏连形成管型阻塞肾小管。因其胞质结构域含有酪氨酸激酶磷酸化位点,还可能有信号转导功能。然而关于 KIM-1 的配体、受体一直缺乏认识。

近年来的报道显示,在缺血再灌注损伤中存活的 KIM-1 阳性的近端肾小管上皮有吞噬凋亡细胞和细胞碎片现象,且其吞噬能力明显增强。随后证实,KIM-1 是磷脂酰丝氨酸受体,可识别凋亡细胞表达的磷脂酰丝氨酸发挥吞噬作用。同时 KIM-1 还能结合凋亡细胞上的氧化低密度脂蛋白(oxLDL),有与清道夫受体 B 相似的作用。KIM-1 识别磷脂酰丝氨酸的特点与 T 淋巴细胞免疫球蛋白黏蛋白家族其他成员(TIM-3、TIM4)识别磷脂酰丝氨酸一致。在体内大多数情况下,凋亡细胞由专职的单核巨噬细胞系统吞噬清除,而在急性肾损伤时,KIM-1 在肾小管上皮细胞的大量表达介导了后者对凋亡及坏死细胞的吞噬,从而使肾小管上皮细胞作为非专职吞噬细胞在急性组织损伤时发挥清道夫作用。大量研究证实,吞噬作用可以改变专职吞噬细胞的免疫状态,对于免疫及炎性反应具有重要的调节作用。例如,越来越多的证据显示单核巨噬细胞在吞噬凋亡细胞后呈现抗炎性反应表型,表现为分泌抗炎性因子如 IL-10 及 TGF-β1 增加,以及产生促炎性因子如 TNF-α 等减少。鉴于肾小管上皮细胞在表达 KIM-1 后具有强大的吞噬凋亡细胞现象,因此,推测肾小管上皮可能借此具有对自身和免疫细胞的双重调控作用。

最近的研究发现,KIM-1/TIM-1 是白细胞单免疫球蛋白样受体 5(leukocyte mono-immu-noglobulin-1ike receptor 5,LMIR5)/CD300 的生理性内源性配体。LMIR5 是 DAPI2 偶联活化的受体,主要表达于髓系来源的细胞上。LMIR5 与 KIM-1/TIM-1 结合的部位位于 KIM-1/TIM-1 的 IgG 样可变区磷脂酰丝氨酸结合的区域,但不影响 TIM-1 与磷脂酰丝氨酸的结合。两者结合也不影响 KIM-1/TIM-1 介导的吞噬凋亡细胞作用。其与 LMIR5 结合后可介导肥大细胞活化。LMIR5 缺陷小鼠在缺血再灌注肾损伤时,虽然 KIM-1/TIM-1 表达显著增加,但中性粒细胞浸润显著减少,急性期肾小管坏死和管型的形成均显著减轻。因而提示 TIM-1/KIM-1 与 LMIR5 之间的相互作用可能影响髓系来源细胞的免疫调节作用。

3. KIM-1 作为尿生物标志物在急性肾损伤诊断中的应用　目前普遍认为,急性肾损伤传统的血清学诊断标志物如肌酐(SCr)、血尿素氮(BUN)缺乏敏感性和特异性。KIM-1 是近年来研究最多的急性肾损伤诊断生物标志物之一。肾小管上皮细胞表达的 KIM-1 的胞外段在金属蛋白酶的作用下,能够脱落到细胞外,从而在尿液中检测出来。关于 KIM-1 脱落在肾脏疾病中的病理生理意义还不明确。但是,由于尿液中脱落的 KIM-1 胞外区水平与组织KIM-1 表达密切相关,从而反映近端肾小管的损伤,因此,尿 KIM-1 检测有望成为急性肾损伤诊断、病情活动及预后判断的重要生物标志物之一。在缺血再灌注肾损伤以及多种肾毒性药物引起的肾损伤动物模型中,尿液 KIM-1 水平的增高明显早于 SCr、BUN、尿 NAG 酶、尿糖等传统标志物,表明尿 KIM-1 是诊断 AKI 的早期敏感指标。Vaidya 等分别应用肾毒性药物、肝毒性药物及心脏毒性药物作用于大鼠,发现尿 KIM-1 水平对于药物性肾损伤的诊断比传统标志物(SCr、BUN、尿 NAG 酶)具有更好的敏感性和特异性。在病理改变轻微时(0~1级),尿 KIM-1 是唯一能够发现肾小管损伤的指标。

近年来的大量研究表明,在人类缺血性及毒性急性肾损伤时,尿 KIM-1 水平的升高明显早于 SCr,并且与尿 NAG 酶比较。亦具有更好的诊断敏感性。研究表明,尿 KIM-1 增高水平与 AKI 患者住院期间病死率及需要肾脏替代治疗的比例增加有关。此外,KIM-1 水平的增加在急性肾衰竭的病因诊断中也有意义。肾前性氮质血症患者尿 KIM-1 水平不升高。缺血性急性肾小管坏死患者尿 KIM-1 水平显著高于非缺血性因素引起的急性肾衰竭（如造影剂）和慢性肾衰竭患者。在血肌酐和 eGFR 水平相当的情况下，肾移植后因缺血引起的肾衰竭患者肾组织 KIM-1 表达高于急性细胞排斥反应引起的急性肾功能损伤。

4. KIM-1 与慢性肾脏病　迄今为止，KIM-1 在慢性肾脏病（CKD）中的研究相对较少。动物实验研究表明，在蛋白负荷肾病、多柔比星及嘌呤霉素引起的肾损伤、过表达肾素的 Ren-2 纯合子小鼠、多囊肾等引起的慢性肾脏病中，KIM-1 mRNA 及蛋白水平在肾组织中表达显著增加，且与肾间质单核巨噬细胞浸润及纤维化指标 α-SMA 在表达区域及程度上都密切相关。在多柔比星引起的肾损伤及过表达肾素的转基因小鼠的研究中发现，尿 KIM-1 的表达水平与肾组织 KIM-1 表达呈显著正相关，与病变程度一致。应用药物使尿蛋白减少或 RAS 水平下降，则组织中 KIM-1 表达水平减少，尿中 KIM-1 水平也相应下降，提示在慢性肾脏病中，尿 KIM-1 有可能成为监测肾脏病变严重程度的指标。

有研究者在 1 项横断面的研究中，纳入了 102 例不同病因的 CKD 患者，包括糖尿病肾病、局灶性节段性肾小球硬化症、高血压、肾损害、IgA 肾病、膜性肾病、微小病变、系膜增生性肾炎、狼疮肾炎、急性移植排斥、慢性移植肾病、Wegener 肉芽肿。其中除微小病变外，KIM-1 在所有的慢性肾脏病患者中均有不同程度的表达，主要位于纤维化区域扩张的近端肾小管上皮腔面膜侧，完全萎缩的肾小管则不表达。KIM-1 表达程度与肾小球系膜基质扩张、局灶肾小球硬化、肾小球巨噬细胞浸润数量以及肾间质纤维化和巨噬细胞浸润密切相关；与血肌酐正相关，与肌酐清除率和 eGFR 负相关，与尿蛋白量不相关。尿 KIM-1 与组织 KIM-1 表达相关，并且与肾小球和肾间质的巨噬细胞浸润相关。

最近有 2 项关于 IgA 肾病患者尿 KIM-1 水平的研究，其中 1 项纳入了 202 例 IgA 肾病患者，与正常健康人群及疾病对照组（包括膜性肾病、狼疮肾炎、ANCA 相关血管炎等）相比，IgA 肾病患者尿 KIM-1 水平均显著增高。尿 KIM-1 的水平与肾小管间质病变（包括肾间质炎细胞浸润和肾小管间质纤维化）严重程度显著相关，同时也与肾小球增生病变程度有关。部分患者肾小球增生病变突出但是小管间质病变轻微，尿 KIM-1 的水平也显著增加，提示尿 KIM-1 可能反映肾小管早期损伤。此外，尿 KIM-1 的水平还与尿蛋白量正相关。生存曲线分析表明，在其中随访超过 12 个月的 107 例患者中，以第 95 个百分位点的尿 KIM-1 水平作为 cutoff 值（4.17ng/mg Cr），尿 KIM-1 的增高与肾脏病的不良预后有关。结果提示尿 KIM-1 可能对肾功能的进展有预测作用，但是需要多因素分析。

另 1 项研究来自荷兰，该研究纳入了 65 例 IgA 肾病患者，中位数尿蛋白水平超过 2g/d，血肌酐水平 142μmol/L。随访超过 12 个月，尿 KIM-1 水平与血肌酐、基线 24 小时尿蛋白量及 eGFR 水平呈正相关。以牛津评分评价病理改变，尿 KIM-1 与系膜增生、内皮细胞增生、肾小球硬化及肾小管间质纤维化程度均无显著相关。单因素分析，尿 KIM-1、NGAL、α_1 微球蛋白、β2 微球蛋白、IgG 排泄、尿蛋白排泄、血肌酐及 eGFR 均与 ESRD 不良预后有关。但是多因素 Cox 回归分析表明，只有尿 KIM-1 水平、基线血肌酐是 ESRD 的独立危险因素，免疫抑制治疗为 ESRD 的保护性因素。因而作者提出尿 KIM-1 水平是 IgA 肾病预后不良的独立危险因素。但此研究样本量较小，患者病情较重，有 19 例患者应用免疫抑制剂，而这些患者的尿 KIM-1 水平与未应用免疫抑制剂者相比，尿 KIM-1 水平显著增高，但是免疫制剂在本研究中又是一个保护性因素，不能除外免疫抑制剂的应用是混杂因素，因而还需进一步大样本的研究证实。

此外在 1 型糖尿病伴蛋白尿和非糖尿病蛋白尿的患者中,尿 KIM-1 的水平与尿蛋白量正相关,应用药物或限制钠盐摄入等方法减少尿蛋白排泄,则尿 KIM-1 水平也下降,提示尿 KIM-1 的升高反映了早期肾小管损伤。综上所述,在多种动物模型及人类慢性肾脏疾病中,肾组织中肾小管上皮细胞 KIM-1 表达增加,并且与肾小管间质的炎性浸润和纤维化有关系,而尿 KIM-1 水平有可能作为疾病慢性化进展的预测指标。然而,KIM-1 在慢性肾脏病表达的病理生理意义缺乏研究。

5. KIM-1 在肾移植中的应用　KIM-1 在肾移植患者中主要是探讨 KIM-1 是否可以作为移植物功能延迟、慢性移植肾失功以及移植排斥反应的预测指标等。目前研究的结果不尽相同。

有 1 项研究将肾移植后常规肾活检的患者分为无明显病变、急性肾小管损伤和急性轻微细胞排斥 3 组。肾组织中的 KIM-1 表达能敏感地反映当时肾小管上皮细胞损伤,与血肌酐、eGFR 相关。但是不能预测肾活检后 6 个月、12 个月、18 个月的肾功能。急性肾小管损伤组 KIM-1 表达最高,但 18 个月后反而肾功能恢复较急性轻微排斥组好。分析原因推测 KIM-1 表达高反映了肾小管能够对损伤有足够的反应能力,急性病变是可逆的;而较低 KIM-1 可能反映了慢性化不能恢复。

另有 1 项研究测定了 85 例肾移植前供肾组织 KIM-1 蛋白及 mRNA 水平,可反映供肾当时 eGFR 的下降及肾间质纤维化的程度,但是与移植、肾功能恢复延迟无关。而在又 1 项研究中,20 例脑死亡后的供肾患者与活体供肾患者相比肾组织 KIM-1 mRNA 及尿 KIM-1 水平都显著增高,多元回归分析,脑死亡患者尿 KIM-1 的水平能够预测肾移植后 14 天及 1 年的血肌酐水平,即尿 KIM-1 水平越高,肾移植患者的血肌酐也越高。认为尿 KIM-1 水平是一个有前途的预测肾移植功能的生物标志物。

此外,有报道认为尿 KIM-1 水平在慢性移植肾失功中有预测价值。在 145 例患者中,肾移植后中位数时间 6 年(四分位差 2.5~12 年)测定 24 小时尿 KIM-1 排泄水平,并将 KIM-1 水平由低到高分 3 等分,平均随访 4 年。KIM-1 由低到高的 3 组患者中,分别有 6.3%、22.4% 和 35.4% 的患者发生了慢性移植肾失功。Cox 回归分析表明尿 KIM-1 水平是不依赖于尿蛋白、肌酐清除率及供肾年龄之外的独立危险因素。

6. KIM-1 与肾脏肿瘤　KIM-1 在人类肾脏肿瘤组织和尿中表达显著增高,尤其是透明细胞癌和乳头状癌患者。尿 KIM-1 水平对于诊断肾脏透明细胞癌敏感性为 82%、特异性为 90%。肿瘤切除后则尿 KIM-1 迅速下降至正常水平,若 KIM-1 不降,则提示对侧肾脏可能存在肿瘤或有近端肾小管损伤的病变。另 1 组研究表明,在 480 例肾脏及非肾脏肿瘤患者中,KIM-1 在肾脏透明细胞癌、转移性肾脏透明细胞癌、乳头状肾细胞癌、卵巢透明细胞癌中阳性率超过 70%,而肾脏嫌色细胞癌、嗜酸性粒细胞瘤中无表达。子宫透明细胞癌中只有 33% 的患者有局灶微弱的表达,而卵巢透明细胞癌中,75% 的患者表达阳性,其中一半的患者为弥漫性强阳性。提示 KIM-1 表达在透明细胞癌的诊断中有特异性。其作为一个相对敏感和特异的指标可应用于诊断乳头状肾细胞癌、透明细胞癌及转移性透明细胞癌,将肾脏透明细胞癌与嫌色细胞癌及嗜酸性粒细胞瘤区别开来外,还能够识别卵巢透明细胞癌。

肾小管上皮细胞出现 KIM-1 的表达以及尿 KIM-1 水平升高,反映急慢性各种原发及继发性肾小管损伤。尿 KIM-1 作为肾小管损伤的生物标志物具有广泛的应用前景。KIM-1 作为磷脂酰丝氨酸和氧化-LDL 的受体,介导了肾小管上皮细胞对凋亡细胞的吞噬,在急性肾损伤发挥"清道夫"作用,并有可能参与调节局部免疫反应。然而,在 CKD 中 KIM-1 表达的病理生理学意义不明,需要开展大量的研究加以阐明。

十三、尿白介素 18

(一) IL-18 结构及生物学特性

1. **IL-18 的来源**　IL-18 首先是在脂多糖致内毒素休克模型的小鼠肝脏获得的,由于它有强大的诱导产生 γ 干扰素的能力,被命名为 γ 干扰素诱导因子。其结构与 IL-1 有一定的相似性,认为该因子可能是 IL-1 家族的成员,将其称为 IL-1γ。早期认为 IL-18 主要由活化的单核-巨噬细胞产生,属于单核因子,后来的研究发现在其他组织中也有广泛表达,部分组织在生理情况下也可结构性表达 IL-18,如小肠上皮、肝、脾脏、神经胶质细胞及星形细胞、肾上腺皮质、皮肤角质形成细胞等。

2. **IL-18 的结构**　小鼠的 IL-18 前体多肽有 192 个氨基酸残基,含一个 35 个氨基酸残基的引导序列,人类的 IL-18 前体多肽有 193 个氨基酸残基,含一个 36 个氨基酸残基的引导序列。成熟的 IL-18 有 157 个氨基酸残基,分子量约 18.3kD。目前认为人 *IL-18* 基因位于 11 号染色体长臂上。IL-18 前体没有生物活性,必须在 IL-1β 转化酶的催化下水解去除前导 Asp-X 结构才能活化。成熟的 IL-18 通过与 IL-18 受体复合物起作用,该受体复合物属于 IL-1 受体家族成员。

3. **IL-18 受体及信号传递**　许多脏器和细胞中都可以检测到 IL-18 mRNA,在神经垂体也可检测到,提示 IL-18 可能作为一种神经免疫调节剂起作用。IL-18 的受体复合物由两部分组成,一部分为结合部分,称之为 IL-18Rα 亚基,另一部分为信号传递链,称为 IL-18Rβ 亚基。一般认为 IL-18 是通过兴奋白细胞介素-18 受体,聚集 IL-1 相关激酶及肿瘤坏死因子相关因子-6,然后使 NF-κB 磷酸化而起作用。

4. **IL-18 的生物活性**

(1) 刺激免疫细胞分泌干扰素及其他多种细胞因子:IL-18 能诱导细胞产生 IFN-γ 是其重要的生物学作用。Ahn 等发现 IL-18 和 IL-12 有协同诱生 IFN-γ 的作用,原因是 IL-12 可促进 IL-18 受体的表达,而只有在其受体表达后 IL-18 才有诱导 IFN-γ 产生的生物学作用。此外,IL-18 和 IL-12 可能有共同的胞内信号通道,尤其是在影响 *IFN-γ* 基因 mRNA 转录这一水平上。有研究发现抗 CD3 单抗存在时,重组小鼠 IL-18 明显刺激已分化的 Th1 细胞产生 IFN-γ,所诱生的 IFN-γ 量远较 IL-12 诱导的高,培养液中加入鼠抗 IL-12 中和抗体,对 IL-18 诱生 IFN-γ 的作用无抑制效应,加入抗 IL-18 抗体也不抑制 IL-12 的 IFN-γ 诱导效应,提示 IL-18 的生物学活性并不依赖 IL-12,这两种细胞彼此独立发挥作用。IL-18 还可以促进 TNF-α、IL-1β、IL-2、IL-6、GM-CSF 的基因表达,加速炎症反应。

(2) 促进 T 细胞增殖:重组人 IL-18 对 T 细胞具有促增生作用,这种作用可被 IL-2 抗体抑制,说明 IL-18 对 T 细胞的促增生作用是由 IL-2 介导的。在 IL-12 和(或)PHA 的刺激下,CD4$^+$、CD8$^+$、CD56$^+$、CD19$^+$ 细胞都有 IL-18 受体的表达,说明 IL-18 能够促使 Th1 细胞的增殖,在增强 Th1 免疫应答上起极其重要的调节作用。它促使 Th1 细胞增殖,但不能像 IL-12 一样使 Th0 细胞向 Th1 方向分化。对于 IL-18 能否促进 Th2 细胞增殖有不同结论,以前认为 IL-18 不能刺激 Th2,因为用 IL-18 能诱导 Th1 克隆核因子 NF-κB 的转位,而在 Th2 不能转位。近来已发现:自然 CD4$^+$T 细胞在 IL-2 和 IL-18 存在的条件下可产生适量的 IL-4;在有抗原时 IL-4 的产量会大大增加。但加入抗 IL-4 后产生 IL-4 的量极少,而产生大量的 IFN-γ。用抗 CD3 刺激自然 CD4$^+$T 细胞,也可得到相同的结果。上述研究表明:IL-18 是以一种 IL-4

依赖的方式诱导 Th2 细胞。IL-18 对 Th1 和 Th2 的影响与时间、作用对象以及来源等因素有关。联合应用 IL-18 和 IL-12 诱导抗 CD40 活化的 B 细胞也能产生 IFN-γ,进而抑制 IL-4 依赖的 IgE 和 IgG 的产生,促进 IgG-α 生成,但并不影响 B 细胞的增殖反应。

（3）增强 NK 和 Th1 细胞的细胞毒性作用:在体外实验中,IL-18 可以增强外周血和脾脏天然杀伤细胞的活性,明显增强 NK 细胞的细胞毒作用,且呈剂量依赖性。Son 等研究 IL-18 对 NK 细胞的体外作用,发现有 IL-2 存在时,不但可以诱导 NK 细胞分泌大量 IFN-γ,而且还能增强 NK 细胞的细胞毒活性,并能促进其增殖。鼠 IL-18 可以选择性激活 FasL 介导的鼠 Th1 细胞。发现 IL-18 单独作用即可增加 Th1 细胞的细胞毒效应,与抗 CD3 单抗共同作用时,作用被放大。但同样的试验在 Th0 和 Th2 中没有观察到细胞毒效应。说明 Th1 细胞的细胞毒效应是通过 Fas 而进行的,IL-18 可以直接增强 FasL 介导的 Th1 细胞毒效应。

（二）尿 IL-18 的检测

观察对象留取 24 小时内尿液 5ml,置于-80℃冰箱冻存,1 个月内测定尿 IL-18。采用 ELISA 法测定每个标本中的 IL-18 含量。为消除尿流量(率)的不同对观察结果的影响,将尿 IL-18 浓度(pg/m1)同时用尿 IL-18/尿肌酐(pg/mg · UCr)计算,文献报道,两者趋势一致。

（三）IL-18 与相关疾病

IL-18 在免疫反应中起着关键作用。在诸多因子的精细调节作用下,IL-18 的水平始终保持动态平衡。但在异常情况下,IL-18 的升高可带来负面影响,不仅可以加重疾病和引起组织损害,甚至还可诱发疾病产生。

1. IL-18 与自身免疫性疾病　辅助性 T 细胞(helper T cell,Th)Th1 和 Th2 的平衡与自身免疫疾病相关。IL-18 对 Th1 型和 Th2 型反应有作用,对 T 细胞和 NK 细胞来说,主要是 Th1 型反应,而对 Th2 型反应则起抑制作用。在一般情况下 IL-18 对 Th2 型因子有抑制作用,可使 IL-4、IL-5、IL-10、IL-13 和趋化因子下降。IL-18 能诱导 Th1 克隆中的核转录因子(nuclear factor-κB,NF-κB)转位,而对 Th2 却无此作用。Th2 细胞因子不能产生 IFN-γ,可能是因为 Th2 克隆不能表达 IL-18Ra 的 mRNA。但在各种不同疾病中,IL-18 对 Th1 和 Th2 的作用会发生变化。这可能与其在不同的时间、作用对象不同以及来源不同等因素有关。IL-18 的主要生物学作用是诱生 IFN-γ 及 FasL 表达,在一些疾病模型中,FasL 介导的 T 细胞死亡可加剧自身免疫性疾病。

近年来认为,IL-18 在小鼠自身免疫性糖尿病的发病机制中发挥作用。①IL-18 基因是非肥胖性糖尿病(nonobese diabetic,NOD)的易感基因之一,小鼠的 IL-18 基因定位于 9 号染色体 Idd2 间隔内。在 NOD 中,IL-18 的活性又与 IL-18 基因启动子的多态性有关,IL-18 基因-137 和-607 位点的序列不同可影响 IL-18 的分泌,从而影响疾病的发生。②研究发现 IL-18 使 FasL 表达增加,NF-κB 被激活,而 IFN-γ 可诱导 β 细胞死亡。在 NOD 小鼠体内,IL-18 可使 Th2 依赖性胰腺炎发展为 Th1 破坏性为主的胰岛内胰腺炎。另外,IL-18 转录物的表达与胰岛炎症同时发生,表达 IL-4 的细胞均匀分布在炎症浸润区周围,这些都表明在 NOD 小鼠中 Th1 型应答的发生与局部 IL-18 的分泌有明确联系。但是在有 NOD 倾向的雌性非肥胖小鼠的实验中,如果每天给予 IL-18 预处理,由于影响了 Th1/Th2 的平衡,又可抑制糖尿病的发生。这可能与 IL-18 来源不同,在不同时间会有不同作用方式有关。用 IL-18 处理的小鼠,胰岛内炎症浸润呈现低水平,而且 Th2 型胰腺炎向 Th1 型胰腺炎转化过程受到抑制,也没有诱导一氧化氮合酶(破坏性胰岛炎的标志)mRNA 的上调,以及先天免疫系统分泌的 Th1 型诱导因子减少。此外发现,IL-12、IL-18 的 mRNA 表达同时呈现低水平,表明如果在培养的胰岛细胞中加入 IL-18,外源性 IL-18 能抑制 1 型糖尿病的发生。而且还发现在胰岛 β 细胞上并无 IL-18 受体表达,故 IL-18 不是在胰岛细胞上发挥作用,而可能是通过影响胰岛炎症时的 Th1/Th2 平衡来抑制 NOD 小鼠自身免疫性糖尿病的发生。③还有学者发现,高糖血症可通过氧化机制使 IL-18 水平急剧升高,从而加重免疫激活反应。因此 IL-18 与糖尿病的发病机制密切相关。

IL-18 参与了类风湿关节炎的发病机制。IL-18 通过诱导前列腺素 E_2 的生成,刺激关节软骨细胞产生 NO 合酶,诱导 IL-6 等的表达,氨基葡萄糖释放增加,使关节软骨病变恶化。另一方面,IL-18 在 IL-12、IL-15 的协同下可诱导生成 IFN-γ、GM-CSF、NO 等,并诱导 CD14$^+$巨噬细胞合成 TNF-α。TNF-α 反过来又促进 IL-18 的合成,从而形成正反馈,加重反应。

在肠道克罗恩病中,巨噬细胞和肠上皮细胞产生的 IL-18 可以使肠黏膜 Th1 细胞激活,从而促使疾病加重,产生增生反应,并使 IFN-γ、IL-2Rα 表达增高。IL-18 在 IL-12 协同下可以促进此反应,但可被抗 IL-2 及抗 IL-2Rα 单克隆抗体抑制。IL-18 在 IL-12 的协同下诱导 T 细胞增殖。可见 IL-18 参与了该病的发展。

IL-18 与自身免疫性甲状腺疾病有密切关系。甲状腺细胞中有 *IL-18* 基因表达。鼠的甲状腺 FRTL-5 细胞的 IL-18 mRNA 表达是由促甲状腺激素(thyroid-stimulating hormone,TSH)介导的。用抗甲状腺药甲硫咪唑可抑制 TSH 产生的 *IL-18* 基因表达。在人的自身免疫性甲状腺疾病中,滤泡细胞可表达 IL-18;特别是在桥本甲状腺炎中,IL-18 的表达非常弥散,与淋巴细胞的浸润有密切相关性。同时,在表达 IL-18 的滤泡细胞中还发现有 FasL 和组织相容性白细胞抗原的表达。

IL-18 在自身免疫性脱髓鞘疾病中也起一定作用。半胱天冬酶 1(caspase-1)能调节细胞 IL-18 和 IL-1β。自身免疫性脑脊髓炎动物模型证明,caspase-1 在免疫介导的炎症早期起重要作用。少突胶质细胞髓磷脂糖蛋白是多发性硬化疾病中的自身抗原。实验显示,在 IL-18 缺陷鼠中不能产生 Th1 和自身抗原-抗体反应,也不发生自身免疫性脑脊髓炎。IL-18 可加重野生型鼠患自身免疫性脑脊髓炎的程度,并恢复 IL-18 缺陷鼠产生 Th1 反应的能力。但在有 NK 细胞缺陷的鼠中,IL-18 不能恢复这种能力。上述事实表明,IL-18 促进的细胞反应依赖于 NK 细胞的作用。如果给 NK 细胞缺陷鼠移入 NK 细胞,可恢复 IL-18 缺陷鼠的 Th1 反应,以及 IL-18 缺陷鼠对自身免疫性脑脊髓炎的易感性。IL-18 是通过 NK 细胞的作用产生 IFN-γ,使自身免疫性脱髓鞘疾病加重。

此外,IL-18 还与重症肌无力有关。重症肌无力患者血清中 IFN-γ 和 IL-18 含量均升高,若使用 IL-18 可加重患者症状。

2. IL-18 与狼疮肾炎(lupus nephritis,LN)的关系 LN 患者血浆中多种细胞因子水平升高,包括 Th1 类细胞因子,如 IFN-γ、IL-18、IL-12、IL-2,Th2 类细胞因子,如 IL-10、IL-6、IL-13 以及 TNF-α 等致炎因子。各种细胞因子的水平随疾病发展的不同阶段及临床表现的不同而变化,Th1 类细胞因子与系统性红斑狼疮性肾损害的关系比较密切。ELISA 及免疫组化等方法发现 MRL-Fas(1pr)小鼠血浆及肾组织中的 IL-18 表达明显增加,且与疾病的活动性成正相关。正常小鼠肾组织中仅在肾小球有极少量的 IL-18 表达,而在 MRL-Fas(1pr)小鼠的肾小球内皮细胞、上皮细胞、系膜细胞及肾小管上皮细胞中均可测到大量的 IL-18 表达。在系统性红斑狼疮(systemic lupus erythematosus,SLE)患者中也得到类似的结果,患者血浆中 IL-18 的水平较正常者明显升高,且与尿微量白蛋白成正相关。LN 患者与 SLE 不伴肾损害患者的 IL-18 水平有显著差异,进一步表明 IL-18 与 LN 病变的关系密切。IL-18 的水平与肌酐清除率和血清补体水平成负相关。外源性 IL-18 与 IL-12 作用能引起强烈的 Th1 细胞反应，抑制 Th2 类细胞因子 IL-10 的产生，并可通过促进 NO 合酶的表达，增加 NO 的产生，从而介导肾小球肾炎和血管炎，促进肾病的发展。IL-18 与 NO 的浓度成正相关，而 NO 的浓度同时与血肌酐水平及尿素水平正相关。LN 患者的血浆 IL-18 水平及外周单核淋巴细胞中的 IL-18 mRNA 表达量均显著增加，且与肾病理活动指数和肾间质损害程度成等级相关。LN 患者体内 IL-18 水平增高且与 ANA，ds-DNA 等抗体水平呈正相关。LN 患者的 IL-18 水平与系统性红斑狼疮病活动指数（SLEDAI）明显相关，经激素及细胞毒药物治疗活动性降低后因子水平亦下降。在静止期时虽然仍可测到 IL-18 水平较高，但随着疾病缓解期的延长，IL-18 及 IL-12 等因子的水平逐渐正常，说明体内的免疫状态也渐渐趋于正常化。国内刘华锋等用免疫组化和原位杂交技术测得 LN 患者局部肾组织中的 IL-18 mRNA 及蛋白表达量均较正常肾组织明显升高，且与肾脏病理活动指数（AI）及尿 IL-18 呈正相关。

　　不同的是，也有研究发现 IL-18 水平虽然升高，但疾病活动期及静止期之间并无显著差别。而 ANA（+）者较 ANA（-）者 IL-18 水平增高，表皮真皮间有免疫复合物沉积者较无沉积者增高。这说明 IL-18 与狼疮患者体内多种自身抗体的生成有关。IFN-γ 能诱发狼疮鼠的发病和肾脏免疫复合物的沉积，而抗 IFN-γ 能缓解狼疮鼠的病情，改善肾脏病理及预后。用 IFN-γ 治疗不伴自身免疫性疾病的患者会出现抗 ANA 抗体和抗 ds-DNA 抗体，甚至出现 SLE 综合征，故认为 SLE 患者血浆中 IFN-γ 水平较正常者明显升高，LN 患者较没有肾损害者更明显。IL-18 是 IFN-γ 最强有力的诱生因子，它与 IL-12 共同应用有协同刺激作用，能通过激活结合蛋白介导的途径增加 IFN-γ 的分泌，但 IFN-γ 的产生并不依赖于 IL-18，IFN-γ 可能是活化单核巨噬细胞分泌 IL-18 等因子的启动信号，IL-18 又通过正反馈通路刺激 Th1 细胞大量产生 IFN-γ，促成自身免疫性疾病的产生。细胞凋亡的紊乱在 LN 的发病和病变进展中起重要作用，IL-18 可选择性的激活 FasL 介导的 Th1 细胞的细胞毒效应，与 T 细胞及 B 细胞的凋亡密切相关。sFas 是凋亡的抑制因子。狼疮肾炎患者外周血中 T 细胞过度表达 Fas mRNA，sFas 的水平也增高，sFas 与 FasL 结合，干扰了 Fas 介导的凋亡过程，使得体内的自身反应性细胞与激活的淋巴细胞增多，促进 LN 的病变进展。

　　3. IL-18 与变态反应性疾病　急性移植物抗宿主病是由 CD8+ 细胞和 IL-18 激活细胞毒性 T 淋巴细胞（cytotoxic T lymphocytes，CTL）引起的。正常情况下只有少量 CD4+ 细胞表达 IL-18Rα，而 CD8+ 细胞表达 IL-18Rα 相对较多。在骨髓移植中两者表达 IL-18Rα 均升高。CD8+ 细胞的 IL-18Rα/β 的 mRNA 上调。IL-18、IL-18R 与受移植者体内 IFN-γ 表达相关。可以通过操纵 IL-18、IL-18R 来实现对 IFN-γ 分泌的精细调节，从而控制急性移植物抗宿主病。也已证明，如果用 IL-18 预处理供体所提供的组织或给予被移植体，可通过信号转导途径激活信号转导和转录活化因子 6 减少供体 T 细胞产生 IFN-γ 和 IL-4，从而抑制急性移植物抗宿主病。研究发现，在体外用 IL-12 诱导 IFN-γ 可明显抑制鼠慢性移植物抗宿主病中的 Igκ、IgM、IgG1 的产生。但在脾纯净 B 细胞中，IL-12 的作用较小，而 IL-18 对其则无作用。当 IL-12 和 IL-18 共同作用后，对 Ig 合成产生强抑制作用。另一方面，IL-12 协助 IL-18 诱导 T 细胞和 B 细胞表现型的改变，IL-12 是通过上调 IL-18Rβ 链的表达来引起改变的。

　　在过敏性炎症的效应细胞、肥大细胞和嗜碱性粒细胞中加入 IL-3 培养 10 天，可表达 IL-18Rα 链。嗜碱性粒细胞在 IL-13 和 IL-18 共同作用下，可产生 IL-4 和 IL-13。单独用 IL-18 可刺激嗜碱性粒细胞产生 IL-4，参与过敏反应。在体内，IL-18 与 IL-12 合用则产生抗过敏反应，抑制 IL-4 的生成。被蠕虫感染的小鼠于注射 IL-12 和 IL-18 后，IgE 的生成以及嗜碱性粒细胞受 IL-3 和 IL-18 刺激而产生 IL-4、IL-13 的作用均被抑制。在自发性特异性皮炎患者中，IL-18 和 caspase-1 超表达，刺激 T 细胞和肥大细胞释放 Th2 因子和组胺，产生损害。但此过程不依赖于 STAT6 和 IgE。在变态反应性鼻炎患者中有 IL-18 水平增高，其中季节性变态反应性鼻炎患者的 IL-18 升高持续到该季节之后，而持续性变态反应性鼻炎患者的 IL-18 会有高水平的持续表达。

IL-18 在哮喘的发病机制中起重要作用。Th1 型细胞因子有 IFN-γ、IL-2、IL-18、TNF-α，而 Th2 型因子有 IL-4、IL-5、IL-10、IL-13。通常 Th1 和 Th2 型反应是相互拮抗的，IL-18 抑制 Th2 型因子的产生。但在人哮喘的早期，Th1 和 Th2 型细胞因子常起协同作用。IL-18 能诱导促进过敏反应的发生。CD4$^+$T 细胞可能通过 Th1 和 Th2 反应参与变应性哮喘的发病机制。在哮喘的发病机制中 Th2 型细胞因子（IL-4、IL-5、IL-9、IL-13）调节嗜酸性粒细胞增多、柱状细胞生长、IgE 和黏液产生。在野生性过敏性哮喘的小鼠模型中，小鼠肺内加入 IL-18 和北美豚草，发现黏液分泌增加，支气管肺泡灌洗液中的嗜酸性粒细胞的数量增加（IL-18 可诱导一种嗜酸性粒细胞趋化因子，即 Eotaxin）。Th2 型细胞因子增多，IgE 分泌增加。也有研究发现在变应性哮喘中，如果用 IL-12 和 IL-18 联合治疗，可以抑制 Th2 型反应（单独治疗无效）。在哮喘反应模型中，若从腹腔给予 IL-18 可抑制哮喘反应模型中的变态反应，这可能与下调支气管肺泡腔及肺组织中的 IL-4 有关。以上研究表明不同时间、不同环境、不同部位 IL-18 可产生不同的作用。

4. IL-18 与糖尿病　一项横断面研究结果显示，2 型糖尿病（T2DM）患者血 IL-18 水平升高；另一项前瞻性队列研究结果显示，IL-18 水平的升高可作为 T2DM 病情发展的预测；同时发现 IL-18 的基因多态性与血浆中 IL-18 的水平有关；初发 T2DM 患者外周血 IL-18 水平明显升高，可能与胰岛素抵抗（IR）存在相关性，IL-18 水平升高者 IR 逐渐加重，IL-18 水平与胰岛素抵抗指数（HOMA-IR）呈正相关，多元逐步回归分析显示 IL-18 是 HOMA-IR 的独立危险因素。在肥胖大鼠实验中发现，在 IR 早期，脂肪组织中巨噬细胞浸润前有 T 淋巴细胞浸入；有学者对 T2DM 患者的研究亦有相同报道：腰围与脂肪组织中干扰素-g（interferon-g，IFN-g）的表达有明显相关性，提示 Th1 细胞在 IR 中起作用。而且，另一项研究结果显示，肥胖小鼠脂肪组织中 Th1 细胞的极性清除与 IR 相关，并可被免疫治疗逆转。IL-18 增强 Th1 细胞极化与 IL-12 有协同作用；T2DM 患者与实验性高血糖者的血中 IL-12 水平分析显示其升高。由此 IL-18 在高血糖的前炎症反应环境中可激发 Th1 活性和 IFN-g 的产生，提示 IL-18 可能参与了 IR 的发生。以上研究均提示 IL-18 在 IR 及 T2DM 的发生、发展中可能起到中心介质的作用，并可作为 IR 及 T2DM 发生、病情变化及预后的一个预测指标。

（1）糖尿病肾病：低度炎症反应（微炎症反应）可发生于糖尿病患者，有研究显示 IL-18 可促进 T2DM 的糖尿病肾病等微血管病变的发展。IFN-γ 可诱导人肾小球系膜细胞功能性细胞因子受体的表达；且 IL-18 可上调细胞间黏附分子-1（ICAM-1）及内皮细胞的凋亡，提示炎症反应可促进糖尿病肾病的发展。IL-18 可促进近曲小管上皮细胞转分化，可通过 NF-κB 胞内信号转导途径诱导近端肾小管上皮细胞转分化。在对糖尿病肾病患者 IL-18 表达评估的研究中发现，糖尿病肾病患者肾小管内皮细胞 IL-18 过表达，可能通过转化生长因子-B 激活 MAPK 途径的机制。在肾损伤中可见渗入肾小球的巨噬细胞活化和 IL-18 的产生，表明 IL-18 还可通过巨噬细胞的渗入和活化的途径加重肾小球的损伤。可见，IL-18 通过巨噬细胞介导 IL-18 的作用参与了糖尿病肾病的发展。肾小管间质损伤的指标之一尿 β2 微球蛋白的排泄量亦与 IL-18 有明确相关，提示糖尿病肾病患者 IL-18 的升高可引起小管间质的损伤。总之，上述研究均表明 T2DM 患者血、尿 IL-18 水平升高与糖尿病肾病密切相关；IL-18 水平可作为糖尿病肾病进展的预测因子。

（2）糖尿病视网膜病变：有学者在对 T2DM 早期眼病患者的研究中发现，促进血管新生因子活性与血管内皮生长因子、血 IL-18 水平密切相关。同时，T2DM 患者较同等对照组有更高水平的血 IL-18，并可引起更强的血管增生反应，实验组及对照组血中给予抗 IL-18 抗体中和后均可在一定程度上减轻新生血管反应。IL-18 的抗血管增生作用可能与 IFN-γ 的诱导相关，而被转化生长因子-β1（transforming growth factor-β1，TGF-β1）阻碍。有研究显示，IL-18 同时也是活化的小神经胶质细胞分泌的因子，在增生性视网膜病变患者的血及玻璃体中 IL-18 均高于对照组。同时 IL-18 与其受体结合后可通过激活 JNK 和 MAPKp38 而激活内源性及外源性凋亡信号传导途径。以上研究均表明糖尿病视网膜病变患者 IL-18 表达上调。

（3）糖尿病心血管疾病：动脉粥样硬化是一个慢性炎症过程，由 T 淋巴细胞、单核细胞和巨噬细胞介导的血管内皮细胞的免疫防御反应。细胞因子作为免疫炎症反应的递质，协调细胞间的相互作用，在动脉粥样硬化中起重要作用。有研究表明 IL-18 具有潜在致炎作用，可通过释放 INF-γ，促进炎症反应致动脉粥样硬化。IL-18 还可导致其他前炎症因子的产生，促进内皮细胞凋亡，细胞间黏附分子的上调，高同型半胱氨酸血症、血管细胞黏附分子-1（VCAM-1）和 IL-1β 的产生；ICAM-1、VCAM-1 和 IL-1 都与心脏功能障碍的发生有关。近期的研究显示：T2DM 患者血 IL-18 水平与颈动脉中膜厚度、肱踝脉搏波速（baPWV）明显相关。多项研究报道表明，颈动脉中膜厚度、baPWV 可作为 T2DM 患者动脉粥样硬化评估的有用指标。血管粥样硬化斑块中有 IL-18、IL-18Rα 和 IL-18Rβ 的表达，且斑块处血管内皮细胞及平滑肌细胞上有功能性的 IL-18R 表达，而 IL-18 可刺激内皮细胞及平滑肌细胞 INF-γ 的产生，而在没有粥样硬化的血管中未检测到 IL-18 的表达。因此，IL-18 在糖尿病动脉粥样硬化的形成过程中有重要作用。

5. IL-18 与其他疾病　正常情况下中枢神经系统也有 IL-18 的表达。IL-18 可通过下丘脑-垂体-肾上腺内分泌轴参与应激反应。当精神紧张时，在松果体缰连合中部和室管膜细胞可发现 IL-18 分泌明显上升，其机制还有待进一步研究。在抑郁症和精神失常的患者中，血清 IL-18 的含量较正常对照显著增加，推测 IL-18 有可能作为前炎性因子参与了精神失常的发病，表明 IL-18 可能与精神疾病的发病机制有关。

在许多疾病中，IL-18 都扮演了重要角色。IL-18 可提高机体的免疫力，但过度反应则会对机体自身带来伤害，加重炎症反应、加重损害。如 IL-18 激活 TNF-α、FasL 可导致肝损伤发生。肝脏损伤中，IL-18 和 IL-12 及 TNF-α 协同产生大量的 IFN-γ，从而加重肝脏损害。IL-18 除能诱导产生 IFN-γ 外，还能使 T 细胞和 NK 细胞的 FasL 的表达上调。采用脂多糖（lipopolysaccharide，LPS）刺激产生 Balb/c 裸鼠肝损伤的试验中发现，于刺激后 IL-12 mRNA 升高，随之出现 IFN-γ 及 FasL 的 mRNA，最后 TNF-α 增高。在外伤性颅脑损伤中，IL-18 可使病情恶化，其作用又可被 IL-18 结合蛋白（IL-18 binding protein，IL-18BP）抑制。在慢性胃炎中，IL-18 会加重损害。但是值得注意的是，无论 IL-18 浓度的高、低均可上调某些细胞的 FasL 表达，不仅是上调淋巴细胞，也可上调一些肿瘤细胞的 FasL 表达。因此，IL-18 和细胞因子在大量激活肿瘤组织中的 T 细胞、杀伤肿瘤细胞的同时，也上调肿瘤细胞的 FasL 表达，因此有增加肿瘤细胞逃避机体免疫监视的作用。

十四、尿肝型脂肪酸结合蛋白

（一）肝型脂肪酸结合蛋白结构及理化性质

1. 肝型脂肪酸结合蛋白基因结构　虽然不同种属的肝型脂肪酸结合蛋白（L-fatty acid binding protein，L-FABP）基因定位不同，但其结构高度保守，由 4 个外显子和 3 个内含子组成，人源 L-FABP 位于 2p11。在大多数 *FABP* 基因编码启始位点上游的 23～30 个核苷酸区域均常规有一个 TATA 盒，*L-FABP* 基因启动子有过氧化物酶体增殖子效应元件（peroxisome proliferator response element，PPRE），PPRE 涉及调节 L-FABP 自身的表达，其 mRNA 水平受到脂肪酸、类维生素 A 等的影响。

2. L-FABP 蛋白质结构　不同类型的脂肪酸结合蛋白（fatty acid binding protein，FABP）氨基酸序列高度同源（20%～70%），表现出十分相似的三级结构。FABPs 由 10 条反向平行的 β 链组成几乎垂直的 2 个 β 片层，形成一个类似椭圆的 β 折叠桶。桶状结构的一端由 2 个短 α 螺旋形成一个螺旋-转角-螺旋结构域，是 FABPs 结合配体的入口。2 个 α-螺旋均为两性，既有疏水性又有亲水性，疏水性一端朝向结合部位内部。FABPs 的结合空间可容纳 2～3 个脂肪酸分子。通常 FABPs 只能结合 1 分子脂肪酸，但 L-FABP 非常特殊，能结合 2 分子，一个位于中心是主要结合位点，相似于其他 FABPs，另一个靠近入口区域是 L-FABP 独一无二的结合位点。

3. L-FABP 的配体　L-FABP 除结合长链脂肪酸（C>14）还结合多种疏水小分子配体，如溶血磷脂素类、血红素、维生素 K、致癌物及抗凝物等。两个结合位点对饱和脂肪酸的亲和力相近，但中心结合位点对非饱和脂肪酸的亲和力是入口的近 10 倍，且与脂肪酸的结合要先于入口点。所有 FABPs 都结合饱和及不饱和长链脂肪酸，脂肪酸疏水性越强亲和力越强。因为 FABPs 对配体结合能力及特异性都大致相同，但 L-FABP 稍有例外，所以推测不同类型 FABPs 的独特功能很大一部分受到其蛋白质表面结构特点的决定，而不是配体。研究显示，结合配体后 FABP 发生的细微三级结构变化，可能促进特异性 FABP 蛋白质、FABP 膜之间的相互作用，最终决定了每种 FABP 的功能。FABPs 结构变化重点在入口区域 α 螺旋，是运输脂肪酸的关键。

4. L-FABP 的分布　L-FABP 主要分布在肝、小肠及肾，在胰腺、乳腺、胃及肺等也有表达。L-FABP 在肝细胞、小肠刷状缘细胞中尤为丰富，占细胞质蛋白质总量 2%～5%。在禁食条件下，L-FABP 多表达于细胞靠近肠道内腔面的边缘部分；给予进食或高脂饮食条件下，L-FABP 则在细胞质内平均分布，这与其吸收、转运饱和、非饱和长链脂肪酸的功能密切相关。还有一部分 L-FABP 分布在细胞核内，其机制至今仍不是很清楚，有可能是通过被动扩散或双向主动转运进入核内。L-FABP 的流体直径约 3.6nm，而细胞核孔的直径约有 9nm，因此推测 L-FABP 能够以被动扩散的方式进入核内。

5. L-FABP 的生理功能

（1）L-FABP 与脂类转运：肝细胞和 HepG2 细胞内荧光探针实验证实了 L-FABP 能转运细胞内脂肪酸。不同类型的 FABPs 转运脂肪酸的机制不同，除 L-FABP 是通过水相扩散方式转运脂肪酸，即配体首先从 L-FABP 结合部位分离，然后弥散至作用部位，把配体转运至膜或从膜上转运走配体，其余都是通过与膜直接撞击方式转运脂肪酸。从两种转运机制的体外研究中认识到，FABPs 的螺旋-转角-螺旋入口区域是决定转运机制的主要因素，同时还决定不同 FABPs 的许多独特功能。以高饱和脂肪及高胆固醇饮食喂养 *L-FABP* 基因敲除小鼠,能预防其发生饮食诱导的肥胖及肝脂肪变,因此推测出 L-FABP 有能力把脂肪酸转运分配至不同的脂质代谢途径。*L-FABP* 基因敲除模型研究显示,脂肪酸代谢变化在局部或全身的肥胖表现中起关键作用,包括胰岛素抵抗、胰腺 β 细胞损伤、血脂异常、肝脂肪变和其他代谢综合征。L-FABP 在前乳糜微粒运输小泡从内质网出胞过程中发挥关键作用,所以在 *L-FABP⁻ᐟ⁻* 小鼠肠中脂质外分泌减少。

（2）L-FABP 的抗氧化活性:自由基攻击细胞膜、细胞内膜等亲脂结构可导致严重的细胞损害,甚至细胞死亡。脂质过氧化产物有很高的反应活性,能够与细胞内许多亲脂大分子形成复合物,这些复合物改变细胞内的结构和功能,并且涉及各种疾病的病理机制,包括心脏病、糖尿病、炎症等。尽管细胞内含有特异性抗氧化酶,但其水平相对抵抗高浓度自由基,尤其是氧化应激而言太低了。在用 L-FABP 的 cDNA 转录模型中发现,含 L-FABP 的肝细胞比缺乏 L-FABP 的肝细胞明显减少了细胞内活性氧水平,证实 L-FABP 有抗氧化活性。L-FABP 的抗氧化功能与其氨基酸组成有关。L-FABP 结合空间含有一个半胱氨酸和几个甲硫氨酸群,它们参与胞内氧化还原反应循环,其中甲硫氨酸群中的 Metl13 是 L-FABP 的抗氧化活性的关键氨基酸。L-FABP 结合长链脂肪酸,结合部位被占用使某些甲硫氨酸群很难与自由基反应,减弱了 L-FABP 的抗氧化能力。L-FABP 还通过与多不饱和脂肪酸及长链脂肪酸过氧化产物结合,调节这些脂肪酸在细胞内的氧化途径,控制活性氧的数量。虽然 L-FABP 如何使活性氧失活的机制不甚清楚,但通过与活性氧反应能阻止膜的磷脂过氧化反应、保护细胞免受氧化应激、抑制肝脂肪变、酒精性肝损伤及冠心病等。

（3）L-FABP 与细胞分裂:早期研究发现,L-FABP 能结合多种致癌物,提示 L-FABP 在正常细胞有丝分裂及致癌物诱导细胞增殖过程中发挥作用。动物肝切除恢复试验表明,肝切除后短时间内的 L-FABP mRNA 水平和蛋白水平均增加,作为细胞分裂所需原材料的中间媒介。预测 L-FABP 水平高低可能成为肝脏切除术后恢复的重要指标。L-FABP 结合配体并转运至细胞核,从而介导激动剂对 PPAR 的作用。*L-FABP* 基因的启动子含有过氧化物酶体增殖子效应元件(PPRE),PPARct 及 PPA 能够激活 PPRE,使 *L-FABP* 基因表达增加。L-FABP 结合并转运脂肪酸、PPARct 及 PPAR'7 激动剂等配体至细胞核与 PPARct 作用从而调节自身的转录。L-FABP 还可通过参与致癌过氧化物酶体增殖子诱导的有丝分裂来调节细胞的生长和分化。

6. L-FABP 与过氧化物酶体增殖子激动受体的相互作用　过氧化物酶体增殖子激动受体(peroxisome proliferator-activatedreceptor,PPAR)是具有配体活性的转录因子,也是核受体大家族的重要成员,包括 PPARα、PPARβ 和 PPARγ。PPARα 同 L-FABP,在脂肪酸分解代谢活跃的组织中高表达,如心脏、肝脏、肾脏、肌肉、小肠及褐色脂肪组织等。核内 PPARα 在无配体的情况下与视黄醇-X-受体形成异二聚体,结合阻遏蛋白以阻止靶基因转录。PPARα/视黄醇-X-受体异二聚体释放阻遏蛋白并结合激动蛋白,促进靶基因启动子开始转录。靶基因启动子含有一段特殊的 DNA 序列,称 PPRE,为 PPARα/视黄醇-X-受体和靶基因的结合点。PPARα 的靶基因包含有几种功能类型,包括脂质代谢、炎症等,这些靶基因启动子有不止一个 PPRE。细胞内 3 个脂肪酸氧化系统(即线粒体和过氧化物酶发生脂肪酸 β 氧化,内质网微粒体发生脂肪酸 ω 氧化)的一些关键酶都具有 PPRE 元件,并受到 PPARα 调节。PPARα 在脂质代谢及能量平衡中起关键作用。作为配体的脂肪酸及降脂药能够调节 PPARα 介导的基因表达,但这些信号分子如何抵达细胞核受体起初并不清楚,从结合配体的相似性来看,考虑可能为 L-FABP 转运配体至 PPARα 并与其相互作用,从而调控靶基因的表达。研究显示,L-FABP 结合并协同转运配体至核内,然后与 PPARα 直接相互作用,以诱导 PPARα 介导的编码 L-FABP 的靶基因转录和编码长链脂肪酸氧化、糖异生的酶或蛋白质的靶基因转录。PPARα 对 L-FABP 具有高亲和力,但它们的相互作用所产生的效应仍待进一步阐明。有研究表明,葡萄糖对 L-FABP 和 PPARα 都有高亲和力,且能改变 L-FABP 的构象,增强其对脂质配体的结合能力,还能增强 PPARα 与 L-FABP 相互作用。尽管低糖水平对两者的相互作用影响很小,但高糖水平如糖尿病患者明显增强了两者相互作用,也增加了长链脂肪酸在细胞核的分布。上述研究表明,L-FABP 和 PPARα 对机体脂质代谢和能量平衡起着重要调节作用,可为代谢性疾病的治疗提供新的有潜力的治疗靶点。

(二) L-FABP 的检验

临床上可通过双抗体夹心 ELISA 法测定尿 L-FABP 的含量。留取研究对象的新鲜尿液标本,尿液采集于肾活检前(治疗开始前)的清晨,以 1000r/min 离心 5 分钟,置于−80℃冰箱保存待测。用酶联免疫吸附法(ELISA)检测尿液标本的 L-FABP 排泄量。

(三) L-FABP 的临床应用

1. L-FABP 与代谢性疾病　FABPs 在代谢活跃的组织中高表达,如心、肝、肾、小肠及褐色脂肪组织。FABPs 吸收转运长链脂肪酸,将结合的配体转至核内与 PPARα 相互作用,调控脂质信号通路、炎症和代谢应答。对 L-FABP 缺陷小鼠的研究发现,该小鼠肝脏脂肪酸运输能力障碍,能抵抗高脂饮食诱导的肥胖和脂肪肝的发生,对脂肪酸的利用降低而对糖的利用增强。微点阵分析发现,L-FABP 基因敲除小鼠的脂质合成基因下调,而糖类合成基因上调了近 3 倍,提示该小鼠对葡萄糖代谢的依赖性增强,减少了胰岛素抵抗。在大鼠非酒精性脂肪肝形成实验中,用高脂饮食喂养,至 2 周时大鼠肝脏中 L-FABP 的 mRNA 及蛋白表达增强,至 12 周时表达最为明显。说明高脂饮食最初引起 L-FABP 表达增强是一种适应性反应,随着 L-FABP 表达进一步增强,导致脂肪酸代谢失衡而引起脂肪肝发生。因此 FABPs 有望成为治疗脂肪肝、肥胖、糖尿病等代谢性疾病的新靶点。

2. L-FABP 与组织损伤　有研究表明,L-FABP 是监测早期肝细胞损伤有意义的生化标志。在正常人的血清中不能检测出 I/L-FABP,当发生肠黏膜损伤时,如急性肠缺血、移植排斥反应、坏死性小肠炎等,I/L-FABP 释放入血,导致血浆 I/L-FABP 浓度上升。因为 I/L-FABP 主要在肠顶端的绒毛表达,所以 I/L-FABP 是肠缺血早期而敏感的指标。一项关于 I/L-FABP 在严重腹部损伤中的研究显示,I/L-FABP 可作为多发性创伤中严重腹部损伤的快速普查标志物。I/L-FABP 比其他标志物如原降钙素在伤后患者血清中上升时间更早,同时在体内被清除也很快,仅持续 4~6 小时。另外,还需要更深入的研究,进一步阐明 I/L-FABP 作为标志物对损伤范围的测定是否敏感,并且进一步评价这些标志物在发生急性损伤及创伤后可能延迟发生的并发症中的作用。

3. L-FABP 与肾脏疾病

(1) L-FABP 在肾脏中的表达:虽然早期研究在啮齿类动物老鼠的肾脏组织中并没有发现明显的 L-FABP 的合成,但最新的研究发现,L-FABP 在正常条件下存在于近端小管的溶酶体腔内,并且也可以通过近端小管上的多配体细胞内吞受体巨蛋白(megalin)的作用,从肾小球滤液中重吸收 L-FABP。在人体肾脏中,鉴定出两种 FABPs:一种是表达于近端小管的分子量为 14.4kD 的 L-FABP;另一种是表达于远端小管的 H-FABP。通过携带人类 L-FABP(h-L-FABP)基因的转基因鼠与非转基因鼠对照研究,发现携带 h-L-FABP 基因的转基因鼠的近端小管表达 h-L-FABP 蛋白的量明显高于非转基因鼠。在大量蛋白尿的情况下,游离脂肪酸(free fatty acids,FFAs)在近端小管超负荷,并且诱导炎症细胞因子(包括巨噬细胞趋化因子)来加重肾小管间质的损伤。有报道研究,即使不存在大量蛋白尿的情况,在局部缺血或毒物损伤等导致肾脏受损的条件下,FFAs 也是超负荷的。FFAs 容易氧化并产生氧化应激,造成多种组织损伤。因此,推测 FFAs 超负荷可能是导致肾小管间质损伤引起多种肾脏疾病的一个共同机制。L-FABP 可以结合脂肪酸并把它们转运到线粒体或过氧化物酶体中进行 β 氧化,来发挥一定的脂肪酸代谢稳态作用。研究还发现,L-FABP 具有高亲和力的结合长链脂肪酸的氧化产物,可能是一种很有效的内源性抗氧化剂。应用转染 h-L-FABP cDNA 的老鼠肾脏近端小管的稳定细胞系在低氧环境下进行体外培养发现,与非转染细胞相比,其氧化应激程度明显减轻。因此,L-FABP 可能通过调节 FFAs 的代谢和抗氧化减轻氧化应激来发挥一定的肾脏保护作用。

在蛋白质超负荷的肾损害动物模型中,近端小管 L-FABP 的表达上调能明显减轻肾小管间质的炎症反应和轻度抑制肾小管间质损害的进展。有学者用携带 h-L-FABP 基因的转基因鼠制作单侧输尿管结扎(UUO-Tg)肾纤维化模型,研究发现 h-L-FABP 的表达上调明显抑制巨噬细胞在肾小管间质的浸润,与野生型 UUO 鼠(UUO-WT)对照发现,UUO-Tg 鼠的肾小管间质损伤程度明显减轻,并且通过检测炎细胞趋化因子 MCP-1、MCP-2,与氧化应激的标志物 HO-1 和肾小管间质纤维化有关的指标 TGF-β、Ⅰ型胶原发现,hL-FABP 均能明显抑制其表达,推测,h-L-FABP 可能通过减轻氧化应激、抑制炎细胞因子的产生和抑制脂类的过氧化产物来减轻 UUO 模型的肾小管间质的损伤。

有学者用骨髓移植的方法重建了 Tg 鼠 IgAN 模型,发现骨髓移植后第 12 周该模型仍处于疾病的早期阶段,肾小球及小管间质损伤不明显;随着 L-FABP 表达上调,Tg 鼠肾脏氧化应激和炎性反应明显地受抑制;体外实验表明,模型中系膜细胞源性 TNF-α 可诱导肾小管 L-FABP 表达上调,从而抑制氧化应激和炎性反应,具有肾脏保护作用。有人建立了抗肾小球基底膜抗体诱导的肾小球肾炎的 Tg 鼠及 WT 鼠模型,Tg 鼠组的肾小球及肾间质损伤较 WT 组明显减轻,表明肾小管中表达的 L-FABP 既可以保护肾间质也可以保护肾小球。

(2) 尿 L-FABP 可作为肾脏疾病的检测指标:长期以来,AKI 的诊断依赖于 SCr,但 SCr 往往滞后于肾功能的改变。研究表明,uL-FABP 的升高先于 SCr 的升高。uL-FABP 检测 AKI 的敏感性高,可较早地发现 SCr 尚未升高的肾组织损伤。L-FABP 可早期诊断轻型的 AKI,明显优于 BUN。伴有 CKD 基础疾病行冠脉造影或者介入术,术前 uL-FABP 水平是术后发生造影剂肾损伤的独立的预测因素。心脏手术前的 uL-FABP 水平可预测 AKI 的发生,当 AKI 发生时,uL-FABP 高者预后不良。

uL-FABP 对 AKI 的诊断能力优于其他 AKI 的标志物,在手术前至手术后48小时间 AKI 组尿 L-FABP 显著高于非 AKI 组,而其他标志物并非呈现这种趋势,预测 AKI 发生的 ROC 曲线下面积最大的就是 L-FABP,手术前至术后 6 小时间 uL-FABP 是唯一与 AKI 的发生密切相关。心脏介入所致造影剂肾病时,uL-FABP 在造影剂作用后的 1~2 天明显升高,而血清半胱氨酸蛋白酶抑制剂 C(CysC)及 SCr 升高均晚于 uL-FABP,其机制可能与 L-FABP 在肾脏应激情况下先于肾小管细胞结构损害之前已经升高有关。但是,监测造影剂肾病时,发现血清 β2 微球蛋白的敏感性及特异性分别为 75% 和 80%,血清 CysC 为 75% 和 73%,而 uL-FABP 的敏感性差(50%),特异性好(95%)。

慢性肾疾病(CKD)在很长一段时间内进展缓慢,我们希望找到一个临床指标能够早期反映 CKD 的发生及监测其进展,通过干预治疗延缓终末期肾脏疾病(ESRD)的发生。有研究者发现尿 L-FABP 的含量与肾小管间质损害的严重性密切相关,在对非糖尿病 CKD 患者行尿 L-FABP 检测,发现肾功能恶化患者尿 L-FABP 含量明显高于肾功能稳定患者,推测尿 L-FABP 可能是一个新的独特的预测 CKD 进展的生物标志物。又对非糖尿病 CKD 患者进行了多中心随机对照研究,发现,肾功能进展的患者尿中 L-FABP 的含量明显高于肾功能稳定的患者,进一步验证可以用尿 L-FABP 来预测 CKD 的进展,同时还发现在肾功能进展的患者,当尿蛋白和尿 N-乙酰-β-D-氨基葡萄糖苷酶(NAG)没有发生明显变化的时候,尿 L-FABP 的含量已经明显的增加,说明尿 L-FABP 也可以用来监测 CKD 的进展。多项实验研究也支持,尿 L-FABP 可以用来检测急性肾损害的发生。也有学者选取非急性冠状动脉造影造成中等程度的急性肾功能损害的患者,进行尿 L-FABP 检测,在造影剂引起的急性肾小管损伤患者中,尿 L-FABP 的含量明显增加,14 天后当这部分患者的肾功能趋于正常的时候,尿 L-FABP 的含量仍然较高,而在整个实验过程中,尿 NAG 和尿 β2 微球蛋白的变化水平却较小。因此,尿 L-FABP 可以预测造影剂肾病的发生。

糖尿病肾病肾功能恶化取决于肾间质损害而非肾小球,uL-FABP 能反映肾小管损伤,从而可作为糖尿病肾病的生物学标志物研究发现,在尿蛋白正常的 DN 患者中,uL-FABP 水平就已高于正常,高 uL-FABP 是糖尿病肾病进展的危险因素。队列研究表明 uL-FABP 可预测 1 型糖尿病的进程及全因死亡率。

(3) 尿 L-FABP 用于肾脏疾病的鉴别诊断:在特发性局灶性肾小球硬化患者与肾小球轻微病变患者都存在大量蛋白尿的情况下,通过检测尿 L-FABP 发现,局灶性肾小球硬化患者中尿 L-FABP 的含量明显高于肾小球轻微病变患者,因此可通过检测尿 L-FABP 来区别这两种情况。通过检测尿 L-FABP 可区分仅表现为镜下血尿但没有蛋白尿的 IgA 肾病与薄基底膜肾病患者,前者尿 L-FABP 含量明显高于后者。蛋白超负荷时,FFA 会进入肾小管上皮细胞,引起氧化应激,通过 PPRE 上调肾小管 L-FABP 的表达。其他引起肾小管应激的情况均可上调 L-FABP 基因的表达。肾小球硬化及间质纤维化、细胞外基质沉淀等导致管周缺血,从而导致 L-FABP 上调。肾小管中的 L-FABP 结合 FFA 及氧化产物并分泌至肾小管腔,由尿液排出体外,尿液中 L-FABP 分泌量增加。因此,L-FABP 能够在肾小管结构损害之前反映氧化应激状态,且其水平与肾间质的损伤程度相关。因此,尿 L-FABP 可用于鉴别一些临床表现相似但病理类型不同的肾脏疾病。

4. 尿 L-FABP 用于临床治疗效果的观察 尿 L-FABP 的含量可用于观察临床治疗效果,比如阿折地平(azelnidipine)治疗 CKD 患者高血压,EPO 纠正慢性肾衰竭患者贫血,他汀类药物治疗非糖尿病性 CKD 患者,过氧化物酶体增殖物激活受体 γ 激动剂治疗糖尿病肾病,血管紧张素 II 受体拮抗剂治疗常染色体显性病,多囊肾。研究证实上述治疗均可抑制肾脏损害的进展,且可明显减少尿 L-FABP 的含量。

综上所述,L-FABP 在肾脏疾病中具有重要的意义,上调 L-FABP 表达的药物如 PPARα 激动剂等可减缓肾脏疾病的进展,成为治疗肾脏疾病的新靶点。uL-FABP 联合多种肾损伤标志物的检测可增加诊断 AKI 的敏感性及特异性。然而,仍需要更多的研究来进一步确定及验证其临界值、特异性和敏感性。

十五、尿转铁蛋白

(一)转铁蛋白的结构及生物学特性

1. 转铁蛋白的结构 转铁蛋白是单链糖基化蛋白,具有两个结构相似的臂,称作 N-臂和 C-臂,一短肽连接两臂。每一个臂由两个大小相近结构域组成,两个结构域的相交处有一铁结合位。每个转铁蛋白分子有两个铁结合位,两个铁结合位的结构也非常相似。三价铁与来自两个赖氨酸的氧原子、一个组氨酸的氮原子、一个天门冬氨酸的氧原子和碳酸阴离子中的两个氧原子,通过配位键形成一个八面体的几何形状。每一个臂的两个结构域移动位置就使铁结合位处于开放的状态,铁就会释放出来。除了三价铁,很多其他二价和三价金属离子也可结合到这个结合位。

转铁蛋白吸收铁和释放铁的过程,也就是其构象转变成开放与闭合的过程。构象的转变可能与 pH 有关,铁与转铁蛋白复合物进入 pH 为 5.5 的内吞小体中,两个赖氨酸发生质子化,可产生向外的推力,使两个结构域分开,暴露铁离子,促使其释放。天门冬氨酸可能参与两个结构域形成闭合状态,有利于铁的吸收。因为有人发现天门冬氨酸突变成色氨酸或半胱氨酸,这个臂就一直处于开放状态。

2. 转铁蛋白的特性　转铁蛋白是一个能够和铁相结合的蛋白家族,它是由 670~700 个氨基酸组成的单链糖基化蛋白,分子量 80kD 左右。其中血清铁蛋白还存在于其他体液中,如胆汁、羊水、脑脊液、淋巴液和乳汁中;卵转铁蛋白存在于蛋清中;乳铁蛋白不仅存在于哺乳动物的乳汁中,另外还存在于泪液、唾液、黏液和白细胞中;黑色素转铁蛋白也叫 P97,锚定在黑色素细胞和别的一些细胞膜上。除乳铁蛋白外的转铁蛋白都是酸性蛋白,等电点为 5.6~5.8,乳铁蛋白的等电点为 8.7。在人血清中,转铁蛋白的浓度为 2.5mg/ml,30% 与铁结合。

3. 转铁蛋白的生理功能　转铁蛋白的最基本的生理功能就是结合、运输三价铁离子,从而控制体液中自由铁的水平,这不仅提供可利用铁,而且阻止了铁的沉积。血清转铁蛋白在铁的吸收、贮存、利用中扮演着运输的角色,它调控着铁的代谢,阻止游离铁通过自由基形成对细胞的毒副作用。在胃肠道吸收的铁和储存在巨噬细胞中释放的铁,很快在细胞外液中与转铁蛋白结合,转铁蛋白负荷的铁转运到靶细胞,以铁蛋白形式储存或与亚铁血红素和非亚铁血红素蛋白结合。转铁蛋白受体对负荷两个 Fe^{3+} 的转铁蛋白有最大的亲和力。其亲和力是单个 Fe^{3+} 转铁蛋白的 30 倍,是去铁蛋白的 500 倍。每个转铁蛋白受体亚单位结合一个转铁蛋白分子,然后配体受体复合物被内在化形成新的核内体,发生浆膜表面的凹陷内翻,激活质子三磷酸腺苷泵分泌 H^+,使核内体腔酸化,核内 pH 下降和受体结合作用一起促进铁从转铁蛋白中释放,在应用和储存之前,游离铁释放到细胞质中与低分子配体结合,无铁的转铁蛋白与转铁蛋白受体复合物回到细胞表面,去铁蛋白被释放到细胞外腔隙中。转铁蛋白与转铁蛋白受体结合率与体内铁状态有关,缺铁时其结合率增高。转铁蛋白的负荷铁量为 3~4mg,占体内铁量的极少部分(约 0.1%),然而,转铁蛋白转运铁非常快,每天平均 30mg,是血浆铁量的 8~10 倍。转铁蛋白还能结合、输送其他金属离子,治疗性金属离子、诊断用的放射性金属离子。卵清铁蛋白和乳铁蛋白可能有抗菌活性,这种活性不仅与铁有关,也可能使这些蛋白直接作用于菌体。乳铁蛋白具有生长因子样作用,可参与免疫应答、炎症反应和吸收方面起着关键作用。黑色素铁蛋白的功能尚未完全了解,它也许通过结合和运输铁,从而促使肿瘤细胞增殖。

4. 转铁蛋白作为金属载体的作用和功能

(1) 治病用金属离子:如铋(Bi)、钌(Ru)、钛(Ti)。铋作为药物已有两个多世纪。多种铋化合物应用在临床,治疗各种疾病,如梅毒、高血压、感染、皮肤病、胃肠道疾患。虽然铋的化合物在医药范畴应用较为广泛,但关于它在体内运输和药理机制,仍然了解甚少。碱式没食子酸铋和人血温育一段时间后,凝胶过滤实验发现铋和高分子量的配体结合。白蛋白是血浆中含量最丰富的蛋白,有人推测它可能是铋的配体。最近铋与转铁蛋白、白蛋白的竞争结合研究表明,铋优先和转铁蛋白结合,并且结合后诱导转铁蛋白构象从开放状态到闭合状态,这种构象转变恰是转铁蛋白受体识别的关键,因此转铁蛋白是运输铋进入细胞的载体。几个类似的研究表明,转铁蛋白和乳铁蛋白结合铋的结合位与结合铁的结合位重合,且具有相似的亲和力。说明铋有可能是通过与铁相似的运输机制即转铁蛋白受体介导的胞吞作用。这种机制也可能与铋的抗菌作用有关,已经发现铋对革兰氏阴性菌的抑制作用与铁的浓度成反比。推测铋封闭了细菌对铁的运输,使细菌由于缺乏铁不能增殖。此外,含有巯基的配体也可能参与铋的输送,因为铋和富含半胱氨酸的蛋白与谷胱甘肽有高度的亲和力。这方面还有待进一步研究。

具有各种配体钌的化合物在体内表现出较高的抗癌活性,是很有潜力的抗癌药物。这种抗癌活性一般体现在针对转移的癌细胞。这提示钌是通过血液中的转铁蛋白和白蛋白来运输的。据报道钌的复合物结合白蛋白和转铁蛋白的比例依次为 80% 和 20%,一个白蛋白可结合 5 分子钌的复合物,而一个转铁蛋白分子只能结合 2 分子的钌复合物。注射钌-转铁蛋白的复合物,肿瘤组织高吸收该复合物,这表明转铁蛋白在运输具有抗癌作用的钌的化合物中起着关键的作用,主要因为肿瘤细胞高表达转铁蛋白受体。转铁蛋白介导的钌吸收作用增加了特异性,减少了毒副作用,这样钌-转铁蛋白复合物就成为一种低毒高效的抗肿瘤制剂。例如,有人研究白蛋白-钌复合物、钌化合物本身与钌-转铁蛋白复合物针对结肠癌细胞的抗癌活性,发现钌-转铁蛋白复合物优于前两者。

钛复合物具有高度的抗癌活性,比顺铂的毒副作用低。钛复合物除了具有潜在的治疗作用外,还可以作为生物材料和食品的增白剂。钛如何进入细胞仍然缺乏了解。二氧化钛能够和 DNA 形成复合物的特性暗示我们此药的抗癌机制可能是抑制 DNA 的合成,体内、体外试验也验证了它抑制 DNA 的合成。但是,最近的研究结果表明,Ti^{4+} 在生理情况下的 pH 值并不能和核酸形成复合物,只有 pH 值低于 5 时才能形成复合物。通常在中性 pH 条件下钛复合物容易水解,这样就要求必须有一特殊的载体运输钛复合物,否则很难使钛发挥药效。最近有报道钛能够和转铁蛋白的铁结合位特异性的结合,结合后诱导转铁蛋白的构象改变正如铁诱导转铁蛋白构象改变一样,同样钛能够在酸性条件下释放出来。因为肿瘤的微环境偏酸性,所以转铁蛋白-钛复合物容易在肿瘤组织中富集。

(2)诊断用放射性同位素:镓(Ga)、铟(In)。镓的复合物已经广泛用在临床诊断上。镓能释放出一种低能量 γ 射线的核素,是常用的诊断肿瘤的核素之一,其优点在于适合同位素扫描成像进行肿瘤的定位。已经证明,镓可结合到转铁蛋白中铁的结合位,因为镓和铁的结构比较相似,它们和转铁蛋白的结合力也基本相同。体内实验证实,血中的镓除了白细胞中的微量外,主要是和转铁蛋白结合集中在血浆中。一般认为,镓是通过转铁蛋白受体的机制运输至靶细胞的,转铁蛋白促使镓进入肿瘤细胞。镓在体内主要集中在富含 TfR/LfR 或铁蛋白的组织中,如增生的组织、大部分肿瘤、乳汁、泪液和炎性区域,尤其是恶性增生的组织中,高表达 TfR,相应的镓吸收得也多,这是镓作为诊断许多恶性肿瘤的基础。

像镓一样,铟优点也集中在放射性诊断上。铟有两种同位素,它们都释放 γ 射线。其中 In 的半衰期为 2.8 天,其复合物常用于:肿瘤的定位、治疗肿瘤。铟和镓比较,铟和转铁蛋白结合紧密而缓慢。当铟与枸橼酸螯合后一起注入体内,超过 95% 的铟复合物与转铁蛋白结合,仅有少部分与白蛋白结合。但是当铟与较强的螯合物注入体内时,将不会和转铁蛋白结合。转铁蛋白受体介导铟不如介导铁的效率高,在网织红细胞上的转铁蛋白受体和 In-Tf、Fe-Tf 复合物的亲和力相当,然而其结果并不相同,In-Tf 滞留在细胞膜上,仅有微量进入细胞参与亚铁血红素的合成。铟主要定位在富含转铁蛋白受体的组织中,转铁蛋白在铟的运输中的具体机制,还有待进一步的研究。

5. 转铁蛋白作为药物载体的功能和作用　治疗肿瘤的大多数化疗药物,不仅有较强毒副作用,而且治疗过程中很容易产生耐药。对这些缺陷,可以设计各种各样的方法克服,其中之一就是利用转铁蛋白作为这种化疗药物的载体,让其在肿瘤组织中集聚,已显示出对各种肿瘤细胞株的选择毒性。通过戊二醛使多柔比星和转铁蛋白形成偶联物,初步临床试验表明这种偶联物在治疗白血病中的应用价值。不仅多柔比星和转铁蛋白的偶联物对多药耐药细胞株有毒性作用,并且偶联物表现出较低的半数致死剂量。苯丁酸氮芥(瘤可宁)是临床上用于治疗慢性淋巴瘤、乳腺癌的化疗药物,但是由于其毒副作用,应用并不广泛。苯丁酸氮芥和转铁蛋白偶联后的半数致死剂量低于单独使用苯丁酸氮芥的 3~18 倍。初步的细胞毒试验,偶联物的毒性作用要比单独使用高许多。丝裂霉素是一种能够与 DNA 交联的化疗药物,其与转铁蛋白的偶联物已经证明能够通过受体介导系统运送。体外试验中,此偶联物可抑制肿瘤细胞的生长。

转铁蛋白介导药物作用不仅仅用于肿瘤的化疗中,利用转铁蛋白偶联物在酸性环境的不稳定性,采用二硫键连接转铁蛋白和胰岛素,可用来制作糖尿病的动物模型。另外,作为天然的运输蛋白让其结合一些活性多肽,形成一个具有复合功能的蛋白,这种新思路有很大的发展潜力。

6. 转铁蛋白作为基因治疗载体的功能和作用　将特异性的基因输送到特定的靶细胞是基因治疗策略中的首要目标。应用较为广泛的各种病毒载体虽可高效转染外源基因,但却对靶细胞无特异性,而且病毒载体可引起宿主免疫反应、细胞病变、基因重组,例如腺病毒在体内可诱导宿主的免疫应答,这样就限制了病毒载体的重复使用。

分子偶联物是人工合成的基因载体,是核酸和多聚阳离子(多聚赖氨酸、聚乙烯亚胺)交联而成。转铁蛋白-多聚赖氨酸偶联物的复合物,可有效将基因转染给细胞,如白血病细胞 K-562。通过此系统也可将针对肿瘤的反义核酸,高效有选择地转入肿瘤细胞,实验证实,这样的系统将 myb 反义核酸转染 HL-60 细胞后,和单用 myb 反义核酸比较起来可迅速而强烈的抑制细胞增殖。同样,转铁蛋白-聚乙烯亚胺(PE1)/DNA 复合物也可作为基因治疗的载体转染细胞。在转铁蛋白介导的基因转染系统中,基因释放进入核中的效率并不高,如何采取措施防止酸降解作用,提高转入的基因进入核中,是要克服的首要问题。其中,转染过程中使用氯喹可有效克服胞吞小体和溶酶体中的酸解作用,增加转染基因至核中。另外一种方法是采用腺病毒和转铁蛋白-多聚赖氨酸/DNA 的复合系统,该系统能明显提高受体介导的基因转运机制。

（二）尿转铁蛋白的检测
尿转铁蛋白采用免疫透射比浊法,应用自动生化分析仪进行检测。

（三）转铁蛋白的临床意义
1. 转铁蛋白与肾病综合征　Kemper 等对肾病综合征(nephrotic syndrome, NS)患儿体内铁状态研究表明,NS 时血清铁、总铁结合力、转铁蛋白明显降低,NS 缓解后迅速恢复。可溶性转铁蛋白受体 mRNA 表达明显增高,认为这对防止 NS 极期贫血有重要意义。在 NS 患者或肾病实验动物血清中发现转铁蛋白下降,可能是尿中丢失蛋白的原因,血转铁蛋白的浓度与尿转铁蛋白程度变化相反,尿中丢失转铁蛋白可使血清铁下降,引起铁缺乏和小细胞性贫血,然而应该注意的是,目前报道的病例中铁缺乏的推断是基于血清铁指数和外周血检测,骨髓中可染铁颗粒证实,因为转铁蛋白是基本的铁转运载体,严重低转铁蛋白可引起小细胞性贫血,NS 可无真正的缺铁,转铁蛋白尿除影响铁的代谢外,还对肾脏有潜在的损伤作用,可能通过在肾小管的铁催化羟基的生成而起促进损伤的作用。在肾小管腔和肾小管上皮细胞胞浆内释放的游离铁能催化羟基生成,导致小管间质损伤和原有肾病加重。研究发现,肾脏病患者血浆转铁蛋白降低而铁蛋白增高,认为是机体防止游离铁增加的一种补偿机制。目前,虽尚未见到转铁蛋白尿的程度与肾脏实质损伤严重性关系的报道,但是,白蛋白尿的严重性与肾脏病的进展已得到证实。尿中转铁蛋白的排泄与清蛋白的排泄密切相关,从比例上看,蛋白尿的肾毒性可能部分与转铁蛋白尿有关,特定研究需要进一步进行。除尿中丢失外,转铁蛋白分解代谢也明显增加,这也可能部分与低转铁蛋白血症有关。虽然转铁蛋白生物合成在 NS 时常常增加,但合成增加常常不足以维持正常血浆浓度,NS 时转铁蛋白的合成只在翻译水平上调,且只限于肝脏,营养不良和感染可使转铁蛋白合成下调,因此,明显营养不良和(或)感染的肾病患者转铁蛋白生物合成是减少的。

2. 尿转铁蛋白与妊娠期高血压疾病 妊娠期高血压疾病是产科常见疾患,占全部妊娠相关疾病的 5%~12%,所造成的孕产妇死亡占妊娠相关的死亡总数的 10%~16%,是孕产妇死亡的第二大原因。主要症状有高血压、蛋白尿、水肿等,其中蛋白尿的出现及多少是妊娠期高血压疾病分类诊断指标之一。妊娠高血压综合征可导致患者急性肾衰竭或肾功能损害,是造成孕产妇和围产儿发病及病死率增加的原因之一,严重威胁母婴生命健康安全。因此,早期诊断和治疗对妊娠高血压综合征减轻肾脏造成的不良影响十分重要。尿转铁蛋白为中分子蛋白,正常情况下不能自由通过肾小球滤过膜和上皮细胞的裂隙膜,而在妊娠期高血压疾病时,由于早期引起肾小球基底膜损害,导致肝素糖蛋白含量降低,使负电荷电位明显减少,循环中的中分子尿转铁蛋白自由通过肾小球滤过膜,而出现在尿液中。传统评估 GFR 的指标在肾功能损伤较严重(GFR 下降超过 50%)时血循环中才逐渐出现异常,因而不能为妊娠高血压综合征并发肾损害的诊断提供依据。尿转铁蛋白作为临床上监测早期肾小球损伤和反映 GFR 功能不全的敏感指标,检测时干扰因素相对较少。在肾小球滤过功能有轻度受损、滤过负荷增加或肾功能损害早期时,这两个指标的水平便在患者体内发生明显改变,但通过检测妊娠高血压综合征并发肾损害患者尿转铁蛋白水平,能反映出妊娠高血压综合征患者肾小管和肾小球早期功能性损伤程度。

3. 糖尿病肾病与尿转铁蛋白 糖尿病肾病(diabetic nephropathy, DN)是糖尿病常见而严重的并发症之一,糖尿病患者一旦发生肾脏损害出现持续性蛋白尿则病情不可逆转,往往发展至终末期肾功能衰竭(ESRD)。然而,早期 DN 缺乏典型症状,因此经常有误诊、漏诊的情况。尿微量白蛋白(microalbuminuria, mAlb)是临床常用的反映早期肾损伤的敏感指标,然而研究表明,经冻融离心后的尿 mAlb 测定值可低于实际值的 20%~50%,这样可使一部分出现尿 mAlb 的患者漏诊。并且尿路感染、月经期、运动等因素均可以影响尿 mAlb,其诊断价值有一定的局限性。mAlb 是一种相对分子质量为 68 000D 的中分子量蛋白质,直径为 7.2nm,带大量负电荷正常状态下,由于肾小球滤过膜的机械屏障(其毛细血管基底膜直径为 5.5nm)和电荷屏障(带大量负电荷)作用,绝大部分带负电荷的 mAlb 不能通过滤过膜。而各种炎症、代谢异常和免疫损伤导致肾小球发生病变时,滤过膜上负电荷减少,静电排斥力下降,通透性增加,可使 mAlb 滤出增加。mAlb 是肾小球滤过膜电荷选择性屏障损伤的重要标志蛋白,并被作为 DN 早期肾损伤的指标,已被国内外公认。有学者对尿转铁蛋白在糖尿病肾病早期肾损伤的诊断价值进行了探讨,联合检测糖尿病患者 mAlb、α-微球蛋白(α-MG)和尿 TRF 对诊断 DN 早期肾损害的意义。结果显示,糖尿病患者尿中 mAlb、α-MG 和尿 TRF 较对照组均有不同程度增高,提示三者均可作为 DN 早期肾损害的敏感指标。在肾脏损伤的早期阶段,肾小球基底膜上带负电荷的硫酸肝素糖蛋白和唾液酸减少,导致基底膜上阴离子位点减少,对微量蛋白质通过的电荷屏障减弱,当 mAlb 尚不易滤出时,TRF 则已可以滤出了。

十六、尿液Ⅳ型胶原

(一) Ⅳ型胶原的结构和生物学特征

Ⅳ型胶原是基质胶原,属非纤维胶原。Ⅳ型胶原分子由三条 α(Ⅳ)肽链组成,为三股螺旋结构。除中央螺旋区外,其氨基端为 7S 区,羧基端为终端膨大的非胶原 NC1 区。Ⅳ型胶原长约 400nm,直径约 1.5nm,分子量为 549.8~599.8kD。每条 A 链约含 1700 个氨基酸残基,其中主要为胶原性氨基酸,即甘氨酸、脯氨酸、羟脯氨酸和羟赖氨酸,在肽链中组成重复的 G-X-Y 序列。但Ⅳ型胶原肽链中的 G-X-Y 重复不像其他胶原分子(Ⅰ型胶原、Ⅲ型胶原)具有那么强的连续性,而且在有的片段,如肽链的羧基末端基本上没有 G-X-Y 序列。根据肽链本身和氨基酸组成物性不同,Ⅳ型胶原 α 链可分为三个结构域:7S 结构域,长约 60nm,该区域富含二硫键,区域中有一相对于羧基末端的非胶原氨基酸片段(NC2);胶原区域:由 914 个氨基酸组成,序列中主要是重复的甘氨酸-X-Y,但常被 2~11 个氨基酸长度的非胶原氨基酸所打断,从而有较强的柔韧性;非胶原羧基末端区域(NC1):主要由非胶原氨基酸组成,含 12 个半胱氨酸残基,可自身形成二硫键,使该区域呈球状。目前分离得到的单肽链依其一级结构不同,可分为 α1(Ⅳ)型胶原链[简写为 α1(Ⅳ)]和 α2(Ⅳ)、α3(Ⅳ)、α4(Ⅳ)、α5(Ⅳ)、α6(Ⅳ)六条。对 α 链的研究主要集中在 NC1 结构域。目前所认识这 6 条不同 α 链之间区别主要也是在 NC1 结构域。

由于Ⅳ型胶原分子的基因产物不须经任何细胞内加工修饰即可构成完整的Ⅳ型胶原分子,不同Ⅳ型胶原 A 链的基因分布可能有特殊的病理意义。令人感兴趣的是,编码基因位置的不同并没有使其基因编码产物的结构序列产生大的差别,不同的 α 链反而有较强的同源性[α1(Ⅳ)、α3(Ⅳ)、α5(Ⅳ)的氨基酸序列相似,而 α2(Ⅳ)、α4(Ⅳ)、α6(Ⅳ)相似],表现为近似的理化性质。α1(Ⅳ)、α2(Ⅳ)链构成经典Ⅳ型胶原分子,即三聚体[α1(Ⅳ)]、α2(Ⅳ),而 α3(Ⅳ)和 α6(Ⅳ)只构成Ⅳ型胶原的异构型。α 链在形成空间三级螺旋和大分子后,不同 A 链组成却显示出较大差异,由此直接影响着Ⅳ型胶原大分子的结构和功能。在 A 链三级螺旋的基础上,两条多肽链以 NC1 结构域相互融合的方式形成二聚体,又进一步以 7S 结构域平行连接的方式形成四聚体,最后两个四聚体 7S 结构域再平行连接,借稳定的二硫键和醛基形成Ⅳ型胶原大分子交叉网络状结构。

Ⅳ型胶原大分子 α 链有特定的组织分布。α1(Ⅳ)和 α2(Ⅳ)出现在所有的基膜,肾小球基底膜和肺基膜中 α3(Ⅳ)含量高,α4(Ⅳ)链同样分布在肾小球基底膜,在肾小球基底膜和晶状体前囊基膜中 α5(Ⅳ)含量高,α6(Ⅳ)在肾内也存在,但在食管中含量更高,这种特定的组织分布可能对于组织结构作用功能维持具有重要的意义,如 α3(Ⅳ)、α4(Ⅳ)、α5(Ⅳ)、主要分布在肾小球基底膜、前晶状体和视网膜。另一方面,这种分布也将导致同一病理状态下不同部位基膜损伤程度的差异,且可能出现某些链的改变而只累及一个器官。

（二）Ⅳ型胶原的检测

1. 免疫印迹法（western blot） 将检测物制成蛋白样品,进行 SDS-PAGE 凝胶电泳,使蛋白质因分子量大小而区分;将凝胶转移到硝酸纤维素等膜上,脱脂奶粉或牛血清蛋白封闭后,经特异性胶原抗体（如Ⅰ型胶原抗体,也可以是其他型胶原抗体）孵育结合,洗涤未结合的抗体,而后与偶联 HRP 或 AKP 酶的抗抗体结合,经化学显色,X 片曝光。通过分子量位置可确定胶片上胶原蛋白表达条带。此法定性与定量相结合,特异性高,灵敏度好,结果直观明了,且可通过标准分子量蛋白比较定位,区分胶原蛋白的不同亚型,蛋白表达量既可肉眼直观判断,也可计算机图像分析扫描,由于图片为黑白方式,条带较规则,无需两值分割,采用图像分析软件即可较好分析蛋白表达量,并且可设立严格的内参照,排除样本上样量与转移效率等因素的影响,即洗脱该膜胶原抗体后,用"管家蛋白"抗体（如 β-actin,β-tubulin,HSP-70 等）在同一张膜上连续免疫结合呈色。

2. ELISA 法 将目的胶原样本作为抗原包被于 96 孔板上,与抗体结合,再与 HRP 或 AKP 酶偶联的抗体结合,经化学显色反应,酶标仪读取吸光度值,由于抗体-抗原抗体复合物-酶-底物显色之间有正相关关系,故检测显色底物的吸光度值,即可测知抗原（胶原）的相对含量。通过一定浓度梯度稀释胶原标准品建立外标准,计算出胶原含量与最终显色产物之间的直线回归方程,以此方程及样本反应的吸光度值,即可计算出样本胶原的浓度。该方法主要用于血液和体液中各型胶原蛋白的检测。

3. 放射免疫法 放射免疫分析（radioimmunoassay,RIA）是以放射性核素为标记物的标记免疫分析法,用于定量测定受检标本中的抗原。最初建立的方法模式是以核素标记的抗原与受检标本中抗原竞争的测定模式,为区别于前者,称为免疫放射分析（immunoradiometricassay,IRMA）。RIA 的基本原理是标记抗原（Ag*）和非标记抗原（Ag）对特异性抗体（Ab）的竞争结合反应。有商品化试剂供应,参照说明书即可进行应用。

4. 化学发光法 采用单抗包被,多抗标记碱性磷酸酶双抗体夹心法,用金刚烷胺作为发光底物,可建立化学发光检测方法。该灵敏度、准确性和重复性好。

5. 免疫比浊法 原理采用高效价的鼠抗人Ⅳ型胶原蛋白单克隆抗体乳胶粒与标本中的Ⅳ型胶原形成凝集体,凝集体的形成引起浊度上升。通过检测反应前后浊度的变化,即可计算出Ⅳ型胶原蛋白的浓度。本方法使用简便,操作简单,可适用于各种生化分析仪。

6. Ⅳ型胶原检测的影响因素

（1）高血糖:体外细胞培养发现,无论是鼠的内皮细胞、系膜细胞、肾小管细胞,还是人的上皮细胞,放于高浓度葡萄糖的培养基中培养,均可使编码胶原的 mRNA 水平明显升高,并同时伴有胶原蛋白合成增加。此效应可能是多元醇通路活性增强、蛋白激酶 C 激活的结果。高血糖时,在神经、肾脏、视网膜等组织中,葡萄糖可不依赖胰岛素调节进入细胞内,使细胞内葡萄糖浓度增高,从而激活醛糖还原酶,促使葡萄糖转变为山梨醇,在山梨醇氧化成果糖过程中,激活蛋白激酶 C,而蛋白激酶 C 可使胶原蛋白合成增加。STZ 诱导的糖尿病大鼠通过应用醛糖还原酶抑制剂可防止高血糖导致的Ⅳ型胶原合成增加。

（2）蛋白质的非酶糖化作用:非酶糖化作用是指葡萄糖与蛋白质中游离的赖氨酸残基在非酶条件下相互作用,生成糖基化终末产物（AGEs）。AGEs 与葡萄糖浓度密切相关。AGEs 可使编码胶原的 mRNA 水平增高,并使胶原蛋白产物增加。应用 AGEs 阻滞剂可以阻滞上述反应的发生。胶原分子富含赖氨酸且生物半衰期长,在糖尿病时易与葡萄糖发生非酶糖化作用。研究证明,糖尿病时胶原蛋白糖化产物较正常明显增高。糖化后的胶原分子结构发生改变,稳定性增强,降解减慢,导致胶原在病变的肾组织中积聚。

（3）细胞因子的作用:一些细胞因子与胶原合成增多有密切关系,近年来研究较多的是转化生长因子-β(TGF-β)。TGF-β 最主要的功能是调节细胞外基质的形成,它能促进许多细胞合成胶原蛋白。高血糖时,肾组织中 TGF-β mRNA 水平及蛋白表达水平均增高。TGF-β 可增强胶原基因活性,加快转录速率,并提高其 mRNA 的稳定性,从而使编码胶原的 mRNA 水平增高,胶原蛋白合成增加。此外,TGF-β 还能通过抑制蛋白酶的合成以及增加纤溶酶原激活物抑制剂来减少细胞外基质的降解;它还可通过抑制胶原酶的产生,增加基质金属蛋白酶抑制因子,减少胶原的降解。

（4）检验方法:免疫印迹法、免疫组化法存在着随机取样时的抽样误差以及背景干扰,抽样误差包括组织取材部位,图像采集视野等。图像分析时,目标染色蛋白区域的选取往往较大程度上受组织片背景的亮度强弱与颜色深浅,组织片本身染色的深浅,及其设定选取颜色范围的上限与下限等多种因素影响,所测光密度值也往往随之有较大范围波动。

(三) Ⅳ型胶原的临床意义

Ⅳ型胶原是典型的基质胶原,可由活化的肾小球系膜细胞、内皮细胞、上皮细胞、肾小管上皮细胞等合成和分泌。故Ⅳ型胶原的合成和分泌增多及降解减少是许多肾脏疾病发展、ECM 积聚、终至肾小球硬化和肾间质纤维化的主要原因或重要参与因素之一。

1. Ⅳ型胶原与 Alport 综合征(AS)　肾脏病理改变与Ⅳ型胶原 α3(Ⅳ)、α4(Ⅳ)、α5(Ⅳ)或 α6(Ⅳ)的基因突变有关,而且这种突变有多种形式(包括点突变、基因拼接异常、缺失、插入等)。X 性连锁显性遗传 AS 患者是由 α5(Ⅳ)基因 Col4α5 突变所致,同时也可能伴有 Col4α6 突变。利用免疫组化发现这类患者 α3(Ⅳ)~α5(Ⅳ)在肾小球基底膜中分布异常,主要表现为:男性患者 α3(Ⅳ)~α5(~)缺乏,而女性患者 α3(Ⅳ)~α5(Ⅳ)肾小球基底膜中呈节段性不连续分布。

2. Ⅳ型胶原与糖尿病肾病(DN)　目前认为Ⅳ型胶原合成增加是高血糖的直接作用所致,这是导致肾小球硬化、肾间质纤维化的重要因素。鼠肾小管细胞的体外实验发现,外周血糖升高对肾小管细胞肥大和Ⅳ型胶原合成的增加是一种有效的刺激物。高血糖可上调Ⅳ型胶原 mRNA 稳定状态。此效应可能是由于多元醇途径活性增强的结果,同时伴有肌醇代谢的改变。对内皮细胞及系膜细胞在高糖培养基中培养,发现其合成Ⅳ型胶原增加,同时用 northern 印迹法证明Ⅳ型胶原 mRNA 表达增强,说明高糖促进细胞合成Ⅳ型胶原。肾小球系膜细胞、肾小管细胞与其他细胞一样对糖极易弥散并具有醛糖还原酶活性,在高糖环境下胞内山梨醇浓度几倍高于正常细胞。由于细胞内高糖及高山梨醇,一方面使细胞水肿,功能改变;另一方面激活了蛋白激酶 C,使细胞产生 ECM(包括Ⅳ型胶原)增多,在高糖状态下,前胶原 α1(Ⅳ)和 α2(Ⅳ)的蛋白量及 mRNA 水平均增加。前胶原Ⅳ基因的转录率增加 55%,说明葡萄糖在转录水平控制胶原的合成,可能还有转录后的调节作用。有研究显示,STZ 诱导的糖尿病大鼠可通过用索比尼尔(sorbinil)醛糖还原酶抑制或补充超生理量的肌醇,可防止高血糖引起的Ⅳ型胶原合成的增加。

糖尿病肾病(diabetic nephropathy,DN)无论各期其Ⅳ型胶原均高于正常,而 α(Ⅳ)亚型随病性变化而异,随病情加剧 α1(Ⅳ)~α4(Ⅳ)在肾组织上分布由多到少,最后由Ⅰ、Ⅲ型胶原代替。

3. IgAN　由于系膜细胞增殖,其分泌的基质也增加,Ⅳ型胶原合成及分泌也增多。Floege 等用免疫组化法发现系膜增生性肾小球肾炎(MsPGN)的 ECM 成分(Ⅳ型胶原、层粘连蛋白(laminin)、巢蛋白(nidogen)等)均增加,并用 northern blot 法见Ⅳ型胶原 mRNA 表达也增加。国内史跃先等对 107 例 IgAN 患者肾活检标本观察发现,IgAN 硬化的肾小球基质及肾小管基膜Ⅳ型胶原分布明显增多,而且与其病理改变的轻重程度正相关。MsPGN 及 IgAN 对 ECM 合成增加的机制认为是各种因素通过直接或间接方式作用于肾组织内细胞成分如系膜细胞等,促其增殖,并合成分泌 ECM 增多(包括Ⅳ型胶原)同时伴降解减少,导致系膜基质增多,系膜区扩张。

4. 局灶性节段性肾小球硬化症(FSGS)　Ⅳ型胶原除量的异常外,还有 A(Ⅳ)链的异常分布,并起到重要的病理作用,病变节段是细胞Ⅳ型胶原 A 链合成的基因调控存在明显异常,且细胞病变在肾小球硬化的发病机制中具有重要作用。

十七、尿 α1-微球蛋白

(一) α1-微球蛋白的结构和生物学特征

α1 微球蛋白(α1-microglobulin,α1-MG)属 lipocalin 家族成员,最早由 Berggard 从人的尿中分离得到的一种分子量为 26~33kD 的棕黄色糖蛋白,在血浆中可与多种血浆蛋白共价结合形成复合物进行运输。编码该蛋白的基因很特别,该基因(AMBP)同时编码 α1-MG 和胰蛋白酶抑制剂双库尼茨(bikunin)。在肝细胞中,α_1-MG 和 bikunin 被翻译成相连的前体蛋白之后被剪切开分泌入血。

α1-MG-bikunin 前体基因(AMBP)定位于 9q32~33 区,已从人的肝细胞克隆到了 AMBP 基因,在 10 个外显子中,前 6 个编码 α1-MG。AMBP 基因主要在肝细胞内转录,生成 mRNA,并翻译出一个 19 个氨基酸的信号肽和 α1-MG、bikunin 蛋白,后两者由一三肽相连。这个三肽和 α1-MG 的最后一个氨基酸精氨酸构成了基本的剪切位点 R-X-R-R,能被枯草溶菌酶样前体蛋白转化酶识别,该酶参与了细胞内非活性前体蛋白的剪切。在共价结合一或两条重链后,α1-MG 和 bikunin 就离开了肝细胞。同时合成 α1-MG 和 bikunin 的原因还不清楚,因为在它们离开肝细胞后,还没有发现它们之间有任何关系。而且,在不同的表达系统中,α1-MG 和 bikunin 都可以单独表达。

α1-MG 为小分子糖蛋白,含糖量约为 20%,等电点(pI)为 4.3~4.8,因其有一个以共价方式结合的棕黄色辅基即羟犬尿氨酸,故外观呈棕黄色。α1-MG 由 183 个氨基酸残基组成,有 3 个位点连接寡糖,两个唾液酸复合物与 Asn17、Asn96 相连,另一个寡糖与 Thy5 相连。在 34 位点有一个游离的半胱氨酸。α1-MG 具有电荷和大小多相性,这一特性对其功能可能非常重要。一个紧密连接的棕色辅基被认为是引起异质性的原因,而且发现棕色和电荷及大小之间有直接关系。还原作用和烷基化作用不能使蛋白质的颜色减弱,说明棕色物质是共价结合于蛋白质上的。除去 N-或 O-连接的糖类也不能减弱色度,说明 α1-MG 的糖类部分与棕色物质无关。被带有 α1-MG 编码的 DNA 的病毒转染的昆虫细胞表达棕黄色的 α1-MG,同样生长于完全合成的和无血清介质中的人的肝细胞、HepG2 也分泌一种棕黄色的 α1-MG。这一研究表明,棕色是 α1-MG 的普遍特性,至少有部分棕色物质在细胞内吸附于蛋白质上。

α1-MG 是一种主要在肝脏和淋巴细胞中产生的糖蛋白,与人类白细胞抗原 HLA-A11\HLA-B20 及 BM51 等抗原决定簇有交叉反应。微球蛋白广泛分布于人体各种体液及淋巴细胞表面。微球蛋白在血液中有两种存在形式,即游离的 α1 微球蛋白(free α1-MG)和与 IgA 结合的 α1-MG(α1-MG IgA)。正常情况下,α1-MG IgA 与总 α1-MG 比值为 0.4~0.7,血液中免疫球蛋白水平比值有一定影响。可自由通过肾小球基底膜,但滤过的绝大部分又被肾小管重吸收,经肾小管再吸收,只有近曲小管受损时才使其含量增加。血液中 free α1-MG 可自由通过肾小球,并被近端肾小管重吸收和分解代谢。血液中 α1-MG IgA 则不能通过肾小球,尿液中浓度为零。

血清及尿液中 α1-MG 浓度增高原因有:肾小管重吸收和代谢能力降低;肾小球滤过功能受损;淋巴细胞破坏释放。目前认为,血清及尿液中 α1-MG 测定对反映肾小球和肾小管功能较 β2 微球蛋白更为敏感。

(二) α1-微球蛋白的实验室检测

1. 免疫扩散法 单相环状琼脂扩散法:指借被测血清在免疫板上单相扩散所产生沉淀环直径的大小来检查其中免疫球蛋白的含量。按规定的抗 Ig 血清稀释度,用 1.2% 琼脂液稀释该抗 Ig 血清,制成厚为 1.5mm 的含抗 Ig 单价免疫血清琼脂板,打孔,每孔加入一定稀释度的待检血清令其扩散,IgG 24 小时、IgA 和 IgM 48 小时,测定白色沉淀环直径,查标准曲线,求得 Ig 含量。

2. ELISA 法 应用双抗体夹心酶标免疫分析法测定标本中 α1-MG 水平。用纯化的抗体包被微孔板,制成固相抗体,往包被单抗的微孔中依次加入 α1-MG 抗原、生物素化的抗人 α1-MG 抗体、HRP 标记的亲和素,经过彻底洗涤后用底物 TMB 显色。TMB 在过氧化物酶的催化下转化成蓝色,并在酸的作用下转化成最终的黄色。颜色的深浅和样品中的 α1-MG 呈正相关。用酶标仪在 450nm 波长下测定吸光度(OD 值),计算样品浓度。

3. 免疫比浊法 样品中 α1-MG 与试剂中相应的抗体在溶液中相遇,立即形成抗原-抗体复合物,并形成一定浊度。该浊度的高低在一定量抗体存在时与抗原的含量成正比。通过与同样处理的校准液比较,计算未知样品中的 α1-微球蛋白含量。

4. α1-微球蛋白检测的影响因素

(1) 引起 α1-微球蛋白升高的影响因素

发热:非肾源性发热患者尿液排出量增高。

腹部手术:8 例做过腹部外科手术并诱发炎症的患者中,α1-微球蛋白在尿中的平均最大蛋白/肌酐比为 10mg/mmol,显著超过参考范围(<0.7mg/mmol)。

运动:规范化锻炼后结果无显著性升高,8 例健康志愿者尿浓度平均从 2.9μg/min 升高到 9.8μg/min,8 例糖尿病患者尿平均从 5.9μg/min 升高到 13.8μg/min。

站立位:5 人站立时的血清平均浓度为 16.3mg/L,而坐下只有 14.4mg/L。白血病、肝硬化、糖尿病、妊娠期末比妊娠初期高 3~4mg/L

(2) 引起 α1-微球蛋白降低的影响因素

男性:男性 24 小时尿液排出量比女性低。

急性胰腺炎、肝炎、肝硬化等值低。

(三) α1-微球蛋白的临床意义

1. 尿 α1-MG 是灵敏反映肾小管疾病的指标 有研究者测定 341 份尿标本,先按照微电泳法分为"病理性"和"生理性"蛋白尿。其中在 280 份病理性蛋白尿中有 266 份 α1-MG 增高,同样在 90 例(有或无肾功能不全)伴有低分子量蛋白尿的患者尿 α1-MG 均增高。并提出 GFR>70ml/min 时病理性 α1-MG 排泄增多,表示单一的肾小管损害。在动态观察烧伤患者尿蛋白的变化研究中,烧伤的第 7 天,尿 α1-MG 升高,较 β2-MG 升高明显。有观察表明,在区别肾小球和肾小管病方面最有辨别能力的是尿 mAlb/α1-MG 比值。由此提示,测定尿

α1-MG 对诊断和鉴别肾小管疾病是敏感的指标。由于 β2-MG 在酸性尿中不稳定甚至在膀胱内即开始分解,而 α1-MG 在酸性尿液中稳定(pH 4~8)是其优点,认为可以替代 β2-MG。与其他低分子量蛋白相比,在反映早期肾小管损害方面,首推 α1-MG。

2. 血 α1-MG 是一项反映肾小球滤过率的灵敏指标　有学者比较血清 α1-MG、β2-微球蛋白(β2-microglobulin,β2-MG)和 SCr 与肾功能的关系发现:α1-MG 与 SCr 水平呈显著正相关(r=0.75),当 CCr 下降到 56ml/min 时,血清 α1-MG 开始高出正常范围,而此时 β2-MG 和 SCr 仍在正常范围。国内研究者测定肾脏病患者的血 α1-MG 也发现,部分患者 CCr>76ml/min 时 α1-MG 已有升高,而 SCr、β2-MG 却在正常范围内,说明血清 α1-MG 变化比 β2-MG 和 SCr 更敏感,可以早期发现肾小球滤过功能受损,尤其在 GFR 轻度改变时。

3. α1-MG 预测糖尿病肾病　观察非胰岛素依赖的糖尿病(NIDDM)患者尿 mAlb 和其他微量蛋白的排泄时,发现尿 mAlb 排泄与 α1-MG 呈正相关,提示 α1-MG 与 mAlb 一样可作为预测糖尿病肾病的良好指标。另一研究发现尿蛋白定性阴性的 NIDDM 患者,随血糖控制糖化血红蛋白 c(HbA1c)从开始(12.1±2.4)%,两个月后下降到(9.5±1.5)%,两年后(9.6±2.2)%,尿 α1-MG 也相应从 13.5 降到 8.4 与 8.8μg/min,α1-MG 排泄与 HbA1c 相关。表明尿 α1-MG 也能动态反映糖尿病肾损害的变化。

4. 监测药物肾毒性　用干扰素 α-2b(IFNα-2b)治疗骨髓增生症对肾脏影响的研究发现,尿 α1-MG 呈病理性增高的程度大于尿 mAlb、尿 IgG 及尿酶。观察阿米卡星(amikacin)对肾毒性的作用部位时发现用药初 2/3 的患者尿排泄 α1-MG 在正常范围,14 天末 95% 的患者尿 α1-MG 出现病理性增高,而尿 mAlb 在其前后不增高,提示 amikacin 具有选择性肾小管毒性作用。

5. 监测金属的肾毒性　有研究者研究三组人群受镉的肾毒性影响,结果发现接触镉的工人尿 α1-MG 比尿 mAlb 增高明显,认为结合测定尿 α1-MG 和尿 NAG 可早期发现镉引起的肾损害。另一观察发现接触镉的工人的尿载脂蛋白 D(apolipoprotein D)、尿 α1-MG 均增高,尿 α1-MG 高于对照组 15 倍,载脂蛋白 D 只高出 3 倍。可见尿 α1-MG 较载脂蛋白 D 敏感性高。另研究硅对人的肾脏影响发现,接触硅的工人的尿 α1-MG、mAlb 显著升高,硅中毒者及研究之前已停止在硅环境下工作 3~17 年的硅中毒者,尿 α1-MG、mAlb、NAG 均显著升高,提示长期接触硅可能致慢性不可逆性肾损害。因此,检测尿 α1-MG 等微量蛋白对职业病的防治具有积极意义。

十八、尿脂联素

脂联素(adiponectin,APN)是一种脂肪细胞特异性分泌的一种激素。Scherer 等早在 1995 年第一次报道了一种由脂肪细胞分泌的血浆激素蛋白——APN。近年来,许多临床试验证实 APN 具有增加脂肪酸氧化,改善胰岛素抵抗,抑制肝糖输出和葡萄糖再生,抗动脉粥样硬化,抗炎等功能。血浆 APN 水平降低,预示着心血管疾病的风险增加。大量研究发现血浆 APN 在冠心病 CHD、高血压、2 型糖尿病等患者中明显降低,在动脉粥样硬化的发生发展过程中起着重要的作用。

(一)脂联素的生物学特征

1. 脂联素发现与命名　1995 年,科学家从小鼠脂肪组织中发现一种新的因子称为脂肪细胞补体相关蛋白(Acrp30),分子量为 30kD。1996 年分离出人的 APN 基因(*apM1*),人的 *apM1* 基因只在脂肪细胞内特异表达。同年在人血浆中分离出人的 APN(GBP28),即 28KU

凝胶结合蛋白;并证实人 APN 与鼠 Acrp30 具有 83% 的同源性。1999 年将其命名为 APN,并建立了可测定人血浆中 apM1 产物浓度的方法。

2. 脂联素的蛋白结构与基因表达及调控　APN 是一种由白色脂肪细胞分泌的脂肪因子之一,在血浆中浓度较高,约占人体血浆总蛋白的 0.01%。APN 在人类属于可溶性防御性胶原家族成员,是由 244 个氨基酸组成的多肽,组成 4 个区域:氨基末端信号序列、短的高度可变区、胶原蛋白区和 C 的球状区。APN 在血浆中存在形式主要是以下三种同功体:三聚体、六聚体和多聚体。六聚体为低分子量(LMW),多聚体为高分子量(HMW)。血循环中绝大多数(>80%)APN 蛋白是多聚体形式,极少部分为六聚体(<10%)和三聚体(10%),且二硫键是六聚体形式所必需的。三个单体通过球型结构域连接成同源三聚体,4~6 个三聚体通过胶原蛋白区非共价键形成血循环中的高分子量多聚体。球型域和胶原序列的相互作用对维持多聚体的稳定性和活性是非常重要的。apM1 定位于 3q27 染色体上,全长 17kb,*apM1* 基因由 3 个外显子和 2 个内含子构成。研究发现 *APN* 基因的两处核苷酸改变影响血浆 APN 的水平。一是发生在外显子 2 的单核苷酸多态性(SNPs)即(45T→G 和 276G→T),属静止突变,这种突变与增高 2 型糖尿病危险性有关;二是发生在外显子 3 的错义突变,即(R112C、1164T、R221S、H241P)。研究发现 CHD 患者中 1164T 型出现的频率明显高于无 CHD 的人群,也证实了带有 1164T 突变型患者的血浆 APN 水平明显低于没有这种型者的 APN 水平。许多因素对 APN 表达具有调控作用,例如 TNF-α 是 APN 启动因子活性的强阻滞剂,能明显的抑制脂肪细胞表达及分泌 APN,因两者在三维结构上有高度相似性,因此它们在受体结合水平上相互竞争及抑制。近年来研究表明噻唑烷二酮类药物(thiazolidinediones,TZDs)可使胰岛素抵抗患者血浆 APN 水平升高。钙黏蛋白-T 也可以结合 APN,从而调节 APN 的生物利用度。

3. 脂联素受体的分布及作用　目前,研究确认了两类 APN 受体即 AdipoR1 和 AdipoR2 受体,前者主要在骨骼肌表达,后者在肝脏表达。研究证明激活 APN 受体可以增加胰岛素敏感性,促进肝脏和肌肉组织的脂肪酸氧化,减少肝糖原的糖异生。最近研究发现,APN 两种受体在人动脉粥样硬化斑块及巨噬细胞中均有表达。APN 可能与其特异性受体结合而发挥生物活性。

4. 脂联素的分泌调节

(1) 种族及遗传因素:种族因素可能是影响血浆 APN 的一个原因。经调查研究发现,同等身体质量指数(body mass index,BMI)的高加索白人与亚洲黄种人群之间,调整了年龄、血压等后,高加索白人具有较高的 APN 水平,提示种族因素可能也是血浆 APN 差异的一个原因。

(2) 性别因素:目前,研究认为 APN 浓度与性别呈相关性,正常女性的 APN 浓度高于男性,但绝经期前后的 APN 浓度无明显差别。这种差异可能是受到体内不同浓度的性激素的影响。目前,认为是雄激素可能降低 APN 分泌的水平。实验发现用睾酮处理 3T3-L1 脂肪细胞后,可使血浆 APN 减少;雌性小鼠体内 APN 水平卵巢切除前后无明显改变,而睾丸切除术后雄性小鼠的 APN 水平明显升高。结合临床可以认为,绝经后妇女发生动脉硬化的危险性较同龄组女性高,原因之一是体内雄激素水平较高导致 APN 水平较低。

(3) 肥胖及肥胖类型:研究发现肥胖个体的血浆 APN 水平显著下降,尤其发现肥胖者 APN 的降低不仅与体内脂肪总含量有关,更与肥胖类型有关。即腹型肥胖者血浆 APN 水平降低程度更为严重。这可能是由于皮下脂肪组织与腹内脂肪组织分泌 APN 的质和量存在差异有关。肥胖大鼠 Zuker(fa/fa)腹内脂肪组织 APN 低于正常大鼠,而皮下脂肪组织无此改变都提示了血浆 APN 水平主要受内脏脂肪的影响。

(4) 噻唑烷二酮类药物影响:目前,研究发现噻唑烷二酮(TZD)是过氧化物酶体增殖激活受体激动剂或配体,能增加 APN 的表达及其血浆浓度,并且能改善胰岛素抵抗,提高 2 型糖尿病患者胰岛素敏感性。临床研究发现培养的 3T3-L1 脂肪细胞中,TZD 衍生物以时间和剂量依赖性的形式增强 APN mRNA 的表达及分泌。而且,这种效应是由 TZD 诱导 APN 启动子活化介导的。另一方面,在胰岛素抵抗状态下过量产生的 TNF-α 抑制 APN 启动子的活性,从而抑制 APN 在脂肪细胞的表达,并呈剂量依赖性。TZD 能逆转 TNF-α 导致的抑制作用,可能通过对 APN 启动因子的直接效应和拮抗 TNF-α 对启动因子的效应,诱导 APN 的产生。

(二) 脂联素的实验室检测

1. 采用双抗夹心酶联免疫检测法测定人血或尿中的脂联素　包被抗体及检测抗体采用鼠抗人脂联素单克隆抗体,用生物素、亲和素辣根过氧化物酶标记检测系统,TMB 显色测定脂联素。

2. 脂联素检测的影响因素

(1) 血清中使之降低的影响因素

心脏病危险因子:低浓度见于男性、高血压、肥胖和 2 型糖尿病等心脏病危险因素。

胰岛素抵抗:脂联素血浆浓度的下降与胰岛素抵抗和高胰岛素血症有关,与胰岛素抵抗呈负相关。

肥胖:肥胖患者脂联素血浆浓度明显降低。

(2) 血清中使之升高的影响因素

吸烟:脂联素血浆浓度与冠状动脉疾病患者吸烟状况有关。

消瘦:脂联素在消瘦者体内浓度高而在肥胖者浓度低。

(三) 脂联素的临床应用

脂肪组织是瘦素、脂联素和细胞因子等循环信号分子的来源,在尿毒症分解代谢中起重要作用,与全身炎症和尿毒症食欲减退有关。终末期肾脏疾病常见恶病质,慢性炎症是重要原因,脂肪细胞因子产物如瘦素、脂联素、肿瘤坏死因子 α(TNF-α)、IL-6 及 IL-1B 起重要作用。

有一项次全切除肾鼠肾脏疾病模型的研究,对脂联素基因敲除鼠(APN-KO)和野生型鼠(WT)进行 5/6 肾切除。5/6 肾切除导致脂联素在残余肾的肾小球和间质显著积聚。与WT 鼠相比,APN-KO 鼠尿白蛋白排泄、肾小球肥大和小管间质纤维化均显著加重;小球内巨噬细胞浸润和血管细胞黏附分子(VCAM)-1、MCP-1、TNF-α、TGF-β、Ⅰ/Ⅲ型胶原及 NADPH 氧化酶的 mRNA 水平显著增加。用腺病毒介导的脂联素处理 APN-KO 鼠,改善蛋白尿、肾小球肥大和小管间质纤维化,使 VCAM-1、MCP-1、TNF-α、TGF-β、Ⅰ/Ⅲ型胶原及 NADPH 氧化酶的 mRNAs 降低到 WT 鼠同样水平。脂联素集聚于损伤肾,通过调整炎症和氧化应激防止肾小球和小管间质损伤。慢性肾脏疾病常伴慢性炎症反应增强和胰岛素敏感性降低。心血管疾病仍为终末期肾脏病患者发病率和死亡率主要原因。脂联素由脂肪细胞分泌,具有抗炎和保护心脏的作用。尽管终末期肾脏病血液透析、腹膜透析患者和中度肾功能衰竭患者高发胰岛素抵抗和心血管疾病,但血脂联素水平增加,低脂联素与心血管疾病预后差有关,血脂联素可能减轻血液透析患者氧化应激。

进行性肾血管硬化是 CKD 主要特征,在评估轻到中度慢性肾脏疾病进展脂联素的预测价值的一项研究中,发现主要终点为肌酐升到肌酐基线的 2 倍和(或)终末期肾衰。对 177 例患者完成 7 年前瞻性随访,65 例达到进展终点的患者显著年龄较大,肌酐基线、蛋白尿和脂联素较高,更多的代谢综合征组成部分。研究显示经过年龄、肾小球滤过率和蛋白尿校正后男性脂联素是 CKD 进展的重要预测因素。这项对 CKD 长期前瞻性研究显示高脂联素在男性中独立预测疾病进展。

十九、尿免疫球蛋白

免疫球蛋白(immunoglobulin,Ig)是由浆细胞合成和分泌的、具有抗体活性或化学结构与抗体相似的球蛋白。Ig 主要存在于机体血液、外分泌液和组织液中,血清中 Ig 的含量是评估机体体液免疫功能的一项重要指标。

(一)免疫球蛋白的理化性质和生物学特征

Ig 单体由四条肽链组成,即两条重链和两条轻链,轻链(κ 或 λ)和重链(α、β、γ、δ 和 ε)通过二硫键连接。根据重链抗原性的差异可将人类 Ig 分为五类,即 IgG、IgA、IgM、IgD 和 IgE,其中人 Ig 又有 4 个亚类:IgG1(γ1)、IgG2(γ2)、IgG3(γ3)和 IgG4(γ4),IgA 包括 IgA1(α1)和 IgA2(α2)两个亚类。

1. IgG　IgG 主要由脾、淋巴结中的浆细胞合成和分泌,以单体形式存在。在个体发育过程中机体合成 IgG 的年龄要晚于 IgM,在出生后第 3 个月开始合成,3~5 岁接近成年人水平。IgG 是血清中主要的抗体成分,约占血清总 Ig 的 75%。根据 IgG 分子中 γ 链抗原性差异,人 IgG 有 4 个亚类:IgG1、IgG2、IgG3 和 IgG4(小鼠 4 个亚类是 IgG1、IgG2a、IgG2b 和 IgG3)。其中 IgG3 γ3 铰链区含有 62 个氨基酸残基,具有 4 个重复 γ1 铰链区(15 个氨基酸残基)的串连结构,重链间二硫键数量多,为 10~15 个,因此易被蛋白酶裂解,半衰期也较短。不同 IgG 亚类的生物学活性有所差异。IgG1、IgG2 和 IgG4 分子量为 146kD,IgG3 分子量 170kD,是血清中含量最高的 Ig,约占 80%,也是 γ 球蛋白的主要成分。IgG1、IgG2 和 IgG4 半衰期较长(20~23 天),IgG3 半衰期 7 天左右。IgG 可通过经典途径活化补体,其固定补体的能力依次是 IgG3>IgG1>IgG2,在小鼠为 IgG2b>IgG2a>IgG3,人的 IgG4 和小鼠的 IgG1 无固定补体的能力。IgG 是唯一能通过胎盘的 Ig,在自然被动免疫中起重要作用。此外 IgG 还具有调理吞噬、ADCC 和结合 SPA 等作用。由于 IgG 上述特点,IgG 在机体免疫防护中起着主要的作用,大多数抗菌、抗病毒、抗毒素抗体都属于 IgG 类抗体。应用对麻疹、甲型肝炎等有免疫力的产妇或正常人丙种或胎盘球蛋白可进行人工被动免疫,能有效预防相应的传染性疾病。不少自身抗体如抗甲状腺球蛋白抗体、系统性红斑狼疮的 LE 因子(抗核抗体)以及引起 III 型变态反应免疫复合物中的抗体大都也属于 IgG。IgG 的血清含量与年龄有一定关系,儿童较低,随年龄增长含量逐渐升高。

2. IgM　血清中 IgM 是由 5 个单体通过一个 J 链和二硫键连接成五聚体,分子量最大,为 970kD,沉降系数为 19S,称为巨球蛋白(macroglobulin)。在分子结构上 IgM 无铰链区。在生物进化过程中 IgM 是最早出现的免疫球蛋白,如八目鳗可产生 IgM。在个体发育过程中,无论是 B 细胞膜表面 Ig(SmIg),还是合成分泌到血清中的 Ig,IgM 都是最早出现的 Ig,在胚胎发育晚期的胎儿即有能力产生 IgM。在抗原刺激诱导体液免疫应答过程中,一般 IgM 也最先产生。IgM 占血清总 Ig 的 5%~10%。由于 IgM 在免疫应答早期产生,并在补体参与下的溶血作用比 IgG 强 500 倍以上,而且活化补体后通过 C3b、C4b 等片段发挥调理作用,因此

IgM 在机体的早期免疫防护中占有重要地位。天然的血型抗体(凝集素)为 IgM,血型不符的输血,易发生严重的溶血反应。IgM 不能过胎盘,脐血中如出现针对某种病原微生物的 IgM,表示胚胎期有相应病原微生物如梅毒螺旋体、风疹或巨细胞病毒等感染,称为胚胎感染或垂直感染。正常人血清中也含有产量单体 IgM。

膜表面 IgM 是 B 细胞识别抗原受体中一种主要的 SmIg。成熟 B 细胞有 SmIgD,在正常人 B 细胞库中 SmIgM+B 细胞约占 80%。在记忆 B 细胞中 SmIgM 逐渐消失,被 SmIgG、SmIgA 或 SmIgE 所替代。

3. IgA　IgA 主要由黏膜相关淋巴样组织产生,其中大部分是由胃肠淋巴样组织所合成,少部分由呼吸道、唾液腺和生殖道黏膜组织合成。哺乳期产妇腺组织含有大量 IgA 产生细胞,这些细胞主要来自胃肠。在人类,还有少量的 IgA 来自骨髓。人出生后 4~6 个月开始合成 IgA,4~12 岁血清中含量达成人水平,血清型 IgA 占总 Ig 的 10% 左右,半衰期 5~6 天。IgA 有 IgA1 和 IgA2 两个亚类。IgA1 主要存在于血清中,约占血清中 IgA 的 85%,$\alpha1$ 链分子量为 56kD;IgA2 主要存在于外分泌液中,少部分以血清型 IgA 存在,约占血清中 IgA 的 15%,$\alpha2$ 链缺乏铰链区,分子量为 52kD。血清中的 IgA 除单体形式外还有由 J 链共价相连的二聚体或三聚体等形式。分泌型 IgA 是由 J 链连接的双体和分泌成分所组成,主要存在于初乳、唾液、泪液、胃肠液、支气管分泌等外分泌液中,是黏膜局部免疫的最重要因素,分泌型 IgA 通过与相应的病原微生物(如脊髓灰质炎病毒)结合,阻抑其吸附到易感细胞上,分泌型 IgA 还可中和毒素如霍乱弧菌毒素和大肠菌素等。新生儿易患呼吸道、胃肠道感染可能与 IgA 合成不足有关。慢性支气管炎发作与分泌型 IgA 的减少也有一定关系。产妇可通过初乳将分泌型 IgA 传递给婴儿,这也是一种重要的自然被动免疫。嗜酸性粒细胞、中性粒细胞和巨噬细胞表达 $Fc\alpha R$,血清型单体 IgA 可介导调理吞噬和 ADCC 作用。此外,分泌型 IgA 具有免疫排除(immune elimination)功能,即分泌型 IgA 结合饮食中大量的可溶性抗原以及肠道正常菌群或病原微生物所释放的热原物质,防止它们进入血液。

4. IgD　IgD 于 1995 年从人骨髓瘤蛋白中发现,以单体形式存在,分子量为 170kD,主要由扁桃体、脾等处的浆细胞产生,人血清中 IgD 浓度为 3~40μg/ml,不到血清总 Ig 的 1%,在个体发育中合成较晚。IgD 铰链区很长,且对蛋白酶水解敏感,因此 IgD 半衰期很短,仅 2.8 天。血清中 IgD 确切的免疫功能尚不清楚。在 B 细胞分化到成熟 B 细胞阶段,除了表达 SmIgD,抗原刺激后表现为免疫耐受。成熟 B 细胞活化后或者变成记忆 B 细胞时,SmIgD 逐渐消失。IgD 是 B 细胞的重要表面标志,mIgD 的出现标志着 B 细胞的成熟,且对增强机体的免疫监视有重要作用。IgD 通过替代途径激活补体。

5. IgE　IgE 是 1966 年发现的一类 Ig,分子量为 188kD,血清中含量极低,仅占血清总 Ig 的 0.002%,在个体发育中合成较晚。ε 链有 4 个 CH($C\varepsilon1$~$C\varepsilon4$),无铰链区,含有较多的半胱氨酸和甲硫氨酸。对热敏感,56℃ 30 分钟可使 IgE 丧失生物学活性。IgE 主要由鼻咽部、扁桃体、支气管、胃肠等黏膜固有层的浆细胞产生,这些部位常是变应原入侵和 Ⅰ 型变态反应发生的场所。IgE 为亲细胞抗体,$C\varepsilon2$ 和 $C\varepsilon3$ 功能区可与嗜碱性粒细胞、肥大细胞膜上高亲和力 $Fc\varepsilon R$ Ⅰ 结合。变应原再次进入机体与已固定在嗜碱性粒细胞、肥大细胞上 IgE 结合,可引起 Ⅰ 型变态反应。寄生虫感染或过敏反应发作时,局部的外分泌液和血清中 IgE 水平都明显升高。

(二) 免疫球蛋白的实验室检测方法

1. 传统方法学　目前 IgG、IgA、IgM 定量检测主要采用免疫扩散法和免疫比浊法,IgD

和 IgE 含量较低,主要采用灵敏度较低的酶免疫技术、放射免疫技术和免疫胶乳浊度法。

单向免疫扩散法是将血清均匀分散于加热熔化的含有缓冲液的琼脂中,打孔、加待检血清,在合适的条件下,经一定时间的扩散后,在抗原抗体比例合适处,形成乳白色沉淀环,在一定抗原浓度范围内,沉淀环直径的评分与抗原含量成比例关系。该方法由于影响因素多,试验时间长,结果重复性差,目前基本上被自动化分析所取代。

放射免疫法(RIA)是将 IgD 或 IgE 吸附在固体载体上,以检测 IgD 或 IgE 的方法,也称固相放射免疫测定,采用双抗体法,以 ^{125}I 标记抗人 IgD 或 IgE 为第二抗体,检测值与血清中 IgD 或 IgE 的含量相关。该方法灵敏度高,特异性好,精密度好,但由于放射污染和危害,试剂盒不稳定,已逐步被非放射性方法取代。

酶联免疫法(ELISA)常采用双抗体夹心法,以辣根过氧化物酶标记抗人 IgD 或 IgE 为二抗进行检测。该方法灵敏度高,操作简便,临床使用较为普遍。

2. 免疫比浊技术　免疫球蛋白定量检测传统使用单向免疫扩散法,但费时费力,影响因素甚多。自优质的免疫球蛋白抗血清问世以来,免疫透射比浊法的应用得到逐渐普及。免疫透射比浊测定技术(immunoturbidimetry)和免疫散射比浊测定技术(immunonephelometry)作为目前检测人血清中特定蛋白的常用方法,在临床实验室得到推广应用。随着科技的发展,免疫学技术以及全自动生化分析仪技术日趋完善,透射比浊法已逐渐成熟,现已发展成为优于散射比浊法的常用测定特定蛋白的方法。该方法具有以下一些优点:①抗干扰能力强:免疫复合物、免疫球蛋白聚集、脂蛋白以及胆红素或游离血红蛋白等都可对光散射或光透射分析结果产生干扰。而免疫透射比浊法所采用的全自动生化分析仪可联合应用双波长检测,样本自动稀释,与样本空白对照检测,有助于最小化这些因素对检测的影响。因此,免疫透射比浊法的抗干扰能力较强。②仪器投资成本较低:免疫透射比浊分析是在全自动生化分析仪上进行的,因此不需要另行配备专用的特定蛋白仪。③试剂消耗成本较低:免疫透射比浊法的试剂相对成本较低,且试剂开启后稳定,校准周期较长,故总体消耗成本较低。④检验结果回报时间短:生化分析仪的检测速度要远远快于使用免疫散射比浊法的特定蛋白仪,使得检验报告时间大大提前,降低周转时间。⑤易于规范管理:由于生化、免疫学采用的都是血清样本,合并到生化分析仪上后易于对科室进行质量管理。

3. 基于胶体金标记的阳极溶出伏安免疫分析方法检测 IgG　免疫反应在聚苯乙烯微孔板中以夹心分析模式进行,通过物理吸附将兔抗人 IgG 抗体固定于微孔板上,与相应抗原 IgG 发生免疫反应后,再通过夹心模式捕获相应的纳米金标记的羊抗人 IgG 抗体,然后再与金标羊抗人 IgG 抗体和金标兔抗羊二抗形成的免疫复合物反应,在微孔板上进一步引入大量的纳米金,将金溶解后,在碳糊电极上用阳极溶出伏安法对金离子进行检测,溶出峰电流的大小间接与待分析物 IgG 的浓度成正比。该方法检测 IgG 的对数浓度在 $1.1 \sim 1.143 ng/ml$ 范围内呈良好的线性关系,检出限为 $1 ng/ml$。

4. 尿中免疫球蛋白的检测　临床一般采用免疫比浊法检测免疫球蛋白中的 IgG、IgA、IgM。机体的免疫功能反应异常是引起各种肾脏疾病的重要原因,在循环中形成的抗原抗体免疫复合物沉积在肾小球基底膜上并激活补体造成肾组织损伤,肾小球基底膜细胞间缝隙的大小对免疫球蛋白滤过起屏障作用,感染、肾中毒、血管病和免疫损伤均可导致基底膜孔径变大,单纯性孔径轻度增大时,尿中主要以 IgG 滤过增多为主,形成部分选择性蛋白尿,当滤过膜损伤严重时,IgM 滤过也增多,形成非选择性蛋白尿,40% ~ 50% IgA 肾病患者尿中 IgM 明显高于正常。

5. 免疫球蛋白实验室检测的影响因素

（1）病理生理性因素：免疫球蛋白对肾脏病的诊断多为非特异性，如感染、自身免疫性疾病、慢性活动性肝炎、多发性骨髓瘤、冷球蛋白血症等，均可引起免疫球蛋白增高。遗传性丙种球蛋白缺乏症、选择性 IgM 或 IgA 缺乏症、网状淋巴系统恶性疾病、免疫抑制性药物、蛋白丢失和营养不良等，均可引起免疫球蛋白减少。

（2）其他引起免疫球蛋白升高的因素

硫柳汞：血清标本中作为防腐剂的硫柳汞会影响免疫扩散的结果，硫柳汞会增强免疫扩散的沉淀环。

标本溶血可导致血清中免疫球蛋白含量增高。

抽血时由卧位转为直立姿势由于血容量减少，导致免疫球蛋白升高。

（3）其他引起免疫球蛋白降低的因素

妊娠：妊娠时血清中含量降低，且在产后短时间内达到最低水平。

抗感染治疗：血浆浓度下降程度与有效的抗感染治疗相对应。

（三）免疫球蛋白在肾脏疾病诊断上的临床意义

1. 免疫球蛋白浓度增高　血清中免疫球蛋白浓度增高可分为多克隆性球蛋白增高和单克隆性球蛋白增高，两者的基础疾病有所不同。多克隆性球蛋白增高，常见于结缔组织病、慢性肝病及淋巴瘤等，由它们引起的肾病可出现多克隆性球蛋白增高，如系统性红斑狼疮合并肾炎时，血清 IgG 可明显升高，同时 IgA、IgM 也可同时上升。单克隆性球蛋白升高，主要见于多发性骨髓瘤肾损害，瓦氏巨球蛋白血症肾病等。

IgA 肾病时，30%～50% 的患者血清 IgA 增高，但国内报道血清 IgA 升高者约占 20%，这可能与检测时机有关，血清 IgA 常在黏膜感染后呈一过性升高，于数周后恢复正常，若检测时机不同，则阳性率不同。IgA 肾病时血清 IgA 增高与其生成过多有关。与 IgA 肾病相似，过敏性紫癜性肾炎也常有血清 IgA 增高。

狼疮肾炎，尤其是系统性红斑狼疮活动时，血清免疫球蛋白常增高，既可为多克隆性免疫球蛋白增高，亦可为单克隆性免疫球蛋白增高，以 IgG 增高最常见。但狼疮肾炎大量蛋白尿时，免疫球蛋白可随尿排出，血清免疫球蛋白也可因此而表现为正常或降低。

血清 IgM 增高，多见于瓦氏巨球蛋白血症、IgM 肾病。急性链球菌感染后常有 IgG 和 IgA 增高，通常和病情严重程度有关，病情严重时则明显增高。多发性骨髓瘤肾病，增高的免疫球蛋白 IgG 型占 50% 以上，IgA 和本周（Bence-Jones）蛋白轻链各占 20%，极个别为 IgD 型。

2. 免疫球蛋白浓度降低　见于各种先天性和获得性体液免疫缺陷病，长期应用免疫抑制剂患者。肾病综合征时血清 IgG 常降低，而 IgM 可增高。其原因主要是 IgG 在尿中丢失过多造成，但亦可能与免疫紊乱有关。免疫球蛋白来自 B 细胞，T 细胞能调节 B 细胞产生抗体的浓度。正常 B 细胞先分化为产生 IgM 的浆细胞，然后由此类浆细胞再分化为产生 IgG 的血内浆细胞。肾病综合征时辅助性 T 细胞数量不足或功能低下，上述转化过程发生障碍，引起血清 IgG 降低，IgM 增高。血清 IgG 降低造成肾病综合征患者易发生感染。

3. 急性肾小球肾炎与免疫球蛋白的关系　急性肾小球肾炎患者的 IgG 可升高，是由于链球菌产生的神经氨酸酶可以释放血液免疫球蛋白中的唾液酸。因此导致自身免疫，使 IgG 抗原决定簇暴露，产生抗 IgG 的抗体。也有可能使急性肾小球肾炎血清中的 IgG 降低，这可能与患者的肾小球损伤程度有关，当肾小球损伤严重时，大量的蛋白因超过肾小球最大重吸收量导致过量的蛋白会从肾小球滤过，IgG 可从尿中丢失，导致血清中含量降低。因此，通过检测血清中 IgG 的变化能够反映肾小球的损伤程度,为临床治疗提供参考依据。另外,还发现急性肾小球肾炎患者的 IgA 的含量也可能升高,推测急性肾小球肾炎可能由免疫球蛋白导致的局部肾小球弥漫性炎症所致的免疫反应有关。

二十、尿液补体

近年来,随着我们对于补体系统的深入了解,也同时对它们在各种慢性肾脏病的肾脏损伤中重要的免疫介质和标志物作用有了更多新的认识。

(一) 补体的结构和生物学特性

"complement"最早是存在于哺乳动物血清、组织液与细胞膜表面的一组不耐热、易降解的球蛋白质,经活化后具有酶活性,是协助抗体和吞噬细胞发挥清除病原体作用的补充条件,因此称作补体。补体系统是固有免疫的重要组成部分,在机体的免疫系统中起着抗感染和免疫调节作用,同时也参与病理免疫反应。

补体系统中有 30 种以上小分子蛋白及其片段,主要由肝脏合成,包括三个组成部分:补体固有成分如 C1~C9、B 因子、D 因子、P 因子等;补体调节蛋白如 H、I 因子、C4bp 等;补体受体如 C1qR、C3a 受体、C5a 受体等。固有成分间的分子量差异较大,其中 C1q 最大,D 因子最小。对热不稳定,56℃、30 分钟即被灭活,0~10℃条件下活性只能保持 3~4 天。多种理化因素如乙醇、机械振荡、射线、胆汁和某些添加剂等均可破坏补体。

补体激活的三条途径:补体系统是机体免疫系统的重要组成部分,在启动和控制适度免疫反应的过程中起重要作用。补体系统包括三条激活通路,并在整个通路中有多个调节点控制整个系统的平衡。三条通路通过关键蛋白 C1q、甘露糖-结合外源凝集素(MBL)和因子 H 参与机体的先天免疫的过程,也同时辅助机体产生适当的获得免疫。三条补体激活的通路系统汇聚在 C3 水平,C3 的激活导致在补体激活表面上形成膜攻击复合体(membrane attack complex,MAC)。

补体激活的经典激活途径:经典的补体激活启动于识别单位 C1q 同免疫复合物或带电荷分子的结合。上述结合引起构象改变,激活了 C1q 相关的丝氨酸蛋白酶 Clr 和 CIS。CIS 的激活裂解 C4 和 C2,裂解后的片断结合成为 C4b2a,是补体激活经典途径的 C3 转换酶。上述途径中,C1q 除了可以被 IgG 和 IgM 免疫复合物分子激活,凋亡和坏死的细胞以及急性时相蛋白如 CRP 也可以参与补体的激活。

补体激活的外源凝集素激活途径:该途径与经典途径共用相同的 C3 转换酶。但其启动的环节是甘露糖-结合外源凝集素(MBL),它可以识别广泛分布于微生物表面的糖配体,由六个三聚体的亚体组成,其结构类似 C1q 的花束形状。MBL 在不同个体的血浆内的浓度可以出现成千倍的差异,这样的巨大差异源于 MBL-2 基因的一号外显子的一个单核苷酸多态性。启动子区的基因多态性会进一步影响 MBL 血浆内的水平。MBL 与其配体结合导致其相关的丝氨酸蛋白酶 MASP-2 活化,并继而裂解 C4 和 C2,导致 C3 转换酶 C4b2a 的形成。

补体激活的替代途径:该途径源自 C3 在血浆中的自动水解形成 C3(H₂O)。该分子与因子 B 结合,经因子 D 激活形成 C3(H₂O)Bb。这个复合体以低速率将 C3 裂解为 C3a 和 Cab。当体内存在引起活化的表面(如细菌胞壁等),调节蛋白因子 I 和因子 H 会减少 Cab 的失活。

三条补体活化途径的终端是非常相似的,替代途径中,Cab 同 C3 转化酶合并形成 C3bBbC3b,经典途径和外源凝集素激活途径中形成 C4b2a3b。该 C5 转换酶通过裂解 C5 为

C5a 和 C5b,启动形成膜攻击复合体。C5b 同 C6 和 C7 一起形成三分子的聚体。当上述分子聚体插入细胞膜后,C8 和 C9 也结合到复合体中,从而可以导致细胞膜上造成孔形成的 MAC 装配成功。高密度细胞膜孔的形成会直接导致细胞死亡,而亚致死数量的细胞膜孔形成会引起细胞的激活和加强机体的免疫反应。

补体系统对于免疫复合物的代谢过程至关重要,并且是免疫反应的重要效应器。补体激活除了会导致产生 MAC,引起细胞死亡或细胞激活;补体激活还会导致产生具有化学驱动作用的过敏毒素 C3a 和 C5a。补体的裂解产物如 Cab 可结合免疫复合物加速它们的清除。MBL 和 C1q 也可能会结合凋亡细胞加速它们的清除。

（二）补体的实验室检测

1. 血清补体总活性检测　补体最重要的活性是溶细胞作用,可以通过溶血反应进行检测。在一个适当的、稳定的反应体系中,溶血反应对补体的剂量依赖呈一个特殊的 S 形曲线,在轻微溶血和接近完全溶血时,补体量的变化不能使溶血程度有显著变化,即溶血对补体量的改变不敏感。在半溶血(50%溶血)时的曲线最陡,补体的变化非常敏感,故一般采用 50%溶血作为终点指标要比 100%溶血敏感得多,这一方法称为补体 50%溶血试验,简称 CH_{50}。CH_{50} 试验检测的是经典途径总补体溶血活性,所反映的是补体 9 种成分的综合水平。CH_{50} 试验方法简便、快速,但敏感性较低。

2. 单个补体的检测

（1）免疫溶血法:溶血法主要根据抗原与其特异性抗体结合后可激活补体的经典途径,导致细胞溶解。该方法中抗原为 SRBC、抗体为兔或马抗 SRBC 的抗体,即溶血素。将两者组合作为指示系统参与反应。试验中有两组补体参与,一组是作为实验反应系统的补体,选用或制备缺少待测成分的试剂,此类试剂,选用先天缺乏某单一补体成分的动物或人血清,也可利用化学试剂人为灭活正常血清中某种成分,制备缺乏该成分的补体试剂;另一组为待测血清中的补体,当加入待测血清,使原来缺乏的成分得到补偿,补体成分齐全,级联反应恢复,产生溶血。溶血程度与待测补体成分活性有关,仍以 50%溶血为终点。

免疫溶血法检测的是某补体的活性,而不是具体的含量。检测待测标本中某一单个补体成分是否缺乏,可以帮助诊断补体某个成分缺失或其含量正常但无溶血活性的先天性补体缺陷。该法无需特殊仪器设备,快速,但敏感性较低,影响因素多。

（2）免疫化学法:免疫化学法分为单向免疫扩散法、火箭免疫电泳、透射比浊法和散射比浊法。前两种方法多用手工操作,影响因素多,结果重复性差,已逐渐淘汰。后两种方法根据补体与相应的抗体结合形成复合物,仪器通过对复合物产生的光散射或透射信号进行自动检测而得出所测补体的浓度,此法方法简单、重复性和特异性好,可反映所测补体成分的含量,进行标准化流程管理、是目前补体的主要检测方法。

3. 补体检测的影响因素　溶血反应检测血清补体总活性,方法简便、快速,但敏感性较低,补体的活性除与反应体积成反比外,还与反应所用缓冲液、SRBC 数量及温度有关。血清补体值增高还受许多炎症疾患以及阻塞性黄疸、糖尿病、急性风湿热、皮肌炎、甲状腺炎、结节性结肠炎、菌血症、急性心肌梗死、各种传染病、肺炎、肿瘤等疾病影响。补体减低除受免疫复合物引起的肾炎、系统性红斑狼疮、类风湿关节炎等疾病影响外,病毒性肝炎、肝硬化、休克、异体移植排斥反应、痢疾的反复发作、桥本甲状腺炎等也是引起其含量降低的主要原因。

C3 是补体系统中含量最多、最重要的一个组分,其含量降低,主要见于免疫复合物引起的肾炎、系统性红斑狼疮、反复性感染、皮疹、肝炎、肝硬化、关节疼痛等影响。增高见于各种传染病及组织损伤和急性炎症、肝癌等。

C4 是补体经典激活途径的一个重要组分,其含量降低除了受免疫复合物引起的肾炎、系统性红斑狼疮影响外,病毒性感染、狼疮性综合征、肝硬化、肝炎等疾病也可引起其含量减少,各种传染病、急性炎症、组织损伤、多发性骨髓瘤等疾病引起其含量增高。

（三）补体的临床意义

补体在肾小球肾炎中可能发挥有益的作用,也可能表现有害的作用。在各种肾小球肾炎的肾活检标本中都可以发现补体的沉积。除了 II 型膜增生性肾小球肾炎,补体的沉积通常都伴随着免疫球蛋白的沉积。临床上常做总补体活性(CH_{50})和单一补体成分 C3、C4 以及 C1q 的检测,帮助判断机体的免疫状态。血清 CH_{50} 增高多见于急性炎症、组织损伤和恶性肿瘤等,降低见于急性肾小球肾炎、SLE、RA 和强直性脊柱炎等。

补体 C3 和 C4 作为血清补体成分,具有重要的生物学功能,尤其 C3 是含量最多、最重要的一个组分,它是补体两条主要激活途径的中心环节。血清 C3 的检测对某些急、慢性肾小球肾炎具有重要的诊断价值,其减少主要见于急性肾小球肾炎、狼疮肾炎和膜增生性肾小球肾炎,也可见于乙型肝炎病毒相关性肾炎、冷球蛋白血症性肾炎、感染性心内膜炎肾损害以及 II 型急进性肾小球肾炎等。膜增生肾小球肾炎 50%～70% 的患者血清 C3 降低,其中 II 型膜增生性肾小球肾炎者血清 C3 降低较 I 型发生率高且程度重。

血 C3、C4 水平减低还见于反复感染、重症感染、自身免疫性溶血性贫血、RA、肝炎和肝硬化等。C3、C4 水平增高则见于各种传染病、组织损伤和多发性骨髓瘤等。因此,血清 C3、C4 水平的监测可作为临床许多疾病的重要辅助诊断指标。在 SLE 患者中,血清 C3、C4 水平与患者病情的严重程度或肾脏组织病理改变有很大的相关性,几乎所有的狼疮肾炎患者出现血清 C3 降低,C3 的分解增加,合成减少,最终导致血清 C3 下降。对于部分肝病和肝硬化患者的低补体血症可能是补体产生减少所致。

尿 C3(分子量为 185kD)增加是因为肾脏病变时肾小球基底膜通透性增加,正常情况下不易通过的大分子物质 C3 从肾小球滤过,在肾小球内沉积的 C3 以碎片形式排泄。另外既往有研究发现临床尿 C3 可以预测患者对糖皮质激素的治疗效果。

1. 补体与狼疮肾炎　狼疮肾炎的病理改变中以 IgG、IgM、IgA、C3 和 C4 以及 C1q 的"满堂亮"的沉积为特征。狼疮肾炎患者肾脏病理损害中补体成分的大量沉积,以及患者血浆内显著降低的补体水平等现象都提示补体系统在狼疮患者中参与了经典途径的激活,参与了肾脏病变的发生。大量的动物试验模型可以部分揭示补体系统在该疾病中发挥的作用。具有 129 品系的 C57BL/6 基因背景的小鼠中,C1q 或 C4 基因被破坏,这些小鼠会表现自发的肾小球肾炎和自身抗体的形成。与该动物模型试验结果相吻合的是,在有先天性 C1q 和 C4 缺陷的患者中,伴发狼疮的倾向非常明显。从上述的来自动物和人类的研究结果可以推测:补体经典激活途径中的早期成分具有条理和清除体内凋亡细胞和免疫复合物的作用,这些有益的作用从总体上超过了补体激活后下游产物的潜在的有害作用。

研究显示,在 30%～40% 的狼疮患者中可以检测到 C1q 抗体的存在。当单独使用这些抗体时,可以发现在动物鼠的肾脏看到有明显的 C1q 沉积,并且有单核细胞的显著聚集,但是,试验鼠并不发生肾脏损害的临床表现如蛋白尿等。然而,当鼠先用亚致肾炎剂量的兔抗鼠 GBM 抗体预处理后,再给予抗 C1q 抗体时,试验动物会有明显的肾脏受损表现也会在组织学看到更为显著的免疫球蛋白和补体沉积。

2. 补体与 IgA 肾病　多聚 IgA 分子在肾小球系膜区的沉积是 IgA 肾病的显著特征。同时肾脏组织也会常常伴有 C3 的共同沉积。由于 IgA 并不能参与经典的补体激活途径，因此认为该疾病过程有补体的替代激活途径参与。另外，因为在 30% 的 IgA 肾脏病理组织中可以发现 C4 的沉积，因此也有学者认为甘露糖-结合外源凝集素（MBL）激活途径可能参与疾病过程。有研究证实在 IgA 患者肾活检组织中可以发现 IgA 和 MBL 的共沉积现象。进一步的研究显示 MBL 结合 IgA 分子可以导致补体的激活。

3. 补体与缺血再灌注肾损伤　有若干的研究探讨了补体在肾脏缺血再灌注损伤中的作用。研究显示 C3、C5 或 C6 缺陷的鼠模型对于肾脏缺血/再灌注损伤可以起到明显的保护作用，而 C4 缺陷鼠并没有保护作用。这些研究结果提示，补体替代激活途径产生的 C5b-9 在肾脏缺血/再灌注损伤中起重要作用，而补体的经典激活途径似乎并不在该模型中发挥作用。该理论也得到另一个研究的验证，在这个研究中发现，因子 B 缺陷的鼠中，肾脏缺血/再灌注损伤也得到明显保护。同一研究小组进一步证实，人类急性肾小管坏死的肾脏组织中可以发现 C3b 的沉积，而没有 C4b 的沉积。这些提示补体的替代激活途径可能是肾脏缺血再灌注损伤中占主导地位的激活途径。新近的研究还显示，在心脏和肠道的缺血再灌注损伤中甘露糖-结合外源凝集素（MBL）补体激活途径可能发挥重要的作用。在人类和鼠的缺血再灌注损伤的肾组织中也可以发现 MBL 的沉积。最新的研究中，研究者使用 MBL-A 和 C 缺陷鼠确实证实了 MBL 在肾脏缺血再灌注损伤中发挥的作用。

4. 补体与移植肾　近些年，移植肾的组织学检查引入了 C4d 的染色，这为评价移植肾的体液排斥提供了新的重要指标。C4d 通过共价键与小管基底膜结合，因此在疾病过程的几周内仍然可以检测到。C4d 如果在管周毛细血管中有沉积，提示体液排斥的存在或者存在供体特异性抗体存在。有多个研究提示，移植肾组织 C4d 染色阳性与移植肾存活差密切相关。这些新近的研究结果指导了 Banff 移植肾脏排斥分类中增加了抗体介导排斥的新内容。体液排斥的患者除了有相应的临床表现外，约有 30% 的肾脏会有 C4d 染色阳性，提示了补体在介导排斥过程中发挥了重要作用。而且 C4d 的存在表明该病理生理过程主要是通过补体经典激活途径来实现的。另一方面，因为甘露糖-结合外源凝集素（MBL）补体激活途径可能会同免疫球蛋白如：IgM 和 IgA 相互作用。因此有研究探讨患者 MBL 水平是否影响移植肾的预后。研究发现：患者在移植前如果 MBL 水平高，同移植肾的存活差相关，因此，该研究提示 MBL 在移植肾中会起到不利的作用。

5. 补体与进行性进展的 CKD　在非选择性大量蛋白尿的患者的尿液中可以检测到补体分子，有学者推测这些补体成分可能参与伴有蛋白尿的 CKD 患者的肾小管间质的损害。在动物模型和人类患者的膜性肾病的尿液中都发现了 C5b-9 的排泄。而且，在糖尿病肾病患者尿液中也发现有高水平的 C5b-9，在微小病变患者中可以检测到少量的 C5b-9。动物模型的研究显示，使用 C6 缺陷的 PVG 大鼠制作的各种蛋白尿相关的间质损害模型，可以证实补体对于进行性肾脏损害的有害作用。用嘌呤霉素引起蛋白尿的动物模型中，补体水平正常鼠比 C6 缺陷的鼠会表现更为明显的小管间质损害。在残肾的模型中也可以同样证实 C6 缺陷具有肾脏保护作用。在大量非选择性蛋白尿时，一旦补体成分进入小管腔内，补体会在小管刷状缘被局部高浓度的氨分子激活。

6. 补体与糖尿病肾病　前文已经提到，在糖尿病肾病患者尿液中可以检测到高浓度的 C5b-9。糖尿病患者的肾脏、神经和视网膜中都发现有 MAC 的沉积。研究发现补体调节蛋白糖尿病 CD59 的失活可能是糖尿病患者中补体过度激活的原因。有研究发现糖尿病患者微量白蛋白尿中存在高水平的 MBL,提示外源凝集素补体激活途径可能参与介导糖尿病肾病的损伤。这些研究和证据都强烈提示补体在糖尿病患者中增强血管和组织损伤的作用。

二十一、尿富半胱氨酸蛋白 61

(一) 富半胱氨酸蛋白 61 的结构和生物学特征

富半胱氨酸蛋白 61(cysteine-rich61,Cyr61)又名 CCN1,是由生长因子诱导产生的富含半胱氨酸的即刻早期基因产物,也是一种分泌性的肝素结合蛋白,由 379 个氨基酸组成,表达于细胞表面、细胞外基质和结缔组织。Cyr61 是 CCN 蛋白家族成员之一,通过与细胞表面受体整合素等结合,刺激细胞黏附、细胞移行、有丝分裂和分化,并促进人类血管内皮细胞 DNA 合成。在血管生长、创伤修复、软骨分化、纤维化和肿瘤的发生进展等过程中表达明显升高。

CCN 家族蛋白最初是在有丝分裂生长因子或癌基因诱导合成的分泌蛋白中发现的,其中 CCN1 是在 1985 年用血清或血小板衍生生长因子(PDGF)诱导鼠 BalB/c 3T3 细胞产生的即刻早期基因产物,当时被命名为 3CH61,1990 年 O'Brien 因其半胱氨酸蛋白含量高,命名为 Cyr61。CCN 蛋家族包含多个成员,如 Cyr61(CCN1)、结缔组织生长因子 CTGF(connective tissue growth factor,CCN2)、肾母细胞瘤过表达 NOV(nephroblastoma overexpressed,CCN3)。根据结构特点,人们将这些蛋白质归为一类,称为 CCN(CYR61/CTGF/NOV)家族。目前认为人类 CCN 蛋白家族成员包括 CYR61、CTGF、NOV 及 WISP1/elml(wnt-induced secreted proteins 1,WISP-1/CCN4)、WISP2/rCopl(WISP-2/CCNS)和 WISP3(WISP-3/CCN6),它们结构相似,富含半胱氨酸。

Cyr61 与其他 CCN 家族蛋白一样拥有相似的分子结构:N 末端分泌性肽;四个保守结构域,胰岛素样生长因子结合蛋白(insulin like growth factor binding proteins,IGFBPs)、vW(von Willebrand)因子 I 型重复区、血小板反应素(thrombospondin,TSP)1 型重复区、富含半胱氨酸的 C 末端结合区。在整个 4 个结构域中,有高度保守的 38 个半胱氨酸残基。目前认为其序列中存在着多种调控元件,包括负性和正性调控元件,而这些调控元件可能与 Cyr61 基因存在差异的表达有关。每个结构域都由一个单独的保守外显子编码,这也提示 Cyr61 基因是外显子重排的产物。N-末端和 C-末端的中间由一个铰链区连接,铰链区并不保守,对蛋白水解比较敏感。

Cyr61 由生长因子诱导产生,在胚胎发育过程中起着促进细胞增殖,维持组织正常分化等作用,在胚胎发育后期表达逐渐减低。广泛存在于人类多种组织器官,如胎盘、心肌、肺、脑、胰腺和结缔组织等,而在胃肠道、前列腺、肝脏中表达相对较低。在正常成人肾脏中主要表达于足细胞、髓袢升支粗段、近端、远端小管及集合管。许多研究表明,Cyr61 主要是通过与细胞表面受体结合来发挥其生物学作用,如整合素和硫酸类肝素蛋白多糖。Cyr61 直接促进血管生成,Cyr61 通过与整合蛋白 $\alpha_V\beta_3$ 相互作用,促进培养的微血管内皮细胞的趋化性并诱导新血管的形成。

(二) 富半胱氨酸蛋白 61 的实验室检测

1. ELISA 法　采用双抗体两步夹心 ELISA。将标准品、待测样本加入到预先包被人富含半胱氨酸蛋白 61 多克隆抗体透明酶标包被板中,温育足够时间后,洗涤除去未结合的成分,再加入酶标工作液,温育足够时间后,洗涤除去未结合的成分。依次加入底物 A、B,底物(TMB)在辣根过氧化物酶(horseradish peroxidase,HRP)催化下转化为蓝色产物,在酸的作用下变成黄色,颜色的深浅与样品中人富含半胱氨酸蛋白 61 浓度呈正相关,450nm 波长下测定 OD 值,根据标准品和样品的 OD 值,计算样本中人富含半胱氨酸蛋白 61 含量。

2. 免疫组化法检测组织中 Cyr61　以 Cyr61 为一抗,HRP 标记的羊抗兔 IgG 为第 2 抗体。染色剂:二氨基联苯胺四盐酸盐(diaminobenzidine,DAB)。石蜡切片常规脱蜡水化后,浸于 0.01mol/L 枸橼酸溶液(pH 为 6.0),微波中火 4 分钟进行抗原修复。严格按免疫组化操作程序进行,取已知阳性切片作为阳性对照,用 PBS 液代替第一抗体试剂作为阴性对照,即可对组织中 Cyr61 进行检测。

3. Western blot 法检测组织中 Cyr61　用 RIPA 裂解液裂解组织(400μl RIPA + 4μl PMSF)提取细胞总蛋白,BCA 法测定蛋白浓度,取 50μg 蛋白样品进行 SDS-聚丙烯酰胺凝胶电泳。将电泳后的蛋白转移至 PVDF 膜,封闭液封闭(4℃过夜),用 Cyr 61 兔多克隆抗体(1∶200)孵育,室温轻摇 180 分钟后,再用 TBS 洗涤 3 次(10min/次),再分别用 HRP 标记的山羊抗兔 IgG(1∶2000)室温孵育 120 分钟,TBS 洗涤 3 次(15min/次)后,最后 X 线片曝光、显影和定影后观察结果。

4. 富半胱氨酸蛋白 61 检测的影响因素

(1) 在 ELISA 试验中,样本不能含叠氮钠(NaN₃),因为叠氮钠(NaN₃)是 HRP 的抑制剂。标本采集后尽快进行试验。若不能立即试验,可将标本放于-20℃保存,但应避免反复冻融。样本应充分离心,不得有溶血及颗粒。试剂盒应在保质期内使用,不同批号的试剂不得混用。底物对光敏感,避免长时间暴露于光下。

(2) 在免疫组化法中,取材要注意标本新鲜,否则组织将有不同程度的自溶,其抗原或变性消失,或严重弥散。避免挤压,取材时组织受挤压可使边缘部细胞形态改变并加深非特异着色。取材后的组织需立刻投于固定剂中,固定使组织和细胞的蛋白质凝固,终止内源性或外源性酶反应,防止组织自溶或异溶,以保持原有结构和形态,对免疫组化而言更有原位保存抗原的作用,避免抗原失活或弥散。

(三) 富半胱氨酸蛋白 61 的临床意义

1. Cyr61 与多囊肾　多囊肾是临床常见的遗传性肾病之一,主要特点是受累肾脏部分的肾小管和集合管大小不等的囊泡逐渐增长,泡内为囊性液体,临床主要表现为肾脏体积增大、血尿、蛋白尿、高血压,晚期可发生肾衰竭。国内研究表明,细胞增殖、凋亡异常在常染色体显性多囊肾病发生发展中具有重要作用,有学者研究发现 Cyr61 在多囊肾囊肿衬里上皮细胞中高表达,通过自分泌形式间接激活丝裂原活化蛋白激酶(p42/44MAPKS)促进小管上皮细胞增殖,通过构建 pcDNA3.1+Cyr61 重组质粒,转染并筛选获得稳定转染的 HKC 细胞,结果发现 Cyr61 基因转染组与囊肿衬里上皮细胞凋亡指数、磷酸化 Akt 和磷酸化 Bad 含量显著增高,两者之间差异无统计学意义,证明在多囊肾中过表达的 Cyr61 可能通过自分泌途径,促进 Akt 和 Bad 磷酸化,抑制细胞凋亡,参与多囊肾囊肿的形成和发展。

2. Cyr61 与缺血肾损伤　在大鼠肾脏缺血模型中发现 Cyr61 mRNA 在缺血最初 2 小时中明显升高,原位杂交研究表明 Cyr61 蛋白由肾脏近端小管细胞合成,Western blot 研究发现 Cyr61 蛋白在肾脏缺血 1 小时后就能在肾脏中检测到,48 小时达到高峰,并持续升高至少 24 小时。同时 Cyr61 在肾脏缺血后 3~6 小时能在尿液中检测到,6~9 小时达到高峰。Cyr61 是肾脏缺血后迅速由肾脏近端小管细胞合成分泌,并从尿液排出,因此作者认为 Cyr61 可以作为早期肾损伤的生物标志物。

3. Cyr61 与肾炎动物模型　对大鼠 Thy-1 系膜增生性肾炎动物模型的研究中发现,在建模后第 3 天到第 7 天是系膜细胞移行最活跃的时期,Cyr61 mRNA 表达明显升高,用原位杂交和免疫荧光法发现在正常大鼠肾脏中 Cyr61 蛋白及 mRNA 表达于近端肾小管和出球、入球小动脉上,而在 Thy-1 肾炎模型大鼠肾脏足细胞上表达明显上调,同时伴随血小板衍生因子(platelet-derived growth factor-BB,PDGF-BB)和转化生长因子-β1(transforming growth factor-β1,TGF-β1)基因表达的上调,体外培养足细胞时加入 PDGF-BB 和 TGF-β1 后可诱导 Cyr61 mRNA 的表达。进一步的研究发现过度表达 Cyr61 的细胞培养上清液能抑制 PDGF 诱导的系膜细胞移行。因此可以认为在 Thy-1 系膜增生性肾炎大鼠模型中肾脏足细胞可能在 PDGF 和 TGF-β1 作用下上调 Cyr61 的表达,Cyr61 可能是足细胞在肾小球重塑过程中分泌的一种抑制系膜细胞移行的因子。

4. Cyr61 与肾小球肾炎 有学者对 Cyr61 在正常胎儿、成人肾脏组织及不同肾脏疾病中的表达进行了研究,结果发现,在正常肾小球中从毛细血管袢期到成熟的肾小球,Cyr61 主要表达在足细胞、近端、远端肾小管、髓袢升支粗段、集合管;IgAN、DN 中足细胞表达 Cyr61 下降,特别是在 IgAN 中常常可见 Cyr61 阴性的足细胞,在伴有严重系膜扩张时足细胞 Cyr61 染色强度明显减弱。体外实验发现,Cyr61 可显著抑制系膜细胞的黏附、移行,诱导足细胞表达 p27 和突触足蛋白(synaptopodin),提示 Cyr61 可能是促进足细胞分化的自分泌因素。

IgAN 中 Cyr61 阳性细胞数与 WT1 阳性细胞数比值明显下降,提示 Cyr61 阴性的足细胞增多。对 IgAN 病理损害的机制可能有:与 GBM 结合的 Cyr61 减少导致系膜细胞移行增多,会引起肾小球簇状闭塞和肾小球硬化;过度的足细胞移行导致足细胞桥连,进一步发展将形成新月体。足细胞中 Cyr61 的下调可能仅仅是足细胞丢失或损伤的结果,但也有相反的证据存在:①尽管足细胞中 Cyr61 明显减少,而 WT1 的表达却无明显变化;②与微小病变肾病综合征(MCNS)、局灶性节段性肾小球硬化症(FSGS)相比,IgAN、DN 和 MN 中足细胞表达 Cyr61 下降比较明显,而通常认为 MCNS、FSGS 中足细胞损害更显著,因此导致 Cyr61 下降的因素可能不仅仅是足细胞损伤一种;③系膜扩张明显的肾小球中足细胞表达 Cyr61 显著下降,以及邻近系膜扩张或节段硬化的足细胞中 Cyr61 显著下降,这些提示系膜细胞可能抑制 Cyr61 的表达。

二十二、B7-H1

(一) B7-H1 生物学特征和理化性质

B7-H1(PD-L1,CD274)由 Dong 等首次报道,它是 B7 家族的新成员,又称为程序性死亡配体(programmed death ligand 1,PD-L1)。人类 B7-H1 基因定位于染色体 9p24,编码一个含有 290 个氨基酸的 I 型跨膜糖蛋白。由胞外区、疏水跨膜区和胞内区组成。其中胞外区由 IgV 样区和 IgC 样区组成,胞质区有一段短的胞质尾区。B7-H1 mRNA 在多种组织中被发现,包括肺、心、骨骼肌和胎盘。在许多淋巴器官中也有发现,包括脾、胸腺、肝。但 B7-H1 蛋白在大多数细胞不表达,仅在巨噬细胞、树突状细胞、诱导活化的 T 细胞、B 细胞、内皮细胞、上皮细胞表达。B7-H1 蛋白表达可在多种细胞因子刺激下激活并上调。在老鼠实验中发现,在抗 IgM 抗体、LPS 和抗 CD40 抗体存在下,B 细胞的 B7-H1 表达明显上调;在抗 CD3 抗体存在下,T 细胞 B7-H1 表达明显上调;在抗 CD40 抗体、LPS、IFN-γ 和 GM-CSF 存在下巨噬细胞 B7-H1 表达明显上调;在抗 CD40 抗体、IFN-γ、IL-4、IL-12 和 GM-CSF 存在下树突状细胞 B7-H1 表达明显上调。B7-H1 在人类肿瘤组织,如肺癌、宫颈癌、卵巢癌、结肠癌、黑色素瘤、头颈部肿瘤、肾透明细胞癌、膀胱癌、肝癌、神经胶质瘤等肿瘤中大量表达。许多肿瘤细胞在 IFN-γ 作用下表达或上调表达 B7-H1。

B7-H1 的受体是 PD-1。人类 PD-1 基因定位于染色体 2q37。PD-1 cDNA 全长 2106 个核苷酸,编码一个含 288 个氨基酸残基的蛋白质。PD-1 是一个 I 型跨膜糖蛋白,相对分子质量 50~55kD,在溶液和细胞表面呈单体结构,胞外区 IgV 样区序列与 CTLA-4,CD28 和 ICOS 有 21%~33% 的一致性。PD-1 胞浆区有两个酪氨酸残基,一个免疫受体酪氨酸抑制基序(ITIM)和一个免疫受体酪氨酸转换基序(ITSM)。PD-1 表达于激活的外周 T、B 细胞,巨噬细胞。与 CD28 家族成员在 T 细胞的表达相比,PD-1 的表达更为广泛,这表明它调节更为广泛的免疫作用。

(二) B7-H1 的实验室检验方法

目前,B7-H1 检测方法较多,主要应用 RT-PCR、免疫组化、Western blot 和流式细胞术在 mRNA 水平和蛋白水平分别检测了 B7-H1 基因在相关组织中的表达情况,并使用相关分析软件进行统计分析。

B7-H1 与多种肿瘤患者预后不良的病理学指标显著相关。同时,随着细胞的分化,B7-H1 的表达呈现缓慢升高的趋势,受相关细胞因子的诱导,B7-H1 的表达显著增强。

(三) B7-H1 临床意义

目前已证实 B7-H1 与其受体 PD-1 的结合可以在体外抑制 T 细胞的增殖和某些细胞因子的分泌,在 T 细胞活化的过程中作为负性共刺激分子存在,B7-H1 诱导 CTL 凋亡的功能是其介导肿瘤逃逸的主要机制。

1. B7-H1 与肾癌　B7-H1 在肾透明细胞癌(RCC)中表达可能是肿瘤破坏宿主 T 细胞调节抗肿瘤免疫的机制之一。有研究者在老鼠肾细胞癌动物模型的研究中,发现 B7-H1 和 CD4$^+$T 调节细胞共同破坏肿瘤特异的记忆 T 细胞的回忆应答。给予肾细胞癌的荷瘤鼠肿瘤细胞疫苗,并结合 B7-H1 封闭和 CD4$^+$T 细胞耗竭三联治疗,发现肾细胞癌瘤体缩小和持续的免疫保护,在人 RCC 细胞的体外研究中发现,体外 RCC 细胞表达 B7-H1,但正常组织中不表达。PD-1/B7-H1 之间的相互作用并不影响肿瘤相关抗原特异性 T 细胞的起始阶段,但能抑制 CTL 和 T 辅助细胞的功能。封闭 B7-H1 能提高 RCC 中 CTL 和 T 辅助细胞抗 P53 的活性。有学者也发现高表达 B7-H1 的 RCC 患者预后明显差于低表达的患者。

2. B7-H1 与肾癌免疫治疗　研究发现 IFN-γ 能使许多肿瘤细胞(包括 RCC)表达或上调表达 B7-H1,而 B7-H1 途径是肿瘤细胞免疫逃逸的机制之一。IFN-γ 上调 B7-H1 表达促进了肾癌的进展。IL-2 抗肿瘤机制主要包括:IL-2 促进 T 淋巴细胞的增殖,诱导细胞毒性 T 淋巴细胞及自然杀伤细胞的活性,同时诱导大量的细胞因子的释放,包括肿瘤坏死因子、IFN-γ 等。IL-2 分泌 IFN-γ 的作用有可能不利于其在肾癌免疫治疗中的作用。B7-H1 途径是否是 IFN 和 IL-2 治疗转移性肾癌效果欠佳的重要原因仍需进一步的研究证实。

二十三、核基质蛋白 22

(一) 核基质蛋白-22 的生物学特征和理化性质

核基质蛋白(nuclear matrix protein,NMP)是核基质的重要组成部分,其结构和功能多种多样,且有较强的组织器官特异性。NMP-22 为核有丝分裂装置蛋白(nuclear mitotic apparatus protein,NuMAP,238kD)的一个亚单位。NuMAP 与有丝分裂期间纺锤体的形成有关。其主要功能为协调核有丝分裂期间染色体正确、均等地分配到子代细胞。故 NMP-22 多分布于细胞有丝分裂较为活跃的组织,如上皮细胞,尤其是尿路上皮细胞。细胞发生恶变时,核内遗传物质在有丝分裂末期分配极度异常,NuMAP 合成激增。有人报道在有些膀胱癌细胞株内其含量要高于正常尿道上皮内的 25 倍以上。因此,NMP-22 被认为是种尿路上皮特异性肿瘤标志物。

（二）核基质蛋白-22 的实验室检测方法

目前,NMP-22 测定采用酶联免疫吸附双抗夹心法。用纯化的 NMP-22 抗体包被微孔板,制成固相载体,往微孔中依次加入标本或标准品、生物素化的 NMP-22 抗体、HRP 标记的亲和素,经过彻底洗涤后用底物（TMB）显色。TMB 在过氧化物酶的催化下转化成蓝色,并在酸的作用下转化成最终的黄色。颜色的深浅和样品中的 NMP-22 呈正相关。用酶标仪在 450nm 波长下测定吸光度（OD 值）,计算样品浓度。正常尿 NMP-22≤10ng/ml。健康人群中平均浓度为 2.9U/ml。

（三）核基质蛋白-22 的临床意义

NMP-22 多分布于细胞有丝分裂较为活跃的组织,如上皮细胞,尤其是尿路上皮细胞。细胞发生恶变时,核内遗传物质在有丝分裂末期分配极度异常,NMP-22 合成激增。正常人体条件下呈低水平表达,细胞恶变时,合成急剧增加,并随着细胞的凋亡释放出来。对于肾癌,肾脏近曲小管细胞发生癌变,细胞变性、坏死、溶解,以可溶性复合物或片段的形式释放入血或尿中,这种过度释放的核基质蛋白可被检测出来。肾癌组尿 NMP-22 值明显比对照组高,38 例肾癌患者中,60.5% 尿 NMP-22 值阳性。说明尿 NMP-22 值可辅助诊断肾癌,增加发现肾癌的概率。

二十四、组织多肽特异性抗原

（一）组织多肽特异性抗原

生物学特征和理化性质:组织多肽特异性抗原（tissue polypeptide specific antigen,TPS）由 Bjorklund 等在 1990 年鉴定,是细胞角蛋白 18 片段上的 M3-抗原决定簇,位于 CYK-18 上第 322～340 位氨基酸残基处。细胞从正常转变为恶性,细胞角蛋白的形式无改变,但由于恶性细胞的增殖,细胞角蛋白量增多,细胞角蛋白 18 片段在癌细胞中的含量明显上升,并释放至体液中,这一特性使细胞角蛋白 18 用作肿瘤标志物成为可能。免疫组化发现,正常肝细胞、乳腺导管、大部分内分泌细胞、甲状腺、前列腺和女性生殖道上皮细胞都存在细胞角蛋白 18 的表达,而上皮细胞来源的恶性肿瘤细胞角蛋白 18 的表达更为明显。血清 TPS 主要通过胆汁及肾清除。血清中 TPS 含量的高低是衡量肿瘤细胞分裂和增殖活性的一个十分灵敏的指标。研究表明,TPS 在肿瘤的早期诊断、复发和转移以及预后判断方面有独特的价值。

（二）组织多肽特异性抗原的实验室检验方法

目前,检测 TPS 有免疫放射分析（IRMA）和 ELISA。IRMA 受放射性核素半衰期的限制,标记物应用时间较短,标记者又需防护措施,相比之下酶联免疫分析试剂保存期较长,且无放射性污染。

影响因素:①年龄,婴幼儿的血清 TPS 水平较成人高,然后随年龄增长而逐渐下降,直到 14 岁左右降至成人水平。在老年人,TPS 水平似乎随年龄增大而有所增高。②妊娠,妊娠早期血清 TPS 水平与常人无异,从妊娠 15 周开始,TPS 浓度随孕龄的增加而进行性增高,尤其在妊娠 28～37 周和分娩时显著增高。因此,在对孕妇用 TPS 诊断恶性肿瘤时,以及在检测乳腺癌术后怀孕的患者时,均应考虑到妊娠的影响。③肝脏损害,如急、慢性病毒性肝炎、酒精性肝炎、药物性肝炎、脂肪肝、肝硬化等亦均可使血清 TPS 升高,在诊断时应加注意。④肿瘤血管形态,经过对子宫内膜癌的血管学形态研究发现,血管腔的直径、周长、横截面积的大小与血清 TPS 浓度呈正比,推测原因可能是血管扩张,内皮间隙增大,使低分子量的 TPS 被动通过间隙进入血液循环增多。⑤心功能不全,血清 TPS 值与心衰、心脏移植明显相关。对心力衰竭及接受心脏移植的患者用 TPS 诊断恶性肿瘤时,应充分考虑这一影响。⑥上皮细胞良性增生或炎性病变,TPS 不但在恶性肿瘤细胞中有高表达,在不少正常细胞中亦有一定程度的表达。因此,在各种上皮组织良性增生及炎性病变时,血清 TPS 浓度亦可升高。因此,在诊断恶性肿瘤时,TPS 应与其他特异性较高的肿瘤标志物进行优化联合检测,并结合病史、症状、体征及影像学等检查全面分析,才能做出正确判断。

TPS 的正常参考值范围≤4.5ng/ml,或≤80U/L。

（三）组织多肽特异性抗原的临床意义

国外文献对 TPS 的报道很多,几乎对所有常见恶性肿瘤都有研究,综合文献结果,TPS 在某些肿瘤具有提高肿瘤的灵敏度,但由于 TPS 在多种肿瘤中均有高表达,且有较高的假阳性率,因此,单独应用于肿瘤诊断的意义不大。同时由于其具有很高的敏感性,用于提前预告复发及转移,监测病情及疗效,提示预后等有重要价值。有研究发现肾癌患者血清 TPS 明显升高。有学者将 TPS 应用于肾细胞癌的诊断分析及预后判断研究,结果显示:①TPS 在肾细胞癌诊断的灵敏度为 73.5%（61/83）,假阴性率为 26.5%,特异度 72%（36/50）;②TPS 在Ⅰ、Ⅱ期肾细胞癌患者中阳性率为 55.5%（20/36）,在Ⅲ、Ⅳ期肾细胞癌患者中阳性率为 87.2%（41/47）,后者显著高于前者,$P=0.002$;③术前 TPS 阳性的 61 例肾细胞癌患者中,术后复发 12 例,其中 10 例 TPS 持续阳性占 83.3%（10/12）,术后未复发 49 例,其中 13 例 TPS 持续阳性占 26.5%（13/49）,前者显著高于后者,$P<0.001$。以上结果可见,TPS 在肾细胞癌诊断中有较高的灵敏度,但也有较高的假阳性率,所以,在肾细胞癌的诊断中只能作为辅助诊断作用。TPS 阳性患者术后复发时,83.3% 的患者复又出现 TPS 阳性,而不复发的患者很少出现 TPS 阳性,因此,TPS 在肾细胞癌术后复发的监测中具有较大的价值,有望作为肾细胞癌术后复发监测的指标。

TPS 属低分子量蛋白质,经肾脏排泄,故肾小球滤过率直接影响血清水平的高低,肾小球滤过率下降者其血清 TPS 浓度升高,提示在临床应用 TPS 判别良恶性肿瘤时,应考虑到患者的肾功能状态。

二十五、免疫抑制酸性蛋白

（一）免疫抑制酸性蛋白的生物学特征和理化性质

免疫抑制酸性蛋白（immunosuppressive acidic protein,IAP）属 α1-酸性糖蛋白糖链结构异常的一种亚类组分。主要产生于肝细胞、巨噬细胞和粒细胞,其相对分子质量为 50kD,沉降系数为 3.85,等电点为 3.0,IAP 含糖量 31.5%（其中乳糖 4.7%~9.1%,唾液酸含量 7.6%~12.2%）,由 17 种氨基酸组成,富含谷氨酸、天门冬氨酸、亮氨酸、缬氨酸。IAP 在体内可抑制荷瘤宿主的体液免疫和细胞免疫功能,同时由于其对 PHA 诱导的淋巴细胞转化及小鼠产生 SRBC 抗体等免疫均有抑制作用,因此将其命名为免疫抑制酸性蛋白。

（二）免疫抑制酸性蛋白的检验方法

随着 IAP 日益广泛地用于肿瘤研究,其检测方法也逐步完善。早年检测 IAP 多用火箭电泳法、双相扩散法。但因这些方法敏感性较差、特异性不佳。逐渐被近年来用的单向免疫扩散法和 EILSA 所取代。ELISA 检测 IAP 较其他方法更特异、更敏感。除检测血和尿标本

IAP 外,还可采用免疫组化方法检测肿瘤组织中 IAP 的表达。

1. 免疫扩散法主要检测步骤　在已制备好的免疫扩散板上的小孔中,加入从 IAP 含量为 250~1000μg 的标准品 5μl。其他孔中依次加入患者待测血清(或胸、腹水)5μl,放置湿盒于 37℃孵育 48 小时,即可见明显扩散沉淀线,用卡尺测定其直径大小。应用标准品检测结果建立标准曲线,就可以从标准曲线上查到 IAP 的含量。

2. IAP 的 ELISA 试剂盒采用固相夹心法酶联免疫吸附原理　已知 IAP 浓度的标准品、未知浓度的样品加入微孔酶标板内进行检测。先将 IAP 和生物素标记的抗体同时温育,洗涤后,加入亲和素标记过的 HRP,再经过温育和洗涤,去除未结合的酶结合物,然后加入底物 A、B,和酶结合物同时作用,产生颜色,颜色的深浅和样品中 IAP 的浓度呈比例关系。

3. 免疫抑制酸性蛋白检测的影响因素

手术:接受复杂外科手术的直肠癌患者,免疫抑制酸性蛋白平均浓度明显高于术后 1~2 周内有少量失血的患者。

肿瘤:肺癌患者血清 IAP 明显高于健康人和良性肺部疾病者。卵巢癌患者血清 IAP 水平明显高于健康妇女和良性卵巢肿瘤,IAP 值随卵巢癌分期的增加而增加,化疗后其血清 IAP 水平明显下降,术后复发者血清 IAP 水平又明显升高。

炎症:肝炎、肺炎、急性胰腺炎、亚急性甲状腺炎、急性甲状腺炎等疾病时,IAP 值也会增高,但多为一过性增高。

年龄:IAP 随年龄增大个别人有增高倾向。

4. IAP 的正常值参考范围

血清:237±106mg/L。

尿液:0.13~1.3ng/24h。

(三) 免疫抑制酸性蛋白的临床意义

IAP 作为一种免疫抑制因子,在肾癌的临床诊治和预后评价方面中的作用已受到人们的关注。有一组对 143 例 RCC 患者分别检测肾癌根治术前、术后的血清 IAP 水平的研究发现,随着肿瘤直径增大、肿瘤分期增加,IAP 的阳性率也相应增加,分别为 Ⅰ/Ⅱ 期 45%、Ⅲ 期 75%、Ⅳ 期 100%,血清 IAP 水平在手术后 3 个月降低,肿瘤复发时升高,与 3 年生存率高度相关,表明 IAP 适合作为肾癌肿瘤标记物。研究认为血清 IAP 在评价肾癌复发和淋巴结转移均具有较重要的临床价值,特别是在确定有无淋巴结转移方面,其敏感性和特异性分别达 94%、84%,研究认为血清 IAP 是转移性肾癌患者的一个重要的预后因子。因而对于 IAP 在肾癌的诊断、病情判断和预后方面的价值有待人们更深入的研究。

二十六、波形蛋白

(一) 波形蛋白的生物学特征和理化性质

细胞骨架包括微管、微丝和中间纤维,中间纤维家族中包含波形蛋白、角蛋白等许多成员,其中波形蛋白(vimentin)是间质细胞中最主要的中间纤维,存在于中胚层起源的细胞中,如成纤维细胞、内皮细胞和白细胞等,并与微管、微丝共同形成了一个细胞支架网络而维持细胞完整性。波形蛋白的结构分为 3 部分:头部的氨基端(N 端)、尾部的羧基端(C 端)和两端之间的螺旋杆状区,其中螺旋杆状区包含两个卷曲片段,这两个片段又可分为若干结构域。编码人波形蛋白的基因位于染色体 10p13,其 DNA 全长约 10kb,cDNA 全长 1848bp,包含 9 个外显子,开放读码框架为 1401bp,波形蛋白由 464 个氨基酸残基组成,相对分子质量约为 57kD,从鱼类到人类的不同种属间,波形蛋白的序列一致性很高,说明其在进化上是非常保守的。

（二）　波形蛋白的实验室检测方法

波形蛋白的检测方法主要有免疫印迹、免疫组化法、免疫荧光法、酶联免疫吸附实验。免疫组化法可以检测肿瘤细胞中的波形蛋白,以评价其侵袭性和转移性。酶联免疫吸附实验测定抗突变型瓜氨酸波形蛋白(mutated citrulline vimentin,MCV)抗体,可以辅助类风湿关节炎(rheumatoid arthritis,RA)的诊断。

1. 免疫印迹法　组织标本加入组织裂解液[50mmol/L Tris(pH8.0),150mmol/L NaCl,1%TritonX-100,0.1mg/ml PMSF]及蛋白酶抑制剂 cocktail,匀浆器裂解组织,离心收集上清,Bradford 法测定蛋白溶液浓度。取 50μg 等量蛋白质采用 12%SDS-聚丙烯酰胺凝胶垂直电泳进行分离,然后转至 PVDF 膜上,室温下摇动封闭(TBST+5%脱脂奶粉)2 小时,加入鼠抗人 vimentin 单克隆抗体(1∶200 稀释)4℃过夜,室温下 TBST 洗膜后加入羊抗鼠 HRP 标记的二抗,37℃孵育 1 小时,自动电泳凝胶成像分析系统(Chemi Imager 5500 型)下成像,采集数据。以电泳条带的密度值(ISO)作为条带的强度指标,以 β-tubulin 蛋白表达条带的强度为标准,采用条带密度值与相应 β-tubulin 密度值的比值作为指标进行比较。

2. 波形蛋白检测的影响因素

黏附分子:E-钙黏附素表达缺失与波形蛋白表达升高相关。

肿瘤:癌细胞中波形蛋白的高表达与细胞的侵袭性相关,高度分化和中度分化的癌细胞未显示有波形蛋白染色,而分化程度低的癌细胞中波形蛋白染色阳性率明显升高,向分化程度低的癌细胞中转染表达反义波形蛋白的载体后,创伤修复实验和侵袭实验均提示癌细胞的侵袭、迁移能力受到抑制。

药物:研究全反式维 A 酸对神经母细胞瘤的影响时发现,全反式维 A 酸能够升高波形蛋白在细胞内的表达。

3. 参考值范围　由于 vimentin 检测方法主要以定性试验为主,进行对比研究,故未形成统一的正常参考值。各实验室应根据自己的情况,建立自己的正常参考值,供临床使用。

（三）　波形蛋白的临床意义

波形蛋白与皮肤老化、睾丸发育和生精细胞凋亡、神经损伤、类风湿关节炎、肿瘤等相关;新近研究发现,还与白内障、丙型肝炎、妊娠子痫等疾病相关。目前,抗 MCV 抗体的检测已成功用于临床诊断 RA,但是,波形蛋白通过何种途径影响疾病的研究仍不够深入,而且未见关于波形蛋白与疾病治疗方面的报道。

1. 波形蛋白与前列腺癌　前列腺癌是男性常见肿瘤之一,在我国的发病率不断增加。有学者对比高转移性前列腺癌细胞 1E8-H 和低转移性细胞 2B4-L,发现前者波形蛋白的含量明显高于后者,向 1E8-H 细胞中导入表达反义波形蛋白的质粒而产生的 1E8-HVIMs 细胞,其侵袭性明显降低,而向 2B4-L 细胞中导入表达正义波形蛋白的质粒后,细胞的迁移性明显增加。魏军成等发现 PC-3M-1E8 和 PC-3M-2B4 这两种前列腺癌细胞中,波形蛋白表达有明显差异,向细胞中转染表达全长反义波形蛋白的质粒后,癌细胞的体外侵袭能力明显降低,而转染表达正义波形蛋白的质粒则增加了肿瘤细胞侵袭性,进一步研究发现,在波形蛋白基因干预的细胞株中,C-src 的磷酸化状态会发生改变,因而推测波形蛋白通过调节 C-src 激酶,促进前列腺癌细胞侵袭性生长,它的出现与否可能可以作为判断前列腺癌细胞是否转移的重要指标。

2. 波形蛋白与肾嗜酸细胞腺瘤　肾嗜酸细胞腺瘤是一种良性肿瘤,波形蛋白是否存在于该瘤细胞中有明显争议。有学者认为,肾嗜酸细胞腺瘤细胞中不存在波形蛋白,因为细胞中一旦出现波形蛋白即被认为是肾癌的标志。但是,有报道在该肿瘤细胞胞质中出现波形蛋白阳性表达。研究者对 234 例肾嗜酸细胞腺瘤标本的组化染色发现,波形蛋白染色阳性率是 72.6%,将标本分成 7 组不同的亚型并比较各组的染色阳性率,结果显示,每组的阳性率均高于 70%,由此得出结论,在肾嗜酸细胞腺瘤中波形蛋白呈显著的灶状阳性分布,与其他类型的肾脏肿瘤明显不同,这一区别有助于肾脏肿瘤的鉴别诊断。但是,目前未见关于波形蛋白参与肾嗜酸细胞腺瘤发病机制的研究报道。

3. 波形蛋白与肾癌　应用免疫组化 ABC 法检测肾母细胞瘤中 vimentin 表达后发现,vimentin 的高表达与其分级程度密切相关。近年来关于 vimentin 与肾脏肿瘤发生发展的关系越来越受到重视。有学者应用蛋白组技术研究肾癌与正常肾组织的差异蛋白后,鉴定出了 vimentin 在肾癌中高表达,并认为 vimentin 是早期发现肾脏肿瘤的潜在瘤标。在运用 western blot 技术进一步半定量分析了 vimentin 与 RCC 进展之间的关系的研究中,发现 vimentin 的表达水平与 RCC 的分级和分期有关,进一步证实了 vimentin 表达上调是肾癌细胞转移能力增强的表现,并可促进肾癌发生局部浸润和远处转移。目前,国内、外大量研究发现,vimentin 在上皮源肿瘤中的反常高表达现象只是肿瘤发生"上皮细胞间质转化态"过程中的一种表型改变。尽管 vimentin 在预测肿瘤进展及预后状况等方面的潜在价值已逐渐为研究人员所认可并接受,但是对 vimentin 高表达致肿瘤进展的原因以及进一步确认能够影响 vimentin 表达的内、外源信号蛋白仍需深入研究。

4. 波形蛋白与肾脏损伤　在糖尿病肾病的研究中,有学者发现,终末期纤维化的肾脏中表达较多的波形蛋白,但其发挥的作用仍不清楚。研究发现,肾脏受损 2 天后,波形蛋白的 mRNA 开始升高,第 6 天达到最高(为正常小鼠的 3 倍),而且波形蛋白的升高明显早于蛋白尿的出现,于是推测在肾脏损伤早期波形蛋白增多可以提高细胞的机械稳定性,使足细胞保持正常的收缩能力,以维持肾脏的正常功能。另有报道,$VIM^{-/-}$ 小鼠接受肾脏次全切除术(只留 50% 左肾),在 72 小时内死亡,当给予内皮素受体阻滞剂波生坦后,可降低小鼠的死亡率,其死亡原因可能和 $VIM^{-/-}$ 小鼠肾脏中含有较多的促血管收缩的内皮素 1 和较少的促血管舒张的 NO 分子有关。

二十七、糖类抗原 CA125

(一) 糖类抗原 125 的理化特性和生物学特征

糖类抗原 125(CA125)是 1981 年 Bast 等在上皮性卵巢癌的细胞株上发现的一种含有 5797 个碱基对的高分子量跨膜糖蛋白,外形呈环行结构,含 24% 的糖类,属于 IgG1。其相对分子质量在 200~1000kD,半衰期为 4.8 天,易被代谢。在 100℃ 沸水中加热,活性会消失。正常人血清 CA125 浓度<35U/ml。

2001 年,研究者成功的克隆了部分 CA125 抗原蛋白的核心部分,他们的研究表明,CA125 抗原的核心蛋白部分是由 MUC16 基因编码,定位于染色体 19p13.3 区域。因此 CA125 又称为黏蛋白-16(MUC16),是黏蛋白家族的成员之一。黏蛋白家族由于结构和功能的不同可分为 3 类:①分泌型黏蛋白;②非分泌型黏蛋白;③膜结合型黏蛋白。CA125 属于膜结合型黏蛋白,多于呼吸道、胃肠道、泌尿生殖系统的上皮细胞中表达。同时,通过实验推测 CA125/MUC16 的氨基酸序列显示,氨基酸序列中丝氨酸(8.9%),苏氨酸(12.5%)和脯氨酸(8.8%)的含量较高。在 CA125 的序列中还包含由 165 个氨基酸残基组成的 9 个重复的区域(TR 区)和 C-末端由 573 个氨基酸残基组成的不重复区。丝氨酸和苏氨酸残基分散在整个序列中,但是 TR 区中有明显的成串的丝氨酸和苏氨酸残基,通常附近还存在脯氨酸残基,都是 O-糖基化位点的特征。这都表明 CA125 是一种典型的糖蛋白。

正常情况下,CA125 不能进入血液循环,所以健康人和大多数良性疾病患者血清 CA125 水平较低,但当机体存在恶性肿瘤的生长和转移时,CA125 在血液循环和体液中出现高表达,其原因是:正常 CA125 存在于细胞内,由于细胞连接和基底膜的阻挡作用无法入血,当组织恶变或被恶性肿瘤浸润时,人体的"自然屏障"遭到破坏,大量 CA125 释放入血,同时,腔膜的间皮细胞也受到肿瘤的刺激,释放 CA125 进入腔内积液,再通过主动吸收进入血液,从而引起血清 CA125 水平的升高。

有关 CA125 的生物学作用机制还没有确切的文献报道。研究表明,接种抗 CA125 的鼠单克隆抗体可引起一部分卵巢癌患者对 CA125 的免疫应答。对 CA125 有免疫应答的卵巢癌患者的生存时间可延长(19.9±13.1)个月。这表明 CA125 可能会是一种肿瘤表面抗原,相应的抗体与之结合,会引起抗体依赖细胞介导的细胞毒作用(ADCC),从而达到杀伤肿瘤的作用;另外一种可能性是 CA125 的生理学作用是在单纯卵巢癌中促进癌细胞的发展,抗体与之结合,会竞争性的抑制其作用,从而减缓癌细胞的发展。

(二) 糖类抗原 125 的检测方法

1. CA125 蛋白的酶联免疫检测(ELISA)　在 CA125 单克隆抗体 IgM 为包被的聚苯乙烯板每孔内依次加入空白对照液,CA125 抗原标准液以及待检标本(如血清)各 100μl 轻轻混匀,每个样品均做双孔检测。然后向各孔加入酶结合试剂 100μl,彻底混匀。置 37℃ 孵育 3 小时。取出用灭菌双蒸水洗孔 5 次,甩净拍干后加入底物液体 TMB-H_2O_2 200μl,混匀,置暗室 20 分钟使其充分显色。最后向每孔加入 2mol/L 的 HCl 50μl 终止反应。此时蓝色转为黄色,在 30 分钟内置酶标仪 450nm 波长处读吸光度(OD 值),以 OD 值为纵坐标,标准品浓度为横坐标绘制曲线,在曲线上读取待测血清 OD 值相应的 CA125 浓度,大于 35U/ml 判断为阳性。

2. CA125 蛋白的放射免疫检测　经过加样反应后以活性炭分离 B 与 F,沉淀计数是 F 的放射性计数(cpm)。T-F-NSB,得 B 的 cpm 数。计算标准管与样品管结合(B)的 cpm 数及与零标准管结合(B0)的比(B/B0×100%)。用半对数纸,以标准管的 B/B0 为纵坐标,以各标准管含量为横坐标,绘制标准曲线。根据样品的结合率(B/B0×100%),从标准曲线中找出被测样品(如血清)CA125 抗原的含量。

3. CA125 蛋白的化学发光法检测　CA125 蛋白的检测还可采用全自动化学发光仪及其配套试剂进行检测,一般阳性判定标准为:CA125>35U/ml。

(三) 糖类抗原 125 的临床意义

1. CA125 与妇科肿瘤

(1) CA125 在卵巢癌中的应用:自 CA125 应用于临床以来,众多学者对其进行了广泛、深入的研究。目前已经公认 CA125 是诊断卵巢癌的重要指标。有研究发现,在 185 例盆腔包块患者中,卵巢恶性肿瘤患者的血清 CA125 水平明显高于良性肿瘤患者;Ⅲ、Ⅳ期明显高于Ⅰ、Ⅱ期。当 CA125 的临界值为 35U/ml 时,其诊断Ⅲ、Ⅳ期卵巢癌的敏感性为 100%,特异性为 77.4%。另外,有学者应用放射免疫方法检测 165 例原发性卵巢上皮癌患者的血清 CA125 水平,发现血清 CA125 总的阳性率为 80.7%,其中,CA125 在浆液性癌中的阳性率最高,77 例浆液性癌的阳性率高达 94.8%。虽然 CA125 对卵巢癌有一定的诊断价值,但对于早期患者,其诊断的敏感性较低,因此,许多学者对多个标记物进行联合检测,以提高其敏感性。有研究对早期卵巢癌患者进行监测,固定特异性为 98%,发现联合检测 CA125、CA153、CA724 和 M-CSF 敏感性可达 72%,而 CA125 单独检测敏感性仅为 48%。另一项研究也得到了类似的结果:他们同样固定特异性为 98%,对早期卵巢癌患者进行 CA125、CA153、CA724和 M-CSF 的联合检测,其敏感性为 75%,CA125 单独检测敏感性为 48%。这说明 CA125 与多种肿瘤标记物进行联合检测可提高疾病早期诊断的敏感性。此外,CA125 在卵巢癌的疗效及预后监测中发挥重要的作用。在卵巢癌患者中,约 90%的病例其血清 CA125 的升高与疾病的进展相关,术后 CA125 水平增高提示卵巢癌复发,CA125 水平高低可作为第 2 次治疗的重要参考。有研究发现,CA125 基因敲除的卵巢癌上皮细胞生长缓慢,细胞移动性能降低或消失,失去侵袭性。在 SCID 小鼠的试验证实,高表达 CA125 基因的肿瘤细胞生长迅速,侵袭性强,很快发生转移。也有研究表明,CA125 的半衰期与卵巢癌患者的生存相关,在病灶完全切除的患者中,CA125 的半衰期大约为 2 周,当有病灶残留时,其半衰期将会延长,而当患者对化疗反应完全且快速时,CA125 的半衰期将会缩短,如果在化疗过程中 CA125 的半衰期明显高于 20 天或经过 3 个周期的化疗仍不能使 CA125 正常化则提示预后不良。总之,CA125 在卵巢癌的诊断、疗效监测和病情随访方面有着非常重要的临床意义。

（2）CA125 在子宫内膜癌中的应用:近年来研究发现 CA125 在子宫内膜癌组织中表达,阳性率在 76%~89.3%,高于正常子宫内膜和子宫内膜增生过长,差异有统计学意义。国外有学者对比子宫内膜癌患者与子宫肌瘤患者的 CA125 浓度变化,结果发现子宫内膜癌患者血清 CA125 浓度显著高于子宫肌瘤患者。有研究对 141 例子宫内膜癌患者进行回顾性分析,发现Ⅰ~Ⅱ期子宫内膜癌患者约有 87.7%术前血 CA125 在正常范围,但有大约 90%的Ⅳ期患者术前血清 CA125 水平升高。也有研究发现,组织学Ⅰ级、Ⅱ级和Ⅲ级的患者血清CA125 阳性率分别为 26%、32%和 53%,CA125 平均浓度分别为（39.2±11.4）U/ml、（52.9±13.0）U/ml 和（138.6±39.5）U/ml,差异有统计学意义。癌组织侵犯子宫肌层深度小于 1/3的术前血清 CA125 阳性率是 24%,大于 1/3 的为 31%,大于 2/3 的为 60%;CA125 平均浓度分别是（83.4±29.2）U/ml、（48.4±10.6）U/ml、（103.6±30.2）U/ml,差异有统计学意义。CA125≤35U/ml 的患者 5 年生存率为 82%,CA125>35U/ml 的患者 5 年生存率为 47%,两者差异有统计学意义,综上所述,CA125 水平与子宫内膜癌的分期、组织病理学分级、宫壁肌层浸润深度密切相关,同时是预测预后的有用指标。因此,检测 CA125 在子宫内膜癌组织中的表达及患者血清浓度可作为子宫内膜癌诊断和评价预后的一种重要指标。

（3）CA125 在宫颈癌中的应用:一项针对 154 例宫颈癌患者的研究显示,宫颈癌组血清CA125 水平明显高于健康对照组;Ⅱ期组明显高于Ⅰ期,Ⅲ~Ⅳ期组明显高于Ⅱ期组;低分化组明显高于高、中分化组（$P<0.05$）;且在宫颈腺癌患者中血清 CA125 含量明显高于其他组别。而对 120 例宫颈腺癌的患者 3 年随访发现,其中有 25 例复发,73 例正常;而复发的患者其初诊时血清的 CA125 浓度显著高于未发生复发的宫颈腺癌的患者;多因素方差分析结果提示 CA125 是判断宫颈腺癌无病生存期的独立预后因子。因此,血清 CA125 的测定对宫颈癌的诊断、临床分期、预后有明显的辅助诊断价值。

2. CA125 与非妇科肿瘤

（1）CA125 在肺癌中的应用:近年来研究表明,肺癌患者的 CA125 水平高于肺部良性疾病和健康对照组人群,对协助肺癌诊断有一定的临床价值。高海峰通过实验显示,CA125

在肺癌患者中的浓度为 25.8~351U/ml,在肺良性疾病患者中的浓度为 0.95~44.5U/ml,其对肺癌的诊断敏感性为 55.17%,特异性达 87.5%,阳性预测值为 72.7%,阴性预测值为 68.4%。另外,已证实血清 CA125 水平与肺癌组织学类型和肿瘤分期相关,一项研究非小细胞肺癌患者 100 例,发现血清 CA125 水平随着疾病在分期方面的进展而升高。在疾病 I 期,血清 CA125 的平均水平为 12.6U/ml,II 期为 17.8U/ml,IIIa 期的平均水平是 16.6U/ml,IIIb 期疾病的平均水平为 57.7U/ml。肺癌不同病理类型患者血清 CA125 水平差异有统计学意义,其在腺癌中的水平高于其他类型肺癌,提示 CA125 对腺癌的敏感性较高。研究还发现,CA125 可作为中晚期非小细胞肺癌的一个独立预后指标,有血清 CA125 升高的患者其 1 年的平均生存率为 12.5%,2 年的平均生存率为 0;而血清 CA125 正常的患者其 1 年生存率为 57.1%,2 年生存率为 14.3%,3 年生存率为 7.1%。Cedres 等对 270 例非小细胞肺癌患者的回顾性分析同样显示,联检 CA125、CEA、CYFR21-1 不仅能提高非小细胞肺癌诊断的灵敏度和特异性,也可提示患者的预后。

(2) CA125 在乳腺癌中的应用:乳腺癌是女性最常见的恶性肿瘤,随着对 CA125 研究的深入,发现它在乳腺癌中也有较高的表达。有研究发现,乳腺癌患者血清中 CA125 水平显著高于良性乳腺疾病患者和健康人,用酶联免疫法检测 25 例正常健康妇女、24 例未经治疗的乳腺癌患者和 23 例经过治疗的乳腺癌患者的血清和唾液 CA125 水平,发现未经治疗的患者血清和唾液中 CA125 水平明显高于正常健康妇女和经过治疗的乳腺癌患者,这表明 CA125 对乳腺癌有一定的诊断价值。综合分析了 CA153、CA125 和 CA199 三种肿瘤标志物对乳腺癌的诊断价值,结果显示乳腺癌患者 CA125 水平明显高于乳腺良性疾病患者,联合检测上述三种肿瘤标志物对乳腺癌诊断的敏感性为 92.6%,特异性为 73.3%,准确性为 82.5%。

(3) CA125 在胃癌中的应用:胃癌是目前预后较差的一种恶性肿瘤,对其进行早期诊断和疾病确诊后的病情检测是非常重要的。研究发现,肿瘤标记物 CA125 在胃癌患者中有一定水平的升高。陈文彰等针对 46 例胃癌患者的研究显示,CA125 单独检测胃癌的敏感性和特异性分别为 41.3%、96.7%;且和 CEA、CA199、CA242 联合检测的敏感性、特异性可达 73.9%、93.3%。有报道显示,血清 CA125 水平与胃癌疾病分期密切相关,不仅如此,CA125 还可以检测胃癌患者腹膜转移和腹水的程度,其诊断腹膜转移的敏感性为 46%。由此可见,CA125 对胃癌有一定的诊断价值,且可以用于病情检测。

(4) CA125 在结直肠癌中的应用:结直肠癌是临床上常见的恶性肿瘤之一,手术后结直肠癌的病情检测主要依靠定期随访,其中肿瘤标记物的检测是一种有效、简单且经济的方法。目前用于结直肠癌的肿瘤标记物主要有 CEA、CA199 等,但近年来研究发现,CA125 在结直肠癌患者的血清中也有升高,其单独检测结直肠癌的阳性率为 8.05%~35% 不等,而与 CEA、CA199 联合检测则可提高诊断阳性率。有研究者检测 78 例结直肠癌患者的血清 CA125 水平发现,其血清 CA125 水平明显高于正常对照组,且 Dukes 分期为 C+D 期患者的 CA125 阳性率明显高于 A+B 期患者,接受 FOLFOX4 方案化疗的结直肠癌减瘤术后患者 CA125 水平在治疗结束时较治疗前明显下降,且化疗获益组明显低于化疗未获益组。由此可见,CA125 对结直肠癌有一定的诊断和病情检测价值。

(5) CA125 在胰腺癌中的应用:有一项对 66 例胰腺导管腺癌的患者研究显示,患者组织标本中的 CA125 高表达与胰腺导管腺癌复发率呈显著正相关,且 CA125 与间皮素的表达越高,患者预后越差。提示 CA125 对胰腺癌的病情检测和预后有一定的诊断价值。

3. CA125 与非肿瘤性疾病

（1）CA125 与肝硬化:临床中发现,许多肝硬化患者血清 CA125 水平有不同程度的升高。一项研究采用电化学发光法测定分析了 200 例肝炎肝硬化患者血清 CA125 水平,发现 CA125 浓度与腹腔积液、腹膜炎以及肝功能 Child-Pugh 分级相关,而与原发性肝癌以及肝功能指标(ALT、AST、Alb、TBIL)无关。提示 CA125 可作为肝脏损伤和腹腔积液生成情况判断的一个实验室指标。

（2）CA125 与结核:有研究显示,活动期肺结核患者的 CA125 水平显著高于非活动期患者,若以 CA125>35U/ml 作为临界值,鉴别诊断活动期与非活动期肺结核的敏感性为 63%,特异性为 59%,阳性预测值为 56%,阴性预测值为 67%。有研究发现活动期肺结核患者 CA125 水平显著高于非活动期肺结核以及健康组,而非活动期患者与健康人群之间无差异。活动期患者经治疗后,CA125 水平明显下降,以 CA125>31U/ml 为临界值,诊断活动期肺结核的敏感性为 97%,特异性为 100%,结核性腹膜炎患者外周血中 CA125 异常升高(473.80±106.19)U/ml,在抗结核治疗第 4 个月末,CA125 降至正常水平。因此,CA125 可作为结核活动性判断及疗效评判的有用指标。

（3）CA125 与心功能异常:一项研究检测了一组慢性心衰患者心脏移植前后血清中不同肿瘤标志物水平的变化,发现 CA125 与心衰及其严重程度密切相关,且在心脏移植后显著降低。有学者检测了左心室收缩功能障碍合并心衰患者血清 CA125 水平的变化,发现入院时过半的受试者 CA125 高于正常值,中重度慢性心衰患者 CA125 显著增高,轻度慢性心衰患者表现较正常。一项纳入 101 例连续住院心衰患者(射血分数≥50%)的研究,在入院 72 小时内测定 CA125 水平;结果显示 CA125 对射血分数尚保留的心衰(HFpEF)患者有预测预后的作用。另一项对 158 名 HFpEF 女性患者的研究也得出同样结果。而对慢性阻塞性肺疾病(COPD)患者,CA125 可能有助于鉴别右心室衰竭。有数据显示 CA125 水平与 COPD 患者肺动脉收缩压之间有独立的联系。2008 年,有研究者评估了急性心肌梗死与急性心衰期间患者 CA125 水平的变化,观察到 CA125 升高水平与左心室收缩功能不全的严重程度相关。此外,血清 CA125 升高与左心房容积指数增加及神经内分泌激活增加显著相关。因此,CA125 可能起到间接标记增高的左室充盈压的作用。初步的数据也表明了血清 CA125 在舒张功能不全而左室功能正常的慢性心衰患者中的临床评估作用。同样,大部分急性心衰患者的血清 CA125 水平也高于正常水平。2007 年,另一项研究发现,急性心衰患者血清 CA125 水平较对照组增高 7 倍。在对急性失代偿性心衰的非裔美籍患者的研究中,33.7% 的患者 CA125 水平升高(>35U/ml)。最后,多项研究显示 CA125 可能对心衰的长期预后有重要的预测价值。在接受最佳药物治疗后,重复测量血清 CA125 水平,能够反映心衰患者临床征象和血流动力学参数的变化。患者临床症状得到改善,表现为 NYHA 心功能分级、右心导管检查及心脏彩超结果均好转,同时 CA125 水平也显著下降。而且,血清 CA125 水平可以预测心衰的住院率及短期、长期和联合病死率。总的说来,CA125 在心力衰竭的诊断、危险分层及预后评价方面具有明确价值。

（4）CA125 与炎性肠病:有研究观察 68 例溃疡性结肠炎(UC)、32 例克罗恩病(CD)患者和 31 例健康人血清中 CA125 水平,发现三组 CA125 水平分别为(24.50±17.29)U/ml、(20.74±15.56)U/ml、(8.85±2.62)U/ml,提示炎性肠病组外周血 CA125 可升高。另一项来自上海市瑞金医院 101 例炎性肠病患者和 100 例健康体检正常人的回顾性研究结果显示,炎性肠病组患者血清 CA125、CEA 水平显著高于健康人群组。

二十八、小凹蛋白-1

（一）小凹蛋白-1 的理化特性和生物学特征

小凹（caveolae）亦称细胞质膜微囊、胞膜窝，是细胞膜表面特异性的内陷微区，直径 50～100nm，由胆固醇、鞘脂及蛋白质组成，呈烧瓶状或希腊字母 Ω 状。广泛存在于各种类型的细胞中，在上皮细胞、内皮细胞、成纤维细胞、平滑肌细胞、脂肪细胞和重型肺泡细胞中尤为丰富。caveolae 主要介导细胞的内化和胞吞转运，并且是细胞信号转导的信使中心，是细胞膜上对细胞外的信号分子进行识别、分离和传到的中心区域。小凹蛋白（caveolin）是构成小凹的核心蛋白，其分子量为 17～24kD。目前小凹蛋白家族有三个成员：小凹蛋白-1、小凹蛋白-2 和小凹蛋白-3。小凹蛋白家族的结构在哺乳动物中存在高度相似性，但其在细胞中的分布具有差异性。小凹蛋白-1 和小凹蛋白-2 主要表达于脂肪细胞、内皮细胞和成纤维细胞，而小凹蛋白-3 主要见于肌细胞。

小凹蛋白-1 是 caveolae 膜的表面标记蛋白，是构成 caveolae 最重要的高度保守的完整膜蛋白，相对分子质量约 22kD，其编码基因位于 D7S522 和 D7S2460 位点之间，定位于 7q31.1。1980 年，有研究者发现用 v-Src 癌基因转化鸡胚胎成纤维细胞时，有一个蛋白能够被磷酸化，并分离得到了这个蛋白。后来的研究证明这个蛋白就是小凹蛋白-1。小凹蛋白-1 包括 α、β 两种异构体形式，可在膜内可形成高分子量的同型二聚体，也可与小凹蛋白-2 形成异寡聚体。小凹蛋白-1 在许多生理和病理活动中都扮演着重要的角色。在 caveolae 的胞吞过程中，小凹蛋白-1 的酪氨酸磷酸化对于细胞质膜上 caveolae 的释放起到至关重要的作用。研究表明小凹蛋白-1 通过其"脚手架"结构域参与调节各种信号转导，与大部分信号分子[包括内皮型一氧化氮合酶（eNOS），表皮生长因子受体（EGFR）等]结合后抑制它们的活性及其介导的信号转导，从而抑制细胞增殖，促进细胞分化成熟，维持细胞的稳定。小凹蛋白-1 不仅参与了细胞增殖、分化，也参与了细胞的凋亡、分化、迁移及血管的生成，并且与病原体感染、糖尿病、动脉粥样硬化、系统性硬化及肿瘤的发生、发展、浸润、转移等过程也密切相关。长期以来，有关小凹蛋白-1 的研究从最初的膜物质转运逐渐扩展渗透到胆固醇代谢、信号转导、血管生成及肿瘤发生发展等各个方面。近年研究表明富含小凹蛋白-1 的上皮细胞膜对水、尿素、氨及电解质等有相对较高的通透性，小凹蛋白-1 通过上调 cPLA2 及其信号通路下游分子 p38 MAPK、NF-κB 等加重 LPS 引起的肺泡 I 型上皮细胞和小鼠肺部损伤，特异性阻断 cPLA2、p38 MAPK 及 NF-κB 可以减轻 LPS 引起的细胞炎性反应。

（二）小凹蛋白-1（caveolin-1）的检测方法

1. 小凹蛋白-1 的酶联免疫吸附测定（ELISA） ELISA 法可定量测定人血清、血浆、细胞培养物上清或其他相关液体中 caveolin-1 含量。该方法应用双抗体夹心酶标免疫分析法测定标本中 caveolin-1 水平。用纯化的抗体包被微孔板，制成固相抗体，往包被单抗的微孔中依次加入 caveolin-1 抗原、生物素化的抗人 caveolin-1 抗体、HRP 标记的亲和素，经过彻底洗涤后用底物 TMB 显色。TMB 在过氧化物酶的催化下转化成蓝色，并在酸的作用下转化成最终的黄色。颜色的深浅和样品中的 caveolin-1 呈正相关。用酶标仪在 450nm 波长下测定吸光度（OD 值），计算样品浓度。步骤按可按相应的 ELISA 试剂盒进行。

2. 小凹蛋白-1 的免疫组织化学检测 石蜡包埋组织切片 4μm 厚，常规脱蜡复水，0.3%

过氧化氢室温下 10 分钟,以阻断内源性过氧化物酶,充分水洗;在柠檬酸抗原修复液的水浴锅中,中高火加热至沸腾,然后用低火加热,维持沸腾状态 8 分钟进行抗原修复,室温冷却;用 10%正常山羊血清中室温湿盒封闭 30 分钟;向切片中的标本添加抗 caveolin-1 抗体,并在 4℃孵育过夜,此后步骤及显色按二步法试剂盒说明进行,苏木素复染,常规脱水,透明,封片。用磷酸盐缓冲液代替第一抗体作为空白对照,用已知 caveolin-1 阳性片作为阳性对照。判断标准:阳性信号定位于细胞质和细胞膜,运用图像分析系统对采集的图像进行分析,计算 caveolin-1 的相对表达量。

(三) 小凹蛋白-1 的临床意义

1. 小凹蛋白-1 与肿瘤　近年研究表明,caveolin-1 在多种肿瘤细胞,如结肠癌、卵巢癌、骨肉瘤、子宫内膜癌等中表达下调甚至缺如,高表达 caveolin-1 能抑制恶性细胞生长性状,提示其在肿瘤的生长中起负调节作用。同样基因敲除及癌细胞转化实验的结果也倾向于 caveolin-l 是肿瘤抑制基因,转染 caveolin-l 基因能明显抑制某些肿瘤的恶性表型。但在另一些肿瘤研究中,如食管癌、前列腺癌、肺腺癌、膀胱癌等,则发现 caveolin-1 表达明显上调,并与肿瘤发生、增殖、转移及病理分级密切相关,表现为致癌基因作用。故而,caveolin-1 在肿瘤发生发展中是具有抑制还是促进作用仍存在巨大争议。

(1) 小凹蛋白-1 与胃癌:有研究者分别检测了 caveolin-1 基因在正常胃黏膜、不典型增生胃黏膜以及胃癌组织中的表达水平,发现表达水平逐渐降低,组间差异有统计学意义。在另外的胃癌相关研究中发现,caveolin-1 的表达水平与胃癌的浸润深度呈负相关,尤其是在伴有淋巴结转移的胃癌组织中,caveolin-1 的表达水平显著降低;提示胃癌的恶性程度越高,caveolin-1 表达水平越低。而 caveolin-1 表达水平的降低不仅对胃癌肿瘤细胞的生长抑制减弱,同时对胃癌转移的屏障形成明显破坏,促使胃癌迁移蛋白表达升高,使胃癌肿瘤细胞具有更强的侵袭和转移能力,突破基底膜和细胞外基质而进入脉管和淋巴等组织,形成一个恶性循环,进一步降低胃癌患者的生存率。

(2) 小凹蛋白-1 与肝细胞癌:目前研究发现,在肝细胞癌(HCC)中,通过对癌细胞中 caveolin-1 基因转录水平即 mRNA 水平的检测发现,与癌旁正常肝组织相比其表达明显升高,而这种异常高表达可能与肿瘤的血管新生有关。有研究者在研究中也发现,肝硬化时在巨大混合型结节中的 caveolin-1 表达水平显著高于邻近的肝硬化组织,提示 caveolin-1 可能参与了肝细胞的恶变。也有研究发现,小鼠肝癌细胞系中的 caveolin-1 表达异常,进一步研究表明,caveolin-1 可通过升高肿瘤细胞生长因子(HGF)和血管内皮生长因子(VEGF)的表达水平而增强小鼠肝癌细胞系的淋巴转移能力。同时,也有研究发现,caveolin-1 可降低 HepG2 细胞中肿瘤坏死因子诱导凋亡的配体(TRIL)所介导的凋亡水平。此外,有学者在临床研究中发现,caveolin-1 表达水平的异常与 HCC 复发及死亡率的升高密切相关,在 HCC 的预后判断中具有一定价值。

(3) 小凹蛋白-1 与子宫颈癌:宫颈癌是一个渐进的发展过程,宫颈上皮非典型增生(CIN)属癌前病变,10%~20%的宫颈癌系由 CIN 演变而来。有研究发现,caveolin-1 在 CIN 阶段表达水平已出现显著下降,由此可见,caveolin-1 可通过在蛋白水平的低表达参与宫颈癌的恶性演变过程。同时有学者采用免疫组织化学法检测了不同阶段宫颈组织中小凹蛋白-1 的表达水平,发现其在正常宫颈组织、慢性宫颈炎、CIN Ⅰ~Ⅲ级及浸润性宫颈癌组织中的表达水平呈逐渐降低趋势,且差异有统计学意义,提示 caveolin-1 的表达与肿瘤大小、病理分级、浸润深度、区域淋巴结转移均有关系。以上研究表明,caveolin-1 可以作为有价值的肿瘤标志对高危人群进行监测普查。

(4) 小凹蛋白-1 与乳腺癌:caveolin-1 在乳腺癌组织中的表达低于正常乳腺组织。在 caveolin-1 抑制乳腺癌细胞株体内外试验中发现,caveolin-1 抑制 MCF-7 细胞在软琼脂中锚定生长和集落形成;caveolin-1 显著抑制 MCF-7 细胞在裸鼠体内的生长,并抑制种植瘤新生血管的生成,导致肿瘤生长不活跃,增殖减慢。同时临床资料也显示,在淋巴结转移的乳腺癌中 caveolin-1 表达明显低于无淋巴结转移者,且随着病期的进展其表达呈下调趋势。以上结果研究表明,caveolin-1 的表达与乳腺癌的临床分期及淋巴结转移有关,分期越高及伴有淋巴结转移的乳腺癌组织中 caveolin-1 的表达越低,说明随着乳腺癌的发展恶化,caveolin-1 表达受到抑制,而其低表达对乳腺癌的恶化转移具有促进作用。

(5) 小凹蛋白-1 与前列腺癌:研究发现 caveolin-1 在前列腺癌中呈高表达。其可能通过磷酸化后与生长因子受体结合蛋白 7 相结合,在表皮生长因子的刺激下,促进细胞的生长和迁移;或通过激活 Akt 信号通路,进而增强前列腺癌的侵袭性;从而促进前列腺癌的发生、发展和转移。同时,前列腺癌组织也可以分泌 caveolin-1,尤其是在去势抵抗型前列腺癌组织中,caveolin-1 以自分泌和旁分泌的方式发挥作用并促进了前列腺癌组织的远处转移。研究发现,前列腺癌术前血清中 caveolin-1 显著升高患者的复发风险是正常患者的 2 倍。由此可见,caveolin-1 可作为一种新的前列腺癌生物标志参与到前列腺癌的临床诊断治疗以及预后判断。

2. 小凹蛋白-1 与动脉粥样硬化　有研究发现 caveolin-1 与动脉粥样硬化(AS)关系密切。有研究报道,粥样斑块中 caveolin-1 呈低水平表达,且其低表达与不稳定斑块的一些特征密切相关,如在颈动脉不稳定斑块中 caveolin-1 的表达有所下调。另外的研究显示,不同周龄的载脂蛋白 E 基因缺陷小鼠与正常小鼠比较,发现载脂蛋白 E 基因缺陷小鼠的病变区域 caveolin-1 明显减少,且斑块越严重,caveolin-1 减少越明显,提示载脂蛋白 E 基因缺陷小鼠动脉粥样硬化的发生发展过程与 caveolin-1 表达下调有关。另外,在 AS 中,有学者研究发现小凹及小凹蛋白可表达于炎症细胞,这可能与 AS 的慢性炎症损伤有关。最新研究表明 caveolin-1 可同时参与调节影响 AS 的两个关键因素(Ang Ⅱ 和 OX-LDL)介导的信号转导,且对在 AS 发生发展过程中起着关键作用的 TGF-β/smads 信号通路有重要影响。

最后,caveolin-1 除在肿瘤、AS 的发生发展中发挥重要作用,在上述相关疾病的诊断、监测、治疗及预后方面具有一定的临床意义外,最近的研究也显示其参与了糖尿病肾病的发生发展及 HIV 的感染,这可能将为今后治疗糖尿病肾病及 HIV 感染提供新的靶点。

二十九、细胞角蛋白

(一) 细胞角蛋白的理化特性和生物学特征

细胞角蛋白(CK)是细胞骨架的中间丝蛋白家族中最大、最复杂的亚类,由 30 种不同的基因编码,表达于人类不同的上皮细胞。CK 共有 20 种,可分为两组:Ⅰ型 CK(CK9～CK20),相对分子质量小,呈酸性,其基因定位在染色体 17q;Ⅱ型 CK(CK1～CK8),相对分子质量较大,呈碱性,其基因定位在染色体 12q。CK 的基因表达有很高的规律性,每种上皮细胞表达4~6种多肽。CK的表达受细胞分化调节,每种CK的表达与其所在组织器官的分化有密切的关系。腺上皮细胞主要表达CK7、CK8、CK18、CK19、CK20,鳞状上皮细胞主要表达CK1、CK5/6、CK14,移行上皮细胞主要表达CK5/6、CK7、CK14、CK20,眼角膜主要表达CK3、CK12;基底细胞主要表达CK5及CK14,随着基底细胞分化CK的表达由CK5及CK14转变为CK1及CK10;CK在皮肤毛囊的表达十分复杂:内毛根鞘表达CK1及CK10,外毛根鞘表达CK5、CK14(外层)及CK6、CK16、CK17(内层)。

所有的CK都由中间的螺旋结构及N-端和C-端组成,中间X螺旋结构由310~350个氨基酸组成,中间X螺旋的杆状部分在所有的CK中有很高的同源性(CK20除外)。2条单链的CK先形成平行的40~50nm的绳状的二聚体,然后2个二聚体再形成四聚体,四聚体再首尾结合形成原纤维丝,原纤维丝再互相缠绕形成CK纤维。CK在胞质内与其他辅助蛋白一起形成复杂的网络系统,这个网络系统起于核膜,横跨胞质,直至上皮细胞间的致密斑,所以CK对于维护上皮细胞的形态完整性起着至关重要的作用。CK片段在血循环中的半衰期依赖于片段的大小,平均10~15小时,此理论可以指导临床对药物疗效进行评价时,选择药物治疗前后的采血时间。在正常上皮细胞恶性转化的过程中,其表达的CK与正常组织的结构基本不变,这使得CK可以作为肿瘤标志物应用于临床检测。在细胞骨架中,CK表现出很低的可溶性,但是,当它们出现在血循环时,CK以单一蛋白片段、小复合物或大聚合蛋白复合物的形式被检测到。血循环中尚未发现完整的、未降解的CK分子,在上皮来源的恶性肿瘤患者血液循环中能够检测到可溶性CK降解产物。就自肿瘤细胞释放部位而言,CK可于血液、尿液、胸腔及腹腔积液和脑脊液在内的体液中检测出来。临床上应用最多的是肿瘤细胞裂解并释放入血后,通过血清学CK水平的检测来反映肿瘤细胞的活性及增殖状况。

CK的生物学功能多种多样,其在维持上皮细胞的机械稳定性和完整性上起着重要的作用。此外,一些CK也有监管和参与细胞内信号通路的作用,如保护机体免受压力、促进伤口愈合等。它们的表达参与了细胞结构调控、生长、增殖和凋亡。

CK可参与多种应激反应及细胞凋亡。许多CK在应激反应中的表达是上调的,尤其是CK6、CK16、CK17在炎性细胞因子、伤口愈合、氧化应激及紫外线应激中的表达说明这些蛋白在应激反应中有重要作用。CK5和CK14的突变导致单纯性大疱性表皮松解症(EBS)也是改变了细胞的应激反应。CK8和CK18的突变已被证明在肝脏疾病的发生中是一个危险因素。在肝脏,转基因小鼠肝细胞CK8G61C过表达使肝硬化和纤维化程度加重,表明CK8的基因突变使肝脏对应激导致的损伤和细胞凋亡的敏感性增强。这个基因突变是在S73位点抑制CK8的磷酸化,在S73A突变体上也观察到了类似敏感性的升高,此磷酸化位点也被破坏了。CK8被认为在应激反应中就像一个"磷酸海绵"吸收磷酸化应激活化蛋白激酶(SAPK),以减少不利后果保护细胞不受损伤,而CK8的突变使该功能受阻,肝脏受损伤。

CK参与细胞器的转运。正常皮肤的色素沉着取决于黑素体(由神经嵴产生的生黑色素细胞)和转运黑色素至基底和毛囊角化细胞。黑素体是溶酶体相关细胞器在CK细胞核上形成一个帽子来保护皮肤对抗紫外线。黑色素的产生和运输依赖肌动蛋白和肌凝蛋白的调控,但其在毛囊角化细胞的运输和分配机制现在还了解很少,一组罕见的角蛋白疾病似乎揭示了其中的一些机制。屈侧网状色素沉着症由含有皮肤色素表型的CK5/CK14突变导致,但基因突变并不是皮肤起疱的直接原因而与黑素体有关。当黑素体的转运或其被安置的角化细胞出现缺陷时就会导致皮肤的色素沉着。虽然有关表皮 CK 突变干扰黑素体安置的机制还不完全清楚，但是已发现分子伴侣 HSC70 与 CK5 相互作用参与了囊泡脱包被。

CK 参与细胞迁移和伤口愈合。在细胞迁移中，CK 的改变会影响细胞的极性和分化进程。而改变的细胞骨架有可能改变细胞行为，中间丝与黏着斑之间的关联就表现为：黏着斑组件蛋白的减少会抑制 CK 纤维丝前体的形成；波形蛋白的消耗会降低黏着斑的大小从而减少粘连和损伤迁移。在基因下调或敲除的实验中也体现出相应的关联，例如在肝细胞下调 CK8 表达水平会抑制上皮细胞的迁移。但当多个 CK 共表达或 CK 对发生蛋白重组时，其对细胞的影响就会发生改变。例如体外培养的上皮细胞敲除 CK8 基因，但表达波形蛋白，导致的结果是伤口愈合是加速的。被鞘氨苷磷酸胆碱重组的 CK8/CK18 上皮细胞迁移速度明显提高。

（二）细胞角蛋白的检测方法

1. 细胞角蛋白基因的检测　可收集尿液（晨起，清洁中段尿）和血液标本进行 CK 的基因检测。以尿 CK20 mRNA 检测为例，检测过程如下：尿液低温离心（4℃，3000r/min，20 分钟）得到尿脱落细胞，用 RNA later 保存液悬起后，将 RNA later 保存液低温离心，留取沉淀，提取总 RNA。用紫外分光光度计测定总 RNA 深度和纯度，OD260/OD280 在 1.6~2.0 之间，并用 0.8% 琼脂糖凝胶检测其完整性，清楚地显示出 3 条 28s、18s、5s 的条带。取总 RNA 8μl，按试剂盒中说明配成 20μl 体系。短暂离心后放 PCR 仪上 42℃ 孵育 30 分钟，85℃ 加热 5 分钟得 cDNA。取 2μl cDNA 进行后续巢式 PCR 反应，第一次 PCR 反应体系为 50μl；引物为 CK20 外引物；反应条件为 94℃ 预变性 2 分钟；94℃ 变性 30 秒，55℃ 退火 30 秒，72℃ 延伸 2 分钟，共 20 个循环；72℃ 总延伸 6 分钟。第二次 PCR 及内参 PCR 的反应体系及反应条件基本同第一次，引物分别为 CK20 内引物、β-actin 引物，共 30 个循环。取 5μl 扩增产物在 2% 琼脂糖凝胶中电泳，电压 4~10V/cm，电泳 20~30 分钟，在紫外线投射仪下观察电泳条带并照相。结果判定以内参 β-actin 电泳出现 564bp 条带证明上皮细胞的存在和 RNA 的稳定性；以同时出现 375bp 条带和 564bp 内参电泳条带为 CK20 mRNA 阳性，仅出现 564bp 内参电泳条带为 CK20 mRNA 阴性，两条带均不出现者视为 RNA 降解，弃去不用。

2. 细胞角蛋白的检测　尿液、血清中 CK 的检测可根据 ELISA、电化学发光法等测定，也可通过免疫组织化学或免疫细胞化学检测组织及尿液中的 CK。

ELISA 检测尿液中 CK 的含量（UBC 值），留取晨起清洁中段尿，离心后吸取上清液检测，结果以 UBC 值表示。

免疫细胞化学染色检测尿液 CK，首先进行液基薄片的制作，收集患者新鲜的中、末段尿液，盛于容器中，1800r/min 离心 10 分钟。将细胞转入 Preserve Cyt 液，用 Thin Prep 2000 液基制片机制片。每例标本制作液基薄片 2 张，1 张可进行巴氏染色供细胞学诊断，1 张进行 CK20 免疫细胞化学染色。采用免疫细胞化学 Envision 法检测 CK20 的表达，应用标准非生物素化辣根过氧化物酶检测系统。抗原修复采用微波加热法，修复时间为 10 分钟。3% 过氧化氢溶液孵育 10 分钟以阻断内源性过氧化物酶的作用。1:50 的一抗孵育 1 小时，二抗孵育 20 分钟，二氨基联苯胺显色，苏木素复染。CK20 染色阳性的判断标准为除表层细胞外，有 5 个以上细胞的胞浆有明显棕黄色颗粒。

（三）细胞角蛋白在肿瘤内的表达及临床意义

根据 CK 的分化依赖和位点特异性可对各种上皮肿瘤分类，有助于克服常规组织病理诊断的主观性。特异性 CK 被用来区分腺癌、鳞状细胞癌和移行细胞癌；CK 和其他中间丝也是检测肿瘤局部浸润和微转移及远端转移的极佳标志。CK 作为肿瘤标记物已广泛应用于临床，为患有上皮来源恶性肿瘤的患者实施有效的疗效及预后监测。

1. 细胞角蛋白与特定肿瘤

（1）头颈部鳞癌：这些肿瘤表达 CK5/6、CK10、CK13、CK14、CK17 及 CK19，很少表达 CK7 及 CK20。但是小部分来自瓦尔代尔（Waldeyer）淋巴环的基底细胞样鳞癌表达 CK7。来自腮腺的肿瘤可分成 2 类：来自复层上皮的混合瘤、肌上皮瘤、基底细胞样鳞癌、腺样囊性癌、黏液性癌和来自单层上皮的腺癌及腺泡细胞癌。前者表达 CK5/6、CK14、CK17 及 CK19。而后者表达 CK7、CK8 和 CK18。内耳的内淋巴囊瘤（亦称激进性颞骨乳头状瘤）表达 CK7、CK8、CK18 及 CK19 而不表达 CK10、CK13 及 CK20。有研究显示，喉鳞癌中 CK19 不仅对微转移发生有诊断价值而且与肿瘤 T 分期密切相关。

（2）皮肤及皮肤附属器肿瘤：鳞癌、基底细胞癌及来自毛囊的肿瘤表达 CK5/6、CK13、CK14、CK17 及 CK19，而不表达 CK7 及 CK20，但是每种肿瘤又有各自的特点。鳞癌表达 CK1 和 CK10，基底细胞癌表达 CK8 及 CK17，而 CK15 主要在毛囊源性肿瘤内表达。来自汗腺、皮脂腺及大汗腺肿瘤主要表达 CK7、CK8、CK18 及 CK19。

（3）胸腔肿瘤：超过 95% 的肺鳞癌表达 CK5、CK6、CK14 及 CK17，而腺癌不表达 CK5/6、CK14 及 CK17。因为超过 95% 的间皮瘤表达 CK5/6，所以 CK5/6 对鉴别肺腺癌与间皮瘤很有帮助。肺神经内分泌肿瘤表达 CK8 及 CK18 而不表达 CK7、CK20。胸腺肿瘤表达 CK6、CK14 及 CK19。有研究报道，在肺鳞状细胞癌中，可通过检测癌细胞释放的 CK19 的片段 CYFRA21-1 来监测治疗，并评估治疗方法。Andrea 等对 107 例非小细胞肺癌患者化疗 2 个周期后经影像学及血清学指标评估化疗疗效的研究显示，动态监测化疗期间 CEA 及 CY-FRA21-1，根据患者对化疗的不同反应，CEA 及 CYFRA21-1 两项肿瘤标志物可显示出不同的变化趋势，由此可准确地判断生存期。Nisman 等采用类似的研究模式，通过对比化疗前及化疗两周期后 CYFRA21-1 的变化及个体对化疗药物的反应来预测生存期。

（4）消化道肿瘤：与其他部位的腺癌一样，消化道肿瘤都表达 CK8、CK18 及 CK19，然而 CK7 及 CK20 在不同消化肿瘤内的表达却不同。依据 CK7 及 CK20 的表达可将消化道肿瘤分成 4 组：第 1 组（CK7-，CK20+，CK8+，CK18+，CK19+）有大小肠、直肠及肛门癌；第 2 组（CK7-/+，CK20-/+，CK8+，CK18+，CK19+）表达 CK7 及 CK20 的比例不等，有胆管癌、胰腺非黏液型导管癌及胃癌；第 3 组（CK7-，CK20-，CK8+，CK18+，CK19-）有肝癌；第 4 组（CK7-，CK20-，CK8+，CK18+，CK19+）有类癌及胰岛细胞癌。有研究报道，肿瘤周围淋巴结逆转录-聚合酶链反应 CK20 阳性可作为结直肠癌术后复发的组织病理学独立诊断指标。

（5）内分泌肿瘤：所有的内分泌肿瘤都表达 CK8、CK18 及 CK19。所有的甲状腺肿瘤都表达 CK8 及 CK18，而不表达 CK1、CK5/6、CK13 及 CK20。与其他内分泌肿瘤不同的是甲状腺肿瘤表达 CK7。甲状腺乳头状癌通常表达 CK19，而滤泡瘤不表达 CK19。甲状旁腺肿瘤大都表达 CK8、CK18 及 CK19，而不表达 CK7 及 CK20。肾上腺皮髓质肿瘤通常不表达任何细胞角蛋白，这在区分肾上腺肿瘤与其他上皮肿瘤时很有用。胰岛肿瘤表达 CK8、CK18 及 CK19，而不表达 CK7 及 CK20。腺垂体肿瘤表达 CK8、CK18 及 CK19，有些腺瘤细胞可能也表达 CK1、CK5、CK10 及 CK14。与其他内分泌肿瘤不同的是脑腺垂体肿瘤可能同时表达 CK8、CK18、CK19 及神经纤维蛋白。松果体肿瘤表达 CK8 及 CK18。松果体生殖细胞瘤与睾丸及卵巢生殖细胞肿瘤表达类似的细胞角蛋白。

（6）泌尿及男性生殖系统：肾脏与其他单层上皮来源的肿瘤不同，部分肾透明细胞瘤只表达 CK19，而不表达 CK7、CK8、CK18 及 CK20。但是乳头状及嫌色细胞瘤表达 CK7，膀胱及尿道的移行上皮肿瘤表达单层上皮细胞角蛋白 CK8、CK19 及 CK20 和复层上皮细胞角蛋白 CK5/6、CK13 及 CK17，前列腺的腺体基底细胞表达 CK1、CK5、CK10 及 CK14（34βE12）。腺癌细胞表达 CK18 而不表达 CK7 及 CK20。在睾丸生殖细胞肿瘤中，胚胎癌、绒癌及卵黄囊瘤（yolk sack 瘤）表达细胞角蛋白 CK8 及 CK18 而不表达其他细胞角蛋白。精原细胞瘤则不表达任何细胞角蛋白。阴茎鳞癌与皮肤鳞癌表达相同的细胞角蛋白。

（7）乳腺及女性生殖系统：乳腺导管癌及小叶癌表达相同的细胞角蛋白 CK7、CK8、CK18 及 CK19，而不表达 CK20。低分化的腺癌可能表达 CK5/6、CK14 或 CK17。因为 CK1、CK5、CK6、CK10 及 CK14 在腺体的基底细胞表达，故可用于鉴别原位癌或浸润癌。子宫内膜腺癌及卵巢腺癌大都表达 CK7、CK8、CK18、CK19。而子宫颈鳞癌表达 CK5、CK6、CK13、CK15、CK17 及 CK19。与其他部位的鳞癌不同，子宫颈鳞癌还表达 CK7、CK8 及 CK18。原发卵巢黏液癌表达 CK7 及 CK20。而卵巢的由消化道转移来的黏液癌只表达 CK20 而不表达 CK7。卵巢 Brenner 瘤与膀胱移行上皮瘤表达相似的细胞角蛋白（CK7+，CK5/6+，CK14+，CK20+）。从中肾及副中肾管来的腺样瘤（adenoid tumor）及 Wolffian 瘤表达 CK7、CK8、CK18 及 CK19，而不表达 CK20 及 34βE12。已有研究发现在乳腺癌中 CK7 和 CK5 和 CK6 表达阳性，与乳腺癌预后较差、肿瘤级别较高以及腋窝淋巴结阳性相关。另外在宫颈癌患者中的研究显示，外周血 CK19 mRNA、鳞状细胞癌抗原（SCC-Ag）检测诊断宫颈癌的特异性均为 97.5%，且 CK19 mRNA 表达升高与深肌层浸润、盆腔淋巴结转移相关。Angus 等研究了宫颈病变从 CIN I 到宫颈浸润癌 CK8 表达的变化情况，其结果为 CK8 表达在 CIN I 0%（0/20），CIN II 4.5%（1/22），CIN III 22.7%（5/22），浸润癌 73.3%（11/15），说明随着病变的进展，CK8 的表达是逐渐增高的，随着宫颈病变由 CIN I 到浸润癌的改变，CK8 和 CK17 的表达会逐渐增高。

（8）间皮细胞瘤：间皮细胞瘤来源于单层上皮，所以表达单层细胞角蛋白 CK7、CK8、CK18 和 CK19。间皮细胞瘤也表达复层上皮细胞角蛋白 CK5/6，所以 CK5/6 在鉴别间皮细胞瘤与其他腺癌时很有用。

（9）软组织肉瘤：只有少数软组织肉瘤表达 CK8 或 CK18，包括滑膜肉瘤、上皮样肉瘤、恶性周围神经鞘瘤的腺体部分、脊索瘤及长骨造釉细胞瘤。滑膜肉瘤可表达单层（CK7，CK8，CK18，CK19，CK20）或复层上皮细胞角蛋白（CK5/6，CK10，CK13，CK14）。血管肿瘤，特别是伴有上皮分化的，可能表达 CK7、CK18，但不表达 CK8 及 CK19。有些低度恶性血管瘤还可能表达 CK1，少数恶性周围神经鞘瘤的腺体部分表达 CK8、CK18，而不表达 CK7 及 CK19。脊索瘤表达 CK7、CK8、CK18、CK19，少数 CK20 阳性。造釉细胞瘤与鳞癌一样表达复层细胞角蛋白 CK1、CK5、CK14 及 CK19。

（10）淋巴造血系统肿瘤：理论上淋巴造血系统肿瘤不表达细胞角蛋白，但是极少数的浆细胞间变性瘤、大细胞淋巴瘤以及极少数低分化 B 淋巴瘤可能表达 CK8、CK18。

2. 尿液细胞角蛋白与膀胱癌　国外一项研究通过回顾性分析 45 例膀胱上皮癌患者治疗前 CK19 片段抗原 21-1（CYFRA21-1）水平，以 2.7ng/ml 为临界值，23 位（51.1%）患者治疗前 CYFRA21-1 明显高于正常，跟踪随访了 14.4 个月，其中的 20 位（44.4%）患者已死亡。提示治疗后发生远处转移的患者，其治疗前后 CYFRA21-1 水平无显著差异。该研究显示出 CYFRA21-1 作为膀胱上皮癌预后指标的临床价值。晋学飞等应用 ELISA 测定 87 例膀胱癌患者尿中 YKL-40 与 CYFRA21-1 水平的研究显示，膀胱癌组患者尿中 CYFRA21-1 水平显著高于对照组，提示 CYFRA21-1 在膀胱癌患者尿中呈高表达；联合 YKL-40 与 CYFRA21-1 做平行实验，诊断膀胱癌的灵敏度、特异度和诊断准确率分别为 91.24%、83.65% 和 88.93%；提示联合平行检测 YKL40 与 CYFRA21-1 有助于早期诊断膀胱癌。有研究者检索了 1990—2013 年间国外公开发表的关于 CYFRA21-1 诊断膀胱癌的文献，对纳入的文献进行质量评价并进行 Meta 分析。结果共有 11 篇文献纳入，纳入研究对象 3395 例；CYFRA21-1 并发的敏感度和特异性为 71% 和 75%，拟合 CYFRA21-1 的 SROC 曲线下面积 AUC 为 0.9082；提示尿液 CYFRA21-1 在诊断膀胱癌时有较好的准确性，可以作为膀胱癌诊断的辅助检查。

　　一项利用逆转录聚合酶链反应（RT-PCR）检测 47 例膀胱癌患者、19 例非肿瘤患者及 9 例健康志愿者尿脱落细胞 CK20 mRNA 的表达情况的研究显示：47 例膀胱癌患者中，尿脱落细胞 CK20 阳性表达 41 例，阳性率 87.2%；对照组 28 例中，阳性表达 2 例，阳性率 7.1%。RT-PCR 方法检测膀胱癌尿脱落细胞中 CK20 敏感性为 87.2%，特异性为 92.9%。PTa-T1 期及 PT2-T4 期膀胱癌，其阳性率分别为 85.7%（18/21）和 88.5%（23/26），两者差异无统计学意义（$P>0.05$）。在 G1、G2 及 G3 级膀胱癌，其阳性率分别为 85.7%（12/14）、85.7%（18/21）及 91.7%（11/12），各级间差异无统计学意义（$P>0.05$）。提示 CK20 是一种较为理想的膀胱肿瘤标记物，利用 RT-PCR 检测尿脱落细胞中 CK20 可用于膀胱癌的诊断，但 CK20 的表达同膀胱癌的分期、分级无关。而一项检索 PubMed、Web of Science、The Cochrane Library（2014 年第 1 期）、EMbase、CNKI、VIP、CBM 数据库后最终纳入 11 篇研究文献，涉及研究对象共 1631 例的 Meta 分析显示：RT-PCR 检测尿液中 CK20 mRNA 和尿细胞学检查诊断膀胱癌的敏感性、特异性、阳性似然比、阴性似然比汇总及 95%CI 分别是 0.80（0.78，0.83）vs 0.53（0.49，0.56）、0.93（0.91，0.95）vs 0.90（0.88，0.93）、12.46（5.22，29.75）vs 6.04（3.37，10.84）、0.22（0.18，0.28）vs 0.51（0.42，0.63）。RT-PCR 检测 CK20 mRNA 和尿细胞学检查诊断膀胱癌的敏感性随肿瘤分级、分期的升高而增高。两种检测方法的 SROC 曲线下面积分别是 0.8726 和 0.7954，Q^* 指数分别是 0.8030 和 0.7319；提示 RT-PCR 检测尿液中 CK20 mRNA 诊断膀胱癌的敏感性高于尿细胞学检查，更适于膀胱癌的诊断。同样的，一项采用前瞻性和回顾性研究两种方法来探讨 CK20 的表达在辅助尿液基细胞学（liquid based cytology，LBC）诊断尿路上皮癌（UC）中的价值的研究结果提示，尿脱落细胞 CK20 免疫细胞化学染色可以辅助 LBC 提高诊断 UC 的敏感。

　　除 CK19、CK20 在膀胱癌中具有重要的临床意义外，也有一项在 136 例怀疑膀胱癌者（其中 87 例经组织学证实为膀胱移行细胞癌）进行尿 CK8 和 CK18 的含量（UBC 值）检测与尿细胞学检查的研究显示，尿 CK 的敏感性为 70.1%，特异性为 73.3%；尿细胞学的敏感性为 42.5%，特异性为 83.7%；提示尿 CK 的检测在早期诊断膀胱癌方面优于尿细胞学检查，可作为膀胱癌的早期检测指标。

三十、糖类抗原 199

（一）糖类抗原 199 的理化特性和生物学特征

糖类抗原 199（CA199）是一种黏蛋白性的糖类蛋白肿瘤标志物，为细胞膜上的糖脂质，分子量为 5000kD。Koprowski 等于 1979 年用人的结肠癌细胞株免疫 BALB/C 纯种鼠并与骨髓瘤进行杂交所得的一株编号为 1116NS199 的单克隆抗体，该抗体能与一类与肿瘤相关的糖原起反应，故将该抗体所识别的抗原命名为糖类抗原 199，其结构为 Le^a 血型抗原物质与唾液酸化 Le^{xa} 的结合物。CA199 在血清中以唾液黏蛋白形式存在，分布于正常胎儿胰腺、胆囊、肝、肠和正常成人胰腺、胆管上皮等处，是存在于血液循环的胃肠道肿瘤相关抗原。正常人血清 CA199 浓度<37U/ml。

（二）糖类抗原 199 蛋白的检测

CA199 可通过酶联免疫检测、放射免疫检测及化学发光法检测（参见 CA125）。

（三）糖类抗原 199 的临床意义

CA199 是胰腺癌、胃癌、结直肠癌、胆囊癌的相关标志物。特别是对胰腺癌，CA199 可以说是敏感性和特异性相当高的肿瘤标志物，是筛查胰腺癌的首选标志物；且 CA199 测定也有助于胰腺癌的鉴别诊断和病情监测。此外，胃肠道和肝的多种良性和炎症病变，如腹泻、胰腺炎、轻微的胆汁淤积和黄疸、巧克力囊肿等，CA199 浓度也可增高，但往往呈"一过性"，而且其浓度多低于 120kU/L，需注意鉴别。

1. CA199 在胰腺癌中的表达及临床意义　一项在胰腺癌患者（病例组，56 例）、除外胰腺癌的其他消化系统肿瘤患者（对照组，56 例）及体检中心健康成人（正常组，56 例）进行的研究显示，病例组 CA199 水平显著高于对照组和正常组，提示 CA199 可作为诊断胰腺癌的一项筛选指标。另一项联合检测血清 CA199、CA125、CA153 和癌胚抗原（CEA）对不同类型恶性肿瘤的诊断价值的研究显示：胰腺癌患者组 CA199、CEA 水平显著高于对照组；提示 CA199 测定对胰腺癌的诊断提供可靠依据。此外，评价联合检测血清 CA199、CA242、CEA 在胰腺癌诊断中的价值的 Meta 分析也显示，化学发光法联合检测的灵敏度（SE）、特异性（SP）、SROC 曲线下面积（AUC）分别为 0.90（0.85~0.93）、0.78（0.75~0.83）、0.9513，单独检测 CA199 的 SE、SP、AUC 分别为 0.80（0.75~0.84）、0.81（0.76~0.85）、0.8824，联合和单独两种检测方式的诊断效能比较差异有统计学意义（$Z=2.999, P=0.0027$）；蛋白芯片法联合检测的 SE、SP、AUC 分别为 0.84（0.80~0.88）、0.87（0.82~0.91）、0.9293，单独检测 CA199 的 SE、SP、AUC 分别为 0.78（0.73~0.82）、0.86（0.81~0.90）、0.8823；提示在胰腺癌的临床辅助诊断中，与单独检测 CA199 比较，联合检测的判别能力较强，可提高诊断效能。

CA199 不仅可协助胰腺癌的诊断，也可帮助监测胰腺癌的病情及判断预后。在肿瘤切除后 CA199 浓度会下降，如再上升，则可表示复发。有研究选择胰腺癌患者 200 例，收集入院时一般临床因素（性别、年龄、BMI）、肿瘤相关因素（肿瘤部位、cTNM 分期、转移情况）及血液指标因素［CEA、CA199、中性粒细胞百分比（NEU）、外周血粒淋比（NLR）、预后营养指数（PNI）、血小板与淋巴细胞比值（PLR）、AST、ALT、总胆红素（TBIL）、血清白蛋白（Alb）］及入院后治疗方式，随访 3 年，比较各因素下患者生存期（OS），采用 Cox 比例风险回归模型分析胰腺癌患者预后的影响因素，并评估其对生存结局的预测价值；研究结果单因素分析显示,年龄、肿瘤部位、cTNM 分期、肝转移、淋巴结转移、CEA、CA199、NLR 可能与胰腺癌患者预后有关(P 均<0.05);Cox 比例风险回归模型分析显示,CA199、NLR、肝转移、cTNM 分期、入院后治疗方式是胰腺癌患者的独立预后因素(P 均<0.05),cTNM 分期、NLR、肝转移及 CA199 预测胰腺癌患者生存结局的 ROC 曲线下面积分别为 0.808、0.717、0.588、0.531;提示 cTNM 分期、NLR、CA199、肝转移及入院后治疗方式是胰腺癌患者预后的独立影响因素。

2. CA199 在胆道肿瘤、胃癌、结直肠癌中的表达及临床意义　CA199 作为一种经典的肿瘤抗原,在胆和胃肠道癌变时血中 CA199 的水平可升高,尤其是在胆道恶性肿瘤中升高明显。因此 CA199 在非胰腺的消化道肿瘤诊断方面也具有一定的临床意义。国外文献报道 CA199 在胆管系统恶性肿瘤的敏感性为 95%,胃癌的敏感性为 5%,结直肠癌的敏感性为 15%。来自于海军军医大学第三附属医院(原第二军医大学东方肝胆外科医院)的回顾性分析研究显示,CA199 在胆道系统恶性肿瘤中的阳性检出率达 91.2%,特异性为 95.1%,而作为正常对照的良性胆道疾病中阳性率仅 10.9%,两者相比具有显著的统计学差异;且恶性肿瘤患者根治率从高到低依次为肝内胆管癌>远端胆管癌>肝门胆管癌>胆囊癌,而 CA199 平均水平从高到低依次为肝门部胆管癌>胆囊癌>远端胆管癌>肝内胆管癌,胆囊癌、肝门胆管癌的 CA199 平均水平高于其他组,而临床手术切除率最低。而对肝切除术治疗肝内胆管细胞癌(ICC)远期疗效以及影响患者早期肿瘤复发和预后的相关因素的研究显示,CA199>39U/ml、CEA>10μg/ml、肿瘤直径>5cm、肿瘤多发、血管侵犯、淋巴结转移和局部侵犯是影响 ICC 肝切除术后预后的独立危险因素($HR=1.454,1.276,1.344,1.588,1.490,1.949,1.574,95\%$ 可信区间:$1.245\sim1.697,1.056\sim1.541,1.155\sim1.565,1.364\sim1.850,1.235\sim1.797,1.641\sim2.314,1.228\sim2.018,P<0.05$)。以上研究结果提示血清 CA199 在胆道疾病的诊断、治疗监视及预后判断上具有较高的临床价值。而在胃癌、结直肠癌方面,CA199 多与 CEA、CA241 等其他肿瘤相关指标联合检测来对相关疾病进行诊断及预后判断。

3. CA199 在肝脏疾病中的表达及临床意义

(1) CA199 与肝炎:目前有关 CA199 与肝炎方面的研究主要集中在乙型病毒性肝炎方面,且不同的研究结果基本一致:血清中 CA199 的表达水平,在慢性乙型肝炎患者中显著高于健康对照者,差异有统计学意义,除了重度慢性乙型肝炎组的 CA199 高于肝炎后肝硬化组外,随着肝炎程度的加重,血清中 CA199 的含量不断升高,而且 CA199 的增高程度可能与重型肝炎的预后有关,当血清 CA199≥200kU/L 时,死亡率明显增加,说明 CA199 可以作为评估肝炎严重程度的辅助指标,以指导治疗和预后。而关于 CA199 在自身免疫性肝炎中的表达研究较少,有学者指出在研究的 16 例自身免疫性肝炎患者血清中,有 4 例(25%)血清 CA199 升高,但未对其统计学意义作出分析说明。

(2) CA199 与肝硬化、腹水:基于凝血酶原时间、白蛋白、总胆红素、腹水、肝性脑病等指标,Child-Pugh 分级将肝硬化患者分为 A、B、C 3 级。大量研究表明,肝硬化患者血清 CA199 较正常组轻度升高,差异有统计学意义;且在 Child A 级、Child B 级、Child C 级各组间相互比较,差异亦有统计学意义;但在伴有腹水组及不伴有腹水组间差异无统计学意义。肝硬化患者 CA199 升高,推测与肝细胞再生有关。而肝细胞恶变往往发生在肝细胞再生的过程中,有研究指出以患者血清 CA199≥127.5U/ml 作为肝硬化与肝癌的诊断与鉴别诊断具有很高的灵敏度和特异性。因此对肝硬化患者血清 CA199 的动态观察,对肝硬化恶变的早期发现和诊断具有一定的价值。

（3）CA199 与肝癌：在对 138 例肝细胞肝癌（HCC）患者，50 例非肝癌患者和 100 例健康体检者的一项研究中表明，HCC 组血清中 CA199 阳性率明显高于非肝癌组与健康对照组。另一项对 33 例原发性肝癌患者的血清检测中发现，有 21 例（63.6%）患者血清中 CA199 为阳性，略低于血清甲胎蛋白（AFP）的阳性检出率，若同时两者联合检测阳性者 30 例，阳性检出率可达 90.9%。甚至有报道指出 CA199 在肝细胞肝癌组中的阳性率高达 74%，基本与 AFP（75%）持平。同时也有多项报道指出，CA199 若和 AFP、高尔基体蛋白 73、CA125 等联合检测对肝癌的诊断率可接近 100%。但也有报道指出 CA199 在肝癌中虽有一定的阳性表达，但是阳性率明显偏低，只有 6.7%，和对照组比较差异无统计学意义。造成不同结果的原因可能与以下因素有关：①不同研究所纳入的肝硬化、肝癌患者的疾病进展不完全是按照肝硬化、肝癌这一过程发展的，有些肝癌患者的肝功能可能会优于肝硬化者；②由于样本量及有关统计学方法的差异，也可能会造成这一结果；③上述研究所收集的样本中，造成肝硬化、肝癌的病因不同，而不同的病因所致的疾病病理生理过程存在差异。

4. CA199 在 2 型糖尿病中的表达及临床意义　国外的一项研究显示，在 180 例 2 型糖尿病患者中，84 例存在 CA199 升高，其中 15 例>100U/ml，最高 208U/ml，且血清 CA199 升高与糖化血红蛋白正相关。国内的一项包含 67 例健康人和 100 例 2 型糖尿病患者的研究显示，2 型糖尿病组 CA199 水平明显高于正常对照组，且 2 型糖尿病组经强化血糖控制 1 个月后血清 CA199 水平较治疗前显著下降；且同样发现 CA199 水平与糖化血红蛋白水平存在显著的正相关。其他相关研究也得到了类似的结果。总的说来，CA199 可被认为是一个糖尿病导致胰腺外分泌损伤的标记物，在无肿瘤的 2 型糖尿病患者血清中可能明显升高，且与血糖控制不佳有关。因此，在 CA199 升高的人群中除了相关肿瘤的排查外尚需进一步筛查糖化血红蛋白和空腹血糖。

三十一、微小染色体维持蛋白

（一）微小染色体维持蛋白的理化特性和生物学特征

1. 微小染色体维持蛋白的理化特性　微小染色体维持蛋白（mini-chromosome maintenance proteins，MCM 蛋白）是 20 世纪 80 年代 Bik-Kwoon Tye 在突变的酵母中发现的，随后在其他真核细胞中也发现了它的存在，MCM 蛋白由 MCM 基因所编码，各个 MCM 蛋白家族成员的分子质量大小不一，多由 776~1017 个氨基酸残基构成，参与真核生物 DNA 复制前复合物的形成，启动复制过程，并在 DNA 的延伸过程中发挥重要作用，确保每个细胞周期中 DNA 的复制只发生一次。近年来，许多学者将目光投向 MCM 蛋白与肿瘤发生、发展的关系，揭示 MCM 蛋白可能成为一种新的有效的肿瘤标志物。

MCM 蛋白家族由 MCM 基因编码，是一个关系密切序列高度保守的家族，由 MCM2、MCM3、MCM4（CDC21）、MCM5（CDC46）、MCM6（Mis5）和 MCM7（CDC47）六个保守亚基组成六聚体，表现复制型 DNA 解螺旋酶活性。目前在多细胞生物中还发现了 MCM1、MCM8、MCM9 和 MCM10，但 MCM9 的具体功能尚不清楚，尽管将 MCM1 和 MCM10 也纳入 MCM 蛋白家族，且在 DNA 的复制过程中也发挥重要作用，但它们与 MCM2~7 蛋白家族并不存在同源性。MCM 蛋白家族多以单倍形式、双倍形式或多倍形式的复合物存在，如 MCM3/MCM5

二聚体、MCM4/MCM6/MCM7 三聚体、MCM2/MCM4/MCM6/MCM7 四聚体和 MCM2~7 六聚体等。MCM 蛋白家族成员有高度的同源性,它们之间类似的区域可达 50%,各家族成员,包括 MCM8、MCM9 都拥有一个约 200 多个氨基酸长度的核心区域,但 MCM1 和 MCM10 不拥有这个特殊的核心区域,该区域也被称为 MCM 盒,核心区域包括 Walker A 模序、Walker B 模序及丙氨酸结构。MCM2、MCM4、MCM6、MCM7 中均有一个精氨酸锌指模序,位于 Walker B 模序之后,约由 70 个碱基对组成,在蛋白质及 DNA 的相互作用和 MCM 复合物的聚集中发挥重要作用。

2. 微小染色体维持蛋白的生物学特征　MCM 与染色体的结合呈细胞周期依赖性,且受精确的调控。在有丝分裂后期和 G1 期结合于染色体上,而在 S 期和 G2 期与染色体解离。MCM 蛋白本身与 DNA 没有亲和力,不能与染色体直接结合,其导入和激活需要其他蛋白的参与和协助。

MCM 的激活始于起始识别复合物(origin recognition complex,ORC)1~6 六聚体和 DNA 复制起始点的结合,细胞分裂周期因子(cell division cycle,CDC)6 和细胞周期依赖转录因子 1(CDC10 dependent transcript 1,CDT1)随后与 ORC 复合体结合,形成 ORC-CDC-CDT 复合体。MCM2~7 随后完成与染色体的结合,形成复制前体复合物(pre-replication complex,pre-RC)。晶体结构研究表明,MCM2~7 复合体的结构呈指环状,中间有一足够容纳 dsDNA 的孔道。ATP 的结合与水解是形成复制前体复合物必需的,ORC,CDC6 和 CDT1 都具有 ATP 结合模体。随后 MCM10 加入复合体,募集细胞分裂周期因子 7 依赖性激酶(CDC7/Dbf4 dependent kinase,DDK)和 CDC45 加入。最近的研究表明,GINS 也在 S 期与 MCM 和 CDC45 结合,形成 CDC45-MCM-GINS(CMG)复合体,GINS 在维持 MCM 和 CDC45 的结合过程中起作用。CDC45 与 MCM 复合体结合后,募集聚合酶 α(polymerase α,POLα),而 POLα 的加入对于 MCM 复合体的解旋酶活性至关重要。随后,细胞周期蛋白 A(cyclin A,哺乳动物中为 cyclin E)和 CDK2 加入,并共同发生作用从而激活。S 期激酶 CDK2 和 CDC7 激活后,从而激活 MCM2~7 蛋白复合体的解链酶活性,引发聚合酶-引物合成酶的装配以及 DNA 聚合酶的结合,形成功能性复制叉。

因为 MCM 蛋白在 DNA 复制起始和延伸过程的重要性,所以对 MCM 结合和活性的调控是 DNA 复制调控的一个关键位点。在 MCM 完成与染色体的结合后,ORC 和 CDC6 对于 MCM 与染色体的结合不再重要,提示 MCM2~7 的调控主要与 CDT1 有关,geminin 是一种重要的负性调节子,与 CDT1 紧密结合在一起,阻断 CDT1 与 MCM2-7 结合。非洲爪蟾卵细胞提取物实验表明,geminin 于 G1 后期变得稳定,而且具有活性,能和 CDT1 发生相互作用,形成 CDT1-geminin 复合物。复合物形成后,CDT1 的稳定性增强,CDT1 得到保护而不会被降解,但同时处于复合物形态的 CDT1 也失去了募集 MCM2~7 蛋白复合体的功能,主要是失活的 CDT1 阻断了自身与 CDC6 和 MCM2 之间的结合。在有丝分裂晚期,geminin 会被蛋白酶水解,从而失去对 CDT1 的抑制。Hbo1 是 MYST 组蛋白乙酰转移酶家族的一员,抑制人类细胞 Hbo1 表达后,虽然 ORC 和 CDC6 能正常形成,但 MCM2~7 不能与染色体结合。在非洲爪蟾卵细胞提取物实验中,如果清除 Hbo1,MCM2~7 也不能与染色体结合,且 DNA 复制停止。MCM2~7 复合体的染色体结合发生于 G1 期,此时 CDKs 的活性很低。在粟酒裂殖酵母中,如果在 G2 期抑制 CDKs 的活性,则 DNA 会再一次复制,说明在 CDKs 活性缺失的情况下,

MCM2~7会与染色体结合,当然高表达的CDKs对已经结合在染色体上的MCM没有影响。CDKs的活性对MCM直接调控的证据不多,更大的可能是,CDKs以间接的方式影响MCM2~7的导入。在啤酒酵母属中,CDKs调控的一个主要的作用底物就是CDC6。在CDKs的作用下,CDC6发生磷酸化后降解,使MCM2~7蛋白复合体不能与染色体结合,不能形成pre-RC。CDKs也有可能直接作用于ORC,导致ORC磷酸化,抑制ORC的功能。最近还有发现表明,在S期MCM3中的NLS与S-CDKs一起,激活MCM2~7的核输出。在酵母中CDKs可以直接作用于pre-RC的各个元件,包括MCM2~7蛋白复合体。而在高等真核生物中,cyclin E可能对合成CDT1可能是必需的,也有可能cyclin E的存在对于pre-RC的各个组成部分的激活起了重要作用,同时还发现在哺乳动物中,cyclin E对MCM2~7复合体与染色体的结合是必需的。

对MCM复合体的直接调控主要来自一些负性调控因子。p27kip1是CDK酶抑制蛋白(cyclin-dependent kinase inhibitor,CKIs)家族的一个重要成员。p27kip1能与MCM7的保守结构域之间发生相互作用,诱导细胞停止于G1期。在非洲爪蟾中,p27kip1的同源基因Xic1与MCM共存于起始点,决定细胞是否通过G1/S检验点。另外,p27kip1还能抑制ECDK2的酶活性。负性调控基因产物Rb蛋白(retinoblastoma protein)和MCM7之间也具有相互作用。

在非洲爪蟾中,E2F-Rb复合体与ORC发生相互作用,Rb活性抑制E2F活性,从而也可以抑制由转录因子E2F家族调控的CDC6和CDT1的活性,阻止MCM的染色体导入,抑制DNA复制。CDK活性可以磷酸化Rb,使Rb失去活性,CDK的活性也可以导致Rb:MCM7复合体的解体,调控MCM的染色体结合。细胞周期点检验蛋白ATM(ataxia-telangiectasia mutated,ATM)和ATR(ATM-and Rad3-related kinase,ATR)的作用底物也是MCM。细胞融合实验中,MCM7与细胞周期过程起作用的Rad17蛋白发生相互作用,形成复合体后,同样募集ATR到DNA,ATM和ATR介导MCM2与MCM3的磷酸化,MCM7与ATR相关蛋白(ATR-interacting protein,ATR-ATRIP)结合,导致更多的ATR与MCM复合体结合,磷酸化MCM2。磷酸化后的MCM2和MCM3可以正常地组装于染色体上,说明MCM的磷酸化不能阻止MCM在染色体上的组装,但是MCM2和MCM3的磷酸化可能影响自身的ATPase活性和解链酶活性从而影响DNA解旋,导致细胞的凋亡或者细胞周期不能通过检验点。

(二)微小染色体维持蛋白的检测方法

1. MCM基因的检测 尿液(晨起,清洁中段尿)和痰液(晨起刷牙、清水漱口后,用力深咳,弃去第一口痰,将第二口痰咳入无菌瓶),1小时内送检,分装在几个经过处理的玻璃离心管中,4℃、1000r/min离心10分钟,弃上清,收集沉淀于离心管中,用生理盐水洗涤沉淀两遍,将沉淀分成3份,1份用于总数计数和活性计数,1份用于HE染色,另1份用于总RNA提取。将上述标本,加入1ml TRIZOL试剂,快速抽提,溶于经DEPC处理的双蒸水中,-70℃保存备用。采用琼脂糖凝胶水平平板RNA电泳,凝胶浓度为1.5%,EB终浓度为0.5μg/ml,电压5V/cm,电泳35分钟后在254nm波长的紫外灯下观察,应用UVI凝胶成像系统摄取凝胶图像。28S和18S条带清晰,比例约为3:1。同时将总RNA用DEPC处理水稀释100倍,分别测定230nm、260nm和280nm波长下的A值,计算A260/A230和A260/A280的比值。

逆转录巢式PCR(RT-Nest PCR):cDNA的合成按Promega的试剂盒reverse transcription system的操作说明进行。然后取cDNA 100ng,特异上游引物F1,下游引物R12μl,Taq酶

[3mol/(L·μl)] 0.5μl, $MgCl_2$(25mmol/L) 1.5μl, 10×缓冲液 2.5μl, dNTPS(10mmol/L) 0.5μl, DEPC 水补足体积25μl, 总体积25μl, 94℃变性50秒, 58℃退火50秒, 72℃延伸31分钟, 循环25次, 为第1次 PCR。再取 PCR 产物1μl, Taq 酶[3mol/(L·μl)] 0.5μl 特异上游引物 F2, 下游引物 R2 各2μl, $MgCl_2$(25mmol/L) 1.5μl, 10×缓冲液 2.5μl, dNTPS(10mmol/L) 0.5μl, DEPC 水补足体积25μl, 总体积25μl, 94℃变性50秒, 58℃退火50秒, 72℃延伸31分钟, 循环25次, 为第2次 PCR。

2. MCM 蛋白的免疫组织化学检测　石蜡包埋组织切片4μm 厚, 常规脱蜡至水, 0.3% 过氧化氢室温下15~20分钟, 以阻断内源性过氧化物酶, 充分水洗, 在 pH9.0 的 Tris/EDTA 液中高压3分钟进行抗原修复, 室温冷却, 加入按1∶100稀释的浓缩型鼠单克隆抗体 MCM, 4℃冰箱过夜, 此后步骤及显色按二步法试剂盒说明进行, 苏木素复染, 常规脱水, 透明, 封片。用磷酸盐缓冲液代替第一抗体作为空白对照, 用已知 MCM 阳性片作为阳性对照。判断标准: 细胞核呈黄色或棕黄色判为阳性细胞, 记录阳性细胞的百分率, 阳性细胞率>10%为阳性表达。

(三) MCM 蛋白单体和 MCM 复合体在肿瘤内的表达及临床意义

1. 尿脱落细胞中微小染色体维持蛋白5基因表达对膀胱癌的意义　在正常情况下, 膀胱表层的黏膜细胞处于静止期, 并逐渐凋亡或脱落。而膀胱肿瘤细胞是典型的增殖细胞, 易形成乳头而突入膀胱腔内, 肿瘤细胞受到尿液的冲刷而脱落下来。张曼等通过优化的逆转录聚合酶链反应(RT-PCR)半定量方法对膀胱癌患者尿脱落细胞中 MCM5 的检测发现, MCM5 基因的表达在膀胱癌患者(29例)尿脱落细胞中的阳性为28例占96.5%, 在非膀胱癌患者23例(膀胱结石4例, 膀胱炎5例, 肾结石4例, 泌尿系感染5例, 附睾炎1例, 前列腺增生症2例, 尿道狭窄2例), 尿脱落细胞中的阳性为2例占8.7%, 5名健康人均阴性。同时还发现, MCM5 的表达程度可以反映膀胱癌细胞的增殖情况, 具有肿瘤标记物的特性。

2. 在多种肿瘤中发现了过度表达的 MCM　其中包括前列腺癌、结肠癌、脑膜瘤、乳腺癌、胃肠道上皮癌、宫颈癌、肉瘤和食管的鳞状细胞癌。MCM2~7复合体独立成分异常表达可以作为肿瘤的标志物。10%~90%的人类恶性肿瘤, 根据类型不同, 携带杂合子缺失, MCM2~7单个或多个基因缺失, 不能正确地构成 DNA 复制原点, 因而出现基因富集区的基因组损伤。MCM 的基因表达可以反映细胞增殖的阶段, 这可能是因为恶性肿瘤失去了分化的能力之后成倍的进行分裂而引起 MCM 的增高, 也可能是因为复制许可系统下调本身导致 DNA 的复制加速而促进染色体的不稳定性。肿瘤细胞内的染色体呈多倍体状态, 并出现染色体不同程度的变异, 因而恶性肿瘤内的染色体成为异倍体。宫颈癌中也发现了其他 MCM 家族的异常表达与异倍体相关性。MCM 蛋白家族与异倍体形成和染色体不稳定之间呈正反馈的关系。

3. MCM2 是多种肿瘤的标志物　MCM2 可以是肾癌、食管鳞状细胞癌、喉癌、乳腺癌、大 B 细胞淋巴瘤、口腔癌、卵巢癌和胃癌的标志物。MCM2 已经被证明在睾丸癌发生过程中与其他复制许可蛋白一同发挥促进肿瘤异倍体产生的作用。MCM2 可能与 DNA 复制的起源区功能相关。MCM2 敲除后, 提高视网膜母细胞瘤蛋白、细胞周期蛋白 D1(cyclin D1)和 CDK4 的表达, 也同时增加 p21 和 p53 的表达, 说明 MCM2 基因敲除后可以触发细胞周期阻滞。此外, 小干扰 MCM2(siMCM2)还可以诱导细胞凋亡, MCM2 可以结合组蛋白, 并使组蛋白在 DNA 合成过程中更容易发生沉积。

4. MCM3 可能是甲状腺乳头状瘤的标志物　MCM3 的 C 端和 Ser-112 都与 MCM3 的组装有关,研究表明 MCM3 的磷酸化可以降低 MCM 复合体的解旋酶活性,细胞周期检测点激酶 1(Chk1)对 MCM3 的磷酸化作用不仅发生在正常的 DNA 复制过程中,也同时发生在复制检验点的活化过程中。有学者比较 MCM3 与 Ki67、p27 对口腔白斑和鳞状细胞癌病变的标志作用,认为 MCM3 比 Ki67 更适合作为疾病的标志物。

5. MCM4 可以是非小细胞肺癌的标志物　MCM4 是高度保守的 MCM 复合体的成员之一,也涉及到 DNA 复制过程。常染体隐性 MCM4 缺失患者拥有正常数量的 T 细胞和 B 细胞,但自然杀伤(NK)细胞却非常少,其中 NK $CD56^{bright}$ 数量正常,但 $CD56^{dim}$ 细胞几乎完全缺失。这可能是 MCM4 缺失影响到 DNA 复制,打乱对二次复制抑制的控制,导致基因稳定性降低,导致 $CD56^{dim}$ 亚类 NK 细胞的缺失而导致染色体畸变增量。临床上,MCM4 基因缺失的患者表现为发育迟缓,肾上腺发育异常导致的肾上腺功能不全,并对病毒具有易感性。MCM4 的缺失能导致特殊造血细胞亚群的缺失和内分泌表型的改变,折射出不同组织中 MCM4 的不同作用。另外突变的 p53 基因可以增加增殖细胞核抗原(PCNA)和 MCM4 蛋白水平,但却不改变 PCNA 和 MCM 的转录。

6. MCM 蛋白在各种肿瘤中的表达及意义

(1) MCM 蛋白在卵巢癌中的表达及意义:一项研究对 43 例良性卵巢肿瘤和 85 例卵巢腺癌进行免疫组织化学分析发现,MCM2 和 MCM5 在腺癌中的表达显著高于低恶变潜能的卵巢肿瘤,且 MCM2 和 MCM5 随着肿瘤临床期别的增加而表达增强,MCM2 和 MCM5 表达随卵巢癌残余病灶数量的增多而升高,这两种蛋白的表达与患者的预后也有关,有望成为判断卵巢癌不良预后的指标。有研究证实,MCM7 在 342 例卵巢肿瘤中高表达,并且 MCM7 可作为判断卵巢癌预后的指标。也有研究者采用免疫组织化学法对 96 例卵巢上皮性肿瘤(卵巢癌 55 例、交界性肿瘤 29 例、良性肿瘤 12 例)标本中的 MCM2、MCM5、MCM7 水平进行了测定,并对患者预后进行了随访。研究结果显示,MCM2、MCM5 和 MCM7 在良性肿瘤、交界性肿瘤、腺癌中的表达依次增高,差异有统计学意义,有助于卵巢肿瘤良恶性的区分;MCM2、MCM5 和 MCM7 水平的表达与卵巢癌临床分期成正比,与肿瘤分化程度成反比;对患者生存时间的统计分析发现,MCM 蛋白阳性的患者较 MCM 蛋白阴性的患者总体生存时间短。由此得出结论,MCM 蛋白是一种可靠的肿瘤增殖标志物,是辅助判断卵巢癌不良预后的指标。有学者采用免疫组织化学两步法检测 MCM4 在 10 例正常卵巢上皮组织(对照组),19 例卵巢良性浆液性囊腺瘤,16 例交界性浆液性肿瘤和 43 例浆液性腺癌中的表达,结果显示:MCM4 在对照组、卵巢良性浆液性囊腺瘤、交界性浆液性肿瘤、浆液性腺癌的阳性表达率分别为 10.00%、21.05%、43.75%、79.07%、随着卵巢肿瘤病变的升级呈增高趋势;MCM4 在卵巢浆液性腺癌和交界性浆液性肿瘤中的表达与正常对照组相比(10.00%),差异有统计学意义($P<0.05$),表明 MCM4 为卵巢浆液性肿瘤的增殖指标,可用于卵巢良、恶性肿瘤的鉴别和诊断,并可初步评估肿瘤预后,指导临床治疗。多项研究显示,MCM 蛋白在癌组织中的表达高于正常组织和良性肿瘤组织,表明 MCM 蛋白可能参与卵巢癌的发生、发展过程,根据 MCM 蛋白的表达,可为判断卵巢肿瘤良恶性提供可靠的参考依据,故也可检测腹水中脱落细胞 MCM 蛋白的表达,为术前全面评价肿瘤状况提供更多的信息,可作为新的卵巢肿瘤标

志物。

（2）MCM 蛋白与卵巢肿瘤标志物的相关性：有学者将卵巢肿瘤中 MCM5 表达水平及卵巢肿瘤标志物 CA125 水平的相关性作了统计学分析，据血清 CA125 水平将患者分为三组，正常组、升高组及明显升高组，结果显示，在血清 CA125 明显升高组的肿瘤组织中，MCM5 的表达均显著高于正常组和升高组，且 MCM5 的表达水平与 CA125 水平呈正相关。如此可以推断，将测定 MCM 蛋白水平运用于临床后，联合肿瘤标志物可以大大提高肿瘤良恶性的诊断。

（3）MCM 蛋白与传统细胞增殖因子的比较：MCM 蛋白作为一种新的细胞增殖标志物，较传统肿瘤标志物 Ki67、PCNA 等具有显著优势。如在 G1 期没有 Ki67 的表达，且它的表达还受到外界因素的影响；而 PCNA 不仅涉及 DNA 的复制，而且还涉及 DNA 的修复。另外，PCNA 的染色还受标本固定的方法和时间等影响，故 Ki67、PCNA 不能准确地反映细胞增殖活性。而 MCM 蛋白家族不受 DNA 修复及其他外部因素影响，相比传统的细胞增殖标志物，更能反映细胞的增殖状态。许多学者同时比较了 MCM 蛋白与传统肿瘤标志物 PCNA、Ki67 的表达情况，PCNA、Ki67 的表达虽然与 MCM 蛋白有相关性，但很少在组织表层表达，且与 MCM 蛋白比较，在预后判断方面不及 MCM 蛋白，表明 MCM 蛋白较传统肿瘤标志物有着更强的特异性及敏感性，对肿瘤的诊断及预后判断更为准确，更具深远意义。孙德飞的研究结果也证明，在卵巢肿瘤中 MCM 蛋白是较 Ki67 更好的肿瘤标志物。

（4）MCM 蛋白与肿瘤靶向治疗有实验证明，将 MCM2 蛋白抗体注入处于 G1 期的细胞内，则抑制 DNA 的复制而 DNA 复制开始后利用相关方法将细胞内的 MCM 蛋白除去，DNA 的复制也同样受到抑制，说明对 MCM 蛋白进行干预可能为肿瘤基因靶向治疗提供新的途径。有研究者采用体外培养人卵巢癌 A2780 细胞株方法，观察四-（N-甲基-吡啶基）卟啉对人卵巢癌 A2780 细胞的光动力学杀伤作用及其对 MCM2 和碳酸酐酶Ⅸ信使 RNA 表达水平的影响，结果表明四-（N-甲基-吡啶基）卟啉结合光动力疗法可能通过负性调节 MCM2 的表达抑制肿瘤细胞的增殖和转移，诱导肿瘤细胞的凋亡，导致细胞最终死亡。MCM 作为肿瘤治疗的靶点，在其他系统肿瘤中也做了许多相关实验，如 Liu 等证明，MCM2 蛋白可能为结肠癌的治疗提供作用靶点。

综上所述，通过干扰 MCM 蛋白的表达，可能为肿瘤的综合治疗提供一种有效的方法，将会有更广泛的应用前景。

（龙艳君　沈燕　李倩　杨宇齐　刘丽　林贵州　周志文

赵健秋　杨能源　杨丽）

参 考 文 献

1. Akbari A, Fergusson D, Kokolo MB, et al. Spot urine protein measurements in kidney transplantation: a systematic review of diagnostic accuracy. Nephrol Dial Transplant, 2014, 29(4): 919-926.

2. Norden AG, Lapsley M, Unwin RJ. Urine retinol-binding protein 4: a functional biomarker of the proximal renal tubule. Adv Clin Chem, 2014, 63: 85-122.

3. Medina-Rosas J, Yap KS, Anderson M, et al. Utility of Urinary Protein-Creatinine Ratio and Protein Content in a 24-Hour Urine Collection in Systemic Lupus Erythematosus: A Systematic Review and Meta-Analysis. Arthritis Care Res (Hoboken), 2016, 68(9): 1310-1319.

4. Rodríguez-Suárez E,Siwy J,Zürbig P,et al. Urine as a source for clinical proteome analysis:from discovery to clinical application. Biochim Biophys Acta,2014,1844(5):884-898.

5. Bankir L,Roussel R,Bouby N. Protein-and diabetes-induced glomerular hyperfiltration:role of glucagon,vasopressin,and urea. Am J Physiol Renal Physiol,2015,309(1):F2-F23.

6. Pedroza-Díaz J,Röthlisberger S. Advances in urinary protein biomarkers for urogenital and non-urogenital pathologies. Biochem Med (Zagreb),2015,25(1):22-35.

7. Sylvester KG,Moss RL. Urine biomarkers for necrotizing enterocolitis. Pediatr Surg Int,2015,31(5):421-429.

8. Camerini S,Mauri P. The role of protein and peptide separation before mass spectrometry analysis in clinical proteomics. J Chromatogr A,2015,1381:1-12.

9. Lin X,Yuan J,Zhao Y,et al. Urine interleukin-18 in prediction of acute kidney injury:a systemic review and meta-analysis. J Nephrol,2015,28(1):7-16.

10. Wasung ME,Chawla LS,Madero M. Biomarkers of renal function,which and when? Clin Chim Acta,2015,438:350-357.

11. van den Broek I,Niessen WM,van Dongen WD. Bioanalytical LC-MS/MS of protein-based biopharmaceuticals. J Chromatogr B Analyt Technol Biomed Life Sci,2013,929:161-179.

12. Gómez-Baena G,Armstrong SD,Phelan MM,et al. The major urinary protein system in the rat. Biochem Soc Trans,2014,42(4):886-892.

13. Kamijo-Ikemori A,Ichikawa D,Matsui K,et al. Urinary L-type fatty acid binding protein (L-FABP) as a new urinary biomarker promulgated by the Ministry of Health,Labour and Welfare in Japan. Rinsho Byori,2013,61(7):635-640.

14. Kamijo-Ikemori A,Sugaya T,Ichikawa D,et al. Urinary liver type fatty acid binding protein in diabetic nephropathy. Clin Chim Acta,2013,424:104-108.

15. Wei JT. Urinary biomarkers for prostate cancer. Curr Opin Urol,2015,25(1):77-82.

16. Nakayama A. Comprehensive analysis of urinary proteins for identification of renal disease markers. Rinsho Byori,2014,62(7):722-726.

第十二章

尿液蛋白质组学

第一节　尿液蛋白质组学概述

　　蛋白质组被定义为细胞、器官或组织型的蛋白质成分的总称;而蛋白质组学是研究这些成分在指定的时间或特定的环境条件下的表达,具体说它是对不同时间和空间上发挥功能性特定蛋白质群组进行研究,即在蛋白质水平上探索其作用模式、功能机制、调节调控以及蛋白质群组内相互作用。其目的是从整体的角度分析细胞内动态变化的蛋白质组成、表达水平与修饰状态,了解蛋白质之间的相互作用与联系,揭示蛋白质功能与细胞生命活动规律。因为蛋白质是生理功能的执行者,是生命现象的直接体现者,对蛋白质结构和功能的研究将直接阐明生命在生理或病理条件下的变化机制。蛋白质组(proteome)的概念最先由 Marc Wilkins 提出,指由一个基因组(genome)或一个细胞、组织表达的所有蛋白质(protein)。蛋白质组的概念与基因组的概念有许多差别,它随着组织、甚至环境状态的不同而改变。在转录时,一个基因可以多种 mRNA 形式剪接,并且同一蛋白可能以许多形式进行翻译后修饰,故一个蛋白质组不是一个基因组的直接产物,蛋白质组中蛋白质的数目有时可以超过基因组的数目。

　　蛋白质组学(proteomics)处于早期"发育"状态,这个领域的专家否认它是单纯的方法学,就像基因组学一样,不是一个封闭的、概念化的稳定的知识体系,而是一个领域。蛋白质组学集中于动态描述基因调节,对基因表达的蛋白质水平进行定量的测定,鉴定疾病、药物对生命过程的影响,以及解释基因表达调控的机制。作为一门科学,蛋白质组研究并非从零开始,是已有 20 多年历史的蛋白质(多肽)谱和基因产物图谱技术的一种延伸,多肽图谱依靠双向电泳(ywo-dimensional gel electrophoresis,2-DE)和进一步的图像分析;而基因产物图谱依靠多种分离后的分析,如质谱技术、氨基酸组分分析等。遗传信息从 DNA 转录成 RNA,而后结构基因的 RNA 被翻译成具有各种功能的蛋白质。这些功能蛋白不仅是发挥机体正常生理作用的重要活性物质,也是与机体病理状态最具直接关系的物质。由于转录、翻译过程存在着复杂的剪切、拼接、加工、修饰方式,使得基因表达与蛋白质表达之间存在着一定的不平行性。此外,蛋白质的含量还受其降解调节的影响。因此,只有对生命活动的执行体——蛋白质进行研究才能更客观、蛋白质组学的研究内容:主要有两方面,一是结构蛋白质组学;二是功能蛋白质组学,其研究前沿大致分为三个方面:①针对有关基因组或转录组数据库的生物体或组织细胞,建立其蛋白质组或亚蛋白质组及其蛋白质组连锁群,即组成性蛋白质组学;②以重要生命过程或人类重大疾病为对象,进行重要生理病理体系或过程的局部蛋白质组或比较蛋白质组学;③通过多种先进技术研究蛋白质之间的相互作用,绘制某个体系的蛋白,即相互作用蛋白质组学,又称为"细胞图谱"蛋白质组学。此外,随着蛋白质组学研究的深入,又出现了一些新的研究方向,如亚细胞蛋白质组学、定量蛋白质组学等。

随着蛋白质组学研究的发展,尿液蛋白质组学也得到了迅速的发展,这让尿液蛋白质的检测,尤其是尿液中生物标记物的检测成为尿液蛋白质组的研究热点。一般来说,生物标记物是指可以在活体中检测到的具有特征性的可以指示生理功能或结构改变的生物分子,蛋白质也是其中的一种。

1996 年,有学者等首次应用双向电泳(two-dimensional electrophoresis,2DE)技术分离尿液中蛋白质,建立了正常人尿液蛋白质组 2DE 图谱并提出了"尿蛋白质组学"(urinary proteomics)的概念,即利用蛋白质组学技术高通量、系统性地分析和鉴定尿液中的所有蛋白质分子并研究其生物学功能。尽管这项试验没有做后续的研究,但开启了人们对尿液蛋白质组学的研究历程。

尿液蛋白组学中与生理和病理相关的尿液蛋白质组学:肾小球主要依赖蛋白质分子量大小与带电量的多少选择流经肾脏的血液蛋白质被滤过还是被重吸收,其中将有 30% 的蛋白质被滤过。无论生理状态改变还是病理变化都可以影响尿液内的蛋白质,通过检测这些蛋白含量与成分的改变,就可以了解机体的发育和生理代谢以及疾病的发生、发展及愈后。

1. 尿液中的血液蛋白质　肾小球每天可以产生 150~180L 的超滤液,而只有不到 1% 的超滤液形成尿液排出,尿液中除超滤液外还有肾脏分泌物。尿液中有 70% 的蛋白质来源于肾脏,其余 30% 的蛋白质来源于血液。通过血液与尿液蛋白质组的比较可以区分蛋白质的来源,确定某种蛋白质是来源于泌尿系统还是其他系统。将肾脏比作黑盒,将血液蛋白质组、尿液蛋白质组、血液-尿液蛋白质组,通过生物信息学比较,鉴定出肾脏滤过的蛋白质及肾脏分泌和排出的蛋白质。这为认识尿液蛋白质组的构成特点提供了一种新思路。

2. 尿液中与生殖和发育相关的蛋白　有研究者用双向电泳技术研究了与女性生理激素周期相关的尿液蛋白质。选取女性月经周期的中期(G1)、黄体期(G2)还有药物避孕 2 个月(G3)这三个阶段的尿液,通过试验发现了 115 个随月经周期而变化的蛋白质,并鉴定出一种新的雌激素(黄体酮)药物。也有学者运用纳升-电喷雾-液相色谱-串联质谱技术比较了不同发育阶段鼠的尿液蛋白质。通过比较小鼠出生后 1 天,3 天,7 天,14 天及 30 天这 5 个阶段的尿液蛋白质,发现了 15 种与幼鼠的细胞粘连、结构、增生和分化有关的蛋白质,还发现有 30 种成年鼠分泌的蛋白质,其中有 13 种来源于前列腺和精囊腺,8 种是由前列腺分泌,1 种由精囊腺分泌,还有 1 种由 mRNA 编码的蛋白质在两种器官中都存在,其中由前列腺分泌的前列腺碱性蛋白(probasin)与雄性动物成熟有关。这表明在产后啮齿类动物的发育中,尿液蛋白质组差异较大。

3. 尿液中与代谢相关的蛋白　有学者发现锻炼者体内的血色素结合蛋白、牛血清白蛋白 1、血清类黏蛋白 1、转铁蛋白和碳酸酐酶 1 表达上调。这为运动员在训练和比赛中建立生理监测系统,也可为兴奋剂的补充检测提供了科学依据。也有学者运用双向电泳和质谱技术比较了健康的吸烟者和不吸烟者的尿液蛋白组,结果发现在吸烟者体内 3 种炎性蛋白(S100A8、间-α-胰蛋白酶抑制剂重链 4、CD59)和两种胰-α 淀粉酶表达上调,锌-α2 糖蛋白表达下调,其中锌-α2 糖蛋白和胰-α 淀粉酶含量的变化可能会诱发疾病,因此可以作为由吸烟引起的疾病的生物标记物。

4. 尿液中的疾病蛋白标记物　见前文第一章第二节"四、尿液中的组学"。

第二节 尿液蛋白质组学研究方法

尿液是血液经肾小球滤过、肾小管和集合管重吸收、排泄及分泌产生的终末代谢产物，其组成、数量与性状的变化携带有泌尿系统疾病发生、发展及预后的各种信息，也可反映机体整体代谢状态，与血清等其他体液样本相比，其获取无创、收集便利，并且蛋白组成相对简单、易于分析。尿液蛋白质组学则是诠释蛋白所携带信息的最有效方法，为建立适合常规检验人群尿样处理的尿液蛋白质双向电泳图谱，选择重复性好、独立清晰的蛋白质位点进行质谱鉴定，多点全方位同时分析正常尿蛋白基本组成，为疾病的比较做正常参照体系。

一、样品处理

尿液中的盐浓度高，代谢废物多，还有很多低浓度的复合物，复杂的组成成分大大增加了尿液蛋白质组学的研究难度。因此，尿液样品的前期处理在尿液蛋白质组学分析和疾病分析过程中是一个相当重要的环节。

常用的尿液样品前期处理技术主要包括两种：非浓缩型与浓缩型尿液样品处理。用考马斯亮蓝结合法、Folin-酚试剂法及凝胶电泳技术检测这两种方法处理的尿液样品，并且利用临床上的肾活检符合率指标来检验其准确度。其中非浓缩尿液样品肾活检符合率约 90.0%；浓缩型尿液样品肾活检符合率约 99.0%。

（一）非浓缩型尿液蛋白质组学的样品处理

尿蛋白成分可用于反映肾小球及肾小管损伤的程度。从近几年研究来看，临床检验主要运用肾组织穿刺活检和非浓缩型处理尿液后蛋白检测两种技术。肾组织穿刺活检虽是准确判断肾脏病变的方法，但其创伤性和高风险性限制了应用，不易被患者接受。而非浓缩型处理尿液后蛋白检测方法因其对患者身体无任何损伤、取材方便、报告快速准确，而且比较全面、客观反映尿中蛋白质的整体情况等优点而被广泛应用，其方法步骤主要是非浓缩处理尿液后进行凝胶电泳检测。有学者用此方法检测肾炎患者尿液，用磺柳酸作蛋白定性，生理盐水予以稀释后进行十二烷基硫酸钠-聚丙烯酰胺凝胶电泳（SDS-PAGE）和十二烷基硫酸钠-琼脂糖凝胶电泳（SDS-AGE），将尿液中的蛋白质在电场作用下按照分子量大小进行分离。分子量<70kD 为肾小管性蛋白尿，主要用来反映肾小管重吸收功能障碍；分子量 = 70kD 为选择性肾小球性蛋白尿；分子质量>70kD 为非选择性肾小球性蛋白尿，主要用来反映肾小球滤过功能障碍。有文献报道，肾组织活检与 SDS-AGE 尿蛋白电泳技术检测的结果进行对比，其符合率高达 94.4%。

（二）浓缩型尿液蛋白质组学的样品处理

按照浓缩法处理尿液后的效果可以分为低浓缩型与高浓缩型两种方法，这两种方法各有特点，低浓缩型样品处理方法肾活检符合率约为 95%，尿液蛋白不稳定，易丢失。高浓缩型样品处理方法肾活检符合率约为 99.98%，尿液蛋白稳定，不易丢失。低浓缩型方法是指对尿样进行相对较低程度的处理或经过低浓缩程度设备的过程；高浓缩型则是对尿样进行相当高的浓缩过程，进一步减少尿中微量蛋白的丢失，更加适用于尿样临床肾病检验。这两种方法具有纯化浓缩性能优越、准确性好、操作条件温和、尿中微量蛋白丢失少和肾活检符合率高等优点，但其缺点是操作相对复杂，经济费用较高。

1. **低浓缩型尿液样品处理** 对尿液样品进行低浓缩型方法处理的目的是运用简便的

操作去除尿液中非蛋白的部分杂质,减少后续处理的负荷,以利于精制、分析等后续工序的进行,最终减少部分杂质的干扰,提高与临床组织活检的符合率。这类型的尿液蛋白处理方法各有其特点,低温加压超滤法,检出限度为 $1\sim20\mu g$,操作较烦琐,但效果较好;双水相萃取法,检出限度为 $10\sim20\mu g$,操作较简单,但效果一般;盐析法,检出限度为 $1\sim5\mu g$,操作较烦琐,但效果较好。

物理法浓缩:物理法浓缩就是利用温度、压强、分子大小等物理性质对尿样进行前期浓缩处理。易菲等对尿液样品在低温加压超滤系统中浓缩尿微量蛋白质。磁力搅拌($200r/min$),在 N_2 高压($40\ 000kg/m^2$)下使尿液通过滤膜浓缩尿液微量蛋白。在 5mol/L Tris-缓冲液下透析过夜去盐,再次浓缩后收集,检出限可达 $10\mu g$。这类方法操作简单、对蛋白活性影响小,对后续操作影响低,但是浓缩尿液效果不佳,准确度较低。

化学法浓缩:化学法浓缩则是利用外加化学试剂来处理尿样。Thongboonkerd 等进行的有机溶剂沉淀法是常用的尿液蛋白富集浓缩方法。从防腐剂(异噻唑啉酮)、尿液解冻温度(37℃)、丙酮沉淀时间(过夜)和尿液与丙酮体积比(1∶3)等 4 个方面考察,综合探寻丙酮沉淀法富集蛋白的最佳方法,更好地优化丙酮浓缩尿液样品的方法,检出限可达 $5\mu g$。有研究者利用 80% PEG 及 $15\%(NH_4)_2SO_4$ 组成的双水相体系,从尿液中萃取出尿蛋白,研究了 $(NH_4)_2SO_4$ 饱和度、盐析次数、分级盐析对尿蛋白提取率和浓缩度的影响,结果表明,尿蛋白的浓缩度随 $(NH_4)_2SO_4$ 饱和度的提高而增加,饱和度为 45% 时浓缩度最高,达到 97.98%。该作者还做了 $(NH_4)_2SO_4$ 两次盐析,尿液浓缩度提高。二步法盐析尿蛋白的浓缩度是一步法盐析的 122.42%,尿蛋白盐析条件的优化为下游尿蛋白质组学的操作奠定基础,检出限可达 $1\mu g$。化学法浓缩尿液样品处理方法的优点为灵敏度比物理法浓缩型高,操作较为简便,但是效果仍不太理想,对蛋白活性影响大,容易丢失微量蛋白,故仍需对这类方法进行相关优化实验。

2. 高浓缩尿液样品处理 高浓缩型尿液样品处理方法因其具有准确度高、可信度高、检出限低、蛋白丢失少和肾活检符合率高等优点广泛运用于尿液蛋白质组学的前期实验中,各种方法各有特点:固相萃取型,主要用 C18 柱萃取,检出限度为 $10\sim50ng$,其操作简单,蛋白稳定,不丢失;亲和层析型,主要用亲和层析,检出限度为 $5\sim15ng$,操作烦琐,有少量蛋白丢失;蛋白芯片型,主要使用微流控芯片,检出限度为 $5\sim10ng$,操作烦琐,有少量蛋白丢失;免疫磁珠型,使用免疫磁珠,检出限度为 $4\sim9ng$,操作烦琐,但蛋白稳定,不丢失;同位素标签型,使用 ICAT 法检出限度为 $1\sim4ng$,操作烦琐,但蛋白稳定,不丢失。一方面浓缩蛋白可保证强的检测信号,另一方面又能去除大部分非蛋白杂质。但是因为价格贵、操作复杂等缺点,限制该技术广泛运用于临床肾病检验中。

固相萃取型浓缩:有研究者采用固相萃取-高效液相色谱的方法对尿液进行浓缩纯化,此方法利用萃取剂对尿液中的蛋白进行选择性吸附,洗脱液富集后以甲醇-醋酸(15∶85,V/V)溶液为流动相,C18 为固定相,于 280nm 测定其中的尿蛋白含量。该方法结果表明:尿蛋白在 $2.26\sim145mg/L$ 浓度范围内呈良好的线性关系,检出限为 0.45mg/L,方法的平均加权回收率大于 90%,RSD 小对尿液蛋白质具有选择性吸附,难免会有微量蛋白丢失,并且洗脱分离的时间不容易把握。

亲和层析型浓缩:亲和层析是利用偶联亲和配基的亲和吸附介质为固定相亲和吸附目标产物,使目标产物得到分离纯化的方法。具有很高的选择和分离性能以及较大的载量,可以使待分离的尿液蛋白质从复杂的混合物中分离出来,并保持较高的活性。有研究报道,对体内各种蛋白质进行检测,其中具有关于尿液样品蛋白质检测的描述。实验员选取正常尿液、肾病患者的发病期与治疗期的尿液进行检测蛋白质的种类与含量。其中,对尿液样品同位素标记尿液蛋白质后进行亲和层析柱纯化的前期处理,然后采集一部分进行免疫沉淀,另一部分进行 MS/MS 测定尿液中蛋白质的相对和绝对含量。这种实验室处理尿液样品的方法十分准确地检测出肾病患者的蛋白种类与含量,指导临床的诊治。但是要处理体积较大的尿液样品,亲和柱层析的效率较低,需要进行相关优化实验。后来发展了亲和超滤法,既保持了尿液蛋白与固定相的亲和性,又对尿液样品进行超滤法处理,这种方法提高了对尿液蛋白质的浓缩度与浓缩效率。也有研究者用亲和超滤技术浓缩尿液样品,并提取分离尿液中牛胰磷脂酶 A2(PLA2)。这种方法是基于壳聚糖-磷酰乙醇胺的合成树脂为亲和载体,浓缩处理尿样后,将前次浓缩的尿样再次在 Ca^{2+} 存在条件下进行亲和超滤,最后以 EDTA 为洗脱剂,结果显示该酶被纯化 79 倍,活性回收率为 76.3%。

　　蛋白芯片型浓缩:蛋白芯片是一种高通量监测系统,通过靶分子和捕捉分子相互作用来监测蛋白分子之间的相互作用。捕获分子一般都固定在芯片表面,由于配体的高度特异性和与溶液蛋白强结合特性所以被广泛地用作捕获分子。有研究者采用的蛋白质芯片-质谱联用(SELDI-TOF-MS)技术是基于蛋白质芯片与尿液蛋白结合牢固的原理进行的。将尿液样品上样到芯片表面,孵育后,送入 TOF-MS 检测,分离到 195 个斑点,而用固相配体处理后的样品则分离到 487 个清晰的斑点,极大地扩大浓缩度,并且减少微量蛋白的丢失,更有可信度。Perši 等发展了蛋白质微阵列晶片技术,运用了特异性抗原-抗体结合技术与尿液蛋白质微阵列晶片技术结合来处理并分析慢性肾炎患者尿液,非常准确地检测相关的肾炎疾病。蛋白质微阵列晶片技术是一项与固定在表面的蛋白配体或者某些片段(DNA、RNA、protein、antibody 等)相关的技术。随着研究的深入,发现这项技术的不足之处是没有简单的方法浓缩大体积的尿液,可能在尿液中出现功能性保守的现象,从而导致下游检测灵敏度下降。

　　免疫磁珠型浓缩:有研究者运用免疫磁珠分离技术(immuno-magnetic bead-based separation,IMS)处理尿样来建立尿液快速免疫学检测和分离浓缩技术。它是以高均一性的磁性微球为固相载体,表面包被有免疫配基,如抗体等。结果表明前期尿样处理理想,与尿蛋白的结合力更强。把磁珠结合到辅助激光解吸电离基质 MALDI-matrix(如 CHCA)中,浓缩倍数大大增加。目前该项技术在尿液蛋白分离及尿液生化检测等方面均取得了较大的进展。

　　同位素标签型浓缩:有研究者对尿液中蛋白质进行双向差异凝胶电泳(2D-DIGE)分离纯化蛋白质,筛选出癌症疾病代谢的相关尿液蛋白质之后进行质谱分析,准确检测出主要的26 种癌症相关蛋白质。2D-DIGE 方法能够使尿液中的蛋白质经花青素标记其 N 端区域后对多个蛋白质样品进行同步化检测和差异分析。这种方法实现了在蛋白质分子水平上对癌症进行实时的临床诊治和临床护理。有两组实验室先后对肾病患者尿液蛋白质检测过程中的蛋白质稳定性的问题提出"稳定同位素标记多肽标准物(stable-isotope-labeled peptide standards,SIS)"的实验方案,在液相层析联用质谱处理肾病患者尿液样品的过程中添加氨基酸 C 端同位素标记物。从实验结果来看,这种实验方案避免尿液中的常量与微量蛋白质的降解,更加全面准确地分析肾病患者代谢的蛋白质种类与含量的情况,进而准确地探究患者患病情况。

二、尿液蛋白质组学研究方法

1. 双向凝胶电泳技术　双向凝胶电泳技术(2-DE)与质谱技术是目前应用最为广泛的

研究蛋白质组学的方法,双向凝胶电泳技术利用蛋白质的等电点和分子量差别将各种蛋白质区分开来。虽然二维凝胶电泳难以辨别低丰度蛋白,对操作要求也较高,但其通量高、分辨率和重复性好以及可与质谱联用的特点,使其成为目前最流行、可靠的蛋白质组研究手段。双向凝胶电泳技术及质谱基础的蛋白质组学研究程序为:样品制备→等电聚焦→聚丙烯酰胺凝胶电泳→凝胶染色→挖取感兴趣的蛋白点→胶内酶切→质谱分析确定肽指纹图谱或部分氨基酸序列→利用数据库确定蛋白。蛋白质组研究要求有高分辨率的蛋白质分离及准确、灵敏的质谱鉴定技术。凝胶电泳中蛋白质的着色不仅影响蛋白质分离的分辨率,同时也影响后续的质谱鉴定。蛋白质的染色可分为有机试剂染色、银染、荧光染色及同位素显色四类。有学者提出了一种荧光差异显示双向电泳(F-2D-DIGE)的定量蛋白质组学分析方法。差异凝胶电泳(DIGE)是对 2-DE 在技术上的改进,结合了多重荧光分析的方法,在同一块胶上共同分离多个分别由不同荧光标记的样品,并第一次引入了内标的概念。两种样品中的蛋白质采用不同的荧光标记后混合,进行 2-DE,用来检测蛋白质在两种样品中表达情况,极大地提高了结果的准确性、可靠性和可重复性。在 DIGE 技术中,每个蛋白点都有自己的内标,并且软件可全自动根据每个蛋白点的内标对其表达量进行校准,保证所检测到的蛋白丰度变化是真实的。DIGE 技术已经在各种样品中得到应用。

2. 高效液相色谱技术　尽管双向凝胶电泳(2-DE)是目前常用的对全蛋白组的分析方法,但其存在分离能力有限、存在歧视效应、操作程序复杂等缺陷。对于分析动态范围大、低丰度以及疏水性蛋白质的研究往往很难得到满意的结果。有学者使用高效液相色谱技术(HPLC)/质谱比较分析恶性肿瘤前和癌症两种蛋白质差异表达。利用 HPLC 分离蛋白质,并用 MALDI-TOF-MS 鉴定收集的组分,从而在两种细胞的差异表达中对蛋白质进行定量分析。多维液相色谱作为一种新型分离技术,不存在相对分子质量和等电点的限制,通过不同模式的组合,消除了双向凝胶电泳的歧视效应,具有峰容量高、便于自动化等特点。二维离子交换-反相色谱(2D-IEC-RPLC)是蛋白质组学研究中最常用的多维液相色谱分离系统。

3. 表面增强激光解吸离子化飞行时间质谱技术　表面增强激光解吸离子化飞行时间质谱技术(SEL-DI)于 2002 年由诺贝尔化学奖得主田中耕一等发明,刚刚产生便引起学术界的高度重视。SELDI 技术是目前蛋白质组学研究中比较理想的技术平台,其全称是表面增强激光解吸电离飞行时间质谱技术(SELDI-TOF)。其方法主要如下:通常情况下将样品经过简单的预处理后直接滴加到表面经过特殊修饰的芯片上,既可比较两个样品之间的差异蛋白,也可获得样品的蛋白质总览。因此,在应用方面具有显著优势。SELDI 技术分析的样品不需用液相色谱或气相色谱预先纯化,因此可用于分析复杂的生物样品。SELDI 技术可以分析疏水性蛋白质,pI 过高或过低的蛋白质以及低分子质量的蛋白质(<25 000),还可以发现在未经处理的样品中许多被掩盖的低浓度蛋白质,增加发现生物标志物的机会。SELDI 技术只需少量样品,在较短时间内就可以得到结果,且试验重复性好,适合临床诊断及大规模筛选与疾病相关的生物标志物,特别是可直接检测不经处理的尿液、血液、脑脊液、关节腔滑液、支气管洗出液、细胞裂解液和各种分泌物等,从而可检测到样品中目标蛋白质的分子量、pI、糖基化位点、磷酸化位点等参数。

4. 同位素标记亲和标签技术　同位素亲和标签(ICAT)技术是近年发展起来的一种用于蛋白质分离分析技术,此技术目前是蛋白质组研究技术中的核心技术之一。该技术用具有不同质量的 ICAT 标记处于不同状态下的细胞中的半胱氨酸,利用串联质谱技术,对混合的样品进行质谱分析。来自两个样品中的同一类蛋白质会形成易于辨识比较的两个不同的峰形,能非常准确地比较出两份样品蛋白质表达水平的不同。ICAT 的好处在于可以对混合样品直接测试;能够快速定性和定量鉴定低丰度蛋白质,尤其是膜蛋白等疏水性蛋白等;还可以快速找出重要功能蛋白质。由于采用了一种全新的 ICAT 试剂,同时结合了液相色谱和串联质谱,因此不但明显弥补了双向电泳技术的不足,同时还使高通量、自动化蛋白质组分析更趋简单、准确和快速,代表着蛋白质组分析技术的主要发展方向。针对磷酸化蛋白分析以及与固相技术相结合 ICAT 技术本身又取得了许多有意义的进展,已形成 ICAT 系列技术。

5. 生物信息学 近年来,生物信息学在生命科学研究中起着越来越重要的作用。利用生物信息学对蛋白质组的各种数据进行处理和分析,也是蛋白质组研究的重要内容。生物信息学技术是蛋白质组学研究中不可缺少的一部分。生物信息学的发展,已不仅是单纯的对基因组、蛋白质组数据的分析,而且可以对已知的或新的基因产物进行全面分析。在蛋白质组数据库中储存了有机体、组织或细胞所表达的全部蛋白质信息,通过用鼠标点击双向凝胶电泳图谱上的蛋白质点就可获得,如蛋白质鉴定结果、蛋白质的亚细胞定位、蛋白质在不同条件下的表达水平等信息。目前应用最普遍的数据库是 NRDB 和 dbEST 数据。NRDB 由 SWISS2PROT 和 GENPETP 等几个数据库组成,dbEST 是由美国国家生物技术信息中心(NCBI)和欧洲生物信息学研究所(EBI)共同编辑的核酸数据库;计算机分析软件主要有蛋白质双向电泳图谱分析软件、蛋白质鉴定软件、蛋白质结构和功能预测软件等。

第三节　尿液蛋白质组学的临床应用

随着蛋白质组学技术的发展,体液蛋白质组学成为一个重要的研究方向。尿液具有可以无创大量获得的优点,是理想的临床研究样本。尿液中的蛋白质由通过肾小球滤过的血浆蛋白质和肾脏、泌尿道分泌蛋白质共同组成。长期以来,肾脏病及其他泌尿系统疾病的诊断和治疗研究进展缓慢,鉴别诊断通常只能依靠细微的组织病理学改变,使得早期诊断、预后追踪以及疗效观察都十分困难。尿蛋白质组可以为疾病诊断、治疗、监测和预后研究指明新的方向。

近年来,尿蛋白质组的研究取得了一定的进展,但发表的论文数量仍远远少于血浆蛋白质组。在 PUBMED 上用(urine OR urinary) AND (proteome OR proteomics)作为检索句,可以检索到约 837 篇尿蛋白质组文章;而用(blood OR plasma OR serum) AND (proteome OR proteomics)检索,得到了约 5446 篇文章。研究数量少不能说明尿蛋白质组的应用价值低。尿液与血浆相比,有很多独特的优势,非常适合从中寻找疾病标记物或进行生理学研究:尿液是可以完全无创、连续收集的体液;尿液能直接反映泌尿系统的功能状态;尿液作为血液经肾脏处理后的滤过排泄物,能够在一定程度上反映血液和整个机体的状态,有些蛋白或多肽代谢物在进入血液后可能很快完全排泄进尿里,它们可能不能在血中被检测到,但可以在尿中被检测到;尿蛋白质组的复杂度相对较低,更容易观察其中的低丰度蛋白的变化。可以预见,尿蛋白质组学必然会在将来的生理学和病理生理学的研究中发挥更加重要的作用。作为临床研究样品,尿液最主要的缺点是尿蛋白含量在个体间和同一个体的不同生理条件下变化较大。

肾病一直是危害人体健康的常见疾病。迄今为止,各类肾病的临床诊断与病情的进展判断主要依赖于肾脏的活检,其次为尿蛋白、血液生化指标(尿素氮、肌酐)检测等辅助性方法。肾活检为创伤性的检查方法,其重复性较差,而酶免等方法由于只能对高丰度的蛋白质进行检测,并且也只能检测为数有限的蛋白指标,如白蛋白、转铁蛋白与免疫球蛋白等,要早期、全面地反映疾病的病理改变通常也相当困难。要实现肾脏病的早期诊断,就必须通过对蛋白质的动态观察来找出疾病相关的特殊蛋白质标志分子,以期探查出疾病微小的指标和征兆。人的尿液是一种能轻易获得的生物学液体,更重要的是还包含有多种生物标志,因此,利用蛋白质组学研究技术来检测患者尿液中的各种特异性生物学指标具有较强的可行性与可操作性,这也可以给肾脏疾病的早期诊断、鉴别诊断以及发病机制的研究提供更多的研究依据。

一、正常人的尿蛋白表达谱

早在 20 世纪 90 年代末,人们就已经开始进行尿蛋白质组的鉴定。到了 2004 年,有学者用二维电泳技术分离出约 1400 个蛋白点,并对其中 420 个进行了后续的质谱鉴定,得到了 150 个非冗余蛋白。也有学者应用液相色谱串联质谱方法鉴定正常人的尿蛋白质组,采用 3 种分离方法共鉴定出 226 个蛋白。另有研究者使用高分辨率质谱 LTQ-FT 和 LTQ-Orbi-trap 在正常人的尿样中鉴定出 1534 个高可信度蛋白。近期,有人采用多维色谱串联质谱技术鉴定到 1310 个尿液中的蛋白。目前,通过各种方法鉴定得到的正常人的尿蛋白总数已超过 2000 个。在对尿蛋白质组研究过程中发现,很多蛋白的实验分子量高于其理论分子量,表明这些蛋白存在翻译后修饰。有人采用伴刀豆蛋白 A 富集的方法鉴定了 225 个正常人尿液中的 N 型糖蛋白。也有人鉴定了 31 个磷酸化蛋白,是国际上最早的尿磷酸化蛋白质组研究。尿液中有很多由肾脏上皮细胞分泌的直径小于 100nm 的小泡,称为外核体(exosome),其中包含很多与疾病相关的蛋白。2009 年,有人鉴定到 1132 个外泌体中的蛋白,并在其中发现了 14 个磷酸化蛋白。

二、正常人尿蛋白个体差异和动态变化

现有研究表明,尿蛋白质组在不同健康个体、尤其是男性和女性之间都存在差异。而且除个体间的差异外,由于锻炼、饮食、生活习惯等因素的影响,同一个体不同时间段的尿蛋白质组也会发生改变。有研究者采用二维电泳分离方法观察了一名健康男性在同一天内 3 个不同时间点,以及 6 周内不同天数的相同时间段内尿蛋白组的变化。结果表明,尿蛋白组会随时间发生明显的变化,其中晨尿较其他时间点包含更多的蛋白;不同天内尿蛋白组差异较同一天内不同时间点差异更大。另有研究者通过对男女的尿液二维电泳图谱比较,也发现晨尿的蛋白含量最高。他们还证实了尿蛋白质组在不同个体间存在着一定程度的差异,并报道白蛋白和转铁蛋白的变异系数最大,一些尿液多肽组学的研究也得到了类似的结论。有研究者使用 LC/MALDI-TOF 从 20 个正常人(男女各 10 人)的尿液样品中发现了 12 个不同性别间表达量有显著差异的多肽。也有研究者采用 CE-MS 方法研究了 57 个正常人和若干肾脏病患者的多肽表达谱。在每个样品中都有 900~2500 个多肽可被检测到,但是只有 173 个多肽在多于 90% 的正常人样品中、690 个多肽在多于 50% 的正常人样品中被发现。2009 年,有人利用 LC-MS/MS 比较了 3 男 3 女的 5 种尿样:晨尿、第 2 次尿、24 小时尿、随机尿和水利尿,研究了尿蛋白在一天内和不同天的动态变化。他们将尿蛋白质组分为不受环境影响而稳定表达的蛋白和动态变化较大的蛋白,认为如果尿中稳定表达的蛋白发生了变化,极可能意味着疾病的发生。他们的研究结果为疾病标志物研究提供了有价值的信息。

三、尿蛋白质组学应用于疾病标志物研究

疾病标志物研究是尿蛋白质组研究中最大的热点研究,正逐渐从候选疾病标志物的发现阶段进入大规模的验证阶段。

1. 癌症

（1）膀胱癌:膀胱癌是最常见的泌尿系统肿瘤之一,常用的尿细胞学检测灵敏度较低,不能满足早期诊断的要求。目前,已经发现的尿液中的膀胱癌蛋白标志物包括:核基质蛋白22（NMP22）、膀胱肿瘤抗原（BTA）和细胞角蛋白8与18的片段（UBC）等。尽管这些蛋白标志物的灵敏度较高,但同时有很高的假阳性率,不能替代细胞学检测。目前的普遍观点认为,单个蛋白的鉴别能力有限,应该使用多个蛋白共同作为疾病诊断的依据。蛋白质组学技术可以帮助研究者同时观察在疾病组和对照组之间多个蛋白表达水平的变化。有研究者用二维电泳比较了不同期的膀胱癌患者、随访患者和正常人的尿蛋白质组表达谱,发现2个可能作为疾病标志物的蛋白,类黏蛋白（orosomucoid）和锌-α2糖蛋白（zinc-α2-glycoprotein）。也有人采用明胶亲和纯化与二维电泳分离方法,鉴定出基质金属蛋白酶2和9（MMP-2和MMP-9）,以及纤维黏连蛋白（fibronectin）及其片段作为可能的疾病标志物,并发现这些蛋白在胶上的分布模式与肿瘤侵袭程度的组织病理学结果吻合。通过LC-MS/MS的方法,鉴定出一个新的蛋白PLK2可能用于膀胱癌的诊断。同时也有人通过二维电泳发现bikunin可能作为潜在的膀胱癌的标志物。以上通过蛋白质组技术筛选到的候选疾病标志物,都在小规模样本上通过Western blot等方法进行了验证,但尚需更大规模的验证才能用于临床诊断。除了筛选一个或几个蛋白作为候选标志物外,还有一些研究通过CE-MS或SELDI-TOF-MS方法直接寻找疾病的特征蛋白（多肽）表达模式。另外有人应用SELDI-TOF-MS技术,以30个膀胱癌患者和30个正常人尿液作为实验对象,获得了差异表达蛋白谱,并在另外的42个样本（21个膀胱癌患者和21个正常人）上进行了验证。他们在实验对象上获得了特异性80%、灵敏度90%~97%（采用2种不同芯片）的分类效果,但在验证时,特异性和灵敏度都只有50%~60%。还有人通过CE-MS方法获得了包含22个多肽的特征谱,可以正确地区分上皮细胞癌和健康人的尿液（灵敏度100%,特异性100%）,在区分上皮细胞癌和其他肿瘤以及非肿瘤的泌尿生殖系统疾病时也有较好的表现。他们还鉴定出其中的一个多肽是纤维蛋白肽A（fibrinopeptide A）,也是已知的卵巢癌和胃癌的标志物。

（2）前列腺癌:前列腺癌是常见的男性生殖系统恶性肿瘤。目前常用的血浆前列腺特异抗原（PSA）检测效果并不理想,因为PSA不是前列腺癌症的特异性标志物,它的表达水平受其他前列腺疾病（如前列腺增生和前列腺炎）的影响。目前,已经有一些蛋白质组学的工作致力于在尿液中寻找更好的前列腺癌的标志物。有研究者用二维电泳比较了经前列腺按摩后前列腺癌和前列腺增生患者的尿液,发现钙粒蛋白B/MRP-14可能用做前列腺癌诊断的依据。用CE-MS比较了前列腺癌和正常人的尿液,得到了一组9个多肽,在诊断前列腺癌（良性肿瘤和健康人作为对照组）时特异性为96%,灵敏度为92%。有学者用MALDI-TOF方法鉴定了407个患者的尿蛋白表达谱,在区分前列腺癌、前列腺增生和高等级前列腺上皮内瘤时分别获得了71.2%~80.8%的特异性和67.4%~81.0%的灵敏度。

（3）肾细胞癌:肾细胞癌是最常见的原发性肾肿瘤,目前还没有蛋白标志物应用于临床诊断。蛋白质组学主要应用于肿瘤标志物的检测。其优势体现于可同时检测多种生物标记,使肿瘤检测的准确率大大高于单纯标志物检测的方法,如酶免与放免等方法。但是,蛋

白质组学在肾脏肿瘤诊断方面的应用报道大多见于对肾脏组织,尤其是对血液中肿瘤相关的生物标记的分析,而对尿液中肿瘤相关的生物标记检测报道较少见。2004 年,有研究者运用神经网络算法分析了 SELDI-TOF-MS 得到的肾细胞癌患者与正常人以及其他泌尿系统疾病患者的尿蛋白质组,得到的特征蛋白表达谱在验证时获得了 81.8% ~ 83.3% 的灵敏度和特异性。但是在 10 个月后进行另一次验证时,灵敏度和特异性降到了 41.0% ~ 76.6%。他们认为,可能是由于样品的不稳定性或仪器误差所致。2008 年,也有研究者同样使用 SELDI-TOF-MS 方法,发现了 1 组分子量为 4020D、4637D、5070D 和 5500D 的蛋白(多肽),在单独的验证样本集上获得了 67.8% 的灵敏度和 81.4% 的特异性。另外的研究者则使用了另一组 3 个多肽,获得了 100% 的灵敏度和 95% 特异性。他们鉴定得到的其中一个多肽是尿调节素(uromodulin)的片段。

(4) 其他癌症:尿蛋白质组还被应用于其他一些非泌尿系统的癌症研究中。有研究者用 SELDI-TOF 和 MALDI-TOF 研究了结肠癌患者的尿蛋白质组变化,发现了 19 个显著变化的多肽。根据峰强度进行的 logistic 回归分类显示出 78% 的灵敏度和 87% 的特异性,并鉴定出其中的 3 个峰分别是纤维蛋白原(fibrinogen)片段、肝性杀菌肽 20(hepcidin)和 β2 微球蛋白。在对卵巢癌的研究中,有研究者报道糖基化的嗜酸细胞源神经毒素(EDN)和骨桥蛋白(OPN)C 末端片段联合作为疾病标志物,可获得 93% 的特异性和 72% 的灵敏度。有研究者通过均一化磁珠(equalizer bead)技术,用 SELDI-TOF-MS 比较了良性和恶性肿瘤的尿蛋白质组,鉴定出 3 个潜在的标志物,分别是胶原蛋白 α1(Ⅲ)片段、纤维蛋白原,α 和 βNT 片段。也有研究者用二维电泳方法进行了肺癌尿蛋白质组研究鉴定出一些肺癌和正常人的差异蛋白,其中一些可能作为疾病诊断的标志物包括 CD59 糖蛋白、运甲状腺素蛋白、G(M2)激活蛋白和免疫球蛋白轻链等。

2. 肾移植　肾移植中一个最严重的问题就是急性排斥反应,如果发现不及时就会带来致命的后果。目前诊断的金标准仍是肾活检,但是对一些危重患者进行肾活检存在极大的风险,并且一般要尽量避免进行连续的肾活检,因此迫切需要一种无创性的早期诊断手段。有 3 个独立的小组分别用 SELDI-TOF-MS 方法对肾移植后急性排斥反应的尿蛋白质组特征进行了研究,鉴定出完全不同的 3 组候选疾病标志物。

有研究者应用 LC-MS/MS 方法研究了 39 名肾移植后慢性移植物失功患者和 32 名对照者的尿蛋白质组,发现尿调节素和激肽原的一些特定多肽在对照组中的含量明显高于疾病组。其中,质荷比(m/z)为 645.59 和 642.61 的两个多肽可以区分慢性移植物失功的不同类型,其灵敏度与特异性在学习集中均达到 90%,但在独立的测试集上只有 70% 左右。另外,尿调节素 m/z 为 638.03 的多肽的低表达与 m/z 为 642.61 的多肽的高表达一起作为标志物,可以很好地进行疾病的诊断。

3. 急性肾损伤　急性肾损伤或急性肾衰竭是发病率和致死率很高的肾脏疾病,通常采用血肌酐浓度作为其诊断指标,但该诊断指标既不特异也不灵敏,不能区分肾损伤的性质和类型,往往在诊断出急性肾损伤时已经错过了最佳的治疗时期。一项研究为了寻找缺血性肾损伤的早期标志物,研究者收集了心肺转流术后患者的尿样,发现使用 28.5kD、43kD 和 66kD 的 3 个信号峰作为标志物可以 100% 准确的根据术后 2 小时的尿样预测急性肾衰竭的发生。也有研究者同样用 SELDI-TOF-MS 研究了心肺转流术后急性肾损伤造成的尿蛋白质组变化,发现了 β2 微球蛋白和其他一些肾小管损伤的标志物。

4. 糖尿病肾病　糖尿病肾病是严重的慢性糖尿病并发症,目前在临床中主要把微量蛋白尿作为危险因素,但特异性和灵敏度都达不到早期诊断的要求。为了寻找更好的疾病标志物,有研究者利用 CE-MS 区分了健康人、2 型糖尿病和糖尿病肾病患者的尿液多肽表达谱,并测序得到 3 个分别属于胰岛素样多肽 3、尿调节素和白蛋白的多肽片段。也有研究者用二维电泳方法比较了正常白蛋白尿、微量蛋白尿和大量白蛋白尿的 2 型糖尿病肾病患者的尿蛋白质组,发现随着病程的进展,有 7 个蛋白的表达水平逐渐升高,另有 4 个蛋白的表达水平逐渐下降。这些蛋白多为血浆中的糖蛋白,分别是 α1B-糖蛋白、锌-α2-糖蛋白、α2-HS-糖蛋白、维生素 D 结合蛋白、钙粒蛋白 B、α1-抗胰蛋白酶和血红素结合蛋白(上调);以及运甲状腺素蛋白、载脂蛋白 A-1、α1 微球蛋白/bikunin 前体(AMBP)和血浆视黄醇结合蛋白(下调)。另外的学者用 Western blot 和 ELISA 验证了通过二维电泳发现的一个新的尿液中的 2 型糖尿病肾病标志物——上皮型钙黏附蛋白(E-cadherin)的 80kD 可溶片段。这个新标志物诊断的灵敏度和特异性分别为 78.8% 和 80%,他们还通过免疫组化方法,发现这个蛋白在糖尿病肾病患者的肾小管上皮细胞中表达显著下降。另有一些研究组比较了糖尿病肾病和其他肾病的区别,证明了寻找糖尿病肾病特异的疾病标志物时合理设置对照组的重要性。他们首先利用 65 个 CE-MS 的信号峰(包括尿调节素和胶原蛋白的一些多肽片段)建立了两个数学模型,用来鉴别糖尿病和糖尿病肾病,并报道这组疾病标志物在预测具有微量白蛋白尿的糖尿病患者是否会发展为糖尿病肾病时具有一定的效果。但他们发现,同一组标志物也将 71% 的其他慢性肾病(IgA 肾病、局灶节段性肾小球硬化、膜性肾小球肾炎和微小病变)判断为有"糖尿病肾病模式",说明这组标志物其实代表的是"慢性肾病模式"。因此,他们又找到 17 个 CE-MS 峰作为区分糖尿病肾病和其他慢性肾病的标志物,获得了 81% 的灵敏度和 91% 的特异性。在利用 SELDI-TOF-MS 进行的一项研究中,通过比较 2 型糖尿病、糖尿病肾病、非糖尿病肾病和对照组的尿蛋白质组,发现糖尿病肾病与泛素有关。尿液中的泛素融合蛋白 UbA52 的表达量上调和 m/z 为 6188 的泛素片段缺乏可能用作诊断糖尿病肾病的特异标志物。

5. 范可尼综合征 范可尼综合征是近端小管复合性功能缺陷疾病。在该病中,被肾小球滤过的蛋白不能被肾小管重吸收。有研究者通过 3 种蛋白质组方法比较了范可尼综合征患者和正常人的尿样,发现范可尼综合征的尿蛋白质组中一些维生素和辅基的载体蛋白、补体成分、载脂蛋白和细胞因子的含量增高,来源于肾脏的蛋白含量减少。该研究结果有助于深入地揭示近端小管的功能和重吸收机制,为疾病的治疗提供基础。也有研究者应用 CE-MS 对少儿范可尼综合征进行了研究,他们采集了 7 个少儿胱氨酸病、6 个异环磷酰胺诱发范可尼综合征的患者、54 个健康人、45 名其他肾病(微小病变、膜性肾病、局灶节段性肾小球硬化和狼疮肾病)患者的尿样,鉴定出 3 个蛋白(尿调节素、骨桥蛋白和胶原蛋白 α-1)的多个片段可能作为疾病标志物,鉴别诊断的特异性和灵敏度分别达到了 89% 和 82%。

6. 多种肾小球疾病的鉴别诊断 寻找各种肾小球疾病的生物标记物正成为蛋白质组学在肾脏病领域中富成果和具临床价值的应用之一。仅比较某种肾小球疾病与正常尿液间的差别,对于临床应用是远远不够的,因为临床上更加需要能对不同肾小球疾病进行鉴别诊断的标志物,从而对后续的治疗起指导作用。有研究组一直致力于利用 CE-MS 配合生物信息学方法,构建一个尿液(和其他体液)的蛋白质组诊断模型,用于各种可以进展为肾衰的小球疾病的诊断和鉴别诊断。他们比较了微小病变、膜性肾病、局灶节段性肾小球硬化与正常尿液间的差别,为每种疾病分别构建了特异的多肽表达模式,该模型对疾病分类的准确性为:微小病变或局灶节段性肾小球硬化 71.4%,膜性肾病 92.9%。有人同样利用 CE-MS 鉴定了微小病变、膜性肾病、局灶节段性肾小球硬化、IgA 肾病和糖尿病肾病的尿蛋白表达谱的差异,并利用 FTICR 对部分潜在标志物的序列进行了鉴定,采用了二维电泳方法比较了局灶节段性肾小球硬化、狼疮肾病、膜性肾病和糖尿病肾病的尿蛋白质。IgA 肾病是成年人中常见的慢性肾小球肾炎,除了肾活检以外,目前尚无可靠的诊断方案。韩国有研究报道利用蛋白质双向凝胶电泳技术,已建立了 IgA 肾病尿液蛋白质组学图谱,研究表明,IgA 肾病患者的尿液蛋白质图谱存在着极大的相似性。与正常人相比,IgA 肾病患者的尿液中分别有 82 种特异性高表达与 134 种低表达的蛋白质,在这 216 种差异表达蛋白质点中,有 84 种被认为与 IgA 肾病有关。用基质辅助激光解吸电离飞行时间质谱对这 84 种特异性差异表达蛋白质进行逐一分析后已明确了这些蛋白质的细胞内定位、分子量、与正常人相差的倍数(增高或降低)等。德国学者利用毛细管电泳-质谱联用(CE-MS)技术对 45 例 IgA 肾病患者尿液中的蛋白多肽链进行检测发现,即使 IgA 肾病患者尿液白蛋白的分泌量在正常范围中,蛋白多肽链的分泌类型与正常人和膜性肾病(membranous nephropathy,MN)患者相比,仍有着显著差异,呈现特异性的 IgA 肾病多肽链分泌类型。统计学显示,与正常人和 MN 肾病相比,其敏感性分别为 100% 与 77%,特异性分别为 90% 与 100%。而且,与之前鉴定的微小病变、局灶节段性肾小球硬化和糖尿病肾病的表达谱相比,诊断的灵敏度和特异性均达到了 100%。

7. 其他非泌尿系统疾病　尿蛋白质组还可用于非泌尿系统疾病的研究。有学者进行了骨髓移植后移植物抗宿主病(GVHD)尿多肽组的研究。有一项研究根据 40 个疾病样品找到了 16 个多肽作为疾病的早期诊断标志物。有研究者用 CE-MS 研究了心血管疾病带来的尿蛋白的变化。他们提取了 15 个表达量有差异的多肽作为潜在的疾病标志物,在盲法验证时获得了 98% 的灵敏度和 83% 的特异性。也有研究者采用 SELDI-TOF-MS 研究了先兆子痫的尿蛋白质组特征表达谱,可以将先兆子痫和其他妊娠高血压和蛋白尿症状区分开来。他们鉴定了 SERPINA1 蛋白 C 末端的 21 个氨基酸片段和白蛋白的片段作为潜在疾病标志物,并报道 SERPINA1 蛋白与先兆子痫的重症化程度高度相关。另外的一项利用二维电泳技术研究了急性戊型肝炎引起的血浆和尿蛋白质组变化,发现血浆中的运甲状腺素蛋白和尿液中的 α1 微球蛋白可能作为诊断的标志物。

8. 动物模型　很多疾病在临床上很难找到早期患者(部分是由于缺乏标志物造成的),因此寻找早期诊断的疾病标志物有时需要借助动物模型。动物模型的另一个优势在于,和人的样本相比,实验动物的个体间差异较小,并可以研究某些不能通过人体实验进行的干预措施。随着越来越多动物基因组测序的完成,动物模型将得到更大范围的应用。有研究者采用大鼠模型研究了败血症诱发的急性肾功能衰竭,发现了一系列蛋白(如白蛋白、安眠蛋白-1-α 和丝氨酸蛋白酶抑制剂等)的变化,其中安眠蛋白-1-α 是一个新发现的疾病标志物和可能的药物靶点。在对两种肾小球疾病的鉴别诊断研究中,有研究者建立了两个大鼠模型——多柔比星(阿霉素)肾病(局灶性节段性肾小球硬化)和 Thy1.1 肾炎模型(系膜增生性肾炎)。用 RPLC-MS/MS 方法比较了两模型和正常对照以及病变早期的尿液糖蛋白质组,分别得到各自病变早期的差异蛋白。其中 39 种蛋白在两模型间变化趋势不同,可能作为两种疾病鉴别诊断的标志物。另有 7 种蛋白变化趋势相同,可以提示一般性的早期肾损伤。尿液外泌体中包含着大量疾病相关蛋白,在顺铂诱导急性肾损伤的大鼠模型的尿液外泌体中,Zhou 等人利用二维电泳发现,Fetuin-A 的上调可能作为诊断标志物。他们还将该结果在 3 个 ICU 的急性肾损伤患者中进行了验证。

(曾雯　佟小雅　孙翼)

参 考 文 献

1. Rodríguez-Suárez E,Siwy J,Zürbig P,et al. Urine as a source for clinical proteome analysis:from discovery to clinical application. Biochim Biophys Acta,2014,1844(5):884-898.

2. Olszowy P,Buszewski B. Urine sample preparation for proteomic analysis. J Sep Sci,2014,37(20):2920-2928.

3. Zou L,Sun W. Human urine proteome:a powerful source for clinical research. Adv Exp Med Biol,2015,845:31-42.

4. Kolialexi A,Mavreli D,Tounta G,et al. Urine proteomic studies in preeclampsia. Proteomics Clin Appl,2015,9(5-6):501-506.

5. Beretov J,Wasinger VC,Graham PH,et al. Proteomics for breast cancer urine biomarkers. Adv Clin Chem,2014,63:123-167.

6. Kalantari S,Jafari A,Moradpoor R,et al E. Human Urine Proteomics:Analytical Techniques and Clinical Applications in Renal Diseases. Int J Proteomics,2015,2015:782798.

7. Kim SC,Page EK,Knechtle SJ. Urine proteomics in kidney transplantation. Transplant Rev (Orlando),2014,28(1):15-20.

8. Sharma M,Moulder JE. The urine proteome as a radiation biodosimeter. Adv Exp Med Biol,2013,990:87-100.

9. van Swelm RP,Kramers C,Masereeuw R,et al. Application of urine proteomics for biomarker discovery in drug-induced liver injury. Crit Rev Toxicol,2014,44(10):823-841.

10. Beasley-Green A. Urine Proteomics in the Era of Mass Spectrometry. Int Neurourol J,2016,20(Suppl 2):S70-S75.

11. Raimondo F,Corbetta S,Chinello C,et al. The urinary proteome and peptidome of renal cell carcinoma patients:a comparison of different techniques. Expert Rev Proteomics,2014,11(4):503-514.

第十三章

尿液分子生物学

第一节　尿液分子生物学概述

分子生物学是在分子水平上研究生命现象的科学。通过研究生物大分子(核酸、蛋白质)的结构、功能和生物合成等方面来阐明各种生命现象的本质。研究内容包括各种生命过程。比如光合作用、发育的分子机制、神经活动的机制、癌的发生等。本章是以分子生物学为基础,分析尿液中生物大分子的机构、功能等方面的变化,来了解正常或异常机体的尿液分子生物学变化及有何区别,从尿液分子水平上阐述正常机体或疾病状态下机体的变化。

分子生物学(molecular biology)从分子水平研究生物大分子的结构与功能从而阐明生命现象本质的科学。1953年沃森、克里克提出DNA分子的双螺旋结构模型是分子生物学诞生的标志。生物大分子,特别是蛋白质和核酸结构功能的研究,是分子生物学的基础。自20世纪50年代以来,分子生物学是生物学的前沿与生长点,其主要研究领域包括蛋白质体系、蛋白质-核酸体系(中心是分子遗传学)和蛋白质-脂质体系(即生物膜)。现代化学和物理学理论、技术和方法的应用推动了生物大分子结构功能的研究,从而出现了30年来分子生物学的蓬勃发展。

一、蛋白质体系

蛋白质的结构单位是 α-氨基酸。常见的氨基酸共20种。它们以不同的顺序排列可以为生命世界提供天文数字的各种各样的蛋白质。蛋白质分子结构的组织形式可分为4个主要的结构。一级结构,也叫化学结构,是分子中氨基酸的排列顺序。首尾相连的氨基酸通过氨基与羧基的缩合形成链状结构,称为肽链。肽链主链原子的局部空间排列为二级结构。二级结构在空间的各种盘绕和卷曲为三级结构。有些蛋白质分子是由相同的或不同的亚单位组装成的,亚单位间的相互关系叫四级结构。蛋白质的特殊性质和生理功能与其分子的特定结构有着密切的关系,成为蛋白质表达生命活动的分子基础。随着结构分析技术的发展,1962年已有几千个蛋白质的化学结构和几百个蛋白质的立体结构得到了阐明。20世纪70年代末以来,采用测定互补DNA顺序反推蛋白质化学结构的方法,不仅提高了分析效率,而且使一些氨基酸序列分析条件不易得到满足的蛋白质化学结构分析得以实现。发现和鉴定具有新功能的蛋白质,仍是蛋白质研究的内容。例如与基因调控和高级神经活动有关的蛋白质的研究很受重视。

二、蛋白质-核酸体系

生物体的遗传特征主要由核酸决定。绝大多数生物的基因都由 DNA 构成。简单的病毒,如 λ 噬菌体的基因组是由 46 000 个核苷酸按一定顺序组成的一条双链 DNA(由于是双链 DNA,所以常以碱基对计算其长度)。细菌,如大肠埃希菌的基因组,含 $4×10^6$ 碱基对。人体细胞染色体上所含 DNA 为 $3×10^9$ 碱基对。

遗传信息要在子代的生命活动中表现出来,需要通过复制、转录和翻译。复制(replication):是以母链 DNA 为模板合成子链 DNA 的过程。转录(transcription):是遗传信息从 DNA 流向 RNA 的过程。即以双链 DNA 中的确定的一条链(模板链用于转录,编码链不用于转录)为模板,以 ATP、CTP、GTP、UTP 四种核苷三磷酸为原料,在 RNA 聚合酶催化下合成 RNA 的过程;翻译(translation):mRNA 中的遗传信息转换成蛋白质氨基酸顺序的过程。储存于结构基因中的遗传信息从 DNA 转录到 mRNA,后者在蛋白质的生物合成过程中作为直接模板,在核糖体、tRNA 以及多种蛋白质因子共同参与下,把 mRNA 中的核酸序列转换成蛋白质中的氨基酸顺序,因此 mRNA 的核酸序列与蛋白质的氨基酸序列是两种不同的分子语言,所以常把这一过程称为翻译。因为这一类 RNA 起着信息传递作用,故称信使核糖核酸(mRNA)。构成 RNA 的核苷酸是 4 种,而蛋白质中却有 20 种氨基酸,它们的对应关系是由 mRNA 分子中以一定顺序相连的 3 个核苷酸来决定一种氨基酸,这就是三联体遗传密码。基因在表达其性状的过程中贯穿着核酸与核酸、核酸与蛋白质的相互作用。DNA 复制时,双股螺旋在解旋酶的作用下被拆开,然后 DNA 聚合酶以母链 DNA 为模板,复制出子链 DNA。转录是在 RNA 聚合酶的催化下完成的。翻译的场所核糖体是核酸和蛋白质的复合体,根据 mRNA 的编码,在酶的催化下,把氨基酸连接成完整的肽链。基因表达的调节控制也是通过生物大分子的相互作用而实现的。如大肠埃希菌乳糖操纵子上的操纵基因通过与阻遏蛋白的相互作用控制基因的开关。真核细胞染色质所含的非组蛋白在转录的调控中具有特殊作用。正常情况下,真核细胞中仅 2%~15%基因被表达。这种选择性的转录与翻译是细胞分化的基础。

三、蛋白质-脂质体系

生物体内普遍存在的膜结构,统称为生物膜。包括细胞外周膜和细胞内具有各种特定功能的细胞器膜。从化学组成看,生物膜是由脂质和蛋白质通过非共价键构成的体系。很多膜还含少量糖类,以糖蛋白或糖脂形式存在。1972 年提出的流动镶嵌模型概括了生物膜的基本特征:其基本骨架是脂双层结构。膜蛋白分为外周膜蛋白和嵌入膜蛋白。膜脂和膜蛋白均处于不停的运动状态。生物膜在结构与功能上都具有两侧不对称性。以物质传送为例,某些物质能以很高速度通过膜,另一些则不能。像海带能从海水中把碘浓缩 3 万倍。生物膜的选择性通透使细胞内 pH 和离子组成相对稳定,保持了产生神经、肌肉兴奋所必需的离子梯度,保证了细胞浓缩营养物质和排除废物的功能。

生物体的能量转换主要也是在膜上进行。生物体取得能量的方式,或是像植物那样利用太阳能在叶绿体膜上进行光合磷酸化反应;或是像动物那样利用食物在线粒体膜上进行氧化磷酸化反应。这两者能量来源虽不同,但基本过程非常相似,最后都合成腺苷三磷酸。对于这两种能量转换的机制,化学渗透学说得到了越来越多的证据。生物体利用食物氧化所释放能量的效率可达 70%左右,而从煤或石油的燃烧获取能量的效率通常为 20%~40%,

所以对生物膜能量转换的深入了解和模拟将会对人类更有效地利用能量做出贡献。

生物膜的另一重要功能是细胞间或细胞膜内外的信息传递。在细胞表面,广泛地存在着一类称为受体的蛋白质。激素和药物的作用都需通过与受体分子的特异性结合而实现。癌变细胞表面受体物质的分布有明显变化。细胞膜的表面性质还对细胞分裂繁殖有重要的调节作用。糖蛋白、蛋白聚糖和糖脂等生物大分子结构与功能的研究越来越受到重视。

生物分子学的蓬勃发展也给许多学科的发展带来契机。经典的生物学只能从生物表型的变化描述和归纳生命活动的某些规律,所谓基因也还只是抽象的概念,表型的分子基础也未查明。从前的医学研究状况大体上也是如此。只有分子生物学的研究才使医学各科上升到基因水平、分子水平,从而出现了所谓分子微生物学、分子免疫学、分子生理学、分子病理学、分子药理学、分子心脏病学、分子神经病学、分子内分泌学等全新的领域。不仅理论研究如此,在临床实践上,基因诊断和基因治疗,也已提上日程,有些诊断方法正在付诸实施,有些则正在积极探索。

尿液成分较为复杂,与体内多系统及代谢相关,尿液检查为无创检查,标本相对较易收集,对临床诊断、判断疗效和预后有着十分重要的价值。尿液中含有许多成分,而从前的尿液检查大多都是做一些尿常规、尿液中有形成分检测(如尿红细胞、白细胞等)、尿培养等,所起到的效果有限,特别是对一些免疫、遗传相关疾病的诊断,提示作用有限。尿液分子生物学的出现,也就是尿液检验与分子生物学的结合。尿液中含有微量蛋白,在疾病状态下,尿中蛋白含量可发生变化,以目前分子生物学技术,可予尿中提取尿中蛋白衍生物大分子的相关研究,从方法学上是可行的。从分子生物学的角度,利用分子生物研究方法(如 PCR),检测尿液中的蛋白质、基因、核酸等成分,针对特异性的检查指标,如 p27 基因、VHL 基因、miR-143、miR-223 等,提高诊断的准确性、提高阳性率、减轻患者痛苦。

本章主要就尿液分子生物学方法及尿液分子生物学检验指标进行阐述。了解尿液分子生物学方法的原理、方法及具体实施步骤等;了解尿液中分子生物学指标的生物学特性、临床意义、检出阳性率、特异性等,为进一步的研究奠定基础及应用于临床实际工作中提供理论依据。

第二节　尿液分子生物学研究方法

20 世纪后叶,生命科学的各领域取得了巨大的进展,特别是分子生物学取得了突破性成就,使生命科学在自然科学中的位置发生了革命性的变化。很多科学家认为在未来的自然科学中,生命科学将要成为带头学科,甚至预言下一世纪是生物学世纪。这种提法已为越来越多的人所接受。在 21 世纪生命科学将蓬勃发展,生命科学对自然科学将起到巨大推动作用。

目前,分子生物学应用于很多领域,也为该领域的科学技术进步奠定了结实的基础。尤其是在医学相关研究方面,分子生物学研究技术已经作为技术支持证明了很多以前看似不可能的设想,而且在现在的医学研究中,生物分子学技术也慢慢地由一个"配角"的角色向"主角"的角色转换。

生物分子学技术中有很多研究方法,比如:核酸杂交技术、Northern 杂交、Western 杂交、PCR 技术等。其中一些技术可以以尿液为样本进行检测其中的 DNA、RNA 等指标以帮助我们诊断和治疗疾病或者进行科学研究,本章节主要就此进行讨论。

一、DNA 重组技术（又称基因工程）

这是 20 世纪 70 年代初兴起的技术科学。目的是将不同的 DNA 片段（如某个基因或基因的一部分）按照人们的设计定向连接起来，在特定的受体细胞中与载体同时复制并得到表达产生影响受体细胞的新的遗传性状。严格地说 DNA 重组技术并不完全等于基因工程，因为后者还包括其他可能使生物细胞基因组结构得到改造的体系，DNA 重组技术是核酸化学、蛋白质化学酶工程及微生物学遗传学细胞学长期深入研究的结晶，而限制性内切酶、DNA 连接酶及其他工具酶的发现与应用，则是这一技术得以建立的关键。

1. DNA 重组技术的原理　1973 年，美国生物化学家可恩和博耶首先创立 DNA 重组技术。20 世纪 80 年代后，这项技术进入实用阶段。DNA 重组技术就是将不同来源的 DNA 片段连接起来，构造新的基因型的过程。通常采用目的基因和质粒载体相连接的方法。基本过程是：首先合成或利用其他方法获得所需的基因，再用内切割酶切取所需基因片段；其次选择合适的基因载体与上述基因片段结合借助 DNA 连接酶联结，重组 DNA；再次选择安全而有效的受体细胞，将组装好的 DNA 装配到受体细胞内，一般是用大肠埃希菌、酵母菌等生命力强，表达基因性能好的细菌。这样，每个细胞就像一座小型工厂那样，源源不断地制造出人类所需的产品。

2. DNA 重组技术方法　重组 DNA 技术一般包括四步：①产生 DNA 片段；②DNA 片段与载体 DNA 分子相连接；③将重组 DNA 分子导入宿主细胞；④选出含有所需要的重组体 DNA 分子的宿主细胞。在具体工作中选择哪条技术路线。主要取决于基因的来源、基因本身的性质和该项遗传工程的目的。

重组 DNA 片段的取得主要的方法有：①利用限制酶取得具有黏性末端或平整末端的 DNA 片段；②用机械方法剪切取得具有平整末端的 DNA 片段，例如用超声波断裂双链 DNA 分子；③经反向转录酶的作用从 mRNA 获得与 mRNA 顺序互补的 DNA 单链，然后再复制形成双链 DNA（cDNA）。例如人的胰岛素和血红蛋白的结构基因都用这方法获得。这样获得的基因具有编码蛋白质的全部核苷酸顺序，但往往与原来位于染色体上的基因在结构上有区别，它们不含有称为内含子的不编码蛋白质的间隔顺序；④用化学方法合成 DNA 片段。从蛋白质肽链的氨基酸顺序可以知道它的遗传密码。依照这密码用化学方法可以人工合成基因。

DNA 片段和载体的连接：DNA 片段和载体相连接的方法主要有四种：①黏性末端连接，每一种限制性核酸内切酶作用于 DNA 分子上的特定的识别顺序，许多酶作用的结果产生具有黏性末端的两个 DNA 片段。例如来自大肠埃希菌（*Escherichia coli*）的限制酶 EcoRⅠ作用于识别顺序↓…GAATTC……CTTAAG…↑（↑指示切点），产生具有黏性末端…G…CTTAA 和 AATTC…G…的片段。把所要克隆的 DNA 和其载体 DNA 用同一种限制酶处理后再经 DNA 连接酶处理，就可以把它们连接起来。②平整末端连接，某些限制性内切酶作用的结果产生不含黏性末端的平整末端。例如来自副流感嗜血杆菌（*Hemophilus parainfluenzae*）的限制酶 Hpal 作用于识别顺序↓…GTTAAC……CAATTG…而产生末端为…GTT…GAA 的 DNA 片段。用机械剪切方法取得的 DNA 片段的末端也是平整的。在某些连接酶（例如感染噬菌体 T4 后的大肠埃希菌所产生的 DNA 连接酶）的作用下同样可以把两个这样的 DNA 片段连接起来。③同聚末端连接，在脱氧核苷酸转移酶（也称末端转移酶）的作用下可以在 DNA 的 3' 羧基端合成低聚多核苷酸。如果把所需的 DNA 片段接上低聚腺嘌呤核苷酸，而把载体分子接上低聚胸腺嘧啶核苷酸,那么由于两者之间能形成互补氢键,同样可以通过 DNA 连接酶的作用而完成 DNA 片段和载体间的连接。④人工接头分子连接,在两个平整末端 DNA 片段的一端接上用人工合成的寡聚核苷酸接头片段,这里面包含有某一限制酶的识别位点。经这一限制酶处理便可以得到具有黏性末端的两个 DNA 片段,进一步便可以用 DNA 连接酶把这样两个 DNA 分子连接起来。

导入宿主细胞:将连接有所需要的 DNA 的载体导入宿主细胞的常用方法有四种:①转化,用质粒作载体所常用的方法。②转染(见转化),用噬菌体 DNA 作载体所用的方法,这里所用的噬菌体 DNA 并没有包上它的外壳。③转导,用噬菌体作载体所用的方法,这里所用的噬菌体 DNA 被包上了它的外壳,不过外壳并不是在噬菌体感染过程中包上,而是在离体情况下包上的,所以称为离体包装。④注射,如果宿主是比较大的动植物细胞则可以用注射方法把重组 DNA 分子导入。

选择用以上任何一种方法连接起来的 DNA 中既可能包括所需要的 DNA 片段,也可能包括并不需要的片段,甚至包括互相连接起来的载体分子的聚合体。所以接受这些 DNA 的宿主细胞中间只有一小部分是真正含有所需要的基因的。一般通过 3 种方法可以取得所需要的宿主细胞:①遗传学方法,对于带有抗药性基因的质粒来讲,从被转化细菌是否由敏感状态变为抗药状态就可以知道它有没有获得这一抗药性质粒。一个抗药性基因中间如果接上了一段外来的 DNA 片段,就使获得这一质粒的细菌不再表现抗性。把一个带有两个抗性基因,氨苄西林抗性和四环素抗性的质粒 pBR322 用限制酶 BamH Ⅰ 处理,由于 BamH Ⅰ 的唯一的识别位点是在四环素抗性基因中,所以经同一种酶处理的 DNA 分子片段就可以连接在这一基因中间。在被转化的细菌中选择只对氨苄西林具有抗性而对四环素不具抗性的细菌,便可以获得带有外来 DNA 片段载体的细菌。这是一种常用的遗传学方法。②免疫学方法和分子杂交方法,当一个宿主细胞获得了携带在载体上的基因后,细胞中往往就出现这一基因所编码的蛋白质,用免疫学方法可以检出这种细胞。分子杂交的原理和方法同样可以用来检测这一基因的存在(见分子杂交、基因文库)。

基因表达:在构建重组体 DNA 分子和选择宿主细胞时,还须考虑外源基因表达的问题。就是说要求外来的基因在宿主细胞中能准确地转录和翻译,所产生的蛋白质在宿主细胞中不被分解,而且最好还能分泌到细胞外。为了使外源基因表达,需要在基因编码顺序的 5' 端有能被宿主细胞识别的启动基因顺序以及核糖体的结合顺序。两种常用的方法能用来使外源基因在宿主细胞中顺利表达:①在形成重组体 DNA 分子时在载体的启动基因顺序和核糖体结合顺序后面的适当位置上连接外源基因。例如将兔的 β-珠蛋白基因或人的成纤维细胞干扰素基因分别连接到已经处在载体上的大肠埃希菌乳糖操纵子的启动基因后面,便能使它们在大肠埃希菌中顺利地表达;②将外源基因插入到载体的结构基因中的适当位置上,转录和翻译的结果将产生一个融合蛋白。这种融合蛋白质被提纯后,还要准确地将两部分分开,才能获得所需要的蛋白质。在早期的遗传工程研究中,生长激素释放抑制因子和鼠胰岛素基因的表达都是通过将它们连接在 β-半乳糖苷酶基因中的方式实现的。

二、聚合酶链式反应

聚合酶链反应(polymerase chain reaction,PCR)技术诞生于 1985 年,是体外酶促合成特异 DNA 片段的一种方法,是根据生物体内 DNA 复制的某些特点而设计的在体外对待定 DNA 序列进行快速扩增的一项新技术,由高温变性、低温退火及适温延伸等几步反应组成一个周期,循环进行,使目的 DNA 得以迅速扩增,是分子生物学技术的核心,其衍生出新 PCR 技术,如实时定量 PCR、原位 PCR 技术、链置换扩增技术、连接酶反应(LCR)等。随着热稳定性 Taq DNA 聚合酶的应用和自动化热循环仪的设计成功,PCR 技术的操作程序大大简化,并且很快在世界各国被广泛地应用于基因研究的各个领域。对分子生物学及其相关学科的基础研究和诊断应用等方面正产生着革命性的影响,同样 PCR 技术也运用于尿液检测中。PCR 技术的发明者,美国 Cetus 公司人类遗传室的 Kary Mulis,因此与开创了"寡核苷酸基因定点诱变"方法的加拿大籍英国科学家 Michael Smith 共获 1993 年度诺贝尔化学奖。

PCR 技术与传统的培养鉴定、免疫测定相比具有特异性强、灵敏度高、操作简便、省时、产率高、快速、重复性好、易自动化等突出优点。能在 1 个试管内将所要研究的目的基因或某一 DNA 片段于数小时内扩增至十万乃至百万倍,使肉眼能直接观察和判断。

1. PCR 技术的基本原理　PCR 技术的基本原理类似于 DNA 的天然复制过程,其特异性依赖于与靶序列两端互补的寡核苷酸引物。PCR 由变性-退火-延伸三个基本反应步骤构成。

(1)模板 DNA 的变性:模板 DNA 经加热至 93℃ 左右一定时间后,使模板 DNA 双链或经 PCR 扩增形成的双链 DNA 解离,使之成为单链,以便与引物结合,为下轮的反应做准备。

(2)模板 DNA 与引物的退火(复性):模板 DNA 经加热变性成单链后,温度降至 55℃ 左右,引物与模板 DNA 单链的互补序列配对结合。

(3)引物的延伸:DNA 模板-引物结合物在 Taq DNA 聚合酶的作用下,以 dNTP 为反应原料,靶序列为模板,按碱基配对与半保留复制原理,合成一条新的与模板 DNA 链互补的半保留复制链重复循环变性-退火-延伸三过程,就可获得更多的"半保留复制链",而且这种新链又可成为下次循环的模板。每完成一个循环需 2~4 分钟,2~3 小时就能将待扩目的基因扩增放大几百万倍,到达平台期(plateau)所需循环次数取决于样品中模板的拷贝。

2. PCR 技术方法　PCR 反应体积通常在 10~100μl,视研究需要而定。一般按操作管数和反应体系计算出总 ddH_2O、PCR 缓冲液、Mg^{2+}、dNTPs、引物和 TaqDNA 聚合酶等反应组分的量,然后将其混合、摇匀,可用涡旋振荡器充分混匀,再按反应体积分装到各 Eppendorf 管中,分装完后各管加入模板 DNA。用手指轻弹 Eppendorf 管底部使溶液混匀,也可用点式离心机快速离心数秒使溶液集中于管底。视 PCR 仪器和 Eppendorf 管的质量考虑是否加矿物油覆盖,然后放入 PCR 仪中进行 PCR 反应。基于 PCR 的实验方法很多,其所用的反应体系和反应程序各有异同,要视具体情况而定。

三、蛋白质印迹法

蛋白质印迹法(免疫印迹试验)即 Western blot。是分子生物学、生物化学和免疫遗传学中常用的一种实验方法。是由瑞士米歇尔弗雷德里希生物研究所(Friedrich Miescher Institute)的 Harry Towbin 在 1979 年提出的。在尼尔·伯奈特(Neal Burnette)于 1981 年所著的《分析生物化学》(Analytical Biochemistry)中首次被称为 Western blot。是将电泳分离后的细胞或组织总蛋白质从凝胶转移到固相支持物 NC 膜或 PVDF 膜上,然后用特异性抗体检测某特定抗原的一种蛋白质检测技术,现已广泛应用于基因在蛋白水平的表达研究、抗体活性检测和疾病早期诊断等多个方面。此方法也可用于尿液中蛋白的检测,也是目前对尿液中蛋白研究的常用方法。

1. Western blot 技术的基本原理　与 Southern blot 或 Northern blot 杂交方法类似,但

Western blot 法采用的是聚丙烯酰胺凝胶电泳,被检测物是蛋白质,"探针"是抗体,"显色"用标记的二抗。经过 PAGE(聚丙烯酰胺凝胶电泳)分离的蛋白质样品,转移到固相载体(例如硝酸纤维素薄膜)上,固相载体以非共价键形式吸附蛋白质,且能保持电泳分离的多肽类型及其生物学活性不变。以固相载体上的蛋白质或多肽作为抗原,与对应的抗体起免疫反应,再与酶或同位素标记的第二抗体起反应,经过底物显色或放射自显影以检测电泳分离的特异性目的基因表达的蛋白成分。该技术也广泛应用于检测蛋白水平的表达。

2. Western blot 技术方法

(1)试剂准备

1)SDS-PAGE 试剂:见电泳实验。

2)匀浆缓冲液:1.0mol/L Tris-HCl(pH 6.8)1.0ml;10%SDS 6.0ml;β-巯基乙醇 0.2ml;ddH_2O 2.8ml。

3)转膜缓冲液:甘氨酸 2.9g;Tris 5.8g;SDS 0.37g;甲醇 200ml;加 ddH_2O 定容至 1000ml。

4)0.01mol/L PBS(pH 7.4):NaCl 8.0g;KCl 0.2g;Na_2HPO_4 1.44g;KH_2PO_4 0.24g;加 ddH_2O 至 1000ml。

5)膜染色液:考马斯亮蓝 0.2g;甲醇 80ml;醋酸 2ml;ddH_2O 118ml。包被液(5%脱脂奶粉,现配):脱脂奶粉 1.0g 溶于 20ml 的 0.01mol/L PBS 中。

6)显色液:DAB 6.0mg;0.01mol/L PBS 10.0ml;硫酸镍胺 0.1ml;H_2O_2 1.0μl。

(2)样品制备

1)单层贴壁细胞总蛋白的提取:倒掉培养液,并将瓶倒扣在吸水纸上使吸水纸吸干培养液(或将瓶直立放置一会儿使残余培养液流到瓶底,然后再用移液器将其吸走)。每瓶细胞加 3ml 4℃预冷的 PBS(0.01mol/L pH 7.2~7.3)。平放轻轻摇动 1 分钟洗涤细胞,然后弃去洗液。重复以上操作两次,共洗细胞三次以洗去培养液。将 PBS 弃净后把培养瓶置于冰上。按 1ml 裂解液加 10 μl PMSF(100mmol/L),摇匀置于冰上(PMSF 要摇匀至无结晶时才可与裂解液混合)。每瓶细胞加 400μl 含 PMSF 的裂解液,于冰上裂解 30 分钟,为使细胞充分裂解培养瓶要经常来回摇动。裂解完后,用干净的刮棒将细胞刮于培养瓶的一侧(动作要快),然后用枪将细胞碎片和裂解液移至 1.5ml 离心管中(整个操作尽量在冰上进行)。于 4℃下 12 000rpm 离心 5 分钟(提前开离心机预冷)。将离心后的上清分装转移到 0.5ml 的离心管中放于-20℃保存。

2)组织中总蛋白的提取:将少量组织块置于 1~2ml 匀浆器中球状部位,用干净的剪刀将组织块尽量剪碎。加 400μl 单去污剂裂解液裂(含 PMSF)于匀浆器中,进行匀浆。然后置于冰上。几分钟后再碾一会儿再置于冰上,要重复碾几次使组织尽量碾碎。裂解 30 分钟后,即可用移液器将裂解液移至 1.5ml 离心管中,然后在 4℃下 12 000rpm 离心 5 分钟,取上清分装于 0.5ml 离心管中并置于-20℃保存。

3)加药物处理的贴壁细胞总蛋白的提取:由于受药物的影响,一些细胞脱落下来,所以除按 1)操作外还应收集培养液中的细胞。以下是培养液中细胞总蛋白的提取:

将培养液倒至 15ml 离心管中,于 2500rpm 离心 5 分钟。弃上清,加入 4ml PBS 并用枪轻轻吹打洗涤,然后 2500rpm 离心 5 分钟。弃上清后用 PBS 重复洗涤一次。用枪洗干上清后,加 100μl 裂解液(含 PMSF)冰上裂解 30 分钟,裂解过程中要经常弹一弹以使细胞充分裂解。将裂解液与培养瓶中裂解液混在一起 4℃、12 000rpm 离心 5 分钟,取上清分装于 0.5ml

离心管中并置于-20℃保存。

（3）含量测定

1）制作标准曲线：从-20℃取出 1mg/ml BSA，室温融化后，备用。取 18 个 1.5ml 离心管，3 个一组，分别标记为 0μg,2.5μg,5.0μg,10.0μg,20.0μg,40.0μg。按表 13-1 在各管中加入各种试剂。混匀后，室温放置 2 分钟。在生物分光光度计上比色分析。

表 13-1　蛋白质含量检测添加试剂剂量

试剂	0μg	2.5μg	5.0μg	10.0μg	20.0μg	40.0μg
1mg/ml BSA	–	2.5μl	5.0μl	10.0μl	20.0μl	40.0μl
0.15mol/L NaCl	100μl	97.5μl	95.0μl	90.0μl	80.0μl	60.0μl
G250 考马斯亮蓝溶液	1ml	1ml	1ml	1ml	1ml	1ml

2）检测样品蛋白含量：取足量的 1.5ml 离心管，每管加入 4℃储存的考马斯亮蓝溶液 1ml。室温放置 30 分钟后即可用于测蛋白。取一管考马斯亮蓝加 0.15mol/L NaCl 溶液 100ml，混匀放置 2 分钟可作为空白样品，将空白样品倒入比色杯中在做好标准曲线的程序下按 blank 测空白样品。弃空白样品，用无水乙醇清洗比色杯两次（每次 0.5ml），再用无菌水洗一次。取一管考马斯亮蓝加 95ml 0.15mol/L NaCl 溶液和 5ml 待测蛋白样品，混匀后静置 2 分钟，倒入扣干的比色杯中按 sample 键测样品。

注意：每测一个样品都要将比色杯用无水乙醇洗两次，无菌水洗一次。可同时混合好多个样品再一起测，这样对测定大量的蛋白样品可节省很多时间。测得的结果是 5ml 样品含的蛋白量。

（4）SDS-PAGE 电泳

1）清洗玻璃板：一只手扣紧玻璃板，另一只手蘸点洗衣粉轻轻擦洗。两面都擦洗过后用自来水冲，再用蒸馏水冲洗干净后立在筐里晾干。

2）灌胶与上样：玻璃板对齐后放入夹中卡紧。然后垂直卡在架子上准备灌胶（操作时要使两玻璃对齐，以免漏胶）。按前面方法配 10% 分离胶，加入 TEMED 后立即摇匀即可灌胶。灌胶时，可用 10ml 枪吸取 5ml 胶沿玻璃放出，待胶面升到绿带中间线高度时即可。然后胶上加一层水，液封后的胶凝的更快。（灌胶时开始可快一些，胶面快到所需高度时要放慢速度。操作时胶一定要沿玻璃板流下，这样胶中才不会有气泡。加水液封时要很慢，否则胶会被冲变形）。当水和胶之间有一条折射线时，说明胶已凝了。再等 3 分钟使胶充分凝固就可倒去胶上层水并用吸水纸将水吸干。按前面方法配 4% 的浓缩胶，加入 TEMED 后立即摇匀即可灌胶。剩余空间灌满浓缩胶然后将梳子插入浓缩胶中。灌胶时也要使胶沿玻璃板流下以免胶中有气泡产生。插梳子时要使梳子保持水平。由于胶凝固时体积会收缩减小，从而使加样孔的上样体积减小，所以在浓缩胶凝固的过程中要经常在两边补胶。待到浓缩胶凝固后，两手分别捏住梳子的两边竖直向上轻轻将其拔出。用水冲洗一下浓缩胶，将其放入电泳槽中。（小玻璃板面向内，大玻璃板面向外。若只跑一块胶，那槽另一边要垫一块塑料板且有字的一面面向外）。测完蛋白含量后，计算含 50ng 蛋白的溶液体积即为上样量。取出上样样品至 0.5ml 离心管中，加入 5×SDS 上样缓冲液至终浓度为 1×（上样总体积一般不超过 15μl，加样孔的最大限度可加 20μl 样品）。上样前要将样品于沸水中煮 5 分钟使蛋白变性。加足够的电泳液后开始准备上样(电泳液至少要漫过内侧的小玻璃板)。用微量进样器贴壁吸取样品,将样品吸出不要吸进气泡。将加样器针头插至加样孔中缓慢加入样品。加样太快可使样品冲出加样孔,若有气泡也可能使样品溢出。加入下一个样品时,进样器需在外槽电泳缓冲液中洗涤 3 次,以免交叉污染。

3)电泳:电泳时间一般 4~5 小时,电压为 40V 较好,也可用 60V。电泳至溴酚蓝刚跑出即可终止电泳,进行转膜。

转一张膜需准备 6 张 7.0~8.3cm 的滤纸和 1 张 7.3~8.6cm 的 NC 膜或 PVDF 膜。切滤纸和膜时一定要戴手套,因为手上的蛋白会污染膜。将切好的 NC 膜或 PVDF 膜置于水上浸 2 小时才可使用。用镊子捏住膜的一边轻轻置于有超纯水的平皿里,要使膜浮于水上,只有下层才与水接触。这样由于毛细管作用可使整个膜浸湿。若膜沉入水里,膜与水之间形成一层空气膜,这样会阻止膜吸水。在加有转移液的搪瓷盘里放入转膜用的夹子、两块海绵垫、一支玻棒、滤纸和浸过的膜。

将夹子打开使黑的一面保持水平。在上面垫一张海绵垫,用玻棒来回擀几遍以擀走里面的气泡(一手擀另一手要压住垫子使其不能随便移动)。在垫子上垫三层滤纸(可三张纸先叠在一起再垫于垫子上),一手固定滤纸一手用玻棒擀去其中的气泡。

要先将玻璃板撬掉才可剥胶,撬的时候动作要轻,要在两个边上轻轻的反复撬。撬一会儿玻璃板便开始松动,直到撬去玻板(撬时一定要小心,玻板很易裂)。除去小玻璃板后,将浓缩胶轻轻刮去(浓缩胶影响操作),要避免把分离胶刮破。小心剥下分离胶盖于滤纸上,用手调整使其与滤纸对齐,轻轻用玻棒擀去气泡。将膜盖于胶上,要盖满整个胶(膜盖下后不可再移动)并除气泡。在膜上盖 3 张滤纸并除去气泡。最后盖上另一个海绵垫,擀几下就可合起夹子。整个操作在转移液中进行,要不断地擀去气泡。膜两边的滤纸不能相互接触,接触后会发生短路(转移液含甲醇,操作时要戴手套,实验室要开门以使空气流通)。

将夹子放入转移槽中,要使夹子的黑面对槽的黑面,白面对槽的红面。电转移时会产热,在槽的一边放一块冰,或将转移槽埋于冰水混合物中来降温。一般用 80V 转移 1 小时,或 60V 转移 2 小时,或 40V 转移 3 小时。

转完后将膜用 1×丽春红染液染 5 分钟(于脱色摇床上摇)。然后用水冲洗掉没染上的染液就可看到膜上的蛋白。将膜晾干备用。

(5)免疫反应:将膜用 TBS 从下向上浸湿后,移至含有封闭液的平皿中,室温下脱色摇床上摇动封闭 1 小时。将一抗用 TBST 稀释至适当浓度(在 1.5ml 离心管中);撕下适当大小的一块儿保鲜膜铺于实验台面上,四角用水浸湿以使保鲜膜保持平整;将抗体溶液加到保鲜膜上;从封闭液中取出膜,用滤纸吸去残留液后,将膜蛋白面朝下放于抗体液面上,掀动膜四角以赶出残留气泡;室温下孵育 1~2 小时后,用 TBST 在室温下脱色摇床上洗两次,每次 10 分钟;再用 TBS 洗一次,10 分钟。同上方法准备二抗稀释液并与膜接触,孵育 0.5 小时后,用 TBST 在室温下脱色摇床上洗两次,每次 10 分钟;再用 TBS 洗一次,10 分钟,进行化学发光反应。

(6)化学发光:将 A 和 B 两种试剂在保鲜膜上等体积混合;1 分钟后,将膜蛋白面朝下与此混合液充分接触;1 分钟后,将膜移至另一保鲜膜上,去尽残液,包好,放入 X 光片夹中。

在暗室中,将 1×显影液和定影液分别倒入塑料盘中;在红灯下取出 X 光片,用切纸刀剪裁适当大小(比膜的长和宽均需大 1cm);打开 X 光片夹,把 X 光片放在膜上,一旦放上,便不能移动,关上 X 光片夹,开始计时;根据信号的强弱适当调整曝光时间,一般为 1 分钟或 5

分钟,也可选择不同时间多次压片,以达最佳效果;曝光完成后,打开 X 光片夹,取出 X 光片,迅速浸入显影液中显影,待出现明显条带后,即刻终止显影。显影时间一般为 1~2 分钟(20~25℃),温度过低时(低于 16℃)需适当延长显影时间;显影结束后,马上把 X 光片浸入定影液中,定影时间一般为 5~10 分钟,以胶片透明为止;用自来水冲去残留的定影液后,室温下晾干。

(7)凝胶图像分析:将胶片进行扫描或拍照,用凝胶图像处理系统分析目标带的分子量和净光密度值。尿液生物分子学的研究方法还有很多,由于本书篇幅有限,在此便不一一列举了。总的来说,不论是何种研究方法,其目都是为了应用于临床工作和科研研究中,为解决人类疾病,研究人类生命奥秘所提供工具和方法。

第三节 尿液分子生物学检验

一、P27 基因

(一)P27 基因的结构和生物学特性

1. P27 的结构 P27 基因是 Polyak 研究小组发现并首先克隆的一种调控细胞周期并抑制细胞分裂的抑癌基因。1994 年,Polyak 等在研究细胞间接触抑制和转化生长因子-β(TGF-β)诱导细胞生长停滞于 G1 期的机制时,从静息细胞中发现了一种热稳定蛋白,由于该蛋白的相对分子质量为 27 000,故被称为 P27 或 P27kip1(kinase inhibition protein 1),这种蛋白可以与细胞周期蛋白 E-细胞周期蛋白依赖性激酶 2(cyclin E-CDK2)和细胞周期蛋白 D-细胞周期蛋白依赖性激酶 4(cyclin D-CDK4)复合物紧密结合,并抑制它们的活性,使细胞不能通过 G1 期,从而调控细胞周期,抑制细胞分裂。P27 最初被发现时,并没有直接被定义为抑癌基因,而是随着后期研究的深入,对其相关功能认识的不断加深,P27 基因才逐渐被归类于抑癌基因的候选基因,并最终被确立为抑癌基因。

该基因定位于人染色体 12p12 与 12p13.1 交界的 12p13 处,即第 12 号染色体短臂 1 区 3 带,相对分子质量约为 $27×10^3$,由至少 2 个外显子和 1 个约 600bp 的内含子组成,其中外显子 1 长度为 474bp,外显子 2 长度为 120bp,两者共同组成 1 个约 594bp 的开放阅读框。P27 基因编码的多肽含有 198 个氨基酸,相对分子质量约 27kD。

P27 蛋白是一种球形热稳定蛋白,其 N 末端没有锌指结构域,取而代之的是两个丝氨酸(Ser)磷酸化位点,由 69 个氨基酸组成的晶体结构为其抑制功能区域,能与细胞周期蛋白 A-CDK2 复合物结合,而其 C 端 153~169 位 17 个氨基酸的双支非典型序列组成 2 个分开的核定位信号。P27 蛋白的主要空间结构包括有序结构刚性卷曲、β-发夹和 β-铰链等疏水性残基,在形成细胞周期蛋白-CDK2-P27 三元复合物分子间接触中起重要作用。β-铰链在主链间形成的 6 个氢键及 310-螺旋插入到 CDK2 的催化基团能稳定三元复合物的结构。Mont 法模型显示 P27 蛋白 β-发夹和 β-铰链二级结构形成的天然分子间界面是形成三元复合物快速动力学转变的关键。有研究者通过改变退火温度研究分子间作用对 P27 三元复合物结构预测的影响,结果表明依然是 β-发夹和 β-铰链天然分子间界面的结构排序是克服主要自由能障碍和导致结构预测高成功率的关键。

P27 蛋白也是一种高度保守的蛋白分子,其结构与 P21、P57 蛋白具有同源性。P27 蛋白有 47% 的氨基酸与 P57 蛋白相似,位置在 N 端并介导对 CDK 的抑制作用。P27 蛋白 N 端的一个 60 个氨基酸片段中有 40% 与 P21 相似，两者靠近 C 端也都有一个公认的双支核定位信号，但是与 P21 不同的是，P27 在 N 端没有公认的指标，而有一个 23 个氨基酸的 C 端扩展区，含有与 CDK 磷酸化相同的部分，通过它们的靶酶在反馈调节中起作用。不仅如此，P27 蛋白在种系发生中也具有高度保守性，例如人类 P27 蛋白与鼠、貂的 P27 蛋白就有高达 90% 的同源性。几乎各种组织都表达 P27 蛋白（P27 或 kip1），其表达水平在 G0 期细胞最高，受到促有丝分裂原刺激后快速下降。细胞间接触、失去与细胞外基质黏附、分化诱导等能使 P27 重新聚积，细胞重新进入静止状态。使用特异的 pThr187-P27 抗体，能检测出多种正常和肿瘤的增殖期细胞有 P27 的表达。这种方法与常规方法相结合能确切反映细胞在不同时期 P27 的表达情况。P27 表达的调节发生在转录和翻译水平。已发现多种物质上调或抑制 P27 的表达。缺乏雄激素能增加正常前列腺、良性增生前列腺和乳腺癌组织 P27 的转录；白细胞介素-6（IL-6）上调黑色素瘤细胞 P27 表达。Ras 能在细胞周期多个阶段抑制 P27 蛋白的表达。但其下游的传导通路不同。血小板衍生生长因子（PDGF）通过介导多种细胞内信号传导通路使受损血管增生，P27 即为其下游靶分子之一。PDGF 能通过细胞外信号调节激酶依赖性传导后机制降低 P27mRNA 的聚集，P27 蛋白表达下调。PDGF 诱导 P27 下调不受蛋白酶体的调节。

尽管 *P27* 基因在各种组织中的表达具有普遍性，其出现缺失、突变或重排的事件是非常罕见的，但研究证实在许多恶性肿瘤组织中 P27 蛋白水平确实有明显降低的现象，而重要的是 P27mRNA 水平不一定有改变，它的表达异常主要是转录水平后的改变。*P27* 基因在恶性肿瘤中表达下调主要与 cyclin-CDK 复合物调节的一组蛋白水解酶即泛肽蛋白酶（ubiquitin-proteasome）的作用有关：一旦受到恶性增殖信号的刺激，P27 蛋白的表达水平开始下降，一方面由于合成降低，另一主要的方面是通过细胞蛋白翻译后泛激素蛋白酶体降解途径的速度提高（这个降解途径在细胞的静止期作用很小，而在细胞接受增殖信号后明显增强）。P27 蛋白水平的下降减低了对 CDK 或 cyclin-CDK 复合物活性的抑制效应，导致 CDK 的活化效应递增，使细胞能够完成细胞周期 G1～S 期的重要转换，驱动细胞周期的运行，而使细胞增殖、分裂过快、过多，乃至肿瘤形成。

P27 蛋白降解的主要机制与蛋白酶体的作用、泛素蛋白水解酶途径密切相关。降解 P27 蛋白的速度非常快，半衰期仅 2 小时，这就允许失去 P27 抑制的细胞进入细胞周期。细胞周期活跃中的细胞 P27 蛋白低水平表达要求蛋白酶体对其不断降解，因为在所有细胞周期中蛋白酶体功能受抑均能导致 P27 蛋白的快速升高。P27 蛋白水平在 G1 期开始急速下降，而 P27mRNA 浓度在整个细胞周期都几乎恒定不变。降解 P27 蛋白的蛋白酶体 26S 是种 2000kD 的三磷酸腺苷（ATP）依赖性蛋白水解复合物，其 20S 催化元件有三个活化酶解位点：胰蛋白酶样、糜蛋白酶样和半胱天冬酶样结构。底物在 20S 内逐渐降解为 3～25 个氨基酸的多肽。

P27 的降解发生在胞核内依赖其 Thr187 的磷酸化。G1 后期 P27 蛋白在细胞周期蛋白 E-CDK2 或细胞周期蛋白 A-CDK2 对其 Thr187 磷酸化后通过泛素-蛋白连接酶 SCFSKP2 泛素化经蛋白酶体降解，这是细胞由 G1 期进入 S 期的关键。泛素分子和底物的连接需要 3 种不同泛素化酶的协调活动：泛素激活酶（E1）、泛素结合酶（E2）、泛素-蛋白连接酶（E3，SCF）。E3 决定底物特异性，因为它把泛素和底物结合并向 26S 蛋白酶体靶向输送。E3 三个亚单位之一 SKP2 的 Arg306 能识别并直接结合 P27 蛋白 Thr187 磷酸基，促使 SKP2 与磷酸化的 P27 多肽紧密连接，导致随后的泛素化降解。人类多种肿瘤中均发现 SKP2 表达与

P27 蛋白水平间存在明显的负性关系，*SKP2*⁻/⁻鼠 P27 蛋白泛素化降解受抑,细胞及细胞核大小和 DNA 含量发生改变,细胞出现严重的增殖缺陷。P27 的缺失可以使 *SKP2*⁻/⁻鼠异常的细胞和细胞核正常化,表明 SKP2 缺失引起的细胞增殖异常与 P27 聚集有关。最近发现一种新的泛素-蛋白连接酶 kip1,泛素化促进复合物(KPC)。它能调节 P27 在 G1 期泛素化降解。P27 蛋白的蛋白酶解在 G1 早期发生在胞质中,由 KPC 复合物降解,这与 P27 蛋白 Ser10 磷酸化有关。

2. *P27* 基因的生物学功能 P27 蛋白具有多种生物学功能,其功能行为主要发生于细胞核内,如参与细胞周期、诱导细胞凋亡、调控细胞分化、介导细胞黏附、改变细胞迁移等。

(1) 参与细胞周期调控:大量的实验证明 P27 蛋白在参与细胞周期的调控中发挥重要作用,其核心机制为通过调控细胞周期蛋白依赖性激酶(cyclin-dependent kinase, cyclin-CDKs)复合物的活性来实现其对细胞周期的调控。它不但能抑制已激活的 cyclin-CDKs 复合物,而且能抑制 cyclin-CDKs 复合物的激活过程。

CDK 有正负两种调控因子,正调控因子周期蛋白(cyclins)和负调控因子 P27(P27 kip1),分别在细胞周期调控中发挥作用。研究发现 P27 可以广泛抑制各种细胞周期蛋白和激酶的活性,其抑制强度为 cyclin E-CDK2>cyclin D-CDK4>cyclin A-CDK2>cyclin B-CDK2。Polyak 的研究小组经大量的体外实验发现纯化的 P27 蛋白不但能抑制 cyclin A-CDK2、cyclin A-CDK2、cyclin E-CDK2 和 cyclin B1-CDK2 的 H1 组蛋白酶的活性,而且能抑制 cyclin D2-CDK2、cyclin E-CDK2 和 cyclin D2-CDK2 对 GST-Rb 融合蛋白的磷酸化。虽然 P27 蛋白可抑制多种 cyclin-CDKs,但主要是抑制 cyclin E-CDK2 等 G1 期激酶复合物。研究表明 cyclin E-CDK2 是细胞周期中催化细胞由 G1 进入 S 期的关键酶,P27 蛋白主要通过对它们的抑制使细胞停滞在 G1 期,从而实现其细胞周期调控功能。综上所知,P27 主要通过两种方式实现对 CDK 的抑制:一是抑制 CDK2 Thr160 磷酸化,阻断 cyclin E-CDK2 前活性状态复合物的激活过程;二是直接抑制 cyclin-CDK 组蛋白 H1 激酶活性,抑制其对 Rb 的磷酸化,低磷酸化或去磷酸化的 Rb 与转录因子 EZF 结合,影响 EZF 发挥转录启动子的作用,从而使细胞周期停止于 G1/S 期。而也有学者认为还可能存在第三种方式,即 P27 蛋白通过 N 末端阻断细胞周期蛋白与 ATP 结合来抑制 cyclin/CDK 的活性。

总之,P27 蛋白对细胞周期 G1~S 期有重要的调控作用,可以直接抑制 cyclin-CDK 复合物的生物学活性,从而阻止细胞由 G1 期向 S 期的转变,同时还可作为细胞外刺激信号的潜在媒介来调控细胞周期,干预细胞周期的多个阶段,抑制细胞增殖。P27 过表达使细胞停滞于 G1 期,P27 丢失则导致细胞增殖增加,组织器官增大。这种调控作用在肿瘤的发生中具有重要意义。

(2) 诱导细胞凋亡:P27 蛋白作为细胞周期的重要调节因子,不仅在细胞周期调控系统中具有重要的作用,同时在调控细胞凋亡平衡机制中也发挥着重要作用。在裸鼠体内构建食管癌模型中发现通过腺病毒载体构建高表达的 P27,可以导致存活素(survivin)水平下降,进一步引发食管癌细胞的凋亡。研究还发现,蔬菜和水果中富含的查耳酮(chalcone)能上调 P27 的表达水平,促使细胞周期停滞,诱导人乳腺癌细胞凋亡,对乳腺癌的预防有很好的功效,其观点在对膀胱细胞癌的研究中同样也得到了证实。但也有报道 P27 抑制细胞凋亡,其原因可能为 P27 诱导抑制细胞凋亡行为与细胞类型、生长状态及其恶性化与否有关。

(3) 参与细胞分化的调控:研究表明 P27 蛋白可能部分参与细胞停止分裂和启动细胞分化。在研究少突胶质细胞的分化机制时发现,P27 的蛋白水平在少突胶质细胞的前体细胞增殖时进行性积聚,当分化为少突胶质细胞时达到高峰。同时还发现,*P27* 基因敲除的小鼠少突胶质细胞的前体细胞 O-2A 表现为持续增殖而不发生分化。进而提出 P27 蛋白参与细胞停止分裂和启动细胞分化的观点。在研究造血细胞的分化时发现在细胞分化前也存在 P27 蛋白的聚积。也有的学者认为 P27 可以独立促进神经元分化和移行。P27 在许多细胞系诱导前体细胞从增殖到分化的转变中扮演重要角色,正常哺乳动物的许多前体细胞增殖到一定程度时,就停止分裂、开始分化。而在这些分化的细胞中均可观察到 P27 的升高,表明 P27 具有启动细胞分化的作用。另外,有研究 P27 在肌原细胞分化中的作用还表明,P27 是维持细胞停滞在 G0 期所必需的。在不同条件下仅仅 $P27^{-/-}$ 和 $p18^{-/-}P27^{-/-}$ 肌原细胞具备重新进入细胞周期的能力。

(4) 介导细胞间黏附:调节 P27 表达的信号可能通过改变细胞形状或改变细胞接受胞外信号的能力而达到调节细胞间黏附的作用。在研究转染有人类 H-ras V12 癌基因的 pB-abepuro 逆转录病毒载体的 NIH3T3 细胞生长情况时发现,当正常细胞发生接触抑制时,Ras 转化细胞生长没有停止,调节细胞周期复合物没有改变。但在更高密度下,Ras 转化细胞停止增殖,CDK2 和 CDK4 活动下降,细胞进入静止状态。但此时 P27 水平很低,细胞周期蛋白 D1 水平仍然很高。说明此时细胞的接触抑制分子机制不同。P27 表达下调降低了其对细胞间黏附的调节,减弱了接触抑制。

(5) 改变细胞迁移能力:P27 不仅参与细胞周期调控,胞质中的 P27 蛋白还在细胞迁移调节中起到重要作用。但是 P27 究竟是促进还是抑制细胞迁移仍存在争议。很多研究认为 P27 蛋白能抑制内皮细胞和血管平滑肌细胞的迁移,但在肝细胞性肝癌细胞和鼠胚胎成纤维细胞的研究中却有相反的结果。抑微管装配蛋白(stathmin)是一种 19kD 的微管调节蛋白,在细胞分裂间期能诱导微管的解聚。胞质中 P27 能结合并削弱 stathmin 的作用从而影响微管的稳定性,导致细胞黏附于细胞外基质组分。最近研究发现,stathmin 能调节 P27 的细胞迁移功能。因此,P27 和 stathmin 两者可能相互作用调节细胞运动甚至细胞周期。

(二) *P27* 基因与肿瘤

P27 蛋白作为一种重要的 CDKI,是 G1/S 的调控点,其活性的改变与细胞凋亡之间存在相关性。除了诱导细胞凋亡,P27 在抑制细胞增殖、促进细胞分化与介导细胞间黏附等过程中均起重要作用。这些功能可能与肿瘤疾病的发生、进展、治疗和预后等方面密切相关。

1. P27 与胆囊癌　*P27* 作为一种肿瘤抑制基因,对细胞增殖起负性调节作用。在人类几乎所有的上皮性肿瘤中都有 P27 蛋白表达的下降或缺失的现象。*P27* 与其他抑癌基因共同抑制多种类型组织细胞肿瘤的发生。P27 的抑瘤作用具有组织特异性。从癌前病变到癌变,随恶性程度的增加其蛋白表达进行性下降。P27 表达缺失能作为反映肿瘤侵袭性的指标,最主要的功能是维持细胞在静止期。

P27 表达下调是否与胆囊癌的发生有关目前还无一致意见。研究发现,P27 蛋白在正常胆囊上皮、癌前病变和胆囊癌中表达进行性下降,其下降率在分化差的腺癌中比分化较好的高,且表达下降与肿瘤的淋巴结转移、TNM 分期有关,说明 P27 表达改变与肿瘤的早期发生及侵袭性都有关。以免疫组化法检测 P27 在 37 例胆囊癌标本中的表达,阳性表达率为57%。而在正常胆囊上皮组织、腺肌瘤病、腺瘤中 P27 阳性表达率均为 100%。P27 表达水平下调与胆囊癌低分化、淋巴转移以及高 TNM 分期有关。说明 P27 下调是胆囊癌发生的后期事件,可能推进肿瘤演进和转移。因在腺瘤中 P27 表达正常,推测 P27 表达下调是肿瘤发生的后果而非原因,其他基因如 *p16* 等的下调才与肿瘤发生有关。胆囊癌组织中细胞周期蛋白 D1 及 P27 表达的 50%患者预后显著低于单一表达异常者。也有研究发现细胞周期蛋白 D1 在胆囊癌和胆囊腺瘤组织的表达(分别为 68.3%、57.1%)显著高于慢性胆囊炎(7.1%),因此,细胞周期蛋白 D1 及 P27 两者表达异常在胆囊癌的发生和预后中可能起协同作用。Cox 风险模型显示 P27 的低表达是预后的独立预测因子。后续也有证实胆囊癌 P27 蛋白的低表达和临床分期有关。

因此,P27 在胆囊癌的发生、发展中起重要作用,与预后有关。检测 P27 在胆囊癌中表达有助于反映胆囊癌生物学特性,可作为判断患者手术预后的评价指标,为胆囊癌基因治疗提供实验依据。肿瘤抑制基因尤其是启动子区域 CpG 岛的超甲基化与肿瘤发生密切相关。P27 甲基化在正常组织中的发生率为 0～10%。P27 超甲基化能导致其 mRNA 转录的下调,从而促使肿瘤发生。已发现 p16、APC 等多种基因在胆囊癌中甲基化频率上升,但 P27 的甲基化少见。有关 P27 在人类肿瘤中的大量研究发现 P27 基因的缺失、突变与重排很少见,基因缺陷比甲基化的发生率更低,但两者常常同时发生,这反映肿瘤演进的异质性。如果 P27 基因出现突变,其表达丢失则非常罕见。这种现象可能与 P27 低甲基化有关。

P27 是许多抗肿瘤药物作用的关键靶分子之一。干预 P27 的表达或降解过程,以及改变 P27 基因的基因型能起抗肿瘤作用。目前对 P27 和肿瘤治疗的研究主要有以下几个方面:①上调 P27 基因的表达诱导细胞停滞与凋亡。表皮生长因子受体酪氨酸激酶抑制剂 ZD1839 剂量依赖性增加 P27 的表达使人类食管鳞癌细胞停滞于 G0～G1 期,还能增加 TRAIL 的抗癌作用。Ciglitazone 通过抑制蛋白酶体和激活 P27 的转录,增加 HT-29 结肠癌细胞 P27 蛋白的水平。P27 基因启动子-774/-462 区域有两个特异性 β1 糖蛋白(Sp1)结合位点,Ciglitazone 加强 Sp1 蛋白与此区域结合,诱导 P27 基因转录。②增加增殖期细胞比例,提高细胞对化疗药物的敏感性。③增加 P27 的稳定性。通过蛋白酶体抑制剂增加 P27 的稳定性,抑制肿瘤细胞生长。半乳凝素(galectin)能抑制多种上皮肿瘤细胞的生长。半乳凝素-1 能增加 P27 蛋白的稳定性,使 P27 聚集,从而抑制 CDK2,细胞停滞于 G1 期。④通过表达 P27 的媒介导向细胞,诱导细胞凋亡。将腺病毒介导的外源性 P27 基因导入肿瘤细胞,可使外源性 P27 基因在这些肿瘤细胞内高表达,抑制肿瘤生长和诱发凋亡。⑤构建由丙氨酸取代第 187 位苏氨酸的突变型 P27(P27T187A),使其对泛素化降解较野生型稳定,显示更强的 G1～S 期阻滞和凋亡效应。与 P27 相关的肿瘤治疗已成为近年来许多消化道肿瘤研究中的热点,在肝癌、胰腺癌、胃癌和大肠癌中都有相关研究。但在胆囊癌治疗中尚没有与 P27 有关的报道。

综上,P27 在胆囊癌中表达降低,其蛋白表达与肿瘤浸润转移生物学行为的指标呈负相关,而且与肿瘤患者生存率关系密切,说明 P27 不但可以反映肿瘤的恶性度,而且可作为判断胆囊癌预后的独立预测因子。相信在胆囊癌基因治疗研究中,P27 基因的作用也一定会受到学者们的关注。

2. P27 与急性白血病　白血病是一类造血干细胞的恶性克隆性疾病,其克隆中的白血病细胞增殖失控、分化障碍、凋亡受阻,从而停滞在细胞发育的不同阶段。其中急性白血病发病急、发展快、病死率高,在各型白血病中占 70%左右,是严重危害人类身体健康的恶性疾病之一。一直以来,对白血病发病机制的研究在不断开展,而对抑癌基因 P27 与白血病关系的研究更是其中的热点。

实验发现,P27 在白细胞中的表达可以抑制细胞从静止期向增生期的转化,它在染色体上的区域通常在白血病中发生易位和缺失。采用荧光原位杂交分析了 35 例 12p 上基因异常的急性淋巴细胞性白血病（acute lymphoblastic leukemia，ALL）患者，发现有 29 例发生了 P27 杂合性丢失，检查其中 16 例，在尚保留的等位基因上没有发现错义突变或无义突变，说明没有发生纯合性失活。Southern blot 分析发现，有 1 例 T 细胞发生了纯合性失活。有学者检查了 42 例成人 T 细胞白血病，发现 1 例第 76 位密码子发生了无义突变，导致产生截短的无功能蛋白；仅发现 1 例纯合性失活。可见在白血病中，P27 基因的异常主要是杂合性缺失。利用 PCR-SSCP 对 49 例儿童急性白血病患者进行试验，发现在 3 例 T-ALL 患者中有 2 例检测出 P27 基因突变，12 例急性髓细胞白血病（acute myeloid leukemia，AML）患者中 6 例检测出 P27 基因突变，而 34 例 B-ALL 患者中仅有一例 P27 基因突变，其差异具有统计学意义。同时 P27 基因突变与白血病类型、高危人群，白细胞计数有关，P27 基因突变可作为评估儿童急性白血病危险分层和预后的又一个指标。

作为抑癌基因，P27 在多种肿瘤的预后和治疗中都显示了重要的价值。在对急性白血病的研究中，用 Western blot 检测 72 例 AML 患者白血病细胞中 P27 蛋白的表达，发现高表达者 20 例，中表达者 9 例，低表达者 43 例，高表达患者与低表达患者的完全缓解率无显著差异，但 P27 蛋白高表达的患者无病生存率显著升高（78%vs19%），提示 P27 的蛋白水平可作为判断 AML 患者预后的一个指标。分析 41 例新发 AML 患者白血病细胞 P27 蛋白表达，结果显示 P27 蛋白水平与患者对化疗的敏感性相关，P27 水平越高，患者对化疗越敏感，白血病细胞 P27 蛋白的高表达，可作为患者能够完全缓解的预测指标。有研究认为，P27 与白血病的发生、发展、预后有关，P27 表达高者生存时间长，P27 表达低者生存时间短，且 P27 与化疗药物敏感性、白血病缓解率有关。还有的研究认为，P27 kip1 蛋白在急性白血病中表达降低，明显低于正常对照组，急性白血病缓解组 P27 kip1 蛋白的表达高于初治组和复发组，提示高表达 P27 kip1 蛋白对白血病细胞增殖有抑制作用，P27 kip1 蛋白水平增高可能是白血病缓解的重要原因之一。P27 kip1 在白血病细胞株 K562 及 ALL 患者初治组和复发组中的 mRNA 表达水平明显低于持续缓解组和正常对照组。P27 低表达的 ALL 治疗效果差，复发率较高。P27 kip1 表达低下或缺失是 ALL 预后不良指标。采用免疫组化 S-P 染色法测定 32 例白血病患儿骨髓单个核细胞中 p21、P27 的表达情况，发现 32 例骨髓片标本中 p21、P27 表达率均低于对照组；认为 p21、P27 低表达参与急性白血病的发生发展，随临床缓解，p21、P27 表达增强，提示 p21、P27 可以作为化疗疗效的分子指标。采用免疫组化 S-P 法检测 39 例急性白血病及 10 例正常对照骨髓中 P27 的表达情况，发现 P27 阳性表达组化疗后的缓解率明显高于阴性表达组。P27 kip1 作为一种负性调节蛋白在调控细胞周期及细胞增殖过程中起着重要的作用，目前证实许多实体瘤中存在 P27 kip1 蛋白的缺失、突变和低表达。血管内皮生长因子与白血病和 P27 关系密切，为白血病的靶向治疗提供了一个新的依据。鉴于 P27 蛋白表达水平在肿瘤治疗中的预后意义，可以将 P27 作为药物设计的目标，通过提高 P27 蛋白表达的水平来治疗肿瘤。同样在白血病的研究中，认为中药青黛的衍生物甲异靛可上调 P27 的表达，促进白血病细胞的分化和凋亡，在对急性白血病的治疗中具有较好的应用前景。CD44 可增强抑癌基因 P27 的表达，P27 的表达增高是 AML 的一个很好的预后指标，为针对发展 CD44 定向治疗 AML 提供了新的依据。组蛋白脱乙酰酶抑制剂可以上调 P27 的表达水平，并且可以成为治疗白血病的新方法。由此可见，P27 在肿瘤尤其在白血病的研究中具有极其重要的意义。

随着甲基化修饰在肿瘤发生中的作用被发现，越来越多的证据表明，肿瘤的形成包含两大机制，一个是通过核苷酸序列的改变，即遗传学机制；另外一个仅仅是碱基的修饰改变而导致基因表达水平变化,即表观遗传学(epigenetics)机制,这两种机制交叉存在,共同导致肿瘤形成。所谓表观遗传是指不涉及基因序列改变的可遗传的基因表达的变化,包括 DNA 甲基化、组蛋白修饰及染色质结构的变化等,是当今生命科学研究的前沿领域之一。目前,很多研究者提出,DNA 甲基化是抑癌基因失活的第三种机制,CpG 岛的 DNA 甲基化是抑癌基因不表达的关键机制之一。基因启动子区 CpG 岛甲基化是除基因编码区突变外的另一种能导致肿瘤抑癌基因在转录水平失活的方式,这在 Rb、P15 和 P16 中都得到了证实。*P27* 基因的甲基化在恶性黑色素瘤、非霍奇金淋巴瘤和前列腺癌中已有研究,其结果均认为甲基化是 *P27* 基因失转录的一种机制。但在急性白血病中甲基化与 *P27* 基因表达的关系尚未明确。有学者在 70 例非霍奇金淋巴瘤中检测了 P27 蛋白的表达和 *P27* 启动子区的甲基化水平,利用亚硫酸氢盐修饰-基因测序分析表明,68 例样本中检测到 17 例 *P27* 启动子区甲基化。用甲基化特异性 PCR(methylation-specific polymerase chain reaction,MSP)的方法分析了 50 例 AML 患者,25 例 ALL 患者和 56 例 CLL 患者,发现 4% 的 AML 患者和 4% 的 ALL 患者存在 *P27* 基因甲基化异常,但在 CLL 患者中未发现异常。利用核糖核酸酶保护法(RNase protection assay,RPA)和 MSP 方法对 28 例 T-ALL 的分析中未发现 *P27* 的甲基化。

总之,细胞周期调控异常与急性白血病的发生、发展、治疗及预后密切相关。抑癌基因 *P27* 作为细胞周期调控基因,在急性白血病的发病中起到了不可忽视的作用,对它的进一步研究将有助于在分子水平上揭示白血病的发生、发展、浸润和转移机制,为筛选白血病标志物,实现早期诊断、开发新的抗肿瘤药物和寻找新的基因治疗提供新的思路。然而目前在 *P27* 基因与急性白血病的研究中,*P27* 基因 DNA 甲基化研究尚处于初始阶段。在急性白血病中甲基化与 *P27* 基因表达的关系尚未明确,*P27* 基因甲基化的改变能否作为白血病临床早期诊断及治疗的一个重要靶标,有待于今后深入研究和探讨。

3. P27 与膀胱癌　抑癌基因 *P27* 作为细胞 P27 蛋白低表达与 cyclin E 低水平、高 Ki-67 指数、肿瘤低分化、肌层浸润、淋巴结转移均呈正相关。卡迈二氏存活曲线分析显示 P27 低表达患者的无瘤生存期及总生存期均短于高表达的患者。而多因素分析表明 P27 水平的低表达是无瘤生存期和总生存期缩短的判断指标。此外,分析 86 例浅表性膀胱癌与 P27 的关系发现,P27 水平的低表达与肿瘤的早期复发有着明显的相关性,35 例复发性肿瘤中仍为浅表性肿瘤的 P27 表达水平要高于进展为浸润性肿瘤的表达。也有学者发现 P27 表达与膀胱癌的分级、分期密切相关,而与肿瘤的大小、直径无关。P27 低表达的浅表性膀胱癌患者复发的危险性较高,而 P27 阳性表达率小于 60% 的患者预后不良。有研究者对 94 例膀胱移行细胞癌进行免疫组化染色,了解 cyclin E、P27、Ki67 及临床病理之间的关系时发现,cyclin E 过表达占 40.4%(38/94),与组织学分级、Ki67 及 P27 正相关。cyclin E 与膀胱移行细胞癌进展及在调节细胞周期方面与 P27 有关。应用免疫组化 S-P 法检测 P27 在膀胱移行细胞癌中的表达,发现 P27 在膀胱移行细胞癌中的表达随着临床分期和病理分级的增高而降低($P<0.05$),有淋巴结转移组明显低于无淋巴结转移组($P<0.05$),显示 P27 的低表达与膀胱癌的分化以及浸润转移都有关系。有研究者应用免疫组化方法检测膀胱癌和正常膀胱黏膜中 P27、cyclin E、CDK2 和 PCNA 的表达,以及应用 DNA 图像定量分析技术进行膀胱癌中 DNA 定量检测,结果显示膀胱癌中 P27 阳性率为 46.6%,显著低于正常 88.9%。P27 表达与肿瘤分级、数目、术后复发、G0/G1 期细胞比率、DNA 含量和 PCNA 指数之间均存在相关性。P27 低表达及 cyclin E 或 CDK2 高表达者术后复发率高。认为 P27 异常表达参与膀胱癌的发生、发展过程,而且具有一定的预后评估价值。也有研究者应用免疫组化检测 48 例膀胱移行细

胞癌中 cyclin D1 和 P27 的表达,结果显示膀胱癌中 P27 阳性表达率为 28.8%,显著低于正常膀胱组织的 62.7%,提示 P27 表达异常在膀胱癌发病过程中起主要作用;同时 P27 表达随膀胱癌病理分级增加而降低。但 T0~T1 期与 T2~T4 期之间 P27 表达无显著差异,提示:P27 表达可反映膀胱癌细胞分化状态及恶性程度,但与肿瘤浸润深度无明显关系。在浅表性膀胱移行细胞癌的细胞周期调节蛋白表达及其预后价值的研究中发现,P27 和 P16、P53、PRb 等蛋白一样与膀胱癌的复发及进展之间没有相关性。

目前对 P27 的研究尚处于初期阶段,许多作用和作用机制尚未阐明。如 P27 与膀胱癌的浸润程度是否相关就有不同报道。但作为一种新的肿瘤抑制基因,P27 正越来越受到人们的关注,随着人们对 P27 的作用及其机制的研究不断深入,以及分子生物学技术的进一步发展,P27 仍将为认清肿瘤的发生机制,协助诊断、治疗及预后提供新的思路、新方法。

二、TMPRSS2 基因

(一) TMPRSS2 基因的生物学特性

人的 TMPRSS2 基因定位于 21 号染色体(21q22.3),由 14 个外显子构成,最终表达 3.8kb 的转录产物。启动区存在与雄激素反应元件相似的序列结构,可被雄激素受体调节,在雄激素敏感前列腺癌细胞系中受雄激素的诱导表达。TMPRSS2 在前列腺中表达量最高,其中前列腺癌和良性前列腺增生组织中表达明显升高,在前列腺癌中存在过表达现象,与前列腺癌 Gleason 评分相关,并且在高度恶性前列腺癌中存在错位表达,出现于细胞质与细胞膜。

TMPRSS2 基因编码的蛋白分子含 492 个氨基酸,属于 Ⅱ 型跨膜丝氨酸蛋白酶家族,在正常前列腺细胞和前列腺癌细胞中均有表达。TMPRSS2 编码蛋白包括 5 个结构域:①S1 家族丝氨酸蛋白酶区(255~492 氨基酸),可能裂解精氨酸或赖氨酸残基;②富于半胱氨酸的清道夫受体区(scavenger receptor cysteine-rich,SRCR;149~242 氨基酸),该结构域参与结合细胞表面或细胞外分子;③A 类低密度脂蛋白受体区(LDL receptor class A,LDLRA;113~148 氨基酸);④跨膜区(84~106 氨基酸)和胞质区(1~83 氨基酸)。换而言之,上述这些结构域使蛋白分子拥有单跨膜结构,表现为其 N 端在胞内而 C 端在胞外,胞外主要由低密度脂蛋白 A 类受体(LDLa)结构域、清道夫受体富含半胱氨酸(SRCR)结构域和丝氨酸蛋白酶结构域三者构成。

ETS 家族是最大的转录因子家族之一,由于该家族第一个成员在研究白血病病毒 E26 基因时被发现,故得名 ETS。目前已在人类中发现该家族的 29 个成员,而在小鼠中也已发现存在 28 个家族成员。ETS 转录因子家族包括 ERG、ETV1、ETV4 等成员,ERG 也定位于 21q22.3,但距离 TMPRSS2 有 3Mb 的距离,ETV1 定位于 7p22,而 ETV4 定位于 17q21。所有 ETS 成员都包含一个高度保守的 DNA 结合结构域(该结构域又被称为 ETS 结构域),这是一个螺旋-转角-螺旋结构,可与中心位置为 GGA 的 DNA 序列结合,此外该结构域还涉及蛋白质之间的相互作用。ETS 家族在所有组织和器官中均有表达,涉及广泛的生物学过程,如细胞分化调节、细胞周期控制、细胞迁移、细胞增殖、细胞凋亡、细胞间相互作用和血管形成等许多生理和病理过程。目前鉴定出可与 TMPRSS2 发生基因融合的 ETS 成员主要有 ERG(ETS-related gene)、ETV1(ETS variant-1)和 ETV4(ETS variant-4)。基因融合一般发生在 TMPRSS2 的 5'非翻译区(第 1 和第 2 个外显子)与 ETS 的第 2 和第 5 之间的某个外显子。其中 ERG 在前列腺癌和 Ewing 肉瘤等均有明显表达,而 ETV1、ETV4 则主要在前列腺癌明显表达。ERG 与组蛋白的甲基化、凋亡抑制及 Jun/Fos 异二聚体转录协同作用都存在密切关系。

前列腺癌 TMPRSS2-ETS 基因融合的发现经历了几个阶段。最初关于前列腺癌的发生过程还知之甚少，近年来的研究结果为揭示该肿瘤的发生提供了重要线索。他们创立了一种新的分析复杂生物资料的方法——肿瘤无关项全貌分析（cancer outlier profile analysis，COPA），运用该方法发现在前列腺癌中存在 ETS 转录因子家族的 *ERG*（ETS-related gene）或 *ETV1* 基因过表达。随后采用 5'-RNA 连接酶介导的 cDNA 末端快速扩增法（5'-RNA ligase mediated rapid amplification of cDNA ends，RLM-RACE）发现 *ERG* 或 *ETV1* 基因的 5'端被丝氨酸蛋白酶 *TMPRSS2* 基因的 5'端非翻译区所取代。采用 RT-PCR、定量 PCR 及荧光原位杂交（FISH）技术进一步证实大多数前列腺癌组织中存在特异性 TMPRSS2-ERG 融合基因，个别病例中存在 MPRSS2-ETV1 融合基因。TMPRSS2-ERG 融合基因的存在可导致雄激素调节下的 *ERG* 基因的过表达。该结果与 Petrovics 等之前的研究结果相吻合，他们发现前列腺癌患者中一般都存在 ERG 蛋白的过表达。由此，前列腺癌 TMPRSS2-ETS 基因融合这一发现逐渐成为研究的热点。

大量研究表明，TMPRSS2-ETS 基因融合在前列腺癌中最为常见，并表现出融合类型的多样性，其中 TMPRSS2-ERG 发生最为频繁。瑞典研究人员应用逆转录-聚合酶链式反应（reverse transcription polymerase chain reaction，RT-PCR）对 50 例前列腺癌检测结果显示，36%（18/50）存在 TMPRSS2-ERG 基因融合，没有 TMPRSS2-ETV1 类型；美国研究人员利用 RT-PCR 和荧光原位杂交（fluorescence in situ hybridization，FISH）相结合的方法对 82 例石蜡包埋的前列腺癌症组织进行检测，结果发现 43%（35/82）为 TMPRSS2-ERG 融合；另一项对 TMPRSS2-ETS 融合进行的全面研究发现 TMPRSS2-ERG 占大多数（55%），TMPRSS2-ETV4 和 TMPRSS2-ETV1 均为 2%，借助基因组范围内的连锁分析也发现家族性前列腺癌患者中存在 9%（44/75）的 TMPRSS-ERG 基因融合。需要指出是前列腺癌中除主要存在 TMPRSS2-ERG 基因融合外，还有少部分是 ERG 与 SLC45A3（solute carrier family 45 member 3）的基因融合，甚至还可发生 TMPRSS2-ERG 和 SLC45A3-ERG 的同时基因融合。

然而随着对 TMPRSS2-ERG 这一主要基因融合类型的研究进一步深入，更多的 TMPRSS2-ERG 融合基因类型陆续被发现报道。有学者对 TMPRSS2-ERG 融合类型研究后发现 8 种类型，6 种为新发现异构体，其中在 TMPRSS2 外显子 2 存在 ATG 的异构体与前列腺癌临床和病理类型有着密切联系，而 TMPRSS2 外显子 3 存在的 ATG 序列则与前列腺癌精囊侵袭有一定的关联，往往预示不良预后。也有研究发现 60.3% 存在 TMPRSS2-ERG 融合基因的标本中存在两序列之间内含子缺失。利用 FISH 技术进行融合基因研究，发现 81% 的存在 TMPRSS2-ERG 融合基因的病例中，也出现 TMPRSS2 与 ERG 两者之间内含子缺失；而 19% 则显示 *ERG* 基因的断裂信号，即出现了 *ERG* 转位。以上结果表明 TMPRSS2-ERG 融合基因主要由 *TMPRSS2* 与 *ERG* 之间序列缺失造成。

除上述 TMPRSS2-ERG 融合基因外，少数前列腺癌病例中还存在 *TMPRSS2* 与另外两个 *ETS* 基因，即 *ETV4*（17q21）或 *ETV5*（3q28）形成的融合基因，它们也存在多种类型。另外，偶尔前列腺癌 TMPRSS2-ETS 融合基因的 5'端部分可以被其他基因所取代，形成多种融合基因，如：HNRPA2B 1-ETV 1、SLC45A 3-ETV 1、C15orf21-ETV 1、HERV-K22q11.23-ETV 1、SLC45A 3-ETV 5、CANT 1-ETV 4、KLK 2-ETV 4、HERVK 17-ETV 1、EST14-ETV 1、FOXP 1-ETV 1 等。依照这些 5'端成分对雄激素调节反应的不同分为三种亚型：雄激素诱导型

(androgen-induced),如 TMPRSS 2、SLC45A 3、KLK 2、CANT 1 和 HERV-K 22q11. 23 等;雄激素抑制型(androgen-repressed),如 C15orf 21;雄激素不敏感型(androgen-insensitive),如 HNRPA2B 1。

有学者利用 RLM-RACE PCR 技术总结了几种主要融合基因的存在机制。首先,TM-PRSS2-ERG 融合存在两种机制:①TMPRSS2 外显子 1 与 ERG 外显子 4 起始区域发生融合,形成 TMPRSS2-ERGa;②TMPRSS2 外显子 1 与 ERG 外显子 2 起始区域发生融合,形成 TM-PRSS2-ERGb。FISH 技术证实了 RLM-RACE PCR 及 RT-PCR 得到的上述结果。其次,TM-PRSS2-ETV1 的融合亦存在两种机制:①TMPRSS2 外显子 1 与 ETV1 外显子 4 起始部分发生融合,形成 TMPRSS2-ETV1a;②TMPRSS2 外显子 1 与 2 融合,后与 ETV1 外显子 4 起始区域发生融合,形成 TMPRSS2-ETV1b。最后,TMPRSS2-ETV4 融合基因同样存在两种融合类型,即 TMPRSS2 上游 8kb 处 47bp 或者 13bp 的外显子融合至 ETV4 外显子 3 起始端,从而形成两类融合类型即:TMPRSS2-ETV4a 和 TMPRSS2-ET4b。

同淋巴造血系统肿瘤及一些软组织肉瘤中的染色体易位相比,前列腺癌中的 TMPRSS2-ERG 融合基因有以下特征:①阳性率低于软组织肉瘤。例如几乎所有的滑膜肉瘤中均存在 SYT-SSX 融合基因,而前列腺癌中 TMPRSS2-ERG 融合基因的阳性率报道不一(40% ~ 78%)。②缺乏融合蛋白。已知 ERG 基因参与 Ewing 肉瘤和急性粒细胞白血病染色体易位,其最常见的 5' 端成分是 EWS 基因。EWS-ERG 融合基因产生的融合蛋白包含两者的 DNA 或 RNA 结合结构域,可能具有协同生物学效应。而 TMPRSS2-ERG 融合基因仅在少数病例中产生融合蛋白(如 T2/E4 型融合转录体),即使在这些病例中 TMPRSS2 序列也很短,不参与生物学活动。这和 B 细胞淋巴瘤中的 IgH-MYC 类似,即 5' 端基因提供组织特异性启动子导致 3' 端基因的表达。③具有众多转录体。目前共报道了 19 种 TMPRSS2-ERG 融合转录体,其中 T1/E4 型最常见,另外较常见的有 T1/E5,T1/E2,T2/E4 和 T2/E5 型。有趣的是除了 T2/E4 型外,所有其他融合转录体(包括最常见的 T1/E4 型)只能编码切除顶端的 ERG 蛋白(N-terminal truncated ERG,dERG)。④相对于 TMPRSS2-ETV1 或其他融合基因,因 *TMPRSS2* 和 *ERG* 基因均位于 21 号染色体上(相距 3Mb),且转录方向相同,基因缺失(而非易位)是其基因融合的主要机制。

(二) *TMPRSS2* 基因的生物学检测

1. 尿液标本的收集与处理 取前列腺按摩后尿液 20~30ml,立即放入冰中冷却。于 4℃ 3000r/min 离心 10 分钟,收集尿沉渣,加 2ml 预冷的 D-hanks 液洗涤 2 次,将尿沉渣收集至 1.5ml 冷冻管中于-70℃保存。

2. 总 RNA 提取和 cDNA 制备 严格按照总 RNA 抽提试剂盒说明书提取总 RNA 后彻底干燥,溶解于 20μl DEPC 处理水中,取 11μl 总 RNA 用于 cDNA 的合成,具体操作按照 cD-NA 第一链合成试剂盒说明书进行,总反应体系 20μl,取 2μl 用于实时荧光定量 PCR 扩增。

3. 实时荧光定量 PCR T1E4 mRNA 检测引物、探针合成。根据 Genbank 收录的相应序列,利用 Primer Express 2.0 软件设计引物和探针,上游引物为 5'-CGCGGCAGGAAGCCTTA-3',下游引物为 5'-TCCGTAGGCACACTCAAACAAC-3',探针为 5'-FAM-CAGTTGTGAGT-GAGGACC-MGB-3',产物长度 62bp。

4. 条件优化 应用引物矩阵法进行引物浓度的优化,并选用不同浓度梯度进行探针浓度优化,最终确定引物探针浓度;进行反应条件的优化确定最优的扩增条件。每批试验均设阳性对照、阴性对照及空白对照各一个。

(三) *TMPRSS2* 基因与前列腺癌

1. *TMPRSS2* 基因在前列腺癌中的表达 有学者利用异常癌基因表达谱分析(cancer outlier profile analysis，COPA)技术发现前列腺癌中 TMPRSS2-ERG 及 TMPRSS2-ETV1 融合基因的存在，两者发生率为 79.3%(23/29)，其中 TMPRSS2-ERG 为 16/29，TMPRSS2-ETV1 为 7/29，并在大多数(20/22)存在 TMPRSS2-ERG 融合基因的前列腺癌中发现 ERG 过表达，指出 TMPRSS2-ERG 融合基因是导致 ERG 过表达的最可能原因。ETV4 亦表达于前列腺癌中(2/98)，并且存在 *TMPRSS2* 与 *ETV4* 基因融合，较之 TMPRSS2-ERG/ETV1，其发生率较低(1/98)。TMPRSS2-ETV4 融合基因是导致 ETV4 在前列腺癌中过表达的重要原因。TMPRSS2-ETS 融合基因导致 *TMPRSS2* 基因中 ARE 增强子的破坏，继而促使 ETS 过表达，是前列腺癌发生中的标志性事件。也有学者发现 TMPRSS2-ERG 融合基因阳性率为 78%(14/18)，未发现 ETV1 相关融合改变。另外的研究显示 40% 的前列腺癌中检测到 TMPRSS2-ERG 融合基因，亦未发现 *TMPRSS2* 与 *ETV1* 的融合。对 136 例前列腺癌病例(其中 118 例为原发前列腺癌，18 例为内分泌敏感的淋巴结转移前列腺癌)分别用普通检测方法(定量 PCR)以及 FISH 技术进行检测，发现在原发前列腺癌中普通检测方法 TMPRSS2-ERG 融合基因检出率为 49.2%，而 FISH 为 60.3%；对于内分泌敏感的淋巴结转移前列腺癌，普通方法为 41.2%，而 FISH 为 42.9%。亦有报道 TMPRSS2-ERG 融合基因阳性率仅为 36%(18/50)。一项研究发现 80% 的被检标本中存在 TMPRSS2-ETS 融合基因，且近 20% 病理诊断为前列腺上皮内瘤(PIN)组织中也有发现，但增殖型炎性萎缩(PIA)中未见。

2. 前列腺癌 TMPRSS2-ETS 基因融合机制 雄激素和遗传胁迫(如辐射作用)可显著增加 TMPRSS2-ETS 的基因融合，同时这种基因融合现象目前只在前列腺癌中鉴定成功，其他组织癌症中尚未发现，对这种组织依赖性的基因融合机制一直缺乏详细的了解。最新研究发现雄激素受体一方面可与雄激素调节基因 *TMPRSS2* 的 5' 端结合，另一方面还可与 *ETS* 基因(至少 ERG 和 ETV1)的上游序列结合，这种结合可诱导两种基因在距离上的靠近。基因间靠近被认为是染色体重排和基因融合所必需的一个前提条件，同时这种靠近还造成该位点对遗传损伤的敏感性增加，因此辐射可引起局部染色体的断裂，在相关酶的辅助下利用非同源末端连接(non-homologous end joining，NHEJ)的机制将 *TMPRSS2* 与 *ETS* 实现重新连接，从而形成融合基因。

3. 前列腺癌 TMPRSS2-ETS 基因融合的致癌机制 TMPRSS2-ETS 基因融合在前列腺癌中的频繁发生(超过 50%)，提示这种现象与肿瘤发生有着密切的联系，TMPRSS2-ETS 基因融合表现出多样性，而生物功能也较为多样，可能在肿瘤发生、进展和侵袭等多个过程中发挥了生物学作用，这预示着 *TMPRSS2* 基因或 *ETS* 基因甚至两者共同参与了这些过程。目前对 TMPRSS2 的生理功能理解还不够全面，*TMPRSS2* 基因敲除小鼠未表现出任何表型异常，但考虑到其他 TMPRSS 家族成员已被证明与癌症相关，如 TMPRSS6 与乳腺癌，TMPRSS14 与前列腺癌等，因此也无法排除 TMPRSS2 的致癌可能。一方面前列腺癌患者 TMPRSS2 普遍出现表达增加，同时还常出现细胞定位错误，正常情况下定位于细胞膜的 TMPRSS2 还同时出现在细胞质中，这种定位错误可能使一些非生理底物或结合蛋白被识别和催化降解，从而破坏了细胞正常的生理功能，这可能也是导致前列腺癌发生的一个重要原因。另一项研究表明，TMPRSS2 可激活一种 G 蛋白偶联受体 PAR-2(protease-activated receptor-2)，而已有研究证明 PAR-2 与前列腺癌的恶性化程度呈正相关。ETS 转录因子在肿瘤发生中作用可能更为重要，因为在前列腺癌中还发现 ETS 因子与其他基因融合的现象,另一方面 ERG 在正常前列腺上皮细胞中表达较少甚至无法检测,然而在前列腺癌细胞中由于基因融合的原因而导致 ERG 过表达现象非常普遍,*ERG* 是 TMPRSS2-ERG 基因融合后表达变化最为显著的一个基因。对过表达 TMPRSS2-ERG 融合基因的转基因小鼠观察发现,小鼠形成了前列腺上皮内瘤(prostatic intraepithelial neoplasia,PIN),但最终并未发展成前列腺癌,尽管如此,但小鼠体内与癌症侵袭相关的基因表达却明显增加,这意味着单独 TMPRSS2-ERG 基因融合不足以引发前列腺癌,但却是肿瘤发生过程的一个重要促进因素。研究还表明前列腺上皮细胞腺瘤中过表达 ERG 可增加细胞的侵袭能力,临床上对正常组织、前列腺癌和 PIN 中的 TMPRSS2-ERG 基因融合检测表明,前列腺癌中基因融合频繁发生(39/80),而 PIN 也存在低频基因融合(2/14),正常组织则不存在这种现象,这一方面说明基因融合对前列腺发生的重要性(可看作潜在威胁),另一方面说明基因融合尚需其他表达异常基因的协同作用,如抑癌基因 *PTEN* 的失活等。对多发性前列腺癌研究发现相对于不拥有 *ERG* 基因融合的病灶,ERG 融合区拥有更大的恶化潜能,进一步证实了 *ERG* 基因融合与肿瘤发生相关。TMPRSS2-ERG 基因融合造成的 ERG 过表达还可影响染色体的结构,如染色体拷贝数的变化,这被认为是造成肿瘤发生的一个重要原因;*ERG* 基因还可促进组蛋白去乙酰化酶 1(histone deacetylase 1,HDAC1)表达的增加而改变细胞的表观遗传学状态,这也是肿瘤发生的一个重要因素;ERG 过表达可直接激活 H3K27 甲基转移酶 EZH2 而抑制雄激素受体基因表达,达到破坏雄激素受体信号转导的作用。

4. 融合基因在疾病的意义和临床价值 一系列研究确定了 TMPRSS2-ERG 基因融合在前列腺癌患者中的高频率和特异性,因此具备了作为一种前列腺癌诊断分子生物标志物的特征。传统前列腺癌诊断是通过检测血清中前列腺特异性抗原(prostate-specific antigen,PSA)来实现,但该检测的特异性不太理想,因此需要寻找新的标志物来补充或代替。大量证据显示,检测尿液沉渣中前列腺癌抗原 3(prostate cancer antigen 3,PCA3)的 mRNA 表达情况具有重要的参考价值,而再联合 TMPRSS2-ERG 融合基因检测则可极大增强前列腺癌诊断的特异性,并且尿液检测基本无损伤,因此更适合临床应用。对 19 例前列腺癌患者尿样利用定量 PCR 方法检测 TMPRSS2-ERG 融合基因,结果 42%(8/19)为阳性,同时还开发出多种检测方法,分支 DNA 测定(branched DNA assay)就是重要的一种,这将极大促进 TMPRSS2-ERG 诊断的普及。应用 FISH 技术检测 TMPRSS2-ERG,可使前列腺癌诊断敏感性达到 78%,如果联合 TMPRSS2-ETS 融合,则进一步增加敏感性。考虑到 TMPRSS2-ERG 基因融合的主要效应是增加了 *ERG* 的基因表达,因此检测尿液中 *ERG* 的 mRNA 含量在前列腺癌诊断中也具有重要意义。研究还表明 TMPRSS2-ERG 基因融合与前列腺癌的多种临床症状密切相关,这也使基因融合检测具有更为重要的应用价值。应用 RT-PCR 和直接测序的方法对 165 位接受手术后的前列腺癌患者进行 TMPRSS2-ERG 融合基因的测试,结果发现融合基因阳性患者的 5 年复发率为 58.4%,而阴性患者复发率只有 8.1%(两者差异极其显著),进一步应用多变量分析表明,TMPRSS2-ERG 基因融合是前列腺癌复发最为重要的关联因子,它的存在可使复发危险性增加 8.6 倍,因此该项诊断结果可作为前列腺癌预后评价的重要指标。总之,以检测 TMPRSS2-ERG 基因融合为主,同时联合检测其他前列腺癌标志物,将对前列腺癌早期诊断具有重要帮助。

融合基因在血液系统肿瘤诊断和预后判断方面有重要意义,TMPRSS2-ERG 融合基因在预测前列腺癌预后方面亦具有重要临床价值。前列腺癌发生发展中可能存在着多种途径的激活,而融合基因可能在其中发挥重要的作用。ERG 过表达可能通过激活 C-MYC 和破坏前列腺上皮细胞的正常分化过程来促进癌变。*ETS* 基因的改变是前列腺癌进展中一个重要事件,但并不是肿瘤发生的启动因素,在前列腺癌细胞系中研究 TMPRSS2-ERG 融合基因的生物学特性,发现此融合基因具有推动前列腺癌细胞增殖、侵袭和运动的活性,提示在前列腺癌发生发展中起着重要作用。有研究者对 95 例前列腺癌患者进行研究后发现 ERG 过表达,同时发现 ERG 过表达水平与一系列前列腺癌预后指标存在着密切的联系,如 ERG 的过表达往往伴有更长的 PSA 无复发生存周期、高或中分化级别、更低的病理 T 分期以及阴性手术切缘等。另一研究发现,高级别前列腺癌或者存在淋巴结转移的前列腺癌中往往出现缺失造成的 TMPRSS2-ERG 融合基因,而与 Gleason 评分无明显相关性。通过与未发现融合基因的前列腺癌病例对照发现,存在 TMPRSS2-ERG 融合基因的前列腺癌更容易出现 PSA 生化复发。这样就存在 ERG 过表达预示更好的临床预后与 TMPRSS2-ERG 融合基因提示较差预后两者之间的矛盾。有观点认为 TMPRSS2-ERG 的转位改变与前列腺癌根治术预后无明显相关性,有研究者发现 TMPRSS2-ERG 融合基因往往多见于 Gleason3 级即 Gleason 评分为 6 分和 7 分的前列腺癌中,对于未来利用 TMPRSS2-ERG 融合基因来分级前列腺癌患者有重要价值。TMPRSS2-ERG 的预后价值是今后研究重点。一项研究发现 TMPRSS2-ERG 融合基因阳性的病例中并未发现 8q(独立的不良预后的预测指标),推测此融合基因的存在可能提示前列腺癌具有低侵袭性,但此推断需要后续大样本的证实。TMPRSS2-ERG 融合基因已被证实其状态与肿瘤的分期没有必然联系,同时发现尽管在中分化的肿瘤中较易出现 TMPRSS2-ERG 融合基因,但是与低分化肿瘤相比无统计学意义。另外作者分析了 TMPRSS2-ERG 融合基因与肿瘤组织学特点之间的关系,诸如管腔内黏蛋白、两染性细胞质、筛状结构、泡沫细胞改变、印戒细胞以及导管分化等组织学特点,发现具有管腔内黏蛋白的癌组织明显存在 TMPRSS2-ETS 融合基因,其他的组织学特点与融合基因的关系未有明确。TMPRSS2-ETS 融合基因诊断或者治疗价值被明确后,其与组织学特点之间的关系必然对病理学以及临床诊断学方面产生重要影响。研究发现 ERG 过表达与前列腺癌是否为雄激素依赖性,以及雄激素受体的表达水平无关。同时发现组蛋白去乙酰化酶(histone deacetylase 1,HDAC1)是与前列腺癌中 ERG 过表达联系最紧密的一个组分,存在于 ERG 过表达区域的某些改变诸如融合等可能对 HDAC1 的上调产生作用,而 HDAC1 已经被明确在雄激素依赖性前列腺癌中明显表达。另外 ERG 过表达的前列腺癌中存在明显升高的 WNT、PITX2 信号通路及降低的肿瘤坏死因子和细胞死亡信号通路。HDAC1 与 WNT、PITX2 等存在联系,因而针对 HDAC1 的特异性靶向药物可能对前列腺癌的治疗产生重要的影响。有学者发现利用 HDAC 抑制剂协同抗雄激素药物能有效诱导 TMPRSS2-ERG 融合基因阳性前列腺癌细胞的凋亡,为前列腺癌的治疗提供了一条新的途径。融合基因在前列腺癌中具有高特异性,有希望成为一项前列腺癌诊断和治疗、判断预后的生化标记物,目前 TMPRSS2-ERG 融合基因已在患者尿液标本中检测到,为将来前列腺癌诊断提供了一个全新的领域。

综上所述,前列腺癌中 TMPRSS2-ETS 融合基因的发现对于前列腺癌早期诊断具有重要意义,极大拓展了人们对肿瘤发生及侵袭机制的理解,通过对它的研究必将推动前列腺癌发生发展方面的认识,同时完全有理由相信它将成为又一个前列腺癌诊断方面的敏感指标,同时还为其他实体肿瘤发生机制研究提供了新思路。TMPRSS2-ERG 融合基因预后判断价值的研究,亦将成为重要的研究领域。

三、*VHL* 基因

（一）*VHL* 基因的生物学特性

1. *VHL* 基因的发现　*VHL* 基因得名于 VHL 病（Von Hippel Lindau's disease）。VHL 病为一种常染色体显性遗传的家族性肿瘤综合征，涉及多个系统病变，包括肾癌，中枢神经系统和视网膜的成血管细胞瘤、肾上腺嗜铬细胞瘤、肾、胰腺和附睾囊肿等，其中肾癌的发生率最高。它首先报道于一位德国的眼科医生 Eugen Von Hippel 对家族性视网膜血管瘤疾病的研究，随后又被一位瑞典的病理学专家报道于家族性视网膜血管瘤伴发小脑及腹腔脏器的病变，此后以常染色体显性遗传的家族性肿瘤综合征就被命名为 von Hippel Lindau（VHL）综合征。由此，许多学者专家就对 *VHL* 基因展开了研究。经研究发现，VHL 病患者一生患肾透明细胞癌的危险性大于 70%，且其中有 15%~50% 的 VHL 患者死于肾癌。一项研究通过对肾透明细胞癌（CCRCC）基因组学拷贝数据和突变数据的分析，发现均有 VHL 的突变。随后同样对 VHL-RCC 进行研究分析，发现 VHL-RCC 有基因 3p13-26 区的缺失，由此说明了 *VHL* 基因的缺失可能导致了 VHL 病肾细胞癌。1993 年一位学者通过连锁分析方法将 *VHL* 基因定位于染色体 3p25-26，首次成功地克隆出 *VHL* 基因并证实 *VHL* 基因失活是 VHL 病的根本原因，并指出 98% 以上的 VHL 病中存在 *VHL* 基因失活。因此关于肾癌中 *VHL* 基因的研究逐渐成为目前国际上的热点，而 *VHL* 基因更成为了对肾细胞癌基因治疗的研究靶点。

2. *VHL* 基因的研究　人类 *VHL* 基因定位于染色体 3p25-26 区，全长约 15kb，其编码区由 3 个外显子、2 个内含子组成，其中第 2 外显子转录可变剪接的 mRNA。该基因编码长约 4.7kb 的 mRNA，其启动子不包含 TATA-CCAAT 盒，但在其启动子部位包含有 Spl、AP-2、PAX 和细胞核呼吸因子 1 等许多转录因子的结合位点。

VHL 基因是一个相当小的基因。和 *RET* 基因相反，*VHL* 基因是一个抑癌基因。基因型和表现型关系分析发现，*VHL* 基因完全或部分缺失者易患中枢神经系统血管母细胞瘤。*VHL* 基因的突变导致 VHL 病，发生率是 1/36 000。现在 200 多个不同的 *VHL* 基因突变已经被证实，基因的突变和缺失是 VHL 发病的主要原因。根据"二次打击学说"理论，*VHL* 基因发生缺陷后，肿瘤易在特殊易感组织中出现，包括中枢、视网膜、肾、胰、神经嵴来源细胞等；突变分析显示各种各样的突变包括错义突变，无义突变，基因内突变和碱基缺失。大多数嗜铬细胞瘤患者是由于 *VHL* 基因的错义突变引起的。

在目前已发现的靶蛋白中，对缺氧诱导因子 1（HIF-l）的研究最为深入。HIF-l 为缺氧应答的全局性调控因子，可促进多种细胞因子的 mRNA 转录增加，包括血管内皮生长因子（VEGF）、转移生长因子-α（TGF-α）、葡萄糖转运因子-1（GLUT-1）和血小板来源生长因子 b（PDGFb）等，这些细胞因子广泛参与细胞能量代谢、血管生长、细胞周期、细胞凋亡等生理过程，并与肿瘤的发生、发展密切相关。*VHL* 基因通过介导降解 HIF-1，间接地对各因子的转录起到抑制的作用，此途径被称为"VHL/HIF 通路（VHL/HIF pathway）"。通过对细胞因子的抑制，VHL 蛋白可行使抑制肿瘤细胞生长、抑制肿瘤血管生成、调节细胞周期等功能，*VHL* 基因的失活导致这些功能的丧失，有利于肿瘤的发生、发展。研究发现 hsRPB7 蛋白是 VBC 系统的另一种靶蛋白，hsRPB7 是人类 RNA 聚合酶 Ⅱ 的亚单位，具有促使转录起始的功能，因此 VHL 蛋白可通过抑制 RNA 聚合酶 Ⅱ 的活性直接抑制基因转录。该发现提示 *VHL* 基因在 VHL/HIF 通路外还有直接调控基因转录的功能。此外，多项研究还观察到 VHL 蛋白有调节细胞间接触抑制、抑制细胞运动性、促进细胞外基质形成等多种功能，这些功能都和抑制肿瘤的发生和转移有关。

3. *VHL* 基因的蛋白产物　*VHL* 基因编码产生的蛋白产物称作 VHL 蛋白(pVHL),此蛋白与现存数据库内的蛋白质无同源性。最初人们认为 VHL 蛋白包含 284 个氨基酸,现在证实为 213 个氨基酸,其分子量为 28~30kD,称为 p30 pVHLL 蛋白,即 pVHL30 由 213 个氨基酸残基编码;另外 *VHL* 基因还可编码产生分子量为 19kD 的蛋白,称为 p19 或 pVHLS 蛋白。p19 蛋白曾被认为是 p30 蛋白的降解产物,现证实 p19 蛋白是在 *VHL* 基因的第二转录起始位点(54 号密码子)上转录形成的异构体,即 pVHL19 从 54 号密码子开始编码,具有与 p30 蛋白相似的功能,但产生 p19 蛋白的原因尚不清楚。虽然 pVHL30 和 pVHL19 的功能特征至今未完全明确,它们在细胞中有不同的定位。pVHL19 较 pVHL30 对细胞核有更高的亲和力,pVHL19 主要定位在细胞核,而 pVHL30 则定位于细胞核和细胞质。在细胞质中,pVHL30 可通过微小管连接使可变剪接的 mRNA 在特异性组织中表达。同源性 VHL 也在小鼠、蠕虫和果蝇中被鉴定。

VHL 蛋白二级结构由位于 C 末端的 4 个 α-螺旋和位于 N 末端 7 个 β-折叠构成。其中 3 个 α-螺旋位于蛋白的一侧,构成了 α-区;另外 4 个 β-折叠和 1 个 α-螺旋位于一侧,构成了 β-区。这两个区域包含不同的蛋白结合位点:α-区可以与转录延长因子 B-C(Elongin B-C)复合物相连接,β-区可以与缺氧诱导因子 1α(HIF-1α)等底物分子相连接。

α-区和 β-区这两个区域的完整对 VHL 蛋白的功能有重要意义。经研究发现,pVHL 有很多功能,在不同的组织中发挥的功能不同,这主要与 pVHL 拥有的 α 功能区和 β 功能区有关,如 pVHL 是通过其 α-β 功能区之间的协同作用,从而发挥其对癌症的抑制作用。其中 α 功能区与 Elongin B、Elongin C、Cul2、Rbxl 和 NEDD 组成 E3 泛素连接酶体复合物(VEC),从而发挥其功能。而 β-功能区则与其他蛋白结合。目前已知在正常氧浓度的条件下,VEC 发挥其作用,将多聚泛素化尾共价结合到 HIF-1α 上,把与 pVHL 的 β-功能区结合的 HIF-1α 降解掉,但在缺氧和 VHL 突变导致 pVHL 失活时,HIF 不能被降解而积聚。又如,pVHL 对细胞周期的调控,通过对肾细胞癌的研究发现,缺乏 pVHL 的肿瘤细胞,即使在血清不足、接触抑制的情况下也不会进入细胞静止期,而是处于无限期的循环。而当导入 *wt-VHL* 基因之后,肿瘤细胞能够进入细胞静止期即结束细胞周期,因此推断 pVHL 在调控细胞周期中扮演重要角色。上述 VHL 病和肾癌中 *VHL* 基因的"突变热点"即发生在与蛋白结合的关键位点上,即 α-/β-区这两个功能区中。

另外,VHL 蛋白还可与 Elongin B-C 结合,而 Elongin A 同样也可与 Elongin B-C 的相同区域结合形成 Elongin ABC 复合物,该复合物具有加快转录速度的作用,因此人们曾经认为 *VHL* 基因的基本功能是通过与 Elongin A 竞争起到抑制基因转录的作用,该学说被称为"竞争抑制学说"。

但是近年来研究发现竞争抑制学说具有一定缺陷,具体表现在:①细胞中 Elongin B-C 的数量远大于 VHL 蛋白和 Elongin A,使 VHL 蛋白无法发挥竞争抑制的作用;②VHL 蛋白与 EloninB-C 结合位点包括 157~171 号密码子,此区域以外的变异不影响与 Elongin A 结合,而实际上 *VHL* 基因的变异区域远远超越这个范围;③对转录的调节应该在胞核中进行,但 VHL 蛋白主要分布在胞质中。因此"竞争抑制学说"受到质疑。

后来进一步研究发现,VHL 蛋白实际与 Elongin B-C、CUL2 蛋白组成 VBC(VHL-EloninB/C-CUL2)复合物,该复合物被证实属于 E3-泛素蛋白酶(E3-ubiquitin-proteasome)系统,参与人体内多种蛋白的降解过程,在该系统中,VHL 蛋白通过 β-区特异性识别并结合底物分子,通过 α-区与 Elongin B-C 结合并呈递底物分子,因此起到介导蛋白降解的作用。因此 VBC 复合物可参与降解多种蛋白,而介导蛋白降解被视为 VHL 蛋白的基本功能。

4. VHL 蛋白的生物学功能

(1) VHL 蛋白是 E3 泛素化连接酶的一个组分:VHL 蛋白没有酶活性,但它能够与许多其他蛋白结合从而发挥功能。蛋白质的泛素化需要由泛素活化酶 E1、泛素结合酶 E2 以及泛素连接酶 E3 共同作用完成。VHL 能够与 Elongin B、Elongin C、culcin2 以及 Rbx-1 形成 Elongin/culcin/VHL(ECV)复合体,其结构和功能类似于酵母中的 Skp1/Cdc53/F-box 蛋白(SCF)多重复合体,具有 E3 泛素化连接酶活性,能使蛋白质底物泛素化。在 ECV 复合体中 VHL 作为底物识别亚基发挥作用。转录因子 HIF 家族是 VHL 介导的泛素化蛋白中被研究最广泛可能也是最重要的一种底物蛋白。ECV 复合体通过 VHL 的 β-结构域识别并结合羟基化的 HIF1α,VHLE3 泛素化连接酶通过与 HIF1α 氧依赖降解(ODD)结构域的核心部位物理结合从而对 HIF1α 进行泛素化修饰,泛素化的 HIF1α 会迅速通过 26S 蛋白酶体途径降解。除了 HIF1α 之外,ECV 复合体还有其他一些靶蛋白,包括蛋白激酶 C(PKC)及过度磷酸化的 Rbp1 等。有研究表明,PKC 在调节 c-Jun 依赖的神经元细胞凋亡中具有重要作用,而后者是嗜铬细胞瘤细胞潜在的前体。Rbp1 是 RNA 聚合酶Ⅱ的一个亚基,RNA 聚合酶Ⅱ会在紫外辐射后被激活,与压力诱导的转录密切相关。当然,并不是所有的蛋白与 VHL 结合都会发生泛素化,相反有某些 VHL 突变与一些泛素化功能正常的肿瘤发生有关,其中也包括 HIF1α 泛素化正常的情况。例如,2C 型的 VHL 疾病患者 HIF1α 的泛素化并无异常,但他们出现嗜铬细胞瘤的可能性仍显著升高。所以,类似于 2C 型患者的 VHL 突变促进肿瘤发生可能不依赖于 ECV 复合体和 HIF 的功能。对 VHL 除介导蛋白泛素化外的其他功能进行调查,发现该蛋白的功能多样。

(2) VHL 参与细胞外基质(ECM)的调节:VHL 能够协助 ECM 的调控,在 ECM 环境中 VHL 的缺失能够使血管更容易浸润到肿瘤中,从而促进血管的生成。VHL 及纤连蛋白能够与整合素相互作用,从而共同调控 ECM。VHL 缺失的细胞中纤连蛋白的分泌量有所升高,但是作为 ECM 的一部分,它的组装是紊乱的,而在这些细胞中重新引入野生型的 VHL 能够使之恢复正常。因此,VHL 和纤连蛋白的相互作用缺失会导致 ECM 生成的缺陷。近期有报道称在 VHL 缺失的肾癌细胞中 ECM 的缺陷与 RhoA GTPases 活性的降低有关。VHL 还能够与胶原蛋白ⅠVα2(COL4α2)结合,VHL 缺失能够使 COL4α2 从 ECM 中消失,从而使 VHL 缺失的肿瘤进一步解除对 ECM 结构的控制。

(3) VHL 参与细胞增殖和凋亡的调控:有证据表明,VHL 的功能还涉及对凋亡调控因子的调节,包括肿瘤抑制因子 p53、核因子-κB(NF-κB)以及转录因子 E2F1。p53 与多种肿瘤如子宫颈癌的发生发展密切相关。在正常情况下,作为对 DNA 损伤或是其他刺激的应答,p53 能够促进细胞周期阻滞和细胞凋亡。在 CCRCC 中,伴随 VHL 缺失导致的 HIF2α 稳定能够促 Hdm2 对 p53 的抑制作用,这也是 VHL 调控细胞存活的一种可能的作用机制。另外,VHL 缺失能够使 NF-κB 的活性升高。NF-κB 活性升高能通过激活抗凋亡及增殖信号通路来促进肿瘤的发生,其在胰岛细胞凋亡及胰岛素抵抗中的作用也受到广泛重视。在正常情况下 VHL 能结合酪蛋白激酶 2(CK2)并促进 Card9 的磷酸化,而磷酸化的 Card9 是 NF-κB 的激动剂,据此研究人员提出了伴随 Card9 磷酸化的增强(通常伴随 VHL 的缺失)NF-κB 的活性也随之增强的作用机制。而在 VHL 缺失的 CCRCC 细胞中抑制 Card9 能使 NF-κB 的活性恢复正常,进一步证明了这种机制的可靠。此外,最近研究证实,VHL 能够与雄激素受体

（AR）相互作用,抑制其转录活性并抑制雄激素受体诱导的细胞增殖,但 VHL 并没有诱导雄激素受体的泛素化降解。

（二）*VHL* 基因的尿液检测

收集晨起中断清洁尿,装于洁净容器内作为提取 RNA 的尿液标本。采用相关的试剂盒提取各种标本中的 RNA。RT-PCR 将 RNA 逆转录成 cDNA,取模板 DNA 加入引物和聚合酶上机进行 PCR 扩增,取 $10\mu l$ 扩增产物于 2% 琼脂糖凝胶电泳 1 小时,与 Marker 比较观察样品中是否存在扩增的基因。

（三）*VHL* 基因与 VHL 病

1. 肾细胞癌　研究显示 24%~45% 的 VHL 患者患有肾细胞癌,且肾细胞癌是 VHL 病重要的死亡原因。虽然在最常见的不同 VHL 亚型(1 型和 2B 型)中肾细胞癌的危险性有变化,但肾细胞癌的终身患病率大约为 70%。与散发性肾细胞癌相比,VHL 病的肾细胞癌具有常累及双侧肾脏、多发病灶,肿瘤多为低度恶性透明细胞癌并且容易复发的特点。通过对 VHL 患者的肾脏组织病理学的研究发现,许多微观肿瘤病灶存在于外观正常的肾实质中,这就解释了为何在 VHL 患者中具有很高的患双侧及多发肾细胞癌的风险。在 VHL 病中,多发性肾囊肿是常见的,不过很少会损害肾功能,但是内层上皮细胞发育不良或引起原位癌可导致肾细胞癌的发病率增高,但并不是所有的肾囊肿最终都会发生癌变。许多肾细胞癌可以在症状出现之前,就通过每年肾脏影像学检查被发现,通常并不需要立即进行干预治疗,可以采取等待观察的方法。大多数小的肾肿瘤会缓慢长大(平均<2cm/年)。这时需定期检测肿瘤对个人肾脏的损害,直到其直径达 3cm 时,才行手术治疗或其他方法治疗。对于局限性肾脏肿瘤考虑行手术或能量切除疗法:其中可选择的手术方式有保留肾单位的手术、根治性双肾切除术辅以肾替代治疗;能量切除疗法包括:冰冻消融术、射频消融术以及高能聚焦超声疗法等。术中任何小的病灶在手术时能切除则切除,以延缓需要再次手术的时间。对于局部复发的肾细胞癌,可采用重复的肾部分切除术。重复的肾脏手术可能会影响肾功能,但可避免肾脏替代治疗(血液透析或肾移植)。但是 VHL 病所致的肾细胞癌倾向于双侧多发病灶,在肾部分切除术后,肿瘤有很高的局部复发率,而且有些患者保留肾单位的手术并不适合,只能选择双侧肾切除术。因此这种情况下肾脏替代治疗是必需的。肾移植已成功地进行,且随之的免疫抑制治疗并不对 VHL 病的进程造成不利影响。能量切除疗法对 VHL 病来说具有较大的优势,因为 VHL 病的患者肾细胞癌具有终生多发复发的潜能,这种保留肾单位的微创治疗手段既可以处理相应的病灶,又保留了肾功能。然而能量切除疗法仍是一种实验性技术,其有效性及安全性仍需进一步的研究。约 25% 患有肾脏高级别肾细胞癌的 VHL 患者会继发转移性病灶,对于转移性的肿瘤,推荐靶向治疗。目前常用的靶向治疗药物有 VEGF 及 PDGF 受体抑制剂(如舒尼替尼、索拉非尼及阿昔替尼)、VEGF 的中和抗体(贝伐单抗)及 mTOR 酶的抑制剂,该酶可抑制 HIF 的基因转录。有 VHL 病发病风险的人,从 16 岁起应该每 12 个月做一次腹部超声或 MRI 检查。虽然有其他的肿瘤敏感的方法,但超声波扫描更经济、方便、无辐射,可作为首选,可待超声发现异常,再行 CT 或 MRI 进一步检查。

2. 嗜铬细胞瘤　VHL 病患者患嗜铬细胞瘤的风险在 VHL 病不同的临床亚型及不同的 VHL 基因突变中各不相同,总体发生率为 7%~18%。和偶发的嗜铬细胞相比,VHL 病中的嗜铬细胞瘤具有双侧发生、多灶性和恶性率极低的特点。和 VHL 病的肾细胞癌相比,依据嗜铬细胞瘤大小而定的治疗方案仍没建立。一方面是因为 VHL 病中的嗜铬细胞瘤发生转移的概率低,另一方面儿茶酚胺的高低和肿瘤的大小没有明确的关系。有研究通过对 26 例行 36 次肾上腺部分切除术的 VHL 患者至少 5 年的随访,发现术后没有患者发生转移性嗜铬细胞瘤、3 例(11%)患者伴有局部复发、3 例(11%)患者需行对侧肾上腺部分切除术;3 例(11%)患者需类固醇维持治疗,虽然其复发率高,但是仍可以通过再次行肾上腺部分切除术或双侧肾上腺切除术或仅予观察。对 VHL 病的嗜铬细胞瘤可把嗜铬细胞瘤部分切除术作为首选手术方式,以避免全切带来的终生类固醇替代治疗的风险。对于需要替代治疗的须通过 ACTH 的检查分清类别,而给予相应盐皮质或糖皮质激素。早期治疗该病并不困难,但是如果没有及时治疗,就会对心血管系统造成不同程度的损害,增加手术、分娩及其他应激状态下的危险。对于高危人群应在幼儿时每年筛查嗜铬细胞瘤。据报道,测量血浆去甲肾上腺素水平是检测 VHL 病发生嗜铬细胞瘤最敏感的试验,从 2 岁起或当血压升高时每年应进行尿儿茶酚胺检查。影像学筛查也建议每 12 个月一次的腹部超声,如果生化结果或腹部超声异常,必要时建议行 MRI 进一步检查。

3. 中枢神经系统血管母细胞瘤　中枢神经系统血管母细胞瘤是 VHL 病的主要特征。60%~80%VHL 病患者会发生中枢神经系统的血管母细胞瘤,最常发生在小脑和脊髓,脑干幕上的病变很罕见。与散发病例相比,VHL 病小脑血管母细胞瘤患者具有发病年龄更早、多发,预后更差的特点。在显微镜下,血管母细胞瘤由大量的多边形沉浸在毛细血管网的基质细胞和来自中胚层衍生的胚胎期被阻止的血管母细胞组成。血管母细胞瘤相关的囊肿往往较早表现出临床症状,即使无临床症状,这种疾病也影响患者预后。对无症状的中枢神经系统血管母细胞瘤的患者可通过影像学进行密切的随访。中枢系统血管母细胞瘤是缓慢增长的良性肿瘤。但其增长速度是可变的,其中有些肿瘤可以沉寂若干年,因此去除无症状的病灶通常不是必须的。一般手术切除一个单一非主要位于小脑病变的效果都非常好,但手术治疗多中心的肿瘤和脑干的或椎管内肿瘤比较困难。尽管立体定向放射治疗血管母细胞瘤的效果尚未肯定且会发生一些不良反应,但对于小的非囊性的血管母细胞瘤及无法耐受手术者,却是可供选择的治疗方案。MRI 是诊断血管母细胞瘤的有效方法,对中枢神经系统血管母细胞瘤的筛查,建议根据临床情况,每 12~24 个月进行一次中枢神经系统的 MRI 检查。

4. 视网膜血管母细胞瘤　45%~59% 的 VHL 病患者发生该病,50% 的患者视网膜血管母细胞瘤为多发及双侧对称。该病和中枢神经系统血管母细胞瘤有相同的组织病理学表现。血管瘤的漏血或出血会导致视力的严重损害或视网膜脱落,治疗主要是针对确定无症状的血管瘤,以防止其逐渐增大或相关的并发症而影响视力。通常,小病灶治疗起来更容易成功且并发症更少,治疗方法有激光治疗或冷冻治疗。视神经旁的病灶很难治疗,但其生长较缓慢,通常需要进行长期的监测,只有发现视神经损伤时,才予以治疗;抗血管生成剂可能是一个常规治疗有禁忌的方法。对于那些 VHL 病患者或高危人群,在婴儿期或童年早期开始应每 12 个月进行仔细的眼科检查,以筛查视网膜血管母细胞瘤。

5. 胰腺病变及其他临床表现　胰腺病变可以是 VHL 病唯一的腹部表现,类型包括多发或单发囊肿、囊腺瘤和内分泌肿瘤等。其中多发性囊肿及胰腺囊腺瘤是 VHL 病在胰腺上较常见的表现。胰腺囊肿多进展缓慢,无症状的胰腺囊肿无需治疗,可定期随访。胰腺肿瘤在 VHL 病中的发生率为 5%~10%。胰腺癌的发病率很低,但预后极差。对于直径大于 3cm 的肿瘤推荐手术治疗。对 VHL 病的胰腺病变的随访,建议 12 个月行一次腹部超声。高达 20%~54% 的男性 VHL 患者发生附睾囊腺瘤,而且通常是双侧,常常是无临床症状可保守或手术治疗。女性患者可能发生阔韧带囊腺瘤或输卵管的囊腺瘤,但发病率不明。内淋巴囊肿瘤可以是散发病例,也可是 VHL 病的临床病变之一,两者均存在 VHL 基因的突变。普遍认为其来源于内淋巴囊和内淋巴管的上皮。其首发症状主要包括:听力受损、耳鸣、眩晕等,可通过内耳道 MRI 或 CT 发现。双侧的内淋巴囊腺瘤是 VHL 患者特征性的临床表现。MRI 上发现内淋巴囊腺瘤,应考虑手术或放射治疗;听力一旦丧失便很难恢复,所以对于听力的症状也应当及时发现并治疗以保护听力。

迄今尚无预防或治疗 VHL 病的有效药物。了解 VHL 基因的功能为发展潜在针对性药物开辟了道路。另外,VHL 基因可能有肿瘤抑制基因活性,就此深入研究,可为肿瘤的诊断和基因治疗又提供一个新的靶点,也可能对细胞凋亡的研究有意义。

四、前列腺癌基因 3

(一) 前列腺癌基因 3

前列腺癌基因 3(prostate cancer gene 3,*PCA3*)最初由 Bussemakers 等报道。该基因定位于第 9 号染色体上(9q21-22)。通过开放读码框(open reading frame,ORF)研究发现 *PCA3* 序列具有高密度终止密码子,具有长而连续的开放读码框,为一种非编码 mRNA。对正常前列腺,良性前列腺增生和前列腺癌及其转移灶进行的研究发现,*PCA3* 基因在 Pca 细胞和转移灶中均呈特异性高表达,在正常前列腺,良性前列腺增生细胞中则不表达或低表达。Hessels 等发现动脉,脑,乳腺,膀胱,结肠,十二指肠,心脏,肝脏,肺,卵巢,胰腺,胎盘,精囊,骨骼肌,皮肤,脊髓,脾脏及睾丸中均无 PCA3 表达,在前列腺组织中仅有弱阳性表达。在这项研究中,研究人员同时对 108 例血清 PSA>3μg/L 的男性进行了 PCA3 检测,显示在已确诊的 24 例 Pca 中,PCA3 的阳性率为 67%,特异性为 83%,阴性预期值为 90%。利用 uPM3 技术对上述结果进行了进一步验证,取得了一致的结果。利用实时定量 PCR 检测 Pca 组织中 PCA3 mRNA 表达,证实 Pca 组织中 PCA3 的表达是良性前列腺增生组织的 140 倍,在癌细胞数小于 10% 的癌组织中,PCA3 mRNA 水平较非恶性前列腺组织可上调 11 倍。PCA3 mRNA 在 Pca 细胞的高表达有利于血液、尿液、前列腺按摩液或精液中少数前列腺癌细胞的检测。

(二) 前列腺基因 3 的尿液检测

收集晨起中断清洁尿,装于洁净容器内作为提取 RNA 的尿液标本。采用 RNA 提取试剂盒提取各种标本中的 RNA,取提取的 RNA 加逆转录酶反应,取模板 DNA 加入引物和 Taq DNA 聚合酶,上机进行 PCR 扩增。扩增产物电泳分析于 2% 琼脂糖凝胶电泳 1 小时,与 Marker 比较观察样品中是否存在扩增的基因。

(三) 前列腺癌基因 3 检测的临床意义

1. PCA3 分数与前列腺癌体积和 Gleason 分级的关系 不同分期前列腺癌的治疗方法不同,治疗后患者的预后也是不同,晚期的前列腺癌复发的概率要大。所以对治疗后前列腺癌患者也要进行监测,及早发现复发的肿瘤,及早进行治疗,以便提高生存率。PCA3 对于前列腺癌的预测具有特异性和敏感性,在肿瘤侵略性上具有预测意义,将有利于指导临床医生对高危的前列腺癌患者进行主动监测。

有研究者对 96 例将要进行前列腺癌根治术(RP)的患者收集尿液,对 PCA3 和 PSA 进行检测,并定量分析 PCA3 分数。结果表明,PCA3 分数与前列腺癌总体积成正相关($r=0.269$,$P=0.008$),与前列腺癌 Gleason 分级评分也成正相关(分级评分≥7,$P=0.005$)。并且 PCA3 分数在小体积或者低级别前列腺癌(体积<5ml,Gleason 评分=6)中与显著的前列腺癌相比具有统计学差异($P=0.007$)。ROC 曲线表明 PCA3 分数可以区分小体积前列

癌($AUC = 0.757$)。经过对 190 例前列腺癌患者研究表明,PCA3 分数与 Gleason 分级评分也呈正相关(评分 ≤6 和 >6 的中位数分别为 31.8 和 49.5,$P = 0.002$)。也有学者通过对 106 例前列腺癌患者进行 RP 术前 PCA3 尿液检测,线性回归分析 PCA3 分数与肿瘤体积有显著相关性($r = 0.409$,$P < 0.001$),当 PCA3 分数 <25 时,与体积 <5ml 的肿瘤成正相关($OR = 3.33$,$P = 0.046$)。也有研究表明,PCA3 分数与 Gleason 分级评分和(或)前列腺癌体积没有相关性。一个国内研究对 99 例门诊和住院患者在直肠指检(DRE)后收集尿液进行 FQ-RT-PCR 分析 PCA3 mRNA 表达,35 例确诊前列腺癌患者中 PCA3 分数与 Gleason 分级评分和骨转移没有明显的统计学意义($P > 0.05$)。产生差异的原因目前是研究样本较小,尤其是国内研究样本小,应该在大样本下进一步研究。但是也说明,PCA3 分数在预测前列腺癌侵略性方面有着重要的作用和意义。除了在前列腺癌体积和 Gleason 分级评分上的预测作用,另有学者对 72 例将要行 RP 的患者进行肛肠指诊后收集尿液,分析 PCA3 分数,研究表明有囊外扩展(ECE)患者的 PCA3 分数比无 ECE 的患者要高(中位数分别为 48.8、18.7,$P = 0.02$)。在多变量分析中 PCA3 分数与囊外扩展具有相关性($P = 0.01$)。经过对 463 例患者进行重复活检,在高级别上皮内瘤变(HG-PIN)患者中 PCA3 分数为 47.9,低于活检阳性的患者(63.8),但高于阴性活检的患者(31.8)。PCA3 分数在 HG-PIN 患者中低于前列腺癌患者。HG-PIN 可能反映了早期前列腺癌前病变的分子变化。初始活检中为多病灶前列腺 HG-PIN,将在重复活检前列腺癌的检测中是一个强大的风险因素。因此,一些 HG-PIN 的患者实际上可能有前列腺癌,这导致 PCA3 得分增高。

有研究者对 120 例将要进行 RP 患者的进行 PCA3 分数检测,多病灶前列腺癌比单病灶前列腺癌有显著较高的平均 PCA3 分数($P = 0.007$),PCA3 分数随肿瘤病灶数量的增加而显著增高,同样,双侧发病的 81 例(79%)患者中平均 PCA3 得分显著高于单侧发病的患者。PCA3 评分与根尖和基底浸润,与双侧、多病性呈正相关。多变量分析显示多病灶是一个独立影响 PCA3 得分的因素($P = 0.012$)。PCA3 得分不仅能够预测现存的 PCa,预测癌症的分级、体积及可能的侵略性,还具有预测未来活检结果的作用,有研究表明,在 572 例第 2 年活检阴性,其中 57 例第 4 年活检阳性的样本中,将 PCA3 分数作为一个连续变量分析,PCA3 分数与其具有相关性($P = 0.0002$)。

2. PCA3 联合其他检查方法预测前列腺癌的效果 目前 PCA3 的研究还仅限于小样本,临床 PCA3 得分阈值的使用还不完美,而联合其他肿瘤标记物、影像学检查等手段将提高其诊断率。在一项研究中,将 PCA3 分数、总 PSA、前列腺体积纳入多因素 Logistic 回归模型分析,取得了最好的预测准确度,为 79.4%。另一项研究表明,154 例[血清 PSA($>4\mu g/L$)和(或)异常直肠指检]样本 PCA3 单独 ROC-AUC 为 0.60,在综合 PSMA、PSGR、PCA3 的模型中 AUC 为 0.74。再一项研究表明,在阴性活检和 PSA 水平持续升高的患者中,结合 MRI 结果指示穿刺位点,可以提高 PCA3 在诊断前列腺癌中的灵敏度。未来的研究中应当综合更多具有独立预测前列腺癌的因素,建议标准化预测模型,并通过大样本研究进行修订,得到最优的预测模型。

3. PCA3 与前列腺癌的治疗 前列腺癌根治术为早期、局限性前列腺癌的首选治疗手段。但是对于转移性、去势抵抗性前列腺癌则缺乏有效、特异的治疗方法。随着分子生物学技术的发展,分子靶向治疗为这一类 Pca 的治疗提供了新途径。因 PCA3 具有高度的 Pca 特异性,且 PCA3 启动子在 Pca 细胞中的高活性,故把 PCA3 应用于 Pca 的靶向基因治疗潜力巨大。有学者分离出一种 *PCA3* 基因的增强子,可特异性、负性地调节前列腺癌的转录,认为增强子可以使启动子的表达提高到 20 倍,这也使 PCA3 为基础的结构域成为未来前列腺癌基因治疗的理想候选对象。理论上,可将 PCA3 启动子与一个自杀基因相连,以腺病毒作为载体,利用 PCA3 启动子的 Pca 高度特异性,特异性转染 Pca 细胞,将 PCA3 启动子和自杀基因完整送至靶细胞内,使自杀基因得以表达,从而导致靶细胞死亡。此外,也有研究者认为全基因组关联研究(GWAS)可能提供生殖系统多态性,通过观察对治疗的反应,侵袭性,可预测患者临床疾病进展的风险,同时还通过影响多态性关键性基因的表达为 Pca 的基因治疗提供分子信息。有学者认为:应用微小 PCA3 启动子代替病毒原有启动子 E1A 基因构建溶瘤腺病毒 Ad·DD3-E1A,再配以治疗性基因白介素(interleukin,IL)-24 增强其抗肿瘤活性,形成腺病毒 Ad·DD3-E1A-IL-24,兼具前列腺特异性和出色的抗肿瘤活性,能通过诱导 Pca 细胞凋亡、抑制血管生成发挥抗肿瘤作用,因此 Ad·DD3-E1A-IL-24 可用于 Pca 的治疗。

目前就 PCA3 生物学特性、与前列腺癌的发病机制关系等方面还没有研究清楚,需要进一步的探索。PCA3 及其他肿瘤分子标志物及检查手段可能是应用于临床指导的最好方法。从目前获得的资料证明基因疗法在前列腺癌的治疗上具有巨大前景,并且一些策略是切实可行的,相关的研究仍在继续深入进行,但是由于缺乏高效特异的载体系统、靶基因以及存在潜在的安全性问题,前列腺癌的基因治疗仍面临很多挑战,相信随着对前列腺癌基因分子病理学机制的深入研究和分子生物学技术的进一步成熟与完善,基因治疗将最终会成为前列腺癌的一种非常有效的治疗手段。

五、MNCA9 基因

(一) MNCA9 基因的简介

MNCA9 基因是细胞膜表面的糖蛋白基因,属于碳酸酐酶家族成员,最早发现于宫颈癌 Hela 细胞系。现认为是一种致癌基因。在过去通过免疫组织化学方法研究发现,MNCA9 蛋白仅局限地表达于特定的恶性肿瘤(肾细胞癌和宫颈癌)及正常的胃黏膜上皮细胞中。在肾细胞癌的癌细胞中,如嗜色细胞型细胞癌、乳头状癌、透明细胞癌(RCC)中都有该基因的表达,而正常肾组织中无该基因表达,因此可以考虑将其作为 RCC 检测的一个生物学指标。肾细胞癌是肾脏最常见的肿瘤,也是泌尿外科的常见病和多发病。其诊断主要依据于影像学,缺乏早期转移的诊断方法。

临床常用的具有意义的 RCC 血清标志物包括:免疫抑制酸性蛋白、铁蛋白、血清铁、γ-烯醇酶、肌酐激酶 B、醛缩酶同工酶、红细胞生成素等。这些均为蛋白及免疫水平的指标,缺乏特异性及敏感性。最近虽有一些关于 RCC 转移相关基因的报道,如 CD44-V8-V10、nm23、VEGF、KAI-1 等,但缺乏诊断价值,且因其大部分表达于原位组织或转移组织中,在肿瘤晚期才能检测到,缺乏临床意义。而 MNCA9 基因已被多种实验证明为 RCC 的特异性基因标志物,在 RCC 的癌细胞组织中特异表达,因此可考虑将其作为具有诊断意义的标志物。且当少量 RCC 癌细胞转移到外周血液或尿液中时,可以通过敏感的 PCR 方法检测到癌细胞中的 MNCA9 基因,证实 RCC 的微转移即细胞水平的转移。MNCA9 为细胞膜表面的糖蛋白基因,包括 5' 侧翼序列总长度为 10.9kb,编码 11 个外显子。实验中不能将其全长进行扩增。我们选择了第 7~10 号的 4 个外显子共 293bp 片断为目的基因进行 RT-PCR 扩增。实验发现在 RCC 的癌细胞中均能检测到 MNCA9 基因的表达,尤其在透明细胞癌中,其表达率最高达 97%,而正常的肾组织中其表达率为 4%,这种高表达对诊断很有意义。对于一些影像学难于定论的肾占位或不明来源的转移病灶,可以通过细针穿刺取到少量组织,进行 RT-PCR 检测 MNCA9 基因,协助肾细胞癌的诊断,这种方法具有广泛的临床应用前景。在肾细胞癌患者的血液及尿液中检测到了 MNCA9 基因,证实这些肾细胞癌患者的尿液及血液中有 RCC 细胞存在,可先于一些常规方法了解其转移的可能性,推断预后。研究中发现 3 例已有肺转移的 RCC 患者,2 例(67%)血液中检测到 MNCA9 基因;而另外 42 例 RCC 患者中有 16 例血液中、6 例尿液中发现 MNCA9 基因,证明已有微小转移,预后不好,为进一步治疗提供了科学依据。

(二) MNCA9 基因的尿液检测

收集晨起中断清洁尿,装于洁净容器内作为提取 RNA 的尿液标本。采用核酸提取试剂盒提取各种标本中的 RNA。RT-PCR:MNCA9 基因的引物序列 5'-GCCGCTACTTCCAATAT-GAGGG-3'。5'-AACCAGGGCTAGGATGTCACCA-3'。RNA 逆转录成 cDNA:取提取的 RNA,加上 AMV 逆转录酶和其他试剂,反应 45 分钟。PCR 扩增:取模板 DNA,加入引物,Taq DNA 聚合酶,上机进行 PCR 扩增。取 $10\mu l$ 扩增产物(MNCA9 基因为 293bp)于 2%琼脂糖凝胶电泳 1 小时,与 Marker 比较,观察样品中是否存在 293bp 的 MNCA9 基因。

(三) MNCA9 基因的临床意义

在 RCC 的癌细胞中几乎都能检测到 MNCA9 基因的表达,尤其在透明细胞癌中,其表达率最高达 97%,而正常的肾组织中其表达率为 4%,这种高表达对诊断很有意义。对于一些影像学难于定论的肾占位或不明来源的转移病灶,还可以通过细针穿刺取到少量组织,进行 RT-PCR 检测 MNCA9 基因,协助肾细胞癌的诊断,这种方法具有广泛的临床应用前景。另外,MNCA9 基因是一种内源性缺氧标志物,肿瘤缺氧引起该基因表达产物增加,促进肿瘤血管生成、转移,因此,MNCA9 基因表达与肿瘤的侵袭性行为和预后密切相关。例如在肾细胞癌患者的血液及尿液中检测到了 MNCA9 基因,证实这些肾细胞癌患者的尿液及血液中有 RCC 细胞存在,可先于一些常规方法了解其转移的可能性,推断预后。有研究报道 3 例已有肺转移的 RCC 患者,2 例(67%)血液中检测到 MNCA9 基因;而另外 42 例 RCC 患者中有 16 例血液中、6 例尿液中发现 MNCA9 基因,证明已有微小转移,预后不好,为进一步治疗提供了科学依据。

除 RCC 外,MNCA9 基因还在肺鳞癌、膀胱癌等癌细胞中高表达,对这些肿瘤性疾病具有一定的诊断价值,为临床诊断和预后评估提供一个新的辅助方法。

六、CD44 基因

(一) CD44 基因的生物学特性

1. CD44 基因的结构　人类 CD44 基因位于 11 号染色体短臂上,由 10 个组成型外显子和 10 个变异型外显子组成,中间由内含子分隔。完整的基因组在染色体 DNA 上大约跨越 50kb。所有转录产物之中都含有组成型外显子,CD44 基因的外显子按表达方式可分为两种类型:一种是固定表达的组成型外显子,有 9~10 个,仅含组成型外显子的 CD44 转录体编码的蛋白质称为标准型 CD44(standard form cd44,CD44S),编码 361 个氨基酸(Aa),蛋白分子量为 80~90kD,主要在间质和造血源性细胞中表达,也在许多肿瘤细胞中表达。另一种是 V 区变异性剪接外显子,在基因组上位于第 5 和第 6 个组成型外显子之间,在染色体 DNA 上跨越 25kb。含有 V 区外显子的 CD44 转录子统称为 CD44 拼接变异体(variant form cd44,CD44V)。CD44V 可连续性转录,也可跳跃性转录,参加拼接的外显子可多可少,进而指导合成一种结构类似,但分子量大小及功能不同的 CD44 蛋白。目前研究发现人类至少存在 20 种 CD44 的可变剪切体。

各种 CD44 的分子量可达到 110～300kD,分布十分广泛,主要以上皮细胞为主,在肿瘤中,CD44V 亦有丰富的表达。V 区外显子的拼接方式非常特殊,既能以连续方式拼接,也能以跳跃方式拼接,参与拼接的 V 区外显子多少不一,从而使转录片段长短不一。目前通过 PCR 技术在许多细胞系中已发现十多种 CD44V,早期发现血细胞的 CD4 分子(CD44H)为标准型。最先取得克隆的拼接变异体是含有 CD44V8～10 的 CD44V,主要存在于上皮细胞,又称为上皮细胞型 CD44V(CD44E)。目前对 CD44 的研究较多,如 V3、V5、V6 等。

2. CD44S 与 CD44V 分子的结构特征　CD44S 广泛表达于脊椎动物体,编码产物由 363 个氨基酸组成,成熟 CD44 蛋白无信号肽区,分子量为 37.2kD,经过翻译后糖基化等加工后 CD44s 蛋白质分子量可达 80～100kD。该蛋白质有 3 个功能区,分别是由 72 个氨基酸组成的胞质区,由 21 个氨基酸组成的跨膜区以及由 270 个氨基酸组成的胞外区。从 cDNA 序列推测,CD44S 由 341 个 Aa 组成,N-末端起始于 21 位 Aa,前面 20 个 Aa 为信号肽,紧接着是胞质外区域的 248 个 Aa,第 249 位至 269 位的 21 个 Aa 是疏水性的,为跨膜区,其后是胞质内 C-末端尾部有 72 个 Aa。另外还有一种 CD44S 的短尾形式,其胞质内 C-末端尾部仅 3 个 Aa,这种 Aa 序列具有 I 类膜蛋白的特征。实验观察 CD44S 分子的合成过程,发现 CD44 分子首先被合成为 43kD 的蛋白前体,接着在内质网内进行 N-糖基化,形成 58kD 的 N-糖基化前体,其后在高尔基复合体进行 O-糖基化和其他翻译后修饰,形成最终的 85～95kD 分子。目前发现 10 个 V 外显子编码的氨基酸中有约 30% 的丝氨酸、苏氨酸残基,具有广泛潜在 O-糖基化位点,如:V6 具有潜在的 O-糖基化位点。在 V3 外显子序列分析中发现 Ser-Gly-Ser-Gly 片段,可结合硫酸肝素,结合硫酸肝素后的 CD44V 能与碱性成纤维细胞生长因子结合肝素的表皮生长因子结合,此结果提示这种 CD44 参与了传递细胞因子的过程。

3. *CD44* 基因的编码蛋白　CD44 是一种细胞表面的跨膜糖蛋白,其分布极为广泛,按分子量大小可分为 80～90kD、110～160kD 和 180～215kD 三类。主要功能是:①促进肿瘤生长,参与恶性肿瘤的生长与转移;②促进人类外周 T 细胞的活化和增殖,参与淋巴细胞的激活过程;③细胞黏附作用,可以使细胞与细胞、细胞与周围基质之间产生连接。④刺激 Ca^{2+} 动员和 CD44 与细胞骨架蛋白结合,并参与细胞伪足形成,增强了细胞转移能力。CD44 与透明质酸的受体结合形成复合物,并固定在细胞外间质以及基底膜上,同时与毛细小静脉的内皮细胞结合,使脱落细胞进入循环和淋巴系统。另外,透明质酸降解产物也可促进细胞脱落以及脱落的细胞进入循环和淋巴系统,提示与癌细胞浸润、转移相关。

4. CD44 的生物学功能　*CD44* 基因编码合成的 CD44 蛋白具有一系列功能,主要表现为下列几个方面,包括:①介导淋巴细胞与高内皮小静脉(HEV)结合,使淋巴细胞归巢;②参与同周围细胞和细胞间质成分如透明质酸、纤连蛋白、硫酸软骨素等的黏附作用;③激活淋巴细胞;④参与信号转导;⑤参与细胞的迁移与增殖;⑥调节药物的吸收以及细胞对药物的敏感性;⑦与肿瘤细胞的生长增殖和转移有关。这些过程涉及 CD44 与系列分子识别与互作。

CD44 的细胞外结构域可以与透明质酸、纤连蛋白、骨桥蛋白等结合;而细胞内结构域可以与锚蛋白、肿瘤抑制蛋白、ERM 家庭成员等结合,其可以看作是 CD44 和细胞骨架的交联体。细胞在细胞外基质中的黏附和移行是由 CD44 分子作为细胞表面受体与基质中的透明质酸结合这一功能决定的,同时 CD44 与透明质酸结合也是单核细胞向炎症和损伤组织移行的关键步骤。

此外，CD44 和某些病原菌中细胞壁或者荚膜多糖中的透明质酸相互作用促进病原穿透上皮细胞或血脑屏障。CD44 与下游相关分子互作介导细胞骨架重排，CD44 细胞质结构域可以选择性与细胞骨架膜结合蛋白 ERM、锚蛋白以及信号转导相关激酶相互作用，引起细胞骨架构型发生变化、促进细胞的运动或对相关细菌的吞噬。因此，CD44 在巨噬细胞、肿瘤细胞以及淋巴细胞穿越血管内皮迁移的过程中发挥重要作用。

近年来对于 CD44 在抗病原微生物感染方面的报道不断增多，但是 CD44 在机体内的广泛表达和多种可变剪切体的存在，使 CD44 在抗细菌感染的作用不尽相同。所涉及的病原菌以及所研究的部位不同，CD44 所起的作用可能不同。有学者用 *CD44* 敲除（CD44 KO）小鼠研究了 CD44 在结核分枝杆菌（*M. tuberculosis*）感染小鼠过程中的作用。该菌感染 CD44 KO 小鼠后，巨噬细胞迁移到结核分枝杆菌感染部位的能力减弱；通过流式细胞仪检测，CD44 蛋白能够直接与结核分枝杆菌结合，CD44 KO 小鼠巨噬细胞对结核分枝杆菌的黏附能力和吞噬能力下降。另外一方面的研究，CD44 在肺炎链球菌感染引起的肺炎中的作用，与野生型小鼠比较，CD44 KO 小鼠鼻内感染致死剂量的肺炎链球菌后表现为更高的存活率，同时肺组织中细菌载量更低，细菌向其他组织扩散的能力也下降，但是炎症因子应答和肺的病理损伤并没有差异。进一步用亚致死剂量接种，CD44 KO 型小鼠表现出对细菌更强的清除能力，肺部的病理损伤也更轻。研究人员探讨 CD44 在葡萄球菌肠毒素 B（*Staphylococcal* enterotoxin B，SEB）引起的肝损伤中的作用，发现 SEB 滴鼻攻毒后，肝 T 细胞、NK 细胞和 NKT 细胞 CD44 的表达水平上调，CD44 KO 小鼠表现为增强的肝损伤，同时炎症细胞在肝中的募集增强以及 TNF-α 和 IFN-γ 分泌增加。进一步研究 CD44 在 SEB 引起的急性肺损伤的作用，发现 SEB 滴鼻攻毒后，小鼠的肺单核细胞 CD44 的表达水平显著上调。CD44 KO 小鼠炎症细胞因子的表达下调和肺炎症细胞募集减少，同时 CD44 单抗对小鼠 SEB 引起的肺部损伤有一定治疗效果。也有研究人员证明大肠埃希菌在 CD44 KO 小鼠中的增殖速度显著降低，认为透明质酸与 CD44 的相互作用促进大肠埃希菌在 CD44 阳性的肾小管上皮细胞的黏附过程。

CD44 在炎症应答早期阶段调节炎症细胞的募集中也发挥了重要的作用。炎性细胞募集经历白细胞着边、捕获、滚动、活化、稳固的黏附和移行的步骤。炎症部位产生的趋化因子能快速激活 T 细胞表面的 CD44，被激活的 CD44 调节 T 细胞在内皮细胞表面的滚动过程，从而促进 T 细胞向炎症部位的募集。CD44 不仅参与调节细胞黏附与迁移，还可作为信号分子调控一些炎症因子的表达。CD44 的配体可以诱导细胞表面黏附分子的表达，刺激白细胞和薄壁细胞趋化因子和细胞因子的释放。已有证据表明 CD44 与透明质酸的结合活性影响细胞因子、趋化因子、生长因子和基质修饰酶的分泌。CD44 激活这些炎症因子表达的机制现在还未明确，可能的机制是 CD44 导致 IκB 的分解从而激活 NF-κB 信号通路。炎症应答的持续进行会对机体造成损伤，CD44 在炎症消除过程中发挥了作用。CD44 参与调节炎症清除过程可能有 3 种机制：CD44 可调节渗出性细胞的生存能力，CD44 提高杀伤性巨噬细胞吞噬凋亡细胞的能力，CD44 参与清除炎症部位的透明质酸。

不同结构的 CD44 蛋白功能可能有差别，如含 V8~V10 的 CD44V 蛋白，不能与透明质酸结合。目前，对不同结构的 CD44 蛋白的功能尚未完全明了。究竟是何种 CD44 蛋白参与了何种调节，至今尚不清楚，选择性剪切过程中的多样性 CD44 蛋白与细胞结合的多样性也表明其中有着重要的协同或调节功能。有研究认为，跨膜的 CD44 糖蛋白，其膜外成分的变异与细胞黏附及导向作用有关,而胞内的分子尾部则与活化 T 淋巴细胞的潜在作用有关,而且胞内分子长度可调节蛋白激酶 A/C 的位置,影响细胞的信号传递。

(二) CD44 基因的尿液检测

1. 标本收集与细胞学检查　收集每个研究对象的新鲜尿液 100ml,先取其中 1ml 离心后,用台盼蓝染色,显微镜下观察细胞活力情况并计数。其余尿液立即作 RNA 提取。膀胱癌患者另取尿液 10ml,按常规方法行尿脱落细胞检查。

2. 尿液脱落细胞 RNA 提取　立即将上述尿液低温离心,尿沉渣用 0.9%NaCl 液洗涤,重复离心。尿脱落细胞沉淀按文献方法提取总 RNA。

3. RT-PCR　取模板 RNA9. 5μl,下游引物(P_2)30μl,逆转录酶 1μl,置 20μl 反应体系,合成 cDNA。PCR 扩增:各取上述 cDNA 8μl 分放 s 管和 v 管,s 管引物为 P_1、P_2,v 管引物为 E_1、E_2,量均为 50pmol,各管加入 Taq DNA 聚合酶 2.5μl,在 50μl 反应体系中扩增。扩增条件:94℃ 1 分钟,5℃ 1 分钟,72℃ 1 分 30 秒,设置循环 40 个。阴性对照为反应体系中不加 cDNA 模板。

4. 以探针 P_3 对以 P_1、P_2 为引物的 RT-PCR 产物行 Southern 印迹杂交,按文献及试剂盒说明书进行。

(三) CD44 与肿瘤

近几年研究发现,CD44 主要在肿瘤细胞转移开始以后起作用,它的升高可以促进肿瘤细胞与其周围组织和细胞发生黏附,增强了肿瘤的浸润和转移能力。随着肿瘤的发展,CD44 及 CD44V 的表达逐渐增强,还可以诱导激活细胞内信号转导通路,使肿瘤细胞分泌蛋白水解酶降解细胞外基质,有利于肿瘤细胞的扩散和转移,CD44 尤其是 CD44V 的表达与恶性肿瘤的扩散和转移密切相关。人们应用多种分子生物学技术在喉癌、甲状腺癌、食管癌、肺癌、胃癌、大肠癌、乳腺癌、膀胱癌、肝癌、宫颈癌、卵巢癌等多种肿瘤组织中均发现 CD44V 的表达高于正常组织,并认为 CD44V 的表达与肿瘤的发生、发展以及预后密切相关。有学者应用免疫组织化学方法对 40 例喉癌组织分析发现,喉癌组织中 CD44 基因编码蛋白的表达明显高于喉正常黏膜。喉癌有淋巴结转移者 CD44 基因编码蛋白表达高于无淋巴结转移者,CD44 基因编码蛋白表达与喉癌淋巴结转移、临床分期和病理学分级呈正相关,说明 CD44 基因编码蛋白在喉癌的发生、发展及转移过程中起着协同、调控作用,有可能成为临床判断和评价预后的重要分子生物学指标。有研究结果表明,CD44 高表达的癌细胞转移能力明显高于 CD44 低表达的癌细胞;用 RT-PCR 的方法检测非小细胞肺癌中 CD44 mRNA 的过量表达,显示其与患者的年龄、性别、组织分化、TNM 分期及肿瘤大小无关,而与淋巴结转移有关,对患者的预后判断和术后放疗及化疗具有指导性作用。有学者用免疫组化法检测乳腺癌及人正常乳腺组织中 CD44 的表达。结果发现 CD44 在正常乳腺组织几乎不表达,在乳腺癌中高表达,而且在有淋巴结转移组和无淋巴结转移组的阳性率分别为 88.2% 和 42.1%,且有统计学意义。提示 CD44 在乳腺癌中表达增高,且同乳腺癌淋巴结转移相关。有学者认为,CD44V 是通过促进癌细胞与血管内皮细胞和细胞外基质的黏附来促进癌细胞向基质的侵袭,影响癌细胞的转移和运动能力。然而也有研究认为,CD44V 可能通过改变癌细胞的骨架结构,增强癌细胞的运动能力,进而导致癌细胞向周围组织转移,细胞表面 CD44 蛋白的表达是前列腺癌转移的重要信号。

目前 CD44 的研究还处于初始阶段,大部分研究倾向于把 CD44 基因作为一种新的分子标记物,国外已经在研究以 CD44 作为基因治疗的靶点。虽然 CD44 还不能单独作为肿瘤疾病和炎症早期确诊的标记物,但这将是未来热门研究的方向。相信对 CD44S 及各种 CD44V 的进一步研究将对肿瘤或炎症疾病的诊断和治疗提供新的解决方案。

七、miR-143

在分子生物学中,miR-143 是一个短链的 RNA 分子,在脊椎动物中高度保守。miR-143 与普通 miRNA 一样,可通过某些机制来调控其他基因的表达。此外,miR-143 还与心脏发育和肿瘤疾病相关。

(一) *miR-143* 基因的结构和生物学特性

1. *miR-143* 基因的结构　*miR-143* 位于人类染色体 5q32,与 *miR-145* 的位置十分接近,有推测认为两者可被转录成为双顺反子,因此越来越多的研究,尤其在肿瘤和细胞内信号通路的研究中,*miR-143* 和 *miR-145* 常作为共同研究的对象。人类 *miR-143* 在结构上与其他 mRNA 一样,均不编码蛋白,不含开放阅读框。*miR-143* 和 *miR-145* 同位于人类第 5 号染色体,具体位置分别在 5:148808481 ~ 148808586 和 5:148810209 ~ 148810296,两者距离较近,形成簇,发挥类似的作用。miR-143 和 miR-145 具有茎环结构的前体,根据剪切部位的不同可加工形成 miR-143-3p(21nt,miRbase)。

2. *miR-143* 基因的表达　*miR-143* 是血清反应因子的直接转录目标,如心肌蛋白和 nkx2-5。也有学者认为 *miR-143* 受到心脏跳动的表观调控。目前,研究较明确的是 miR-143-3p 和 miR-145-5p。其在多种肿瘤中呈低表达,包括结直肠癌、乳腺癌、前列腺癌、膀胱癌、胃癌、肺癌、食管癌、宫颈癌、胰腺癌、鼻咽癌、卵巢癌、骨肉瘤、脂肪肉瘤、尤文肉瘤和白血病等,通过与多个靶基因 *KRAS*、*c-Myc* 和 *ERK5* 等作用抑制细胞增殖、侵袭和转移,促进细胞凋亡,并能增加抗肿瘤药物的敏感性,发挥类似于抑癌基因的作用。

3. *miR-143* 基因的基因靶点　不少研究已指出 *miR-143* 的基因作用靶点,如 Klf4、ELK1 为促进转录的作用位点,ADD3、FNDC38、Raldh2/aldh1a2 位点均为抑制转录的作用位点,但其参与的病生机制有所不同,如 ADD3 与 F-肌动蛋白限制蛋白有关,FNDC38 在肿瘤转移中起作用,而 Raldh2/aldh1a2 主要参与心脏管状组织的构建。另外,KLF5、MAP3K7、TARDBP、UBE2E3 是一些未知的 *miR-143* 的保守结合位点。

(二) *miR-143* 基因的尿液检测

收集待检者的中断清洁晨尿,并置于 4℃ 保存。尿液样本于 3000rpm 离心 15 分钟,取上清置于已去 RNAase 处理的离心管中,-20℃ 保存。用 RNA 提取试剂盒提取 RNA:首先,取 750μl RiboEX-LS 加至 250μl 尿液上清中,充分混匀,15℃ 孵育 10 分钟。加 200μl 氯仿震荡 15 分钟,15℃ 孵育后,将该混合物 12 000rpm 离心 10 分钟。随后将上清转移至一个新的去 RNAase 小管中。接着加等量异丙醇,15℃ 孵育 20 分钟,将混合物 7500rpm 离心 5 分钟。去上清,留取沉淀并干燥。最后用 DEPC 处理水将已晾干的 RNA 溶解,并于-80℃ 保存备用。以上所有操作务必在化学通风橱内进行。用分光光度计测量 260nm 及 280nm 波长范围的吸光度,检测 RNA 浓度和纯度。然后用 2% 琼脂糖凝胶水平平板 RNA 电泳分离并分析。通常用 DNase Ⅰ 试剂盒进行 DNase Ⅰ 处理以去除基因组 DNA,避免干扰结果。

用 poly(A)聚合酶将总的 RNA 提取物转化为 cDNA,37℃ 使其多聚腺苷酸化 1 小时。接着用特异性引物和逆转录酶进行 cDNA 的合成。人类 5sRNA 将作为标准量化 miRNA 表达的内部对照。分析采用 2×SYBR Green PCR Master Mix。首先进行 40 个热循环,95℃ 中变性 15 秒,60℃ 中退火 1 分钟。溶点曲线分析评价反应的特异性。

（三）miR-143 基因的临床意义

1. **miR-143 基因与心脏发育**　miR-143 在心脏发育过程中起到重要作用。小鼠胚胎干细胞可分化发育成心脏祖细胞,而 miR-143 是这类细胞中最为丰富的一种 miRNA。有学者认为平滑肌细胞的发育演变也与 miRNA 紧密相关。心脏祖细胞向血管平滑肌细胞转化前,miR-143 与 miR-145 在心脏祖细胞中共转录,而一般情况下的血管平滑肌细胞是不会从增殖和静止两种分化状态中转换的。此外,心脏的形态发育同样需要 miR-143 的参与。例如,斑马鱼的心室发育就离不开 miR-143 的调节,其中机制主要与抑制 add3 有关,而基因缺陷将导致心力衰竭。同时,miR-143 的表达被认为是由心脏跳动所调控的。Miyasaka KY 等发现,斑马鱼心跳停止,可直接影响 miR-143 表达,而心脏复跳后,miR-143 的表达也得到恢复。所以,全面了解 miR-143 有助于对心血管疾病的研究和探索。其中,心血管平滑肌的可塑性是动脉粥样硬化等心血管疾病的病理生理基础。研究显示,大动脉瘤患者,其 miR-143 和 miR-145 的表达与对照组相比显著降低。

2. **miR-143 基因与肿瘤**　肿瘤的发生通常与 miR-145 表达改变有关。然而两者之间的确切关系仍不是很清楚。在肝细胞癌模型中,癌转移时 FNDC38 表达受到抑制,同时观察到 miR-143 表达上调。但是在其他癌症模型中,miR-143 和 miR-145 表达都有所下降。而癌症早期模型也提示,在癌症的某些阶段,两者的表达主要呈下降趋势。这些都表明 miR-143 和 miR-145 参与了肿瘤的形成。另外,研究还表明,miR-143 经修饰后(即 miR-143BP),活性更强,且能抵御核酸酶的降解。最重要的是,在大肠癌细胞中,miR-143BP 可发挥抑制肿瘤的作用。这一发现使 miR-143 有望成为未来肿瘤治疗中的新型 RNA 药物之一。

八、miR-155

miR-155 是由宿主基因 *MIR155* 或 *MIR155HG* 基因编码的在人类体内表达的一种微小 RNA。miR-155 在病理生理过程中发挥着重要的作用。通过外源性分子控制体内 miR-155 的表达可抑制恶性增殖和病毒性感染,然而也会加速心血管疾病的进程。

（一）miR-155 的结构和生物学特性

1. **miR-155 的生物起源**　MIR155HG RNA 转录产物中并未包含较长的开放阅读框(open reading frame,ORF),然而转录产物中却存在一个由非完全配对碱基构成的茎环结构,该结构在各个物种中都是保守的。目前,非编码 RNA(non-coding RNA,ncRNA)被称为原始 miRNA(primary-miRNA,pri-miRNA)。一旦 miR-155 转录,其转录产物将被细胞核微处理器复合物剪接。该复合物的核心成分是Ⅲ型核糖核酸酶 Drosha 和 DGCR8 蛋白。最终产生由 65 个核苷酸构成的茎环状前体 miRNA(precursor miRNA,pre-miR-155)(图 13-1)。pre-miR-155 分子经输出蛋白-5 作用从细胞核向核外转移,接着又被 Dicer 切割于环状终端的位置,最终形成两个分别由 22 个核苷酸组成的双链体。Dicer 切割后,Argonaute（Ago）蛋白结合短链 RNA 双链体,进一步形成一个多亚基复合物,即 RNA 诱导的沉默复合体(RNA-induced silencing complex,RISC)。类似于 siRNA 双链体的形成,随从链(miR-155*)被释放并降解,而另一条模板链或成熟 miRNA(miR-155)则保留于 RISC 中。

目前的研究数据显示,pre-miRNA 发卡结构的双臂分子均可转化为成熟的 miRNAs。由于越来越多的证据证明,两个功能性的成熟 miRNA 可从同一个 pre-miRNA 的不同长臂加工处理而来,因此 pre-miR-155 产物多以长臂的 5' 和 3' 命名,例如:miR-155-5p 和 miR-155-3p(图 13-2)。一旦 miR-155-5p/-3p 组装到 RISC 中,这些分子就能通过碱基互补配对反应来识别各自相应的信使 RNA(messenger RNA,mRNA)。最终,miR-155-5p/-3p 作为 RISC 的接合器,使相应的 mRNA 结合到该复合体上,就能抑制这些 mRNA 的翻译,或者通过脱腺苷酸化反应使其降解。

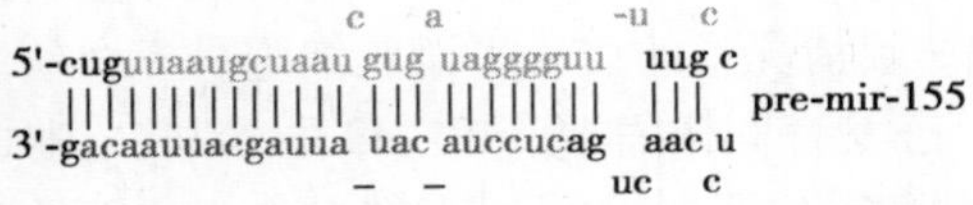

图 13-1　核苷酸茎环状的前体 miRNA(precursor miRNA,pre-miR-155)

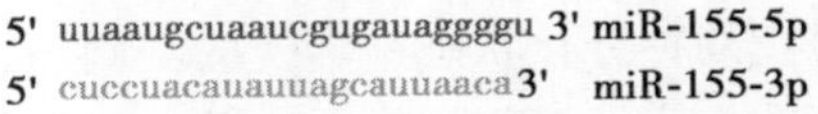

图 13-2　pre-miR-155 产物:miR-155-5p 和 miR-155-3p

2. miR-155 的结构和功能　miR-155 是 *MIR155HG* 基因第 3 个外显子的转录加工产物,即位于人类 21 号染色体的非编码转录本 BIC(B-cell integration cluster,B 细胞整合簇)第三个外显子内,其表达水平受 BIC 的转录水平和 miRNA 加工等调控。*BIC* 是一个不含开放读码框的基因,过表达 *BIC* 可促进细胞异常增殖。该基因由 3 个外显子和 2 个内含子构成,编码一个进化上保守的非编码 RNA,该 RNA 不含有为蛋白质编码的阅读框架,但含有 miR-155 序列,故该 RNA 为 miR-155 的原始 RNA 序列。miR-155 成熟单链序列为 5'-UUAAUGC-UAAUCGUGAUAGGGG-3',它通过种子序列 UUAAUGC 与靶 mRNA 互补配对,由此对靶基因发挥抑制性转录后调控作用。正常生理条件下,miR-155 能促进造血干细胞和 B 淋巴细胞的分化,但在肿瘤细胞中高表达则能促进肿瘤细胞的生长、侵袭和转移。

基于靶 mRNA 序列同源性和进化保守性,应用 Targetscan 软件预测到了 440 个 miR-155 的靶分子,但是这些潜在的靶分子还需要体内外试验进一步验证。通过免疫共沉淀和荧光素酶报告基因等技术方法,超过 100 个 mRNA 分子已被证实直接受 miR-155 调节,其中一部分靶 mRNA 分子指导合成的蛋白直接或间接参与了肿瘤的发生、发展、侵袭和转移。例如 miR-155 通过抑制 *MAD1*、*MX1*、*ROX/MNT* 等基因的表达,促进 *myc* 基因活性,促进细胞增殖。Eis 等发现 miR-155 与 BIC 的表达水平在霍奇金淋巴瘤、弥漫大 B 淋巴瘤中发生上调。

3. miR-155 的进化保守性　早前就进化发育方面的分析指出,pre-miR-155 和 miR-155-5p 的序列在人类、小鼠和鸡中是保守的。目前补充的序列相关数据显示,包括哺乳类、两栖类、鸟类、爬行类、海鞘、海七鳃鳗在内的 22 个不同的生物物种,其表达的 miRNA155-5p 均具有保守性。因此,这类 miRNA 在跨不同物种间的保守性如何仍然不清楚。

4. miR-155 的组织分布　Northern blot 的分析发现 pri-miR-155 除了在人的脾脏、胸腺中表达,在肝、肺、肾中也有表达。随后的聚合酶链式反应(polymerase chain reaction,PCR)实验更进一步证明,miR-155-5p 在目前所研究的人类器官中均有表达。在小 RNA 克隆文库中,对所有器官系统中表达的 miRNA 进行比对检测,发现 miR-155-5p 是五种 miRNAs(miR-142,miR-144,miR-150,miR-155 and miR-223)之一,在 B 细胞、T 细胞、单核细胞和粒细胞等造血细胞中具有特异性。综上结果,miR-155-5p 在多种组织和细胞类型中表达,并且发挥了造血等多种生物学功能。尽管目前就 miR-155-3p 表达水平的研究并不多,但是有研究证实 miRNA 在造血细胞中表达水平较低。另外 PCR 分析发现,miR-155-3p 在人类组织中的表达水平与 miR-155-5p 相比降低 20~200 倍。虽然 miR-155-3p 的功能仍被大大忽视,仍有一些研究者认为在某些细胞,如星形胶质细胞和浆样树突状细胞中,miR-155-5p 和-3p 可从 pre-miR-155 转化为成熟的功能性分子。

（二）miR-155 的尿液检测方法同 miR-143

（三）miR-155 与疾病

miR-155 是一个典型的多功能 miRNA。到目前为止，越来越多的实验证据表明 miR-155 参与了血细胞生成、炎症和免疫等多种生物学过程。

1. miR-155 与炎症　miR-155 参与多种炎症过程。人单核细胞中细菌脂多糖（LPS）可以诱导 miR-155 的增高。巨噬细胞和单核细胞中炎症介质 IFN-β，poly IC 和 TNF-α 可以激活 JNK 通路诱导 miR-155 的升高。正常人成纤维细胞中炎症细胞因子 TNF-α、IL-1β 可以诱导 miR-155 的升高而 TGF-β 则下调其表达。巨噬细胞是实体肿瘤组织中主要的炎症成分，这些与肿瘤相关的巨噬细胞内转录因子 C/EBP 明显升高同时伴有 miR-155 的下降，荧光素酶报告基因法证实 *C/EBP* 是 miR-155 的直接靶基因。

风湿性关节炎（RA）是一种慢性的自身免疫性疾病，有研究发现 RA 患者的滑液成纤维细胞和组织内，miR-155 和 miR-146a 的表达水平高于骨关节炎患者。在体外用 TNF-α，IL-1β，LPS 和 poly IC 作用后，miR-155 的表达水平将进一步升高。LPS，IL-1β 和 TNF-α 诱导 miR-155 的过表达，而升高的 miR-155 降低导致组织损伤的 MMP1，MMP3 产物。RA 患者滑液中 CD14$^+$ 的单核/巨噬细胞的表达水平是外周血 CD14$^+$ 细胞的 4.4 倍。提示 miR-155 可能是一种保护性的 miRNA，在局部降低 MMPs 的表达，从而控制炎症对组织的损伤。*H. pylori* 是人胃黏膜最主要的病原菌。*H. pylori* 感染经由 NF-kappa B，AP-1 通路增加胃黏膜细胞株和胃黏膜组的 miR-155 的表达。升高的 miR-155 负性调节 IL-8 的释放。

2. miR-155 与免疫　miR-155 在活化的 B 细胞、T 细胞以及单核/巨噬细胞中均有高表达，能够调节骨髓细胞（包括巨噬细胞、单核细胞、中性粒细胞）的活化、增殖和分化。下调 TIR 信号通路中 TAB2、Ripk1、IKK、和 Fas 死亡相关蛋白调节骨髓细胞的活化，通过下调血细胞发育相关的转录因子 Cutl1，Arntl，Picalm，Jarid2，Csf1r，HIF1α，Cebpβ，Bach1 和 PU.1 调节骨髓细胞的增殖。miR-155 在淋巴细胞发育，B、T 细胞反应过程中起到不可或缺的作用。有研究者在 miR-155 敲除小鼠模型中发现，T 细胞依赖抗体反应和细胞因子产物都相应减少。miR-155 的作用在 T 细胞发育早期并不明显，但对 T 细胞的分化和增殖至关重要。在 CD4$^+$T 细胞中 miR-155 抑制 IFN-c 通路，促进 CD4$^+$T 细胞的 Th1 分化。miR-155 敲除动物不具有获得性免疫反应，细胞因子 Th2 和转录因子 c-maf 表达升高导致 T 细胞向 Th2 表型分化。miR-155 对 B 细胞介导的免疫反应也十分重要，在 miR-155 敲除动物体内转录因子 AID、PU.1 的高表达导致 B 细胞功能缺陷，丧失了产生 IgG1 抗体、TNF-α 和淋巴细胞毒素-α/β 的能力。

3. miR-155 与肿瘤　大量的实验证据表明 miR-155 在许多的肿瘤性疾病中都有过表达，在肿瘤的发生过程中起到重要作用，而且主要起到癌基因的作用。几种机制可以解释这种生物学活性，如在 T 细胞白血病 Jurkat 细胞和乳腺癌细胞 MDA-MB-453 中 miR-155 阻断 caspase-3 活性，从而有效地抑制凋亡。TP53INP1 是一种核内蛋白，能够通过活化 caspase-3 诱导细胞周期停滞和凋亡。miR-155 过表达可以下调 TP53INP1 的表达水平，抑制凋亡。

4. miR-155 与 B 细胞淋巴瘤　BIC RNA 在人类正常的淋巴组织中低表达，但在各种 B 细胞恶性肿瘤，包括霍奇金淋巴瘤和非霍奇金淋巴瘤的某些亚型中高表达。BIC/miR-155 在霍奇金淋巴瘤的 R-S 细胞，变异性结节性淋巴细胞为主型霍奇金淋巴瘤的淋巴细胞和组织细胞中均为高表达。绝大部分的非霍奇金淋巴瘤不表达 BIC/miR-155，但是在原发性纵隔 B 细胞淋巴瘤（PMBL），弥漫性大 B 细胞淋巴瘤（DLBCL）和小儿 Burkitt's 淋巴瘤中可见 BIC 的表达。DLBCL 是成人非霍奇金淋巴瘤最主要的类型，约占所有淋巴肿瘤的 40%。基因表达研究和免疫组织化学染色诊断将 DLBCL 划分为两种分子亚型——生发中心 B 细胞样亚型（GCB）和活化 B 细胞样亚型（ABC）。ABC-亚型的预后比 GCB-亚型的差。BIC/miR-155 在 ABC-亚型中的表达高于 GCB-亚型细胞株，提示 miR-155 可能与预后相关。有研究发现在 ABC-亚型中 42 种基因的下调都与 miR-155 的高表达相关，预测其中的 9 个基因为 miR-155 的靶基因，这些靶基因中一些涉及到免疫系统和致癌作用。*SHIP1* 就是其中的一个靶基因，TNF-α 拮抗剂可以有效地降低 miR-155 的表达，恢复 SHIP1 表达水平抑制肿瘤细胞增殖。

5. miR-155 与白血病　急性髓细胞样白血病（AML）的 M4 和 M5 亚型患者骨髓母细胞的 miR-155 为高表达。有学者建立了两个小鼠模型用于研究 miR-155 和 AML 之间的关系。向小鼠体内注射 HSCs 增加 miR-155 表达能扩增骨髓内的粒细胞/单核细胞。此外，将 miR-155 转导入小鼠巨噬细胞株 RAW264.7 内导致了大量基因的失调。其中包括 89 个 miR-155 的靶基因，PU.1 和 C/EBPβ 已经证实与造血和骨髓增生障碍有关。PU.1 在巨噬细胞和 B 细胞的分化与活化以及髓细胞性白血病的发生过程中起重要作用，因此，PU.1 可能具有癌基因活性。此外，C/EBPβ 作为转录因子在 AML 发生过程中也起到了重要的作用。在慢性淋巴细胞性白血病（CLL）中 miR-155 也有过表达，虽然 miR-155 在 CLL 中的作用仍不清楚，但在 CLL 患者中 miR-155 可有 5.3~23 倍的升高。

6. miR-155 与实体肿瘤　miR-155 在几种实体肿瘤中高表达，如甲状腺癌、乳腺癌、结肠癌、宫颈癌、胰腺导管腺癌（PDAC）和肺癌。在肺癌中 miR-155 还是一个不良预后的分子标志。甲状腺癌是指甲状腺四种恶性肿瘤中的任一种，包括乳头状癌，滤泡癌，髓样癌和未分化癌。对各种不同类型甲状腺癌的 miRNA 表达谱分析发现与正常甲状腺组织相比 miR-155 在乳头状癌，滤泡癌和未分化癌中分别升高了 9.5 倍、5.5 倍和 13.2 倍。甲状腺乳头状癌的 miR-155 的高表达同时伴有 *BRAF*，*RAS* 和 *RET/PTC* 基因的突变。PDAC 中 miR-155 的表达与正常胰腺组织比有 10~14 倍的升高。胰腺癌早期 TP53INP1 缺失，诱导 TP53INP1 过表达后可见细胞凋亡和细胞周期停滞。PDAC 和癌旁组织中 TP53INP1 的 mRNA 表达水平相似，而癌组织中未见 TP53INP1 蛋白的表达，表明 miR-155 有效地抑制了 TP53INP1 转录后的翻译。

7. miR-155 与心血管疾病　肾素-血管紧张素系统和其效应分子血管紧张素 Ⅱ 在调节小动脉血管收缩、血压、醛固酮分泌和肾脏功能等方面起到了重要的作用。AT1R 介导血管紧张素 Ⅱ 的大部分生理效应。AT1R 的表达主要受到转录后机制的调节。用 miR-155 转染人肺成纤维细胞降低了内源性 AT1R 的表达水平。荧光素酶报告基因法检测，发现 miR-155 能够与 AT1R mRNA 的 3′ UTR 结合，抑制蛋白的翻译。在同卵双生的 21 三体患者体内发现 miR-155 的过表达、AT1R 的降低以及低血压症状，这些发现提示 miR-155 功能低下可能与高血压和心血管疾病有关。

8. miR-155 与病毒感染　目前已有大量的实验证据表明 miRNAs 也可以由病毒基因组编码。至今为止，已知的病毒 miRNAs 来源于的双链 DNA 病毒有疱疹病毒属、多瘤病毒属以及腺病毒属。病毒 miRNAs 可以干扰受感染细胞的 mRNAs，从而调节基因表达。Yin 等在对表达 Ⅲ 型和 Ⅰ 型潜伏基因的 EBV 阳性的 B 淋巴细胞和 EBV 阴性的 B 淋巴细胞的研究中发现，Ⅲ 型 EBV 阳性的 B 淋巴细胞有 miR-155 的过表达。由 EBV 诱导的过表达 miR-155 能够通过调节转录调节基因改变基因的表达。抑制转录因子 BACH1 和 miR-155 其他的靶基因可能是疱疹病毒属保守的活性。REV-T 是一种肿瘤逆转录病毒，在 REV-T 诱导的 B 细胞淋巴瘤中 miR-155 异常高表达。过表达的 miR-155 下调 JARID2 mRNA 水平,促进细胞增殖,减少细胞凋亡。

miR-155 的上述功能具有组织和细胞特异性,即在不同的肿瘤组织细胞中具有促进或抑制肿瘤发生发展的能力。miR-155 有望为抗肿瘤药物设计提供新的分子靶点,为恶性肿瘤的治疗开辟新的途径。

九、miR-223

miR-223 是与造血功能密切相关一种短链 RNA 分子,主要作用于骨髓血液系统的发育过程。同时,miR-223 可积极促进粒细胞的分化。在肿瘤方面,miR-223 主要抑制肝癌和白血病的发生发展。研究表明,胃黏膜相关的淋巴组织发生淋巴癌转移通常与 miR-223 高表达有关。在某些癌症中,肿瘤负荷加重、病情恶化及预后差均与 miR-223 表达下调密切相关。miR-223 参与的疾病还有很多,如风湿性关节炎、败血症、2 型糖尿病、肝脏缺血疾病等。

(一) miR-223 的生物学特性及功能

1. miR-223 的生物学特性　miR-223 最初作为生物信息链上的一个因子而被认识。随后 miR-223 被认为是造血系统中不可或缺的一部分。这主要得益于它与骨髓的基因相似,而且可受骨髓转录因子 PU. 1 和 C/EBPα 蛋白的调控。有研究发现,miR-223 几乎专一性地在主要的造血器官骨髓中表达,在肝脏和脾脏中也有少量表达,而在胸腺中几乎无表达;相应的 miR-223 在髓细胞谱系($Gr-1^+$、$Mac-1^+$)中表达,在 T、B 淋巴细胞系和红细胞系($CD3e^+$、$B220^+$、$Ter-119^+$,单个而言)中几乎观察不到其表达。同时 miR-223 在未分化祖细胞 Lin^- 中的表达低于 Lin^+,表明其在细胞谱系分化中被诱导。Fazi 等应用 Northern 印迹检测发现 miR-223 在 T、B 淋巴细胞系表达缺失,而在构成 50%~70% 成熟粒细胞的外周血单核细胞和 BM 细胞(免疫记忆 B 细胞)中特别是 BM $CD34^-$ 中高表达,这意味着 miR-223 与粒细胞分化谱系相关。

同表达基因一样,miR-223 的转录也同样受到调控。miR-223 的表达水平受竞争性结合其上游区域的 CCAAT-盒结合蛋白核因子 I(NFI-A)和 CCAAT 增强子结合蛋白 a(C/EBPa)的调控,因为其前体(pre-miR-223)的启动子中存在 CAAT 作用元件。其中 NFI-A 是 miR-223 的靶点,并可抑制 miR-223 的表达,而维 A 酸诱导 C/EBPa 激活可竞争性替代 NFI-A 而上调 miR-223。也有的研究者认为类似"骨髓基因(myeloid gene)"的 miR-223 受骨髓转录因子 PU. 1 和 C/EBPs 的调节;鼠 miR-223 前体的启动子活性受 PU. 1 和 C/EBP 的高度诱导,而红细胞系转录因子 GATA-1 抑制其活性,进一步证实了 miR-223 的髓细胞表达特性。有人报道了由原癌基因 *AML1/ETO* 介导 miR-223 的表观遗传学沉默。他们对 AML 患者的白血病细胞进行了分析,发现 t(8;21)移位(产生 *AML1/ETO* 融合基因)的患者 miR-223 的表达较低。进一步的研究表明,异位表达 miR-223、对 AML1/ETO 进行 RNA 干扰或者采用去甲基化处理都可以增强 miR-223 的表达并恢复其调控粒细胞分化能力。

miR-223 可选择性作用于不同人群基因中 AU 富集的转录元件。经研究验证,RhoB mRNA 才是 miR-223 最具特异性的作用靶点。另外,研究发现,miR-223 主要通过调节 FBXW7 蛋白的表达,进一步调控细胞周期素 E 的合成。然而,过表达 miR-223 反而会降低 FBXW7 mRNA 表达水平,进而增加内生性细胞周期素 E 的蛋白表达量及其活性。

此外,miR-223 通过调控其靶基因的表达,参与造血系统分化和机体免疫反应,在人体的健康和疾病中扮演重要角色。有研究者对 miR-223 缺陷型小鼠的研究发现,miR-223 靶向调

节转录因子 *Mef2c* 基因,抑制髓系祖细胞增殖,并且防止粒细胞过成熟。FELLI 等在研究 miR-223 对红细胞生成的作用时发现,miR-223 靶向调节 LMO2(红细胞生成必需因子)。在红细胞生成过程中,miR-223 表达水平下降,解除对 LMO2 的抑制作用,促进红细胞生成。LI 等的研究证明在单核/巨噬细胞分化过程中,miR-223 靶向调节丝/苏氨酸激酶 IKKα。炎症刺激后,miR-223 表达水平降低,其靶基因 *IKKα* 表达增加,单核细胞通过非经典的 NF-κB 途径分化为巨噬细胞,参与机体的免疫反应。

2. miR-223 的生物学功能

(1) 造血作用:过去的几年里,miR-223 在骨髓造血方面发挥的作用一直广为研究。miR-223 在粒细胞分化、成熟、功能发挥等过程均起到微调作用。而人类的粒细胞分化主要受到 miR-223 及两个转录因子,分别是 NFIA 和 C/EBPα 的调节。这两个因子的结合机制存在竞争关系,例如,NFI-A 使 miR-223 维持低水平,而 C/EBPα 则上调 miR-223 的表达。以上所述的 C/EBPα 竞争结合及粒细胞分化,其背后都受到一种负反馈机制的调节,即:miR-223 抑制 *NFI-A* 基因的翻译。根据基因表达谱显示,在单核细胞、红细胞和巨细胞分化期间,这些细胞的成熟往往伴随着 miR-223 表达的降低。其中,miR-223 的下调是红细胞生成过程中,尤其是在红系祖细胞和红系前体细胞水平上增殖、分化阶段所必需的。正是这种下调机制,促进了红细胞的生成及关键蛋白 LMO2 的翻译,进而导致红细胞和巨噬细胞分化的双向调节。

(2) 骨代谢:miR-223 在破骨细胞分化过程中也发挥了至关重要的作用。具体而言,miR-223 的表达抑制了破骨前体细胞向破骨细胞分化,于是利用这些过剩的破骨细胞活性可能成为治疗骨代谢异常疾病的潜在治疗靶标。

(二) miR-223 的尿液检测方法同 miR-143

(三) miR-223 与疾病

1. 癌症　miR-223 在肝细胞癌、慢性淋巴细胞性白血病、急性髓性淋巴细胞白血病、胃黏膜相关淋巴组织(mucosal-associated lymphoid tissue,MALT)淋巴瘤以及复发性卵巢癌中的表达通常受到抑制。综合分析肝细胞癌的分子发生机制,可以发现其 miR-223 的下游靶点为 Stathmin 1(STMN1)。更重要的是,在报道的 STMN1 3' 非翻译区,miR-223 可抑制区域的荧光素酶活性。由此,miR-223 下调可通过 STMN1 的染色体不稳定产生更广泛的效应,而使疾病进一步向肝细胞癌发展。

miR-223 阻止 *E2F1* 基因的翻译,进而导致细胞周期进程受到抑制,转而进入髓系分化阶段。急性髓系白血病(AML)的 miR-223 表达下调,从而使 *E2F1* 基因过表达。过表达的 *E2F1* 基因可与 miR-223 启动子结合,并通过负反馈调节,进一步减少 miR-223 表达。*E2F1* 的过表达可使细胞更易分化,从而促进致癌事件的发生。另外,研究表明,胃 MALT 淋巴瘤和复发性卵巢癌主要与 miR-223 高表达有关,因此,miR-223 将有可能成为这些肿瘤疾病的新型生物学标志。

2. 类风湿关节炎　风湿性关节炎患者 T 淋巴细胞中的 miR-223 过表达,可见 miR-223 在该类型细胞中的表达水平也是影响病情发生发展的原因之一。

3. 败血症　有一些研究发现,miR-223 和 miR-146a 在败血症患者中的表达水平,与系统性炎症患者或健康对照组相比明显降低。这也表明,miR-223 或可作为鉴别败血症和系统性炎症的生物标记。

4. 糖尿病　一项 miRNA 表达的定量分析显示,在胰岛素抵抗的 2 型糖尿病患者心脏中,miR-223 的表达持续下调。这种作用直接影响了 miR-223 对 Glut4 和血糖代谢的调节作用。

5. 肝脏缺血　有研究发现,肝脏缺血再灌注可能是 miR-223 表达改变致肝病的一种形式。相关性分析结果显示,肝脏缺血再灌注的血清标志物水平与 miR-223 的表达水平成显著的正相关关系。预测 miRNA 的靶 mRNA,可能成为下游靶点的有:脂酰辅酶 A 合酶家族3、酪氨酸蛋白激酶 A1、ras 同族体基因家族 B 等。

近年来 miRNA 在多种疾病发生、发展、耐药和预后方面研究的不断深入,对于 miR-223 在疾病的诊断及治疗上的作用有了深入的了解,但 miRNA 的调控机制较为复杂,需要从多方面对其进行深一步的探索和求证。此外,miR-223 能否成为疾病诊断新的诊断标志物,以及能否成为疾病基因治疗的有效靶点,具有重要的研究意义。

（张维贞　董蓉　饶玲玲　李嘉宇　税灵）

参 考 文 献

1. Schmitt FC, Vielh P. Molecular biology and cytopathology. Principles and applications. Ann Pathol, 2012, 32 (6):e57-e63,e444-e450.

2. An M, Gao Y. Urinary Biomarkers of Brain Diseases. Genomics Proteomics Bioinformatics, 2015, 13 (6): 345-354.

3. Sanguedolce F, Cormio A, Bufo P, et al. Molecular markers in bladder cancer:Novel research frontiers. Crit Rev Clin Lab Sci,2015,52(5):242-255.

4. Sanguedolce F, Cormio A, Brunelli M, et al. Urine TMPRSS2:ERG Fusion Transcript as a Biomarker for Prostate Cancer:Literature Clin Genitourin Cancer,2016,14(2):117-121.

5. Martens-Uzunova ES, Böttcher R, Croce CM, et al. Long noncoding RNA in prostate, bladder, and kidney cancer. Eur Urol,2014,65(6):1140-1151.

6. Filip S, Pontillo C, Peter Schanstra J, et al. Urinary proteomics and molecular determinants of chronic kidney disease:possible link to proteases. Expert Rev Proteomics,2014,11(5):535-548.

7. Phelan MM, McLean L, Hurst JL, et al. Comparative study of the molecular variation between 'central' and 'peripheral' MUPs and significance for behavioural signalling. Biochem Soc Trans,2014,42(4):866-872.

8. Jung HJ, Kwon TH. Molecular mechanisms regulating aquaporin-2 in kidney collecting duct. Am J Physiol Renal Physiol,2016,311(6):F1318-F1328.

第十四章

尿液基因组学

第一节　基因组学概述

　　李宝键教授在《展望 21 世纪的生命科学》中谈到基因组研究计划的重要性时,引用 *Science* 上"第三次技术革命"中的一句话:"下一个伟大时代将是基因组革命时代,它正处于初期阶段。"在当前的研究水平上,只要涉及生命体重要现象的课题,几乎离不开对基因及其作用的分析。2000 年 6 月 26 日,英美两国首脑会同公私两大人类基因组测序集团向世人正式宣告,人类基因组的工作草图已绘制完成。科学家把这作为生命科学进入新时代的标志,即后基因组时代(post-genome era)。

一、基因组学及其研究内容

　　基因组(genome)一词是 1920 年 Winkles 从 genes 和 chromosomes 组成的,用于描述生物的全部基因和染色体组成的概念。1953 年 Watson 和 Crick 发现 DNA 双螺旋结构,标志分子生物学的诞生,随着各学科的发展,当前生物学研究进入新的时代,在生物大分子水平上将不同的研究技术和手段有机的结合以攻克生物学难题。

　　基因组研究可以理解为:①基因表达概况研究,即比较不同组织和不同发育阶段、正常状态与疾病状态,以及体外培养的细胞中基因表达模式的差异,技术包括传统的 RTPCR,RNase 保护试验,RNA 印迹杂交,但是其不足是一次只能做一个。新的高通量表达分析方法包括微点阵(microarray),基因表达序列分析(serial analysis of gene expression,SAGE),DNA 芯片(DNA chip)等;②基因产物-蛋白质功能研究,包括单个基因的蛋白质体外表达方法,以及蛋白质组研究;③蛋白质与蛋白质相互作用的研究,利用酵母双杂交系统,单杂交系统(one-hybrid system),三杂交系统(three-hybrid system)以及反向杂交系统(reverse hybrid system)等。

　　1986 年美国科学家 Thomas Roderick 提出了基因组学(genomics),指对所有基因进行基因组作图(包括遗传图谱、物理图谱、转录图谱)、核苷酸序列分析、基因定位和基因功能分析的一门科学。因此,基因组研究应该包括两方面的内容:以全基因组测序为目标的结构基因组学(structural genomics)和以基因功能鉴定为目标的功能基因组学(functional genomics)。结构基因组学代表基因组分析的早期阶段,以建立生物体高分辨率遗传、物理和转录图谱为主。功能基因组学代表基因分析的新阶段,是利用结构基因组学提供的信息系统地研究基因功能,它以高通量、大规模实验方法以及统计与计算机分析为特征。随着 1990 年人类基因组计划(Human Genome Project,HGP)的实施并取得巨大成就,同时模式生物(model organisms)基因组计划也在进行,并先后完成了几个物种的序列分析,研究重心从开始揭示生命的所有遗传信息转移到从分子整体水平对功能的研究上。第一个标志是功能基因组学的产生,第二个标志是蛋白质组学(proteome)的兴起。

(一) 结构基因组学研究内容

结构基因组学(structural genomics)是基因组学的一个重要组成部分和研究领域,它是一门通过基因作图、核苷酸序列分析确定基因组成、基因定位的科学。遗传信息在染色体上,但染色体不能直接用来测序,必须将基因组这一巨大的研究对象进行分解,使之成为较易操作的小的结构区域,这个过程就是基因作图。根据使用的标志和手段不同,作图有三种类型,即构建生物体基因组高分辨率的遗传图谱、物理图谱、转录图谱。

1. 遗传图谱　通过遗传重组所得到的基因在具体染色体上线性排列图称为遗传连锁图。它是通过计算连锁的遗传标志之间的重组频率,确定它们的相对距离,一般用厘摩(cM,即每次减数分裂的重组频率为1%)来表示。绘制遗传连锁图的方法有很多,但是在DNA多态性技术未开发时,鉴定的连锁图很少,随着DNA多态性的开发,使得可利用的遗传标志数目迅速扩增。早期使用的多态性标志有RFLP(限制性酶切片段长度多态性)、RAPD(随机引物扩增多态性DNA)、AFLP(扩增片段长度多态性);20世纪80年代后出现的有STR(短串联重复序列,又称微卫星)DNA遗传多态性分析和20世纪90年代发展的SNP(单个核苷酸的多态性)分析。

2. 物理图谱　物理图谱是利用限制性内切酶将染色体切成片段,再根据重叠序列确定片段间连接顺序,以及遗传标志之间物理距离[碱基对(bp)、千碱基(kb)或兆碱基(Mb)]的图谱。以人类基因组物理图谱为例,它包括两层含义,一是获得分布于整个基因组30 000个序列标志位点(STS,其定义是染色体定位明确且可用PCR扩增的单拷贝序列)。将获得的目的基因的cDNA克隆,进行测序,确定两端的cDNA序列,约200bp,设计合成引物,并分别利用cDNA和基因组DNA作模板扩增;比较并纯化特异带;利用STS制备放射性探针与基因组进行原位杂交,使每隔100kb就有一个标志;二是在此基础上构建覆盖每条染色体的大片段:首先是构建数百kb的YAC(酵母人工染色体),对YAC进行作图,得到重叠的YAC连续克隆系,被称为低精度物理作图,然后在几十个kb的DNA片段水平上进行,将YAC随机切割后装入黏粒的作图称为高精度物理作图。

3. 转录图谱　利用EST作为标记所构建的分子遗传图谱被称为转录图谱。通过从cDNA文库中随机条区的克隆进行测序所获得的部分cDNA的5'或3'端序列称为表达序列标签(EST),一般长300~500bp。一般来说,mRNA的3'端非翻译区(3'-UTR)是代表每个基因的比较特异的序列,将对应于3'-UTR的EST序列进行RH定位,即可构成由基因组成的STS图。截止到1998年12月底,在美国国家生物技术信息中心(NCBI)数据库中分布的植物EST的数目总和已达几万条,所测定的人基因组的EST达180万条以上。这些EST不仅为基因组遗传图谱的构建提供了大量的分子标记,而且来自不同组织和器官的EST也为基因的功能研究提供了有价值的信息。此外,EST计划还为基因的鉴定提供了候选基因(candidantes)。其不足之处在于通过随机测序有时难以获得低丰度表达的基因和在特殊环境条件下(如生物胁迫和非生物胁迫)诱导表达的基因。因此,为了弥补EST计划的不足,必须开展基因组测序。通过分析基因组序列能够获得基因组结构的完整信息,如基因在染色体上的排列顺序,基因间的间隔区结构,启动子的结构以及内含子的分布等。

（二）功能基因组学研究

功能基因组学（functional genomics）又被称为后基因组学（postgenomics），它利用结构基因组所提供的信息和产物，发展和应用新的实验手段，通过在基因组或系统水平上全面分析基因的功能，使得生物学研究从对单一基因或蛋白质的研究转向多个基因或蛋白质同时进行系统的研究。这是在基因组静态的碱基序列弄清楚之后转入基因组动态的生物学功能学研究。研究内容包括基因功能发现、基因表达分析及突变检测。基因的功能包括：生物学功能，如作为蛋白质激酶对特异蛋白质进行磷酸化修饰；细胞学功能，如参与细胞间和细胞内信号传递途径；发育上功能，如参与形态建成等。采用的手段包括经典的减法杂交，差异筛选，cDNA 代表差异分析以及 mRNA 差异显示等，但这些技术不能对基因进行全面系统的分析。新的技术应运而生，包括基因表达的系统分析，cDNA 微阵列，DNA 芯片等。鉴定基因功能最有效的方法是观察基因表达被阻断或增加后在细胞和整体水平所产生的表型变异，因此需要建立模式生物体。

比较基因组学（comparative genomics）是基于基因组图谱和测序基础上，对已知的基因和基因组结构进行比较，来了解基因的功能、表达机制和物种进化的学科。利用模式生物基因组与人类基因组之间编码顺序上和结构上的同源性，克隆人类疾病基因，揭示基因功能和疾病分子机制，阐明物种进化关系，及基因组的内在结构。目前从模式生物基因组研究中得出一些规律：模式生物基因组一般比较小，但编码基因的比例较高，重复顺序和非编码顺序较少；其（G+C）% 比较高；内含子和外显子的结构组织比较保守，剪切位点在多种生物中一致；DNA 冗余，即重复；绝大多数的核心生物功能由相当数量的同源蛋白承担；同线性（synteny）连锁的同源基因在不同的基因组中有相同的连锁关系等。模式生物基因组研究揭示了人类疾病基因的功能，利用基因顺序上的同源性克隆人类疾病基因，利用模式生物实验系统上的优越性，在人类基因组研究中的应用比较作图分析复杂性状，加深对基因组结构的认识。此外，可利用诱变技术测定未知基因，基因组多样性以及生物信息学（bioinformatics）的应用。

（三）蛋白质组学研究

基因是遗传信息的携带者，而全部生物功能的执行者却是蛋白质，它有自身的活动规律，因而仅仅从基因的角度来研究是远远不够的，必须研究由基因转录和翻译出蛋白质的过程，才能真正揭示生命的活动规律，由此产生了研究细胞内蛋白质组成及其活动规律的新兴学科——蛋白质组学（proteomics）。蛋白质组（proteome）是由澳大利亚麦考瑞（Macquarie）大学的 Wilkins 和 Williams 于 1994 年首先提出，并见于 1995 年 7 月的 *Electrophoresis* 上，指全部基因表达的全部蛋白质及其存在方式，是一个基因、一个细胞或组织所表达的全部蛋白质成分，蛋白质组学是对不同时间和空间发挥功能的特定蛋白质群体的研究。它从蛋白质水平上探索蛋白质作用模式、功能机制、调节控制以及蛋白质群体内相互作用，为临床诊断、病理研究、药物筛选、药物开发、新陈代谢途径等提供理论依据和基础。

蛋白质组学旨在阐明生物体全部蛋白质的表达模式及功能模式，内容包括鉴定蛋白质表达、存在方式（修饰形式）、结构、功能和相互作用方式等。它不同于传统的蛋白质学科，是在生物体或其细胞的整体蛋白质水平上进行的，从一个机体或一个细胞的蛋白质整体活动来揭示生命规律。但由于蛋白质具有多样性和可变性，复杂性，低表达蛋白质难以检测等，应该明确其研究的艰难性。总体上研究可以分为两个方面：对蛋白质表达模式（蛋白质组成）研究，对蛋白质功能模式（目前集中在蛋白质相互作用网络关系）研究。对蛋白质组研究可以提供如下信息：从基因序列预测的基因产物是否以及何时被翻译；基因产物的相对浓度；翻译后被修饰的程度等。由于蛋白质数目小于基因组中开放阅读框（open reading frame，ORF）数目，因此提出功能蛋白质组学（functional proteomics），功能蛋白质指在特定时间、特定环境和试验条件下基因组活跃表达的蛋白质，只是总蛋白质组的一部分。功能蛋白质组学研究是位于对个别蛋白质的传统蛋白质研究和以全部蛋白质为研究对象的蛋白质研究之间的层次，是细胞内与某个功能有关或某种条件下的一群蛋白质。

对蛋白质组成分析鉴定，要求对蛋白质进行表征化，即分离、鉴定图谱化，包括两个步骤：蛋白质分离和鉴定。双向凝胶电泳（2-DGE）和质谱（MS）是主要的技术。近年来，有关技术和生物信息学在不断并迅速开发和发展中。蛋白质组研究技术体系包括：样品制备；双向聚丙烯酰胺凝胶电泳（two-dimensional polyacrylamide gel electrophoresis，2-D PAGE）；蛋白质的染色；凝胶图像分析；蛋白质分析；蛋白质组数据库。其中三大关键是：双向凝胶电泳技术、质谱鉴定、计算机图像数据处理与蛋白质数据库。

二、与基因组学相关学科诞生

随着基因组学研究的不断深入，人类有望揭示生命物质世界的各种前所未知的规律，完全揭开生命之谜，使之为人类的社会经济服务。基因组研究和其他学科研究交叉，促进一些学科诞生，如营养基因组学（nutritional genomics）、环境基因组学（environmental genomics）、药物基因组学（pharmacogenomics）、病理基因组学（pathogenomics）、生殖基因组学（reproductive genomics）、群体基因组学（population genomics）等。其中，生物信息学正成为备受关注的新型产业的支撑点。

生物信息学是以生物大分子为研究对象，以计算机为工具，运用数学和信息科学的观点、理论和方法去研究生命现象、组织和分析呈指数级增长的生物信息数据的一门科学。研究重点体现在基因组学和蛋白质两个方面。首先是研究遗传物质的载体 DNA 及其编码的大分子量物质，以计算机为工具，研究各种学科交叉的生物信息学的方法，找出其规律性，进而发展出适合它的各种软件，对逐步增长的 DNA 和蛋白质的序列和结构进行收集、整理、发布、提取、加工、分析和发现。由数据库、计算机网络和应用软件三大部分组成。其关注的研究热点包括：序列对比，基因识别和 DNA 序列分析，蛋白质结构预测，分子进化，数据库中知识发现（knowledge discovery in database，KDD）。这一领域的重大科学问题有：继续进行数据库的建立和优化；研究数据库的新理论、新技术、新软件；进行若干重要算法的比较分析；进行人类基因组的信息结构分析；从生物信息数据出发开展遗传密码起源和生物进化研究；培养生物信息专业人员，建立国家生物医学数据库和服务系统。20 世纪末生物学数据的大量积累将推动新的理论发现或重大科学发现。生物信息学是基于数据库与知识发现的研究，对生命科学带来革命性的变化，对医药、卫生、食品、农业等产业产生巨大的影响。

邹承鲁教授在谈论 21 世纪的生命科学时讲到，生物学在 20 世纪已取得巨大的发展，数理科学广泛而又深刻地深入生物学的结果在新的高度上揭示了生命的奥妙，全面改变了生物学的面貌。生物学不仅是当前自然科学发展的热点，进入 21 世纪后将仍然如此。科学家称 21 世纪是信息时代。生物科学和信息科学结合，无疑是多个学科发展的必然结果。

第二节 表观遗传学

表观遗传学(epigenetics)是与遗传学(genetics)相对应的概念。遗传学改变是指基于基因序列改变所致基因表达水平变化,如基因突变、基因杂合丢失和微卫星不稳定等;而表观遗传学改变则是指基于非基因序列改变所致基因表达水平变化,如DNA甲基化和组蛋白修饰等;表观基因组学(epigenomics)是在基因组水平上对表观遗传学改变的研究。DNA甲基化因其与人类发育和肿瘤的密切关系,已经成为表观遗传学和表观基因组学的重要研究内容。所谓DNA甲基化是指在DNA甲基化转移酶的作用下,将S-腺苷甲硫氨酸提供的甲基基团共价结合到CpG二核苷酸的胞嘧啶5'-碳位上的过程。人类基因组序列中的CpG二核苷酸主要以两种形式存在:一种分散在DNA序列中,并且总是处于甲基化状态,如Alu重复序列(DNA序列中有限制性内切核酸酶Alu I的识别序列AGCT,所以称为Alu重复序列);另一种则以大小为300~3000bp且富含CpG二核苷酸的CpG岛的形式存在,由于这些CpG岛通常位于基因的转录起始位点(启动子或第一外显子)附近并可能参与了基因的表达调控,因而受到人们的广泛关注,特别是CpG岛异常高甲基化所致抑癌基因转录失活以及异常低甲基化所致原癌基因的激活已经成为肿瘤研究中的热点问题。

人类表观基因组协会(Human Epigenome Consortium,HEC)于2003年10月正式宣布开始投资和实施人类表观基因组计划(Human Epigenome Project,HEP)。HEP的提出和实施,标志着与人类发育和肿瘤疾病密切相关的表观遗传学和表观基因组学研究又跨入了一个新的台阶。HEP不仅可进一步完善人类基因组注释,而且对于进一步了解人类发育机制的本质,探寻与人类发育和肿瘤疾病相关的表观遗传学机制具有重要而深远的实用价值。

DNA甲基化是表观遗传学和表观基因组学的重要研究内容,HEP的主要任务就是绘制出人类基因组中甲基化可变位点(methylation variable positions,MVP)图谱,即不同组织和疾病状态下,5-甲基胞嘧啶出现及分布频率的图谱,以系统地研究DNA甲基化在人类表观遗传、胚胎发育、基因组印记及肿瘤发生中的重要作用。

近些年,随着DNA甲基化研究的深入,DNA甲基化分析方法层出不穷,按其原理的不同,主要可分为依赖于甲基化敏感的限制性内切酶技术、依赖于DNA序列分析的检测技术和依赖于甲基化芯片、质谱的检测技术等。了解研究方法的原理、适用范围和优缺点将有利于研究者根据自身不同需求和设备条件来选择有效方法来满足研究的需要。以下从表观基因组学研究的角度,重点介绍基因组水平甲基化的研究方法。

一、依赖于甲基化敏感的限制性内切酶技术

(一) 甲基化敏感的限制性指纹技术

甲基化敏感的限制性指纹(methylation sensitiverestriction fingerprinting,MSRF)结合限制性酶切和PCR技术,可以从基因组水平筛选差异的甲基化片段。步骤如下:将基因组DNA用Mse I(DNA甲基化非敏感性酶)进行单酶切,同时将基因组DNA用Mse I和BstU I进行双酶切,将两组酶切产物分别以9条随机引物两两配对(共36种组合)进行PCR扩增,然后观察差异的扩增片段。Mse I可识别并切割TTAA序列,可将基因组DNA切割成小片段,但能保持CpG岛的完整性。BstU I识别并切割CGCG序列,fEi对甲基化敏感,甲基化的

CGCG 可避免被切割。因此,CpG 甲基化的片段可由随机引物进行 PCR 扩增,相反,CpG 非甲基化的片段因被 *Bst*U I 切割而无 PCR 产物扩增,因此,可显示相应细胞及组织类型中的差异甲基化片段。

该方法的优点是几乎可以检测全基因组所有 CpG 岛,但需进行大量的 PCR 扩增,操作过程较为烦琐。目前,该方法主要被用于筛选新的差异甲基化片段,然后对其进行后续鉴定,进一步确认差异甲基化片段与基因转录间的关系。

鉴于 MSRF 显著的优缺点,本实验室通过多次重复实验,从 36 对引物中筛选出了 5 对引物,这 5 对引物所扩增的 PCR 产物经非变性聚丙烯酰胺凝胶电泳分析,所显示的条带适中,主次分明,重复性好,并且能检测不同细胞株甲基化差异等特点,然后以变性高效液相色谱代替 MSRF 中的非变性聚丙烯酰胺凝胶电泳,以乳腺癌和结直肠癌作为代表,成功检测出了癌组织基因组 CpG 岛甲基化谱的特异性改变,从而为基因组水平甲基化谱标志物的寻找以及研究甲基化与肿瘤发生发展转移的关系提供了高通量、新的技术平台,拓宽了 MSRF 的应用范围。

(二) 限制性标记基因组扫描

1991 年报道了限制性标记基因组扫描(restriction landmark genomic scanning,RLGS)方法,并将其用于印记基因的鉴定,随后其被应用于检测全基因组 CpG 岛甲基化状态的改变。这种方法联合使用了限制性内切酶及二维电泳技术。其过程是:先用甲基化敏感的限制性内切酶 *Not* I 消化基因组 DNA,由于 *Not* I 识别 GCGGCCGC 序列,并且可以被重叠的 CpG 甲基化阻断,因而可以使得 CpG 岛的甲基化位点被保留,然后用同位素进行末端标记,再经甲基化不敏感的酶如 *Eco*R V 进行切割,进行一维电泳,随后再用更高频的甲基化不敏感的内切酶如 *Hinf* I 切割,进行二维电泳,这样甲基化的部分被切割开并在电泳时显示出条带,得到 RLGS 图谱与正常对照比较,缺失条带即为甲基化的可能部位。

RLGS 已经被用于分析乳腺癌、卵巢癌、肝癌等肿瘤中异常甲基化的改变,该方法还可同时分析不同肿瘤中甲基化模式的异同和寻找肿瘤内 DNA 甲基化的新靶点,由于新发现的甲基化新靶点的作用尚不清楚,因此其需要后续进一步分析确定。此外,RLGS 图谱不能完全确认所缺失的片段是由于甲基化所致还是由于 DNA 本身缺失所致且结果分析复杂,不易解释。

(三) 甲基化间区位点扩增

甲基化间区位点扩增(amplification of intermethylated sites,AIMS)于 2002 年首次报道,该方法采用甲基化敏感和甲基化不敏感的同裂酶(isoschizomer)裂解以及接头(adaptor)引物扩增甲基化间区序列,此方法可通过改变接头引物的序列控制扩增带的复杂程度,且所得片段在 200~2000bp 之间,可以直接克隆到载体并测序。主要步骤如下:将基因组 DNA 用 *Sma* I 进行酶切,该酶识别非甲基化的 CCCGGG 位点,而保留甲基化的 CCCGGG 位点,酶切后产生平末端,然后再将上述酶切产物用 *Xma* I 进行酶切,该酶可识别甲基化的 CCCGGG 位点,酶切后产生黏性末端,将酶切产物与接头进行连接,用与接头配对的引物进行 PCR 扩增,只有两端带接头的甲基化的片段才能被扩增,将差异的甲基化片段进行克隆测序。人类基因组约有 3 万个 CpG 岛,核心序列可分为 CGCG 和 CCGG,仅采用一组同裂酶进行 AIMS 技术分析,基因组甲基化位点的覆盖率往往有限。有研究者利用 3 组甲基化敏感和甲基化不敏感的同裂酶(Sma I 和 Xma I、$BssH$ II 和 Pau I、Hpa II 和 Msp I）对 AIMS 进行改良，提高了基因组甲基化位点的覆盖率，使 AIMS 更精确。此外，还可将差异的甲基化片段进行克隆测序。

（四）CpG 岛扩增结合代表性差异分析技术

CpG 岛扩增结合代表性差异分析（methylation CpG island amplification-representational difference analysis，MCA-RDA）是一种有效的全基因组甲基化分析技术，该方法能鉴定并克隆出不同样本间差异的甲基化片段。MCA 结合 RDA 是基于 PCR 扩增分析不同组织之间甲基化分布差异的一种高通量的分析方法。利用甲基化敏感和非敏感的两种限制性内切酶消化基因组 DNA，然后与相应的接头连接，用 PCR 把基因组中的甲基化 DNA 片段进行特异扩增，从而达到富集整个基因组甲基化片段的目的。在此基础上，运用 RDA 分析，把检测子和驱赶子的甲基化差异序列得到富集。其主要过程如下：将不同样本的基因组 DNA 用甲基化不敏感的酶 Sma I 进行酶切，将非甲基化的 CCCGGG 切割成平末端，而保留甲基化的 CCCGGG；然后用 Xma I（Sma I 的同裂酶）进行酶切，将甲基化的 CCCGGG 切割成 CCGGG 的黏性末端，将其与接头进行连接，而非甲基化的 CCCGGG 由于产生平末端而不能连接。然后用 PCR 扩增出带有接头的片段，从而能富集出各样本的甲基化片段。将上述一个样本的 PCR 产物用 Xma I 切除接头，产生黏性末端，并与新的接头进行连接，将其作为检测子；另一样本的 PCR 产物用 Sma I，产生平末端，将其作为驱赶子。将检测子与驱赶子按 1 : 100 ~ 1 : 50 的比例杂交进行 RDA 分析。对第一轮 RDA 分析得到的差异甲基化片段再用 Xma I 切除接头，连接不同的接头，进行第二轮 RDA 分析，如此进行 4 轮的 RDA 分析，将得到的差异甲基化片段进行克隆、测序、比对分析。

MCA-RDA 是一种高通量的有效分离两种组织间的差异甲基化片段的方法，其主要缺点是不能同时比较多个样本以及不能分离出差异的低甲基化片段。

二、依赖于 DNA 序列分析的检测技术

（一）结合焦磷酸测序技术的发光法甲基化分析（luminometric methylation assay using pyrosequencing）

焦磷酸测序（pyrosequencing）技术是新一代 DNA 序列分析技术，该技术无需进行电泳，DNA 片段也无需荧光标记，操作极为简便。焦磷酸测序技术是由 4 种酶催化的同一反应体系中的酶级联化学发光反应，在每一轮测序反应中。只加入一种 dNTP，若该 dNTP 与模板配对，聚合酶就可以将其掺入到引物链中并释放出等摩尔数的焦磷酸基团（PPi）。PPi 可最终转化为可见光信号，并由焦磷酸测序（Pyrogram™）转化为一个峰值。每个峰值的高度与反应中掺入的核苷酸数目成正比。然后加入下一种 dNTP，继续 DNA 链的合成。

焦磷酸测序技术也可用于特定位点及全基因组的甲基化分析，将其用于全基因组甲基化分析主要是利用甲基化敏感的酶 Hap II 和甲基化不敏感的酶 Msp I 将基因组 DNA 进行酶切，再进行焦磷酸测序，通过比较非甲基化 CG 和甲基化的 CG 所代表的峰即可检测整个基因组的甲基化水平。该方法不需对基因组 DNA 进行修饰，仅耗时 6 小时，适合临床标本的分析，但焦磷酸测序技术的测序长度有限而且价格高昂。

（二）亚硫酸氢盐修饰结合直接测序法（bisulfite sequencing）

直接测序是由 Frommer 等提出的研究 DNA 甲基化的方法。到目前为止，直接测序法仍

然是 DNA 甲基化检测的金指标,该方法可以检测给定区域内每个 CpG 位点的甲基化状态以及频率。过程是:亚硫酸氢盐使 DNA 中未发生甲基化的胞嘧啶脱氨基转变成尿嘧啶,而甲基化的胞嘧啶保持不变,然后在所研究的 CpG 位点两侧设计引物进行 PCR 扩增,最后,对 PCR 产物进行测序并且与未经处理的序列比较。判断是否 CpG 位点发生甲基化。此方法是一种可靠性及精确度很高的方法,能明确目的片段中每一个 CpG 位点的甲基化状态,但需要大量的克隆测序。过程较为烦琐且价格昂贵。

三、依赖于甲基化芯片、质谱的检测技术

(一) 基于 CpG 岛芯片的差异甲基化杂交

基于 CpG 岛芯片的差异甲基化杂交(differential methylation hybridization using CGI army,DMH)法是基于甲基化敏感性限制性酶切和 Linker-PCR 技术的差式杂交法,能够快速简洁地富集高甲基化的 CpG 岛。1999 年首先将 DMH 用于不同样本中全基因组范围内差异甲基化 CpG 岛的筛选,目前该方法被广泛用于筛选肿瘤中启动子区域异常甲基化的基因。该方法主要过程如下:基因组 DNA 用 *Mse* Ⅰ割成小片段,但保留 CpG 岛的完整性,获得富含 CpG 岛的 *Mse* Ⅰ酶切片段,经亲和层析柱富集,克隆至文库构建载体中,含多个 *Bst*U Ⅰ酶切位点的 CpG 岛克隆被选择,扩增后点制成高密度微矩阵。目标组织和细胞基因组 DNA 经 *Bst*U Ⅰ酶切,与 Linker 连接,进行 Linker-PCR,待比较的两个样本分别标记 Cy3 和 Cy5,与 CGI 芯片进行杂交,通过比较荧光强度即可知两样本间甲基化状态的差异。

该方法可用于多样本、多位点甲基化的检测,样本需要量少,适于临床样本,但存在假阳性问题,需进行后续鉴定。

(二) 甲基化寡核苷酸芯片法

甲基化寡核苷酸芯片法(methylation specific oligonucleotide,MSO)综合了亚硫酸氢盐修饰结合直接测序法和甲基化特异性 PCR(methylation specific PCR,MSP)两种方法的优点,并具有基因芯片高通量的特征,可同时对多个 CpG 位点进行甲基化检测。该法首先将基因组 DNA 用亚硫酸氢盐修饰,则未甲基化的胞嘧啶全转变成尿嘧啶,而甲基化的胞嘧啶保持不变,经 PCR 扩增,未甲基化的胞嘧啶转变成胸腺嘧啶。而甲基化的胞嘧啶保持不变。按照这一特性对每个待检测的 CpG 位点设计 2 个寡核苷酸探针(21~25mers),将上述 PCR 产物标记荧光后与寡核苷酸探针进行杂交,通过荧光强度即可判断待测位点的甲基化程度。MSO 是一种基于基因芯片的高通量的甲基化检测方法,可同时比较多个样本间特定位点的甲基化状态改变,但该方法无法确定所研究 CpG 岛的甲基化模式,另外,该方法需要起始的基因组 DNA 量为 2~3 个细胞,其成功与否主要取决于特异性寡核苷酸探针的设计,而重复性好坏则主要取决于亚硫酸氢盐修饰。

(三) 染色质免疫共沉淀和芯片结合技术

染色质免疫共沉淀(chromatin immunoprecipitation,CHIP)技术是研究蛋白与 DNA 之间在染色质环境下相互作用的一种常用方法,用于检测每个候选靶基因的启动子区域是否存在能与组蛋白及特定转录因子结合的特定 DNA 序列,能够充分反映生理条件下的 DNA 与蛋白质相互作用的真实情况。

为了在整个基因组水平研究蛋白质与 DNA 间的相互作用,采用染色质免疫共沉淀和芯

片结合技术(ChiP-on-Chip)这项新的高通量技术,可以用于筛选重要的转录因子靶位点、分析基因组范围内的甲基化和组蛋白修饰。ChiP-on-Chip 用于分析基因组范围甲基化的步骤如下:基因组 DNA 经超声破碎成小片段,利用抗 5'-甲基胞嘧啶的抗体富集高甲基化的 DNA 片段。该过程称为甲基化 DNA 免疫共沉淀(MeDIP),经 MeDIP 富集的 DNA 片段用 Cy3 标记,未被 MeDIP 富集的 DNA 片段用 Cy5 标记,将上述标记好的探针与 CpG 岛芯片进行杂交,每个点的信号强度即可代表对应位点的甲基化状态。该方法可同时检测整个基因组和特定位点的甲基化状态,但价格昂贵。

(四) 基质辅助激光解析电离飞行时间质谱

由于 HEP 庞大的工作量需要高效的技术平台,HEC 在结合亚硫酸氢盐修饰和 GOOD Assay 两大关键技术的基础上,创建了高效快速的基质辅助激光解析电离飞行时间质谱(matrix assisted laser desorption/ionization-time of flight-mass spectrometry, MALDI-TOF-MS),其基本过程如下:基因组 DNA 经亚硫酸氢盐修饰后用一条含 T7 启动子的引物和一条 C 含量较高的引物进行 PCR 扩增,则扩增出的 PCR 产物带有 T7 启动子标签和一段富含 C 的控制标签,由于含有 T7 启动子,随后将上述 PCR 产物进行体外转录成 RNA,RNA 经 *RNase* TI 酶切后用 MALDI-TOF 检测。目前已成功将 MALDI-TOF-MS 用于石蜡包埋组织中 DNA 甲基化的检测,并将所得结果与芯片结果进行比较,发现两结果相似。MALDI-TOF-MS 可用于全基因组甲基化水平和特定 CpG 位点甲基化状态的检测。MALDI-TOF-MS 技术的高通量特性使其占据 HEP 技术主导地位。目前,HEC 已完成了人 12 种组织中 6 号、20 号和 22 号染色体 1 900 000 个 CpG 位点 MVP 的研究。这一结果为研究包括正常细胞动态平衡和疾病状态,特别是对于自身免疫性疾病,提供了遗传学和表观遗传学联系的重要枢纽。

第三节　基因组学研究方法

近年来由于基因芯片、显微术、表面化学、核苷酸生化、聚合酶工程、计算方法、数据存储等技术领域的新突破,大大丰富了 DNA 测序技术的可选策略。高通量 DNA 测序结合其他技术还应用于广泛的研究领域,包括遗传变异、RNA 表达、蛋白质-DNA 相互作用、染色体结构分析等。

一、传统 Sanger 测序方法

传统的 Sanger 测序法-双脱氧链终止法(ddNTP)的 DNA 测序技术,于 1975 年诞生,经过 30 多年不断改进,不仅广泛用于从头测序,还可用于基因组组装和变异鉴定等项目。目前 Sanger 法的读取长度可达 1000bp,每碱基平均准确率可达 99.999%,测序成本约为 0.50 美元/kb。1985 年上市的高通量毛细管 Sanger 法测序平台长期占据着测序的统治地位,其流水线包括 4 个步骤:①文库制备,将随机 DNA 片段的大量拷贝克隆到质粒并转染大肠埃希菌(随机从头测序),或使用引物对目标片段进行 PCR 扩增(目标片段重测序);②测序生化,即 DNA 体外合成的变性、退火、延伸循环,引物延伸片段在每个循环都可能因末端加入荧光双脱氧核苷酸而终止延伸,最后可得到包含所有长度的末端标记片段的混合物;③测序示踪,毛细管电泳过程中,用激光检测各种单链 DNA 走出凝胶的时间和荧光类型;④计算机分析,软件将示踪信号翻译成序列,并计算出误差概率。Sanger 平台的并行化上限是 384 根毛细管同时电泳。

二、循环微阵列测序

循环微阵列测序法是对高密度 DNA 微阵列进行酶法操作和图像采集的迭代循环,它在 2005 年一经出现就显示出很强的实用性和成本优势,随后很快有了大量报道。近年上市的 454 系统、SOLiD、Solexa、Polonator 和 HeliScope 等新型平台都属于循环微阵列法。这些新平台的微阵列制备和测序生化反应各不相同,但是测序流程都很相似:①文库制备都是将 DNA 随机片段在体外连接通用适配序列(common adaptor sequence);②都有离体扩增步骤,就是用原位多克隆(in situ polony)、乳液 PCR(emulsion PCR)或桥 PCR(bridge PCR)等方法,使文库的单一分子扩增为微阵列点上的克隆簇;③测序生化反应的实现方法很多,但都用聚合酶或连接酶合成 DNA,产生引物延伸系列;④数据捕获都是对各循环进行微米水平的全微阵列成像。

循环微阵列法与 Sanger 法相比有一些明显的优点:文库制备后的离体微阵列扩增;绕开了质粒重组、大肠埃希菌转染、克隆挑选等效率瓶颈;微阵列比毛细管电泳大大提高了并行化程度,可以对数十万个有效样本进行并行反应和微米级图像捕获。平面固相化微阵列的酶学操作可将微升级试剂分摊到大量样品,使每样品消耗的试剂量降至 pL 级。由于这些优点,使得测序成本大幅下降。循环微阵列法的弱点是读取长度短和准确度不高,但应该看到,新技术的性能正在迅速改进,而 Sanger 法经历了 30 年改进,才逐渐达到今天的技术水平。

三、第二代测序

近几年,DNA 测序技术获得突破式发展。以高通量、低成本为主要特点的第二代测序技术已经广泛应用于基因组学的研究,并产生了重要影响。第二代测序技术也称为新一代测序技术(next generation sequencing),主要包括 Illumina 公司的 Solexa 测序技术、罗氏公司的 454 测序技术和 ABI 公司的 SOLiD 测序技术。以下对 3 种技术分别作介绍。

(一) Solexa 测序技术

Solexa 测序技术由隶属于剑桥大学的 Solexa 公司发明,2007 年被 Illumina 公司以 6 亿美元的价格收购,是目前性价比最高、应用最广泛的测序技术。Solexa 测序的核心技术是 DNA 簇(DNA cluster)和可逆性末端终结(reversible terminator),测序原理是边合成边测序(sequencing by synthesis)。测序的基本流程:①构建测序文库。提取基因组 DNA,随机打断成 100~200bp 片段,末端加上接头;②桥式扩增。解链后的单链 DNA 片段两端被分别固定于芯片上,形成桥状结构,进行桥式 PCR 扩增。经过 PCR 扩增,产生数百万条待测的 DNA 片段,随后被线性化;③测序。将荧光标记的 dNTP、聚合酶、引物加入到测序通道启动测序循环。DNA 合成时,伴随着碱基的加入会有焦磷酸被释放,从而发出荧光,不同碱基用不同荧光标记,读取到核苷酸发出的荧光后,将 3'-羟基末端切割,随后加入第二个核苷酸,重复第一个核苷酸的步骤,直到模板序列全部被合成双链 DNA。

(二) 454 测序技术

454 公司是新一代测序技术的奠基者,2003 年,454 公司首先推出了高通量焦磷酸测序技术。2005 年 3 月,罗氏公司以 1.55 亿美元的价格收购了 454 公司(包括第一、第二代测序系统）。454 平台的突出优势是读长，每轮测序能产生 100 万个读长片段，读长可达到 400~500bp；但是准确率低，成本高。测序具体步骤：①构建测序文库。将基因组 DNA 打碎成 300~800 个碱基的片段后，在两端加上锚定接头；②乳液 PCR 扩增。每个含有接头的 DNA 片段被固定在特定的磁珠上，进行乳液 PCR 扩增。多个循环后，磁珠表面被打破，扩增产生的成千上万个拷贝仍然在磁珠表面；③焦磷酸测序。将磁珠转移到 PTP 板上，每个 PTP 板上的小孔只能容下 1 个磁珠。分别装有 T、A、C、G 4 种碱基的试剂瓶，依次进入 PTP 板，每次只进 1 个碱基，如果发生配对，就会释放 1 个焦磷酸，释放出的荧光信号会被 CCD 捕获。每个碱基反应都会捕获 1 个荧光信号，由此一一对应，模板的碱基序列由此获得。

（三）SOLiD 测序技术

美国应用生物系统公司（ABI）2007 年推出新一代测序平台，也就是 SOLiD 测序技术。SOLiD 测序技术拥有第二代测序反应中最高的通量，其独特之处是边合成边测序过程中以连接反应取代聚合反应。具体测序流程为：①文库制备。将基因组 DNA 打断，在其两头加上接头，构建成文库；②乳液 PCR/磁珠富集。此过程与 454 测序技术类似，不过 SOLiD 的微珠只有 1μm；③微珠沉积；④连接测序。混合的 8 碱基单链荧光探针为连接反应的底物，探针的 5'-端用 4 色荧光标记，3'-端第 1、2 位碱基对应 5'-端荧光信号的颜色。因为只有四色荧光，而 2 个碱基却有 16 个组合情况，故 4 种碱基对应一种颜色的荧光。单次测序由 5 轮测序反应组成，反应后得到的为原始颜色序列；⑤数据分析。测序错误经 SOLiD 序列分析软件自动校正，最后生成原始序列。

四、第三代测序技术

目前正在兴起的第三代测序是单分子测序，这种技术无需 PCR 扩增，这种方法测序通量更高，操作过程更简单，成本更低。另外它还具有 3 个显著的特点：第一，单分子测序技术可以直接对 RNA 进行检测，这样大幅度降低体外逆转录产生的系统误差；第二，可以直接检测甲基化的 DNA 序列，为表观遗传学研究奠定了基础；第三，可以对特定序列的 SNP 进行检测，实现对稀有突变及其频率的测定。目前市面上单分子测序平台有 Heliscope BioScience 公司的 SMS（true single molecular sequencing）技术，Pacific BioSciences 公司的 SMRT（single molecule real-time）技术，VisiGen Biotechnologies 公司的 FRET（fluorescence resonance energy transfer）技术以及 Oxford Nanopore Nechnologies 公司的纳米孔技术。

（一）SMS 测序平台

SMS 技术仍然建立在合成测序的基础之上，只是检测方法更加灵敏。它是利用电场的作用以采集与聚合酶结合的标记核苷酸的荧光特征进行测序。其原理如下：①将待测的 DNA 序列随机打断并在 3'-末端加上 polyA，利用末端转移酶进行荧光标记和阻断，阻断的目的是防止在测序过程中核苷酸在模板的 3'-末端进行延伸；②将这些标记好的小片段与带有 polyT 引物的平板杂交并精确定位；③逐一加入 A、C、G、T4 种荧光修饰的 dNTP 及聚合酶，当碱基互补延伸后，利用全内反射显微镜（total internal reflection microscopy，TIRM）进行单色成像，之后切开荧光染料和抑制基团，洗涤，加帽，允许下一个核苷酸的掺入；④如此反复循环，就可以实现实时测序采集荧光信号获得碱基信息。数十个循环后，将测得的 DNA 序列拼接，即得到完整的基因序列，目前已有所应用。SMS 测序技术的优点是：文库制备简单,不需要 PCR 扩增或连接酶,尤其适合 RNA 直接测序,无需传统的 cDNA 合成步骤,从而避免了体外逆转录产生的错误;缺点是初始读长较短,仅有 35bp,准确率较低,同时单分子测序成本较高,阻碍着这项技术的推广应用。

(二) SMRT 测序平台

SMRT 测序技术的单分子荧光检测设备采用零模式波导技术,以 SMRT 芯片为载体进行测序反应。

测序的大致流程如下:①将待测的 DNA 样品随机打断,制成液滴后将其分散到 SMRT 芯片中;②SMRT 芯片是包含成千上万的纳米孔(zero-mode waveguides,ZMWs)的金属片,这些纳米孔的直径短于激光的单个波长并且内部锚定有 DNA 聚合酶,测序时待测的 DNA 单链进入 ZMW 被 DNA 聚合酶捕获后,四种不同荧光标记的 dNTP 加在反应孔的上端,当 dNTP 与待测的 DNA 模板互补延伸时,DNA 聚合酶首先捕获与模板匹配的 dNTP,在荧光检测区被激光束激发出荧光,进而识别核苷酸的种类;③在荧光脉冲结束后,被标记的磷酸集团被切割并释放,DNA 聚合酶转移到下一个位置,下一个待测的碱基连接到位点上开始释放荧光脉冲,进行下一个循环。SMRT 测序技术是实际意义上的实时测序,完全依靠 DNA 聚合酶的作用,使测序速度明显提高,同时 DNA 聚合酶自身的延续性也能够保证测序的读长,降低了测序的时间及费用;但是不足之处是会由于碱基掺入速度过快而出现插入和缺失错误,从而影响测序的准确性。

(三) FRET 测序平台

FRET 技术基本原理是利用荧光共振能量转移(fluorescence resonance energy transfer)现象,具体是指在进行测序时被荧光受体标记的 4 种脱氧核苷酸分子随着测序引物的延伸会发出特异性的微光,以达到对 DNA 的碱基序列进行连续、快速检测的目的。

测序流程如下:①将被供体荧光基团修饰的 DNA 聚合酶及待测的 DNA 模板分子固定在载玻片上;②向其加入含引物、4 种 dNTP(其磷酸上标记特异的荧光受体基团)测序缓冲液,测序过程中,当 dNTP 靠近含荧光供体基团的聚合酶时,后者就能释放能量激光并发出特异的荧光(即 FRET 信号),从而识别相应的碱基类型;③当 dNTP 被识别后,荧光基团就会随着磷酸离开,保证下一个 dNTP 能继续反应,从而达到测序的目的。FRET 测序技术最明显的优势是测序过程简单直接,速度较快,如同看电影一般,其测序速度有望达到 100 万碱基/s;但是缺乏相应的技术参数从而限制了其广泛应用。

(四) 纳米孔测序平台

纳米孔技术是一种纯物理学的方法,是利用不同的碱基通过纳米孔时产生的电信号变化来对其进行测序。其技术原理类似于电泳。

大致过程为:待测的 DNA 序列在核酸外切酶的作用下迅速地逐一切割其脱氧核糖核苷酸分子,切下的核苷酸落入直径非常小的纳米孔(nanopore)中,由于这种孔的直径只允许单一的核苷酸通过,当其通过纳米孔时,就会产生不同的电流变化幅度,从而区分不同的碱基,进而推测出待测 DNA 的序列信息。纳米孔单分子测序技术相对于其他的单分子测序技术而言,无需传统的 DNA 聚合酶、连接酶或者 dNTPs,样本处理简单,同时也不需要复杂的光学探测系统(如激光发射器和 CCD 信号采集系统等),因此大大降低了测序成本,另外由于其测序的对象为单个核苷酸,所以这种技术有很好的持续性和准确性,还可以直接对 RNA

样品进行测序;缺点就是单个核苷酸通过纳米孔的速度及纳米孔的厚度可能引起电流差异特征性的不明显,从而降低测序的精确度。

测序技术不断的更新换代,与前代产品相比,第三代测序技术具有不可比拟的优点,不仅大幅度降低了高昂的测序费用,而且使得对更多的物种进行测序成为可能,这些都将对分子生物学、基因组学和进化生物学的研究产生深远的影响。另一方面,第二代测序和第三代测序技术并驾齐驱使基因组测序的成本迅速下降,这将会给食品、医疗卫生等行业带来里程碑式的变革。

五、基因组测序相关生物信息学技术及常用数据库

(一) 生物信息学

生物信息学(bioinformatics)是以计算机为工具对生物遗传信息进行加工处理以获得所需信息的科学。这一门新兴的交叉学科以信息学、统计学、生物学、计算机为主要研究手段,在当今的生命科学和自然科学领域应用十分广泛。生物信息学起源于20世纪70年代,各种生物信息学的基本理论逐渐诞生,其中最重要的突破是Kimura提出的分子钟假说。生物信息学发展成为一门独立的学科是在20世纪80年代,在这期间逐渐形成自己独特的理论体系和解决问题的方法,例如序列比对中的经典算法和FASTA家族的数据库搜索算法。

(二) 基因组测序相关生物信息学技术

过去30年,基因组DNA测序技术发展迅猛,应用领域也不断扩展,各种物种基因组测序的完成只是基因组计划的第一步,从基因组序列中提取有用信息,进而揭示其蕴含的全部意义,才是这些基因组计划的最终目标。在各种物种基因组被逐步破解的过程中,生物信息学能够通过信息学、统计学、计算机等手段对基因组测序所产生的海量数据进行科学的处理及分析,因此其在基因组及后基因组时代逐渐承担起越来越重要的角色。生物信息学在基因组学方面的应用归纳为以下几个方面:

第一,基因序列的拼接与分析。将各种自动化分子生物学仪器,如DNA测序仪,PCR仪等在实验过程中得到的物理化学信号转化为数字信息,并对其作简单分析,是生物信息学的主要研究内容之一。测序仪测序得到的大量随机测序片段需要进行拼接,现代生物信息学就能够提供自动而高速的拼接序列算法,以解读某种生物的基因组序列。除此之外,生物信息学还能够以基因组序列为基础进行基因组遗传图谱、物理图谱及光学图谱的绘制;以转录序列为基础,研究基因组表达图谱;比较不同进化阶段、不同种群和群体基因组,以研究各种基因结构与成分的进化及构建进化树。

第二,基因区域及功能预测。经过序列拼接后能够得到完整的基因组序列信息,但是如果想要研究每个基因的功能就需要分析和解读核酸序列中所表达的结构与功能的生物信息。在真核生物中,并不是所有的基因都能够行使功能,例如在人类的基因组中,编码基因仅占总序列的3%~5%。所谓基因区域的预测,一般是指预测DNA序列中编码蛋白质的部分,即外显子部分。预测外显子的基本算法有ORF(open reading frame)法、核苷酸语汇(nucleotide words)及线性判别分析(linear discriminant analysis,LDA)等。找到这些编码基因后,就要进行基因功能的预测,基本方法是序列同源比较,寻找蛋白质家族保守顺序,常用的算

法有 Smit-Waterman 算法,FASTA 算法和 BLAST 算法。

第三,代谢网络建模的分析。将分析得到的某种生物的基因组序列根据功能进行分类及其代谢组学的研究是近几年的研究前沿方向,将基因定位到代谢网络中(涉及生化反应途径,基因调控,信号转导过程等),这种后基因组时代的研究涉及到大规模网络的生命过程,又称"网络生物研究"。如今,利用生物信息学技术开发专门软件工具来自动分析大规模网络系统的物理属性,提供路径导航、模式搜索、图形简化等分析手段以及基于代谢控制分析原理,使用常微分方程来求解反应速率,已经成为一种研究热点。

第四,数据库的建设及整合。生物数据库是进行生物信息学研究的基础,尽管目前已有许多公共的数据库可供使用,如 Genbank 等,这些都凝聚了大量生物信息学的工作。但我们进行专项研究时,往往需要根据具体分析内容构建新的数据库。要建立自己的数据库,就必须分析数据库的储存形式和复杂程度,设计相应的分析程序及算法,实现并行计算和先进的内存管理以提高数据库的速度等,这些都需要通过生物信息学来实现。另外,生物信息学技术还可以将多个数据库整合在一起提供综合服务,实现数据库的一体化和集成环境,能够使用户共享不同数据库,达到资源共享。

(三) 生物信息学的常用数据库

随着第一代测序仪的全面推广,基因组测序数据量快速增加,使数据库的容量逐渐扩大,因此基因的预测和比对将生物信息学带入了一个崭新的时期,加速了各种数据库的诞生。

1. 生物信息学数据库的分类　根据建库方式,生物信息学中的数据库大致分为四类:一级数据库、二级数据库、专家库及整合数据库。一级数据库最基础,一般是由国家或国际组织建设和维护,例如 GenBank、EMBL 及 DDBJ 等;二级数据库是在一级数据库的基础上,结合特殊的需要将部分数据从一级数据库中取出,经过重新组合(包括一定的修正或调整)而成的数据库,其专一性很强,数据量相对较少,如 KEGG、CAZY 及 COG 等;专家库是一种特殊的二级数据库,它是通过有经验的专家经过人工校对标识之后建立的,这类数据库的优点是质量高,使用方便可靠,但是更新和发展比较缓慢,如 Uniprot-Swiss-Prot 等。整合数据库是将不同数据库的内容按照一定的要求整合而成,如商业及内部数据库。

2. 常用生物信息学数据库　熟练掌握常用数据库及软件对基因组拼接和分析至关重要,下面简要介绍几个常用的数据库。

三个一级核酸数据库 GenBank、EMBL 和 DDBJ 在生命科学中占据着不可动摇的重要地位,是生物信息学中不可或缺的数据资源与分析工具。GenBank 由美国国立卫生研究院下属的国立生物技术信息中心(National Center for Biotechnology Information, NCBI)建立,这个数据库汇集并注释了所有公开的核酸序列,Genbank 的数据可以从 NCBI 的 FTP 服务器上免费下载完整的库,或下载积累的新数据,NCBI 还提供广泛的数据查询、序列相似性搜索以及其他分析服务。EMBL 全称为 European Molecular Biology Laboratory,是由欧洲生物信息研究所创建的欧洲分子生物学实验室核苷酸数据库,该数据库由 Oracal 数据库系统管理维护,查询检索可以通过因特网上的序列提取系统(SRS)服务完成。DDBJ 的英文全称为 DNA Data Bank of Japan,是日本 DNA 数据库系统,人们可以使用其主页上提供的 SAS 工具进行数据检索和分析。这三个数据库都是国际核苷酸序列数据库合作的成员,他们定期进行数据交换,互通有无,同步更新。

重要的二级数据库有 KEGG、CAZY 和 COG 等。KEGG 即 Kyoto Encyclopedia of Genes and Genomes,译为京都基因和基因组数据库,是全面破译基因组的数据库,将基因组序列信息、化学、药物和基因的功能信息有机结合起来,其特色是代谢途径的分析,对于获得全基因组序列的物种,只要输入其全部的蛋白质序列,通过计算机化处理,就可以预测出该物种的代谢网络途径。CAZY 是 Carbohydrate-Active Enzymes Database 的缩写,是有关碳水化合物酶类的数据库,依据对糖苷键的作用将其分类,这些作用包括形成、降解及修饰,该数据库对物种的初级代谢研究具有重要的意义。COG 全称为 Clusters of Orthologous Groups of Proteins,是直系同源蛋白质聚类数据库,可以根据系统进化关系将测序完成的各种生物中的编码蛋白进行分类,每个 COG 都有功能注释,对于预测单个蛋白质的功能或者新物种的功能都非常有用。

专家库 Uniprot-Swiss-Prot 是目前世界上规模较大的蛋白质数据库,由欧洲生物信息研究所和瑞士生物信息研究所共同维护,这个数据库尽可能减少了冗余序列,并与其他三十多个数据建立了交叉引用,功能比较强大。

第四节　尿液循环 miRNA 的临床应用

微 RNA(miRNA)是一类进化上保守的非编码小分子 RNA,作为基因的内源性调节物,可与特异的 mRNA 的非翻译区结合,诱导 mRNA 降解干扰蛋白质合成或抑制翻译。目前已在人体的胞外环境确认了一系列 miRNA,发现 miRNA 可由细胞和组织释放入循环系统,稳定存在于血清、血浆、尿液和其他体液中,可作为多种疾病和组织损伤的非侵入性生物标志物。

一、尿液循环 miRNA 检测的研究基础

人体内估计超过 1/3 的细胞转录组受 miRNA 调节,虽然数目相对不多(少于 2000 种),但在常见的组织和体液中 miRNA 有很高的稳定性,miRNA 表达增殖的潜力可准确辅助定量分析与疾病状态有定位关系的其他 miRNA,从而作为一个诊断新工具。

有研究认为外泌体是转运 miRNA 的细胞结构基础,外泌体是纳米级别的细胞单层膜结构,可由机体多种类型细胞释放,并广泛分布于唾液、血浆、乳汁、尿液等体液中。外泌体可携带多种 mRNA、miRNA、蛋白质,参与细胞间通信,重启免疫系统,血管新生、肿瘤细胞生长等过程。在肿瘤或疾病中,这些分子都可以作为生物标志物。miRNA 也是重要的调节分子,涉及细胞生长全过程,如时序发育、干细胞分化和凋亡,可作为一种"肿瘤信号"。

研究显示 miRNA 在病理发展中会快速从组织中释放入血,在血清、血浆、唾液和尿液中,这些胞外 miRNA 与肿瘤的不同病理状态有关。有研究者检测了 12 种来自于不同阶段怀孕妇女和不同泌尿道上皮细胞肿瘤患者的体液和尿液标本中的 miRNA,应用定量 PCR 对这些体液中的 miRNA 做广谱分析。结果显示 miRNA 在所有体液中均存在,在不同体液中构成比明显不同,一些高水平的 miRNA 在多种体液中表达相同,而一些 miRNA 在特定体液中富集,还观察到不同生理状态的尿液标本具有独特的 miRNA 模式。提示使用特定 miRNA

水平可用作检测和监测不同病理生理学状态。

　　细胞坏死和凋亡过程产生的 miRNA 片段会大量释放到尿液中,且尿液在临床上容易大量获得,所含蛋白也比血液标本少,所以 RNA 预处理和后续检测时蛋白干扰也较低。19~25 个核苷酸长度的 miRNA 可对抗核酶的降解而更加稳定,敏感性和特异性上都优于现有标志物。

二、尿液循环 miRNA 与泌尿系统肿瘤

　　miRNA 已经证实与一些肿瘤细胞增殖有关,出现一类新级别的癌基因或是抑癌基因时多表现为异常表达。通过检测 miRNA 可确定肿瘤的分化程度,特别是对低分化肿瘤分期的准确性高于以往的 mRNA 分期。

　　目前膀胱癌的诊断"金标准"是膀胱镜检,但具有一定损伤和相对昂贵,而普通的尿液镜检对低分化膀胱癌的敏感性较差。有研究者结合 miR-96、miR-183 与尿液镜检对膀胱癌患者标本进行了队列研究,除发现 miRNA 上调,两者联合检测从 78 例膀胱癌中诊断出 61 例,敏感性从 43.9% 提升到 78.2%。还发现 miR-96 和 miR-183 表达量增加与肿瘤进展级别和病理分期同步,在术后尿液中两者表达水平降低,提示这两种 miRNA 可作为膀胱癌的标志物,miR-96 结合尿液镜检也可成为一个很好的诊断指标。另外应用数学预测模型优化尿液 miRNA 的结果分析也显示了比镜检显著改进的诊断正确度。另外常规保存的尿液细胞涂片也能用于 miRNA 表达谱分析,有人使用 qRT-PCR 在常规尿液细胞涂片中分析 miR-145、miR-205,所选的涂片标本均可抽提到满意的总 RNA,而 20ng 总 RNA 就可用于 miRNA 表达谱分析。结果提示,膀胱癌患者标本中的 miR-145、miR-205 显著下调。

　　检测尿液中 RNA 类的肿瘤标志物还可以用于诊断其他泌尿系统的实体肿瘤,而且这类循环 miRNA 的独特表达模式与特定的疾病相关,特别是早期阶段,其高特异性和敏感性的潜能可用于肿瘤分期和早期预测。有学者使用含有 742 个 miRNA 的 qRT-PCR 芯片分析了 78 例前列腺癌患者和 28 例健康对照血清标本,确定了 12 个表达量差异的 miRNA。进而检测 135 份健康人与前列腺癌患者尿液标本中 5 个选定的 miRNA,发现肿瘤患者尿液中 miR-107 和 miR-574-3p 水平显著高于健康对照,均可诊断出前列腺癌患者,并且准确性高于检测尿液前列腺特异性抗原(PSA)。也有学者建立了一种对尿液标本中小相对分子质量的 RNA 进行预处理和分子检测技术,用于非侵入性的诊断泌尿道上皮膀胱癌。提取了来源于膀胱癌患者(低分化组和高分化组)和健康志愿者尿液标本中的小相对分子质量 RNA,使用定量 RT-PCR 检测了 157 种 miRNA,发现利用 miR-126/miR-152 的比值来诊断膀胱癌的特异性为 82%,敏感性为 72%,ROC 曲线下面积为 0.768(95%CI:0.605~0.931),具有相当高的准确性。

　　尽管在尿液中无创检测 RNA 肿瘤标志物的优点很多,但是尿液中不仅含有肿瘤细胞,也有凋亡和坏死细胞,如良性剥落的泌尿道上皮细胞、白细胞,还有非细胞来源的 RNA,都可能干扰 RNA 的检测。早期研究中,在尿液中检测组织来源的标志物的诊断性能弱于直接检测实体肿瘤。有研究者研究了新方法来减少尿液标本的影响因素,可最小化检测误差。通过在尿细胞颗粒、细胞降解碎片和尿液中分别提取 RNA,用 qRT-PCR 定量检测。使用 1 个外部 RNA 标准品标准化每一个步骤,来平衡尿液标本中背景因素的干扰。比较了尿液标本中 4 个预设的 RNA 肿瘤标志物和 5 个已确认的组织来源 RNA 组织标志物的表达情况,结果表明 ETS2 mRNA/uPAmRNA 的比值用于诊断膀胱癌的特异性为

10.0%，敏感性为 75.4%，ROC 曲线下面积为 0.929（95%CI：0.882~0.976），可作为一种潜在的膀胱癌诊断标志物。

检测尿液 miRNA 还可用于泌尿系统肿瘤的病理机制研究，有研究者使用芯片评估了肿瘤细胞株、原癌组织、术前和术后尿液标本中 miRNA 基因甲基化。提示膀胱癌细胞中沉默 miRNA 的异位表达可以抑制其生长和侵袭性，提示 miRNA 基因的后天沉默可能与肿瘤进展有关，且 miRNA 基因的甲基化可作为肿瘤检测的生物标志物。

三、尿液循环 miRNA 与肾脏疾病

体内的外泌体和胞外液囊的循环水平可影响肾病的进展。液囊可作为细胞通信的胞外载体，运输功能性分子（如 mRNA、miRNA 等）到受体细胞。外泌体和外泌体介导的信号转导可在疾病发生中起效，如动脉粥样硬化、肾病，成为诊断和治疗肾病的潜在标志物。在与之相关的 miRNA 与肾病的相关研究中，发现其表达差异出现于肾与其他器官或肾脏不同部位。而且 miRNA 还在足突细胞的生长中起重要作用，如糖尿病肾病、多囊肾病。尤其要注意的是，在小鼠模型中发现足突细胞缺失特有的 Dicer（miRNA 起源中的 1 个关键酶），可导致蛋白尿和严重肾损伤。

肾活检是肾脏疾病诊断的金标准，但需入院操作，且有 3% 并发症的风险，定量检测尿液 miRNA 提供了慢性肾病标志物的一个可选途径。有研究者分析了 IgA 肾病患者尿沉渣标本中的 miRNA 表达，发现尿液中 miR-200a、miR-200b 和 miR-429 的表达量下降，与尿蛋白阳性相关。说明其可用于评估 IgA 肾病，上调程度与肾病的临床与组织严重性相关。

目前常用的早期诊断肾损伤指标，如尿蛋白定量，预测价值有限。使用小鼠的急、慢性肾损伤模型，评估小鼠的尿液、血清和肾组织中 miRNA 的变化情况，结果显示肾富含的 miR-10a 和 miR-30d 较易在鼠尿液中检测到，而且其水平与两种模型的肾损伤程度阳性相关，相反，肾损伤的小鼠血清中没有观察到相同的改变。提示尿液 miR-10a 和 miR-30d 用于检测肾损伤提供了一种非侵入、敏感、特异和潜在的高通量方法。也有研究者探讨了儿童先天性肾病综合征（nephrotic syndrome，NS）患者的血清、尿液 miRNA 作为标志物的临床价值，先用 TaqMan 低密度芯片筛查，再用定量 RT-PCR 确认血清标本中的表达差异 miRNA，再收集患者尿液标本用于检测筛选出的 miRNA。发现血清中 5 种 miRNA 水平和尿液中 miR-30a-5p 水平显著降低与临床治疗后病情改善相关。

糖尿病肾病机制研究发现高糖环境中 miRNA（miR-192）可作为激活转化生长因子 β 的效应分子。在观察糖尿病肾病不同阶段患者尿液中的 miRNA 表达谱差异的研究中，miRNA 表达谱覆盖了生长因子信号通路和已知糖尿病肾病肾纤维化通路。这些 miRNA 表达组合将可推断肾脏病时分子信号的改变，可用于糖尿病肾病的早期诊断、风险分级的标志物。

四、尿液循环 miRNA 与肾移植后的排斥监测

研究表明尿液细胞和外周血细胞中 miRNA 水平与急性肾移植排斥相关，可作为肾移植后急性排斥（简称急排）结局的预测因子。有研究应用这类非侵入性生物标志物的检测来预测肾移植后排斥，通过监测 miRNA 表达来预测肾移植后的状态，减少使用侵入性活检，预测急排的进展和肾移植后的慢性病变，提前使用保护移植肾功能的治疗方案，促进受者个性化的免疫抑制治疗。有研究者评估了稳定期肾移植患者和急排期肾移植患者的尿液中

miRNA,使用定量 PCR 方法检测了急排患者、无排斥移植患者、稳定移植患者伴泌尿系感染患者。急排患者相比健康对照发现 miR-10b 和 miR-210 下调,miR-10a 上调,而急排患者相比稳定移植伴泌尿系感染患者仅 miR-210 有差别,移植 1 年后低 miR-210 水平患者可伴随出现 GFR 的降低。结果表明这些选定的 miRNAs 在急排患者的尿液中发生大幅改变,miR-210 水平可确认肾移植急排的发生,并预测移植后的肾功能,可作为一个全新的急性肾排斥的生物标志物。

miRNA 还参与了移植物免疫反应中引起移植器官的排斥作用,其基因特异转录沉默可以调节免疫反应的通路中如先天免疫的发展,炎性反应、T 细胞、B 细胞分化和移植物排斥的不同阶段,miRNA 还在移植后综合征发展中起作用,如纤维化、肝硬化、致癌作用,常易引起移植器官的失败或不良结局,最近组织中定量检测 miRNA 的方法,以及在血清和尿液中检测的改进,可应用分析移植后如排斥、复发、肿瘤等。因 miRNA 可在尿液中直接检测,所以可作为一种新的肾移植急排结局的预测因子。

五、尿液循环 miRNA 与心脏疾病

各种体液中(血清、血浆、唾液、尿液、母乳、眼泪)大约 90% 的胞外 miRNA 都与蛋白结合(如 Ago2、HDL 和其他 RNA 结合蛋白),约 10% 被小型膜表面分子包装(外泌体、凋亡小体),因此这类胞外 miRNA 可介导细胞间通信,最近的研究表明其水平和构成疾病、损伤状态有关,可成为心血管疾病的非侵入性生物标志物。已有研究评估心肌梗死患者的血浆心肌特异 miRNAs 水平,同时在尿液标本中检测,探讨其与肌钙蛋白、心肌功能的相关性。

研究显示尿液中 miR-1 是急性心肌梗死的标志物,小鼠试验中 24h 即可有 50 倍的升高,而另一 miR-208 也仅能在心肌梗死后尿液中检出,并初步证实此类 miRNA 是经由相关外泌体转运而发挥功能。在 ST 段升高的急性心肌梗死(ST-EMI)患者尿液中的心肌特异 miRNA(miR-1)表达水平的研究中,同时测定血清中心肌肌钙蛋白(cardiac troponin,cTn)Ⅰ、肌酸激酶(creatine kinase,CK)-MB 的水平,结果心肌梗死患者血清 cTnⅠ、CK-MB 和尿液 miR-1 均明显高于健康对照,且 miR-1 水平与 CK-MB、cTnⅠ水平显著相关。

六、尿液循环 miRNA 与自身免疫性疾病

近期的研究显示 miRNA 在自身免疫性疾病的发病机制中起了重要作用,miRNA 参与调节先天和获得性免疫反应,包括免疫细胞的分化和进展,如调节性 T 细胞稳定和功能化,这类调节 miRNA 的裂解能导致自身免疫性疾病。有学者检测了系统性红斑狼疮(systemic lupus erythematosus,SLE)患者血清和尿液上清液中的 miR-146a 和 miR-155,相比对照组,血清中 miR-146a 和 miR-155 降低,尿液中 miR-146a 水平增高,SLE 患者的肾小球滤过率(GFR)与血清中 miR-146a、miR-155($r = 0.384, P = 0.014$)呈正相关。经骨化三醇治疗 6 个月后,SLE 患者血清 miR-146a 水平显著增加。后期又在 SLE 患者血清和尿液中检测了多种 miRNA(miR-200、miR-205 和 miR-192)水平,尿液中 miR-200a、miR-200c、miR-141、miR-429 和 miR-192 均低于对照组,SLE 疾病活动指数(SLEDAI)与血清中 miR-200a 呈负相关,而尿液 miRNA 水平与其他临床参数没有显著的关系。说明尿液 miRNA 与血清中水平呈不同变化,两者间无关联性。多数尿沉渣中 miRNA 来自肾实质细胞产生,miRNA 可参与 SLE 的病理过程,建议对其进一步研究。

七、尿液循环 miRNA 检测技术的进展

尿液中含有的循环 miRNA 可用为一种生物标志物,用于早期诊断、预测临床结局和疗效监测,然而水平相对较低,为检测这些低水平的分子,必须在初始阶段对其进行特殊的富集。分析这类核酸基质的标志物目前多利用 PCR 或改良 PCR,并与基因芯片等组合使用以提高敏感性和特异性。

体液中特异 miRNAs 的存在模式提示其有希望成为替代标志物,但分析尿液中的 miRNAs 仍是一个挑战。难点包括从很有限的生物标本来源中恢复核苷酸、标准化策略、相关技术的性能验证等,现有大多数的研究仅引入较少患者队列限制了其有效性和实际应用。转录 miRNA 生物标志物成为临床常规诊断项目,还依赖于未来体液 miRNAs 能够实现快速、高效、标准化。

为促进 miRNA 标志物的发现和临床应用,已出现一些新的技术平台。如基于基因组锁核酸(locked nucleic acid,LNA)基础的 miRNA-qPCR 技术,具有很高的敏感性和稳定性,直接将重要临床来源的 miRNA 进行高通量复制,而不需提前扩增。通过上千份生物液体标本(血清、血浆、尿液)验证,应用质控系统,减少分析前和分析变量偏倚。还有研究使用等速电泳来分离和敏感检测未标记分子(DNA、rRNA、miRNA),简单操作就能百万倍预浓缩,再基于离子迁移率来有效分离和提取,可简单或不经预处理从复合物中抽提或纯化核苷酸,如细胞株、尿液、血液。

还有研究将已知的胞外循环 miRNAs 编制成数据库:mi-Randola,使其成为生物医学研究的基本工具,这个 miRNA 数据库,允许用户推断循环 miRNA 的潜在生物学功能,以及与表型的联系,目前包含 2132 条记录,581 个特异的常规 miRNAs 和 21 种类型标本。

尿液中循环 miRNA 已成为一种新的非侵入性生物标志物,与多种疾病和组织损伤相关,已经涉及临床诊断的多个领域,如尿液 miRNAs 水平改变介入毒物诱导的肝损伤、miRNAs 成为兴奋剂(红细胞刺激剂)滥用的生物标志物。可以预见随着检测技术的发展,尿液循环 miRNA 将成为临床诊断的一个新的强有力工具。

(周信忠 吴立波 赵强)

参 考 文 献

1. Nakamura K,Sawada K,Yoshimura A,et al. Clinical relevance of circulating cell-free microRNAs in ovarian cancer. Mol Cancer,2016,15(1):48.

2. Malumbres M. miRNAs and cancer:an epigenetics view. Mol Aspects Med,2013,34(4):863-874.

3. Harb-de la Rosa A,Acker M,Kumar RA,et al. Epigenetics application in the diagnosis and treatment of bladder cancer. Can J Urol,2015,22(5):7947-7951.

4. Bakulski KM,Fallin MD. Epigenetic epidemiology:promises for public health research. Environ Mol Mutagen,2014,55(3):171-183.

5. Nagy C,Turecki G. Transgenerational epigenetic inheritance:an open discussion. Epigenomics,2015,7(5):781-790.

6. De Guire V,Robitaille R,Tétreault N,et al. Circulating miRNAs as sensitive and specific biomarkers for the diagnosis and monitoring of human diseases:promises and challenges. Clin Biochem,2013,46(10-11):846-860.

7. Jin XF,Wu N,Wang L,et al J. Circulating microRNAs:a novel class of potential biomarkers for diagnosing and prognosing central nervous system diseases. Cell Mol Neurobiol,2013,33(5):601-613.

8. Wang Y, Li Y, Liu X, et al. Genetic and epigenetic studies for determining molecular targets of natural product anticancer agents. Curr Cancer Drug Targets, 2013, 13(5):506-518.

9. Zoldoš V, Novokmet M, Bečeheli I, et al. Genomics and epigenomics of the human glycome. Glycoconj J, 2013, 30(1):41-50.

10. Ellinger J, Müller SC, Dietrich D. Epigenetic biomarkers in the blood of patients with urological malignancies. Expert Rev Mol Diagn, 2015, 15(4):505-516.

第十五章

尿液代谢组学

第一节　尿液代谢组学概述

代谢组学(metabolomics or metabonomics)是继基因组学、转录组学和蛋白质组学之后兴起的系统生物学的一个新的分支,它是通过考察生物体系受刺激或扰动前后(如将某个特定的基因变异或环境变化后)代谢产物图谱及其动态变化研究生物体系的代谢网络的一种技术,研究对象主要是相对分子质量 1000D 以下的内源性小分子。与转录组学和蛋白质组学等其他组学相比,代谢组学具有以下优点:①基因和蛋白表达的微小变化会在代谢物水平得到放大;②代谢组学的研究不需进行全基因组测序或建立大量表达序列标签的数据库;③代谢物的种类远少于基因和蛋白的数目;④生物体液的代谢物分析可反映机体系统的生理和病理状态。通过代谢组学研究既可以发现生物体在受到各种内外环境扰动后的应答不同,也可以区分同种不同个体之间的表型差异。

代谢组学相关研究可追溯到始于上世纪 70 年代的代谢谱分析(metabolic profiling),这类代谢谱分析通常采用气相色谱-质谱联用技术(gas chromatography/mass spectrometry,GC/MS)对患者体液中代谢物进行定性、定量分析及对疾病进行筛选和诊断。这种在临床上利用代谢谱分析诊断有关疾病的方法一直沿用至今。1983 年,荷兰应用科学研究组织 van der Greef 在国际上首先采用质谱对尿中代谢指纹进行研究,并陆续有不少科学家开始应用高效液相色谱法(high performance liquid chromatography,HPLC)和核磁共振(nuclear magnetic resonance,NMR)技术进行代谢谱分析。90 年代后,研究目标主要集中在药物在体内的代谢等方面。1997 年,Oliver 提出了通过定量分析尽可能多的代谢产物评估酵母基因的遗传功能及其冗余度的必要性,首次将代谢产物和生物基因的功能联系起来。1999 年,Nicholson 等提出 metabonomics 的概念,将代谢组学定义为生物体对病理生理或基因修饰等刺激产生的代谢物质动态应答的定量测定。2000 年,德国马普所的 Fiehn 等提出了 metabolomics 的概念,将其定义为对限定条件下的特定生物样品中所有代谢产物的定性定量分析。在 21 世纪的前几年,植物和微生物领域应用色谱。质谱技术进行细胞的代谢组学研究,用 metabolomics 的较多;而在药物研发和疾病研究等领域,用 NMR 以动物体液或组织样品为研究对象的,则用 metabonomics 较多。随着研究的深入,现在对这两个名词的区分已越来越少,基本等同使用。

第二节　尿液代谢组学研究方法

代谢组学研究一般包括代谢组数据的采集、数据预处理、多变量数据分析、标记物识别和途径分析等步骤。生物样品（如尿液、血液、组织、细胞和培养液等）采集后进行生物反应灭活、预处理。运用核磁共振、质谱或色谱等检测其中代谢物的种类、含量、状态及其变化，得到代谢谱或代谢指纹，而后使用多变量数据分析方法对获得的多维复杂数据进行降维和信息挖掘，并研究相关代谢物变化涉及的代谢途径和变化规律，以阐述生物体对相应刺激的响应机制、发现生物标记物。

一、样品采集与制备

样品的采集与制备是代谢组学研究的初始步骤也是最重要的步骤之一，代谢组学研究要求严格的实验设计和合适的分析精度。首先需要采集足够数量的样本，从而可有效减少源于生物样品个体差异对分析结果的影响，得到有统计学意义的分析数据。实验设计中对样品收集的时间、部位、种类、样本群体等应给予充分考虑。在研究人类样本时，还需考虑饮食、性别、年龄和地域等诸多因素的影响。此外，分析过程要有严格的质量控制，需要考察如样本的重复性、分析精度、空白等。代谢产物的变化对分析结果有较大的影响，在处理生物样本时要特别注意避免由于残留酶活性或氧化还原过程降解代谢产物、产生新的代谢产物。通常需对所收集样品进行快速淬灭（quenching）。灭活的方法很多，如液氮冷冻、酸处理等。

在代谢组学研究中，根据研究对象、目的和采用的分析技术不同，所需的样品提取和预处理方法各异。如采用 NMR 的技术平台，只需对样品做较少的预处理即可以分析；采用 MS 进行"全"成分分析技术时，样品处理方法相对简单，但不存在一种普适性的标准化方法。代谢产物通常用水或有机溶剂（如甲醇、己烷等）分别提取，获得水提取物和有机溶剂提取物，从而把非极性相和极性相分开，以便进行分析。对于代谢轮廓谱或靶标分析，还需要做较为复杂地处理，如常用固相微萃取、固相萃取、亲和色谱等预处理方法。用气相色谱或气相色谱-质谱联用时，常常需要进行衍生化，增加样品的挥发性。由于特定的提取条件往往仅适合某些种类化合物，目前尚无一种能够适合所有代谢产物的提取方法。应该根据不同的化合物选择不同的提取方法，并对提取条件进行优化。

代谢组学研究在整个样品处理和分析过程中，应尽可能保留和体现样品中代谢物的信息，生物样品的收集、灭活、储存、处理、仪器分析和数据处理等环节的标准化问题已越来越引起研究者的重视。

二、数据采集

完成样本的采集和预处理后，样品中的代谢产物需通过合适的方法进行测定。代谢组学分析方法要求具有高灵敏度、高通量和无偏向性的特点，与原有的各种组学技术只分析特定类型的化合物不同，代谢组学所分析的对象的大小、数量、官能团、挥发性、带电性、电迁移率、极性以及其他物理化学参数差异很大。由于代谢产物和生物体系的复杂性，至今为止，尚无一种能满足上述所有要求的代谢组学分析技术，现有的分析技术都有各自的优势和适用范围。最好采用联用技术和多种方法综合分析。色谱、质谱、NMR、毛细管电泳、红外光谱、电化学检测等分离分析手段及其组合都出现在代谢组学的研究中。其中色谱-质谱联用方法兼备色谱的高分离度、高通量及质谱的普适性、高灵敏度和特异性,NMR 特别是^{1}H-NMR 以其对含氢代谢产物的普适性而成为最主要的分析工具。

(一) NMR

NMR 是当前代谢组学研究中的主要技术,NMR 的优势在于能够对样品实现无创性、无偏向的检测,具有良好的客观性和重现性,样品不需要烦琐处理,具有较高的通量和较低的单位样品检测成本。此外,^{1}H-NMR 对含氢化合物均有响应,能完成样品中大多数化合物的检测,满足代谢组学中的对尽可能多的化合物进行检测的目标。NMR 虽然可对复杂样品如尿液、血液等进行非破坏性分析,与质谱法相比,它的缺点是检测灵敏度相对较低(采用现有成熟的超低温探头技术,其检测灵敏度在纳克级水平)、动态范围有限,很难同时测定生物体系中共存的浓度相差较大的代谢产物;同时,购置仪器所需的投资也较大。为了提高 NMR 技术的灵敏度,研究者们采用了增加场强、使用低温探头和微探头的方法。针对分辨率的问题,使用了多维核磁共振技术和液相色谱-核磁共振联用(liquid chromatography nuclear magnetic resonance,LC-NMR)。有研究者采用色谱技术,利用 LC-NMR 联用对心血管疾病患者血中的脂蛋白代谢产物进行了检测。也有研究小组采用近年新发展的魔角旋转(magic angle spinning,MAS)技术,让样品与磁场方向成 54.17°旋转,从而克服了由于偶极耦合(dipolar coupling)引起的线展宽、化学位移的各向异性。应用 MAS 技术,研究者能够获得高质量的 NMR 谱图,样品中仅加入少量的 D_2O 而不必进行预处理,样品量只需约 10mg。基于 NMR 技术的代谢组学方法已广泛地应用于药物毒性、基因功能以及疾病的临床诊断。

(二) 质谱

相对于 NMR 灵敏度低、检测动态范围窄等弱点,MS 具有较高的灵敏度和专属性,可以实现对多个化合物的同时快速分析与鉴定。随着质谱及其联用技术的发展,越来越多的研究者将色谱-质谱联用技术用于代谢组学的研究。GC/MS 方法的主要优点包括较高的分辨率和检测灵敏度,并且有可供参考、比较的标准谱图库,可以用于代谢产物定性。但是 GC 不能直接得到体系中难挥发的大多数代谢组分的信息,对于挥发性较低的代谢产物需要衍生化处理,预处理过程烦琐。GC/MS 常用于植物和微生物代谢指纹分析,如有研究者采用 GC/MS 研究拟南芥(arabidopsis)的基因型及其表型的关系,也对大肠埃希菌的代谢产物进行了详细的分析。LC/MS 避免了 GC/MS 中繁杂的样品前处理,由于其较高的灵敏度和较宽的动态范围,已被越来越多地用于代谢组学研究,它非常适合于生物样本中复杂代谢产物的检测和潜在标记物的鉴定。LC/MS 的代谢组学研究通常采用反相填料、梯度洗脱程序,但对于体液样品特别是尿样,含有大量的亲水性代谢产物,这些代谢产物在反相色谱上不保留或保留很弱。最近研究者们使用亲水反应色谱(hydrophilic interaction chromatography,HI-IC)解决亲水性物质的弱保留问题。新的分析技术如超高效液相色谱/高分辨飞行时间质谱技术、毛细管液相色谱-质谱联用技术、傅里叶变换离子回旋共振技术等也被用于代谢组学研究以提高代谢产物的检测灵敏度和通量。许国旺等研究了一个柱切换二维液相系统,采用 2 根液相色谱柱(反相色谱柱和亲水作用色谱柱),通过阀切换实现了一次进样亲水和疏水代谢产物的同时检测,解决了复杂生物样品中亲水和疏水性代谢产物的同时检测问题。

(三) 数据预处理方法

由上述分析仪器导出的元数据(metadata),不能直接用于模式识别分析,还需对数据进行预处理,将元数据转变为适合于多变量分析(主要是模式识别)的数据形式。主要的数据预处理包括滤噪、重叠峰解析(deconvolution)、峰对齐、峰匹配、标准化和归一化等。在实际操作中,并不是这些步骤都需要进行,而是根据实际情况,只做几种预处理。最后用于模式识别数据为二维矩阵数据形式,行代表样品或实验数目,列表示相应的单个测定指标(通常为代谢物的信号强度等)。

广泛应用的滤噪技术是正交信号校正技术(orthogonal signal correction,OSC)。与普通的谱图滤噪技术不同,OSC 滤掉与类别判断正交(不相关)的变量信息,只保留与类别判断有关的变量,从而使类别判别分析能集中在这些与类别的判别相关的变量上,提高判别的准确性。OSC 等效于从数据中去除了额外的影响因素,因此该方法经常用于易受环境因素影响的分析,例如在微量药物引发的生化效应中,分析结果经常被研究对象的性别、饮食和其他环境因素所淹没,在这种情形下,应用 OSC 能收到较好的效果。

基于色谱-质谱联用技术的代谢组学方法,如流动相组成的微小变化,梯度的重现性及柱温的微小变化及柱表面的状态变化常导致保留时间的差异。为了利用色谱图中所有可以识别的峰信息,需对谱图实行峰匹配(或称峰对齐),使相同的代谢产物在生成的数据矩阵中由同一个变量表示,使各样本的数据得到正确的比较。在过去的几十年,研究者们已经研究出了很多算法用以这个目的。具有代表性的工作如 Nielsen 等研究的相关优化曲面算法。最近有学者研究了一种基于 GC/MS 的代谢组学的策略。由于保留时间的重复性问题,HPLC 中的峰匹配要相对困难,我中心研究了可用于代谢轮廓分析和代谢组学研究的液相色谱的"多区域可变保留值窗口"的峰对齐算法,解决了基于色谱技术的代谢轮廓分析方法中的关键技术问题。

三、化学计量学方法

代谢组学得到的是大量的、多维的信息。为了充分挖掘所获得数据中的潜在信息,对数据的分析需要应用一系列的化学计量学方法。在代谢组学研究中,大多数是从检测到的代谢产物信息中进行两类(如基因突变前后的响应)或多类(如不同表型间代谢产物)的判别分类,以及生物标记物的发现。数据分析过程中应用的主要手段为模式识别技术,包括非监督(unsupervised)学习方法和有监督(supervised)学习方法。

非监督学习方法用于从原始谱图信息或预处理后的信息中对样本进行归类,并采用相应的可视化技术直观地表达出来,不需要有关样品分类的任何背景信息。该方法将得到的分类信息和这些样本的原始信息(如药物的作用位点或疾病的种类等)进行比较,建立代谢产物与这些原始信息的联系,筛选与原始信息相关的标记物,进而考察其中的代谢途径。用于这个目的的方法无可供学习利用的训练样本,所以称为非监督(unsupervised)学习方法。

主要有主成分分析(principal components analysis,PCA)、非线性映射、簇类分析等。有监督学习方法用于建立类别间的数学模型,使各类样品间达到最大的分离,并利用建立的多参数模型对未知的样本进行预测。在这类方法中,由于建立模型时有可供学习利用的训练样本,所以称为有监督学习。这种方法经常需要建立用来确认样品归类(防止过拟合)的确认集(validation set)和用来测试模型性能的测试集(test set)。应用于该领域的主要是基于PCA、偏最小二乘法(partial least squares,PLS)、神经网络的改进方法,常用的有类模拟软独立建模和偏最小二乘法-判别分析(PLS-discriminant analysis,PLS-DA)。作为非线性的模式识别方法,人工神经元网络(artificial neuronal network,ANN)技术也得到广泛应用。PCA 和 PLS-DA 是代谢组学研究中最常用的模式识别方法,这两种方法通常以得分图(score plot)获得对样品分类的信息,载荷图(loading plot)获得对分类有贡献变量及其贡献大小,从而用于发现可作为生物标记物的变量。此外,在数据处理和分析的各阶段,对数据的质量控制和模型的有效性验证也需引起足够的重视。

四、代谢组学数据库

代谢组学分析离不开各种代谢途径和生物化学数据库。与基因组学和蛋白组学已有较完善的数据库供搜索使用相比,目前代谢组学研究尚无类似的功能完备数据库。一些生化数据库可供未知代谢物的结构鉴定或用于已知代谢物的生物功能解释,如连接图数据库(Connections Map DB)、京都基因和基因组数据库(KEGG)、药物代谢数据库(METLIN)、人类基因和新陈代谢数据库(HumanCyc)、大肠埃希菌基因和代谢途径数据库(EcoCyc)和代谢途径数据库(Metacyc)、生物合成催化酶数据库(BRENDA)、配体数据库(LIGAND)、生物催化和降解数据库(UMBBD)、水稻数据库(IRIS)、拟南芥数据库(AraCyc)、生物化学途径(ExPASy)、互联网主要代谢途径(main metabolic pathways on internet,MMP)、Duke 博士植物化学和民族植物学数据库、亚利桑那(Arizona)大学天然产物数据库等,其中 IRIS、AraCyc 分别为水稻和拟南芥的有关数据库。目前的代谢组学数据库主要用于各种生物样本中代谢物的结构鉴定。理想的代谢组学数据库还应包括各种生物体的代谢物组信息以及包含代谢物的定量数据,如人类代谢组数据库(human metabolome database)包含了人类体液中超过 1400 种以上的代谢产物。数据库中每种代谢产物都有其相应的化学、临床、分子生物学和生化数据。

五、基于快速高分辨液相色谱串联质谱技术的代谢组学尿液分析方法的建立

在代谢组学的研究中,质谱技术逐渐成为主要的分析手段。同时,分析柱填料粒径低于 $2\mu m$ 的液相色谱的出现为复杂生物混合物提供了更好的分离能力,其与质谱的联用,降低了分析物的检出限及质谱检测的离子抑制现象,并提高了分析速度,从而可实现代谢组学的快速、高通量分析。此外,多种类型的质谱分析器在代谢组学的研究中发挥着重要作用。其中,QTRAP 型和 QTOF 型质谱仪,均可以获得 MS/MS 谱,以利于代谢物的结构鉴定,在代谢组学的研究中均获得了广泛的应用。

虽然代谢组学方法已经被应用于疾病诊断、药物开发、营养科学等多个领域,但是对该方法的适用性考察却鲜有报道。这主要是由于代谢组学需要同时检测生物样本中上千种结构各异的小分子代谢物,且检测前对待测物完全未知,无法获得空白生物基质来模拟生物样本等。然而,生物样品中代谢物浓度低,仪器状态的稳定性及生物样品中内源性物质之间的相互干扰等多种因素都会影响生物样本的测定,从而直接影响代谢组学的检测结果。因此,在进行大批量生物样本的代谢组学检测之前,需要对建立的分析方法的可行性与可靠性进行考察。本研究以尿液为研究对象,分别采用 QTRAP 型和 QTOF 型质谱仪,建立了基于 RRLC-MS 方法的尿液代谢组学检测方法。选择了尿液中的多种代表性代谢物,以它们在尿液中常见浓度的 1/10 作为最低浓度,考察了检出限及方法的精密度。另外,在大批量尿液样本的检测中还应用混合尿液样本作为质量控制(quality control,QC)样本来反映检测数据进行代谢组学研究的可靠性。

（一）实验部分

1. 晨尿样本来自志愿者，采集后立刻保存于 $-80℃$ 冰箱。

2. 使用 Agilent 1200 系列高效液相色谱仪，线性梯度洗脱，QTRAP™ 四级杆-线性离子阱串联质谱仪，配有 turboionspray ion source（ESI 源）。分别采用正、负离子 EMS 扫描模式，喷雾电压 $5.5kV/-4.5kV$，解簇电压 $45V/-75V$，雾化气（GS1）为 50，GS2 为 50，离子源温度为 $375℃$。数据采集和处理采用 Analyst1.4.2 数据处理系统。

3. 制备标准品溶液，所有的化合物浓度按照正常人尿液中浓度的 20 倍配制（各代谢物在正常人尿液中的浓度范围均由网站 HMDB 获得）。实验前将尿液样本在室温下解冻，在 $4℃$ 以 $10\,000g$ 离心 20min，取 50ul 上清液，用水稀释至 200ul，涡旋，以 $0.22\mu m$ 滤膜过滤，作为待测样品。

4. 采用 RRLC-MS 方法分析获得的谱图信号，使用 MarkerViewTM 1.1.0.7（Applied Biosystems/MDS Sciex）软件，将峰面积结果作为变量进行提取，所有样品通过保留时间和质荷比（m/z）进行峰匹配，最终获得原始数据矩阵。获得的数据矩阵输入 SIMCA-P 软件（Version 11.0，Umetrics AB，Umea，Sweden）进行处理。

（二）结果与讨论

1. 尿液前处理方法的选择　为了寻找简便且信息量丰富的尿液样品前处理方法，分别比较了经过离心沉降蛋白后稀释法、有机溶剂沉淀法和固相萃取法处理后的尿液样品的检测信息量和基质效应。经过 LC-MS 分析后，通过对各处理方法的总离子流图中峰的个数、峰强度以及绝对基质效应和相对基质效应的考察，本研究最终选择离心沉降后 4 倍稀释法处理尿液样本。

2. LC-MS 分析方法的考察与优化　为了获得较好的分离效果，且在不影响分离度的前提下尽可能缩短分析时间，考察了 6 种流动相体系，优化了洗脱梯度及平衡时间等。同时，为了获得更高的检测灵敏度，减少噪音信号，选择适于小分子代谢物的质谱检测条件，本研究采用尿液中常见的物质对质谱条件进行了优化，最终采用的质谱检测条件。

3. 实验方法学考察

（1）检测灵敏度：是标准品混合溶液 mixture 5 采用 RRLC 与 Q-TOF 型 MS/MS 仪联用技术获得的各标准品分子离子的提取离子色谱图。对已配制好的标准品混合溶液 mixture 1~6，分别进行 RRLC-($\pm$)ESI-MS 谱分析，计算各化合物的检出限（S/N $\geqslant$ 3）。有些样品实际的检出限低于尿液中正常浓度的 1/10，此时就用 1/10 尿液浓度作为最低检测浓度，并记录当时的信噪比（S/N）。通过与 20 个标准品在尿液中的常见浓度比较，可以初步获得 RRLC-MS 方法的检测灵敏度。

在正、负离子检测模式下，QTRAP 型和 QTOF 型 RRLC-MS 对 20 种标准品化合物的检出限可见：1-甲基腺苷、肌苷、胞苷、组氨酸、苯丙氨酸、苏氨酸、色氨酸和犬尿烯酸在 0.1 倍的尿液浓度下，在正、负离子检测模式均有较强的响应；酪氨酸、缬氨酸和异亮氨酸在体液浓度下，只有在正离子检测模式时能有较强的响应；尿苷、马尿酸、香草酸、咖啡酸、5-羟色胺和没食子酸在体液浓度下，只有在负离子检测模式时能检测到较强的色谱峰；半胱氨酸，雌二醇和雌酮即使在浓度超过体内正常浓度时，也难以被检测到。文献表明，半胱氨酸在正、负离子检测模式下响应较低，在尿液浓度下难以被检测到。雌二醇和雌酮较难离子化，通常需要经过衍生化后才能在体液中被检测到。

综上所述，由于尿液中代谢物的性质各异，采用 ESI 的正、负离子检测模式相结合的方法可以获得尿液中常见的大部分核苷、有机酸、氨基酸等代谢物信息。

（2）方法精密度：分别取 20 倍尿液浓度的标准品混合溶液 250、50 和 10μl，加入已处理好的尿液样品中至 1ml，作为高、中、低浓度的模拟生物样品。依次连续进样 6 次，计算各色谱峰保留时间和提取离子色谱峰峰面积的 RSD 值。结果显示，采用建立的 RRLC 与 QTRAP 型质谱仪联用的 LC-MS 方法，尿液样品中检测到的大部分标准品离子的峰面积的 RSD 均小于 20%，尤其是在检测信号强度较高（peak area>107）时，RSD 均小于 10%。这说明在使用代谢组学方法找到的可能生物标志物中，提取离子峰强度较高的代谢物的可靠性更高。另外，各代谢物色谱保留时间的 RSD 值均小于 2%，这有利于代谢组学数据预处理时的峰对齐。同样，采用已建立起的 RRLC 与 QTOF 型质谱仪联用的 LC-MS 方法检测到的代谢物的分子离子峰峰面积的 RSD 为 3%~15%，而且各色谱峰保留时间的 RSD 值均小于 2%。

4. 数据的可靠性分析　采用本方法对大量尿液样本进行代谢组学分析时，先连续进行 5 次 QC 样本的测定，使系统达到平衡，然后每分析 10 个尿液样本进行 1 次 QC 样本的检测。最后，通过整个检测序列中所有 QC 样本的检测结果监测实验数据的可靠性。在正、负离子检测模式下，13 次 QC 样本经 RRLC-MS 谱检测的结果进行 PCA 分析后，各样本在第一个主成分上的投影结果。结果表明，前 4 次 QC 样本检测结果的偏差较大，后 9 次检测的偏差均控制在 2SD 范围内。这表明方法精密度良好，测试样本之间的差别主要来自于样本中代谢物的不同，而不是由分析方法的误差产生的。

5. 样品测定　应用本方法对乳腺癌患者尿液样本的代谢物进行了检测，发现了一系列可能的生物标志物。另外，将该方法应用于宫颈癌患者尿液样本的代谢组学研究中，筛选出 45 个在宫颈癌患者和正常人的尿液中有极显著差异的代谢物（P<0.001），目前已鉴定了 13 个代谢物的结构。从这些已鉴定的可能生物标志物的结构可以看出，乳腺癌和宫颈癌患者体内的蛋白质分解增加，RNA 转化率增高，降解速度加快。

第三节　尿液代谢组学的临床应用

一、动脉粥样硬化患者尿液的代谢组学研究

动脉粥样硬化（atherosclerosis，AS）是一种多器官受累的常见血管疾病，是许多心血管疾病的病理基础，其发病率在我国乃至全世界呈逐年递增趋势。动脉粥样硬化主要累及大型及中型肌弹力型动脉，以主动脉、冠状动脉及脑动脉为多见，多伴有结构和功能上的改变，包括管壁结构改变及血管舒缩功能障碍。因此，其临床诊断和治疗一直备受关注，基础与临床工作者开展了大量实验来寻求其早期诊断的指标。目前临床上最常用的是动脉波传导速度（pulse wave velocity，PWV），用于反映动脉粥样硬化程度及早期诊断，但尚缺乏临床实验室检验方面的相关研究及生化指标。

代谢组学（metabonomics）是研究生物体系受刺激或扰动后，其代谢产物-内源性代谢物质种类、数量及其变化规律的科学，它研究的是生物整体、系统或器官的内源性代谢物质的代谢途径及这些代谢物质受到内在或外在因素影响时所产生变化的规律，这种代谢变化可以通过先进的分析技术（质谱、核磁共振、色谱-质谱联用技术等）进行数据采集，表达成为特定的代谢指纹图谱，并利用化学计量学的手段对这些信息进行提取，挖掘其中有用的信息。代谢组学强调将人体作为一个完整的系统来研究，研究对象主要是各种生物体液，如尿液、

血液、胆汁、唾液等。通过测定人体各种体液内代谢物的组成变化来认识和反映人体代谢网络在疾病或药物作用下的变化规律。

利用高分离度快速液相色谱与四极杆-飞行时间串联质谱（QTOF/MS）检测经使用无创动脉血管弹性测定仪筛选的动脉粥样硬化患者尿液中代谢物的变化，通过主成分分析寻找潜在生物标记物，结合血液生化指标变化研究动脉粥样硬化的发生发展机制，为早期筛查和早期临床治疗提供依据。

潜在标记物的鉴定是根据它们的精确分子量和串联质谱结果以及与数据库或标准品的比较进行的。以负离子模式下的离子 m/z 167.0184 为例，说明生物标记物的鉴定过程。正离子模式下，该离子的提取离子色谱图及在保留时间 1.648 分钟时的质谱图。将计算结果与数据库中化合物进行比对，初步鉴定该化合物为尿酸。串联质谱的结果确认了这个结论与购买的标准品的串联结果比对，两者完全一致。根据以上信息，这个生物标记物被鉴定为尿酸。其他化合物的鉴定同上所述，但是一些化合物未能定性。

通过运用 LS-MS 方法对早期动脉粥样硬化患者和健康人群尿液进行检测，结合统计学处理发现 7 种生物标志物及其变化趋势，并鉴定出其中 4 种。其中尿酸和胍基乙酸可能与动脉粥样硬化的发病机制有关。在人体内，嘌呤是核酸的代谢产物，尿酸是嘌呤的代谢最终产物，可以说尿酸是细胞分解的终末产物之一，糖代谢、脂代谢紊乱均可导致尿酸增高。近年来，一些大规模前瞻性研究结果表明，尿酸参与动脉粥样硬化发生发展过程，而血尿酸浓度与动脉粥样硬化程度密切相关，是心血管疾病的独立危险因素。据报道，动脉粥样硬化的年轻人血管钙化程度与尿酸浓度呈正比，在无代谢综合征的人群中，颈动脉内膜中层厚度随尿酸浓度增加而增大。尿酸导致动脉粥样硬化的机制有很多，在血液中尿酸的物理溶解度很低，尿酸微结晶容易析出并沉积于血管壁，引起局部炎症，导致血管内膜受损。尿酸还可诱发氧化应激，有研究发现通过 NADPH 氧化酶系统的氧化作用，尿酸可刺激人主动脉平滑肌细胞内皮素基因-1 的表达，从而参与心血管疾病发生发展。尿酸可直接灭活 NO，从而发挥其促氧化作用，导致动脉粥样硬化。

胍基乙酸是一种甘氨酸的代谢中间产物，是肌酸生物合成的直接前体，在胍基乙酸-甲基转移酶 N 的作用下生成肌酸，但这一反应会造成半胱氨酸水平升高，而后者近年来已被证明是心血管疾病，尤其是动脉粥样硬化发病的独立危险因子。动脉粥样硬化有很高的发病率，是各种心脑血管疾病的病理生理基础，对其早期筛查和诊断尤为重要。在排除高血压、血栓性疾病前提下，通过颈-股动脉脉搏传导速度（C-F PWV）这个指标筛选出 15 例动脉粥样硬化患者与健康人，并观察其尿液的代谢组学变化。经过多元统计分析，健康对照组、动脉粥样硬化组获得了很好的区分。本研究发现并鉴定了两种潜在生物标记物：尿酸和胍基乙酸，其变化揭示了核酸代谢、氨基酸代谢在动脉粥样硬化早期发生发展中的作用，可能对于临床上早期诊断、预防及治疗动脉粥样硬化具有重要意义。

二、代谢组学在肾脏疾病研究中的应用

（一）代谢组学在药物性肾损伤研究中的应用

有研究者用庆大霉素、顺铂、妥布霉素建立大鼠肾损伤模型，生理盐水组为对照，采集给药后 1、5、28 天后的尿液标本和肾脏组织，利用 LC/MS 和 GC/MS 进行代谢组学分析，经过严格的筛选，尿中的 38 种代谢产物和肾脏组织中的 37 种代谢产物被认为是早期肾损伤的候选标志代谢产物。尿中最早期标志物包括有多胺、几种氨基酸、甘氨酰脯氨酸、葡萄糖胺、

1,5-脱水葡萄糖醇、乙醇胺和磷酸盐。肾脏组织中最早期标志物包括有山梨醇、葡萄糖和5-甲基四氢叶酸盐。

也有研究者将 24 只雄性 wistar 鼠随机分成正常对照组、广防己组、广防己和黄芪组(广芪组),每组 8 只。给药 4 周后广防己组尿素氮、血肌酐显著升高($P<0.01$),肾组织呈现明显的病理改变;广芪组血肌酐水平较广防己组明显降低($P<0.05$),肾组织病变范围及程度较广防己组轻。尿代谢图谱经主成分分析表明,广防己组尿中柠檬酸、2-酮戊二酸、马尿酸盐、葡萄糖含量降低;氧化三甲胺(TMAO)、肌酸/肌酐含量升高。广芪组上述代谢物的变化呈不同程度的减小。以上实验结果提示,不管是中药还是西药造成的药物性肾损伤,在其尿液代谢产物中都可找到早期标志物,而且还可能在肾脏组织中发现某些特定的代谢产物。这一发现也许可以应用于临床上某一药物对肾脏损伤程度的监测,对肾损伤的早期诊断提供了一种简便、无创的新方法。

(二) 代谢组学在糖尿病肾病研究中的应用

糖尿病肾病是 2 型糖尿病最严重的微血管并发症之一,临床一旦出现持续蛋白尿,则病情进行性发展不可逆转,终将进展至终末期肾病,因此早期诊断与治疗至关重要。目前最常用的是尿微量白蛋白检测,但由于受到肥胖、胰岛素抵抗等诸多因素的影响而存在一定的局限性。而代谢组学的发展正好可以弥补这方面的缺陷。近年来国内外学者对此也做了一些相关性的研究。

有研究者运用气相色谱-质谱法来量化 94 例通过筛选和确诊的糖尿病肾病(DM)合并CKD(DM+CKD),单纯糖尿病肾病(DM-CKD)和健康对照组的尿液代谢产物。与健康对照组的水平相比,DM+CKD 组中有 13 种代谢产物都显著减少($P\leqslant0.001$)。其中的大多数为水溶性的有机阴离子,并且通过生物信息学数据的分析表明,13 种差异表达代谢产物中的12 种与线粒体代谢有关。说明尿液代谢组学是糖尿病并发症的生物标志物的可靠来源,并且数据表明肾有机离子运输和线粒体功能在糖尿病肾病患者中是有障碍的。也有研究者在糖尿病肾病的研究中发现,渐进性蛋白尿患者与非渐进性蛋白尿患者的代谢产物有区别,这些代谢产物主要有酰基-肉碱、酰基甘氨酸及色氨酸代谢相关的代谢产物。这些代谢产物可以帮助我们在早期对糖尿病肾病渐进性和非渐进性蛋白尿进行区分,并指导临床用药。

(三) 代谢组学在原发性肾小球疾病研究中的应用

有研究者在从未使用免疫抑制剂的 IgA 肾病患者中采集血清样本,使用质子核磁共振波谱法监测分析发现:IgA 肾病患者与健康对照组相比,有更高水平的苯丙氨酸、肌醇、乳酸等和较低水平的 β-葡萄糖、α-葡萄糖、缬氨酸、酪氨酸、卵磷脂等,提示这些代谢物也许可以作为 IgA 肾病的潜在生物标记物,并为 IgA 肾病的诊断提供了一种新的、敏感、具体和无创的方法。也有研究者在狼疮肾炎(lupus nephritis,LN)的研究中发现 V-LN 患者尿液中有正常的马尿酸水平,而局灶性节段性肾小球硬化症(focal segmental glomerulosclerosis,FSGS)患者尿中完全缺乏马尿酸。如果进行更大规模的研究,这一尿液代谢产物的差别可作为生物标志物来帮助诊断 FSGS 和区分 LN 与 FSGS。

目前,肾穿刺活检仍是肾小球疾病明确诊断和分型的主要方法。随着代谢组学的不断发展,代谢组学在肾小球疾病的诊断、鉴别诊断等方面将会发挥重大的作用,也许可以作为肾穿刺活检的辅助诊断方法。

(四) 代谢组学在急性肾损伤研究中的应用

有研究者在从急性肾损伤(acute kidney injury,AKI)患者提取的血清中发现酰基肉碱和部分氨基酸含量升高,而精氨酸和一些溶血磷脂酰胆碱的含量降低,这些异常血清标志物的发现有助于诊断 AKI 患者和判断预后。通过 Science Direct 数据库查阅了近 10 年有关肾损伤标志物的报道,对肾小管损伤特异性标志物方面的文献进行了整理和分析。一些敏感性好、特异性高的肾小管损伤标志物已在实验研究和临床观察得到了部分验证,如肾损伤分子-1、肝型脂肪酸结合蛋白、白细胞介素-18、中性粒细胞明胶酶相关脂质运载蛋白等。这些生物标记物在急性肾损伤的诊断中各具特点又各有不足,因此联合检测才能更大范围、更灵敏的评价肾损伤。

(五) 代谢组学在慢性肾脏病研究中的应用

慢性肾脏病(CKD)是在各种慢性肾脏疾病的基础上,病情不断恶化发展而来的。在其病变的早期,我们可以采取一些方法改善其肾功能,而到了肾衰竭的终末阶段只能通过透析等替代疗法来改善症状、延长生命。因此,我们需要对慢性肾功能衰竭(chronic renal failure,CRF)进行早期诊断,从微观上了解 CRF 的发展机制,并提供一种新的治疗方向。钱鹏等基于 GC/MS 技术的尿液代谢组学预处理方法,对 CRF 患者与正常对照组人群尿液样本进行代谢组学研究,共筛选出差异有统计学意义($P<0.05$)的峰有 8 个。其代谢物为:肌醇、L(−)-阿卓糖、D-呋喃木糖、己糖醇、核糖酸、2-甲氧羰基-3-甲基-3-丁烯酸甲酯、丙酸、甘二烷。这些标记物可能与 CRF 的发生发展有关,进一步的研究也许可将其用于 CRF 的诊断。

有研究者对 CRF 大鼠模型的尿液样本进行了代谢组学分析,结果发现,在 CRF 大鼠尿液中植物鞘氨醇、肾上腺甾酮等 12 种代谢产物增加,表明了在 CRF 大鼠中存在氨基酸代谢、磷脂代谢、肌酐代谢的扰动。我们也许可以从这一方面进行干预,延缓 CRF 的进展,为 CRF 的治疗提供一种新的思路。

(六) 代谢组学在肾脏癌症研究中的应用

肾细胞癌(renal cell carcinoma,RCC)是发病率日益增加的几个人类癌症之一。这一疾病经常表现为无症状性进展,并且常发生转移,因此我们需要一种早期诊断的检测方法。因为肿瘤位于靠近于肾小囊腔的位置,所以利用尿液进行生物标志物检测的代谢组学方法是合适的。通过比较 RCC 患者和对照组的尿液成分,可以确定其代谢物组成的差异,并且这些数据适用于临床且可以进行床旁检测。一项研究发现在肾脏癌症患者和正常人的尿液中羟基喹啉铜、4-羟基苯甲酸和龙胆表现出不同的水平,而且这些代谢产物所涉及的特定氨基酸和能量代谢,符合高肿瘤蛋白质分解、利用和沃伯格效应。如果扩大样本量,进行进一步的代谢组学分析,将会发现肾脏癌症诊断和治疗的新途径。

三、代谢组学在膀胱癌应用中的研究进展

大部分膀胱癌的组织学类型是尿路上皮癌,膀胱尿路上皮细胞构成膀胱的上皮。膀胱癌的其他类型包括鳞状上皮癌和腺上皮癌,生理情况下鳞状细胞和腺细胞产生和分泌黏液或其他液体,癌变时鳞状细胞和腺细胞向尿路上皮层方向生长。无论是尿路上皮癌还是鳞状细胞癌或腺癌,细胞产生的分泌物可直接释放到尿液中,因此,尿液是寻找生物标志物最理想的临床样本。将代谢组学的研究方法应用到膀胱癌诊断的前景是光明的。在癌症组织和正常组织中需找差异代谢物用于诊断目的,目前已有许多相关报道。代谢组学用于肿瘤的早期诊断研究较为成功的是乳腺癌和前列腺两种恶性肿瘤。膀胱癌以尿液为基础的生物标记物研究报道已经很广泛,但是尚未发现优于膀胱镜检查的生物标志物用于早期诊断、筛查和随访。

目前已有运用三大代谢组学技术研究膀胱癌尿液代谢谱的相关报道,包括 GC/MS、NMR 和 LC/MS。有研究者比较 27 例膀胱癌患者和 32 例正常人的尿液代谢物表达谱,应用 LC/MS 技术,研究结果表明肉毒碱 C9∶1 联合 component 1 有可能成为潜在的生物标志物,敏感度和特异度分别为 92.6% 和 96.9%,在低级别膀胱癌组,敏感度和特异度分别为 90.5% 和 96.9%。也有研究者采用高效液相色谱-质谱(high performance liquid chromatography-mass spectrometry,HPLC-MC)技术,比较 41 例膀胱癌和 48 例正常人尿液的代谢谱差异,结果显示当采用正交偏最小方差判别分析(orthogonal partial least square-discriminate analysis,OPLS-DA)时能够鉴别出两组代谢谱差异的敏感度和特异度均为 100%。当采用主成分分析(principle component analysis,PCA)时敏感度分别为 98% 和 96%。另一项类似的研究,以尿液为基础的 GC/MS 代谢谱分析(GC 的分离特性显著高于 HPLC),采用 OPLS-DA 分析方法,研究证明能够区别出肿瘤组和正常组代谢谱差异的敏感度和特异度均为 100%。在进行尿液的 400MHz 下的 ^{1}H-NMR 分析中,发现患者均为非肌层浸润性膀胱癌。研究表明与对照组相比,肿瘤组牛磺酸含量显著升高,马尿酸和柠檬酸的含量降低。但是,仍然需要进行后续的肌层浸润性膀胱癌组的分析和比较。除膀胱癌尿液代谢分析研究外,已有以血清为基础或以组织为基础的膀胱代谢组学研究的相关报道。另有一项研究,不仅利用代谢组学方法寻找尿液中潜在的早期诊断代谢标志物,而且也寻找可能监测肿瘤复发和预后生存的差异代谢物,为后续探讨膀胱癌复发和进展机制研究做基础。

四、代谢组学研究中存在的问题

代谢组学在广泛应用的同时,也存在着明显的不足,主要体现在:①对某一物种、某个组织或其细胞中所有的代谢途径中的所有代谢产物同时进行全面的高通量的定性和定量分析,在理论行得通,但没有任何一种分析技术能够同时对代谢组中的所有化合物进行分析。②代谢组学可得到大量信息,如何处理、分析及解释这些信息是一个艰巨的技术难题。③如何把代谢组学数据和转录组学、蛋白质组学、遗传学、酶学、代谢途径和表现型分析的数据整合在一起,并给出生物学功能的解释,将是最大的挑战。④各种生理因素,如饮食、健康状态、年龄、昼夜节律、压力、遗传变异和动物品系均可影响生物标本的代谢成分,如何准确区分代谢图谱的改变是生理学影响还是病理学改变也是一个难题。⑤检测所需的仪器设备价格昂贵,操作人员的专业性很强,一般的实验室难以开展此项工作。⑥数据库很不完善。⑦缺乏代谢产物数据的标准值。⑧当机体的生理和药理效应超敏时,受试物即使没有相关毒性,也可能引起明显的代谢变化,导致假阳性结果。⑨体液的选择局限,如进行神经病理学研究时不能以尿液替代脑脊液;引起混合毒性的化学物较难选择代表性。

(陈立东　谢莹　聂杰)

参 考 文 献

1. Zhang A,Sun H,Wu X,et al. Urine metabolomics. Clin Chim Acta,2012,414:65-69.

2. Trivedi DK,Iles RK. Do not just do it,do it right:urinary metabolomics-establishing clinically relevant baselines. Biomed Chromatogr,2014,28(11):1491-1501.

3. Wu J,Gao Y. Physiological conditions can be reflected in human urine proteome and metabolome. Expert Rev Proteomics,2015,12(6):623-636.

4. Duarte IF,Diaz SO,Gil AM. NMR metabolomics of human blood and urine in disease research. J Pharm Biomed

Anal,2014,93:17-26.

5. Chen Z,Kim J. Urinary proteomics and metabolomics studies to monitor bladder health and urological diseases. BMC Urol,2016,16:11.

6. Shi H,Li X,Zhang Q,et al. Discovery of urine biomarkers for bladder cancer via global metabolomics. Biomarkers,2016,21(7):578-588.

7. Truong M,Yang B,Jarrard DF. Toward the detection of prostate cancer in urine:a critical analysis. J Urol,201, 189(2):422-429.

8. Trezzi JP,Vlassis N,Hiller K. The Role of Metabolomics in the Study of Cancer Biomarkers and in the Development of Diagnostic Tools. Adv Exp Med Biol,2015,867:41-57.

9. Barrios C,Spector TD,Menni C. Blood,urine and faecal metabolite profiles in the study of adult renal disease. Arch Biochem Biophys,2016,589:81-92.

10. Vaidyanathan K. Urinary proteomics and metabolomics in the diagnosis of pediatric disorders. Proteomics Clin Appl,2015,9(5-6):482-489.

11. Zhang A,Sun H,Qiu S,et al. Metabolomics insights into pathophysiological mechanisms of nephrology. Int Urol Nephrol,2014,46(5):1025-1030.

第十六章

尿液酶学

第一节　尿酶学概述

尿酶的检测始于 20 世纪 70 年代,近年来由于检测技术的发展,清楚了绝大部分酶活性的抑制物和干扰物,加上用每日排出量十分恒定的尿肌酐来平衡因尿量变化带来对尿酶活性的影响,使测定结果更加灵敏可靠。尿酶的组织来源和同工酶研究表明 N-乙酰-β-D-氨基葡萄糖苷酶(N-acetyl-β-D-glucosaminidase,NAG)、丙氨酸氨基肽酶(AAP)等属于大分子蛋白,不能通过肾小球滤过,几乎只能来源于肾脏,称之为肾脏特有酶。血中的小分子蛋白酶类可出现在尿中,但是对总的酶活性影响甚微。

一、酶的特性及分布

酶作为生物学上的催化剂,存在于血清、血浆、分泌物和组织液中。酶检测可用于临床诊断,在较低活化能下,只需少量的酶就能发生化学反应。酶具有反应的专一性,专一的酶仅能催化特定的化学反应。酶的特性决定了相应底物的专一性,酶仅能使专一的底物或底物群转变成反应产物。

血清酶来自于进入血浆的组织或分泌物。组织酶来源于细胞的代谢过程。正常组织酶合成和分泌增强,组织损伤的情况下,导致了血清的活性增加,原因是组织细胞内酶的数量和活性增加引起的。酶的诱导作用使组织细胞酶的合成增加。肝细胞在乙醇、巴比妥英钠的化学刺激下 GGT 合成增高。

肾脏是血清中低分子量酶的重要排泄途径。如 α 淀粉酶。大部分的酶首先在血浆中灭活,然后通过受体介导的细胞内摄作用吸收入网状内皮的细胞系统。酶再被分解为可重新利用的多肽和氨基酸。大部分半衰期在 24~48 小时。

酶的活动检测通常用的方法是动力学测定法,这种方法是通过单位时间内指示剂的吸光度的变化来测定酶的催化的反应速度。提供酶的最大反应速度,即提供过量的底物和辅酶,酶所催化的反应速度与酶活性是成比例的。

二、诊断酶学的检测意义

血清、尿液及其他体液中的酶浓度测定,可为临床医生提供极为有诊断意义的资料。目前临床上最常用的方法为酶的活性测定法。绝对定量法是测定酶蛋白含量或酶分子浓度。

诊断酶学即血或尿等体液中酶检测,主要是发现组织损伤,用来证明损伤的严重性,可修复或不可修复,诊断潜在疾病,器官内疾病的鉴别诊断即器官内细胞损伤的定位。通过酶的活性检测,从中可以得到诊断的依据,得知样本中酶活性水平,酶形式的检测即同一时间内血清所有的酶活性。评价酶之间酶活性的相比,如计算酶的比率。监测酶活性,同工酶的检测。酶的活性水平与随时间变化的多种原因有关,如器官释放酶的增加、组织损伤、酶从血流中消除机制损害、肾衰竭及肝硬化等。可以通过组织特异性酶检测,同工酶的分析,评估酶的诱导、病变器官定位、组织或器官的损伤定位。

1. 组织特异酶 这些酶仅在特定组织中出现或在特定组织内有非常高的活性。这些酶释放入血清增加,表明特定组织损害。

2. 酶形式 酶活性的比率,可以提供临床的诊断信息。在酶形式中最基本的酶是丙氨酸氨基转移酶(ALT)和天门冬氨酸氨基转移酶(ASR)。有意义的判断标准是酶的比率。90%以上酶的增加都是在肝脏、心肌,骨骼肌和红细胞等重要组织中。通过分析 CK/AST 和 LD/ADT 的比率可了解酶来源于哪一个组织。CK/ADT<10 可提示来源的器官为心肌,>10 为骨骼肌,LD/ADT>12 来源于红细胞。

3. 同工酶 每一组织的同工酶补体是由基因决定的。通过同工酶的分析,可以明确增加由来的组织,如淀粉酶、CK-MB,乳酸脱氢酶(LDH)。

三、尿酶检测的临床意义

尿蛋白检测是最早发现和筛选 CKD 的检测途径之一,尤其近年开展的一系列尿酶、尿低分子蛋白及尿微量白蛋白等检测指标的推广为早期诊断 CKD 肾损伤、鉴别肾小管损伤提供可能。尿酶检测是通过分析尿中某些酶的含量推断肾脏不同部位病理改变的医学检验方法。毒物破坏肾脏细胞后,可释放某些酶于肾盂中。由于肾脏各部位酶谱不同,故尿酶的研究有可能明确受损部位。例如酸性磷酸酶增加反映肾小球损害;碱性磷酸酶增加反映近端肾小管损害;乳酸脱氢酶或碳酸酐酶增加反映远端肾小管损害。有些血清中没有的酶,在中毒性肾损害后可出现在尿中,如 N-乙酰-β-氨基葡萄糖苷酶等。尿酶检测对早期评价肾损害是敏感的指标。尿酶种类繁多,主要来源于肾组织,极少数来自血液。大多数分子量 70kD,正常时不能从肾小球滤过,当滤过功能正常时尿酶增加主要反映肾小管间质损害,常作为监测药物肾毒性(氨基糖苷类抗生素、抗肿瘤药物及锂制剂等)、肾移植排斥反应以及各种肾小管间质疾病诊断的指标。近年发现,在中草药肾病患者中,当肾功能中度受累时,尿中中性内肽酶(NEP)浓度明显下降,至终末期肾衰时几乎为零。NEP 浓度与尿中微量蛋白呈负相关,与肌酐清除率则呈正相关。而来自肾实质本身的尿酶也是帮助定位诊断肾脏(尤其肾小管)损害的良好标记性物质。如 NAG 主要位于近端肾小管上皮细胞溶酶体内,线粒体内也有少量存在;AAP 来源于近曲小管上皮细胞刷状缘;碱性磷酸酶(AKP)及其同工酶在不同部位的近曲小管细胞含量丰富;γ 谷氨酰转换酶(γ-GT)作为一种近曲小管刷状缘酶,对小管间质局部炎症性损害尤其是自身免疫性损害时增高明显。

但尿酶检测也有许多局限性:①排出受生理活动影响较大,即不同个体间或同一个体在不同时间或不同状态时排出量变化很大;②检测方法多,存在方法、试剂差异而难以标准化;③检测前需进行标本预处理去除抑制物,难度较大。即便如此,如能紧密结合临床,仍是非常有价值的生物学指标。

尿酶包括四大类:①氧化还原酶类,如乳酸脱氢酶(LDH);②水解酶类,如碱性磷酸酶(ALP),β-葡萄糖苷酶(β-GD),丙氨酸氨基肽酶(AAP),亮氨酸氨基肽酶(LAP)及 N-乙酰-

β-葡萄糖苷酶(NAG);③转换酶类,如 γ-GT,④裂解酶类,如醛缩酶等。血液含有这些酶,但是由于它们分子量大不能从肾小球滤过,故非尿酶来源。上述尿酶主要来自于肾脏,尤其肾小管中,在肾脏受损时被大量释放入尿内,故尿酶增多是肾脏、尤其是肾小管损伤的重要指标。

第二节 尿液酶学检验标本处理

一、尿液标本的保存

1. 如尿标本在 2 小时内不能完成检测,宜置于 2~8℃条件下保存。对计时尿标本和在标本收集后 2 小时内无法进行尿液分析或要分析的尿液成分不稳定时,可根据检测项目采用相应的防腐剂。24 小时尿标本的保存条件见表 16-1。

表 16-1 24 小时尿标本的保存条件

分析物	冷藏 2~8℃	冰冻 −24~16℃	6mol/L 盐酸	硼酸	醋酸
白蛋白(微量白蛋白)	√	√		√	
乙醇(酒精)	√	√			
醛固酮	√	√	√	√	
氨基酸	√	√	√	√	
氨基乙酰丙酸		√	√		√
淀粉酶	√				
β2 微球蛋白	√	√			
钙	√	√	√		
儿茶酚胺,分馏	√	√	√		√
氯化物	√	√			
枸橼酸盐		√	√		
肾上腺皮质激素	√	√	√	√	√
C-肽		√			
肌酸	√	√	√		
肌酐	√	√	√		
胱氨酸		√	√		
脱氢表雄甾酮	√	√			
电解质钠钾	√	√	√		
雌三醇	√	√			
雌激素(总)		√		√	√
卵泡刺激素	√	√			
葡萄糖				√	
组胺		√	√		
高香草酸			√		√
17-羟皮质类固醇			√		√
羟脯氨酸		√	√		
5-羟吲哚乙酸	√		√		
免疫电泳	√	√			

续表

分析物	冷藏 2~8℃	冰冻 -24~16℃	6mol/L 盐酸	硼酸	醋酸
17-生酮类固醇			√	√	√
17-酮类固醇			√	√	√
铅	√		√		√
镁	√		√		
3-甲氧基肾上腺素			√		
3-甲氧 4-羟苯乙二醇(MHPG)	√		√	√	
N-甲基咪唑乙酸			√		√
氮	√		√		
草酸盐	√		√		
对-氨基苯甲酸					
磷酸盐(磷)	√	√	√		
卟啉	√	√			
总蛋白	√			√	
吡啶胶原交联物			√		
四氢化合物 S					√
尿素氮	√				
尿酸	√	√	√	√	
香草酰杏仁酸		√	√	√	√
黄嘌呤和次黄嘌呤		√			

2. 用于微生物学检查的标本如不能立即送达实验室,可将标本保存于 2~8℃冰箱中,在 24 小时内仍可进行培养。防腐的标本不需置冰箱保存。

3. 实验室应保证标本标识的完整性,并保证从收到标本到分析前标本的状况良好。

二、尿液标本的处理

采集尿液后应立即送检,运送过程中应注意防渗漏。实验室应建立规范的标本接收制度,仔细检查申请单与容器标签上信息是否一致,采集时间是否符合要求,添加防腐剂是否符合要求。如遇标本不合格的情况,应立即与临床联系以进一步采取措施。对于微生物学检查不能立即送检的标本或 2 小时内不能完成检测的标本,宜置于 2~8℃条件保存。

总之,实验室只有充分认识到尿液标本的采集、运输和保存是尿液分析前质量保证的重要环节,切实将尿液标本收集和处理进行规范化的管理,严格执行标本接收制度才能获得合格的标本。

第三节　常见的尿酶

一、N-乙酰-β-D 氨基葡萄糖苷酶

(一) N-乙酰-β-D 氨基葡萄糖苷酶的理化性质和生物学特征

N-乙酰-β-D 氨基葡萄糖苷酶(N-acetyl-β-D-glucosaminidase,NAG)是一种位于溶酶体内的酸性水解酶,相对分子量约有 140kD。存在于所有组织中,以前列腺和肾近曲小管溶酶体

含量最高。肾小管细胞,尤其近曲小管细胞溶酶体内含有丰富的 NAG。当自身组织受损时,特别是近曲小管细胞受到损害时,尿中 NAG 的活力显著增高,且早于其他尿酶,因此对肾小管损害的早期诊断有较大价值。

肾干冻切片发现 NAG 几乎存在于近端肾小管细胞的溶酶体中,是一种重要的溶酶体酶,与黏多糖类及糖蛋白代谢有关,酶的活性最高值是在近曲小管(proximal convoluted tubule,PCT),低值在肾小球、近端肾小管垂直部、髓袢上升支和皮质集合管(cortical collecting duct,CCP)。尿 NAG 在各组织中的含量为(单位:毫微克分子/小时/毫克蛋白质)肾皮质:553,肾髓质:389,输尿管:221,膀胱黏膜:191,膀胱肌肉:77,前列腺:102。由此可以区别尿路梗阻和损伤,也可利用尿 NAG 作为检测肾脏病变的一种手段。

由于 NAG 是高分子量蛋白酶。正常情况下,NAG 的分子量大,在循环中的 NAG 不能被肾小球滤过,动物实验证实血循环中的 NAG 很快被肝脏清除,血浆中 NAG 的半衰期仅为 5分钟。在正常情况下尿液中可测得少量 NAG,但在小管上皮细胞变性、坏死时,NAG 活性显著升高。尿 NAG 的升高,主要见于肾小管损伤,对于肾小管-间质病变是一个很灵敏且特异性较强的指标。肾脏疾病中尿 NAG 增高的程度与疾病的严重性呈一致关系。尿中细菌和沉渣不干扰此酶的测定。尿标本可以冷藏数天不损伤此酶活力。尿中很少有抑制或激发该酶活性的物质存在,如果有,可以通过透析除掉。

NAG 酶有多种同工酶,肾组织中主要有 NAC-A、NAG-B、NAG-I 三种。NAG-I 含量甚微,肾损害时主要是尿中 NAG-B 升高。肾单位不同部位除 NAG 总活性含量不同外,其同工酶组成亦不同。

(二) N-乙酰-β-D 氨基葡萄糖苷酶的实验室检测

1. 固定时间(比色,终点)法

(1) 对硝基苯酚-β-D-氨基葡萄糖苷酶(PNP-NAG)法:此法是较传统的 NAG 测定方法。以对硝基苯酚-β-D-氨基葡萄糖苷酶(PNP-NAG)为底物,在 37℃与酶反应一段时间,尿中 NAG 催化底物水解释放 PNP,然后用碱液终止反应并显色,在 405nm 波长处测定吸光度,根据工作曲线或摩尔吸光系数计算 NAG 活力。该法所用底物国内能买到,作为常规方法已被编入《全国临床检验操作规程》。PNP 法缺点是必设样品空白,而且操作费时,不适合于大批量自动化分析。

(2) 间甲酚磺酞-N-乙酰-β-D-氨基葡萄糖苷酶(MCP-NAG)法:以间甲酚磺酞-N-乙酰-β-D-氨基葡萄糖苷酶(MCP-NAG)为底物,在 37℃与酶反应一定时间,终止反应后,通过测定 580nm 吸光度,用摩尔吸光系数计算 MCP 生成量来测定酶活性的。该法反应产物最大波长 580nm,避免尿色原干扰,可不做尿样空白,与 PNP 法有较好相关。但该底物本底较高,试剂空白吸光度达 0.2,加之国内 MCP-NAG 来源受限,仍无法普及。

(3) 4 甲基伞形酮-N-乙酰-β-D-氨基葡萄糖苷酶(4MU-NAG)法:以无荧光 4 甲基伞形酮-N-乙酰-β-D-氨基葡萄糖苷酶(4MU-NAG)为底物,在 NAG 作用下水解,释放出有荧光的4-甲基伞形酮。后者在碱性条件下变构,受激发产生荧光。根据荧光强度在工作曲线上查得 4MU 含量,通过计算得出酶活力单位。该法灵敏度高,与 PNP 法相关好,又不受尿色干扰,现已有国产试剂,但需要荧光光度计,以往报道均用进口仪器,有报道用 930 型荧光光度计也取得了满意结果。该法也已编入《全国临床检验操作规程》。

2. 连续监测法(速率法)

(1) 2-氯-4-硝基苯-N-乙酰-β-D-氨基葡萄糖苷酶(CNP-NAG)法:2-氯-4-硝基苯-N-乙

酰-β-D-氨基葡萄糖苷酶(CNP-NAG)为底物,在 NAG 催化下水解产生 CNP,色原的 pKa 为 5.5,与 NAG 酶的最适 pH 4.6 相近,在反应条件下色原可呈色,不需加碱性呈色液,反应进入线性时通过连续监测 405nmΔA/min,用摩尔吸光系数法计算酶活力单位。该法与 PNP 法相关较好,无需设样品空白,可以实现大批量自动化操作,为尿 NAG 测定的广泛应用创造了条件,国内已有试剂。缺点是底物较难溶,而且有非酶促水解,对 CNP 摩尔吸光系数有影响。测定时需严格控制缓冲液 pH 值,底物溶液以新鲜配制为宜。

(2)氯酚红-N-乙酰-β-D-氨基葡萄糖苷酶(CPR-NAG)法:原理是 37℃,pH 6.25 时,NAG 催化氯酚红-N-乙酰-β-D-氨基葡萄糖苷酶(CPR-NAG)释放 CPR,575nm 波长处测其吸光度的增加值从而用摩尔吸光系数法计算酶活力单位。该法方便、快速、敏感,应用前景乐观。

(3)PNP-NAG 速率法:是一种基于 PNP-NAG 之上的速率法。用(二乙氨基乙基)$_{17}$-α-环糊精(DE$_{17}$CD)使 PNP 的 pKa 从 7.14 降至 5.0 左右,从而实现了 PNP 在酶反应最适 pH 条件下的直接连续监测,实现了 NAG 速率法测定。该法所用底物 PNP-NAG 很容易得到,有足够的溶解度,底物缓冲液很稳定,在冷冻状态下可保存 1 年而无明显分解,呈色 pH 也接近 NAG 最适 pH,而且不用做样品空白,合成 DE^n-CD(n=17)在有机化学上并不困难。

3. N-乙酰-β-D 氨基葡萄糖苷酶检测的影响因素

(1)引起 N-乙酰-β-D 氨基葡萄糖苷酶升高的影响因素 晨尿:有报道称晨尿中酶排出浓度有增高趋势。促溶酶体物质的影响:促溶酶体物质包括甘露醇、右旋糖酐、X-线造影剂、氨基糖苷类抗生素、胆酸及蛋白质,在经肾小球滤过后,肾小管重吸收时促进肾小管上皮细胞内的酶释放入尿中,导致尿 NAG 活性增高。利尿:急性水利尿会促进酶活性增高。低血钾或低血钠:增高酶活性。

(2)引起 N-乙酰-β-D 氨基葡萄糖苷酶降低的影响因素 尿液 pH 值:尿液 pH = 5.0 时,易引起尿酶失活,NAG 下降;pH = 7.0 时尿酶相对稳定。尿液稀释也会造成影响。

4. N-乙酰-β-D 氨基葡萄糖苷酶的正常参考范围 尿液 NAG 呈正态分布,中位数为 9.13U/g 肌酐,第 95 百分位数上限为 16.10U/g 肌酐。

(三)N-乙酰-β-D 氨基葡萄糖苷酶的临床意义

1. 肾脏实质性病变的普查 根据尿 NAG 的特点,可作为肾病变普查,简单、敏感的筛选方法。

2. 诊断肾疾病及观察进程

(1)急性肾炎:急性肾小球肾炎尿 NAG 明显升高,随着症状缓解此酶活性逐渐正常,其动态变化与急性肾小球疾病转归一致,缓解期若尿 NAG 仍较高提示活动性病变未完全消退。如持续升高则预示病变有复发的危险。

(2)慢性肾炎:慢性肾脏病变时尿 NAG 增高是由于肾脏本身组织的损害而将细胞溶酶体内的酶释放至尿中。高血压肾病、糖尿病、溶血性贫血导致的慢性肾损伤尿 NAG 升高,慢性肾炎普通型患者,尿 NAG 无明显变化。因此检测慢性肾炎尿 NAG 变化有助于诊断分型。

(3)急性肾功能衰竭及严重肾缺血:此时尿 NAG 升高主要由于肾小管坏死,大量 NAG 释放于尿中。在尿量减少而血肌酐和尿素氮改变不大时,尿 NAG 已明显升高,并可持续 13 天之久。

(4)肾病综合征:当症状明显时尿 NAG 升高,缓解时可恢复正常,复发时又升高;当糖尿病患者有微血管病变时尿 NAG 高于正常对照组,提示 NAG 活性是反映糖尿病性微血管病变的一项指标。氮质血症的患者常有较高的尿 NAG,尿 NAG 活性高低于尿蛋白定量有良好的相关性。在系统性红斑狼疮和尿毒症等患者尿 NAG 随病情的缓解或恶化而上下波动,故在病程中查尿 NAG 作为观察病情动态变化的敏感指标,对估计疗效和预后有一定的价值。

(5) 继发性肾损害的一项灵敏指标:糖尿病继发性肾损害早期常引起肾小管功能的改变,而尿微量白蛋白和尿 NAG 酶活力测定是监测早期肾损害的最有效检测手段。NAG/Cr 也可用于早期评估糖尿病肾脏损害。

(6) 多发性骨髓瘤引起的肾损害:多发性骨髓瘤由于轻链蛋白的沉积常引起近球小管的损伤,从而导致尿 NAG 酶增高,而且 NAG 酶增高与轻链蛋白的量成正比。

3. 肾肿瘤的辅助诊断 尿 NAG 高低与肿瘤大小、肾实质性破坏程度有关。由于肿瘤侵犯导致肾组织细胞坏死,释放于尿中 NAG 升高,肿瘤免疫反应激活巨噬细胞功能活化,诱导溶酶体酶的释放。一般肾恶性肿瘤尿 NAG 升高,良性为正常,因此可作为肾肿瘤良恶性鉴别的简便诊断方法。

4. 一侧肾切除后留存肾状态的监测 一侧肾切除后,如术后尿 NAG 排出率长期持续增高或回升,是留存肾出现问题应认真检查,尿 NAG 给出信号早于尿蛋白和沉渣检验,关于留存肾的监护在临床上是一个很重要的问题,中老年人肾切除后始终存在发生肾功能不全的潜在危险。

5. 监测肾移植时急性排斥反应 由于尿 NAG 活性与肾组织损害的量成正比,故在肾移植后急性排斥反应发作前其活性显著高于任何肾功能测定变化 1~3 天,甚至 3 周,但由于 NAG 属微量蛋白,分子量大,是一种糖类分解酶,富含于前列腺和近曲小管,肾移植因近曲小管受累释放增加。其尿中 NAG 活性升高,但尿 NAG 不能区分排斥,急性肾小管坏死,环孢素肾中毒及尿路梗阻等情况,故尿 NAG 对肾移植急性排斥反应无特异性。

6. 药物对肾毒性的检测 氨基甙类抗菌药物对小儿听神经损伤已引起注意,但对肾毒性作用的危害性未受到普遍重视,往往在用药中忽视监测或监测手段不敏感而错过早期发现的机会。此类毒性药物进入血循环的化合物主要富集在肾皮质近曲小管段,继而引起细胞质内变化导致坏死,释放溶酶体酶,导致尿 NAG 排出率增高,其敏感度高于常用的尿蛋白、血肌酐、尿素氮。据报道使用庆大霉素引起尿 NAG 明显升高,停药后即下降。中毒性肾病或药物导致肾损伤早期尿 NAG 升高,故尿 NAG 作为毒物或药物对肾毒性反应的早期信号和良好标志。

7. 其他疾病 ①早期上尿路道感染的诊断急、慢性肾盂肾炎时尿 NAG 酶明显增高,而单纯性膀胱炎尿 NAG 酶正常。②可作为重症感染、脓毒血症肾脏损害的早期指标。③可作为常染色体显性遗传多囊肾肾功能的替代指标。可早期提示先天性肾病综合征。④可作为狼疮患者使用免疫制剂后肾小管酸中毒的标记物。

二、尿溶菌酶

(一) 尿溶菌酶的理化性质和生物学特征

尿溶菌酶(lysozyme,Lys)又称胞壁质酶(muramidase)或 N-乙酰胞壁质聚糖水解酶(N-acetylmuramide glycanohydrlase),是一种能水解致病菌中黏多糖的碱性酶,是由 129 个氨基酸组成的碱性球蛋白,等电点 pI 10.5~11.0,可溶于水和酸性溶液,而且耐热(100℃不失活)、耐干燥,在室温条件下可以长期存放,性质稳定。主要通过破坏细胞壁中的 N-乙酰胞壁酸和

N-乙酰氨基葡糖之间的β-1,4糖苷键,使细胞壁不溶性黏多糖分解成可溶性糖肽,导致细胞壁破裂内容物逸出而使细菌溶解。溶菌酶还可与带负电荷的病毒蛋白直接结合,与DNA、RNA、脱辅基蛋白形成复盐,使病毒失活。因此,该酶具有抗菌、消炎、抗病毒等作用。溶菌酶(Lys)是能溶解某些细菌的一种碱性蛋白水解酶。分子量为15kD,主要作用于细菌外壁的多糖成分。

在人体广泛分布于血液、泪液、唾液、乳汁以及肾脏、肝脏、脾脏组织中,吞噬细胞、中性粒细胞、单核细胞的溶酶体内含此酶。正常情况下,Lys自由通过肾小球基底膜,自肾小球基底膜滤出,90%以上被肾小管细胞重吸收或降解,因此尿中含量极微。肾小管间质性疾病时,肾小管受到损伤,其重吸收能力下降,从肾小球基底膜通过的溶菌酶含量超过肾小管重吸收能力,即溶菌酶的肾阈值($32\sim56\mu g/ml$),从而使尿溶菌酶含量增高。在慢性肾小球肾炎时,由于长期的炎症损伤,使得肾小管也受到炎症损伤,其重吸收功能受到不同程度的损伤,使尿Lys含量增加同。正常人血清中浓度较为恒定,为$5.6\sim9.4\mu g/ml$,尿中仅有少量排出。正常人尿中一般不含或仅有少量的溶菌酶排出。

(二)尿溶菌酶的实验室检测

1. 比色法　尿溶菌酶能水解革兰阳性球菌细胞壁的乙酰氨基多糖,使细菌失去细胞壁而破裂。将患者尿液与溶壁小球菌菌液共同孵育一定时间,观察细菌溶解后浊度的变化与标准尿溶菌酶测定相比较,测定尿溶菌酶的浓度。

2. 尿溶菌酶检测的影响因素

(1)引起尿溶菌酶升高的影响因素:①白血病,白血病患者,与白血病细胞破坏有关,治疗45天后尿液可观察到影响。②蛋白尿,一小部分蛋白尿病例溶菌酶升高。③利尿剂,溶菌酶片段的清除和溶菌酶分泌与尿流速度呈现出非常相近的线性关系,并且在利尿期间两者呈现明显升高。④运动,马拉松比赛后30分钟尿溶菌酶平均分泌量从(0.30 ± 0.6)$\mu g/$min明显增加到(46.69 ± 1.22)$\mu g/min$。⑤非常高的清除率,受近端小管功能影响。

(2)引起尿溶菌酶降低的影响因素:①低比重尿,低比重尿标本溶菌酶分泌量(每微摩尔肌酐)明显高于尿比重为$1.000\sim1.003$、$1.004\sim1.018$和$1.019\sim1.033$的标本,与尿比重的相关系数为$r=0.33$。②镉暴露,62例镉暴露工作人员尿溶菌酶平均分泌量约为0.65mg/mol肌酐,而健康对照组为0.75mg/mol肌酐,暴露个体分泌量增加11%。

3. 尿溶菌酶的正常参考范围　$0\sim2mg/L$。

(三)尿溶菌酶的临床意义

1. 某些肾脏疾病尿中此酶明显升高　各种原因引起的肾小管功能损伤:如各种药物、重金属中毒等使肾小管本身的溶菌酶释放而尿液中溶菌酶升高。急性肾小管坏死时,尿溶菌酶升高,逐渐升高并持续不下降,预后差;经过治疗后逐渐下降预后好。

2. 肾小管吸收功能障碍　如范科尼综合征等,使滤过的溶菌酶不能重吸收而导致尿液中溶菌酶升高。

3. 各种急、慢性肾小球肾炎、肾盂肾炎　使肾小球滤过大大超过肾小管重吸收能力,从而导致尿液中溶菌酶升高。

4. 上尿路感染和下尿路感染的定位诊断　大部分情况下,下尿路感染尿溶菌酶的含量基本正常,而上尿路感染尿溶菌酶的含量增高。可作为肾小管及肾小球病变的鉴别指标。

5. 肾外疾病　如急性单核细胞白血病时,血清溶菌酶含量增加,超过肾小管重吸收的能力,尿液内溶菌酶可升高,而急性淋巴细胞白血病时,血清及尿液内溶菌酶可正常。

6. 流行性出血热、伤寒等传染病时,尿溶菌酶升高。

7. 肾移植排斥反应。

三、碱性磷酸酶

(一) 碱性磷酸酶的理化性质和生物学特征

碱性磷酸酶(alkaline phosphatase,AP/ALP/AKP)是一类非特异性磷酸单脂酶,广泛催化磷酸单脂的水解,生成无机磷酸和相应的醇,酚及糖类化合物。ALP 广泛存在于细菌、真菌及动物中,广泛分布于人体肝脏、骨骼、肠、肾和胎盘等组织经肝脏向胆外排出的一种酶。这种酶能催化核酸分子脱掉 5′ 磷酸基团,从而使 DNA 或 RNA 片段的 5′-P 末端转换成 5′-OH 末端。但它不是单一的酶,而是一组同工酶。目前已发现有 ALP1、ALP2、ALP3、ALP4、ALP5 与 ALP6 六种同工酶。其中第 1、2、6 种均来自肝脏,第 3 种来自骨细胞,第 4 种产生于胎盘及癌细胞,而第 5 种则来自小肠绒毛上皮与成纤维细胞。可根据其来源不同而分为以下几种同工酶:①肠型碱性磷酸酶,主要分布于小肠黏膜;②胎盘型碱性磷酸酶;③非组织特异性碱性磷酸酶,分布于肝、肾、骨等器官或组织。不同来源 ALP 的分子量大小,编码序列,空间结构及催化功能均有很大差异。

早在 1968 年就做过肾脏及尿液的碱性磷酸酶同工酶分析,提出人类肾脏含有两种抗原性不同的碱性磷酸酶,一种是肝脏型,一种是小肠型。后经免疫滴定法分析,发现人类尿沉渣 90% 为肝脏型 ALP,10% 为小肠型 ALP,而且小肠型 ALP 存在于肾皮质,不存在于肾髓质;用荧光免疫分析 10% 的肾小管有荧光显示,而肾小球和肾髓质无荧光染色。

在健康人和患者之间尿液小肠型 ALP 特性没有差别。有研究者在尿液的酶类分析中提出肾小管除肾型 ALP(肾型 ALP 属于组织非异型,它与肝型 ALP 具有相同抗原性,在肾脏与前面提及的肝型 ALP 意义相同)以外,约有 20% 的小肠型存在于近曲小管。Nuyts GD 用肝型和小肠型 ALP 单克隆抗体过氧化物染色,显示组织非特异性 ALP 同工酶存在于近曲小管的不同区段,而小肠型 ALP 仅见于近曲小管的 S_3 段的小管上皮内并可以释放入尿中,因此它可以作为 S_3 段的特异性标记。

用单克隆抗体(IAP$_{250}$)作酶抗体免疫学分析,发现正常人尿中存在极微量的小肠型 AKP 活性。说明正常人肾小管上皮也有少量的小肠型 ALP 释放入尿中,只是一般的方法未能检出。姚建在肾小管标志蛋白一文中也提出肠型 ALP 是肾小管损害时远比微量白蛋白敏感的实验室指标。

(二) 碱性磷酸酶的实验室检测

1. Gomori 钙钴法　ALP 在 pH 9.4 的环境下,以镁离子作为激活剂,β-甘油磷酸钠水解出磷酸,经硫化胺处理形成黑色的硫化钴沉淀在酶活性处。

2. ELISA 方法　①在 ELISA 测定中,碱性磷酸酶的色原底物是对硝基苯磷酸盐(p-nitrophenylphosphate,pNPP)。pNPP 在碱性磷酸酶的作用下生成对硝基酚(pNP),其在 405nm 处有最大吸收。②由于较高浓度的无机磷可竞争性地抑制碱性磷酸酶的活性,所以用 TBS 体系,不能用含磷酸根丰富的 PBS 体系,否则会造成本底偏高。③由于碱性条件下 pNP 的光吸收增强,并可使碱性磷酸酶失活,因而可使用氢氧化钠作为终止剂。

3. 荧光光度法测定血清中碱性磷酸酶　临床推荐使用的检测 ALP 方法是利用对硝基苯磷酸酯作为底物的分光光度法和磷酸苯二钠作为底物的氨基安替比林比色法。通常,荧光法的灵敏度较分光光度法高约两个数量级,且和分光光度法一样具有所用仪器简单、操作方便及易于实现操作自动化等优点。本实验选择水杨酸磷酸酯(SP)作为荧光底物,SP 在 4℃的低温条件下,至少可稳定 1 个月。在实验条件下,合成的新底物 SP 稳定性好,荧光背景很低。而 SP 被 ALP 水解后生成强荧光产物水杨酸(SA),反应机制如下。荧光分子 SA 中含有共轭 π 键且 SA 分子取代基之间形成氢键,从而加强了分子的刚性结构,使其荧光强度增强,且生成的 SA 的量与参与反应的 ALP 活力呈线性关系。据此建立了荧光法测定 ALP 活性的新方法。

4. BCIP/NBT 比色法　BCIP/NBT 是碱性磷酸酶底物,产物为深蓝色,在 ALP 的催化下,BCIP 被水解,水解产物与 NBT 发生反应,形成不溶性的深蓝色至蓝紫色的四唑硝基蓝-甲䐶(NBT-formazan)。

5. 碱性磷酸酶检测的影响因素

(1) 引起 ALP 升高的影响因素

1) 妊娠:20 名妊娠女性中的白细胞活度全部明显增高。平均值为 187,在 98～242 范围内。在由于糖尿病、毒血症、肾病和第 3 次妊娠 3 个月的高危妊娠女性,值升高,但是在心脏病引起的妊娠并发症中未发现。在妊娠期间和产后第 4 周调整为正常后比例增高。

2) 蛋白尿:在伴有坏死或改变的 GFR 的肾病中。

3) 疾病状态:多种疾病状态下,患者体内粒细胞数与血清 ALP 活性呈显著相关性。

4) 睾丸术后:112 名男性前列腺癌患者行睾丸切除术后酶活型增加,其中 87%术后 2 周达最大酶活型,44%最大升高 50%,17%升高 50%～100%,26%升高超过 100%。

5) 甲状旁腺切除:26 名肾病终末期患者行甲状旁腺切除,引起血清 ALP 从开始高于正常上限的(408±215)%显著增加到甲状旁腺切除后 14 天的高于正常上限的(688±287)%,最大增加为(256±81)%,但活度在甲状旁腺切除后(182±23)天后恢复正常。

6) 腹腔镜手术:67 名初期肝功能试验正常的患者,行腹腔镜胆囊切除术 24 小时后,有 53%的患者血清活性增高,尽管还在参考值范围之内。67 名初期活性正常的患者在手术 24 小时后,有 53%的人血清活性值从基线值(105±33)U/L 高到(111±40)U/L(在参考值之内),无统计学差异。

7) 吸烟:在吸烟者中活度增高 10%。在 6000 例成年人中观察到 ALP 活度显著增高,从未吸烟者的 63.2U/L 到每天吸<10 支烟者的 63.3U/L,每天吸 10～19 支烟者的 63.4U/L,每天吸 20～29 支烟者的 68.6U/L,每天吸超过 30 支烟者的 69.4U/L。

8) 血液透析:50 名骨营养不良的患者血液透析后活性值维持在(91±19)U/L,与 71 个健康对照者的活性值(83±21U)/L 相比,升高无显著性差异。

(2) 引起碱性磷酸酶降低的影响因素

1) 溶血:采用对硝基苯磷酸的方法,溶血可引起血清活度明显下降。溶血与酶活度呈负线性相关性。血红蛋白抑制酶活度。溶血干扰大约线性依赖于标本中血细胞的溶解产物的最终浓度,产生 ALP 活度被低估的持续趋势。

2) 加热:血清在 56℃加热 30 分钟后,其 ALP 几乎完全失去活性。56℃持续热处理血清 30～60 分钟能够引起酶活性 80%～90%的下降。输入枸橼酸盐抗凝血可以引起血清 ALP 活性的辅因子锌和镁的络合,从而造成 ALP 活性的假性降低。

3) 血红素:用 BMC-Hitachi 717 分析仪检测,血红素每下降 1g/L 为血清 ALP 活性下降 5U/L。采用 Beckman Synchron CX5 分析仪检测,在血清 ALP 活度为 91U/L 时,1g/L 的血红素平均引起 ALP 活度下降 1.8U/L。

4）输血:据报道,近期大量输血后产生下降效应。

6. ALP 的正常参考范围(连续监测法)

女性:1~12 岁小于 500U/L;>15 岁,40~150U/L;

男性:1~12 岁小于 500U/L;12~15 岁,<750U/L;>15 岁,40~150U/L。

(三) 碱性磷酸酶的临床意义

ALP 在医学和分子生物学等领域有广泛的用途。在临床医学上,测定血清中 ALP 的活力已成为诊断和监测多种疾病重要手段。

ALP 分子质量大,不能被肾小球滤过。在急性、慢性肾小球肾炎、重金属中毒等患者尿中 ALP 活性会增高。尿中的 ALP 并非来自血清,来自肾小管细胞。近来有人用超负荷的疲劳试验观察尿中 ALP 同工酶及尿微量蛋白含量变化,发现受试人员在 3km 快速长跑前后的尿中 ALP 含量变化非常大,而血中 ALP 含量差别无显著性意义。尿中小肠型 ALP 自长跑结束后的 5 分钟开始升高,60 分钟达最高峰,180 分钟恢复正常状态,说明尿中 ALP 变化非常敏感,超疲劳时可以出现可逆的生理性增高。也有很多文献报告血中 ALP 同工酶分析可以作为慢性肾衰及其他肾脏损伤的指标。肾小球基底膜功能受损滤过屏障改变,尿中碱性磷酸酶增多。肾小管损害,如缺血、缺氧、重金属中毒等,碱性磷酸酶分泌增多,尿中碱性磷酸酶增多。ALP 还可作为药物性肾损伤和移植肾排斥反应损伤的早期诊断指标。

ALP 主要用于阻塞性黄疸、原发性肝癌、继发性肝癌、胆汁淤积性肝炎等的检查,患这些疾病时,肝细胞过度制造 ALP,经淋巴道和肝窦进入血液,同时由于肝内胆道胆汁排泄障碍,反流入血而引起血清 ALP 明显升高。而血中肠型 ALP 明显升高可见于各种肠道疾病,也有文献报道某些消化系统疾病、自身免疫性疾病及恶性肿瘤患者血中还可以出现免疫球蛋白复合物型 ALP,此种 ALP 同工酶出现的机制尚未清楚。

ALP 同工酶作为肿瘤组织的一个标志也逐渐为人们所认识,如肺脏、睾丸、卵巢、胰腺、结肠淋巴组织等恶性肿瘤患者血清中含有 ALP。骨型 ALP 作为骨代谢异常的标志物越来越受到临床重视;血清骨型 ALP 活力的定量测定可作为监测骨形成变化的有效参数,在其他的骨代谢异常疾病(如骨软化症、佝偻病等)及早期甲状腺功能亢进的患者、慢性肾衰患者、接受肾脏移植的患者血清中的骨型 ALP 活性均有不同程度的改变,对骨型 ALP 活性的检测及动态观察将为疾病的早期诊断、治疗效果的监测、病情预后等提供有效的依据。临床骨型 ALP 的检测比血钙测定体内钙营养水平更具敏感性,因此,国内外研究一致认为骨型 ALP 是反映骨改变全过程最正确的指标,其特异性、灵敏度及准确性优于其他物质的检测。

四、氨基肽酶

氨基肽酶(aminopeptidase,AP)是一类水解酶,可水解蛋白质或多肽的 N 末端氨基酸,广泛分布于动物和植物组织中,在蛋白合成、分解以及激素水平的调节中起决定性的作用。AP 对底物的特异性要求不高,可以作用于很多氨基酸衍生物。其中,以含亮氨酸的多肽和丙氨酸衍生物为底物测尿中亮氨酸氨基肽酶和丙氨酸氨基肽酶活性,对肾脏疾病的诊断有价值。

(一) 氨基肽酶的理化性质和生物学特征

1. 亮氨酸氨基肽酶　亮氨酸氨基肽酶(leucine aminopeptidase,LAP)是一种能水解肽链 N 端以及由亮氨酸与其他氨基酸所形成肽键的酶,也能水解亮氨酸与氨形成的酰胺键(即亮氨酰胺)或亮氨酸与胺形成的肽键,但对亮氨酸与苯或萘的胺类所形成的肽键无作用。LAP

的分子量为 75～80kD。另一种与 LAP 性质、功能相似的氨基肽酶叫亮氨酸芳香基酰胺酶（leucine arylamidase LAA），能水解一些氨基酸与芳香族胺（如含苯环的苯胺、萘胺等）所形成的酰胺类化合物，也水解亮氨酸对硝基苯胺，还能水解 LAP 的底物 L-亮氨酰胺，其分子量为 52kD。此外，来自胎盘的胱肽氨酸氨基肽酶（cystine aminopeptidase，CAP）或称为胎盘亮氨酸氨基肽酶（placental leucine aminopeptidase，P-LAP）对 LAP 及 LAA 的底物也都具有水解作用。目前临床上的检测手段难以将以上三种酶截然分开，故将以上三种酶合称为 LAP。

　　LAP 广泛分布于人体各种组织和器官中，在肝、胆、胰、肾、小肠及子宫的活性高。不同组织来源的 LAP 分子结构并不完全相同，但均存在一个 H EXXH（X）（18）E 锌离子结合的活性中心，都属于金属蛋白酶，具有相似的功能。LAP 分子结构的多样性与不同组织来源 LAP 的组织特异性有关。LAP 定位于细胞质、微粒体内及细胞膜上，存在膜结合型及游离型（可溶型）两种形式。膜结合型的 LAP 属于 Ⅱ 型膜结合蛋白，在蛋白水解酶的作用下，膜结合型的 LAP 可转变为游离型的 LAP。膜结合型 LAP 的生理作用是通过水解肽链的 N 端氨基酸，从而增强、抑制或减弱相关活性肽对靶细胞或靶器官的作用，在细胞及个体的生长、发育、增殖及分化中起重要的调节作用。细胞微粒体及胞质中的 LAP 与抗原提呈表达、血压调节、记忆维持等生理功能密切相关。LAP 还与细胞外的葡萄糖向细胞内转运有关，参与血糖的调节及细胞对葡萄糖的利用。

　　在肾脏中，LAP 的作用与肾脏的浓缩功能有关在肾脏远曲小管及集合管中，抗利尿激素（antidiuretic hormone，ADH）通过血管紧张素原Ⅱ（V2）受体诱导小管细胞膜表面的 LAP 表达细胞膜表面的 LAP 通过降解 ADH，对 ADH 促进水重吸收的功能起负反馈调节作用。

　　2. 丙氨酸氨基肽酶　丙氨酸氨基肽酶（alanine aminopeptidase，AAP）是存在于人体各脏器的一种肽氨酶。分布于肝、肾等组织，分子量 230kD。AAP 在肾脏主要存在于近端肾小管上皮细胞刷状缘，血中 AAP 不通过肾小球基底膜，因此尿中 AAP 大多来源于肾脏，当肾小管损伤时，尿 AAP 排出量增加，是反映肾小管早期损伤的指标之一。

　　（二）氨基肽酶的实验室检测

　　1. 化学法　AP 主要通过比色法进行检测，以前的检测方法采用 L-亮氨酸-对硝基苯胺作为底物，被 LAP 水解生成对硝基苯胺，通过检测对硝基苯胺来测定 LAP 的活性，但由于 L-亮氨酸-对硝基苯胺不稳定，大大限制了此试剂在临床上的使用。

　　现在通常采用全自动生化分析仪连续监测来测定 LAP，其检测原理是通过样本中 LAP 与 L-亮氨酸-对硝酰基苯胺在磷酸缓冲液中发生作用，测定对硝酰基苯胺的生成速率即可求得样本中的 LAP 活性。AAP 作用于底物丙氨酸对硝基苯胺盐，使其分解成丙氨酸和对硝基苯胺，通过在 405nm 下对硝基苯胺生成的速率，求出 AAP 的活性。单位定义：AAP 每分钟催化底物产生 $1\mu mol$ 对硝基苯胺为一个酶活力单位，用 U/L 表示。

　　2. ELISA 法　应用双抗体夹心法测定标本中亮氨酸氨基肽酶（LAP）水平。用纯化的 LAP 抗体包被微孔板，制成固相抗体，往包被单抗的微孔中依次加入 LAP，再与 HRP 标记的 LAP 抗体结合，形成抗体-抗原-酶标抗体复合物，经过彻底洗涤后加底物 TMB 显色。TMB 在 HRP 酶的催化下转化成蓝色，并在酸的作用下转化成最终的黄色。颜色的深浅和样品中的 LAP 呈正相关。用酶标仪在 450nm 波长下测定吸光度（OD 值），通过标准曲线计算样品中 LAP 浓度。

　　3. 氨基肽酶检测的影响因素　患者留尿前清洗外阴，避免外阴分泌物尿液污染。使用的容器应清洁无污染，不可混有洗涤剂、消毒剂和防腐剂等化学物质，以免影响检查结果。

女性应防止白带混入尿液中,并注意在月经期不宜做该项检查。取中段尿:先排出一部分尿液后,取尿段中间部分。留尿后应该立刻送检,尿液标本要新鲜,排出后到检测时最长不能超过 2 小时。此酶测定需同时测定尿肌酐。使用甘露醇、右旋糖酐、胆酸等药物,可使测定值升高。

4. 丙氨酸氨基肽酶正常值 男性(12.6 ± 3.77)u/(g·cr);女性(7.65 ± 2.46)u/(g·cr)。

(三) 氨基肽酶的临床意义

1. LAP 在肾损伤中的应用 LAP 是尿酶的组成成分之一,在肾脏,LAP 主要位于肾小管上皮细胞的溶酶体内,正常尿中含量甚微。病理情况下,由于各种原因导致肾实质尤其是肾小管损害,可引起大量 LAP 通过尿排出,常在亚临床期就表现出明显的尿酶排泄量增高,可早期反映肾损害的性质和程度。有学者采用速率法测定尿中 LAP,并初步探讨了其临床应用价值,结果证实尿 LAP 筛查早期肾损伤的敏感度和特异度分别为 68.2%、91.7%,可为肾损伤提供可靠的辅助诊断。尿液 LAP 对肾脏炎症与下尿路感染有鉴别价值,而且对泌尿系统感染的定位诊断具有重要意义。尿 LAP 水平的变化可及时反映肾小管的损伤及恢复程度,可应用于糖尿病和高血压所致肾损伤的无创诊断。此外,当肾小球基底膜通透性增高、肾小管上皮细胞损害、药物致中毒性肾损害和肾肿瘤时,尿 LAP 水平也均有所上升。

2. AAP 与肾小球肾炎 AAP 是肾近曲小管上皮细胞刷状缘含量丰富的酶,是敏感反映肾小管实质性损伤的指标之一。其活性可在各种原因引起的肾损伤过程中增高。有研究证明,许多肾脏疾病发生在肾小球损伤早期,也发生肾小管损伤。因此,有人利用尿 AAP 与其他酶和尿中的微量白蛋白组合,在肾脏早期损伤的诊断和疗效判定中发挥作用。有研究观察了 41 例肾小球肾炎患者尿 AAP 和 mAlb 水平,发现患病组尿 AAP 和 mAlb 明显高于对照组($P<0.001$),且 AAP 活性与 mAlb 含量成正相关($r=0.712$)。这些发现表明尿 AAP 是反映早期肾小管损害的敏感性指标,对肾脏病病情、疗效及预后的判断有重要意义。

3. AAP 与狼疮性肾病 尿液 AAP 为肾脏近端小管刷状缘的一种水解酶,在各种原发或继发性肾损害时此酶从尿中的排出量增加,它可作为反映肾小管损害的一项指标。研究者通过检测 30 例狼疮肾炎尿 AAP 水平发现,狼疮肾炎活动期尿液 AAP 活性显著高于缓解期和正常对照组,而后两者间差异无显著性。说明狼疮肾炎的不同时期尿 AAP 活性变化不同,对尿 AAP 酶的测定,可协助对狼疮肾炎活动性的判断。该研究还应用激素和细胞毒药物等活性药物治疗后发现狼疮肾炎缓解期尿 AAP 活性显著性下降,提示狼疮肾炎小管间质的免疫性损伤可能是尿 AAP 活性升高的主要原因。

4. AAP 与糖尿病肾病 通过对 677 例糖尿病患者尿 AAP 测定的实验观察,尿 AAP 可比较灵敏、特异的反映糖尿病肾病(diabetic nephropathy,DN)的损伤情况。动物实验发现在糖尿病鼠模型中,当病理见肾小管细胞变性、固缩时,尿 AAP 活性显著升高;有人研究了 132 例糖尿病患者,发现其中尚不伴微量白蛋白尿者,其尿 AAP 活性已显著升高,对糖尿病肾病的早期诊断和疗效判断具有重要意义。

5. AAP 与肾病综合征 肾病综合征(nephrotic syndrome,NS)肾小管间质损坏的机制可能与大量蛋白尿有关,为了研究蛋白尿与肾小管损坏的关系,研究观察了尿 AAP 与 24 小时尿蛋白的变化,发现在大量蛋白尿时尿 AAP 水平明显升高,而且尿 AAP 随着尿蛋白的明显下降也迅速下降,尿 AAP 的下降幅度与 24 小时尿蛋白下降幅度呈正相关。有研究表明,反映肾小管间质损坏的其他指标,如尿 NAG 和 β2-MG 均能反映肾病综合征伴发的肾小管损害,但以尿 AAP 最敏感,最能反映治疗效果和转归。说明尿 AAP 的水平较 NAG 和 β2-MG 能更好地反映肾病综合征患者肾小管的损坏情况,其动态变化可间接反映病理类型和转归。

五、穿孔素和颗粒酶 B

穿孔素和颗粒酶(granzyme)是在细胞介导的细胞毒作用中发挥其相关功能的蛋白质。这些大分子通常在自然杀伤细胞中表达,它们在 CTL 中的表达受几种细胞因子的调节。其中。已知 IL-2、IL-12 都能诱导穿孔素和颗粒酶 mRNA 的大量增加。

(一) 穿孔素和颗粒酶 B 的理化性质和生物学特征

穿孔素(perforin,PRF1)又称孔形成蛋白是由 NK 细胞、CTL 细胞、γδ⁺T 细胞及调节性 T 细胞分泌的一种糖蛋白。PRF1 可由单体形成多聚体,是参与细胞毒性细胞杀伤靶细胞的一个重要分子。由于它在免疫监视、免疫调控中有重要作用,其功能异常可导致多种疾病,因此备受临床和基础研究的重视。人类 PRF1 位于 10q22,由 3 个外显子、两个内含子组成,其中仅外显子 2、3 与小鼠中除 30%序列差异外,其细胞毒作用甚至介导颗粒酶的效率都与小鼠完全相等。1668 个碱基共编码 555 个氨基酸,其中 N 端的 40 个氨基酸和 C 端约 100 个氨基酸为 PRF1 所特有并且进化上也是保守的,成熟前在 N 端还含有一个由 21 个氨基酸组成的含有两个糖基化位点的前导肽。N 端的 30 个氨基酸具有与整个 PRF1 类似的溶解靶细胞的活性,PRF1 分子内部的 213~241 位氨基酸残基折叠成双歧性的 α 螺旋结构,376~412 位氨基酸残基为富含半胱氨酸的 EGF 受体前体区域,413~540 位氨基酸残基折叠成由 8 个 β 片层结构,末端是与 b 磷脂酶 C(PLC-b)类似的 C2 功能区域,包含 3 个 Ca²⁺结合位点,能与靶细胞膜上磷脂双层相结合。C 端的 19 个氨基酸残基对于 PFP 的正确折叠后离开内质网很重要,缺失这 19 个氨基酸将导致 PRF1 无法进入分泌颗粒而留在内质网中。最近研究表明 PRF1 结构与细菌胆固醇依赖性溶细胞素(cholesterol dependent cytolysin,CDC)相似。

穿孔素的主要作用机制为细胞毒性细胞杀伤靶细胞,其主要途径有 2 种:①穿孔素颗粒酶途径。②FAS 介导的死亡受体途径。早期通过穿孔素颗粒酶途径杀伤肿瘤,晚期主要通过 FAS 途径杀伤肿瘤。当细胞毒性 T 细胞和自然杀伤细胞受到抗原刺激后,其效应分子穿孔素(孔形成蛋白)和颗粒酶(丝氨酸蛋白酶)重新分布,移至效靶接触部位,通过出胞方式以溶酶体形式将这些毒性颗粒分泌到细胞间隙,通过非程序化凋亡途径协同杀死肿瘤细胞、病毒感染细胞、细胞内病原微生物等。PRF1 是膜攻击复合物/穿孔素(membrane attack complex/PRF,MACPF)超家族中的一种蛋白,MACPF 超家族有 500 多个成员,最近揭开了 3 种蛋白的晶状体结构,研究表明其结构与 CDC 惊人的相似。早期的和近期的研究一直认为 PRF1 孔形成过程是钙离子依赖性的,基于 PRF1 单体间的电荷相互作用形成直径 20nm 的孔道,足够颗粒酶单体或二聚体通过。

颗粒酶是外源性的丝氨酸蛋白酶,来自细胞毒性 T 细胞(CTLs)和自然杀伤细胞(NK)释放的细胞质颗粒。这些颗粒含有颗粒酶原及其他蛋白酶原,包括穿孔蛋白。由于 CTL 细胞与靶细胞结合(经靶细胞表面的 CTL 受体和 MHC 分子的抗原结合),颗粒的内容物释放,颗粒酶进入了靶细胞,穿孔蛋白进入了靶细胞通过在细胞膜的聚合形成了靶细胞膜的小孔,使细胞膜穿孔,最后穿孔蛋白使颗粒酶的膜穿孔引起颗粒酶的释放。在细胞质内,颗粒酶 B 能通过三种不同的途径激起细胞的死亡,首先激起 caspases 的连锁反应,引起靶细胞 DNA

降解活动,然后裂解。人颗粒酶 B 基因是人类淋巴细胞蛋白酶 cDNA 编码的产物,分子量有 30kD、32kD、35kD 三种形式,经葡糖苷酶水解后均剩下一个 27kD 的蛋白核心,说明三种形式的颗粒酶 B 是同一蛋白带有不同的辅基。颗粒酶 B 具有门冬氨酸酶的活性,体外能有效地水解 Boc-Ala-Asp-SBzl 底物,并可被 Boc-Ala-Asp-Ch$_2$Cl 有效抑制。颗粒酶 B 是主要效应分子,能迅速引起靶细胞 DNA 的断裂,作用强于颗粒酶 A。

在颗粒中,颗粒酶 BN 端多余的 2 个氨基酸被组织蛋白酶 C 切除而生成具有完全活性的成熟蛋白酶,并与丝甘蛋白聚糖静电结合,以大分子复合物形式储存于酸性颗粒内。免疫识别后,颗粒定位于相应细胞膜位点,并将内含物分泌到细胞间隙。当 CTL 识别靶细胞时,颗粒酶 B 被切除 N 端大小为 20 个氨基酸的酸性二肽,成为活性形式。传统理论认为颗粒酶不能单独进入靶细胞内,必须在穿孔素使靶细胞形成孔后才能通过孔进入。但已有研究表明,颗粒酶 B 可以通过其他途径进入靶细胞。穿孔素能够降低膜稳定性从而促进颗粒酶 B 的内化及释放。颗粒酶 B 连锁平衡不稳外显子改造得到的等位基因,可能为揭示穿孔素协同作用下的颗粒酶 B 运输提供了一条重要线索。研究证实,阳离子非依赖性的 6-磷酸甘露糖受体是颗粒酶 B 进入靶细胞的膜受体,其表达量减少可使细胞致瘤性增加。有研究表明,丝甘蛋白聚糖中富含负电荷的糖胺多糖与靶细胞表面阴离子的静电交换作用与颗粒酶 B 入胞相关。颗粒酶 B 通过依赖于电荷的非选择性吸附胞饮进入细胞。

(二) 穿孔素和颗粒酶 B 的实验室检测

1. 外周血单个核细胞穿孔素活性检测法　穿孔素是由具有杀伤功能的淋巴细胞如 CTL,NK 等产生的一种杀伤性蛋白,它无种属特异性,在体外,在 Ca^{2+} 存在的情况下,可裂解兔、羊、鼠红细胞,裂解的靶细胞释出的 Hb 具有过氧化物酶样作用,以外周血单个核细胞(peripheral blood mononuclear cell,PBMC)为效应细胞、兔红细胞为靶细胞,根据 Hb 的过氧化物酶样作用,以邻苯二胺(o-phenylenediamine,OPD)为显色底物测定靶细胞裂解后释出的 Hb 的多少,从而反映穿孔素溶血活性大小。

2. 免疫组化法　一抗为鼠抗人穿孔素单克隆抗体,二抗为生物素化羊抗鼠 IgG;三抗为辣根酶标记的链霉卵白素。主要步骤均按免疫组化试剂盒内说明书操作即可进行组织中穿孔素表达的检测。

3. 分子生物学技术　可用于检测各种组织中穿孔素基因的表达,采用原位杂交法,或 PCR 加原位杂交法,按试剂盒说明书操作即可进行检测。

4. ELISA 法　商品化试剂盒,按说明书即可对血液和各种组织液中穿孔素含量进行检测。

5. 颗粒酶素 B 检测　检测方法主要为 ELISA 法血液和各种组织液中颗粒酶素 B 含量,免疫组化法和分子生物学技术检测颗粒酶素 B 在各种组织中的表达。

6. 穿孔素和颗粒酶 B 检测的影响因素　抗穿孔素抗体可抑制杀伤活性,对穿孔素活性检测法有一定影响。IL-2 可提高穿孔素基因的转录,IL-6 可以促进 IL-2 对穿孔素基因转录的诱导作用,丝氨酸酯酶可能有活化穿孔素的作用。这些因素可使穿孔素检测结果升高。颗粒酶是外源性的丝氨酸蛋白酶,来自 CTLs 和 NK 细胞释放的细胞质颗粒。这些颗粒含有颗粒酶原及其他蛋白酶原,包括穿孔蛋白。其影响因素与穿孔素相似。

(三) 穿孔素和颗粒酶 B 的临床意义

近来研究发现,T 细胞在初次接受刺激后的 1~2 日内,穿孔素和颗粒酶的 mRNA 开始转录,3~4 日内蛋白质出现,6~7 日达最大量。开始表达的 2 日后细胞显示最大毒性。在急性排斥反应(acute rejection,AR)诊断的研究中,大量学者应用免疫组织化学、原位杂交、Northern 印迹杂交、逆转录-聚合酶链反应等技术从移植物组织、外周血等来检测穿孔素和颗粒酶 B 基因的表达。穿孔素和颗粒酶 B 在诊断 AR 方面敏感性和特异性很高,应用前景相当广阔。有人分析了人同种异体肾移植活检标本,发现肾内穿孔素、颗粒酶 B mRNA 的表达与 AR 显著相关,而与慢性排斥反应无关。也有研究发现,免疫抑制剂环孢素能抑制穿孔素和颗粒酶 B mRNA 表达。穿孔素和颗粒酶 B 的表达水平与排斥反应的严重程度和经过相平行,是一种有价值的排斥反应的标志物。排斥反应贯穿于移植术后的全过程,不同的时期可表现为超 AR,AR 和慢性排斥反应,但慢性排斥反应发生可为频繁发作的 AR 所造成损伤引起。因此,对 AR 积极早期诊治同样有利于防治慢性排斥造成的胆管消失综合征和动脉闭塞的严重后果。另外,国内外一些学者为探索非侵袭性、特异性和敏感性均较好的移植 AR 的早期诊断方法,测定尿液中穿孔素和颗粒酶 B mRNA,穿孔素 mRNA 对诊断 AR 的敏感度和特异度均为 83%,颗粒酶 B mRNA 为 79% 和 77%。有研究者应用竞争 PCR 方法对肾移植患者尿样中的穿孔素和颗粒酶 B mRNA 进行定量检测,穿孔素 mRNA 诊断 AR 的敏感度和特异度分别为 85% 和 83%,颗粒酶 B mRNA 诊断 AR 的敏感度和特异度分别为 81% 和 78%。

根据相关的研究,总结如下:①穿孔素和颗粒酶 B 是由 CTL 颗粒储存并分泌的,作用于靶细胞膜,破坏靶细胞膜从而导致细胞死亡,是细胞毒性作用的始动因子,与 AR 密切相关。②穿孔素和颗粒酶 B mRNA 表达可以早期判断 AR 的发生,其表达早于组织病理学改变。③穿孔素和颗粒酶 B 可以在外周血液和移植物排泄物,如尿液等。通过逆转录-聚合酶链反应等分子生物学技术检测出表达,可作为判断 AR 发生的一种非侵入性、较敏感和特异的诊断方法。④通过定量检测发现其表达水平与排斥反应的严重程度相关。⑤免疫抑制剂如环孢素 A 能抑制其表达。⑥可作为临床诊治参考,如表达阳性,预示 AR,需附加免疫抑制治疗,如表达阴性,说明移植物处于稳定状态,无需附加免疫抑制剂。

六、α1-抗胰蛋白酶

(一) α1-抗胰蛋白酶的生物学特性

α1-抗胰蛋白酶(α1-antitrypsin,α1-AT)主要是由肝细胞合成的一种血浆蛋白,是人体内最重要的蛋白酶抑制物,占血清中抑制蛋白酶活力的 90% 左右,也称之为 α1-蛋白酶抑制剂(α1-proteinase inhibitor,α1-PI),它能抑制多种蛋白酶,如中性粒细胞弹性蛋白酶、胰蛋白酶、糜蛋白酶、尿激酶、肾素、胶原酶、纤溶酶和凝血酶等的活性。单核细胞、肺泡巨噬细胞和上皮细胞也能合成 α1-AT,这些肝外合成的 α1-AT 在局部组织损伤的调节中起重要作用。

α1-AT 为单链糖蛋白,肽链由 394 个氨基酸残基组成,肽链中含有 43 个 Asn/Asp 残基,但仅仅在 Asn46、Asn83、Asn247 上连接有寡糖链,其中一个糖链是三叉寡糖链,另外两个是双叉寡糖链,糖含量在 10%~12%。α1-AT 的分子量为 54kD,pI 值为 4.8,正常人血浆中 α1-AT 含量为(2.90±0.45)g/L,体内半衰期为 5~6 日;可由肝细胞、肺泡上皮细胞、单核细胞等合成,但是人体内 α1-AT 浓度随蛋白酶抑制表型不同而出现差异。在醋酸纤维薄膜或琼脂糖电泳中 α1-AT 的迁移位点位于 α1 蛋白带;α1-AT 的抑制作用有明显的 pH 依赖性,最大活力处于中性和弱碱性,当 pH 4.5 时活性基本丧失。

α1-AT 具有较强的血管通透性,在肺组织中的浓度较其他丝氨酸蛋白酶抑制因子或 α2-巨球蛋白的浓度高,而且对弹性蛋白酶的专一性更强,因而它更主要的生理功能在于抑制肺弹性蛋白酶的活性,保护肺部不受弹性蛋白酶的酶解损伤。编码 α1-AT 的基因位于染色体 14q31-32.3 上,全长 12.2kb,有 9 个 α 螺旋和 3 个 β 片层折叠。分子的一个显著特征是其具有由 5 股 β 片层折叠构成的 A 片层,此片层中有易变反应中心环,形成一种勾状结构,突出于分子表面。α1-AT 通过与靶蛋白酶形成一种 1∶1 的紧密结构而发挥其抑制蛋白酶的效应。α1-AT 抑制蛋白酶的过程是一个自毁模式的反应过程,α1-AT 除了被其捕获的蛋白酶缓慢裂解外,同时 α1-AT 蛋白酶复合物能被吞噬细胞识别、吞噬,从血浆中清除。

根据 α1-AT 在电泳中的迁移特征分为不同的遗传表现型,PiMM 型占大多数,约为 86%,表现为正常的血浆 α1-AT 水平。ZS 型为最常见的两种变异性,其中 95% 以上属于 Z 型变异,两种变异型相对于 M 型呈显性遗传,无论是纯合子还是与 M 型的杂合子,或多或少地都将表现出遗传性血浆 α1-AT 低下。PiZZ 个体血浆中的 α1-AT 水平仅为 PiMM 个体水平的 15%,PiSS 仅为 60%,PiZS 仅及正常水平的 35%。PiZ 变体是经典 α1-AT 缺乏最常见的原因。Z 分子的形成是由于单一氨基酸的替代所致,即在反应环基底部 342 位的 Glu 被 Lys 替代,从而使环易于进入 A 片层,使分子易于转变为部分结合闭锁状态,这导致了 2 种后果:①蛋白质合成时,蛋白质的折叠部分受阻。②已折叠的蛋白质易自发转变为闭锁状态。α1-AT 分子的这种中间体形式对细胞内分解代谢敏感,也易相互连接形成环-片层多聚体。在其纯合子(PiZZ),α1-AT 可正常合成,但 85% 由于折叠异常被阻碍在肝细胞内的最终分泌通路上。这些受阻的 α1-AT 大部分被降解,一部分积聚形成大的细胞内包涵体。另外的 15% 以单体的形式被分泌入血浆,这些异常的 α1-AT 在血浆中形成多聚体,导致血浆蛋白酶抑制剂缺乏,肺损伤的发生。

(二) α1-抗胰蛋白酶的实验室检测

1. α1-AT 可经血清蛋白电泳、醋酸纤维电泳、放射免疫扩散法和电泳免疫分析等免疫分析技术进行检测,还可测血清胰蛋白酶抑制活性。α1-AT 是电泳中 α1 球蛋白所产生的条带的主要成分。

2. α1-抗胰蛋白酶检测的影响因素

(1) 引起 α1-抗胰蛋白酶升高的影响因素:感染性疾病(细菌性、病毒性)、恶性肿瘤、胶原病、妊娠、外科手术、药物(雌激素、口服避孕药、前列腺素等)、斑疹伤寒等。

(2) 引起 α1-抗胰蛋白酶降低的影响因素:α1-AT 缺乏症、新生儿呼吸窘迫综合征、重症肝炎、蛋白丧失性胃肠症、营养不良、未成熟儿等。吸烟者 α1-AT 活性降低与脂质过氧化物的影响有直接关系。

(3) 标本经聚乙二醇(PEG)沉淀后,上清液中 α1-抗胰蛋白酶的生物活性单位增加。当 PEG 浓度在 0.15%~0.6% 时 α1-抗胰蛋白酶生物活性测定值略有升高,当浓度达 1.2% 时开始对测定有明显影响,浓度达 20% 时活性增加近 100%,但当浓度≥40% 时 α1-抗胰蛋白酶生物活性开始大幅下降。

3. α1-抗胰蛋白酶的正常参考范围　血清:0.9~2.0g/L(90~200mg/dl)。尿液:0.01~0.17mg/mmol 肌酐。

(三) α1-抗胰蛋白酶的临床意义

1. α1-AT 与肾脏疾病　一些文献报道在肾病综合征患者血清 α1-AT 水平较正常对照

组降低。研究发现 IgA 肾病患者尿中 α1-AT 及肾皮质中 α1-AT 变异体较正常对照组升高，肾小管间质损害时。肾小管上皮细胞可分泌 α1-AT，推测本研究中肾病综合征患儿尿液 α1-AT 的增高可能由肾小球滤过屏障的改变或者肾小管的分泌引起。

肾脏损伤及炎性因子刺激能够使体内外肾小球固有细胞（足细胞及系膜细胞）、小管细胞及上皮细胞中 NF-κB 活化。并且许多诱导剂能使培养的肾细胞 NF-κB 激活，调节多种促炎因子的转录。含有 NF-κB 靶序列的 DNA 寡脱氧核苷酸能够抑制肾脏损伤、白细胞浸润及因急性肾损伤缺血再灌注、肾小球肾炎、输尿管梗阻及肾移植产生的炎性介质，此外糖皮质激素及受体复合物也通过与 NF-κB 相互作用从而调节激素敏感基因等的表达。

人肾是否能合成 α1-AT 国内、外均未证实。有报道用免疫组化方法在肾小管上皮细胞检测到 α1-AT，但此 α1-AT 是肾小管上皮细胞本身产生的还是重吸收的并不清楚；2000 年的一份研究报道新生儿尿液含有 α1-AT，且泌尿系感染时其含量明显增高，但此 α1-AT 来源也不清楚，还有待进一步研究。

2. α1-AT 与肾外疾病 蛋白酶-抗蛋白酶系统在许多炎症性肺疾病（如肺气肿、肺囊性纤维化、急性呼吸窘迫综合征和急慢性支气管炎等）的发病机制中占有重要地位。正常情况下，肺组织含有充分的抗蛋白酶系统保护肺组织免受蛋白酶的溶解作用；但在一些急性、慢性炎症性肺疾病中，下呼吸道蛋白酶和抗蛋白酶系统失去平衡。当其抗蛋白酶缺乏时，中性粒细胞释放的弹性蛋白酶就会分解肺间质连接组织蛋白，导致终末气道的扩张而引起肺气肿。抗蛋白酶活性下降，不仅存在于数量上的缺乏（如先天性的 α1-AT 缺乏症），而且也可有功能性的不足（如吸烟和细菌感染时抗蛋白酶的活性中心失活），所以用外源性 α1-AT 替代或补充这些炎症性肺病是可取的。

（1）肺气肿：肺气肿直接起因于遗传性血浆 α1-AT 水平低下，或因严重吸烟和细菌感染等后天因素导致的肺部蛋白酶-抗蛋白酶系统失去平衡。1981 年首次在临床上应用富含人 α1-AT 的血浆组分制剂对 5 名 PiZZ 型严重 α1-AT 缺乏患者进行临床治疗，患者每周接受 4g α1-AT 的静脉注射，为期 4 周，结果患者血浆的 α1-AT 水平从 0.38g/L 上升到 0.7g/L。有临床医师对 21 例 α1-AT 缺陷性肺气肿患者进行了 6 个月的治疗，60mg/kg，每周 1 次，静脉注射 α1-AT 浓缩制剂，结果使患者血清中 α1-AT 从 301mg/dl 升高至 1261mg/dl，抗中性粒细胞弹性蛋白酶能力从 (5.44 ± 0.1) μmol/L 升高到 (13.3 ± 0.1) μmol/L，肺表皮液的 α1-AT 从注射前的 0.46pmol/L 提高到 1.89pmol/L，弹性蛋白酶的抑制能力从 0.81pmol/L 提高到 1.65pmol/L，从而达到了提高血浆和肺部 α1-AT 能力的目的。

（2）急性肺损伤：急性肺损伤（acute lung injury, ALI）的发病机制尚不清楚，一般认为肺部炎症细胞的聚集并释放炎症介质，从而损伤肺微血管内皮细胞和肺泡上皮细胞是发病的重要病理基础，其中中性粒细胞及其释放的弹性蛋白酶则起重要作用。

七、谷氨酰转移酶

（一）谷氨酰转移酶的理化特性

谷氨酰转移酶（γ-Glutamyl transferase, GGT）基因位于染色体 22q11，其蛋白产物由一个大亚基（46 000D）和一个小亚基（约 22 000D）组成。GGT 基因有多个启动子和多个 RNA 转录子序列其产物蛋白相同，这可能与组织特异性和 GGT 的进化有关。GGT 的活性位点位于胞外的小亚基区,在肝脏、肾脏、血管内皮等有丰富表达。GGT 在体内的主要功能为参与谷胱甘肽的代谢,其在生物体内能够催化转移 L-谷氨酰基形成谷氨酰循环。通过这一循环可以为细胞内谷胱甘肽的再合成提供原料氨基酸。

GGT 是细胞分泌酶,主要存在于肾、胰、肝、肠和脑组织中,在肾脏、胰腺和肝脏中,此酶含量之比约为 100∶8∶4。肾脏中含量最高,它主要存在于近曲小管的刷状缘,是一种肽转移酶,它催化谷胱甘肽或其他含谷氨酰基多肽上的谷氨酰基团转移到其他受体上,与机体调节组织中的谷胱甘肽水平、氨基酸的吸收和排泄等作用有关。血清中 GGT 的测定常用于诊断肝胆系统的疾病,这些部位的疾患时常升高。而尿液中的 GGT 主要来源于肾脏,结果显示正常对照组尿液中只有少量的 GGT 存在。

在流行病学的调查中发现血清 GGT 能引起持久性器官污染(persistent organ pollutants,POPs)。由 GGT 引发的 GSH 结合异物是通过亲水和亲电子基团来实现的。GSH 与不同亲电子的异生性物质接收一个电子对形成共价键,与生物细胞分子的核酸、蛋白质结合从而干扰细胞的正常代谢,引发突变,对细胞具有高度危险性;同时已与 GSH 结合的这些亲电子复合物又可以累积在细胞表面,从而造成持久性器官污染。例如在肝脏细胞上的持久性污染可引起其形态学改变,表现在肝光面内质网的增殖和肝实质细胞的脂肪变。这两者都是肝脏功能恶变的早期生物标志。在小鼠的肝脏肿瘤动物模型中已发现了细胞 GGT 是常见的肿瘤表型标记。因此,GGT 作为评价多种疾病的临床标志之一,在包括肝脏疾病、心血管疾病、糖尿病和肿瘤等疾病中,具有广泛的病理生理基础。

(二) 谷氨酰转移酶的实验室检测方法

1. 血清 GGT 活力测定　GGT 酶活力分析采用 L-r-谷氨酸-3-羧基-4-硝基苯胺为底物的速率法,是国际临床化学联合会(International Federation of Clinical Chemistry,IFCC)推荐方法学的改进,为大多数临床实验室常规应用。更为敏感和准确的方法是采用 L-γ-谷氨酰-7-氨基-4-甲基香豆素作为荧光底物用于 GGT 酶活力的检测。

2. 蛋白印迹分析　由于 GGT 的本质是一个糖基化的复合蛋白质,因此可采用 Western blot 方法做蛋白质水平的分析。细胞培养中 GGT 活力常采用动力学方法定量分析,常用荧光底物(L-γ-谷氨酰-7-氨基-4-甲基香豆素)作为基质。分析组织中 GGT 的活力,首先要将组织用 0.1%Triton-X 100 1×PBS 均质化,离心后弃去残渣取上清液,再用上述方法测定。

3. 分子技术　GGT mRNA 在样本中较为丰富,可采用 Northern blot 或 RNase protection assay。当其含量较少的情况下,常应用实时逆转录聚合酶链反应(RT-PCR)检测。用 SYBR green I 染料作为荧光探针,其引物设计根据分析的各模型 GGT 的不同,通过变性、退火、延伸后得到的产物进行定量分析。

4. 谷氨酰转移酶检测的影响因素

(1) 引起谷氨酰转移酶升高的因素

1) 高胆红素:大于 13.2mg/dl 的胆红素引起 γ-GGT 浓度增加。肥胖超重个体血清酶活性增加 30%。70~79 岁的老年人,平均酶活性为 23.3U/L,80~89 岁老人显著增至 28.1U/L,而 20~29 岁年轻人值为 18.5U/L。90 岁男性和女性平均酶活性值显著高于 60 岁的男性和女性,但是 90 岁以后活性趋向降低,男性比女性变化更明显。

2) 酒精中毒:26 名酒精上瘾男性平均浓度为 67U/L,显著高于对照组(浓度为 34U/

L）。进食进餐后随时间增加酶活性增加。

3）戒酒：18 名酒精中毒男性戒酒后 1 周平均酶活性为 2.33μkat/L，即刻戒酒后浓度为 2.70μkat/L。

4）运动：14 名士兵在进行了 13 周的高强度拓展训练后，平均酶活性改变不明显，从（25.6±20.6）U/L 的基线水平到即刻运动后的（12.9±5.2）U/L，8 小时休息后增至（30.5±13.0）U/L。

5）季节：季节改变会引起显著变化，3～5 月酶活性达到峰值，而夏季后期至秋季则是最低值；多数变化在 25 岁以下的年轻人很显著，其中峰值比最低值多 20%。吸烟个体酶活性可能增加 10%，而重度吸烟者活性增加 2 倍。

（2）引起 GGT 降低的因素：溶血，当使用贝克曼库尔特同步（Beckman Coulter synchron）酶速率方法后，300mg/dl 的血红蛋白引起 42U/L 的 GGT 活性显著降低了 7U/L。溶血干扰看起来呈线性依赖血细胞溶血素的终浓度，这种物质与 γ-谷氨酰胺转移酶的活性降低趋势密切相关。适度饮酒者戒酒 4 周引起 γ-谷氨酰胺转移酶活性显著降低。妊娠早期酶活性下降了 25%。所有年龄段的女性酶活性低于同龄段男性。

5. GGT 的正常参考范围　正常成人（ELISA 法、RIA 法）：2200～4000mg/L；新生儿：1300～2750mg/L。

（三）谷氨酰转移酶的临床意义

1. GGT 与肾脏疾病　当存在肾部疾患时，尿液中的 GGT 活性显著增加，但血清中的该酶活性不会升高。肾小球肾炎、肾病综合征和慢性肾衰患者的尿液 GGT 水平显著高于正常对照组，血清中该酶活性改变不大。慢性肾衰患者尿液 GGT 活性的升高可能由于尿毒症期患者肾脏功能受到严重损害，肾小管中的该酶随着尿液大量丢失有关。肾病综合征患者尿液 GGT 活性的增高可能在于肾小球滤过功能增强，与尿液中 GGT 排出增多有直接关系。

有学者对 10 337 名健康男性（正常肾功能、无尿蛋白、无高血压和糖尿病史）经过 42 个月的随访，其中有 366 名发展为慢性肾脏病（chronic kidney disease，CKD）。统计后发现，在校正了年龄、GFR、三酰甘油、高密度脂蛋白胆固醇后，GGT 水平与 CKD 发生呈显著相关（$P <$ 0.001），其校正后相对危险度（RR）是 1.13（95%CI：1.06～1.20）；而且随着 GGT 水平的增加，CKD 的风险也增加，但两者间不存在线性关系，在大于 40U/L 的这组中其 RR 为 1.90（95%CI：1.37～2.63）最显著相关。因此，血清 GGT 水平是早期预示 CKD 发生发展的独立致病因子。

在肾肿瘤、胃透明细胞癌患者，其尿中 GGT 含量小于正常肾脏，用输尿管导管收集的尿标本中 GGT 明显减少，此可作为肾癌患者的特异性检查。在尿毒症患者中，尿 GGT 活性明显低于正常，从动态观察来看，尿 GGT 活性也维持在低水平，说明此时肾组织已严重毁损和萎缩，释放 GGT 的正常细胞已明显减少。

在肾移植排斥反应中，均有尿 GGT 的活性升高，但肺炎或其他部位的感染引起的发热时，尿 GGT 的活性也可轻度增高（不超过正常值的 2 倍），可结合临床症状、氯化硝基四氮唑蓝（nitrotetrazolium blue chloride，NBT）等试验区别之。

2. GGT 与心血管疾病　1998 年有学者在病理学方面研究动脉粥样硬化的致病因素过程中发现了 GGT 在其中的作用。随后，通过流行病学调查 218 561 名已明确病因的人群，发现 GGT 不仅能预示由各种原因引起的死亡,还可以作为临床上对心脏和脑血管等威胁生命事件疾病发展的评估。2001 年也有研究者对 7613 名已通过血管造影确定冠状动脉粥样硬化性心脏病(coronary atherosclerotic heart disease,CHD)的英国中年人群做回顾性研究发现,血清 GGT 的水平与下列因素有明显正相关:体重指数(body mass index,BMI)、血清胆固醇、尿酸、三酰甘油、心率、收缩压和舒张压、抗高血压药物、缺血性心脏病、糖尿病、口服避孕药和绝经期的血糖水平、孕期妇女的低值血糖水平等;但与体育活动、肺功能状态(1 秒内肺活量)和咖啡因摄入呈负相关。血清 GGT 在参考范围内(20~40U/L)与心脏死亡和非致死性梗死之间存在"等级应答"关系。在随后的研究中,收集了 17 年(1985—2001)的 163 944 名志愿者的资料,证实 GGT 作为独立因子与心血管疾病的死亡相关。血清 GGT 的水平对慢性致死性疾病诊断、评估有一定的影响:如冠状动脉粥样硬化性心脏病、充血性心力衰竭、心肌梗死、心脏猝死、出血性或缺血性卒中等疾病。Rutmann E 等确定了在心血管事件中血清 GGT 在其参考范围内的临界值为:男 15.5~27.6U/L;女 10.5~18.7U/L(测定温度为 37℃)。

3. GGT 与代谢综合征　有研究者根据国际糖尿病联合会的定义对有胰岛素抵抗但未明确有代谢综合征的 1656 名中年男性和 1889 名中年女性糖尿病患者在 3 年的随访中,有 309 名发展为糖尿病代谢综合征,GGT 水平与个体发展成代谢综合征呈显著相关。在有胰岛素抵抗(IR)的人群中 GGT 可以预测代谢综合征的发生,是独立的不受其他因素影响的风险因子,但与 HOMA-IR[胰岛素抵抗动态平衡模型评估:空腹胰岛素(μU/ml)×空腹葡萄糖(mmol/L)/22.5 相关。在美国第 3 次健康与营养调查中,进一步确立 GGT 与 BMI 和 2 型糖尿病间的联系。血清 GGT 在正常范围内的低值者,其 BMI 增加与 2 型糖尿病间并投有明显的联系;而 GGT 是正常范围内的高值或大于正常范围,则两者间有明显的正相关性。

八、丙酮酸激酶 M2 型同工酶

(一) 丙酮酸激酶 M2 型同工酶的生物学特征和理化性质

丙酮酸激酶(pyruvate kinase,PK)是糖酵解的关键酶之一,主要催化磷酸烯醇式丙酮酸形成丙酮酸并伴有 ATP 的形成。PKM2 是 PK 的 M2 型同工酶,是近年来研究较多的一种新型肿瘤标志物,在恶性肿瘤的早期诊断及预后判断中显示出较好的应用前景。在糖代谢通路中,葡萄糖首先磷酸化为 6-磷酸葡萄糖(glucose 6-P),再转化为 6-磷酸果糖(fructose 6-P),然后在 6-磷酸果糖激酶催化下,生成 1,6-二磷酸果糖(fructose 1,6-P_2),其在经过多步反应后生成 3-磷酸甘油酸(glycerate 3-P),3-磷酸甘油酸进而生成磷酸烯醇式丙酮酸(phosphoenolpyruvate,PEP),PEP 在 PK 催化下生成丙酮酸,对 ATP 的生成至关重要。PK 已知具有 L、R、M1、M2 等 4 种同工酶(PKL、PKR、PKM1、PKM2),其表达差异取决于细胞和组织的代谢情况。L 型 PK 主要表达在糖异生旺盛的组织,如肝脏和肾脏;R 型 PK 主要表达在红细胞中;M1 型 PK 表达于能量消耗快速耗氧量大的组织,如肌肉和脑;M2 型 PK 表达在核酸合成旺盛的组织,比如胚胎细胞,干细胞和肿瘤细胞。PK L 型和 R 型由相同的基因编码,但它们的表达由不同的启动子控制。PK M1 型和 M2 型则是 M 基因转录的同一 mRNA 的不同剪切产物,它们之间只有 21 个氨基酸的差别。

在正常增殖细胞中,其 PKM2 主要以四聚体形式存在,然而肿瘤细胞和组织中 PKM2 却主要是二聚体形式。这两种存在方式的区别在于,四聚体形式下的 PKM2 与其底物磷酸烯醇式丙酮酸有很高的亲和力,而二聚体形式下 PKM2 与 PEP 亲和力却很低,这意味着四聚体的 PKM2 有很高的活性而 PKM2 二聚体则几乎无活性,肿瘤中主要以二聚体形式存在导致了肿瘤细胞内糖代谢中间体的高浓度,对肿瘤细胞的增殖具有重要的作用。肿瘤细胞内 PKM2 四聚体与二聚体的比例并不是一个恒定的值,它们的比例受细胞内 1,6-二磷酸果糖浓度的调节而能上下波动。1,6-二磷酸果糖是糖代谢的中间产物,由于肿瘤细胞 PKM2 的高度二聚体化,1,6-二磷酸果糖等中间产物无法进一步往下游产物转化,导致了 1,6-二磷酸果糖的高浓度,而当 1,6-二磷酸果糖浓度高到一定值时,抑制型二聚体将结合 1,6-二磷酸果糖导致构形转变,重新聚合形成四聚体,使 PEP 催化生成丙酮酸,进而进入三羧酸循环供给能量。当 1,6-二磷酸果糖浓度下降到最低值时,聚合的四聚体又将转化变成二聚体。

此外,糖代谢中间产物 3-磷酸甘油酸生成的 L2 丝氨酸能增强 PKM2 与 PEP 的亲和力,减少 1,6-二磷酸果糖的浓度,抑制 PKM2 的四聚体化。肿瘤细胞 PKM2 的这种激活型四聚体和抑制型二聚体的相互转化在肿瘤适应环境不断改变的氧含量和营养条件中起着至关重要的作用,强大的糖代谢能力和 PKM2 的存在使肿瘤细胞能在低氧环境下生长并转移。

(二) 丙酮酸激酶 M2 型同工酶的实验室检测方法

PKM2 的检测过去多采用醋酸纤维素薄膜电泳法,随着单克隆抗体及免疫标记等各项技术的发展,目前主要采用免疫学方法,包括酶联免疫吸附法(ELISA)、放射免疫分析法(RIA)、免疫放射测定法(IRMA)和荧光免疫测定法(FIA)。ELISA 法具有灵敏度高、无污染、简便快捷等优点,在临床上应用较为广泛,具有较高的应用价值。对 PKM2 的检测主要采用 ELISA 法中的双抗体夹心法,该法依赖于针对 M2-PK 抗原分子上不同抗原决定簇的两种单克隆抗体,分别作为固相抗体和酶标抗体。其检验灵敏度为 5U/ml。ELISA 法采用双抗体夹心法测定标本中人 PKM2 型同工酶水平。用纯化的人 PKM2 型同工酶(PKM2)抗体包被微孔板,制成固相抗体,往包被单抗的微孔中依次加入 PKM2 型同工酶,再与 HRP 标记的羊抗人抗体结合,形成抗体-抗原-酶标抗体复合物,经过彻底洗涤后加底物 TMB 显色。TMB 在 HRP 酶的催化下转化成蓝色,并在酸的作用下转化成最终的黄色。颜色的深浅和样品中的 PKM2 型同工酶呈正相关。用酶标仪在 450nm 波长下测定吸光度(OD 值),通过标准曲线计算样品中人 PKM2 型同工酶浓度。

标本的选择:PKM2 具有两种表达形式:四聚体和二聚体,前者对磷酸烯醇式丙酮酸亲和力较强,后者较弱。而恶性肿瘤组织中过度表达的主要为二聚体 PKM2。PKM2 由恶性肿瘤组织分泌进入血液。因此,血液中升高的 PKM2 可作为恶性肿瘤比较有特异和敏感的标志物,其浓度变化可以反映恶性肿瘤的进展程度。选择合适的标本对于准确检测 PKM2 的含量具有重要作用。

抗凝:EDTA 或柠檬酸抗凝血浆中的 PKM2 含量受外界因素(如振荡、室温)影响较小,重复性较好。相反,如果选用肝素血浆或血清标本,则必须在采血后 2 小时内迅速离心,原因在于淋巴细胞含有少量的 PKM2,它在肝素血浆或血清中能够释放 PKM2,而在 EDTA 或柠檬酸抗凝血浆中则不释放,只有通过离心才能消除它的影响。因此,EDTA 或柠檬酸抗凝血浆更适合用于 PKM2 的检测,结果可靠,且重复性较好。

(三) 丙酮酸激酶 M2 型同工酶的临床意义

1. PK 及 PKM2 与恶性肿瘤的关系　PK 的相对分子质量约为 240kD,主要以由 4 个亚基组成的四聚体形式存在。它有两种结构基因,L 基因编码 L 和 R 型同工酶,M 基因编码 M1 和 M2 型同工酶。

早在 1968 年就报道在大鼠移植肝癌中出现 PK 活性及同工酶谱的改变。经过多年的研究,目前已证实,细胞恶变时 PK 活性无论是升高或是降低,都伴有同工酶谱的变化,表达该组织在胎儿期的同工酶类型(PKM2),并伴有成年型同工酶(PKL、PKM1)的减少或消失,这种逆向胚胎期表达的情况称为去分化。酶动力学研究发现 PKM2 和 PKL 的区别主要在于,PKM2 对底物 ADP 的亲和力大于 PKL,并且 PKM2 对 ATP 抑制敏感性低于 PKL,不受激素和饮食调节,故可使糖酵解速度失控的增快,有利于提供能量用于细胞增殖。而恶性肿瘤组织较突出的表现就是巴斯德效应(Pasteur effect,有氧氧化对糖酵解的抑制作用)降低,克奈特瑞效应(Crabtree effect,在充分给予葡萄糖时,无论有氧与否,都有很强的糖酵解作用,而有氧氧化反而减少的现象)增加。在恶性肿瘤中,促进糖异生的关键酶活性下降,而促进糖酵解的酶活性升高,使 ATP 失去对糖酵解的调节作用,从而使糖酵解易于进行,有利于肿瘤组织的生长。因此,PK 活性及同工酶谱的改变在肿瘤的发生发展过程中具有普遍性,检测 PKM2 水平的改变对肿瘤的辅助诊断及恶性程度的判断方面具有重要意义。

2. PKM2 与肾癌 近年来通过对 PKM2 的研究,发现其对肾癌具有较高的敏感性,被认为是有前途的一种肾癌标志物。有学者应用免疫组化法对 40 例肾癌患者和 39 例健康人体进行了检测,发现在肾癌组织及其转移部位均有 PKM2 的表达,而在健康人体肾组织中未发现有其表达,进一步测定 PKM2 血清水平,结果显示,肾癌组 PKM2 血清水平显著高于健康对照组,并且与肾癌 Robson 分期呈正相关,但与肾癌病理类型无显著相关性,其中 6 例患者在经过成功的肾癌根治术之后,PKM2 水平在 11 周内降至正常,而在肾癌复发或转移时,PKM2 水平随之上升,说明 PKM2 对肾癌具有监测作用。也有研究者应用 ELISA 法对 116 例肾癌患者、42 例肾炎患者 EDTA 血浆中 PKM2 水平进行了检测,结果显示,两组之间 PKM2 值无重叠,肾癌组 PKM2 水平显著高于肾炎组,并且与肾癌 Robson 分期显示出正相关性。Roigas 等的研究结果为 M2-PK 对无转移肾癌的敏感性为 27.15%,对转移性肾癌敏感性达到 66.7%,而且转移性肾癌的血浆 PKM2 表达水平显著高于无转移肾癌。

九、神经元特异性烯醇化酶

(一) 神经元特异性烯醇化酶的生物学特征和理化性质

血清神经元特异性烯醇化酶(neuron-specific enolase,NSE)是神经元和神经内分泌细胞所特有的一种酸性蛋白酶,神经内分泌肿瘤的特异性标志,如神经母细胞瘤、甲状腺髓质癌和小细胞肺癌(70%升高),可用于鉴别诊断、病情监测、疗效评价和复发预报。

NSE 是糖酵解通路中的一种肝糖分解酶,为五种二聚体的烯醇化酶异构酶的一种。正常存在于神经元、周围神经组织和神经内分泌组织细胞质内,在细胞被破坏时释放出来,因此,在源于神经外胚层或神经内分泌组织的肿瘤患者,血清内会出现高水平的 NSE 浓度,如神经母细胞瘤和小细胞肺癌。

(二) 神经元特异性烯醇化酶的实验室检验方法

1. NSE 的检测方法主要有 ELISA、RIA、电化学发光法等。

2. 神经特异性烯醇化酶检测的因素影响

衰老:随着年龄的增长,脑脊液中 NSE 的浓度逐渐升高。

病理因素:在重型颅脑损伤,脑卒中或蛛网膜下腔出血患者中脑脊液 NSE 的浓度增高。

性别:男性脑脊液中 NSE 的浓度与同年龄阶段的女性相同。

血清标本的冷藏放置时间:血清标本放置 24 小时和 48 小时后,对 NSE 的影响很大,随着时间延长,其浓度减低。

溶血:NSE 也存在于正常红细胞中,因此溶血会使结果偏高,干扰结果的正常判定。

抗凝:由于凝血时 NSE 从血小板释放,血清活性大于血浆活性,所以血浆应该为首选样本。

（三）神经元特异性烯醇化酶的临床意义

1. 小细胞肺癌患者 NSE 水平明显高于肺腺癌、肺鳞癌、大细胞肺癌等非小细胞肺癌,可用于鉴别诊断,监测小细胞肺癌放疗、化疗后的治疗效果,治疗有效时 NSE 浓度逐渐降低至正常水平,复发时血清 NSE 升高。用神经元特异性烯醇化酶监测小细胞肺癌的复发,比临床确定复发要早 4~12 周。

2. NSE 还可用于神经母细胞瘤和肾母细胞瘤的鉴别诊断,前者 NSE 异常增高而后者增高不明显,对神经母细胞瘤的早期诊断亦有较高的临床应用价值。也可用来监测神经母细胞瘤的病情变化,评价疗效和预报复发。

3. 神经内分泌细胞肿瘤,如嗜铬细胞瘤,胰岛细胞瘤,甲状腺髓样癌,黑色素瘤,视网膜母细胞瘤等患者的血清 NSE 也可增高。

4. NSE 与肾癌的关系 研究发现肾癌组织中 NSE 的含量是正常肾皮质的 34 倍。103 例肾癌患者中 53 例血清 NSE 升高,占 51%,若按肿瘤分期计算,Ⅰ 期 34%,Ⅱ 期为 22%,Ⅲ 期为 80%,Ⅳ 期为 61%,有肿瘤复发的为 61%,各期之间有显著性差异。肾癌组血清 NSE 高于对照组,两组差别也有显著意义。肿瘤切除后血清 NSE 水平降至正常,肿瘤复发时再度升高。有研究者用放免法测定血清 NSE,发现 17 例肾癌中有 11 例升高,其中 Ⅱ、Ⅲ、Ⅳ 期肿瘤 100% 升高;免疫组化研究也表明肾癌组织中 NSE 呈强阳性反应。另外有些作者报告肾盂肿瘤及睾丸恶性肿瘤病例血清 NSE 升高。由此可见,血清 NSE 并非肾癌特异性的肿瘤标记物,且对早期肾癌的诊断意义不大,但血清 NSE 水平的变化能反应肾癌的预后情况,并在一定程度上反映出肾癌的分期及进展情况。因而,NSE 仍有其临床应用价值,但应选择敏感性好的测定方法。

十、基质金属蛋白酶

（一）基质金属蛋白酶生物学特征和理化性质

基质金属蛋白酶(matrix metalloproteinase,MMP)是一个大家族,因其需要 Ca^{2+}、Zn^{2+} 等金属离子作为辅助因子而得名,其家族成员具有相似的结构,一般由 5 个功能不同的结构域组成:①疏水信号肽序列;②前肽区,主要作用是保持酶原的稳定。当该区域被外源性酶切断后,MMP 酶原被激活;③催化活性区,有锌离子结合位点,对酶催化作用的发挥至关重要;④富含脯氨酸的铰链区;⑤羧基末端区,与酶的底物特异性有关。其中酶催化活性区和前肽区具有高度保守性。MMP 成员在上述结构的基础上各有特点。各种 MMP 间具有一定的底物特异性,但不是绝对的。同一种 MMP 可降解多种细胞外基质成分,而某一种细胞外基质成分又可被多种 MMP 降解,但不同酶的降解效率可不同。

MMP 几乎能降解 ECM 中的各种蛋白成分,破坏肿瘤细胞侵袭的组织学屏障,在肿瘤侵袭转移中起关键性作用,从而在肿瘤浸润转移中的作用日益受到重视,被认为是该过程中主要的蛋白水解酶。目前 MMP 家族已分离鉴别出 26 个成员,编号分别为 MMP1~26。根据作用底物以及片段同源性,将 MMP 分为 6 类,为胶原酶、明胶酶、基质降解素、基质溶解素、弗林蛋白酶(furin)活化的 MMP 和其他分泌型 MMP。Ⅳ型胶原酶为其中重要的一类,它主要有两种形式,一种被糖化,分子量为 92kD,命名为 MMP-9;另一种非糖化,分子量为 72kD,被称为 MMP-2。当前对 MMP-2、MMP-9 的研究较深入。

MMP-2 基因位于人类染色体 16q21,由 13 个外显子和 12 个内含子所组成,结构基因总长度为 27kb,与其他金属蛋白酶不同,*MMP-2* 基因 5' 旁侧序列促进子区域含有 2 个 GC 盒而不是 TATA 盒。活化的 MMP-2 定位于细胞穿透基质的突出部位,估计其在酶解细胞间基质成分及基底膜的主要成分Ⅳ型胶原中有"钻头"的作用。

此外,已证实 MMP-3 和 MMP-10 能作用于蛋白多糖(PG)、层粘连蛋白(LN)、纤维连结蛋白(FN)、Ⅲ型和Ⅳ型胶原及明胶。MMP-7 能作用于明胶和 FN。MMP-1 的产生范围较广,可由基质纤维母细胞、巨噬细胞、内皮细胞、上皮细胞产生。正常情况下 MMP-1 阳性率很低,但在各种刺激下可高表达。有研究显示恶性肿瘤中 MMP-1 高表达与预后相关。MMP 的活性受到三个水平的调节,即基因转录水平,无活性酶前体经蛋白水解作用而激活以及特异性抑制因子的作用。

(二) 检验方法

1. 活性检测法

(1) 底物胶电泳酶谱法:该方法基于 SDS-聚丙烯酰胺凝胶电泳(SDS-PAGE)的原理和技术方法而建立的,是一种改良的明胶-聚丙烯酰胺凝胶电泳方法(gelatin-PAGE),简称底物胶电泳法,用于测定能够水解明胶的 MMP 的水解活性。该方法的基本过程是先将样品进行 SDS-聚丙烯酰胺(SDS-PAGE,含 0.1%明胶)电泳分离,然后在有 2 价金属离子存在的缓冲系统中使样品中的 MMP 恢复活性,主要为 MMP-2 和 MMP-9,在各自的迁移位置水解凝胶里的明胶,最后用考马斯亮蓝将凝胶染色,再脱色。在蓝色背景下可出现白色条带,条带的强弱与 MMP 活性成正比。该方法简便实用,将底物胶中明胶浓度从 10g/L 降至 2g/L 并将分子质量标准浓度提高至小于等于 40ug/孔,该法较好地解决了实验过程中所遇到的有关分子量鉴定的难题。

(2) 比色法:通过显色底物硫环状多肽的水解所产生的巯基团,与二硫硝基苯甲酸(DTNB)反应后吸收峰值的增加来测定细胞样品中酶的活性。该技术用于各种细胞(动物、人体、植物、昆虫等)萃取样品、培养上清悬液、血清和关节滑液等样品中 MMP 活性及其抑制剂的检测。目前主要进行对 MMP-2 的检测。

2. 酶联免疫法　酶联免疫法(ELISA)可以定量测定血清、血浆、唾液、细胞培养物上清或其他相关液体中 MMP 各组分的含量,目前已开发出了基于此原理的试剂盒,此类试剂盒应用双抗体夹心酶标免疫分析法测定标本中 MMP 水平。用纯化的抗体包被微孔板,制成固相抗体,往包被单抗的微孔中依次加入 MMPs 抗原、生物素化的抗兔 MMP 抗体、HRP 标记的亲和素,经过彻底洗涤后用底物四甲基联苯胺(TMB)显色。TMB 在过氧化物酶的催化下转化成蓝色,并在酸的作用下转化成最终的黄色。颜色的深浅和样品中的 MMP 呈正相关。用酶标仪在450nm 波长下测定吸光度(OD 值),计算样品浓度。

3. 高效液相色谱法

(1)高效液相色谱法与荧光联用:目前报道的高效液相色谱法(HPLC)采用荧光基团和荧光淬灭基团(共2个标记基团)标记的多肽作为底物,该底物被样品中的 MMP 催化水解后,经 HPLC 分离,用荧光检测器测定荧光强度,用外标法定量求得样品中 MMP 的活性。荧光法主要采用的底物通常是在多肽链的碳端接上1个荧光生成基团,在多肽链的另一端接上1个荧光淬灭基团,例如 FS-1(Mca-Pro-Leu-Gly-Leu-Dpa-Ala-Arg-NH2)以及改进过的 FS-6(Mca-Lys-Pro-Leu-Gly-Leu-Dpa-Ala-Arg-NH2),MMP 则可以特定的水解多肽链的其中1个缩氨键。MMP 的水解产物是1个有强荧光活性,另1个没有荧光活性,如果 MMP 没有水解多肽链,则检测出的荧光活性微弱。

(2)高效液相色谱法与紫外基团联用:为进一步简化 HPLC 测定 MMP 活性的方法,可采用紫外基团标记的多肽作为底物,色谱分离后采用紫外检测器进行检测,既降低了分析成本,又使该方法具有更广的实用性。同时,为进一步提高方法的准确度,以合成的 Ala-Dpa 作为内标物,建立了内标法定量测定 MMP-9 活性的 HPLC 法。并采用该方法测定了抑制剂 GM6001 对 MMP-9 的半数抑制浓度(IC50)。该方法经进一步的完善后,可用于生物体内 MMP-9 活性的测定。

4. 比色法 MMP 活性的检测可以单纯利用酶切底物的产物显色的原理来实现。Ⅳ型胶原酶是明胶的特异性水解酶,明胶在水解过程中会产生新的末端氨基,三硝基苯磺酸钠(TNBS)能够与产生的新的末端氨基发生显色反应,以产生新的末端氨基量的多少用来衡量血浆当中Ⅳ型胶原酶含量。该反应显色后无需加酸终止,最大吸收波长在420nm 处,可用酶标仪标配405nm 滤光片测量。对明胶琥珀酰化是比色法中重要且必要的一步,因为明胶自身就有一定量的末端氨基,采用琥珀酰化的方法可以封闭其自身的末端氨基,以排除其对新产生的氨基显色的影响。该方法的测量结果能够直接体现出血浆中具有活性意义的Ⅳ型胶原酶的含量,因此与目前成熟的 ELISA、酶谱法及 HPLC 法相比,比色法极大地提高了测量速度,降低了测量成本,也可以做到大量样本的同时检测。

5. MMPs 检测的影响因素

(1)引起 MMPs 升高因素:EDTA 抗凝剂,检测 EDTA 抗凝血浆标本的平均浓度明显高于血清标本的浓度,其差异的大小依赖时间的长短。

(2)引起 MMPs 降低因素:肝素,肝素抗凝血浆标本的平均浓度低于血清标本的浓度,其差异的大小依赖时间的长短。枸橼酸盐,枸橼酸盐抗凝的血浆标本的平均浓度低于血清标本的浓度,其差异的大小依赖时间长短。

(三)临床意义

有学者证实了肿瘤转移与明胶酶降解基底膜之间的关系之后,经许多实验进一步得到了证实。在人体多种肿瘤研究中,乳腺癌患者 MMP-2、MMP-9 活性比纤维腺瘤明显升高,证实 MMP-2 和 MMP-9 在肾癌中的表达随肿瘤分期增加。研究资料显示,MMP-2 和 MMP-9 在肾癌Ⅰ级、Ⅱ级、Ⅲ级分级中,阳性率分别呈递增趋势,Ⅰ级和Ⅲ级之间阳性率相差显著。MMP-2 和 MMP-9 均阳性者在分级中无显著差异。在肾癌细胞类型中,两者分别在透明细胞癌、颗粒细胞癌及混合细胞癌中阳性率均无显著差异。MMP-2、MMP-9 在肿瘤高分期组中阳性率均明显高于低分期组,这一结果与 Kugler 的研究结果相符。

肿瘤的侵袭与转移也影响着肿瘤患者的预后。在肾癌中,MMP-2 和 MMP-9 表达升高与患者生存率下降、预后差相关。有研究证实膀胱癌患者进展情况与 MMP-2、TIMP-2 表达水平相关。进一步的研究也证实尿路上皮细胞癌患者中,MMP-2 和 MMP-3 的血清水平与复发有关。对肾癌患者的研究显示,MMP-2 和 MMP-9 阴性表达者 5 年生存率明显高于阳性表达者($P<0.05$)。这一结果显示,随着 MMP-2 和 MMP-9 表达阳性率的增高,肾癌肿瘤侵袭和转移的倾向增加,5 年生存率下降,预后差,建议 MMP-2 和 MMP-9 可作为肾癌预后判断的主要指标之一。

十一、乳酸脱氢酶及同工酶

乳酸脱氢酶(lactate dehydrogenase,LDH)是机体内无氧酵解过程中一种重要的酶,广泛存在于人体组织中,以肝、心肌、肾、肌肉、红细胞含量较多。LDH 是由两种不同亚基(M 和 H)组成的四聚体,形成 5 种结构不同的同工酶,即 LDH1(H4)、LDH2(H3M)、LDH3(H2M2)、LDH4(HM3)、LDH5(M4)。LDH 增高主要见于心肌梗死、肝炎、肺梗死、某些恶性肿瘤、白血病等。目前血清 LDH 常用于心肌梗死、肝炎、某些恶性肿瘤辅助诊断,同时也有助于某些疾病的鉴别诊断及观察。肾组织中 LDH 含量较心、肝和骨骼肌高,正常尿中 LDH 活性低,以 LDH1 为主,仅为血清中的 1/40,LDH 在肾小管中含量最高,肾乳头部次之,肾小球最低。尿 LDH 是检测肾脏损害的重要尿酶,尿 LDH 增加提示肾实质损害,根据酶的功能,尿液中 LDH 属于反映代谢的酶。存在于血液中的酶,因分子大可能阻碍其从尿液中排出,另一些小分子的酶,可能被排入肾小球滤液,从肾小管重吸收回血液中,因而出现于尿液中。LDH 是一种分子量为 $12×10^4$D 的酶,不易从血液经肾脏排入尿液,因此正常人尿 LDH 活性较低。尿液 LDH 75%来自血浆,其排出量随尿蛋白、尿红白细胞的多少也相应增减。泌尿系统恶性肿瘤时如肾癌、恶性乳头状瘤等,肿瘤细胞恶性增生和分解,尿液中 LDH 增高明显。肾小球肾炎最主要的特点是蛋白尿,随尿蛋白的增加尿 LDH 活性可升高。LDH 在肾脏中以肾小管含量最高,急性肾组织病变时肾小管上皮细胞受损,细胞内大量的酶释放入小管腔中,引起尿液 LDH 活性增高;上尿路梗阻所致肾积水多为慢性尿路梗阻,肾脏损害是进行性发展的。如何评估解除梗阻后肾功能恢复趋向对上尿路梗阻患者诊断治疗手段的选择及预后判定均有重要意义,有研究表明,随着梗阻程度加重,尿 LDH 活性变化明显,轻度肾积水尿 LDH 同工酶无变化,中度肾积水少数异常,重度肾积水尿 LDH 同工酶明显增加。

十二、芳基硫酸酯酶

芳基硫酸酯酶(aryl sulfatase,ARS)是一类催化硫酸酯水解的蛋白家族,它们的功能同细胞中激素调节、细胞组分降解、信号通路的调控等方面相关。新近的研究表明芳基硫酸酯酶的活力失调与肿瘤的发生发展有着密切的联系,ARS 在人体中广泛分布,其活性在多种恶性肿瘤患者晨尿中升高,测定晨尿可以代替 24 小时尿。癌症的发生和发展与酶基因异常表达密切相关,在细胞癌变过程中,与细胞增殖有关的酶及其同工酶活性增加。ARS 及其同工酶能水解芳香族的硫酸酯类,与机体解毒功能有关,除血液病外,以结肠癌、胃癌、膀胱癌患者酶活性最高,其次为乳腺癌、宫颈癌、前列腺癌、肾癌和皮肤癌。不少学者认为,其作为某些恶性肿瘤的辅助诊断,疗效观察和预后指标具有较高的应用价值。肿瘤生长加快,细胞浸润加速,肿瘤细胞死亡也增加,癌细胞的破坏和溶酶体酶释放加速,以及癌组织含有此酶,均可能是尿中 ARS 活性增加的原因。

十三、淀粉酶

尿淀粉酶是诊断胰腺炎的重要指标,急性胰腺炎(acute pancreatitis, AP)是指由多种病因引起的胰酶在胰腺内被激活,从而导致胰腺组织出现自身消化、水肿、出血甚至坏死等炎症反应。AP 的临床表现多为急性上腹痛、恶心、呕吐、发热及血尿胰酶增高等。AP 是消化科比较常见的一种急腹症,其发病原因和影响因素尚未得到明确。根据病变程度不同,临床上将 AP 分为轻症 AP 和重症 AP。轻者以胰腺水肿为主,病情常呈自限性,预后良好;重者则胰腺出血坏死,继发感染、腹膜炎和休克等,病死率极高。因此,准确检测患者的各项指标并及时提出治疗方案对 AP 患者病情的发展至关重要。临床上通常对患者的血淀粉酶、尿淀粉酶、尿肌酐和脂肪酶等进行检测,以此来诊断和治疗急性胰腺炎。其中对尿淀粉酶的检测更为普遍,既方便抽取,又不会对患者造成重大创伤。但由于生理、环境等多方面因素的影响,尿淀粉酶的检测会对临床诊断和治疗产生一定的影响,导致结果波动较大。有研究者对患者的血淀粉酶、尿淀粉酶、尿肌酐及尿淀粉酶和尿肌酐比值进行检测。该研究表明,AP 患者的血淀粉酶和尿淀粉酶的检测值是正常值的三倍。因此,对 AP 患者的血清淀粉酶和尿淀粉酶进行检测是临床诊断中至关重要的。

十四、α 葡糖苷酶

α 葡糖苷酶(α-glucosidase)为淀粉水解酶类中的一种,主要在细胞外起作用。它从多糖的非还原末端水解底物的 α-葡糖苷键,产生 α-D-葡萄糖,通常把它们归类于水解酶第 3 类,主要水解二糖、低聚糖、芳香糖苷,能以蔗糖和多聚糖为底物。同时,它还具有转糖苷作用,可将低聚糖中的 α-1,4-糖苷键转化成 α-1,6-糖苷键或其他形式的链接,从而得到非发酵性的低聚异麦芽糖或糖酯、糖肽等。按一级结构可将 α 葡糖苷酶归为水解酶 13 类的 31 家族。α 葡糖苷酶通常按底物专一性分为 3 个类型。Ⅰ 型 α 葡糖苷酶水解芳基葡糖苷如对-硝基苯酚-α-D-吡喃葡萄糖苷(pNPG),且水解速率比低聚麦芽糖快。Ⅱ 型 α 葡糖苷酶对麦芽糖具有高活性,而对芳基葡糖苷活性低。Ⅲ 型 α 葡糖苷酶与 Ⅱ 型类似,但它水解低聚糖和淀粉的速率基本一样。

尿 α 葡糖苷酶属肾小管实质性酶类,其在泌尿系统肿瘤(尤其是膀胱癌)的诊断中有一定的参考价值。研究表明,不论肾病综合征(nephrotic syndrome, NS)活动期还是急性肾小球肾炎(acute glomerulonephritis, AGN)急期,尿 α 葡糖苷酶均明显高于正常,疾病恢复或缓解时,逐渐降至正常。其在 AGN 时的变化过程,基本上与该病的临床转归相平行。NS 时若开始激素治疗后,α 葡糖苷酶逐渐下降,则可维持原方案治疗或按计划减少激素用量;如果 α 葡糖苷酶仍起伏波动甚至持续不降,即使尿蛋白一过性转阴,也不能减少激素用量,必要时尚需加用免疫抑制剂,因此测定尿 α 葡糖苷酶可作为治疗时的参考。

十五、β 葡糖苷酶

β 葡糖苷酶又称 β-D-葡糖苷葡萄糖水解酶,β 葡糖苷酶是一种能够水解结合于末端非

还原性的 β-D-葡糖苷键的水解酶,在纤维素降解、食品风味的改善等领域具有重要的应用价值。它能够水解结合于末端非还原性的 β-D-葡糖苷键,同时释放出 β-D-葡萄糖和相应的配基。1837 年,Liebig 和 Wohler 首次在苦杏仁中发现。后来的研究发现,β 葡糖苷酶存在于自然界许多植物、昆虫、酵母、曲霉、木霉及细菌体内。它参与生物体的糖代谢,对维持生物体正常生理功能起着重要作用。研究发现,β 葡糖苷酶参与糖酵解途径(EMP 途径 Embden-Meyerhof-Parnas pathway,EMP pathway),是参与双歧杆菌糖代谢的有关酶系之一。哺乳动物和人体内的乳糖酶-根皮苷水解酶(lactase-phlorizin hydrolase,LPH)也含有一种芳基-β-葡萄糖苷酶,LPH 因其涉及成人型乳糖酶缺乏病,一种常见的人体基因紊乱病而被广泛研究。此外,β 葡糖苷酶能将果、蔬、茶中的风味前体物质水解为具有浓郁天然风味的香气物质,还能协助纤维素酶降解纤维素。

十六、透明质酸和透明质酸酶

透明质酸(hyaluronic acid,HA)和透明质酸酶(hyaluronidase,HAase)是细胞外基质(extracellular matrix,ECM)中含量最多、所占体积最大的组分。HAase 是细胞外基质降解酶,可特异地水解 HA 中的 β-N-乙酰基葡萄糖胺与 D-葡萄糖醛酸盐之间的 1,4-键,将 HA 分解成多个寡聚糖,从而在肿瘤发生发展中发挥重要作用。目前,人类基因组中已经发现 6 个 HAase 样序列:HYAL1、HYAL2、HYAL3、HYAL4、HYALP1、PH-20(SPAM1),它们形成 2 个紧密的结构,分别位于染色体 3p211.3(前 3 种)和 7q31.3(后 3 种),编码的透明质酸酶具有组织特异性,行使不同的功能,其中 HYAL1、HYAL2、PH-20 最为重要。HYAL1 型最早从人的血浆和尿液中纯化出来,其理化性质已在基因和蛋白水平上得到证实,后研究发现其是体内和肿瘤组织中最重要的 HAase,也是人类血浆和尿中唯一的 HAase。

HA 和 HAase(尤以 HYAL1 和 PH-20 最为重要)作为一个大家族,其与炎症、肿瘤之间的关系越来越受到重视,分子水平的研究也更加深入。在肿瘤诊断方面,多倾向于肿瘤标志物的两两或更多个的联合检测,而使其精确性得以大大提升。价廉而准确的肿瘤标志物联检将来若能够取代一些有痛苦和风险的侵入性检查,这无疑是膀胱癌、前列腺癌及其他肿瘤患者的福音。

(贺蓉　张茜　张栋)

参 考 文 献

1. Narregaard R,Tao S,Nilsson L,et al. Glycogen synthase kinase 3α regulates urine concentrating mechanism in mice. Am J Physiol Renal Physiol,2015,308(6):F650-F660.

2. Ravi A,Butterfield J,Weiler CR. Mast cell activation syndrome:improved identification by combined determinations of serum tryptase and 24-hour urine 11β-prostaglandin2α. J Allergy Clin Immunol Pract,2014,2(6):775-778.

3. Segawa T,Nomura KH,Villanueva SY,et al. Identification of leptospiral 3-hydroxyacyl-CoA dehydrogenase released in the urine of infected hamsters. BMC Microbiol,2014,14:132.

4. Janku F,Vibat CR,Kosco K,et al. BRAF V600E mutations in urine and plasma cell-free DNA from patients with Erdheim-Chester disease. Oncotarget,2014,5(11):3607-3610.

5. Sheehan M. Monolateral purple urine bag syndrome in a patient with bilateral nephrostomy tubes. Urol Nurs,

2014,34(3):135-138.

6. Ciragil P, Kurutas EB, Miraloglu M. New markers: urine xanthine oxidase and myeloperoxidase in the early detection of urinary tract infection. Dis Markers, 2014, 2014:269362.

7. Quelhas-Santos J, Soares-Silva I, Fernandes-Cerqueira C, et al. Plasma and urine renalase levels and activity during the recovery of renal function in kidney transplant recipients. Exp Biol Med (Maywood), 2014, 239(4):502-508.

8. Yang X, Hu L, Ye M, et al. Analysis of the human urine endogenous peptides by nanoparticle extraction and mass spectrometry identification. Anal Chim Acta, 2014, 829:40-47.

9. Zhang J, Sun R, Chen Y, et al. Small molecule metabolite biomarker candidates in urine from mice exposed to formaldehyde. Int J Mol Sci, 2014, 15(9):16458-16468.

10. Lepeule R, Leflon-Guibout V, Vanjak D, et al. Clinical spectrum of urine cultures positive for ESBL-producing Escherichia coli in hospitalized patients and impact on antibiotic use. Med Mal Infect, 2014, 44(11-12): 530-534.

11. Kim S, Sung JY, Cho HH, et al. Characterization of CTX-M-14-and CTX-M-15-Producing Escherichia coli and Klebsiella pneumoniae Isolates from Urine Specimens in a Tertiary-Care Hospital. J Microbiol Biotechnol, 2014, 24(6):765-770.

12. Gallah S, Decré D, Genel N, et al. The β-Lacta test for direct detection of extended-spectrum-β-lactamase-producing Enterobacteriaceae in urine. J Clin Microbiol, , 52(10):3792-3794.

13. Malik-Wolf B, Vorce S, Holler J, et al. Evaluation of abalone β-glucuronidase substitution in current urine hydrolysis procedures. J Anal Toxicol, 2014, 38(3):171-176.

第十七章

尿液激素生物化学

激素（hormone）一词首先由英国生理学家 Bayliss 和 Starling 提出（1902年），激素的原意是"兴奋""激动"。hormone 一词来源于希腊文 hormon（意即"压力"或"逼迫"）和 hormao（意即运动的途径或方式）。因而，最初的"激素"定义是指在某器官生成，分泌进入血液中或进入另一器官（或器官的某部分），改变其功能和（或）形态结构的微量化学物质。激素一般在无导管的腺体中合成，但也可由其他组织细胞产生，激素的本质可以是蛋白质、小分子肽类、脂类、胺类或类固醇类化合物。它对机体的代谢、生长、发育、繁殖、性别、性欲和性活动等起重要的调节作用。激素是由高度分化的内分泌细胞合成并直接分泌入血的化学信息物质，它通过调节各种组织细胞的代谢活动来影响人体的生理活动。由内分泌腺或内分泌细胞分泌的高效生物活性物质，在体内作为信使传递信息，对机体生理过程起调节作用的物质称为激素。它是我们生命中的重要物质。激素在体内不断地发生代谢性失活，并不断地被排出。激素失活地点主要有两个：一个是激素作用的靶细胞，即当激素发生作用后，激素本身被失活，如促甲状腺激素在甲状腺内失活等；另一个是肝脏，肝脏内有许多酶，可使各种激素转化为活性很低，甚至没有活性的物质，最后由尿排出，这是激素失活的重要地点。如肾上腺皮质激素、肾上腺髓质激素、雌三醇、雌二醇、黄体生成素（luteinizing hormone，LH）、人绒毛膜促性腺激素（β-人绒毛膜促性腺激素）、类固醇等激素在体内不断地发生代谢性失活，最后通过小便排出，我们通过检测尿液激素水平，对临床疾病诊断及治疗提供帮助。

第一节　尿液激素生物化学概述

一、激素分类

目前已知的激素、因子和激素样物质已有200多种，一般根据化学结构，将激素分为四类。

（一）肽类激素和蛋白质激素

这类激素均由氨基酸残基组成分子的一级结构。肽类激素和蛋白质激素由激素基因（DNA）编码，转录 mRNA 后在核糖体翻译出肽链，形成激素原（prohormone）或前激素原（preprohormone）。再经裂肽酶作用和化学修饰加工，形成具有生物活性的激素。例如，甲状旁腺的主细胞（PTH 细胞）首先合成含115个氨基酸残基的前 PTH 原（prepro-PTH）；经裂肽酶作用脱下 N 端的前25个氨基酸残基即为含90个氨基酸残基的 PTH 原（pro-PTH）；再经裂肽酶裂解，脱下 N 端的前6个氨基酸残基，即为 PTH_{84}。类似的情况几乎见于所有的肽类/蛋白质激素,如胰岛素、ACTH、降钙素(calcitonin,CT)等。

　　肽类/蛋白质激素的肽链差别很大,最短的为三肽(促甲状腺激素释放激素,TRH),CT含32个氨基酸残基,而生长激素(growth hormone,GH)含有191个氨基酸残基。如将氨基酸衍化物也列为肽类激素(严格地讲,仅仅在分子中含有肽键的物质才称为肽类物质,所以最简单的肽类物质为二肽),T_3、T_4可称为二肽激素(被碘化,其作用机制与类固醇类激素相似)。肽类激素的二、三、四级结构也相差悬殊,可为直链,或含二硫键,或被糖化、乙酰酯化,或为单体,或为二聚体、三聚体、四聚体,甚至形成更多单体组成的巨大聚合体。

(二) 氨类激素

　　系由氨基酸合成、转换而来,如肾上腺素、去甲肾上腺素、多巴胺、血清素(5-羟色胺)、褪黑素(melatonin)等。肾上腺素、去甲肾上腺素和多巴胺由酪氨酸转化而来;色氨酸在脱羧酶或羟化酶催化下可生成血清素或褪黑素。

(三) 氨基酸类激素

　　T_4、T_3由酪氨酸经碘化、偶联而成。

(四) 类固醇类激素

　　这类激素的化学本质为类固醇,分子结构骨架为环戊烷多氢菲。在肾上腺皮质或性腺内,胆固醇经链裂酶、羟化酶、脱氢酶、异构酶作用,可转变为糖皮质激素(如皮质醇)、盐皮质激素(如醛固酮)、雄激素(如睾酮)、雌激素(如雌二醇)、孕激素(如孕酮);在肝和肾内,维生素D_3(胆钙化醇)可分别羟化为25-(OH)D_3及1,25-(OH)$_2D_3$。

　　根据激素的水溶性、激素受体的分布部位和作用原理,也可将激素简单分为两类,即肽类激素和类固醇类激素。前者又可分为"单肽激素"(由氨基酸衍化成的胺类和氨基酸类激素,如儿茶酚胺、血清素、褪黑素和组胺等,但严格讲,无肽键的物质不能称为肽类物质)、二肽激素(如T_3、T_4)、三肽激素(如TRH)及多肽激素,或者更简单地分为"单肽"和多肽激素。类固醇类激素由胆固醇衍化而来,其中又有两种不同的基本结构类型:一类含胆固醇骨架结构(如肾上腺皮质类固醇和性腺类固醇),另一类的胆固醇B环已断裂(如维生素D)。

(五) 可视为激素的其他物质

　　在体内,下丘脑-腺垂体-靶腺的长反馈环有明确而特异的促激素和靶激素,反馈环中的调节主要通过靶激素对促激素的负反馈抑制(个别激素例外),而使机体的某一(些)功能恒定在正常范围内。但是,有些激素(如PTH、CT、胰岛素、胰高血糖素、胃泌素、AVP等)没有经典的"促激素",这些激素的分泌调节往往依赖于激素的调节物。如胰岛素和胰高糖素的分泌依赖于葡萄糖浓度的变化,PTH和CT的分泌依赖于细胞外液Ca^{2+}的波动,而AVP的释放受细胞外液渗透压和下丘脑渴感中枢的兴奋性神经冲动的调节等。因而,从广义的激素作用原理角度看,葡萄糖、血钙、血渗透压起着促激素的效应。

　　1. 钙离子和钙受体　细胞外液中的Ca^{2+}与主细胞膜或C细胞膜上的钙受体(calcium receptor)结合,通过G蛋白偶联受体的细胞增殖信息传递途径使主细胞的PTH分泌被抑制或滤泡旁细胞的CT分泌被兴奋。钙受体还广泛分布于胃、肠、胰、肾、脑等组织中,是细胞外Ca^{2+}调节、细胞离子通道和细胞活动的普遍机制之一。

　　2. 游离脂肪酸和过氧化物酶体增殖物激活受体　过氧化物酶体增殖物激活受体(peroxisome proliferator activated receptor,PPARγ)为核受体家族中的成员。是机体内能量代谢的重要受体。PPARγ分为γ1、γ2和γ3三种异构体,脂肪酸是PPARγ的内源性激活物。因此,可将脂肪酸视为PPARγ的第一信使(激素)。由脂肪酸-PPARγ构成体内脂肪代谢的反馈回路并与瘦素-神经肽、食欲素等在中枢形成食欲与摄食行为的调节网络,控制体重和热量代谢。骨骼肌细胞亦可表达 PPARγ,如表达异常可出现胰岛素作用障碍。

3. 葡萄糖和胰岛素分泌 胰岛 B 细胞对细胞外液葡萄糖浓度的变化十分敏感。在孤立的胰岛中,B 细胞对葡萄糖浓度升高的应答是释放胰岛素。一般当葡萄糖浓度<5mmol/L时,胰岛素的分泌停止,当浓度在 5.5～17.0mmol/L 范围内波动时,胰岛素的分泌变化显著。葡萄糖不能直接刺激胰岛素分泌,必须先被代谢,葡糖激酶是 B 细胞中葡萄糖磷酸化的限速因子,或称为葡萄糖的传感器(sensor),葡萄糖在 B 细胞中酵解产生的 ATP(或 ATP/ADP)可诱发 ATP 敏感性钾通道关闭而调节胰岛素的释放。具有 B 细胞葡萄糖传感器作用的另一物质是葡萄糖转运体 2(GLUT2),但其对胰岛素分泌的影响与葡糖激酶相反。脑组织对糖的变化十分敏感,中枢神经系统含有直接接受葡萄糖浓度变化的"糖受体",除调节细胞内糖代谢外,还具有调节摄食行为和体重的复杂作用。

类似的激素分泌调节机制在体内还有很多。这些代谢物调节激素分泌的特点是特异性不强,参与激素分泌调节的因素往往有多种,如 Ca^{2+}、K^+、脂肪酸、NO 等均对胰岛素的释放有调节作用。

二、肽类激素的合成和分泌

氨基酸类和胺类激素的生物合成见各有关章节。多肽激素的合成与一般蛋白质的合成相同。但开始合成的只是激素的前体物质或激素家族的所有成员(当细胞表达激素前体基因时),然后经裂肽酶作用,裂解出活性蛋白质,进一步加工(如糖化、酯化等)、包装,贮存于分泌颗粒内。

激素的合成并不单独在内分泌细胞内进行。例如,胰高血糖素可在胃肠道细胞、胰岛细胞和中枢神经细胞内合成,睾丸可合成雌激素而卵巢、脑组织和脂肪细胞可合成雄烯二酮,不同的是这是通过同类激素的转换产生的。维生素 D 的合成较为特殊,皮肤细胞合成 7-脱氢胆固醇或 D_3 原,并转换为维生素 D,25-羟化在肝中进行,而 1α-羟化在肾内完成。激素的合成需要许多其他物质的参与,如 T_3、T_4 的合成需要碘和锶(缺碘或缺锶均可导致甲减),胰岛素的合成需要锌离子等。

内分泌细胞与非内分泌细胞合成激素的主要区别是:①前者的激素合成率高,例如胎盘合成人绒毛膜促性腺激素(human chorionic gonadotropin,HCG)的速率和量均明显高于其他组织细胞(如肝),因而胎盘可认为是内分泌组织,而后者不是;②内分泌细胞含有转换激素前体为活性激素的加工修饰系统,如垂体可将阿黑皮素原(proopiomelanocortin,POMC)转换为 ACTH,而脑组织不能;③内分泌细胞具有激素合成与释放的调节和被调节机制。

激素的贮存形式和量也各不相同,多数内分泌细胞以贮存(分泌)颗粒形式贮存激素,而甲状腺激素(thyroid hormone,TH)贮存在滤泡细胞的外腔中。睾丸的雄激素贮存量仅可供数小时使用,而甲状腺滤泡腔的 T_3、T_4 贮存量可满足机体数个月的所需。

三、激素转运

水溶性激素的转运可不依赖于转运载体。除胞内分泌、自分泌和少数旁分泌激素外,非水溶性激素必须与转运载体结合后才能在血液、淋巴液或细胞外液中转运。转运载体为蛋白质,具有与激素结合的相对特异性。血浆中的白蛋白和甲状腺素视黄质运载蛋白(transthyretin,又称甲状腺素结合前清蛋白)可转运小分子激素物质,其特异性不高。特异性转运蛋白主要有甲状腺素结合球蛋白（thyroxine binding globulin，TBG）、睾酮雌二醇结合球蛋白（testosterone-estradiol binding globulin，TEBG，又称性激素结合球蛋白，sex hormone binding globulin，SHBG）、皮质类固醇结合球蛋白（corticosteroid-binding globulin，CBG）、胰岛素结合蛋白、GH 结合蛋白、IGF 结合蛋白、胰高血糖素样肽（glucagon-like peptide，GLP）-1 结合蛋白等。转运蛋白与激素的结合有如下特点：①各种转运蛋白的功能是互补的，临床上一般不会因为某一转运蛋白的先天性缺乏而引起疾病；②转运蛋白与激素结合的亲和力越高，其清除率就越低；③转运蛋白的激素结合容量高于生理激素浓度，但激素分泌过多或应用过量外源性激素时，可导致大量游离激素进入靶细胞；④转运蛋白浓度对血浆激素总量的测定有明显影响。

四、激素降解与转换

肽类激素的半衰期短，一般 3~7 分钟。类固醇类激素的半衰期随激素的类型和分子结构而异，但一般均较肽类激素长，多数为数小时，少数可长达数周以上。类固醇类激素在体内代谢后可缩短或延长半衰期，例如 25-（OH）D_3 的半衰期为 2~3 周，经肾小管上皮细胞 1α-羟化转变为 1,25-（OH）$_2$$D_3$ 后，其半衰期明显缩短（6~8 小时）。降解激素的部位很多。多数激素在肝、肾和外周组织降解为无活性代谢产物，肝、肾功能减退者往往影响激素的灭活。例如，肝功能严重障碍者，雌激素的降解速度明显减慢，半衰期延长，可导致雌激素过多综合征。最近发现，肽类激素亦可在合成激素的内分泌细胞内降解，并形成调节激素代谢和生物作用的另一途径。例如，PTH 细胞内含有 B 和 H 两种分泌颗粒，其区别是 PTH 水解酶与 PTH 颗粒共存于同一分泌颗粒中，这可能是防止过多 PTH84 分泌的一种保护性机制。血浆激素浓度（PL）取决于激素分泌率（secretion rate，SR）、激素代谢清除率（metabolic clearance rate，MCR，包括代谢率和排泄率）。因此，PL＝SR／MCR。

五、激素产生作用机制

激素的作用机制是通过与细胞膜上或细胞质中的专一性受体蛋白结合而将信息传入细胞，引起细胞内发生一系列相应的连锁变化，最后表现出激素的生理效应。激素的生理作用主要是：通过调节蛋白质、糖和脂肪等物质的代谢与水盐代谢，维持代谢的平衡，为生理活动提供能量；促进细胞的分裂与分化，确保各组织、器官的正常生长、发育及成熟，并影响衰老过程；影响神经系统的发育及其活动；促进生殖器官的发育与成熟，调节生殖过程；与神经系统密切配合，使机体能更好地适应环境变化。研究激素不仅可了解某些激素对动物和人体的生长、发育、生殖的影响及致病的机制，还可利用测定激素来诊断疾病。许多激素制剂及其人工合成的产物应用于临床治疗及农业生产。利用遗传工程的方法使细菌生产某些激素，如生长激素、胰岛素等已经成为现实，并已广泛应用于临床上，成为治疗糖尿病，侏儒症等的良药。

广义是指引起液体相互关联的物质，但狭义即一般是把动物体内的固定部位（一般在内分泌腺内）产生的而不经导管直接分泌到体液中，并输送到体内各处使某些特定组织活动发生一定变化的化学物质，总称激素。W. M. Bayliss 和 E. H. Starlingarktina（1902 年）根据他们发现的物质肠促胰液素（secretin），而对具有这种作用的物质首先赋予了"激素"的这一名称和定义。即使极微量的激素也表现出其应有的作用，但它并不构成代谢底物，而是起调节物质的作用。其作用机制，在甾类激素，经过激素和细胞质内受体的复合体与染色质结合，引

起转录的活化,开始合成新的 mRNA,进而合成酶蛋白、结构蛋白或调节蛋白。结果认为在细胞中出现了激素的这种作用。在肽类激素,认为与细胞膜直接反应,在细胞内通过 cAMP 发挥激素作用。如把脊椎动物的激素进行化学的分类,则可分成蛋白质、多肽系统(胰岛素、胰高血糖素、脑下垂体的各种激素、甲状旁腺激素),酚衍生物系统(肾上腺素、甲状腺激素),甾类化合物系统(生殖腺激素,肾上腺皮质激素)。昆虫前胸腺激素的蜕皮素属甾类化合物系统,而咽侧体的保幼激素是链状碳氢化合物。此外,从海星的放射神经中抽出的海星生殖巢刺激物质是核苷酸。不论来源是细胞、组织或腺体,凡具有特殊生理作用的内分泌物,全部都称为(广义的)激素,不论是由细胞分泌的植物激素,或由不固定的非腺性组织分泌的创伤激素,在一切组织中普遍产生的副激素,个体分泌到体外可在个体之间发挥作用的信息素等,都可以归入激素和其他范畴。另一方面,特定的神经细胞形成和分泌的神经性脑下垂体激素等神经分泌物质,则可归入狭义的激素中,而乙酰胆碱、去甲肾上腺素等化学传递物质通常不归入狭义的激素中。由于控制论的应用等,把激素作为个体内细胞间的信息传递物质的想法也增强了。

激素是调节机体正常活动的重要物质。它们中的任何一种都不能在体内发动一个新的代谢过程。它们也不直接参与物质或能量的转换,只是直接或间接地促进或减慢体内原有的代谢过程。如生长和发育都是人体原有的代谢过程,生长激素或其他相关激素增加,可加快这一进程,减少则使生长发育迟缓。激素对人类的繁殖、生长、发育、各种其他生理功能、行为变化以及适应内外环境等,都能发挥重要的调节作用。一旦激素分泌失衡,便会带来疾病。激素只对一定的组织或细胞(称为靶组织或靶细胞)发挥特有的作用。人体的每一种组织、细胞,都可成为这种或那种激素的靶组织或靶细胞。而每一种激素,又可以选择一种或几种组织、细胞作为本激素的靶组织或靶细胞。如生长激素可以在骨骼、肌肉、结缔组织和内脏上发挥特有作用,使人体长得高大粗壮。但肌肉也充当了雄激素、甲状腺素的靶组织。激素的生理作用虽然非常复杂,但是可以归纳为五个方面:第一,通过调节蛋白质、糖和脂肪等三大营养物质和水、盐等代谢,为生命活动供给能量,维持代谢的动态平衡。第二,促进细胞的增殖与分化,影响细胞的衰老,确保各组织、各器官的正常生长、发育,以及细胞的更新与衰老。例如生长激素、甲状腺激素、性激素等都是促进生长发育的激素。第三,促进生殖器官的发育成熟、生殖功能,以及性激素的分泌和调节,包括生卵、排卵、生精、受精、着床、妊娠及泌乳等一系列生殖过程。第四,影响中枢神经系统和自主神经系统的发育及其活动,与学习、记忆及行为的关系。第五,与神经系统密切配合调节机体对环境的适应。上述五方面的作用很难截然分开,而且不论哪一种作用,激素只是起着信使作用,传递某些生理过程的信息,对生理过程起着加速或减慢的作用,不能引起任何新的生理活动。

六、生物节律性与内分泌活动的节律性变化

(一) 生物节律

生物节律(biological rhythms)现象普遍存在。人体中的生物节律种类很多,节律周期长短不一,最短者以毫秒计(如神经冲动和细胞膜电生理变化),最长者以年计。生物节律可发生于一个细胞、一个组织、一种器官、生物个体或一个生物群体。有内在性起源点的生物节律称为内源性节律,无内在性起源点,但受环境因素的变化而变化的节律称为外源性节律。例如,心脏搏动起源于心脏的起搏点,LH 的脉冲性分泌起源于促性腺激素释放激素(gonadotropin-releasing hormone,GnRH)细胞的周期性活动,故属于内源性节律。而直肠温度主要受

外界环境的影响而变化,故属于外源性节律。有些生物节律的形成既有内源性又有外源性因素的参与,可称为异源性节律,如血清 $1,25\text{-}(OH)_2D_3$ 的季节性浓度变化是阳光照射和骨矿物质代谢调节激素共同作用的结果。

许多激素的分泌具有脉冲节律性,节律分泌周期自数分钟(如神经递质)、数小时(如 LH、TRH、睾酮、皮质醇、生长激素、泌乳素、TSH、醛固酮等)、数天(如 FSH 峰)、数周(月经周期调节性激素)、数月(季节性节律,如 T_4、$1,25\text{-}(OH)_2D_3$、妊娠)不等。同样,在人的一生中,同一激素的节律性分泌也不是固定不变的。一般来说,激素的半衰期越短,脉冲变化越明显。

(二) 昼夜节律

地球上一切生物都有适应环境变化,随着昼夜和其他环境周期变化而改变自己生物行为的能力。这种适应能力起源于生物体内的内在性生物钟(biological clock)。人体的这种适应能力则来源于下丘脑的昼夜节律主导起搏点(master circadian pacemaker)。现证明,这个主导起搏点位于视(交叉)上核(suprachiasmatic nucleus,SCN)。个体的发育、生长、环境变化和神经-内分泌的"生物钟"现象等都可能与 SCN 的活动有关,并与褪黑素的昼夜节律性分泌有直接联系,而褪黑素分泌又是由光照和血清素能神经活动引起的。

在病理情况下,节律性激素分泌可有显著改变,如 Cushing 综合征患者的皮质醇昼夜节律消失往往先于皮质醇浓度的升高,测定皮质醇及 ACTH 昼夜节律性具有早期诊断价值。

(三) 血液激素浓度的昼夜变化

多数下丘脑-垂体激素的血浓度存在昼夜节律性波动。如上所述,这些激素的血浓度变化主要是由下丘脑昼夜活动的节律性引起的。血皮质醇的昼夜节律是垂体 ACTH 的分泌节律性(来源于 CRH 的分泌的节律性)的反映,与下丘脑和垂体的其他激素相比,ACTH 和皮质醇的昼夜血浓度变化依赖于睡眠的程度低,暂时改变睡眠习惯对 ACTH 和皮质醇的浓度变化影响较小或无影响,而 ACTH 和皮质醇的昼夜浓度差最为明显。其他垂体激素,如催乳素(prolactin,PRL)、GH、LH、FSH、TSH 的昼夜节律变化受睡眠的明显影响(LH 和 FSH 的昼夜节律不明显)。

(四) 尿液成分的昼夜浓度变化

与血液激素的浓度变化不同,尿液中的激素、电解质或其他成分的昼夜变化是代谢调节激素、进食情况、体力活动、肾脏调节等多种因素共同作用的结果。在相对恒定条件下,尿量、尿钙、钾、钠、儿茶酚胺及其代谢物的变化均有浓度变化的昼夜节律。白昼排出较多,夜间排出减少,差值可达 1 倍以上。

第二节　尿液激素与临床

一、尿液雌激素检测方法及临床应用

雌激素的主要来源是卵泡,每天可分泌 $70\sim500mg$ 雌二醇(E_2),雌二醇主要转变成雌酮(E1)和少量雌三醇(E3),E1 在循环中的比例大致与 E2 相似。绝经后,大多数内源性雌激素是雄烯二酮转变而来的。雄烯二酮由肾上腺皮质分泌,并在周围组织中转变成 E1。因此,E1(尤其是其硫酸酯形式)是绝经后妇女循环中含量最高的雌激素。虽然循环雌激素存在代谢转换的动态平衡,但 E2 是主要的人体细胞内雌激素,它对受体的作用能力比 E1 或

E3 更强。

（一）雌激素代谢

雌激素的代谢转化主要在肝脏中进行，但也可在局部靶组织转化。复杂的代谢过程可使循环中结合型和非结合型雌激素达到动态平衡，彼此不断地相互转化，尤其是 E1 与 E2 之间和酯化与非酯化形式之间。循环中的雌激素主要为硫酸结合型，尤其是硫酸雌酮，它是循环中转化成各种活性雌激素的储备池。有相当部分的雌激素排入胆汁，然后从小肠再吸收，并通过门静脉系统回到肝脏。通过肝肠循环，雌激素脱硫酸和再硫酸化，降解转化为活性较小的雌激素如 E3 等，氧化生成非雌激素物质如儿茶酚雌激素，与葡萄糖醛酸结合从而迅速排入尿中。雌激素的代谢产物仍然具有非常高的生物活性，至于如何影响人体健康则由如何在肝脏与肠道代谢、有何代谢产物来决定。

（二）肝脏第 1 阶段雌激素代谢物

这一阶段把脂溶性雌激素经由特殊的酶转变成"水溶性中间产物"。这一群特殊酶称为"细胞色素 P450 酶系统"（P450s）。P450s 所催化的代谢反应为羟基化反应。细胞色素 P450 酶将脂溶性 E1、E2 转变为 2-羟雌酮（2-OHE1）、16α-羟雌酮（16α-OHE1）和少量 4-羟雌酮（4-OHE1），2-OHE1 仍具有微弱的雌激素活性，一般认为是"好"的雌激素代谢物。相反的，16α-OHE1 与 4-OHE1 仍具有相当强的雌激素活性并会促进组织增生作用，一般认为是具有"发炎性"的雌激素。许多文献报道指出，如果 4-OHE1、16α-OHE1 大量超过 2-OHE1，则有诱发乳腺癌的危险。

1. 2-OHE1　尿液中雌激素的代谢物（约80%来自 E1，20%来自 E2 及 E3），可以表现出雌激素的代谢是否朝向较有益于身体的方向进行。正常的 2-OHE1 含量显示一种平衡的代谢反应，可降低发生乳癌、子宫颈细胞变性及骨质缺少的危险性。2-OHE1 含量会随着饮食改变或其他原因影响雌激素代谢因子。对于服用避孕药、激素补充疗法、饮食或运动控制的女性，需要追踪监督其雌激素状态时，2-OHE1 含量的改变更加重要。

2. 4-OHE1　4-OHE1 是致癌性雌激素代谢产物，与雌激素受体相对亲和力大于 E1 和 E2。4-OHE1 可在乳房组织、卵巢、肾上腺、子宫中发现，同时在乳癌组织可发现，显示与癌症的形成有关。4-OHE1 会进一步代谢成醌/半醌代谢产物，此过程会产生自由基，造成脂质、蛋白质和 DNA 氧化损伤。

3. 16α-OHE1　正常或较低的 16α-OHE1 含量一般视为临床上对身体有利，因为高浓度的 16α-OHE1 可能和狼疮、乳腺癌及肥胖等状况有关。运动及摄取十字花科蔬菜、大豆制品、鱼油都有助于提高 2-OHE1 的浓度，同时也可以降低 16α-OHE1 的含量。

4. 2-OHE1/16α-OHE1　此比值对于管控雌激素代谢是有用的，若比值较低可能会增加罹患与雌激素有关疾病，如：乳腺癌、狼疮、前列腺癌等的危险。比值若高于 2.0 一般认为反映出健康的雌激素代谢，有许多的营养素可以改变此比值，主要的作用是在改变 2-OHE1 的浓度。

（三）肝脏第 2 阶段雌激素代谢物

第 2 阶段是把"水溶性中间产物"，转变成"水溶性终端产物"，从胆汁中排出，进入肠道，被食物中的纤维质吸附，变成粪便排出。也可进入血液，循环到肾脏，从尿液中排出。

1. 代谢反应　肝脏第 2 阶段主要有两种代谢反应：甲基化反应和葡糖苷酸化反应。

（1）甲基化反应：2-OHE1、4-OHE1 和 16α-OHE1 代谢产物是儿茶酚雌激素。特别是 4-OHE1 会很快被氧化成苯醌，苯醌是一种非常不稳定的分子，非常具有攻击性，它可以破坏

DNA 和通过产生活性氧(reactive oxygen species,ROS),直接或非直接地促进肿瘤生长。这个有害途径可以由肝脏第 2 阶段的甲基化反应和抗氧化物将儿茶酚雌激素解毒并排出,这个过程需要儿茶酚氧位甲基转移酶(catechol-Omethyl transferase,COMT)参与。甲基化反应需要维生素 B_{12}、维生素 B_6、叶酸、甲硫氨酸、三甲基甘氨酸等营养素参与。COMT 在大多数组织中都存在,并把儿茶酚转化成其相应的更易溶于水的甲基酯代谢物。最近的数据显示,4-OHE1 的甲基化作用致使这种有害的代谢物活性明显降低,而 2-甲基雌酮可能显示出抑制乳腺癌的有效特性。因此,支持甲基化这种途径可以促进雌激素的解毒并提供更多有益的雌激素代谢物。

(2)葡糖苷酸化作用:是肝脏第 2 阶段解毒机制之一,形成葡糖苷酸化雌激素,而排出体外。一些肠内的细菌(多数是致病性的)支配着一种酶——β-葡糖苷酸酶。这种酶在大肠内把欲排泄出来的雌激素和葡糖醛酸分开,使得雌激素能重新进入到循环(肠肝再循环)当中。过量的 β-葡糖苷酸酶与患癌风险的增加有关。当膳食中的含脂肪量高而含纤维量少的时候,β-葡糖苷酸酶的活性就会增加。人们可以通过摄入植物性食物含量高的膳食和在膳食中补充一些有益的细菌,例如,嗜酸的乳酸菌和婴儿双歧杆菌,从而建立一个适当的菌群,这时 β-葡糖苷酸酶的活性就会减低,增强肝脏醛糖酸化排毒反应。

2. 代谢产物及比值

(1)2-甲氧基雌酮(2-MEOE1)和 4-甲氧基雌酮(4MEOE1):2-OHE1、4-OHE1 在肝脏第 2 阶段雌激素解毒过程中经 COMT 作用转换成 2-MEOE1 和 4-MEOE1。甲基化可消减雌激素活性,并阻断经由氧化作用所产生醌/半醌代谢物的自由基伤害。因此,第 1 阶段的羟基雌激素与第 2 阶段甲氧基雌激素代谢产物间的平衡在维持雌激素健康方面扮演重要的角色。

(2)2-MEOE1/2-OHE1 和 4-MEOE1/4-OHE1:这两个比值提供了一个衡量肝脏第 2 阶段甲基化功能的指针。2-OHE1 及 4-OHE1 代谢物通常被认为是可预防乳腺癌的物质,但是,只有在被甲基化转成 2-MEOE1 及 4-MEOE1 形式时才具有保护作用。2-MEOE1/2-OHE1 比值及 4-MEOE1/4-OHE1 比值若偏低,显示甲基化反应不足。原因可能为:COMT 先天基因缺陷;甲基化反应所需的营养素不足;压力太大时产生过多的儿茶酚胺消减了雌激素甲基化。建议摄取足够的蛋白质,并确保足够的维生素 B 群、叶酸、甜菜碱、甲硫氨酸、镁等营养素的摄取以加强肝脏解毒作用能力。

(3)雌激素代谢物百分比

1)"保护性"雌激素代谢物:"保护性"雌激素代谢物是指对身体有利的雌激素代谢物在总雌激素代谢物中所占比例,比例越高对健康越有利。"保护性"的雌激素有:2-OHE1,可抑制癌症的生长;2-MEOE1,具抗肿瘤效应;4-MEOE1,无致癌性。若比例偏低,则建议摄取足够的蛋白质,并确保足够的维生素 B 群、叶酸、甜菜碱、甲硫氨酸、镁等营养素的摄取加强肝脏解毒作用能力。

2)"致癌性"雌激素代谢物:"致癌性"雌激素代谢物是指对身体不利的雌激素代谢物在总雌激素代谢物中所占比例。比例越高对健康越不利。"致癌性"雌激素代谢物有:4-羟雌酮(4-OHE1),可导致 DNA 损伤;16α-羟雌酮(16α-OHE1),促进肿瘤的发展。"致癌性"雌激素代谢物会增加乳腺癌和前列腺癌的风险。高比例原因有:高雌激素(E1 与 E2 水平偏高)、第 1 阶段代谢旺盛,第 2 阶段解毒无法有效清除代谢物;第 1 阶段解毒正常,但第 2 阶段解毒能力不佳,可能原因有 COMT 先天基因缺陷或 COMT 甲基化反应所需的营养素不足、压力太大时产生过多的儿茶酚胺消减了雌激素甲基化作用。建议摄取足够的蛋白质,并确保足够的维生素 B 群、叶酸、甜菜碱、甲硫氨酸、镁等营养素的摄取加强肝脏解毒作用能力。

(四) 检测方法

尿液中的雌激素及其代谢物的结构很相似,以免疫学为原理的各种技术,例如放射免疫测定(radioimmunoassay, RIA)和酶联免疫吸附测定(enzyme-linked immunosorbent assay, ELISA),均不能同时检测以上雌激素和代谢物,目前最佳检测方法是采用高效液相色谱-串联质谱联用技术(HPLC-MS/MS)。有研究报道,LC-MS/MS 的组内相关系数更高(≥99.6%),变异系数更低(≤9.4%),相对于 ELISA 方法(≥97.2%和≤14.2%)和 RIA(≥95.2%和≤17.8%)而言。

RIA 和 ELISA 检测尿液雌激素代谢与 LC-MS/MS 相关性尚可,尤其在绝经前女性。但是,在绝经后女性,RIA 和 ELISA 检测结果与 LC-MS/MS 检测结果之间的关联性则相当微弱。用 RIA 和 ELISA 方法测得的绝对浓度值也比用 LC-MS/MS 测得的结果值要明显高很多,在测定绝经后女性的 E2、2-OHE1、16α-OHE1 时,这种差异性尤其明显。原因在于,这些被广泛接受和应用的 ELISA 法和 RIA 法检测时,会与其他雌激素代谢产物存在一些非特异性交叉反应,从而导致报告的雌激素代谢浓度的整体水平偏高。

我们还需要重新审视当前雌激素代谢产物的检测阈值或参考值范围,因为 LC-MS/MS 对于雌激素代谢产物浓度值的报告一致以来就比 ELISA 和 RIA 方法学的要低。实际上,LC-MS/MS 方法对于每一个雌激素代谢产物的测定都是非常特异的,每一个代谢物都会产生一个明晰的可测的信号。这一特异结果导致每个雌激素代谢产物的绝对浓度较低。LCMS/MS 检测也可用于治疗或干预性研究,因为对于这类研究,对于雌激素代谢产物的变化,有必要进行更精确的量化测定,尤其是对绝经后的女性。

2-OHE1/16α-OHE1 的比值是被假定可用来可作为乳腺癌的风险标志物。但是用 ELISA 法测得的值(1.3~1.5)则比用 LC-MS/MS 方法测得的值(2.1~2.4)要明显低很多,在绝经后女性中,这些比值的关联性也不大。有研究表明,较之用 ELISA 法检测 2-OHE1 和 16α-OHE1,用 LC-MS/MS 来进一步检测 2-OHE1 和 16α-OHE1 的比值与乳腺癌之间的风险,会得到非常不同的解释。针对乳腺癌患者,有必要设计一个未来的研究课题,用 ELISA 以及 LC-MS/MS 方法,前瞻性采集的尿液,检测 2-OHE1 和 16α-OHE1,分别检验其风险评估的差异性。

(五) 研究现状和发展方向

血清中雌激素水平的临床检测通常用于监测低剂量雌激素替代治疗(hormone replacement therapy, HRT)以及评估绝经后妇女骨折的风险。绝经前妇女的雌激素水平监测可以用来评估卵巢状态,包括卵泡发育,以辅助确定生殖方案,如体外受精。雌激素也可用于促进早熟以及延迟女性青春期,可结合黄体生成素(LH)进行检测,作为雌激素替代疗法的一部分用于监测绝经前妇女的性腺功能减退状况。雌激素水平测定也同样用于激素依赖型乳腺癌患者的芳香酶抑制剂治疗中。一些雌激素的代谢产物会影响到病情发展,如使男性和女性血压的收缩压增加。代谢产物一般比雌激素本身的半衰期更长,因而有人有意将其作为疾病的生物标记物。有充分证据表明,乳腺以及子宫内膜等激素敏感型组织器官癌变与其受雌激素过度刺激之间有明确的联系。

研究表明,一部分具有细胞色素 P450 酶特定单体型的女性,罹患乳腺癌的风险有所增加。雌激素的邻苯二酚类代谢产物被认为是雌激素诱导癌变的中间体,它们的作用机制可能会诱导生成脱氧核（糖核）苷加合物。E2 凭借其生成邻苯二酚类代谢产物过程中过氧化物依赖性的羟基化作用，可有效预防氧化性神经退行性疾病。另外，E2 和其代谢产物 2-OHE1 和 16-OHE1 同样也被认为可以减少氧化应激反应，从而降低动脉硬化的风险。利用雌激素代谢物作为生物标记物需要在超低浓度水平上具备可靠的检测能力。

当前，对低浓度雌激素和其邻苯二酚类代谢产物的测定需求日益增长。传统的免疫法不能满足对选择性的要求，LC-MS/MS 方法，作为目前生物分析的行业标准，但是在分离干扰组分和某些内源化合物的定量灵敏度上尚有一定不足。用气相色谱负化学电离源串联质谱平台（GC-NCI-MS-MS）分析或可成为监测作为生物标记物的内源化合物浓度的主要手段。对衍生物的高度选择性，GC 的分离性能，负化学电离（negative chemical ionization，NCI）模式对卤化衍生物的响应以及使用选择反应离子监测（select reaction ion monitoring，SRM）分析消除基质干扰，均为生物标记物的检测方法开发提供了所需性能。

二、尿液类固醇激素的检测与研究概述

合成类固醇激素亦称为蛋白同化类激素或甾体同化类激素。早在 1926 年美国芝加哥大学有机化学家 Koch 首次从公牛的睾丸中提取到睾酮，十年后在瑞士苏黎世工作的南斯拉夫化学家首次用化学的方法把胆固醇转化合成了睾酮，并在研究者的不断努力下，通过对睾酮分子结构的修饰合成了几百种睾酮的系列产物。该类物质可促进蛋白合成代谢，减少分解代谢，使肌肉发达和体重增加。其中合成类固醇类激素的检测技术更是一个不断更新的过程。

（一）尿样的预处理

1. 尿样中合成类固醇激素的提取　采集尿样的比重要求在 1.010 以上，pH 在 5~7 之间，采集后放于冰箱中−20~4℃储存，以备检测。尿液中成分复杂，存在着尿素、尿酸、肌酸酐、肌酸、嘌呤以及无机盐等多种组分，在分析前要进行净化处理。能否有效地消除这些杂质的干扰，又能尽可能减少待测组分的损失，对获得正确结果是至关重要的。目前对尿样中合成类固醇类激素的提取方法有液液萃取和液固萃取两大方法。

液液萃取是用有机溶剂直接对尿样进行提取，常用的有机溶剂有乙醚、二氯甲烷、乙酸乙酯等。将尿样与萃取溶剂充分混合后，静置离心使之分层，根据相似相容原理，将溶有合成类固醇激素的有机相分离出来也有文献报道使用二氯甲烷：异丙醇（10∶1）的混合溶剂，来增加萃取溶剂的极性，可提高极性代谢物的回收率，而且在萃取时不易乳化，但是该混合溶剂对合成类固醇激素的结合物及缀合物提取能力差、回收率低。从总体的提取效果来看液液萃取已经不适于当今高精度的检测要求。

液固萃取法是当今测定合成类固醇激素的主要方法。应用最多的固体吸附剂是苯乙烯-二乙烯基苯（XAD-2），它具有大孔网状结构、表面积大、溶胀系数小的等特点，主要通过范德华力和偶极-偶极力吸附亲脂性大分子，特别适用于净化含有微量待测组分的尿液。其过程是将经丙酮活化后的 XAD-2 树脂装填在小柱中，然后分别用甲醇和水冲洗填料，取 5ml 尿样离心（除去沉淀的盐类）后经过小柱，再用水洗去被吸附的水溶性物质，然后用甲醇洗脱收集待测物。实验证明无论是游离合成类固醇类激素，还是其缀合物都有很好的回收率和净化效果，价格比较便宜，还可以经活化后多次使用。目前还有一种广泛使用的固体填料——十八烷基键合相硅胶（C18），极易吸附水中非极性物质，易于有机溶剂洗脱，而且吸附量大，可用于较大尿样体积的浓缩和净化，其活化时间短。虽然与 XAD-2 的处理过程基

本一致,但其操作更加简便,回收率也高。但因其价格高而且不宜重复使用,限制了 C18 的推广使用。

2. 合成类固醇激素缀合物和结合物的酶解 合成类固醇类激素药物的尿液排泄形式有游离型和缀合型两种形式。一般认为 C17 位有甲基或其他基团时,C3 位的羰基不易被羟化,主要以游离的形式排出体外。C17 位上没有甲基或被其他基团取代时,C3 位上的羰基在体内发生羟化反应,C3 位为 α-羟基可和葡糖醛酸结合成为苷;C3 为 β-羟基则生成硫酸酯。由于 C3 位的酮基在体内主要还原为 3 甜羟基,所以这类化合物的代谢产物多以葡糖醛酸的结合形式排出体外。结合型甾体分子量和极性都很大,亲水性强,不能直接进行分析,需要酶解为游离的产物后再进行测定。

在酶制剂的选择方面,张长久等做了大量的研究工作,经过比较国产小牛肝酶、大肠埃希菌酶 H-1、大肠埃希菌酶 H-5、大肠埃希菌酶Ⅸ-A 和进口的蜗牛酶等不同来源的 β-葡糖醛酸糖苷酶的水解能力,认为美国进口的大肠埃希菌酶Ⅸ-A 和国产小牛肝酶酶解效果好。其酶解的操作过程:向经过萃取富集类固醇类物质中加入 0.2mol/L、pH 为 6.6~6.8 的磷酸盐缓冲液,再加入一定量的酶,55℃水解 2~3 小时,或 37℃温育 16 小时水解后加入适量的 NaCO₃ 固体缓冲盐调节 pH 值至 8.7~9,其目的一是终止酶解的平衡反应,二是为了使其中的酸性成分成盐而不被萃取。加入乙醚涡旋混匀,离心后取出上层醚液吹干,以备下一步衍生。

3. 合成类固醇药物及其代谢物的衍生 合成类固醇药物及其代谢物的分子中,常含有一个或多个羟基,在进行气相色谱分析前,一般需要衍生成三甲基硅醚(TMS)衍生物。这不仅可增加其挥发性和热稳定性,缩短分析时间,改善分离效果,而且可使质谱的特征性增强,便于检测鉴别。根据 C3 位上的羰基的转化方式,大体分为两种衍生方式,一种是将羰基转化为烯醇式-三甲基硅醚(trimethylsilyl ethers,TMS),另一种是将羰基保护起来。

将 C3 位上的羰基转化为烯醇后再硅烷化的反应中,(双三甲基硅烷基)乙酰胺[(bistri-methylsilyl)acetamide,BSA]、双-(三甲基甲硅烷基)三氟乙酰胺[bis-(trimethylsilyl)trifluoro-acetamide,BSTFA]和 N-甲基-N-(三甲基甲硅烷基)三氟乙酰胺[N-methyl-N-(trimethylsilyl)trifluoroacetamide,MSTFA]是最为常用的衍生化试剂。其中 MSTFA 对合成类固醇类药物的溶解能力好、反应能力强,试剂本身及其副产物的挥发性都较前两者好,对有位阻的羟基也比较容易形成三甲基硅烷化产物。在甾环分子式的各位置的羰基中 C3 位的羰基是最为活泼的,在剧烈的条件下,形成烯醇-三甲基硅醚衍生物,这一反应在酸催化剂如三甲基氯硅烷(TMCS)、三甲基碘硅烷(TMSI)的条件下,反应更为容易。如 TMCS:TMSI:N,O-双三甲基硅基乙酰胺(BAS)(2:3:2)在 60℃反应 6 小时,60%的睾酮可转化为烯醇-三甲基硅醚衍生物。与 TMCS 相对比,三甲基碘硅烷(TMSI)在这类反应中是一种更为有效的催化试剂,其中硅为硬酸,碘是软碱,与含氧的有机物反应很容易形成 SiO-O 键,可促进酮基的烯醇式-TMS 产物的形成。如使用 MSTFA:TMSI(1000:1)的混合试剂加热至 70℃,反应 30 分钟可以使很难烯醇化的去氢甲基睾酮基本反应完全。由于 TMSI 非常活泼易分解,反应需要在还原剂和无氧的条件下进行。针对其对酸和热的不稳定性,及遇水和醇分解的缺点,常在衍生时加入抗氧化剂二硫赤藓糖醇。用这种方法衍生生成烯醇式-TMS 产物,在室温可稳定 48 小时,在 4℃下稳定 5~6 天,同时又增加了合成类固醇类药物及其代谢物的分子量及质谱特征,减少了干扰,便于选择性检测,所以已成为类固醇药物常用的衍生化方法。用肟化试剂将 C3 位上的羰基保护起来,然后再对其余的羟基进行硅烷化,但该方法所用试剂较多,操作麻烦,没有被普遍使用,只有在对睾酮的异构体进行分离时有较大优势,可获得高灵敏度。

(二) 合成类固醇药物及其代谢物的检测

1. 放射免疫法检测类固醇药物　放射免疫法(RIA)是早期大量检测合成类固醇药物及其代谢物的唯一方法。由于 RIA 法的专属性差,又难以同时进行多种类固醇药物及其代谢物的分离和结构鉴定,RIA 法仅用来筛选五种被禁用的合成类固醇药物(美雄酮、苯丙酸诺龙、癸酸诺龙、司坦唑醇和羟甲烯龙),用 GC/MS 进行最后的阳性确证。随着违禁药物种类及其相关物质的增加和对检测精度要求的提高,RIA 法已经无法满足目前的检测要求。

2. 气质联用法在检测合成类固醇激素及其代谢物方面的应用　GC/MS 检测法是采用气相色谱技术将生物样品的待测组分进行分离,然后进入质谱仪,经电离源将其打成具有其结构特征的离子碎片,然后借助强大的谱库功能或基本的图谱解析知识进行结构鉴定。早在 20 世纪 70 年代初期,就有研究者开始采用 GC/MS 法进行合成类固醇方面的检测研究,由于计算机技术、质谱技术及填充柱技术的发展不成熟,还不能完全取代 RIA 技术。到了 20 世纪 80 年代随着色谱技术的快速发展,GC/MS 越来越凸显它的高效分离能力和结构鉴定能力。有学者讲述了 GC/MS 系统对生物样品分离和检测方面的优势和发展前景,并综合论述了 GC/MS 系统对生物样品中合成类固醇激素的检测能力。作为检测合成类固醇激素的方法,GC/MS 的应用日益广泛。它的优势在于气相色谱能够高效分离经过前处理的生物样品,接下来经过具有高分辨率 3000~5000 质谱仪的全谱扫描,找到每一种类固醇激素的原形或其代谢物的特征离子峰,然后再进行选择离子监测(selected ion monitoring, SIM),这样就排除了来自杂质及本底的干扰,其灵敏度能够提高 50~100 倍,这一能力的提高,尤其对服用外源性类固醇激素的受检者起到更大的威慑作用。目前该方法已经成为各国兴奋剂检测中心常用的检测方法。

气相色谱与高分辨质谱工作机制是气相色谱先将处理好的待测样品进行毛细色谱柱分离,然后进入具有高分辨率的质谱仪,它的分辨率可达 20 000 甚至更大,能够对所选择的离子进行精确的分子量测量,尤其是对含有复杂基质的生物样品,具有高效定性定量的能力,它可以避开其他具有相同整数质量离子的干扰,降低化学噪音,从而提高信噪比,降低检测限。有一个明显的例证,内源性维生素 E 的代谢物与外源性合成类固醇药物诺龙在 GC/MS 检测中保留时间相同,特征离子又具有相同的整数质量数 420,其精确的质量数分别为 420.215、420.288,所以 GC/MS 无法排除维生素 E 的干扰。而采用高分辨质谱可利用公式 $R=M/\Delta M$ 计算出分离两种离子的分辨率,即可以排除维生素 E 带来的干扰。另外高灵敏度优势还体现在对代谢周期长的外源性药物检测上:使用药物的运动员为了逃避检测,会在比赛前一段时间停止用药,到比赛时,药物及其特征代谢物已经处于相当低的浓度,这种情况下具有高灵敏度和低检测限的 GC/HRMS 能够起到最大限度的监测作用。

3. 串联质谱法在检测合成类固醇激素及其代谢物方面的应用　根据串联质谱(GC/MS/MS)的工作原理其检测分为以下几个步骤:①把目标化合物的标准品、对照品或符合标准的原料药,配制成适当的浓度,并对其进行全谱扫描;②做该化合物的分子离子或准分子的子离子质谱(collision-induced dissociation, CID);③选择子离子中的分子离子或准分子离子一个特征反应,作为反应通道对目标化合物进行选择反应监测(selected reaction monitoring, SRM),其中 MS1 选定的是分子离子或准分子离子,MS2 检测的目的是它的特征离子,即 MS1 和 MS2 检测的是母离子与子离子的离子对,虽然离子到达 MS2 会损失一部分灵敏度,但是由于两段质谱分析器滤去了化学噪音,大大提高了分析的准确性和选择性,降低了检测限。该方法与 GC/MS 的选择离子监测(SIM)相比较,其优点在于可以一次性进行阳性确证。若用 SIM 进行确证,需将筛选出的可疑阳性尿样、空白尿样及志愿者服用药物后所取得的阳性尿样进行平行处理,经分析比较,若可疑阳性尿样与阳性尿样中的特征离子峰及相对丰度的百分比一致,则最终确认为阳性尿样。若采用 GC/MS/MS 系统检测则可以一次性确认,从而简化了检测步骤,节省了前处理的成本和时间,并且提高可选择性和灵敏度。

三、尿液激素代谢物与职业紧张的关系

职业紧张,一般是指在某种职业条件下,客观需求与主观适应失衡而出现的(可感受到的)生理变化和心理压力,以及由于不能满足需求而引起相应的(可察觉的)功能紊乱。现代"紧张"机制理论认为:人在感到紧张的事件或环境刺激时,会唤醒人体的内部心理状态,出现解释性、情感性、防御性的应对,从而引起人体借助与神经内分泌系统产生生理与心理的联合反应。研究表明,职业紧张的生理反应机制包括:下丘脑-垂体-肾上腺皮质系统、交感-肾上腺髓质系统、下丘脑-垂体-甲状腺系统、下丘脑-垂体-性腺轴系统和蓝斑-去甲肾上腺素系统等;其中以下丘脑-垂体-肾上腺皮质系统和交感-肾上腺髓质系统为主。前者的主要机制是:紧张刺激信息由中枢神经系统接受、整合后,传送到丘脑下部,在 5-羟色胺、乙酰胆碱等神经递质兴奋性调节下,分泌促肾上腺皮质激素释放激素、β-内啡肽等物质,随即促肾上腺皮质激素释放激素进入垂体门脉,在儿茶酚胺和血管加压素的共同作用下,垂体前叶分泌促肾上腺皮质激素,促肾上腺皮质激素促使肾上腺皮质合成与分泌大量的激素,从而影响机体对紧张产生一系列生理反应。而交感-肾上腺髓质系统是最早发生反应的系统,紧张刺激引起交感神经兴奋,导致丘脑下部-室旁核分泌促肾上腺皮质激素释放激素,激活蓝斑核去甲肾上腺素神经,再经过脑桥、延髓、脊髓、大内脏神经传向肾上腺髓质,迅速分泌去甲肾上腺素、肾上腺素等激素,引起全身脏器出现应激反应。为此,结合职业紧张所涉及的相关生理学机制,选择神经内分泌系统中的部分激素及其代谢物作为研究指标,探讨其浓度水平与职业紧张相关因素的关系,为职业紧张客观评价指标的确定提供相应的科学依据。

近年来,国内外开展了一些职业紧张客观评价指标的研究。有学者对 25 名单调驾驶受试者唾液嗜铬粒蛋白 A(chromogranin A,CgA)浓度研究后发现,随着单调刺激导致主观紧张程度的逐渐增加,CgA 水平却逐渐下降,单调驾驶刺激期间 CgA 水平下降明显。有学者采用横断面研究方法,对 50 名流水线装配工人进行职业紧张与免疫球蛋白 A 和溶菌酶的分泌关系的研究发现,唾液免疫球蛋白 A 和溶菌酶对心理紧张是敏感的,职业紧张、自评健康状况和人格等评分与指标水平呈负相关。也有学者对 844 名不同职业人群进行横断面研究,结果显示,紧张程度越高,5-羟色胺(5-hydroxytryptamine,5-HT)、去甲肾上腺素(NE)水平越高;单胺类神经递质 5-HT、多巴胺(DA)及 NE 与慢性应激时紧张因素的关系较为密切,且与紧张生理机制解释相一致,可作为慢性紧张刺激时紧张程度的直接评价指标。另外的研究者以射击为紧张模型,对 7 男 2 女手枪射击后尿液中指标变化研究发现,尿液中香草扁桃酸(vanillylmandelic acid,VMA)在紧张刺激后明显增高。对猴进行 3 个星期以上的捆绑实验和社会隔绝实验后发现,尿液中高香草酸(homovanillic acid,HVA)、VMA 的排泄减少。对考试与正常上课后尿液指标的变化进行对比研究发现,考试压力导致 HVA 的排泄增加。同时,国内研究者以接受大于 85dB 噪声刺激的 189 名工人作为病例组与小于 85dB 噪声刺激的 45 名工人作为对照组进行晨尿 VMA 浓度差异的研究,结果表明尿液 VMA 可作为噪声刺激后神经内分泌变化的指标等。

通过对国内外有关的学术刊物、医学网站及国际、国内有关学术会议的关于职业紧张（应激）与尿液中激素或激素代谢物关系研究的相关文献进行分析比较后，发现存在如下不足：①多为小样本量研究，不少文献报道的样本量都小于 30 例。②多为横断面研究，不能进行因果关系的推论。已开展的队列研究或实验性研究中，研究对象多为鼠、猴等，由于存在物种之间的差异，研究结果类推到人说服力较差。③部分文献报道的尿液样本采集时间为 12 小时或 24 小时，实际操作较为困难，指标的临床意义较差。④得出的研究结论不一致。在 12 篇关于紧张导致 5-羟吲哚乙酸（5-hydroxyindoleacetic acid，5-HIAA）变化的文献报道中，3 篇结论为 5-HIAA 下降，2 篇结论为无影响，7 篇结论为 5-HIAA 上升。⑤部分指标与紧张关系的研究开展较少，如 HVA、VMA 等文献报道较少。⑥部分职业紧张相关因素（个性特征、情感平衡等）与尿液指标的关系研究开展较少。⑦大多数研究还处于实验室层面，缺少现场工作条件下的验证性或应用性研究。

（一）　性别、饮酒与尿液激素代谢物水平的关系

现实社会中，女性不仅承担着家务，还面临着与男性相同的工作负担，而其在心理承受能力上又比男性更敏感、更脆弱，所以更容易引起紧张。有研究发现，女性的抑郁症评分和每日紧张感评分均高于男性。女性尿液中 17-OHCS、17-KS、VMA 和 HVA 水平均高于男性，但性别却未进入以尿液激素代谢物水平为因变量的回归方程。表明职业紧张与 17-羟皮质类固醇（17-hydroxycorticosteroid，17-OHCS）、17-酮类固醇（17-ketosteroid，17-KS）、VMA 和 HVA 水平的变化可能存在相关性。有文献报道，职业紧张会引起饮酒行为的改变，导致饮酒率的增高。外控性强者通过与领导、同事聚会饮酒的方式来进行沟通，寻求理解，从而缓解紧张。研究发现，饮酒者尿 17-OHCS、17-KS 的水平低于不饮酒者，符合上述研究报道的解释。

（二）　职业紧张与尿液 17-OHCS 和 17-KS 的关系

有研究者采用病例对照研究的方式，探讨 24 名有疾病压力刺激的儿童与 60 名正常儿童尿液中 17-OHCS 和 17-KS 的差异，结果认为尿液中 17-OHCS 和 17-KS 可作为评价紧张的指标。也有研究认为，17-OHCS 的测量在当前精神紧张研究中必不可少。对不同训练负荷的 20 名受试者 24 小时尿液中 17-KS 浓度差异的研究发现，随着训练负荷强度的改变，运动员 17-KS 浓度产生了相应的变化，负荷越大，17-KS 排泄量越少，认为 17-KS 可作为运动负荷的评价指标。

生理学上，尿 17-OHCS、17-KS 主要来源于肾上腺皮质的分泌及一些类固醇激素的代谢，一定程度上反映紧张刺激对下丘脑-垂体-肾上腺皮质系统的影响。在职业紧张研究中，工作控制、尊重、工作保障为职业紧张的保护因素，内在投入、自尊感和每日紧张感为职业紧张的危险因素。通过研究发现：以 17-OHCS 和 17-KS 为因变量的回归方程中，工作控制、内在投入、尊重、自尊感和每日紧张感进入前者的方程。工作控制和工作保障进入后者方程。其中，与低水平组相比，高水平的内在投入、自尊感和每日紧张感导致尿 17-OHCS 水平升高的风险分别为 3.391 倍、2.439 倍和 2.584 倍；高水平的工作控制和尊重导致尿 17-OHCS 水平升高的风险分别为 0.353 倍和 0.352 倍；高水平的工作控制和工作保障导致尿 17-KS 水平升高的风险分别为 0.387 倍和 0.356 倍。这些研究表明职业紧张导致尿液中 17-OHCS、17-KS 的浓度升高。

（三）　职业紧张与尿液 VMA 和 HVA 的关系

VMA 是肾上腺髓质分泌的肾上腺素和去甲肾上腺素的主要终产物，在定量意义上 VMA

可用来估计内源形成的肾上腺素和去甲肾上腺素量,可反映紧张刺激对交感-肾上腺髓质系统的影响。负性情绪所引起的紧张会导致尿液 VMA 水平升高,其导致尿 VMA 水平升高的风险系数是 2.643。此外,非工作压力虽未进入以 VMA 水平为因变量的回归方程中,但不同评分组间的尿 VMA 水平存在差异,值得进一步探讨。有研究者对考试后与正常上课后的学生尿液激素水平的变化进行对比研究发现,考试压力导致 HVA 排泄的增加。

四、尿液人绒毛膜促性腺激素检查

成熟女性因受精的卵子移动到子宫腔内着床后,形成胚胎,在发育成长为胎儿过程中,胎盘合体滋养层细胞产生大量的人绒毛膜促性腺激素(human chorionic gonadotropin,HCG),可通过孕妇血液循环而排泄到尿中。当妊娠 1~2.5 周时,血清和尿中的 HCG 水平即可迅速升高,第 8 孕周达到高峰,至孕期第 4 个月始降至中等水平,并一直维持到妊娠末期。

HCG 是由两个非共价键相连的肽链组成的糖蛋白激素。其单个亚基不具有生物活性,当连接成完整化合物时始具活性,分子量约为 47kD。其主要功能就是刺激黄体,有利于雌激素和黄体酮持续分泌,促进子宫蜕膜的形成,使胎盘生长成熟。HCGα 亚单位的氨基酸排列与黄体生成素(LH)α 亚单位相似,故用完整的抗 HCG 分子的抗体测定 HCG 时与 LH 间有免疫交叉反应。但它们的 β 亚单位各不相同。因此为避免交叉反应,目前均采用抗 β-HCG 单克隆抗体进行特异的 HCG 检查,近年来还有报道采用抗 β-HCG 羧基末端肽单克隆抗体以进一步提高检测的敏感性和特异性。

(一) 乳胶凝集抑制试验和血凝抑制试验

1960 年 Wide 及 Gemzell 开始采用乳胶凝集抑制试验(latex agglutination inhibition test,LAIT)技术测定尿中 HCG,即将尿液与抗 HCG 血清作用后,加入已吸附抗原的乳胶,如尿中含 HCG 较多,则先与抗 HCG 结合,不再有多余的抗 HCG 与乳胶产生凝集而仍呈均匀的乳胶状,是为阳性。相反,不含 HCG 尿不与抗血清作用,当加入吸附抗原的乳胶后,抗血清可与乳胶抗原反应,出现明显的特性凝集颗粒,即为阴性。也可利用血细胞的血凝抑制试验(hemagglutination inhibition test,HIT),其原理与乳胶法一致,只是载体由乳胶改成羊红细胞。这两种试验方便简便,灵敏度为 100~500mU/ml,适合大批标本检查,但因特异性差,不能定量,已逐渐被单克隆抗体法所取代。

(二) 放射免疫试验

利用放射标记的 HCG 与被检测尿中的 HCG 竞争性地结合抗-HCG 抗体,当被检尿中 HCG 增加时,结合物的放射性减低,与不同含量标准品对比可测尿中 HCG 的含量。使定量检测成为可能。由于 RIA 需一定设备,试验手续烦琐,且有核素污染问题,不适用于临床常规应用。

(三) 酶联免疫吸附试验

该方法目前已广泛应用于临床,其基本原理是运用夹心免疫酶分析技术。即采用 HCG 单克隆抗体包被于固相表面,样品中的 HCG 都将与支持物表面的抗体相结合。与样品一孵育后,冲洗表面,然后加入特异性酶标抗 β-HCG 亚基的单克隆抗体,最后加入酶作用的基质,即产生颜色。该法可目测,灵敏度为 20~50mU/ml,采用抗 β-HCG 单克隆抗体二点酶免疫法进行定量,灵敏度可达 2~10mU/ml。目前免疫酶法进一步发展为更简便、适于患者自检的一步法,即免疫酶渗透试验。

（四）单克隆抗体胶体金试验

免疫胶体金法是将羊抗人 HCG 抗血清（多抗）、羊鼠 IGg 分别固定在特制的纤维素试带上并呈两条线上下排列，羊抗鼠 IGg 线在试带上方为阴性对照，羊抗人 HCG 多抗在下方为测定。试带条中含均匀分布的胶体金标记鼠抗人 β-HCG 单克隆抗体和无关的金标记鼠 IGg。检测时将试带浸入被检尿液中（液面低于固定的两条抗体线）后迅速取出。尿液沿试带上行，尿中的 β-HCG 在上行过程中与胶体金标记单克隆抗体结合，待行至羊抗人 HCG 抗体线时，胶体金标记的 β-HCG 与抗尿 HCG 形成羊抗人 HCG 复合物而在试带上呈紫红色区带，为 HCG 阳性反应，试带上无关的金标记鼠 IGg 随尿液继续上行至羊抗鼠 IGg 处时与之形成紫红色的胶体金标记的抗原抗体复合物是为阴性对照。判断结果时，含 HCG 的尿液试带可显示上、下两条紫红色线条，而阴性标本则只显出上边一条紫红色线。

（五）临床意义

HCG 的检查对早期妊娠诊断有重要意义，对与妊娠相关疾病、滋养细胞肿瘤等疾病的诊断、鉴别和病程观察等有一定价值。

1. 诊断早期妊娠　孕后 35～50 天 HCG 可升至大于 2500IU/L。60～70 天可达 80 000IU/L，多胎妊娠者尿 HCG 常大于一胎妊娠。

2. 异常妊娠与胎盘功能的判断　①异位妊娠：如宫外孕时，本试验只有 60% 的阳性率，在子宫出血 3 天后，HCG 仍可为阳性，故 HCG 检查可作为与其他急腹症的鉴别。HCG 常为 312～625IU/L。②流产诊断与治疗：不完全流产如子宫内尚有胎盘组织残存，HCG 检查仍可呈阳性；完全流产或死胎时 HCG 由阳性转阴性，因此可作为保胎或刮宫术的参考依据。③先兆流产：如尿中 HCG 仍维持高水平多不会发生流产。如 HCG 在 2500IU/L 以下，并逐渐下降，则有流产或死胎的可能，当降至 600IU/L 则难免流产。在保胎治疗中，如 HCG 仍继续下降说明保胎失败，如 HCG 不断上升，说明保胎成功。④在产后 4 天或人工流产术后 13 天，血清 HCG 应低于 1000IU/L，产后 9 天或人工流产术后 25 天，血清 HCG 应恢复正常。如不符合这一情况，则应考虑有异常可能。

3. 滋养细胞肿瘤诊断与治疗监测　①良性及恶性葡萄胎、绒毛膜上皮癌及睾丸畸胎瘤等患者尿中 HCG 显著升高，可达 10 万到数百万 IU/L，可用稀释试验诊断如妊娠 12 周以前 1:500 稀释尿液呈阳性，妊娠 12 周以后 1:250 稀释尿液呈阳性，对葡萄胎诊断有价值。1:500～1:100 稀释尿液呈阳性对绒毛膜癌也有诊断价值，如男性尿中 HCG 升高，要考虑睾丸肿瘤如精原细胞癌、畸形及异位 HCG 瘤等。②滋养层细胞肿瘤患者术后 3 周后尿 HCG 应<50IU/L，8～12 周呈阴性；如 HCG 不下降或不转阴，提示可能有残留病变，这类病例常易复发，故需定期检查。

4. 其他　更年期、排卵及双侧卵巢切除术均可致黄体生成素升高，因 LH 与 HCG 的 α 肽链组成相同而使采用抗 HCG 抗体的妊娠试验阳性，此时可用 β-HCG 的单克隆二点酶免疫测定鉴别。内分泌疾病中如脑垂体疾病、甲状腺功能亢进、妇科疾病如卵巢囊肿、子宫内膜癌等 HCG 也可增高。近年来发现恶性肿瘤如卵巢畸胎瘤、胰腺癌、胃癌、肝癌、乳腺癌、肺癌等血中 HCG 也可升高，因此将 HCG 看作是癌症标志物之一。但必须结合临床情况及其他检查结果综合分析判断。

（何珊　陈爽　彭艳哲　郄淑文）

参　考　文　献

1. Porucznik CA, Cox KJ, Schliep KC, et al. Pilot test and validation of the peak day method of prospective determi-

nation of ovulation against a handheld urine hormone monitor. BMC Womens Health,2014,14:4.

2. Amaral RS,Rosas FC,Graham LH,et al. First attempt to monitor luteinizing hormone and reproductive steroids in urine samples of the Amazonian manatee (Trichechus inunguis). J Zoo Wildl Med,2014,45(4):843-851.

3. Wu H,Jiang K,Gu G,et al. The relationship of occupational stress and the level of some hormone metabolites in urine. Zhonghua Lao Dong Wei Sheng Zhi Ye Bing Za Zhi,2014,32(2):83-86.

4. Abd Rahman S,Schirra HJ,Lichanska AM,et al. Urine metabonomic profiling of a female adolescent with PIT-1 mutation before and during growth hormone therapy:insights into the metabolic effects of growth hormone. Growth Horm IGF Res,2013,23(1-2):29-36.

5. Zanchetta PG,Heringer O,Scherer R,et al. Evaluation of storage and evaporation in the removal efficiency of D-norgestrel and progesterone in human urine. Environ Monit Assess,2015,187(10):619.

6. Skaaby T,Husemoen LL,Pisinger C,et al. Vitamin D status and 5-year changes in urine albumin creatinine ratio and parathyroid hormone in a general population. Endocrine,2013,44(2):473-480.

7. Zhang M,Ju J,Wang Z,et al. Effects of daily consumption of milk powder on menstrual cycles and urine sex hormone concentrations of young women. Wei Sheng Yan Jiu,2014,43(5):754-758.

8. Vujovic M,Dudazy-Gralla S,Hord J,et al. Thyroid hormone drives the expression of mouse carbonic anhydrase Car4 in kidney,lung and brain. Mol Cell Endocrinol,2015,416:19-26.

9. Dai W,Yin P,Chen P,et al. Study of urinary steroid hormone disorders:difference between hepatocellular carcinoma in early stage and cirrhosis. Anal Bioanal Chem,2014,406(18):4325-4335.

10. Li M,Wang TG,Xu Y,et al. Association of bisphenol a exposure with circulating sex hormone concentrations in men and postmenopausal women. Biomed Environ Sci,2014,27(8):633-636.

11. Harmon BE,Morimoto Y,Beckford F,et al. Oestrogen levels in serum and urine of premenopausal women eating low and high amounts of meat. Public Health Nutr,2014,17(9):2087-2093.

第十八章

尿液外泌体

第一节　外泌体概述

外泌体(exosome)是由多种细胞分泌的 40~100nm 的膜性小囊泡,由细胞内多泡体出芽形成,再与细胞膜融合后释放至细胞外基质中。细胞间通信可通过外泌体携带 mRNA、miRNA 和蛋白质等到达受体细胞发挥调控作用。

目前研究表明外泌体携带的蛋白质、mRNA 和 miRNA 与机体及细胞的生理疾病状态密切相关,是潜在的理想生物标志物。另外,干细胞分泌的外泌体是干细胞发挥治疗作用的主要作用机制之一,树突状细胞的外泌体还具有抗肿瘤免疫、促进肿瘤血管新生等生理功能。经过国内外科学家的努力,目前在外泌体领域的研究取得较大进展。

一、外泌体的生物学特征

1. 外泌体的特点　外泌体是细胞分泌的一类 40~100nm 的膜性小囊泡,是囊泡转运的主要组成部分之一。囊泡转运对于细胞发挥多种功能活动起重要作用,James 因发现细胞囊泡转运调控机制而获得 2013 年诺贝尔生理学或医学奖。在囊泡转运过程中,根据转运过程中所处的位置不同将囊泡分为早期内涵体、晚期内涵体和循环内涵体。其中,晚期内涵体会形成多泡体,多泡体进一步分泌一类直径为 40~100nm 的膜性囊泡——外泌体。释放至细胞外面的外泌体参与一系列生物过程,如免疫应答、凋亡、血管生成、炎症反应、凝血过程、肿瘤转移、动脉硬化、抗原提呈和治疗受损器官等。诸多研究表明,不同细胞来源的外泌体,通常含有相同的一套蛋白质来调节膜骨架的动态性以及膜融合,这类蛋白如 GTP 酶的 Rab 家族、Alix、ESCRT 蛋白、热休克蛋白、膜联蛋白等;另外,外泌体中还包含核酸物质,统称为 eRNA,外泌体的生物学功能通过其携带蛋白质和 miRNA 等到达受体细胞而发挥调控作用。外泌体可由树突状细胞(dendritic cell,DC)、血小板、肥大细胞、内皮细胞、间充质干细胞和肿瘤细胞等不同细胞类型分泌,并可在多数体液中如外周血、尿液、唾液、羊水、乳汁、脑脊液、支气管肺泡灌洗液等检测到。诸多研究表明外泌体携带的 mRNA、miRNA 和蛋白质在疾病发生发展过程中会发生明显变化,可作为疾病诊断的理想标记物。并且将外泌体从体液中分离出来用于监测,显著降低了样品复杂性,有利于生物标志物的检出。因此,外泌体为疾病诊断及标志物的探索提供了一个全新的思路和方向。不同细胞分泌的外泌体会有不同的功能。在外泌体治疗疾病研究方面,目前比较关注的是骨髓间充质干细胞(bone marrow stem cell,BMSC)和 DC 来源外泌体的治疗作用。

2. 外泌体的分泌调节和提取　如今人们对外泌体的起源和分泌的分子机制知之甚少，但外泌体的分泌被多种信号分子精确控制。通常，外泌体的分泌受多种因素的影响，如：神经酰胺的合成、钙信号、*p53* 基因、酸中毒、高温和外界应力等。外泌体的分泌主要受保守的细胞质蛋白家族控制，如 Rab 家族 GTP 酶，尤其是 Rab27a 和 Rab27b。

超速离心是目前公认的提取外泌体的有效方法，能够得到较高纯度的外泌体，但是其过程复杂且耗时较长。外泌体试剂盒在许多试验中证明了它的高效性，其操作简单方便，无需超速离心，通过加入几种试剂就能够得到外泌体沉淀。2009 年有研究者设计了一种内部具有三明治结构的酶联反应吸附试验，应用管家蛋白（CD63 和 Rab5b）的表达与肿瘤细胞关联作为标记物，成功捕获并量化了血浆来源的外泌体。同时，发现与健康对照组相比，肿瘤患者血浆中外泌体含量更高。

3. 外泌体的功能　一直以来，外泌体被看作是细胞内运送"垃圾"的载体，允许细胞排出废物，如对细胞分化不利的分子和对细胞有损伤的药物分子，但研究发现外泌体是免疫表达重要的调控者和抗原呈递者，之后外泌体的功能被广泛研究。虽然外泌体在生理和病理方面作用的具体细节仍在研究，但其主要功能是通过自身膜蛋白与靶细胞识别并融合，进而参与细胞间信息和物质的传递，可以调节受体细胞的转录及表型。外泌体是天然的细胞间 RNA 传输的信使，有研究者构建了一种人源黑色素瘤细胞移植瘤，稳定表达 EGFR 编码质粒的小鼠模型，发现 *EGFR* 编码的 RNA 被外泌体运送到血液，最终到达小鼠的精子中，说明外泌体可以将遗传信息运送到受体细胞。

二、外泌体的内标志物和疾病诊断

（一）外泌体中的 miRNA 对疾病的诊断作用

miRNA 是一类长度为 18~25nt 的小分子非编码小 RNA，广泛存在于真核细胞中，能通过降解靶 mRNA 或抑制其翻译，调节细胞增殖、分化与凋亡，参与个体发育、机体代谢及肿瘤发生等。诸多研究已表明 miRNA 可作为肿瘤、肌肉损伤、炎症等多种疾病的生物标志物。目前有学者发现 miRNA 可选择性组装到外泌体中，然后稳定存在于患者的血液、尿液和其他体液中，更有意义的是 miRNA 数量和组成在患者和正常人中存在差异，与疾病的发生发展密切相关，可作为疾病诊断的理想标记物。

在肿瘤标记物研究方面，有学者发现外泌体中的 let-7a、miR-1229、miR-1246、miR-150、miR-21、miR-223 和 miR-23a 与结肠癌的发生密切相关。外泌体中的 miR-1290、miR-375 可作为去势抵抗性前列腺癌的诊断标记物。在筛选肺癌和正常吸烟者血清外泌体中的差异 miRNAs 的研究中，发现 miR-378a、miR-379、miR-139-5p 和 miR-200b-5p 可用于鉴定肺癌和正常吸烟者，另外，他们还发现 miR-151a-5p、miR-30a-3p、miR-200b-5p、miR-629、miR-100 和 miR-154-3p 可用于区分肺腺癌和肺肉芽肿瘤患者。

有学者比较肿瘤和外泌体中 miR-17-3p、miR-21、miR-106a、miR-146、miR-155、miR-191、miR-192、miR-203、miR-205、miR-210、miR-212 和 miR-214 的表达情况，发现肿瘤中的表达情况和外泌体中的表达情况无统计学差异，即检测外泌体中的差异 miRNA 可反映肿瘤实际情况，可作为肿瘤诊断标记物。对前列腺癌患者血清中外泌体的 RNA 进行测序，发现在前列腺癌患者中 miR-1290 和 miR-375 呈高表达，且 miR-1290 和 miR-375 的表达与生存期密切相关。外泌体中存在的差异 miRNA 分子和蛋白质可作为肺癌的筛查和诊断标记物，敏感性和特异性分别可达 96.0% 和 76.0%。Roccaro 等通过 miRNA 芯片分析正常人骨髓间充质干细胞和多发性骨髓瘤患者骨髓间充质干细胞外泌体的 miRNA 组成,发现 miR-15a 在多发性骨髓瘤患者骨髓间充质干细胞的外泌体中明显下调,并进一步探索发现它们与多发性骨髓瘤的特性密切相关。

在急性冠脉综合征研究方面,发现外泌体中的 miR-1 和 miR-133a 在急性冠脉综合征患者中明显升高,可作为其检查的特异性标记物。有学者发现相对于正常人,心肌梗死患者尿液和血清外泌体中 miR-1 和 miR-2081 的水平均明显升高。在肾脏病研究方面,通过 RT-PCR 检测 miR-29、miR-200 在慢性肾病患者尿液外泌体中的表达情况,结果显示 miR-29 水平明显下降,ROC 曲线结果显示曲线下面积(area under the curve, AUC)为 0.902,提示 miR-29c 对慢性肾病有较高的诊断价值。IgA 肾病患者尿液外泌体中的 miR-200a、miR-200b 和 miR-429 明显减少,进一步研究发现其减少的程度与疾病的严重程度呈负相关。尿液外泌体中的 CD2APmRNA 是肾脏疾病的诊断标记物,RT-PCR 检测 CD2AP、NPHS2 和突触足蛋白(synaptopodin)的 mRNA 水平,结果显示 CD2APmRNA 水平在患者中明显下降,ROC 曲线分析结果显示 AUC 值为 0.821($P = 0.008$),说明外泌体中的 CD2APmRNA 对肾脏疾病的诊断有较高价值。

(二) 外泌体中蛋白质对疾病的诊断作用

蛋白质组学是一门大规模、高通量、系统化的研究某一类型细胞、组织或体液中的所有蛋白质组成及其功能的新兴学科,是对蛋白质翻译和修饰水平等研究的一种补充,是全面了解基因组表达的一种必不可少的手段。目前在外泌体研究领域,可通过蛋白质组学全面分析外泌体中蛋白质的组成,从而更加全面了解外泌体的功能及作用靶点,同时对探索疾病的标记物有重要意义。在肿瘤研究方面有学者通过蛋白质组学技术发现膀胱癌患者尿液外泌体中存在的差异蛋白可用于膀胱癌的早期诊断,并且证实外泌体中的差异蛋白和膀胱癌组织间存在高度相关性。有研究者通过蛋白质组学分析正常人骨髓间充质干细胞和多发性骨髓瘤患者骨髓间充质干细胞的外泌体蛋白质组成差异,发现 IL-6、CC12 和纤连蛋白(fibronectin)在多发性骨髓瘤患者骨髓间充质干细胞中明显上调,并进一步探索发现它们与多发性骨髓瘤的特性密切相关。

在其他疾病研究方面,有学者分别比较了帕金森患者和正常人尿液外泌体中 1RRK2 或 DJ-1 的表达情况,发现在正常人和帕金森患者中差异不是很明显,但当按照性别分析时,发现在男性帕金森患者中的 DJ-1 表达情况有明显差异。有学者构建小鼠肝脏损伤模型,收集其尿液提取外泌体进行蛋白质组学分析,发现 28 种未曾在外泌体中报道过但与疾病密切相关的蛋白,其中 CD26、CD81、S1c3A1 和 CD10 可作为肝脏损伤的标记物。有学者分别检测 HIV 阳性患者血清外泌体和无外泌体血清中 21 个细胞因子和趋化因子的表达情况,发现大部分细胞因子在 HIV 患者血清外泌体中的相对表达量明显升高。

三、不同来源的外泌体

外泌体不仅能从培养细胞的上清中被提取,在血液、尿液、胸腹水、脑脊液、唾液、乳汁等体液中也容易获得。不同来源及不同生理状况下外泌体内容物的差异提示可以将外泌体作为疾病诊断的一种新方法。

(一) 血液外泌体内标志物

血液标本较好反映了一些重大疾病如肿瘤,心血管病等疾病的病理情况,传统的 EA、PSA、CA125、CA199 等的检测存在特异性和灵敏度不高,对疾病早期诊断及预后判断帮助不够等问题。许多学者努力寻找新的血清标志物,如 Eichelser 等发现三阴性乳腺癌(雌激素受体 ER、孕激素受体 PR 和人表皮生长因子受体 HER2 均阴性)患者血清外泌体中 miR-373 的表达量明显高于 ER、PR 阳性的乳腺癌患者,ER 阴性乳腺癌患者血清外泌体中 miR-373 水平也明显高于 ER 阳性的患者,相比于肿瘤抗原更具特异性。有研究者发现通过免疫沉淀反应,用人体小肠和结肠特性表达的蛋白 GPA33 的抗体捕获肠道来源外泌体,通过芯片筛选发现和乳腺癌耐药基因 BCRP 呈负相关的 miR-328 由该外泌体包裹,并能反映乳腺癌细胞中 miR-328 的含量,为评估 BCRP 的表达情况并对乳腺癌耐药及后续用药提供指导。有研究者发现急性心肌梗死和心绞痛患者血浆外泌体中 miR-1 和 miR-133a 的表达水平较健康人显著升高,对心血管疾病的早期快速诊断具有重要意义。此外,约有 67% 恶性黑色素瘤患者血浆中分离的外泌体中能检出微囊蛋白-1,而通过传统 LDH 监测,阳性率只有 7%。食管鳞状细胞癌患者血清中外泌体包含的 miR-21 水平高于良性食管肿瘤,且其表达水平的高低与肿瘤的分期及淋巴结转移相关。结肠癌患者血清外泌体中的 let-7a、miR-1229、miR-1246、miR-150、miR-21、miR-223 及 miR-23a 表达量远高于非肿瘤患者和已进行肿瘤切除术的患者。血清外泌体中 miR-629、miR-100 和 miR-154-3p 则可以用于区分肺腺癌和肉芽肿。通过比较 78 例运动员和 16 例非运动员血浆外泌体中的 tau 蛋白含量,结果显示运动员组比非运动员组的外泌体所含 tau 蛋白量更高,其特异性达 100%,灵敏度达 83%。此外,tau 蛋白含量越高,受试者记忆力检测的成绩越差,检测血浆外泌体中 tau 蛋白可以判断是否有过脑部外伤史,为慢性创伤性脑部伤的诊断和预后提供帮助。虽然血浆、血清标本中分子标志物直接检测与分析更为方便,但是,有些血清标志物如 miRNA 在外泌体内含量更丰富且不易降解,因此,比较这两者的临床应用价值并选择更合适的检测方法用来指导临床疾病诊断值得引起更多关注。

(二)脑脊液外泌体内标志物

脑脊液是目前能够微创获取的最能反映神经系统状况的标本,研究发现脑脊液中也能提取外泌体。阿尔茨海默病(AD)患者外泌体中的蛋白质转运受体如受体相关蛋白 6(LRP6)、热休克因子-1(HSF1)、抑制因素 1(REST)明显低于健康人,揭示了 AD 患者神经退行性变化的原因,是一个预测 AD 进展的指标。AD 脑脊液外泌体中磷酸化 tau 蛋白含量上调,反映了病情进展及预后。外泌体在帕金森病和亨廷顿舞蹈症的诊断中具有重要作用,帕金森病患者脑脊液外泌体含有的 α-synuclein、LRRK2 等蛋白是导致 β 淀粉样蛋白(β-amyloid)前体生成的重要蛋白质,若能对外泌体中该蛋白质的含量进行分析,可以作为预测帕金森病进展的重要手段。对于 AD 和帕金森病的鉴别,通过比较脑脊液外泌体所含的 miRNA 含量,可以为这两种疾病更精确的诊断提供帮助。此外通过检测外泌体分泌的亨廷顿蛋白也是预测亨廷顿舞蹈症的途径,为后续的治疗提供帮助。外泌体分子标志物将为神经方面疾病的研究和治疗提供新的实验室资料和依据。

(三)腹水外泌体内标志物

腹腔积液常见于腹部器官的病变如肝硬化、肝癌、卵巢癌、结肠癌等。Vaksman 等提出卵巢癌患者腹腔积液外泌体中 miR-21、miR-23b、miR-29a 高表达常意味着高死亡率,而结肠癌患者腹水分离的外泌体中密封蛋白-3(claudin-3)水平明显高于健康人。有研究者通过检测胃癌切除术患者腹腔灌洗液、胃癌转移瘤分离株培养上清及胃癌卵巢转移患者腹腔灌洗液发现 miR-21 和 miR-1225-5p 在胃癌转移标本中的表达量明显升高,这可能为胃癌侵犯腹腔及相关器官早期检测提供帮助。腹水中含有大量的蛋白质和核酸,腹部器官众多,这些物质的来源难以确定,仅从游离蛋白质核酸分析诊断疾病有一定的难度,而外泌体具有组织特异性,在肿瘤组织的定位上更具优势,诊断的精准度也会更高。除了以上体液,唾液、肺泡灌洗液、卵泡液中也发现了外泌体,在肿瘤、生殖功能、呼吸功能的诊断中显示其意义。

(四) 间充质干细胞来源外泌体对疾病的治疗作用

干细胞是一类未充分分化、具有自我更新、多向分化潜能的细胞,主要包括胚胎干细胞、诱导性多能干细胞等,它们为目前临床难以治疗的重大疾病提供了一种新的治疗方法。其中间充质干细胞(mesenchymal stem cell, MSC)具有取材方便、应用广泛和免疫原性低等优点,是目前干细胞应用研究的热点。至于 MSC 治疗疾病的机制,主要与其定向分化和旁分泌功能有关。有研究者发现从干细胞治疗的动物或临床试验观察到的治疗效果主要来源于干细胞的旁分泌效应,其中外泌体是目前细胞旁分泌的主要研究热点,诸多研究已证实干细胞修复器官的功能与其分泌的外泌体密切相关。既往多项研究发现,MSC 培养上清可能是通过生长因子、细胞因子等旁分泌效应对损伤组织起修复作用。

在肾脏损伤治疗方面,MSC 来源的外泌体对甘油诱导的 SCID 鼠急性肾损伤模型具有保护作用,其修复能力与其母体细胞无统计学差异。2011 年一个课题组通过进一步研究发现,MSC 来源的外泌体对缺血再灌注损伤诱导的非 SCID SD 大鼠急性肾功能损伤有保护作用,实验组血清中的 BUN 和 Cr 水平明显减低,差异有统计学意义。若预先用 RNase 处理外泌体,虽然外泌体的体积和表面黏附分子表达未发生变化,但外泌体却失去了肾脏保护作用,这提示外泌体的肾脏保护作用可能通过 RNA 实现。与缺血再灌注组相比,MSC 处理的缺血再灌注组、MSC 来源外泌体处理的缺血再灌注组 BUN 水平明显下降、凋亡细胞明显减少、炎症因子水平明显下降。

在皮肤创面治疗方面,有学者构建了 SD 大鼠皮肤深Ⅱ度烧伤模型和体外皮肤细胞烧伤模型,然后用来源于 MSC 的外泌体进行治疗,以肺成纤维细胞的外泌体作为对照组,发现经 MSC 的外泌体治疗后,SD 大鼠皮肤深Ⅱ度烧伤模型的创面愈合率、细胞存活、上皮化情况和 PCNA 表达情况明显优于对照组。同样体外皮肤细胞烧伤模型的增殖情况、存活率和 PCNA 表达情况明显优于对照组。进一步研究发现,来源于骨髓间充质干细胞的外泌体通过激活 wnt4/β-catenin 和 AKT 通路促进皮肤创面愈合。利用人诱导多能干细胞起源 MSC 的外泌体注射于大鼠创面周围皮下,结果显示 MSC 的外泌体可促进上皮化,减少痂皮宽度,促进胶原成熟、新生血管形成和创面成熟。同样,在体外试验发现人诱导多能干细胞起源 MSC 的外泌体以剂量依赖方式刺激人真皮成纤维细胞和静脉内皮细胞增殖和迁移,另外,Ⅰ、Ⅲ型胶原和弹性蛋白分泌及 mRNA 表达亦随外泌体浓度增加而增加。

在心肌梗死治疗方面,经预缺氧的 MSC 可分泌携带有 miR-22 的外泌体作用于心肌细胞的靶基因 *Mecp2*,从而保护心肌细胞,保护心肌缺血模型。在肝脏损伤治疗方面,用来源于 MSC 的外泌体和四氯化碳(CCl_4)一起注射到小鼠中,发现外泌体可减轻 CCl_4 对肝脏的损害,进一步检测发现肝实质细胞的存活率和 PCNA 表达量明显优于对照组。说明在 MSC 修复靶器官过程中外泌体旁分泌效应有重要作用。

(五) 树突状细胞来源外泌体对疾病的治疗作用

树突状细胞(DC)是目前功能最强的抗原呈递细胞,能刺激初始型 T 细胞增殖,激发机体免疫应答。近年来,DC 释放的有生物学活性的外泌体引起了人们极大兴趣,其显示出呈递生物相关抗原、具有免疫治疗作用的特性。有研究发现成熟 DC 分泌的外泌体(mDex)激活抗原特异性 T 细胞的能力比未成熟 DC 分泌的外泌体(imDex)强,进一步比较其分子组成显示,与 imDex 相比,mDex 含较丰富的 B7.2,MFG-E8 较少且几乎无 FasL。DC 来源的外泌体可通过其表面分子引起 T 细胞免疫应答,通过实验阻断 DC 来源外泌体上部分分子(CD11a、CD11b、CD11c、CD54、CD83、MFG-E8)后检测外泌体免疫学功能,结果显示阻断这些分子均能不同程度地抑制 Dex 对 T 细胞的刺激作用。

第二节　尿液外泌体的研究方法

到目前为止还没有得到一致认可的标准方法。目前国际上主要使用的分离、富集方法有两大类:一种以超速离心为基础,具体的步骤是首次离心清除细胞与细胞碎片,第二次超速离心使外泌体沉淀而得到分离、富集;第二种方法是以纳米膜超滤为基础。但这两种主要的方法均有缺点:前者耗时、需要昂贵的设备、不能同时处理大量的尿液样本(而理论上越大量的尿液样本可以获得浓度越高的外泌体,从而越容易发现有意义的低丰度蛋白);后者在分离富集外泌体的同时也保留并浓缩了尿液中的可溶性蛋白,这些"污染性的蛋白"将严重影响外泌体相关蛋白的鉴定。目前所有尿液外泌体富集与纯化过程中面临的另外一个非常棘手的问题就是正常人尿液中大量存在的 T-H 蛋白(Tamm-Horsfall protein,THP)的干扰。

目前尚无研究报道可以在外泌体中完全消除 THP 等外部蛋白的干扰从而使尿液外泌体得到完全的纯化,上述两种分离、富集方法同样如此。缺乏尿液外泌体相关检测指标(如内部某种蛋白生物标记物)的标准化方法也是影响后续临床应用的一个问题。不同尿液标本稀释程度的差异决定了不能直接以实际测得的尿液外泌体相关指标来做正常与异常的比较。临床上目前应用尿肌酐来校正尿白蛋白浓度的方法欠准确,而应用外泌体本身的标记物蛋白如肿瘤易感基因 101 蛋白(TSG101)或者 Alix 蛋白来校正的方法又比较复杂,过程较慢。因此有必要寻求一种较简单、实用的外泌体相关标准化指标。

南方医科大学和爱尔兰都柏林城市大学国家生物传感器研究中心的研究团队经过两年的研究创立了一种新的外泌体分离、富集方法——液压透析法(hydrostatic dialysis)。该方法以 1000kD 的透析膜为基础,通过简单的设备就可以同时处理大量(几百甚至上千毫升)的尿液标本。该方法的主要优点包括:设备简单、成本低、处理量大,尿液中干扰性的可溶性蛋白有效清除,排除个体间外泌体外其他因素差异对后续生物学分析的影响(如不同尿液来源的酸碱程度差异在本方法处理后处在同一 pH 水平),最大程度减少了外泌体的损失,而且可以与超速离心和超滤方法相结合用于不同目的的研究。

一、尿液外泌体分离与富集技术

如今用于分离和富集尿液外泌体的方法和技术众多,主要有:①超速离心法,是目前外泌体研究的基本方法,但耗时耗力,每次只能处理少量样品,设备昂贵等缺点,限制了其临床应用。②超滤法,基于外泌体粒径的大小(40~100nm),用孔径<100nm 的纳米膜(通常是聚醚砜或 PVDF 膜)短时间低速离心过滤以浓缩尿样本,进行外泌体分离。该方法可避免超速离心,并能滤过小体积的样品。但一些外泌体相关蛋白可黏附在纳米膜上,因此需冲洗纳米膜才能得到所有外泌体,或使用蛋白吸附低的滤膜。③沉淀法,目前多种商品试剂盒均采用此法。此法只需低速离心机,易于应用,且富集速度快,适用于多数实验室,但该法分离的外泌体,常有多量蛋白聚合物杂质,影响后续实验操作,且试剂盒价格昂贵,难以在临床推广应用。聚乙二醇[poly(ethylene glycol),PEG]以往被用于分离病毒,鉴于外泌体与病毒相似的

大小,现已被用于分离外泌体,并取得了一定成绩。④其他,如免疫亲和肽基分离法(immu-noaffinity and peptide-based isolation)、微流控芯片法(microfluidic chip)、分子排阻色谱法(molecular exclusion chromatography)等,各有优缺点,可根据实验目的选用。总之,这些方法都不能完全排除非外泌体颗粒的污染,目前尚无适用于临床的外泌体分离标准。

二、尿液外泌体的分离前处理

尿液成分及理化性质复杂,易受体内外各种因素影响,分离尿液外泌体荷载的特定分子或成分也较困难。目前的研究认为,尿液外泌体分离前处理在其成功分离中起着很重要的作用。这些处理包括:使用清晨第一次尿和(或)第二次尿,避免饮水、活动和出汗等影响分离效果;针对外泌体的蛋白成分进行研究时,推荐在保存尿液标本前加入蛋白酶抑制剂;外泌体易于贴附在塑料管壁,因此在使用储存的尿液标本进行外泌体分离前,需对标本进行充分涡旋,重悬贴附在塑料管壁的外泌体;样品可以立即处理,也可以放在-80℃短期保存,不影响实验结果,但置于-20℃保存的标本,外泌体会减少;作为尿标本处理的一个常规程序,应注意防止微环境中细菌污染;可采用二硫苏糖醇(dithiothreitol,DTT)或3-[(3-胆固醇氨丙基)二甲基氨基]-1-丙磺酸[3-(3-cholamidopropyl) dimethylammonio-1-propanesulfonic,CHAPS]还原聚集的 T-H 蛋白(Tamm-Horsfall protein,THP)形成的网格,使其中包裹的外泌体释放出来,增加外泌体产量;在分离外泌体前先减少或消除白蛋白(albumin)等的影响;pH和离子强度对外泌体分离可能有影响,适当碱化样品有利于提高获得率;尿液外泌体分离前需 17 000g 离心 10 分钟去除尿标本中的细胞碎片等。

三、液压透析法分离尿液外泌体

(一) 选取尿液样本

从-80℃超低温冰箱所保存的尿液样本库中选取正常人群组、前驱糖尿病组、糖尿病无蛋白尿组、糖尿病微量白蛋白尿组、糖尿病大量蛋白尿组尿液样本。前驱糖尿病的诊断标准为空腹血糖 5.6~6.9mol/L 或餐后 2 小时血糖(OGTT 2h)7.8~11.1mmol/L;糖尿病诊断标准为:空腹血糖至 7.0mmol/L 或 OGTT 2h>11.1mol/L;糖尿病无蛋白尿的诊断标准为糖尿病患者尿微量白蛋白/尿肌酐(ACR)<30μg/mg;糖尿病微量白蛋白尿的诊断标准为糖尿病病史大于 5 年,ACR 为 30~299μg/mg,排除其他类型的肾脏损害;糖尿病大量蛋白尿的诊断标准为糖尿病病史大于 5 年,ACR>299ug/mg,排除其他类型的肾脏损害。最终从样本库选取正常组尿液样本 15 份,前驱糖尿病组尿液样本 15 份,糖尿病无蛋白尿组尿液样本 14 份,糖尿病微量白蛋白尿组尿液样本 13 份,糖尿病大量蛋白尿组尿液样本 5 份[注:尿液标本进入生物样本库之前已经经过 2000g 离心处理(去除细胞、细胞碎片及部分 T-H 蛋白)]。

(二) 液压透析法对各组尿液样本进行外泌体分离、富集

1. 尿液标本的前处理　从-80℃超低温冰箱取出的部分尿液样本解冻后可见白色或淡红色沉淀,考虑为尿酸盐、磷酸盐或碳酸盐沉淀,给予加热、加酸或碱性 Tris 缓冲液后可迅速消失。

2. 液压透析装置的组建　整个液压透析装置由量筒、漏斗、1000kD 透析膜通过封口膜连接而成,塑料夹子控制透析膜中液体的开放。

3. 液压透析法外泌体分离、富集

(1) 检测装置接口紧密、透析膜无破裂后从漏斗缓缓倒入所要处理的尿液样品,挤压透

析膜去除气泡。不同尿液样品使用各自的透析装置。

（2）在透析膜内尿液剩余 6~8ml 时更换一次。

（3）再次剩余 6~8ml 时,予 10ml 超纯水冲洗,收集量筒内的液体（1000kD 透析膜溶液）。

（4）200ml 超纯水冲洗透析膜,剩余 6~8ml 时收集膜内富含外泌体的液体（1000kD 透析膜溶液）,-80℃冻存待检。

（三）液压透析法获得的 1000kD 部分蛋白定量

蛋白定量的方法很多,文献中最常用的是 BCA 法和 Bradford 法。相比较 BCA 蛋白定量法,Bradford 考马斯亮蓝法具有干扰物质少的优点。而且由于外泌体是由脂质双分子层包裹的小体,而 BCA 法在样品含有脂类成分时,会使测得的蛋白浓度偏高,因此本研究采用 Bradford 法。前期本课题组成员也已经通过对比实验发现采用 Bradford 法测定富含外泌体的 1000kD 部分蛋白浓度较 BCA 法更准确。

操作步骤如下:考马斯亮蓝溶液预热,混匀。采用 BSA 作为标准品,配置标准品浓度分别为 6.25μg/ml、12.5μg/ml、50μg/ml、100μg/ml、200μg/ml 和 400μg/ml,纯水作为空白对照。取标准品、对照和样品每孔各 20ul,每个样品重复 3 次。用排枪加入考马斯亮蓝溶液,每孔 200μl。微孔板分光光度仪检测,设定 595nm 波长。通过标准品绘制标准曲线,进而计算出待测样品蛋白浓度。

四、尿液外泌体外部干扰蛋白去除及其纯化

正如前所述,尿液外泌体携带大量的生物信息（包括蛋白、RNA 等）,是深入探索疾病发病机制及相关生物标记物研究的重要资源。但研究的前提是尿液外泌体的有效分离、富集与纯化。大样本尿液"液压透析法"以及国际上其他两种方法均可实现尿液囊泡的有效分离、富集,但都远远没有达到纯化的程度。目前尚无报道可以完全清除尿液囊泡外部所有干扰蛋白,尤其是 THP。THP 在尿液中聚合成几微米长的双螺旋绳索样结构,将很多外泌体包裹其中,在分离外泌体时这些 THP 同时沉淀下来。

目前所有关于尿液外泌体纯化的研究,尽最大努力使 THP 得到清除是不可回避的问题,也是很棘手的难题。THP 是正常人尿液中含量最丰富的蛋白成分,其与尿液外泌体共同存在将严重干扰尿囊泡内部低丰度蛋白的检测与鉴定。通过还原（reduction）、烷化（alkylation）、酶解消化（digestion）反应,这些蛋白质组学研究中采用的蛋白样本处理方法来纯化富集后的尿液外泌体,即尝试通过适当的还原剂（reduction agent）、烷化剂（alkylation agent）及胰蛋白酶（trypsin）降解尿液外泌体外部干扰蛋白,从而实现尿液外泌体的真正纯化,同时为后续的蛋白质组学等技术分析提供基础。

第三节 尿液外泌体的临床应用

一、尿液外泌体的简介

虽然外泌体的发现已有三十多年的历史了,但对尿液外泌体的研究却仅有十年左右,将其应用在肾纤维化诊断方面的研究尚处于起步阶段。有研究者通过对尿液外泌体的蛋白质组学分析表明,几乎所有的肾脏固有细胞,如足细胞、近端小管上皮细胞,髓袢升支及降支小

管上皮细胞、集合管主细胞和闰细胞以及泌尿生殖系统的其他细胞,如前列腺以及膀胱细胞,都可以分泌外泌体进入尿液。通过对尿液外泌体的蛋白组学研究分析还发现,尿液外泌体携带了母细胞来源的标志蛋白,如足细胞的足萼糖蛋白(podocalyxin,PCX)、肾母细胞瘤基因蛋白-1(Wilms tumor-1,WT-1),近曲小管的钠氢交换蛋白3(sodium hydrogen exchanger protein 3,NHE3)、水孔蛋白-1(aquaporin-1,AQP1),远曲小管的钠氯同向转运体蛋白(Na/Cl symporter,NCS)和集合管的AQP2等。

此外,有研究也显示有一部分外泌体来自于泌尿道之外的细胞,这些外泌体经血液循环到达肾脏,经过"跨肾"进入尿液,以尿液外泌体的形式排出。和其他体液中的外泌体一样,尿液外泌体中除含有蛋白之外,还含有核酸、脂类等。对尿液外泌体的RNA质量分析及高通量测序发现,小RNA是尿液外泌体RNA中最主要的种类,其中包括miRNA。尿液外泌体的双层膜结构,将内载物与外界尿液中蛋白酶、核糖核酸酶相隔绝,稳定地保护了来源细胞的基因、蛋白、抗原及抗体等信息,成为潜在的泌尿道疾病诊治的分子标志物,并可反映泌尿道外肾母细胞的生理病理状态。

二、尿液外泌体在肾纤维化诊断中的应用

目前,国内外学者在肾纤维化尿液外泌体标志物方面有以下研究。

1. 外泌体运载miRNA方面　对32例做了肾穿刺的慢性肾脏病患者和7名正常人尿标本的研究发现,慢性肾脏病患者尿液外泌体中肾纤维化相关miRNA(miR-29及miR-200)水平较健康对照组明显下降,miR-29a和miR-29c可以预测肾小管间质纤维化程度(曲线下面积分别为0.883和0.738)。使用miR-29c和miR-29a区分轻度、中度至重度纤维化的敏感性和特异性分别为93.8%、81.3%与68.8%、81.3%。因此,尿液外泌体中miRNA水平可作为肾纤维化诊断的无创性标志物,尿液外泌体中miR-29c与肾功能和肾纤维化程度均有相关性,可作为一个新的非侵入性肾纤维化标志物。

2. 外泌体运载mRNA方面　有研究分析了肾病患者尿液外泌体中CD2相关蛋白(CD2-associated protein,CD2AP)和突触足蛋白(synaptopodin)mRNA含量,发现突触足蛋白水平升高而CD2AP mRNA水平降低。并且发现,肾病患者尿液外泌体中CD2AP mRNA水平随着尿蛋白增加而下降,与肾纤维化程度呈负相关,可反映肾小管间质性纤维化和肾小球硬化症的严重程度。因此,尿液外泌体CD2AP mRNA也可作为肾病患者肾功能及肾纤维化的标志物。

3. 外泌体运载蛋白方面　有人推测肾近曲小管来源外泌体中有肿瘤坏死因子(tumor necrosis factor,TNF)超家族细胞因子和受体,并应用LC-MS/MS蛋白质组学法对人近曲小管培养细胞和尿液进行检测,发现在人近曲小管培养细胞释放的外泌体样囊泡中不含TNF超家族细胞因子——肿瘤坏死因子相关凋亡诱导配体(TNF-related apoptosis-inducing ligand,TRAIL)或肿瘤坏死因子样弱凋亡诱导物(TNF-like weak inducer of apoptosis,TWEAK),但这些囊泡中含有一种TNF受体超家族蛋白——护骨因子(osteoprotegerin,OPG)。在肾小管细胞来源外泌体样囊泡中还发现了其他21种蛋白,包括维生素D结合蛋白(vitamin D binding protein)等,以及12种细胞外基质蛋白类,包括基底膜蛋白Ⅳ型胶原(type Ⅳ collagen)、巢蛋白-1(nidogen-1)、突触蛋白聚糖(agrin)和原纤蛋白-1(fibrillin-1)等。慢性肾脏病患者比健康志愿者尿中有更多的外泌体源蛋白及外泌体源护骨因子。

4. 外泌体运载肾纤维化发病机制相关因子方面　梗阻性肾病是肾纤维化的重要病因

及常见研究模型。对肾盂输尿管梗阻的患者研究发现,尿液外泌体可用于评价肾功能不全发生风险。与对照组相比,这些患者尿液胞外外泌体中含有高水平的上皮细胞钙黏蛋白、转化生长因子、神经-钙黏蛋白和 L1 细胞黏附分子。尤其是外泌体中促纤维化因子转化生长因子 β1(transforming growth factor beta 1,TGF-β1)水平与肾小球滤过相关。

三、外泌体在肿瘤诊断中的应用

大量研究发现,肿瘤细胞来源的外泌体中含有大量特异性 miRNA,且生化性能稳定易于保存,可以作为肿瘤早期诊断的标志物。Madhavan 等对胰腺癌患者血清来源的外泌体研究表明,83%患者的外泌体中 miR-1246、miR-4644、miR-3976 和 miR-4306 表达水平明显上调,然而健康对照组则较少表达。有研究发现,结直肠癌患者血清来源的外泌体中 let-7a、miR-1229、miR-1246、miR-150、miR-21、miR-223 和 miR-23a 的表达水平明显高于健康对照组。Ⅰ期结肠癌患者 miR-23a 和 miR-1246 的表达具有较高的敏感度,分别达到 95% 和90%,手术后它们的表达水平明显下调。肿瘤细胞来源的外泌体中磷脂酰肌醇蛋白聚糖-1(glypican-1,GPC1)属于细胞表面蛋白多糖,含量丰富。在患者血清和患癌小鼠体内成功分离出含 GPC1 的外泌体,与健康对照组相比其含量有明显差异,利用蛋白多糖含量的高低,在胰腺癌中还成功区分了早期和晚期肿瘤。此外含 GPC1 的外泌体还携带特殊的 *KRAS* 突变基因,可以预测预后和辅助化疗效果。使用表面处理后的金属纳米颗粒可以特异性识别外泌体,前列腺癌细胞分泌的外泌体表面蛋白能够被这些特异性的纳米颗粒识别,如上皮细胞黏附分子(epithelial cell adhesion molecule),也可以成为新的肿瘤诊断标记物。

(一) 肿瘤细胞分泌的外泌体在肿瘤发展和治疗中的作用

1. 促进肿瘤细胞发展,侵袭和转移 肿瘤转移是大部分肿瘤治疗失败的主要原因。肿瘤转移是一种过程,这个过程允许肿瘤细胞侵袭某些特定的正常人类器官,形成新的转移灶。肿瘤细胞来源的外泌体能够提供自分泌、旁分泌、内分泌和其他能够促进肿瘤生长的信号,促进肿瘤侵袭和转移。

结直肠癌细胞来源的外泌体富含与细胞周期相关的 mRNAs,能够促进内皮细胞增殖,促进肿瘤生长和转移。研究发现,肝癌细胞来源的外泌体通过调节 β 活化激酶-1 及其相关信号通路的表达可以促进肝癌细胞的生长。除肿瘤细胞外,其他细胞(巨噬细胞、人骨髓间充质干细胞、肥大细胞)分泌的外泌体通过调控相应的信号通路,同样可以促进肿瘤细胞增殖。胃肠道间质瘤细胞分泌的外泌体通过侵袭细胞间质,可以促进肿瘤细胞的形成。对于外泌体功能的研究发现,处理后的埃博拉病毒分泌的外泌体,能够提高鼻咽癌细胞系的迁移和侵袭,可能与上皮-间充质细胞转换(epithelial mesenchymal transition,EMT)有关。研究表明,肿瘤细胞能够共享一些恶性特征,例如,KRAS 表达特异的结直肠癌细胞分离的外泌体包含一些肿瘤促进蛋白,包括 KRAS、EGFR、SRC 家族激酶和整联蛋白,可以转移到受体细胞增强侵袭性,进而使受体细胞表达各种类型的 KRAS 基因。

转移前肿瘤细胞会控制局部微环境,使其最有利于迁移和移植,其控制范围甚至会在远端病灶区,这个过程需要肿瘤基质间复杂的相互作用,包括各种细胞间通信。外泌体在肿瘤转移中扮演重要的角色,它们会排出肿瘤抑制相关的 miRNA,如 miR23b,使受体区获得转移特性,促进肿瘤细胞远端转移。黑色素瘤细胞分泌的外泌体能够为肿瘤转移创造微环境,增强黑色素瘤细胞的迁移能力,此外,肿瘤细胞来源的外泌体能够诱导宿主免疫应答及其表型的转化,在前哨淋巴结中建立一个利于肿瘤的环境。虽然这些现象在不同的肿瘤模型中已经被发现,但是具体的可能机制仍然需要继续探索。

2. 促进肿瘤的血管新生　肿瘤血管新生主要受低氧诱导因子家族的调节,肿瘤细胞中供给和消耗氧量的不平衡,使肿瘤细胞处于低氧环境,特别是肿瘤晚期患者,在低氧环境下肿瘤细胞会表现出更强的生长能力,肿瘤细胞在低氧环境下能够分泌更多外泌体,调节肿瘤微环境促进肿瘤血管新生和转移。缺氧环境能够促进肿瘤细胞分泌外泌体,主要受低氧诱导因子的控制。当乳腺癌细胞在低氧(1%氧含量)和严重缺氧(0.1%氧含量)时,外泌体的获得量分别提高(32.3±4.8)%和(90.9±7.1)%。

外泌体促进肿瘤血管新生,缓解肿瘤细胞的缺氧状态,然而在缺氧条件下形成的新血管是混乱和无序的,研究发现,使肿瘤血管系统正常化可以改善化疗效果和肿瘤放射敏感度。因此,抑制外泌体的分泌或转移,可能会抑制或正常化肿瘤血管新生。在临床中,抑制血管新生可以通过调控一些靶向分子基因,如贝伐珠单抗(bevacizumab)。对于结直肠癌患者和晚期非小细胞肺癌患者,通过使用贝伐珠单抗使得化疗效果更加持久。美国食品药品监督管理局已经批准,在转移性结直肠癌和晚期非小细胞肺癌的治疗中可以使用贝伐珠单抗,并且建议和鼓励阻断肿瘤细胞来源的外泌体对血管新生的促进作用,从而改善肿瘤治疗效果。

3. 肿瘤免疫调节　肿瘤发展和转移的过程中,大多数肿瘤细胞受到免疫系统排斥。抑制免疫反应或免疫逃逸对于肿瘤发展至关重要,在这个过程中外泌体充当重要的角色。大多数肿瘤患者存在免疫抑制和免疫缺陷,最近免疫疗法在肿瘤治疗中越来越受到重视,如恶性黑色素瘤,肾癌,肝癌甚至是非小细胞肺癌。外泌体的另外一个应用是作为肿瘤疫苗的开发,肿瘤细胞来源的外泌体通常包含一些肿瘤抗原,可以使抗原呈递细胞(antigen presenting cell,APC)激活,包括树突状细胞。Escudier等对15例转移性黑色素瘤患者采用自体树突状细胞来源的外泌体进行治疗,结果显示外泌体没有二级毒性和最大耐受剂量,表明了外泌体的安全性。研究发现树突状细胞来源的外泌体能够显著增加 NK 细胞的循环数量,且在半数患者体内上调类分子相关蛋白 NKG2D 的表达,进而增强 NK 细胞的抗肿瘤活性。

另外一个类似的临床研究显示,在非小细胞肺癌患者的治疗中,应用自体树突状细胞(dendritic cells,DC)来源的外泌体可以运载黑色素瘤抗原基因(melanoma antigen gene,MAGE),这项临床研究表明,外泌体制得的疫苗具有可行性和有效性。对腹水来源的外泌体结合粒细胞-巨噬细胞集落刺激因子(granulocyte-macrophage colony stimulating factor,GM-CSF)或单独使用外泌体治疗 40 位结直肠癌患者,结果发现两种治疗方法都是安全且可行的,因为外泌体结合 GM-CSF 能够诱导 T 淋巴细胞免疫反应。

肿瘤细胞来源的外泌体可以抑制多种淋巴细胞的免疫反应,也能够通过下调 NKG2D 基因的表达引起免疫逃逸。NKG2D 的下调是由于外泌体递送转化生长因子-β1(transforming growth factor-β1,TGFβ1)到 $CD8^+T$ 细胞或 NK 细胞的结果,各种肿瘤细胞来源的外泌体携带有 NKG2D 配体,这些外泌体能够控制 NKG2D 在 NK 细胞和 $CD8^+T$ 细胞的表达,因此会引起免疫逃逸。虽然很多研究表明,肿瘤细胞分泌的外泌体抑制特定抗原和非特异性抗肿瘤反应,但其同样能够激活免疫系统。

4. 肿瘤化疗的增敏作用　外泌体可以增强肿瘤耐药,通过改变肿瘤局部 pH 值或信号通路,可以影响外泌体的分泌,进而提高化疗药物的效果。由于肿瘤细胞来源的外泌体容易靶向肿瘤细胞,可用外泌体投放化疗药物、活性小分子和基因治疗剂。研究发现,表面修饰后的外泌体可靶向肿瘤细胞,同时可以运送多柔比星等药物。应用外泌体投放 miRNA 可以增强肿瘤对化疗药物的敏感度,研究发现,miR-15、miR-16、miR-342 和 anti-miR-221/22 均可增强肿瘤细胞对于他莫昔芬的敏感度;其中过表达 miR-15 和 miR-16 可以恢复表达 *Bcl-2* 抗凋亡基因。过表达 miR-342 可以增加他莫昔芬诱导的凋亡。吉非替尼的在肿瘤治疗时的靶标是 PI3K 通路,miRNA 家族的 Let-7 可抑制这个信号通路,进而增强肿瘤细胞对吉非替尼的敏感度。Anti-miR-135 可以增强肺癌异种移植瘤细胞对紫杉醇的敏感度。miR-34 在肺癌、前列腺癌和胰腺癌等肿瘤中表达较低,可以使用 miR-34 替代疗法,起到对常规化疗药物的增敏作用。

5. 肿瘤治疗中的应用　外泌体的主要功能就是递送各种生物分子,包括蛋白质、多肽配体、DNA 和 RNAs。当外泌体有计划或有选择性地包裹特殊生物活性分子时,可以用于投放抑癌分子或化疗药物。如人第 10 号染色体缺失的磷酸酶及张力蛋白同源的蛋白(phosphates and tensin homologue deleted on chromosome ten,PTEN),一种肿瘤抑制蛋白,被发现存在于鼠胚胎成纤维细胞和人胚胎肾脏细胞来源的外泌体中。PTEN 能够被受体细胞吞噬并抑制细胞增殖。在遗传工程中,外泌体可以运送自杀式 mRNA 或蛋白质,也可以运送前体药物在肿瘤组织中转化成氟尿嘧啶(5-FU),能够诱导肿瘤细胞凋亡。还有学者发现,修饰后的外泌体能够有效地递送 let-7amiRNA 到乳腺癌细胞,使表皮生长因子表达。然而,所有的应用都仅处于实验阶段,外泌体在临床上的应用还需要进一步探索。

肿瘤细胞来源的外泌体含有肿瘤活化分子,这些分子可以引起宿主的免疫反应参与肿瘤治疗。因此,开发靶向性、功能性的外泌体对肿瘤治疗具有深远的意义。1989 年有研究者发现,使用血液提取法降低血液中外泌体的含量,16 例中的 6 例患者的肿瘤体积减小 50%以上,研究者设计了一种血液过滤治疗方案,叫做自适应亲和力平台技术系统(adaptive dialysis-like affinity platform technology,ADAPT),这个系统能够捕获大量的抗体和其他类似物质,如核酸适配体、蛋白配体和外泌体。除了血液净化,质子泵抑制剂(proton pump inhibitor,PPI)同样能够改善低 pH 值条件的肿瘤细胞,在活体内用 PPI 预处理能够减少肿瘤细胞来源的外泌体在血浆中的含量,因此 PPI 很有可能成为抑制肿瘤细胞分泌外泌体的有效方法。

(二) 泌尿系统恶性肿瘤中外泌体源性 miRNAs 的诊断与预后意义

前列腺癌细胞外 miRNAs 的研究主要集中在血清与血浆。血液中存在两个有前景的 miRNAs,即 miR-141 与 miR-375。在转移性前列腺癌患者血浆中,miR-141 的水平是健康对照的 46 倍。血浆 miR-141 与 miR-375 表达水平可区别转移性与非转移性患者,血清 miR-141 与 miR-375 表达水平与高 Gleason 评分及阳性淋巴结数目相关。通过从血清中分离外泌体与微囊泡,Bryant 等进一步证明,与无复发患者比较转移性前列腺癌患者的 miR-141 与 miR-375 表达明显上调,同时研究也显示前列腺癌患者尿沉淀与组织样本细胞内 miRNAs 中的 miR-141 表达上调,提示 miR-141 作为前列腺癌诊断与预后标记物的潜能。在另一项研究中,研究者在 23 例激素抵抗型前列腺癌患者筛查组中进行了 RNA 测序分析,并在随访组中对 100 例该类患者应用 qRT-PCR 技术进一步评估血浆外泌体源性 miRNAs 作为预后生物标记物的价值。结果在随访组中,miR-1290 与 miR-375 的高水平与较低的总生存率明显相关($P<0.004$)。将 miR-1290/miR-375 与激素抵抗型前列腺癌分期模型中的假设临床预后因子合并后预测性能明显提高,时间依赖性曲线下面积从 0.66 增加到 0.73,提示血浆外泌体源性 miR-1290 与 miR-375 是激素抵抗型前列腺癌患者具有前景的预后生物学标记物。

miRNAs 水平的上述改变不仅可以发生在前列腺癌患者血清及血浆中,也可能发生在尿液中。有研究报道,墨西哥的前列腺癌患者尿细胞沉淀中证实了 21 个 miRNAs 存在明显的表达变化,miR-196b、miR-574-3p、let-7b、let-7c、let-7d、let-7e、let-7g、miR-200b、miR-149、 miR-20b、miR-17、miR-184、miR-20a、miR-106a、miR-671-3p、miR-148a、miR-429、miR-31 和 miR-100 表达明显增加,miR-150 与 miR-328 表达下调,但这些结果仍需要在更大的患者群体中进一步分析。

另一研究为了探讨 miRNAs 作为前列腺癌非侵袭性生物标记物的潜能,对尿样中经芯片及 qRT-PCR 研究证实的前列腺癌组织中明显表达失调的 miRNAs 进行了分析,miR-205 与 miR-214 表达明显下调,两者联合使用能区别前列腺癌患者与健康对照,敏感性与特异性分别为 89% 与 80%,上述结果强调了 miR-205 与 miR-214 作为前列腺癌患者非侵袭性生物标记物的潜能。

膀胱癌诊断与预后的 miRNAs 标记物研究大部分采用尿液。有研究者在膀胱癌患者尿液中确定了 157 个 miRNAs 的表达图谱,鉴定出 miR-126、miR-182 与 miR-199a 的表达水平明显增加,同时也发现尿液中 miR-126 与 miR-152 的比值能够检测膀胱癌,敏感性、特异性及曲线下面积分别为 72%、82% 及 0.768。另一项研究表明,尿液中的 miR-96 与 miR-183 在区别膀胱癌与非癌患者方面均具有较高的敏感性与特异性,miR-96 分别为 71.0% 与 89.2%,miR-183 分别为 74.0% 与 77.3%。在该研究中与健康对照者比较,膀胱癌患者尿液中 miR-96 与 miR-183 表达水平明显升高,但术后尿液中上述两种 miRNAs 的表达水平明显降低,此外 miR-96 与尿细胞学结合时,可将尿细胞学的敏感性从 43.6% 提高到 78.2%,因此 miR-96 可以作为一个优良的诊断标记物。Wang 等行尿液离心分离后,分别对膀胱癌患者的尿液沉淀和上清液进行 miRNAs 表达研究,尿液沉淀中 miR-200 家族、miR-192 及 miR-155 低表达,尿液上清液中 miR-192 低表达,但 miR-155 高表达。该研究的肿瘤组织切除后尿液沉淀中 miR-200 家族表达增加。上述研究结果表明 miRNAs 在尿液中作为膀胱癌非侵袭性生物标记物的潜能。

肾细胞癌中关于 miRNAs 的研究主要描述了 miRNAs 在鉴别肿瘤组织与肾实质、肾细胞癌的组织学分类及预后判断方面的重要作用。其中仅一项研究是关于肾细胞癌患者尿液 miRNAs 的检测,miR-15a 作为一个肾细胞癌的抑制基因促进凋亡,同时通过与 α 同型蛋白激酶 C（PKCα）紧密结合抑制细胞增殖,PKCα 直接通过分子相互作用抑制 miR-15a 的初级转录本 pri-miR-15a 的细胞核释放,降低的 PKCα 水平导致 miR-15a 表达增加。在活组织检查与尿液样本中,miR-15a 上调也可能是一种鉴别透明细胞肾细胞癌与良性肾肿瘤的重要生物标记物。

（余芳芳　皮明婧　杨霞）

参 考 文 献

1. Cheng L,Sun X,Scicluna BJ,et al. Characterization and deep sequencing analysis of exosomal and non-exosomal miRNA in human urine. Kidney Int,2014,86(2):433-444.

2. Huebner AR,Somparn P,Benjachat T,et al. Exosomes in urine biomarker discovery. Adv Exp Med Biol,2015, 845:43-58.

3. Li M,Zeringer E,Barta T,et al. Analysis of the RNA content of the exosomes derived from blood serum and urine and its potential as biomarkers. Philos Trans R Soc Lond B Biol Sci,2014,369(1652):20130502.

4. McKiernan J,Donovan MJ,O'Neill V,et al. A Novel Urine Exosome Gene Expression Assay to Predict High-grade Prostate Cancer at Initial Biopsy. JAMA Oncol,2016,2(7):882-889. .

5. Ho DH,Yi S,Seo H,et al. Increased DJ-1 in urine exosome of Korean males with Parkinson's disease. Biomed Res Int,2014,2014:704678.

6. Gudehithlu KP, Garcia-Gomez I, Vernik J, et al. In Diabetic Kidney Disease Urinary Exosomes Better Represent Kidney Specific Protein Alterations Than Whole Urine. Am J Nephrol, 2015, 42(6):418-424.

7. Prunotto M, Farina A, Lane L, et al. Proteomic analysis of podocyte exosome-enriched fraction from normal human urine. J Proteomics, 2013, 82:193-229.

8. Chen CY, Hogan MC, Ward CJ. Purification of exosome-like vesicles from urine. Methods Enzymol, 2013, 524:225-241.

9. Principe S, Jones EE, Kim Y, et al. In-depth proteomic analyses of exosomes isolated from expressed prostatic secretions in urine. Proteomics, 2013, 13(10-11):1667-1671.

10. Hiemstra TF, Charles PD, Gracia T, et al. Human urinary exosomes as innate immune effectors. J Am Soc Nephrol, 2014, 25(9):2017-2027.

11. Bruschi M, Ravera S, Santucci L, et al. The human urinary exosome as a potential metabolic effector cargo. Expert Rev Proteomics, 2015, 12(4):425-432.

12. Barutta F, Tricarico M, Corbelli A, et al. Urinary exosomal microRNAs in incipient diabetic nephropathy. PLoS One, 2013, 8(11):e73798.